# 骨质疏松疼痛病防控

史计月　王金花　贺靖澜　刘月梅　编著

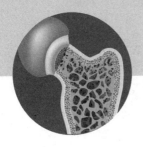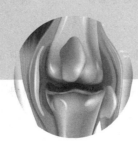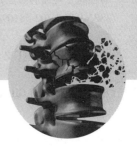

清华大学出版社

北京

**图书在版编目（CIP）数据**

骨质疏松疼痛病防控 / 史计月等编著 . — 北京：清华大学出版社，2021.6
ISBN 978-7-302-58109-3

Ⅰ．①骨…　Ⅱ．①史…　Ⅲ．①骨质疏松—疼痛—防治　Ⅳ．① R681

中国版本图书馆 CIP 数据核字（2021）第 084480 号

责任编辑：肖　军
封面设计：吴　晋
责任校对：李建庄
责任印制：刘海龙

出版发行：清华大学出版社
　　　　　网　　　址：http：//www.tup.com.cn，http：//www.wqbook.com
　　　　　地　　　址：北京清华大学学研大厦 A 座　　邮　　编：100084
　　　　　社 总 机：010-62770175　　　　　　邮　　购：010-62786544
　　　　　投稿与读者服务：010-62776969，c-service@tup.tsinghua.edu.cn
　　　　　质量反馈：010-62772015，zhiliang@tup.tsinghua.edu.cn
印 装 者：三河市铭诚印务有限公司
经　　销：全国新华书店
开　　本：185mm×260mm　　印　张：32.5　　字　数：707 千字
版　　次：2021 年 6 月第 1 版　　印　次：2021 年 6 月第 1 次印刷
定　　价：148.00 元

产品编号：086676-01

# 编委名单

**主　编**　史计月　王金花　贺靖澜　刘月梅

**副主编**　周慧杰　于彦忠　乔国勇　刘福来

　　　　　梁　涛　史沛钊　杜淑芳　高红旗

**编　委**　（按姓氏笔画排序）

于彦忠　河北工程大学附属医院疼痛科

王　珅　河北工程大学附属医院骨二科

王金花　广西右江民族医学院基础医学院

史计月　河北工程大学附属医院疼痛科

史沛钊　河北工程大学附属医院复兴骨科

乔国勇　河北工程大学附属医院骨科

刘月梅　河北工程大学附属医院骨一三病区

刘中凯　河北工程大学附属医院功能科

刘福来　河北工程大学附属医院中医科

杜淑芳　河北工程大学附属医院骨一三病区

李永军　河北工程大学附属医院影像科

李海芹　河北工程大学生命科学与食品工程学院

张俊芳　河北工程大学附属医院功能科

张海旭　河北工程大学附属医院麻醉科

周慧杰　河北工程大学附属医院中医科

赵泰然　河北唐山市滦州市普仁诊所

贺靖澜　河北工程大学附属医院复兴院区骨科

高　成　河北省邯郸市安泰社区卫生服务中心

高红旗　河北工程大学附属医院

黄亚运　河北工程大学附属医院中医科

常世敏　河北工程大学生命科学与食品工程学院

梁　涛　河北工程大学附属医院疼痛科中医科病区

程　芳　河北工程大学附属医院疼痛科

# 前　言

颈肩腰腿痛为常见的慢性疼痛病，随着骨骼肌骨骼（简称肌骨）退行性病变理论与国际疾病编码 ICD-11 关于慢性疼痛疾病编码的发布，肌骨慢性疼痛疾病得到确认，肌骨慢性疼痛基础与临床研究取得快速发展。本学术团队在前期"邯郸市膝骨关节炎流行病学调查与防控应用研究"及"三级医院健康管理服务理论与应用研究"课题研究基础上，汇总国内外肌骨退行性疼痛病基础与临床研究成果，针对骨骼肌疼痛、骨性关节炎、椎间盘突出症、脊柱源性疼痛与骨质疏松症等疾病的病因病理与临床防控问题，从慢性病防控的基本要求，提出"诸多健康危险因素侵扰肌骨细胞代谢，导致以细胞老化为主要病因、骨质疏松为主要病理、慢性疼痛为主要临床表现的全身肌骨代谢性疼痛病统称为骨质疏松疼痛病"的概念，并经临床验证提出相应的防控体系，以践行《"健康中国 2030"规划纲要》，提升慢性肌骨代谢性疾病的整体防控水平，进而提高我国慢性病防控质量。

骨质疏松疼痛病为国际性创新概念，融合了临床医学、健康管理、循证医学、精准医学、预防医学等跨学科理论与技术，提出"通识、融合、标准、沟通"的原则，前后共撰写了 15 篇相关论著论文，连续 3 年在 8 个国家级疼痛学术会议进行了学术交流与讲座。特别是在河北省疼痛医学会朱喜春会长的支持与指导下，创建并组织了河北省疼痛医学会骨质疏松专业委员会，对骨质疏松疼痛病理论与防控进行多次不同层次的专题研讨，形成骨质疏松疼痛病初步的理论与防控体系。本书总结出文献检索理论与研究成果，重点从骨质疏松疼痛病相关解剖生理、病因病理、临床流行病、健康管理服务、肌骨影像检查、综合诊疗、临床护理、营养运动康复和中医中药理论及适宜技术等方面进行综述；提出骨质疏松疼痛病肌骨一体的整体防控、临床思维方法、居家社区康复、营养运动保健、能力健康培育、临床综合性诊疗与中医适宜技术等诸多骨质疏松疼痛病防控理论与实用技术。

骨质疏松疼痛病防控研究被纳入"2019 年河北省医学人才培养团队项目"中，本书作者为项目研究的中青年医护人员，在编著计划、撰写与审核过程中得到刘小立、朱喜春和高红旗等教授的深入指导，因基于疾病防控的健康医疗服务基本理念及能力健康培育保健技术推广的慢性病防控创新理论与经验不足，尤其是写作能力不足，难免在文稿理论与技术上存在缺陷，敬请各位读者批评指正，期盼再版时修改提升。

本书大部分章节内容以综述性文献方式撰写，累计参考引用了近千篇文献，在此代表所有本书作者及读者向相关网站及作者表示诚挚的感谢。本书适宜各级医院疼痛科、骨科、康复科、老年病科等专业及社区乡镇医护人员阅读参考，并期望各位读者参与验证或深入研究骨质疏松疼痛病防控理论与技术，提升肌骨慢性疼痛病整体防控水平，共同践行健康中国策略，为实现中华民族健康梦而努力。

史计月

2020 年 9 月于邯郸

# 目　　录

# 第一章 绪 论

骨质疏松（osteoporosis，OP）是指诸多健康风险因素导致骨骼骨量减少、强度降低、微细结构损坏而易骨折的一种全身性代谢骨病。因中早期缺乏典型的症状和体征，当出现弯腰驼背、脆性骨折等显著的健康损害时多为晚期。虽然近年来矫形手术技术显著提升，但相当多的患者仍因难以恢复的身体残疾和慢性疼痛影响着生活质量，而被称为"沉默的杀手"。进入 21 世纪，随着基础、临床与流行病学研究的发展，越来越多的证据支持 OP 与骨性关节炎（osteoarthritis，OA）、脊柱源性疼痛（spinal pain，SP）、椎间盘突出症（disc herniation，DH）等常见退行性肌骨疼痛病（degenerative musculoskeletal pain，DMP）正相关。膝骨关节炎（knee osteoarthritis，KOA）区域流行病调研与防控研究资料显示 63.4% 的确诊 KOA 患者有不同程度的 OP 表现。参照国际前沿磁共振扫描（MR）、量化计算机 X 线断层扫描（CT）和计算机图像扫描 X 线阅片等相关研究，制订并实施了 KOA 患者膝关节平片标准化阅片，72.8% 的确诊 KOA 患者有骨质疏松的征象。进而以 OA 与 OP 相关性为课题，通过文献检索理论综述与针对性临床验证研究基础上提出：诸多健康危险因素侵扰着骨骼肌骨骼（简称肌骨）细胞代谢，并产生以细胞老化为主要病因、骨质疏松为主要病理改变、慢性疼痛为主要临床表现的全身性肌骨代谢性疼痛统称为骨质疏松疼痛病（osteoporosis pain disease，OPD）。如同心脑血管病血管硬化与血压、糖尿病胰岛素受体功能与血糖、慢性肺病肺泡融合与呼吸等常见慢性病核心理论与防控体系，OPD 将常见肌骨退行性疼痛病明确骨质疏松为主要病理改变、肌骨慢性疼痛为主要症状，使医患双方清晰认识相关疾病的特点，以方便整体防控质量的提升。

## 一、概念的提出

1. 区域膝骨关节炎（KOA）流行病学调查与防控研究资料显示，确诊 KOA 患者中 63.4% 并存有不同程度的 OP，且 51.7% 有 VP 表现、29.7% 有 DH 症状。随机数字法抽取确诊 KOA 患者和膝关节正常者各 200 例对比检查双能 X 线骨密度（BMD）和自拟膝关节 X 线阅片评分标准、人体成分分析等数据支持 OP 为 KOA 的主要诱因。以针灸、针刀、药灸与中药溻渍等为主的中医适宜技术为当下基层肌骨疼痛病治疗主要技术，前瞻性治疗效果评估显示任何单一技术难以获得中远期治疗效果，辅助营养运动指导尤其是针对性运动保健则可显著提升整体治疗效果。

2. 前瞻性营养、运动指导防控 KOA 观察研究资料显示，饮食习惯矫正，营养素均衡度提升，不但 KOA 防控质量显著提升，而且 OP、SP、DH 甚至心脑血管病、糖尿病等均获得显著改善。骨质疏松症脆性骨折手术患者护理延伸运动指导研究。结果显示，观察12个月时患者 WOMAC、健康生活简易评分（SF-36）指标显著优于常规综合治疗患者。显示 OPD 理论的科学性与实用性。

3. 文献检索法获取 OA、OP、DH 与 SP 密切相关性中英文研究文献 393 篇，综述分析认为年龄、性别、遗传、营养、运动、行为、习惯、心理与环境等相关慢性病健康风险因素同样是 DMP 的主要疾病诱因；基础与临床研究中 OP 与 OA、DH、SP 等相关性文献与验证研究数据均支持 OP 为 DMP 主要病理改变，慢性疼痛为其共同的症状。

4. 肌骨一体 OPD 整体防控。多项临床验证观察结果显示确诊 OPD 患者针对性临床诊疗同步指导患者营养矫正、运动康复、心理疏导与角色适应，强化患者基于能力健康的自我管理与应对挑战能力的培育，医患共同提升健康素养水平，重点通过医院内健康医疗服务与居家社区康复的全程、全方位健康管理服务，把握"三分治，七分养"的疾病防控原则，显著提升 OPD 整体康复治疗质量。

基于上述文献综述本学术团队提出诸多健康风险因素侵扰肌骨组织细胞代谢，产生以细胞老化为主要病因、骨质疏松为主要病理改变、慢性疼痛为主要表现全身性肌骨代谢疾病统称为 OPD，不但包括 OP、OA、SP 和 DH 等临床关注的 DMP，而且包括肌筋膜炎、肌劳损和肌少症等骨骼肌慢性疼痛病及股骨头缺血性坏死、强直性脊柱炎、类风湿关节炎和激素性 OP 等。

## 二、流行病学证据

1. 不可改变因素　DMP 概念自身即明确伴随年龄增长出现的功能退化，且与性别和遗传共同成为流行病调研中不可改变的因素。细胞老化为年龄增长、功能退化的主要机制。既往多关注骨骼细胞衰老诱发炎性反应，扰乱骨基质与骨细胞代谢，使成骨细胞与破骨细胞代谢程序失衡，骨细胞重建异常，破骨细胞功能增加同时成骨细胞功能抑制而导致 OP；而关节软骨细胞衰老诱发炎性反应，伴有关节软骨下骨硬化与滑膜炎性渗出或骨骺骨赘形成出现慢性疼痛等。性别主要涉及雌激素对骨代谢的影响，绝经后妇女体内雌激素水平快速下降而至破骨细胞功能增强。遗传则为基因异常等。然而，肌骨为身体运动系统必不可少的重要组织，两者相互依存、协同一致方可完成局部或全身的肌骨运动，不可改变危险因素直接或间接扰乱肌骨细胞自分泌或分泌功能，而心理、环境与角色等健康危险因素作用，使不可改变因素出现显著的差异，成为 OPD 整体防控重要的理论与实用技术。

2. 可改变因素　营养、运动、环境、心理与社会等相关健康危险因素为 DMP 流行病学调研的重点。DMP 相关疾病流行病调研文献虽然多为针对性调研，荟萃分析不但可确认营养失衡、运动缺乏、不良习惯、心理障碍与环境损害等是 OA、OP、DH 和 SP 等疾病的共同风险因素，而且这些风险因素与心脑血管病、糖尿病、慢性肺病等慢性病密切相关。其中营养失衡直接影响肌骨代谢所需矿物质—维生素—蛋白等基础物质的供应；运动缺乏直接使肌骨代谢动力不足，使机械刺激机制与肌骨细胞应力负荷失常而影响肌骨代谢；环境与职业行为可直接扰乱肌骨血氧代谢与解剖力学紊乱；心理压力大，除了直接影响营养与运动外，也可导致神经内分泌功能失常，影响肌骨分泌功能，影响肌骨代谢；既往社会健康关注患者角色、精神道德与医疗保障问题，近年来，流行病调研中将自然环境与居家生活环境污染、食品药品安全与工作生活环境等纳入社会健康评价，并认为是 DMP 重要的风险因素。其中，维生素 A、C、D、K 等与肌骨代谢密切相关的维生素基础与临床研究不但进一步明确与肌骨代谢、功能维护密切相关，而且全身作用机制更加清晰，对 OPD 整体防控具有坚实的指导意义。

3. 健康风险因素干预观察　针对流行病学调研文献，结合区域 KOA 流行病学调查资料，制订 DMP 整体防控与单一因素干预方案并做前瞻性观察，KOA 营养指导、基于 OPD 整体防控观察与 OP 脆性骨折手术患者护理运动指导、住院患者 OPD 防控研究等针对流行病健康风险因素的研究均证实相同的干预措施可同时改善 OA、OP、DH 与 VP 患者的病情，WOMAC 与 SF-36 指标获得显著改善，尤其是 BMD 同步获得显著，证实 OPD 理念指导下整体防控具有良好的现实与长远慢性病防控意义。本院疼痛科骨质疏松门诊中常规询问患者流行病学明晰的 OPD 健康风险因素并给予了针对性健康教育，同时发放《疼痛病防控手册》科普宣传册，患者复诊时强调相关风险因素矫正评估，尤其是饮食习惯、体能运动、不良习惯等可改变因素来辅助针对性疾病诊疗均有事半功倍的效果。

### 三、基础与临床证据

1. 病理生理机制　从 OA、OP、SP 和 DH 等基础研究文献中至少筛选了百余种 DMP 相关疾病病理生理机制中涉及共同使用的基因、蛋白组、炎性因子、内分泌激素等化学物质，尤其是骨骼肌内分泌功能与卫星细胞的确认、端粒形态与端粒酶、肌骨蛋白与炎性细胞因子等研究更多地支持 DMP 相关疾病具有 OP 相同的病理生理机制。近年来运动康复基础与临床应用研究文献从非专业的角度佐证了肌骨代谢因子与 DMP 病理生理机制，尤其是雌激素、维生素 D、肌骨蛋白与骨骼肌内分泌激素的全身功能作用的确认。对此作者提出的诸多健康风险因素从幼年起即影响肌骨代谢，各年龄段均可发生的肌筋膜炎、肌劳损为其外在表现，是骨骼肌及其筋膜力学失常与炎性反应所致，若病因难以消除或缓解，随着年龄的增长，细胞老化—细胞重建—应力失常等持续加重，首先表现为关节或椎体相邻肌腱—韧带功能受损，出现肌腱硬化或局部炎性反应，直接影响着关节软骨血氧供应与关节生物力学，关节软骨下骨缺血缺氧与营养失衡，影响关节软骨代谢而产生无菌性炎症，即为骨性关节炎；导致椎体肌腱和韧带硬化与炎性反应，因椎间盘终板缺血缺氧并发炎性反应而诱发椎源性疼痛或椎间盘突出症；继而脊柱小关节骨性关节炎进一步扰乱脊椎力学稳定性，而椎体骨质疏松与椎管内韧带的病变发展共同影响脊椎组织结构与功能。若这些健康风险因素不能缓解或进一步加重，OA、DH 与 SP 病情进一步加重；慢性疼痛直接影响体能运动，运动缺乏与炎性反应扩散可影响胃肠与肝肾功能，加重 OP 风险并逐渐发生 OP 病理实质改变。

2. 影像评估　BMD 为既往 OP 评估或诊断的"金标准"，也是目前临床研究对比观察的基本指标。区域 KOA 研究中普通 X 线平片九方格评分观察认为可用于基层医院 KOA 并存在 OP 的筛查；KOA 患者 X 线平片整体评分法也较好地指导患者营养、运动、习惯与心理等整体健康危险因素矫正。60 岁及以上住院患者 OPD 识别研究则全面应用 MR、CT、DR 与 US 等影像设备进行整体的分析辨别。这些技能的应用是基于近年来 QCT、MR 骨纹理评分、计算机图片成像与宽频肌骨超声技术发展。汇总文献与验证观察资料证实，从慢性肌劳损、肌少症到心脑血管病、癌症化疗、糖尿病或慢性肺病等均可获得 OP 影像的支持。将 OPD 理念与系统理论用于影像评估，甚至将肌骨 X 线片评分或股骨超声评估标准用于 DMP 验证评估，均有 OPD 支持的证据呈现。即 OPD 患者从早期肌筋膜炎、骨骼肌硬化、韧带钙化或血管钙化到 OA、DH 或 SP 患者的 MR、CT、DR 或 US 影像评估，均能看到不同程度的 OP 病理生理演变信息，尤其是 BMD 难以证实的骨皮质与骨松质微细结构异常的信息能够在影像资料中得到证实，特别是肌骨质量的退行改变诱发的病理生理改变显著早于 BMD。

3.临床检测　基础与临床研究中有成百上千的基因、蛋白、炎性因子与酶学检测方法，即使是指南明确但临床尚无公认的诊断甚至早期识别的检测方法，应该是 OPD 难以获得公认的重要因素。汇总诸多研究文献，尤其是流行病调研与临床应用研究中相同或类同的检测方法，如血常规淋巴细胞计数、血生化中的白蛋白、血肌酐、骨碱性磷酸酶、骨钙素、25（OH）维生素 D、降钙素、甲状旁腺激素、Ⅰ型前胶原 C 端肽（P1CP）和 N 端肽（P1NP）等，以及近期课题启动的 OPD 高危患者筛查与运动康复相关性观察中依据"中国原发性骨质疏松症诊疗指南"拟定血清生化检测套餐，结合影像检查综合评估发现有 73.6% 的 60 岁及以上患者确诊 OPD 相关疾病，尤其是确诊 OA、DH、SP 患者明确 OP 诊断，在运动康复过程中强化了营养指导与不良习惯的矫正，显著提升危重疑难慢性病抢救治疗患者的运动康复质量。

4.筋膜学与 OPD　近些年国内筋膜学研究取得世界瞩目的成果，双系统理论与"蜡烛学说"贴切传统中医经络理论，在很大程度地诠释 OPD 系统理论与防控措施。筋膜内基质、胶原纤维、胶原酶、弹性纤维与透明质酸等物质，与肌骨细胞衰老、细胞重建及应力负荷演变涉及的诸多炎性因子、蛋白组学与酶谱等相吻合。而基于筋膜学的中医外治技术如针灸、推拿按摩、养生保健等机理也与 OPD 整体防控的需要相吻合。区域验证观察中，中医适宜技术辅助运动康复保健锻炼成为 OPD 整体防控的基础性技术。如 KOA 患者无论神经阻滞、关节腔注射、局部理疗还是针刀、针灸、中药导入等均可取得短时效果，这些技术的综合治疗可显著提升治疗效果。而辅助整体健康风险因素的干预指导，尤其是针对性运动保健指导，则可获得中长远期的治疗效果，不但有 WOMAC、SF-36 共识性评价数据的改善，而且有 BMD 和影像骨纹理改善的证据，也验证了 OPD 理论的科学性与可行性。

## 四、慢性病的基础病

1.常见慢性病与 OPD　既往继发性 OP 主要集中于激素治疗相关疾病，近期心脑血管病、糖尿病、慢性肺病与癌症患者并存 OPD 相关疾病的研究显著增多。尤其是组织工程学相关研究中骨髓间质干细胞、富血小板血浆等应用研究，OPD 与这些常见慢性病的相关性证据显著增多。其中源于细胞老化诱发的炎性反应机制逐渐成为身体多脏器组织功能退化的基本机制；骨骼肌内分泌功能及其卫星细胞的确认促进 2 型糖尿病病理生理机制的拓展，甚至有学者认为 2 型糖尿病为肌源性代谢性疾病，OPD 相关疾病均与 2 型糖尿病密切相关。最新荟萃分析文献报告 OPD 相关疾病是慢性阻塞性肺疾病的重要诱因与并发疾病。然而，区域住院患者 OPD 识别研究发现，确诊常见慢性病急性发作抢救患者适时诊断率低于 15%，实施运动康复的患者中也仅有 12% 适时检测 BMD。特别需要注意的是这些住院患者 MR、CT、DR、US 等影像检测图像中 80% 的 OPD 信息未能识别报告，如胸椎压缩骨折仅对楔形或压缩性重度骨折能够适时识别报告；甚至显著骨质增生者未能确认 OP 诊断等。常见慢性病患者应有的影像资料未能适时识别与报告，影响 OPD 在常见慢性病患者中的识别，使 OPD 在慢性病中的基础作用未能明确。

2. 共病与 OPD　40 年前共病首倡者认为同一患者同时存在 2 种以上不相关的疾病为共病，进而诊断学中出现并发症概念。进入 21 世纪，慢性病病因病理机制的拓展，尤其是精准医学基因—蛋白—酶谱—炎性因子等基础与临床研究的深入，细胞老化为基础的慢性病病理机制的确认，共病概念修改为具有相同或相关因素的 3 种及以上疾病同时存在于单一个体的现象。OPD 相关疾病成为临床共识性肌骨疼痛共病，同时与心脑血管病、糖尿病、慢性肺病、癌症等慢性病及其引发的心理疾病互为共病的证据显著增多。作者从肌筋膜炎推理至 OP 并明确为 OPD 的主要依据也源于新的共病概念。认为明确的 OPD 共病概念更容易被医患双方认同，显著提升患者的依从性及患者参与的主动性。

3. 运动康复与 OPD　运动康复为近年慢性病急性发作患者康复研究与推广应用的热点，从脑卒中到急性心衰早期康复、从创伤后康复到脊椎肿瘤手术运动康复，运动康复逐渐成为慢性病康复的基础性措施。OPD 为肌骨运动系统常见慢性疼痛病，身体残疾并严重影响运动功能的基础性因素。国外近年来从流行病学到体外骨骼、从组织干细胞移植到整体抗骨质疏松治疗、从静态肌骨功能锻炼到 OPD 相关疾病的整体康复指导等视角探讨 OPD 相关疾病患者的运动康复及共病患者的运动康复指导，支持 OPD 为运动康复基础性影响因素。但文献检索疼痛科疼痛病运动康复研究很少，骨科手术患者运动康复研究也显著少于非肌骨疾病诊疗专业；国内内科多专业运动康复应用研究则较少涉及 OPD 相关疾病。

4. 慢性病防控与 OPD　20 世纪 60 年代初，以美国为代表的西方国家意识到以心脑血管病、糖尿病、慢性肺病与癌症将成为威胁人类健康生命的主要因素，开始研究慢性病的防控。1970 年以美国通用、福特等国际性企业为寻求生产效率的稳步提升，提出并实施员工健康管理而逐渐形成慢性病的主要模式。进入 21 世纪，自我效能、自我管理、角色维护等诸多慢性病防控也基本成为健康管理完善的措施。目前精准的医学同样是对健康管理的提升与完善，尤其是健康大数据与流行病学评估这两个精准医学的基础内容，显著推进慢性病认知与健康风险因素的精准干预质量。OPD 概念更新与防控体系的确立即源于众多精准医学研究文献。OPD 定义的风险因素、细胞衰老、骨质疏松与慢性疼痛等关键词数据均源于近年指南与专家共识的相同数据支撑资料。终板炎为椎源性疼痛常见疾病，既往认为是诱发椎间盘突出症的重要病因，近年则逐渐明确为椎体骨质疏松早期病变的表现，验证研究中双氯酚酸钠—阿伦磷酸钠—碳酸钙 $D_3$ 片复合用药同时针对性骨质疏松预防营养矫正与运动康复整体治疗不但显著提升诊疗质量，而且复查影像资料骨质疏松征象得到有效改善。应当明确，营养代谢障碍确定为慢性病共同的诱因，OPD 明确慢性病基础病与重要共同病是 OPD 创新理论的精髓所在，有效防控 OPD 发生、发展即可有效防控其他相关慢性病。

### 五、OPD 防控原则

OPD 的基础理论与健康防控涉及诸多学科甚至需要心理、社会、环境等社会学知识与能力，较以疾病诊疗为核心的医疗服务需要更丰富的知识与技能。汇总分析 5 年区域膝骨关节炎防控研究及目前实施的 OPD 防控研究资料，剖析区域疼痛病诊疗相关专业科室，尤其是疼痛科、骨科与康复科等密切相关专业医疗质量安全持续改进（简称质控）管理经验教训，提出 OPD 防控原则：

1.强化通识学习，明晰能力健康理念　通识语意为社会基本知识，引申为社会人生存需要的最基本知识。OPD 防控远远超出疾病诊疗为核心的现代医学范畴，需要从个体或群体健康的角度认识风险并针对性干预管理。WHO 成立时提出的健康定义为"生理、心理与社会的完美融合状态，并非没有疾病或身体虚弱"，因其过于理想化，健康理论研究者不断提出健康的新定义，能力健康是"个体应对社会生活挑战时的应对与自我管理能力"，从生理、精神与社会健康的角度阐述健康，认为生理健康是指个体能够在经历环境变迁时维持自身生理系统相对稳定的能力；精神健康是指个体在面临困境时保持可理解、可管理、有意义的意识统合能力；社会健康是指个体具备参与社会生活，实现自身潜能和履行社会义务的能力。此理念包含了医患双方实施疾病防控应具备的通识内涵及学习的方向，即疾病防控应当是医患双方共同努力，在医师的指导下，学习维护身体健康，以及减缓或消除疾病的技能，以维护躯体生理功能稳定为基础，学习提升自我管理能力且应是能够被理解、管理和有意义的心理调控能力，达到参与社会并促进社会进步的目标。OPD 直接损害身体运动功能，扰乱躯体生理功能，降低生活质量，损害心理与精神健康，乃至影响社会的和谐进步，只有提升能力健康为基础的通识能力方能提高对 OPD 认知，方能相互配合达到有效防控的目标。

能力健康的基础为躯体健康，躯体健康的核心是生理功能稳定的代谢状态。疾病诊疗模式下关注病因病理变化并针对性矫正；疾病防控的重心在预防，预防的基础是知晓影响健康的风险因素并明确针对性控制措施。目前临床诊疗中积累了诸多疾病诊疗并发症的防控措施，进入 21 世纪以来，更加关注人文服务，纳入营养、心理、运动、精神与社会健康理论技术，显著降低疾病诊疗的风险。拓展相关理念，防控措施前移，探求疾病的诱因，应用慢性病防控理论技术，尤其是健康管理技能，通过个体或群体健康风险因素评估，给予针对性健康教育、促进乃至管理，提高患者健康素质水平，医患双方共同努力从营养、运动、习惯、心理、环境、社会等整体健康的角度防控疾病的发生、发展，维护或提高健康生活质量。这就需要充分的整体健康理论与技术知识。从而需要将生理—精神—社会能力健康相关通识理论技术角度拓展医患双方能力健康水平。

当今社会处于百年难得一遇的大变革时代，慢性病明确为威胁人类健康生命的主要因素，不断探索有效的防控模式成为重要的课题。应当明确新世纪精准医学并非单一基因检测精准诊断与药物选择，尚有基于人工智能的流行病学与健康大数据的精准评价与应用。精准检测、大数据分析与现实评价为核心的精准医学展现医学前沿理论技术与人工智能健康数据分析知识，尤其是近年生物工程技术与3D打印、大数据分析与健康经济、生活干预与流行病调研等涉及的知识技术更新对专科诊疗提出严峻的挑战，使医患双方通识教育也需要新的视野。医患双方面临的挑战更加的繁杂，个体与群体需要有更好的应对与自我管理能力。需要明晰受西方"自由主义"侵扰，过度的自由已经成为威胁健康生命的最大挑战。"自由"与"自我"严重影响适宜健康维护的健康理念与价值观培育；而国家医保政策与健康医疗管理模式能否适应个体或群体的健康维护也已经成为健康保障的基础性措施，相关的政策制度必然是通识培训的基础内容。

2.树立标准意识，规范疾病防控行为 标准是对重复事物或活动确定的统一规定，为群体及社会人行为规范与评价准则。慢性病明确为营养代谢失衡性疾病，既是未能按照自身躯体生理功能规范行为致病，只有矫正不符合标准的习惯与行为方能维护健康生活质量。同样，生存于社会须按社会的规则方能生存，OPD防控则需要依据相应标准、规范、指南与共识等方能达到预期效果。

在"全球村"背景下，由国家政府与国际行业组织制定的行为或事务管理准则称为标准，需要所有社会成员共同遵守，如以时间为核心的度量标准、基于专业标准术语的学术标准及人体营养运动标准等。健康医疗行业同样有很多的行业标准，如国家等级医院评审标准、综合医院医疗服务能力标准、基层医院建设标准等，均是医护人员须严格遵守的行为准则。严格意义上国家法律法规是社会人最高的行为标准，包括职业医师法、药品管理法、献血法等行业法规是医务人员最根本的行为标准，任何违法行为均会受到制裁处罚。

规范多指由行业主管部门制定的行为准则。我国卫健委每年均会针对性发布相应的管理与技术规范。其中，行业学术组织编著并经主管部门审核批准发布的临床诊疗规范、临床路径及药品使用管理规范等是各级各类医院最基本的健康医疗行为准则。规范化医疗是近20年医院科室管理的基础，医疗质量安全持续改进是规范诊疗的基本模式。需要注意，医院或科室依据现实设备、人员与技术现实，修改相关规范并实施为当下质控的基本做法，但从诸多医疗纠纷乃至医疗事故安全分析这种"规范"是不符合标准内涵的要求，也是法院受理纠纷安全被处罚的主要根源所在。

指南多指由国家级及以上学术组织应用循证医学理论，荟萃分析针对性疾病或某一诊疗技术理论与技术编著的诊疗规范参考文献，是具有权威性而非强制性的学术规范，是当下学术推广与更新的重要途径。OPD 概念、理论与技术 50% 来源于相关的指南，区域膝骨关节炎流行病调研、OP 与 OA 相关性应用研究也基本以相关指南为基础，需要关注相关指南推荐的健康评估、检查检测与诊疗评分标准，已经成为医学研究成果与防控效果评价的公认性标准，甚至是指导患者保健的基本准则。如健康生活简易评分（SF-36）、WOMAC 评分及骨纹理评分（TBS）等。此外，需要注意，目前疾病防控相关指南多以西方国家学术组织为主，即使是以中华医学会为主的学术组织近年发布的相关指南也主要参考西方国家的数据与标准，能否适宜于国人需要评价与验证研究需要新技术应用评价与验证观察。

共识多指省级以上学术组织内经部分专家研讨提出的可供参考的学术技术准则，为临床诊疗与当下健康防控的常用权威参考文献，也是近年专业理论与技术更新、职业技能提升的主要参考。原则上专家共识不具有法律效应，仅是专业理论技术更新的权威性依据。在实际健康医疗服务过程中，专家共识应当是继续专业发展的基础性参考文献。近年临床实践体会，专家共识有更多的灵活性、实用性与指导性，尤其是国内临床尚未充分重视的营养、运动、心理、社会、环境与经济等整体健康理论与慢性病防控技术，具有良好的指导作用。当然，需要注意，任何权威的专家共识需要结合单位与自身职业的现实，有目的地选择应用，且需要明确符合相应的标准与规范。

标准与创新是创新型社会需要明辨的关键性问题。从循证医学到精准医学，证据是标准制定与实施的基础，任何标准实施均需要有扎实的证据，而个体变异的积累则是创新的出发点。即需要明确创新的目的是提高标准理论技术水平，使标准更加完善。因而，剖析标准存在的焦点矛盾与不明点是创新出发点，创新研究则应是弥补标准的重要内容。况且国内疾病防控刚刚起步，目前沿袭西方国家的证据多，需要更多的创新理论与技术填补我国的标准缺陷。尤其是中华民族五千年文化传承，传统医学保障中华民众的健康并形成相对成熟的理论与技术，同样需要传统与现代的汇聚结合。如筋膜双理论体系与中医外治理论，为创新筋膜与经络理论奠定基础。OPD 整体防控中同样需要引用筋膜与经络理论技术实施个体化的诊疗。需要注意疾病防控不同疾病诊疗的重点是需要患者的充分参与，是以患者健康为中心的健康医疗服务，并需要改变患者被动诊疗为主动防控。"健康中国行动意见"明确疾病防控中生活因素占 60%、环境因素占 20%、遗传因素占 10%，医疗技术仅占 10%，而生活与遗传的个体化因素为主体，需要将标准与个体实际结合有效评估，矫正患者的不良生活习惯符合标准要求。也可以认为疾病防控是应用标准规范纠正不标准的行为回归标准的过程，这就需要医患双方有明确的标准意识，能够将标准明确为健康行为的基础与目标方能实现真正意义的慢性病防控目的。

3. 强化健康融合需求，维护个体健康　近半个世纪应当是现代医学发展最快的时代，基于专科理论技术的临床专科诊疗几乎没有"禁忌"或"禁区"，尤其是近 10 年精准医学的推进，基于基因精准诊疗与大数据分析的健康医疗改革，显著提高慢性病的诊疗质量。同时，快速提升医疗技术与医疗负担同步提升。随着社会经济的快速发展，民众生活质量的改善，社会平均生存年龄增加，老龄化社会的到来，快速的医疗需求增长已经成为民众与政府的沉重负担。西方国家半个多世纪的慢性病防控研究证实，预防投入为疾病诊疗投入 1：9，并逐渐形成以健康管理为主要模式的防控体系。而健康管理为基础的慢性病防控涉及诸多学科，如上通识原则所述，疾病防控不但需要扎实的通识知识，而且需要切实的多学科理论技术的融合。

第一，从健康医疗服务对象的角度来看，需要明确疾病防控对象是患病的个体，而每个个体拥有 $5×5$ 个相关联的社会级联反应与千变万化的健康风险因素，再先进的技术难以矫正个体患者整体健康风险因素，需要符合整体健康需求的健康指导与针对性疾病诊疗措施。不但需要多学科的技术融合，而且需要整个团队的共同努力。即健康医疗服务应当是以患者健康为中心的团队服务模式，团队中包含患者亲属在内的生活支持者、疾病诊疗医护人员、社会生活的协调关怀者与行为矫正监督的社会管理者，每个服务者均有相应的专业学科理论技能，需要相互的融合方能为个体患者提供整体的健康医疗服务。需要关注团队成员的亲属关怀患者的健康行为达标，目前每年均可见到继发骨转移癌痛患者，本可通过疼痛微创介入有效镇痛能够提升生活质量，却因亲属"忙"而放弃的老年癌痛患者。这也彰显理论技术与人文服务融合的重要性。

第二，从国际医学教育最低标准要求，慢性病防控时代医务人员需要 7 个方面 60 个技能，除既往疾病诊疗需要有专业基础理论、通识知识、病理药理与专科技术外，明确要求应具有健康评估与教育、人工智能与流行病调研等理论技能。自 2014 年国家实施医学本科教学改革，全面推进理论技术教学向职业技能培训的转化，2016 年国家健康中国策略的实施，明确了疾病防控为基础的健康医疗服务模式，明确了社会与政策要求。然而，受现代医学教育与医院管理模式的影响，疾病防控为基础的健康医疗服务并未形成医务人员的共识，也无公认的管理模式。OPD 汇总国际前沿理论技能，试图阐述以疾病防控为基础的健康医疗服务理念与措施，融合了多学科理论技术，力求践行国际最低医学教育确定职业能力标准。

第三，从疾病防控的基础即医患双方健康素养角度来看，职业技能与民俗文化均未达到高质量健康医疗服务的实施，需要医患双方理念与目的有效融合。应当承认，市场化医疗制度改革 40 年，医院市场化运营下获得显著的软、硬件提升，疾病诊疗水平明显提高，同时医患矛盾也同步增加。在新医改实施下，国家保障水平得到改善，医院患者"井喷"式快速增加尤其是以慢性病急性发作性疾病为主的住院患者快速增加，医疗技术提升同时患者伤残死亡率下降迟缓，而医疗负担并无有效缓解，医患矛盾成为社会的焦点问题。疾病防控的核心是提高医患双方的健康素养，通过医师的健康教育与指导，使患者掌握相应的保健技术，并接受医师的持续指导以达到维护健康的目的。医患双方均需要符合能力健康的理念与知识的融合，形成一致的行为规范，且是相互理解、相互配合的技能方能达到预期目的。如膝骨关节炎，既往除早期药物镇痛与晚期关节置换外，没有有效的治愈技术，如今富血小板血浆或干细胞移植技术为中早期治疗增加的有力支撑技术，但目前资料显示仍难以治愈，甚至不如针对性营养运动矫正保健康复预期。区域运动康复指导观察以中医适宜技术为基础的综合治疗，医师正确的运动保健指导下，患者不但膝关节疼痛频率显著减少，而且低骨密度损害得以恢复，甚至有早期治愈的可能。

第四，从健康经济角度来看，需要医患双方知晓医疗经济的弊端与健康经济的内涵，深刻理解健康风险因素与疾病的相关性，使疾病防控理念融入日常生活、学习工作中，主动采取健康的生活方式控制疾病。需要注意的是医务人员自身的健康素养尚未达到指导患者健康生活的需要，需要将疾病诊疗理论技术与疾病防控的理论技术相融合，尤其是掌握营养、运动、心理、社会与环境健康知识，并通过人工智能技术适时学习应用经循证医学验证的理论技术。从提高自身疾病防控能力达到指导或管理患者的疾病防控的目的。需要关注的是健康产业明确为 21 世纪支柱性经济，作为健康产业的主力军，每位医师均应学习应用健康经济的知识，切实将患者的健康利益放在首位。如椎源性疼痛病筛查是逐级检查还是依指南直接 MR 检查，是 CT、MR、DXA 联合检查还是 MR 检查加骨纹理评分等，不同套餐包含不同的理念。

4. 培育沟通能力，提高职业素质水平　沟通是医学职业最基本的能力。不断加剧的医患矛盾成为社会的焦点问题，诸多专家归因于医患沟通出现问题，从而使医患沟通成为职业能力研究的热点与焦点。剖析自身科室建设与临床诊疗教训，不但是医患沟通，而且同行沟通、领导沟通与社会沟通均是职业生存的能力。

医患沟通是职业的基本能力。近 20 年医患沟通研究、培训、考核到残酷的血的教训，使从医者每个人都有深刻的体会。在未来的以疾病防控为目的的健康医疗服务中，医患沟通内容与模式均需要创新与提升，尤其是近年较敏感的医患"戒备"心态或相互不信任危机，为医患沟通增添诸多不确定性。其实，为提升医患沟通效能，2001 年美国学者即提出叙事医学的概念，认为医师应当对患者的陈述进行认知、吸收、阐释并为之感动，使临床思维能够感受患者的痛苦并产生同情心理，能够从患者利益的角度制订诊疗方案。对此，需要医师采取开放性提问方法，引导患者说出自己所关心的问题，并逐渐更加系统、有组织地阐述健康风险因素及诊疗信息，重点是耐心听、认真分析并充分协商获取患者的诊疗意愿，指导患者认知自身健康与疾病，并配合医师完成疾病的诊疗。近年来，基于疾病防控的医患沟通更多地强调医患双方角色、风险与功能的认知，英文指导（coach）与教练同意，健康指导即医师应当做患者的健康教练，需要切实把握患者的心态与关键性缺陷，且明晰共同目的方能有效地沟通。运动指导膝骨关节炎患者效果观察显示，医师需要从患者整体健康角度，尤其是经济、习俗与心理的角度确认启动沟通，并以相互协商的角度进行沟通，尊重患者的意愿选择方可获得预期的效果。

同行沟通同样是职业能力的基本要素。纵观现代医学尤其是慢性病防控背景下健康医疗服务，团队合作是最基本的模式。团队内部与团队之间、区域乃至国际均需要良好的沟通方能够确定团队的良好运行。近年学术成果媒体报道中出现团队的信息显著增多，也彰显信息社会团队的重要性。任何团队均存在个体间知识水平、心理性格、沟通能力的差异，同时受团队权责、绩效与目标的影响。近年继续专业发展理念的确认，个人事业发展逐渐成为团队沟通的主基调，而个人事业发展需要个体融入整个团队的事业发展中。然而，现实医院与科室，乃至区域学术团队中，受个体利益、经历、认知与能力的影响，个体间难以避免存在因沟通缺陷产生矛盾的现象。化解矛盾需要带头人营造适宜每个成员事业发展的舒适环境，协调好每个成员之间合理的绩效与长远事业的关系，关心、尊重每位成员。而团队成员尤其是新成员需要熟悉团队职责目标，并将个人事业发展融入团队，尊重同仁、团结同事，明确"人人为我，我为人人"的团队生存原则，主动沟通、坦诚沟通。

上下协调沟通是 OPD 防控的关键。OPD 是一个更新概念，疾病防控为新模式，健康医疗服务为新目标，任何一项创新均需要各级领导的有效认知与督导。上下级协调需要有效地沟通方能获得有效地协调。OPD 相关疾病固有理论与诊疗临床应用数十年，形成固有的管理与评价体系，创新的 OPD 防控体系不但需要优化与创新医院专业科室与管理制度，而且要突出医患间的沟通合作。2005 年北京全国麻醉学术年会上，时任美国麻醉医师协会主席的 Smith 曾预言 25 年后医院支撑性科室为手术、麻醉与康复（此处麻醉包含临床麻醉、疼痛诊疗、急救复苏与危重症监测）。通过 OPD 防控看此预言可能成真。然而，预言的实现需要上下沟通，需要以现实或可预期数据，尤其是需要"换位思考"与法规制度的达标。当下，"健康中国，我在行动"，医院推进疾病防控为健康医疗服务是国策落地，使 OPD 防控有扎实的政策基础，需要健康合理应对医患关系的协调与再定位，其中基于能力健康的健康危险识别与指导、健康经济评价与继续专业发展是关键，应该是认真思考与有效协商的焦点问题。

强化社会沟通是专业发展的基石。市场化医疗制度改革将医院乃至科室推向社会，提升了医务人员的社会意识，然而市场经济背景下的社会意识是基于医疗经济的"品牌"与"服务"的宣传与评价，是基于医疗经济的市场拓展。疾病防控的健康医疗服务是医务人员基于"全员、全方位、全过程"的健康认知与教育，进而实施切实有效的健康管理服务。核心是提升全民健康素养水平，有效预防与控制疾病对人的健康生命威胁。OPD 定性为慢性病基础病与重要的共病，明晰防控 1∶9 健康经济理念，需要全社会所有成员健康意识的培育与健康素养的提升，需要通过针对性健康指导提升医患双方的能力健康水平。政策、制度与规范等已经明确，关键是民众尤其是患者健康理念更新、习惯矫正并非单凭医师的健康教育就能达标的事情。需要坚韧的专业精神与符合慢性病健康管理服务的职业能力，针对不同的对象运用适宜的语言与可及的"利益"进行感化、理解、吸收与消化。需要关注媒体、政法、食品、环境、教育与团体的沟通并形成共识，方可推进 OPD 防控职责，并获得预期目标。

## 参考文献

[ 1 ] PACI M, BURKS S, WANG M Y. Consensus Guidelines for the Treatment of Osteoporosis[J]. Neurosurgery, 2018, 82（1）: N6-N7.

[ 2 ] AARON R K. Skeletal Circulation in Clinical Practice[J]. Indian Journal of Medical Research, 2017, 146（5）: 669-670.

[ 3 ] RIZZOLI R, BIVER E, BONJOUR J P, et al. Benefits and safety of dietary protein for bone health–an expert consensus paper endorsed by the European Society for Clinical and Economical Aspects of Osteopororosis,

Osteoarthritis, and Musculoskeletal Diseases and by the International Osteoporosis Fo[J]. Maturitas, 2018, 79（1）: 122–132.

［4］GANGULY P, ELJAWHARI J J, GIANNOUDIS P V, et al. Age-related Changes in Bone Marrow Mesenchymal Stromal Cells: A Potential Impact on Osteoporosis and Osteoarthritis Development[J]. Cell Transplantation, 2017, 26（9）: 1520–1529.

［5］COLLET C, OSTERTAG A, RICQUEBOURG M, et al. Primary Osteoporosis in Young Adults: Genetic Basis and Identification of Novel Variants in Causal Genes[J]. Jbmr Plus, 2018, 2（1）: 12–21.

［6］LIU C Y, CHANG C H. An Optimal Algorithm for Determining Risk Factors for Complex Diseases: Depressive Disorder, Osteoporosis, and Fracture in Young Patients with Breast Cancer Receiving Curative Surgery[J]. Complexity, 2018, 2018: 1–8.

［7］VRIGNAUD A, PELLETIER S, DERNIS E, et al. Improvement in the primary and secondary prevention of osteoporosis by a Fracture Liaison Service: feedback from a single French center care pathway[J]. Archives of Osteoporosis, 2018, 13（1）: 110.

［8］GROSSMAN D C, CURRY S J, OWENS D K, et al. Vitamin D, Calcium, or Combined Supplementation for the Primary Prevention of Fractures in Community-Dwelling Adults: US Preventive Services Task Force Recommendation Statement[J]. Jama, 2018, 319（15）: 1592–1599.

# 第二章　运动系统解剖生理

## 第一节　骨骼肌解剖与生理

### 一、骨骼肌组织结构与功能

骨骼肌为身体随意肌，是人体最大的能量消耗组织。对于一个普通人来说，骨骼肌通常占总体重的 40% ~ 55%。一个人的骨骼肌有 600 多块；骨骼肌表面附着的结缔组织，称为筋膜，为骨骼肌提供了形状边界，并像胶水一样将肌肉固定在适当的位置；肌腱是由紧密的筋膜构成的，它连接着骨骼肌和骨骼。结缔组织有助于增加骨骼肌系统的弹性，使肌肉纤维产生传递力。

大多数骨骼肌附着在骨骼上并移动骨骼。骨骼肌纤维由于暗带和光带的交替，呈条纹状，也称为横纹肌。骨骼肌细胞结构与其他细胞不同的是，它们有着多个细胞核。骨骼肌系统由肌外纤维和结缔组织组成。肌外纤维被一种叫作肌膜的质膜包裹。每个肌外肌纤维由成百上千的圆柱形肌原纤维组成，这些肌原纤维由细纤维和粗纤维之分。这些纤维比肌肉纤维短，堆积在一起称为肌节的隔间中，肌节被称为 Z 盘的密集区域隔开。肌肉纤维与 Z 盘一起收缩并通过牵拉产生力量。这个动作缩短了肌节，使关节活动起来。

#### （一）骨骼肌质量与分类

1. 骨骼肌的质量　骨骼肌的功能依赖于骨骼肌的质量，骨骼肌质量（肌纤维数量和体积）的变化（如肌萎缩）严重影响人的生活质量和寿命。骨骼肌质量的维持受蛋白质合成代谢和分解代谢的精细调节，蛋白质合成率和分解率的动态平衡在骨骼肌含量、质量和功能中发挥重要的作用，当骨骼肌细胞内的蛋白质（肌动蛋白和肌球蛋白）合成超过其降解时，骨骼肌细胞发生肥大；当蛋白质降解超过合成时，骨骼肌细胞发生萎缩，导致骨骼肌质量丢失。此外，骨骼肌质量的维持还受一些外在条件的影响，如抗阻运动可导致骨骼肌单个肌原纤维增长和胶原蛋白含量增加，引起肌肉肥大；肢体废用或患有肌少症、慢性阻塞性肺疾病、心衰、慢性肾病、恶病质、肌营养不良均可导致骨骼肌细胞蛋白质合成降低或降解增强，引起骨骼肌萎缩。

2. 骨骼肌纤维的类型　骨骼肌纤维的结构和功能各不相同。通常分为两大类：慢收缩纤维（Ⅰ型纤维）和快收缩纤维（Ⅱ型纤维）。慢收缩纤维通常被称为红色肌肉，它们具有保持姿势和持续的有氧运动功能。快收缩纤维通常被称为白色肌肉，它们具有快速反应和重物搬运的功能。几乎所有的骨骼肌都是由这两种纤维按一定比例组成，这取决于它们的功能及动作类型。

3.运动单位　骨骼肌纤维因部位、功能与神经调控等因素被组织成运动单位，由脊髓中的运动神经元（神经细胞）和它控制的肌肉纤维及连接两者的轴突（神经纤维）组成。轴突的末端和肌肉纤维被一个称为神经肌肉接头的突触（小空间）分开。当神经元通过轴突传递发送一个电信号，神经递质乙酰胆碱被释放到神经肌肉连接处，刺激肌肉纤维收缩。运动终板是肌纤维的一部分，位于肌膜上，它接收来自神经元的化学信息。单个运动神经元的轴突可以长达 3 英尺（1 英尺 =0.304m）的肌肉纤维交叉；执行多种动作的肌纤维可由多个运动神经元支配。

**（二）骨骼肌电生理及应用**

1.骨骼肌的电生理　当运动神经元通过轴突向骨骼肌纤维传递收缩指令时，就产生了肌肉动作电位（MAP）。MAP 是一种快速的电信号，它沿着运动板的表面传播，导致肌肉收缩。肌肉收缩涉及离子去极化，即带正电的离子涌入细胞，带负电的离子涌出细胞，反之亦然，从而产生一个快速的正负极化来回移动。去极化的过程开始于运动终板，并沿肌肉的长度顺序移动。这就是为什么用表面肌电图（SEMG）记录肌肉时，通常建议记录电极沿肌肉纤维放置，而不是穿过肌肉纤维。

SEMG 测量是记录肌电图产生的肌肉的电活动。SEMG 信号的振幅或强度反映了活跃运动单位的数量，它们的放电率，以及来自皮肤和脂肪组织的阻力。脂肪组织就像肌肉和记录电极之间的绝缘体。脂肪组织层越厚，到达电极的信号就越小。人体就像一个充满水的袋子，由组织和膜细分而成，形成了单独的电带。在一个区域引发肌肉收缩的电荷会影响相邻区域的电场。这意味着肌电图并不只监测表面电极所覆盖的肌肉，还记录由潜在肌肉和远端肌肉生成的 MAP。靠近电极的电活动单元因为它们的信号路径更短，能量损失更少，通常比距离远的电活动单元对 SEMG 信号振幅贡献更大。肌电描记器的滤带谱即肌电描记器所分析的频率范围越宽，就越能检测到电活动单元的距离。间距较近的电极测量的体积导电较少，而间距较宽的电极测量的体积导电相对较多。当相邻的肌肉与被监测的肌肉同时收缩时，无法准确区分有多少肌电信号来自每块肌肉，这种现象通常被称为窜扰。

频谱分析通常使用快速的傅里叶变换来进行，它显示了 SEMG 信号的频率组合，单位是赫兹（Hz）或每秒周期。当肌肉收缩时，它们产生许多不同的频率，每块肌肉在不同的紧张程度下产生其特有的频率模式。虽然每个骨骼肌都有自己的功率谱曲线，但大多数肌肉的 SEMG 信号功率估计在 10 ~ 150Hz 或 20 ~ 200Hz。SEMG 表面记录的上限是 1000Hz，因为组织（皮肤、皮下脂肪、肌肉和结缔组织）吸收更高的频率。在研究和临床实践中测量的肌肉产生的频率一般在 8 ~ 500Hz。如果肌肉在持续收缩后开始疲劳，能量消耗殆尽，组织内代谢产物增多，平均频率和中位数频率向较低频率向下移动。这种频率的移动仅表明在等轴收缩时肌肉疲劳（持续收缩或不动）。

2.骨骼肌疲劳与肌电活动　有多种理论可以解释肌肉疲劳的频谱变化，包括肌肉纤维传导速度的减慢，运动单元招募模式的同步，以及从快收缩纤维为主向慢收缩纤维为主的转变。使用宽频带通经常被推荐用于 SEMG 记录和生物反馈训练。因为窄幅带通消除了录音中较低的频率，人们可能会认为肌肉比实际情况更松弛。此外，因为肌肉的频谱向下移动，当测量持续或重复活动中的肌肉时，肌肉疲劳可能被错误地解释为肌肉放松增加。

当一个运动单元被激活时，它所有的肌肉纤维会完全收缩。身体通过改变运动单元的数量来调整肌肉收缩的强度。躯体神经系统通过激活大量的小运动单元来实现精细的运动控制。例如，眼部肌肉的平均运动单位包含 23 条肌肉纤维。以牺牲精确控制为代价，通过激活大的运动单元，产生更强大的收缩。例如，小腿的腓肠肌肌肉的每一个运动单元都包含了 100 ～ 2000 条肌肉纤维。刺激信号按大小顺序选择运动单位。首先选择较小的运动单位，逐步产生张力，以产生平稳的运动。这些运动单位提供精确的运动控制任务，如写作。在做运动时，由于需要额外的力量，需要更多的运动单位。尤其在危及生命的紧急情况下，小型和大型运动单位都可以同时选择收缩或舒张。在耐力活动中，身体旋转运动单元发射在不同的肌肉纤维之间，防止产生疲劳和不平稳的运动。由于肌肉长度和所产生的张力之间的关系的变化以及表面电极相对于所监测的运动单元的运动，使得关节随着肌肉的延长或缩短而运动的等张力收缩与肌电图振幅之间的关系变得复杂。

3.运动协调的感知能力　本体感觉是一种基于内部信息感知身体运动和位置的能力。当肱二头肌收缩时，手臂就会弯曲。这个肢体的运动激活关节感受器，这些感受器提供你需要的信息来定位手臂。本体感受确定一个物体的重量和举起它所需的肌肉力量。肌肉中有两个主要的本体感觉器官。高尔基肌腱器官告诉中枢神经系统肌肉产生的力量，这有助于人体获得和改善运动技能。肌肉梭形体是一种拉伸感受器，其作用是调节肌肉长度，建立肌肉张力（肌肉在静止时的收缩程度）。肌梭与肌内肌纤维有关，而肌内肌纤维与较大的骨骼肌外肌纤维平行。血管内平滑肌纤维由神经运动系统支配，该系统用于调节拉伸感受器的校准，并与平衡、协调、肌肉拉伸反射和姿势维护有关。对骨骼肌系统的感觉运动控制结合了自主运动和无意识运动的条件反射。人体可以有意识地使用肌肉来行走、弯曲、伸展和提升，但人体经常忽视了隔膜和肋间肌的有节奏的运动，它们维持人体呼吸肌的张力，保持人体的姿势和稳定的四肢。

4.实用 SEMG 对专业人员的提示　希望有效使用 SEMG 的初级生物反馈专业人员必须熟悉其打算监测的肌肉解剖，并学习如何正确放置电极，理解和识别伪影，并设置 SEMG 记录设备。有效的 SEMG 记录需要许多步骤：

（1）用酒精棉签或研磨剂擦拭皮肤，以将皮肤电极阻抗降低到可接受的水平。

（2）确保传感器与皮肤保持良好的接触，并在记录期间经常检查传感器的接触，以确保皮肤电极阻抗保持稳定，特别是在动态记录期间。

（3）根据需要选择正确的传感器位置。如果正在训练肌肉和 / 或记录动态运动中的肌肉，使用密集间隔的电极来帮助减少误差。如果在静态姿势下训练肌肉或肌肉群，比如在一般的放松训练中，可以选择更宽的电极间距。没有选择合适的位置则会导致无效的记录和／或不正确的解释。

（4）在动态评估中监测肌肉时，它的位置会随着关节的弯曲、伸展和旋转而在皮肤下发生显著的变化，尤其是在四肢。这意味着，当患者换一个体位时，记录在一个体位上的电极可能会完全忽略感兴趣的肌肉。

（5）选择合适的带通以获得最佳的肌电信号记录。捕获尽可能多的 SEMG 活动可能的话，宽带通常是首选的。只有当一个人试图从信号中减少心脏、串扰或电子伪影时，才建议使用窄带通。

（6）注意可能会污染信号的外部工件来源，如手机或荧光灯。有时，计算机、监视器和其他电子设备靠近 SEMG 引线和传感器，就会产生电子干扰。光谱分析显示器可以帮助识别电子伪影。确保 SEMG 仪器有一个陷波滤波器来帮助消除 50 ~ 60Hz 的伪影，并且已经为本地区选择了合适的滤波器。

（7）在解释肌电图记录时考虑脂肪组织对阻抗的影响。即使在肌肉收缩程度相当高的情况下，皮肤和肌肉之间脂肪很少的患者肌电图信号的振幅也会比脂肪层多的患者高。皮下脂肪的变化使肌电图振幅在受试者之间的比较，甚至在同一受试者的不同肌肉位置之间的比较，出现了差异。

**（三）骨骼肌卫星细胞与功能**

骨骼肌卫星细胞独立于骨骼肌，位于骨骼肌细胞膜和肌膜之间，是具有增殖分化潜力的肌源性干细胞，主要负责骨骼肌纤维的损伤修复和生长。正常情况下，骨骼肌卫星细胞处于静止状态，当肌肉受到损伤刺激后，卫星细胞将会被激活，进行有丝分裂、基因表达和增殖分化，形成骨骼肌干细胞。骨骼肌卫星细胞可以根据每天日常身体活动发生一些生理变化（萎缩、肥厚或纤维类型转换）。如运动过程中骨骼肌组织受到损伤，受伤的肌肉组织活动受限，可导致代谢性疾病。

1. 骨骼肌卫星细胞的功能调控　骨骼肌卫星细胞可以提供骨骼肌修复的成肌细胞，具有维持、修复骨骼肌结构的功能。通过运动训练可以有效激活骨骼肌卫星细胞，在运动训练中主要通过骨骼肌的微损伤、炎性因子释放、局部生长因子和细胞因子的释放增多等途径激活骨骼肌卫星细胞，然后通过基因表达、增殖、分化形成骨骼肌干细胞达到维持和修复骨骼肌的形态结构和功能的作用。

骨骼肌卫星细胞与周围细胞外环境的相互作用可促进组织可塑性。Fry 的研究团队报道，骨骼肌肌源性祖细胞分泌含有 mi R-206 的外泌体（脊椎动物特有的 mi RNA），通过抑制核糖体结合蛋白（Rrbp1）调节纤维形成细胞胶原表达。骨骼肌肌源性祖细胞外泌体在肌肉生理性肥大过程中发挥防止细胞外基质的过度沉积、促进长期肌纤维肥大的重要作用。骨骼肌卫星细胞功能的适当控制是有效调节肌肉再生的关键，也是有效防止肌肉肿瘤出现的途径之一。

2. 骨骼肌卫星细胞对肌纤维病变的调节机制　骨骼肌卫星细胞对肌纤维病变的调节机制可以分为内在机制和外在机制。

（1）内在机制：骨骼肌组织的修复和再生特性，与年龄有关，但是环境因素变化也可以促进骨骼肌干细胞的组织维护和修复的变化。一些已发表的动物实验研究已经研究了卫星细胞再生功能与年龄增长后所表现出的缺陷。首先，在细胞的水平上，老龄化与氧化损伤的积累和线粒体功能的改变有关。线粒体功能的改变，易导致线粒体的生物合成的降低，影响氧化磷酸化和提高生产的破坏性的活性氧。其次，基因表达的研究也指出关键差异。通过对比老年人与年轻人卫星细胞的基因表达图谱，发现不恰当的肌源性分化方案的调节、肌肉萎缩相关的 FOXO 依赖基因的活化，以及线粒体功能和蛋白质折叠相关基因的改变。最后，老龄化的卫星细胞无法适当上调 Notch 配体 D II 1，这个特征至少对 Notch 信号通路激活不足承担部分责任。事实上，诱导活化的缺口可以增强老年人肌肉的有效修复，但研究表明缺口抑制剂可以损害正常的年轻小鼠骨骼肌的再生能力。老龄化导致的氧化损伤将会有助于减少老年卫星细胞的增殖能力。

（2）外在机制：是指与肌纤维病变相关的骨骼肌卫星细胞的功能调节有关。连体小鼠肌肉再生的实验结果表明，评估卫星细胞功能的系统环境是非常重要的。肌纤维病变的卫星细胞与恢复活化再生的特异性 Notch 信号有关。此外，局部和全身的炎症通路与肌卫星细胞的功能改变有关。慢性、非生产性炎症也会引起许多与年龄相关的疾病，包括癌症、糖尿病、帕金森病、老年痴呆症、心血管疾病、黄斑变性、类风湿关节炎、肌萎缩侧索硬化症和肌肉减少症等。慢性炎症表现为水肿、白细胞聚集、成纤维细胞和内皮细胞的增殖、组织的破坏和组织修复。亚急性炎症状态往往表现为组织浸润性炎症细胞的增加和血液中高水平的促炎性细胞因子（如肿瘤死因子 α、白细胞介素 6 和趋化因子配体 2）、补体蛋白与细胞黏附分子。重要的是，炎症递质对骨骼肌卫星细胞功能的影响是相当复杂的。越来越多的证据表明，这些因素可以通过直接和间接的手段，在高浓度和时间依赖性中增强肌肉的修复和再生能力。

总之，在骨骼肌修复和再生的过程中，与病变相关的缺陷，可以概括为内在的基因组细胞的变化和外在的调节。外在的调节包括生化信号的调节，微环境信号的调节和肌细胞的活化增殖调节等。但是，关键的一点是骨骼肌卫星细胞的功能变化是可逆的，通过信号调节病变的骨骼肌卫星细胞可以恢复。

综上所述，骨骼肌系统是一个功能完善和健全的组织，具有通过卫星细胞调节骨骼肌组织的再生和修复的机制。骨骼肌卫星细胞在支持肌肉修复活动中扮演着重要的角色，在很多的情况下，骨骼肌损伤或抑制骨骼肌卫星细胞的活动引起肌肉退化。然而，骨骼肌卫星细胞通过一个复杂的、综合的网络控制机制，可以增强内源性卫星细胞活性。对于骨骼肌纤维病变，可以采取移植和多种机制刺激内源性卫星细胞活性的方法，提高肌纤维病变的治疗。

## 二、骨骼肌的解剖概念

1.骨骼肌形态分类与命名原则

（1）按照肌肉的外形可分为长肌、短肌、扁肌和轮匝肌。

（2）按照肌纤维可以分为红肌和白肌两种纤维。红肌纤维依靠血红蛋白持续供氧运动，进行较长时间的收缩和拉伸，从而维持人体日常行为活动。而白肌纤维则（多在紧急情况下）依靠内部快速化学反应迅速伸缩，其特点是持续、反应时间短，其反应时间是红肌纤维的四分之一。

（3）肌肉的命名原则有多种，主要有：①按形状，如斜方肌、三角肌；②按位置，如冈上肌、冈下肌、胫骨前肌、肋间肌等；③按起止点，如胸锁乳突肌、舌骨肌等；④按位置和大小，胸大肌、胸小肌、腰大肌等；⑤按作用，如旋后肌、大收肌、屈肌、伸肌等；⑥按构造，如半腱肌、半膜肌等；⑦按结构和部位，肱二头肌、股四头肌等；⑧按部位和纤维方向，如腹外斜肌、腹横肌等。

2. 骨骼肌的结构　骨骼肌主由肌腹与肌腱构成。肌腹中内由许多肌纤维构成。肌腱是由胶原纤维构成的，缺乏弹性，但很坚韧，可抵抗较大张力，肌肉通过肌腱附着于骨面上，肌腱的这种结构可使肌肉力量均匀地作用于肌腱在骨面的附着处。另外，骨骼肌还有许多血管及神经。通常情况下，骨骼肌还有一些辅助结构：筋膜和腱鞘。筋膜是包裹于肌肉外面的结缔组织膜，分为浅筋膜和深筋膜两种。腱鞘是套在腕、踝、手指和足趾部位肌腱周围密封的双层筒状结构，内有少量滑液，可减小运动时肌腱与骨面的摩擦。有的腱鞘包裹一条肌腱，有的则包裹多条肌腱。

3. 骨骼肌的物理特性

（1）伸展性和弹性：肌肉在外力作用下，可被拉长的现象称为伸展性。当外力解除后，肌肉又可复原此现象被称为弹性。

（2）黏滞性：肌纤维之间、肌肉之间或肌群之间发生摩擦的外在表现，这是原生质的普遍特性，是胶体物质造成的。它使肌肉在收缩或拉长时会产生阻力。肌肉的这种黏滞性的大小与温度成反比。

4. 肌肉工作术语　①起点和止点：靠近身体正中面或颅侧的一端为起点，另一端为止点（肌肉的起、止点是固定不变的）。②定点和动点：肌肉工作时运动明显的一端称为动点，另一端称为定点（肌肉的动点与定点可随肌肉的工作条件的变化而变化的）。③近固定和远固定：肌肉收缩时，定点在近侧叫作近固定，定点在远侧叫作远固定。

5. 肌肉作用　肌肉收缩牵引骨骼而产生关节的运动，其作用犹如杠杆装置，有 3 种基本形式：①平衡杠杆运动，支点在重点和力点之间，如寰枕关节进行的仰头和低头运动；②省力杠杆运动，其重点位于支点和力点之间，如起步抬足跟时踝关节的运动；③速度杠杆运动，其力点位于重点和支点之间，如举起重物时肘关节的运动。

### 三、身体主要肌群

1. 躯干肌　躯干肌包括背肌、胸肌、膈肌、腹肌和会阴肌。

背肌分为浅、深两层。背浅层肌包括斜方肌、背阔肌、肩胛提肌和菱形肌等。背深层肌分为背长肌和背短肌。背长肌包括竖脊肌和夹肌。背短肌包括横突棘肌、棘间肌和横突间肌（包括半棘肌、回旋肌和多裂肌三个部分）。胸肌分为胸上肢肌和胸固有肌。胸上肢肌包括胸大肌、胸小肌、前锯肌等。胸固有肌包括肋间外肌、肋间内肌和胸横肌等。

腹肌包括腹前壁的腹直肌、腹外斜肌、腹内斜肌和腹横肌和腹后壁的腰方肌。

2.上肢肌 上肢肌包括肩带肌、上臂肌、前臂肌和手肌。

肩带肌起自锁骨和肩胛骨，止于肱骨。包括三角肌、冈上肌、冈下肌、小圆肌、肩胛下肌和大圆肌。其中，冈上肌、冈下肌、小圆肌和肩胛下肌的肌腱共同构成"肌腱袖（肩袖）"，有加固和保护肩关节的作用。上臂肌包绕肱骨周围，分为前后两群。前群（屈肌群）包括肱二头肌、喙肱肌、肱肌。后群（伸肌群）包括肱三头肌和肘肌。前臂肌分化程度较高，多为具有长腱的长肌，分为前后两群，每群又分为浅深两层。前群肌位于前臂前面及内侧，后群肌位于前臂后面及外侧。前群肌的浅层主要有肱桡肌、旋前圆肌、桡侧腕屈肌、尺侧腕屈肌等。后群肌的浅层主要有桡侧腕长伸肌、桡侧腕短伸肌、尺侧腕伸肌等。

3.下肢肌 下肢肌包括盆带肌、大腿肌、小腿肌和足肌。

盆带肌分前后两群。前群起自骨盆内面，后群起自骨盆外面。前群（内侧群）有髂腰肌、梨状肌。后群（外侧群）有臀大肌、臀中肌和臀小肌。大腿肌可分为前外侧群、后群和内侧群。前外侧群有股四头肌、缝匠肌、阔筋膜张肌。后群有股二头肌、半腱肌、半膜肌。股二头肌、半腱肌和半膜肌三块肌合在一起称为腘绳肌或股后肌群。内侧群有耻骨肌、长收肌、短收肌、大收肌、股薄肌。小腿肌分前群、后群和外侧群。前群有胫骨前肌、趾长伸肌。后群有小腿三头肌、趾长屈肌、蹞长屈肌、胫骨后肌。外侧群有腓骨长肌和腓骨短肌。

4.头颈肌 头颈肌中，头肌可分为表情肌和咀嚼肌；颈肌群分为浅、中、深三部分，颈浅肌群有颈阔肌、胸锁乳突肌。

## 四、骨骼肌的分泌功能

骨骼肌是人体主要的运动器官，其运动和代谢功能主要受神经和体液因素的调节，是神经系统和内分泌系统调控的重要靶器官。近年来大量实验研究资料表明骨骼肌能合成、表达和分泌多种生物信号分子，以旁分泌或自分泌的方式调节骨骼肌的生长、代谢和运动功能，甚至能通过血液循环调节其他器官的功能。骨骼肌也是人体重要的内分泌器官，并且按其重量计算骨骼肌约占人体体重的 40%，也可视为人体最大的分泌器官。

骨骼肌细胞非常丰富，代谢活跃，并通过活跃的分泌将它们的能量需求"传递"给其他器官。肌肉来源的分泌蛋白包括各种细胞因子和缩氨酸，统称为"肌核因子"，它们发挥自分泌、旁分泌或内分泌作用。对骨骼肌分泌体的分析显示，大量的肌核因子在收缩或力量训练时分泌，这些因子不仅可以调节能量需求，而且有助于锻炼，对心血管、新陈代谢和心理健康具有广泛的有益影响。

1.血管生成因子 血管生成是骨骼肌生长和分化的基础，血管内皮生长因子-α（VEGFA）是骨骼肌分泌的最具特征的旁分泌因子。经基因工程处理的骨骼肌肉特异性 VEGFA 缺失小鼠间质 VEGFA 水平显著降低，并伴有血管稀疏、运动能力降低和胰岛素抵抗。小鼠表现出正常的 VEGFA 循环水平，表明骨骼肌细胞提供了肌内 VEGFA 的重要来源，这是肌肉生长和代谢稳态在局部（而非系统）所必需的。其他运动诱导的肌联素以旁分泌方式调节肌肉血管生成，包括细胞因子白介素 8（IL-8）和血管生成素 1。

2. 神经营养因子　骨骼肌细胞还分泌多种神经营养因子，包括协调控制运动神经元的神经支配、神经肌肉连接（NMJ）的形成和肌肉终端的维护。这些因子包括但不限于脑源性神经营养因子（BDNF）、成纤维细胞生长因子结合蛋白 -1（FGFBP1）、纤毛神经营养因子受体 -α（CNTFR-A）和低密度脂蛋白受体 -4（LRP4）。虽然骨骼肌细胞不是循环 BDNF 的主要贡献者，但它们确实释放低水平的肌动素，这可能在调节肌内神经元的存活、生长和维持中发挥旁分泌作用。骨骼肌细胞也分泌一种神经肌肉连接的因子（FGFBP1），对 NMJ 维持至关重要。

3. 脂肪因子及代谢　影响脂肪形成的肌核因子包括白介素 6（IL-6）、肌生成抑制素、肌细胞素和鸢尾素，发挥局部（旁分泌）和远程（内分泌）作用。骨骼肌合成、分泌的 IL-6 参与了机体能量代谢。骨骼肌来源的 IL-6 起着能量感受器的作用，糖原含量下降诱导了 IL-6 的表达上调，而 IL-6 的表达上调促进运动的肌肉葡萄糖摄取增加。生理剂量的 IL-6 对机体糖代谢的影响不显著，但运动诱导的 IL-6 的大量表达对运动时机体糖代谢稳态的调节有积极意义。IL-6 还有强大的促脂肪分解作用，注射 IL-6 后呈剂量依赖地升高血浆脂肪酸和甘油三酯的浓度。体内有三种主要的脂肪库：内脏脂肪组织（VAT；包括腹腔内所有细胞脂肪库）；皮下脂肪组织（SAT）以及肌内脂肪组织（iMAT），包括位于肌肉之间的脂肪细胞和位于单个肌肉纤维中的肌周脂肪细胞。脂肪组织由白色（WAT）和棕色（BAT）两种类型的脂肪组成。虽然 WAT 储存了多余的能量，但它在很大程度上是有害的，因为该组织分泌大量促炎细胞因子对代谢不利；BAT 消耗能量和清除甘油三酯是对身体非常有益。体育活动限制了 WAT 并促进了 BAT 的产生，这些代谢益处至少部分是由肌氨酸介导的。由于其与肌肉细胞的接近，iMAT 很可能成为影响脂肪褐变的旁分泌肌氨酸的重要靶组织，例如肌动素，它是一种在运动中从肌肉中释放的肌氨酸，激活 PPAR 核苷依赖性的 WAT 褐变。

4. 运动促进骨骼肌分泌　身体活动会诱导肌肉产生 IL-6，并导致循环中 IL-6 水平的升高。循环中 IL-6 的靶组织包括肝脏、胰腺和脂肪组织。急性 IL-6 信号传导（类似于运动诱导的水平）促进肝脏葡萄糖的产生，有利于运动相关组织的脂解，促进胰腺细胞活力和胰岛素分泌。此外，肌内 IL-6 分别通过 PI3K 和 AMPK 信号通路促进有益的葡萄糖摄取和脂肪氧化。鸢尾素是另一种运动诱导的肌动素，影响脂肪形成和代谢。鸢尾素是一种 112 氨基酸多肽激素，其细胞形态为纤连蛋白Ⅲ型域包含 -5（FNDC5）。鸢尾素通过刺激 WAT 褐变和激活生热作用促进能量消耗来改善肥胖，因此鸢尾素被认为是肥胖和 2 型糖尿病的治疗靶点。骨骼肌中 Rho-kinase-1（Rho 激酶蛋白 1，ROCK1）通路的激活限制了鸢尾素的生产，在骨骼肌中表达活性 ROCK1 的转基因小鼠表现出循环中鸢尾素水平降低、脂肪细胞褐变减少、肥胖和胰岛素抵抗减少。全身注射鸢尾素可以逆转这些结果，这一发现证实了这种肌动素在肌肉 - 脂肪组织通讯和稳态中的重要性。运动影响骨骼肌和脂肪组织、胰腺和肝脏之间的交流。这种交流的两个最重要的后果是：①产生一个较低的促炎环境，从而减缓骨骼肌减少和内脏脂肪堆积；②调节胰岛素敏感性和葡萄糖代谢。因此，骨骼肌响应体力活动的内分泌功能在限制肥胖、胰岛素抵抗以及包括 2 型糖尿病在内的相关疾病中发挥重要作用。

5.骨骼肌对骨骼的形成、修复和维护 肌肉和骨骼之间的相互作用已经很好地建立起来了，因为运动刺激骨骼的形成，相反，肌肉的丢失导致骨骼的丢失。双向生物力学、旁分泌和内分泌信号控制肌肉和骨骼的生长。胰岛素样生长因子 -1（IGF1），成纤维细胞生长因子 -2（FGF2），IL-15，基质金属蛋白酶 -2（MMP2）通过肌肉收缩释放，具有积极的促进骨形成和维持作用；肌肉损伤会诱导肌生成抑制素的释放，而肌生成抑制素又会干扰骨骼的修复和愈合。事实上，肌生成抑制素缺乏表现出骨矿物质含量和密度的增加。其他参与肌肉 – 骨骼联动的肌动蛋白是鸢尾素和睫状神经营养因子（CNTF）。成肌细胞培养的条件培养基在体外促进成骨细胞分化，这一作用依赖于鸢尾素。在小鼠体内注射重组鸢尾素可以通过抑制细胞外因子信号的抑制剂——硬脂素来增加皮质骨量和强度。相比之下，CNTF 以性别特异性的方式抑制成骨细胞分化和骨形成。在骨质疏松症、骨骼肌减少症和衰老等疾病中，肌肉与骨骼之间的沟通有多大程度的缺陷还有待进一步研究。

6.肌素和心血管系统的调节 一般来说，肌肉质量与心血管疾病风险呈负相关关系，骨骼肌萎缩症是心血管疾病的危险因素。心血管系统间接受益于上述代谢效应的许多肌氨酸外，心血管系统内的细胞也是某些肌氨酸的直接目标。例如，骨骼肌、心肌细胞和心外膜的细胞在类叶酸因子 -1 刺激分泌的一种糖蛋白（FSTL-1），局部使用这种肌动素（通过心外膜贴片）可以对缺血心肌梗死起到显著的保护作用。这一效应归因于心肌细胞分裂数量的增加和梗死周围区域血管生成的增加。FSTL-1 是一种运动诱导的肌动素，患者仅进行 1 小时有氧运动就可导致循环 FSTL-1 水平增加 22%。骨骼肌 FSTL1 的表达与其循环水平和心脏功能显著相关。然而，骨骼肌产生的 FSTL-1 在多大程度上有助于心肌梗死后不久进行的有规律的运动，目前还没有确定，是心脏缺血性疾病或功能障碍者运动康复研究的重点。然而，从转基因小鼠模型中可以清楚地看到，肌肉来源的 FSTL-1 可以通过抑制骨髓间质干细胞的增殖来减弱对动脉损伤的新内膜形成，并可以通过促进血管生成来改善心脏冠状运动后支缺血后的血管重建。因此，骨骼肌依赖性释放 FSTL-1 可对心血管系统产生多种治疗作用。对心血管系统有有益作用的肌球蛋白还包括纤维细胞生长因子 21（FGF21）、肌凝蛋白及相应的配体，它们分别与心脏保护、动脉粥样硬化保护和血压控制有关。

7.酸性蛋白与抗肿瘤作用 骨骼肌从肌肉细胞中分泌几种生物活性前丁酸到细胞外液中。由于运动而增加的几种蛋白质的分泌，可以通过自分泌、旁分泌和内分泌作用调节几个器官的功能，并调节运动带来的好处，如代谢改善、肌肉增强和抗炎。这就是所谓的肌动素理论。最近，我们发现了一种新的肌动素，分泌酸性蛋白和富含半胱氨酸（SPARC），是母细胞蛋白家族的成员，主要调节细胞—细胞和细胞—基质的相互作用。体外和体内的研究表明，分泌的 SPARC 通过一种抗肿瘤作用可以预防结肠肿瘤的发生。因此，肌肉分泌蛋白 SPARC 可以支持流行病学研究提示习惯性运动可以预防结肠癌发病率的潜在机制。不同类型的研究表明，许多其他因素，包括蛋白质、代谢物和从肌肉分泌的微小 RNAs，还有待鉴定。

# 第二节  骨骼解剖与生理

## 一、骨的概述

骨是运动系统的重要组成部分，成人全身共有 206 块骨，约占体重的 20%。骨是由骨组织为主构成的器官，骨组织主要由骨细胞、胶原纤维及基质构成，含有丰富的血管、神经及淋巴管，人体中的每块骨与身体其他器官一样，具有一定的形态结构和生理功能，能不断地进行新陈代谢和生长发育，受损伤时还具有修复、再生和重塑功能。经常参加体育锻炼可以促进骨的生长和发育，不良的身体姿势可引起骨骼畸形，长期不用则出现骨质疏松。骨除有运动和保护作用外，还具有造血、贮备钙磷、参与钙磷代谢等作用。

1.骨的分类　按部位分类：可分为颅骨、躯干骨和四肢骨。按形态可分为长骨、短骨、扁骨和不规则骨四类。

2.骨的构造　每块骨都由骨膜、骨质、骨髓构成，并有神经和血管分布或附有关节软骨。

3.骨的化学成分与物理性质　骨坚硬并具有弹性和韧性，这种特性主要取决于骨的化学成分。骨的化学成分主要由有机质和无机质两种成分组成。有机质主要成分为骨胶原纤维和黏多糖蛋白，它们构成骨的支架，赋予骨以韧性和弹性。无机质主要是钙盐，如磷酸钙和碳酸钙等，使骨坚硬。在实验中去掉无机质的骨仍具有原骨形状，柔软且有弹性，而除去有机质的骨虽形状不变，但脆性大而易碎，有机质和无机质两种物质有机地结合在一起，使骨不仅具有一定的弹性和韧性，而且又使骨具有较大的硬度。

骨的化学成分与物理特性随年龄的增长而发生变化。且受诸多因素影响。幼儿时期骨所含的有机质和无机质各占一半，故弹性较大，可塑性大，不易骨折，但因硬度较小，易弯曲发生畸形，在外力作用下不易发生骨折或折而不断，称青枝骨折。进入成年时期骨质中的有机质逐渐减少，无机质逐渐增多，有机质与无机质的比例约为 3 : 7，使骨质具有很大硬度和一定的弹性，较坚韧，并能承受很大压力。据力学试验测定，骨抗压力约为 $15kg/mm^2$，并具有几乎相等的抗张力。例如：股骨能承受 110 ~ 220kg/cm² 的压缩强度，胫骨能承受 1256 ~ 1685kg/cm² 的压力强度；骨能承受 1000kg/cm² 的张力。在老年阶段的骨质中无机质所占比例更大，同时因激素水平下降，影响钙、磷的吸收和沉积，骨质出现多孔性，骨组织的总量减少，表现为骨质疏松症。此时骨的脆性较大，容易发生骨折。

4.骨的发生和发育　骨来源于胚胎时期中胚层的间充质。胚胎 8 周左右，间充质先形成膜状，为膜性阶段，以后有的骨在膜的基础上骨化，称为膜化骨，例如颅骨，而有的则先发育成软骨，然后再骨化，称为软骨化骨，例如躯干骨和四肢骨。有的骨由膜化骨和软骨化骨形成，则称复合化骨，例如枕骨。

5. 骨龄　骨龄是指骨骺及小骨骨化中心出现的年龄或骺与骨干愈合的年龄。即骨的生物年龄。在软骨内成骨的过程中，全身各骨化中心的出现及骺软骨的完全骨化，具有一定的年龄规律，即不同骨的骨化中心在不同的年龄出现或干骺愈合。由于各块腕骨的出现和掌、指骨的愈合呈年龄梯度，能较好地反映骨龄，因此测定儿童少年骨龄时，可拍手和腕部的 X 线片，然后与标准骨龄进行比较后进行评定。

6. 影响骨生长的因素　骨的生长发育是一个及其复杂的过程，需要多种生长因子参与，而且受诸多因素影响（如种族、遗传、激素的作用），而其形态构造在整个生长发育过程中常受内、外环境的影响而不断发生变化（如机械力、体育运动、神经、内分泌、营养、疾病及其他物理、化学因素等）。

7. 骨的功能

（1）支架功能：骨与骨联结构成人体坚固的支架。一方面，支持各种柔软组织，使人体得到一定的身体轮廓和外形，保持着某些器官的特定位置，使血管和神经能有规律的定向执行循环和传导功能；另一方面，支持身体局部或整体的体重。

（2）运动功能：骨的外部都有肌肉附着，是人体机械运动的杠杆，在神经系统调节下，当肌肉收缩时，可牵引骨绕关节的运动轴产生各种运动。

（3）保护功能：骨构成体腔的框架，保护腔内的重要器官，如脊柱保护脊髓；颅骨保护脑；胸廓保护心、肺、肝、脾；骨盆保护膀胱、子官等器官。

（4）造血功能：骨是重要的造血器官，骨松质和骨髓腔内的红骨髓具有造血细胞的功能。

（5）钙和磷仓库：骨组织是钙和磷的储备仓库，钙离子与肌肉收缩有关，血钙要保持一定的浓度，骨钙与血钙处于不断变化的状态且保持相对的动态平衡，磷是神经组织的重要成分，还与机体内能量物质生产有关。

8. 体育运动对骨形态结构的影响　经常参加体育运动能够促进骨的生长发育。儿童少年骨处于骨化过程，骨有机物含量多、可塑性强，长骨两端仍保留使骨增长的骺软骨。在体育活动中，骨承受各种运动负荷的刺激，可促使骺软骨细胞的正常增殖，利于骨的增长。同时，在进行体育活动中，血液循环加快，保证骨的营养供给，促进和加强新陈代谢，从而促进骨的生长发育。经常参加体育锻炼，可使骨表面的隆起更为显著，骨密质增厚，管状骨增粗，骨小梁分布更符合力学规律。骨的这种良好变化，与肌肉的牵拉作用有着密切关系。研究表明，投掷项目运动员的上肢较长且粗壮，特别是铁饼运动员、举重运动员的上肢较短，肩较宽，手指骨较长，肱骨体横径较粗、骨体外侧壁增厚、三角肌粗隆突出明显；跳跃运动员的下肢骨明显增粗、骨壁显著增厚，足的第二跖骨横径明显增大；足球运动员的第一跖骨骨密质增厚，而芭蕾舞演员的第二、三跖骨的骨密质增厚。另外有研究发现，由于小腿肌肉、足肌和韧带牵引的结果，运动员跟骨的骨小梁比一般人更为明显。

## 二、骨联结

骨与骨之间借结缔组织、软骨相联结，称为骨联结。

### （一）骨联结的分类

按骨联结的方式不同，可分为直接联结和间接联结两大类。

1.直接联结　骨与骨间借纤维结缔组织、软骨或骨组织直接相连，其间无腔隙被称为直接联结或无腔隙联结。由于联结的较紧密且牢固，故运动幅度很小或不能活动。多见于颅骨、躯干骨之间。根据其联结组织的不同又可以分为韧带联结、软骨联结、骨性结合。

2.间接联结　间接联结又称为有腔隙联结、滑膜关节。关节是人体骨联结的最高分化形式，这类联结的特点是骨与骨之间的联结面借其周围的膜性囊互相联结，其间有腔隙，并充以滑液，易于活动。人体中绝大部分的骨联结属于此种类型，并多见于四肢，适应肢体灵活多样的运动。

### （二）关节的结构

关节的结构包括基本结构和辅助结构两部分。基本结构包括关节面、关节囊和关节腔；辅助结构包括韧带、关节内软骨和关节唇等。

1.关节的基本结构　关节的基本结构是每个关节都必须具备的结构，又称关节三要素，包括关节面与关节软骨、关节囊和关节腔。

2.关节的辅助结构　关节除了具备上述三项基本结构外，关节为适应其功能而分化出一些特殊结构，以增加关节的灵活性或稳固性，这些结构称为关节的辅助结构，对于增加关节的稳固性和灵活性都有重要作用。包括韧带、关节盘和关节半月板、关节唇、滑膜囊、滑膜襞。

### （三）关节的运动

人体的运动复杂多样，根据关节运动轴的方位，关节运动的基本形式主要有以下几种：

1.屈和伸　屈和伸是指运动环节在矢状面内绕冠状轴的运动。运动时关节的两骨之间的角度变小称为屈，反之，角度变大称为伸。一般关节的屈是指向前的运动，而向后的运动为伸。但膝关节以下各关节的运动方向则相反。足在踝关节处向后为屈，又称跖屈，向前为伸，又称背屈。骨盆的向前运动称为前倾，向后运动称为后倾。

2.外展和内收（展与收）　外展和内收（展与收）是指运动环节在冠状面内绕矢状轴的运动。运动时，运动环节离开正中面的运动为外展；反之为内收。但有的运动环节，如头、脊柱向左、右的运动则分别称为左、右侧屈；骨盆的左、右运动则称为左、右侧倾。

3.旋转（回旋）　旋转（回旋）是指运动环节在水平面内绕垂直轴或自身长轴的运动。运动环节由前向内的旋转称为旋内（旋前）；由前向外的旋转则称为旋外（旋后）。头、脊柱和骨盆的运动则称为左、右回旋。

4.环转　环转是运动环节以近侧端为支点在原位转动，远侧端作圆周运动，整个环节的运动轨迹是一个圆锥体，这种运动称环转运动。凡能绕冠状轴又能绕矢状轴运动的关节，都能作环转运动，如肩关节、桡腕关节等。

**（四）关节的分类**

关节有多种分类方法，可按关节运动轴的数目、关节面的形态、构成关节的骨数以及关节运动方式进行分类。

1. 按关节运动轴的数目、关节面的形状，关节可分为单轴关节、双轴关节和多轴关节三种。

2. 按构成关节的骨数目，关节又分为单关节和复关节。

3. 按关节的运动形式，关节可分为单动关节和联合关节。

**（五）关节的运动幅度和影响因素**

关节的结构使关节既有灵活性因素又有稳固性因素。其运动轴越多，运动形式就越多，越灵活，其稳固性就相对愈差；关节囊坚韧，紧张，周围韧带和肌腱坚固，则使关节运动受限，从而增强其稳固性。

1. 关节运动幅度 是指运动环节之间运动的极限范围（可用角度表示）。即指运动环节绕某一运动轴从动作开始到结束时所能转动过的最大角度。关节运动幅度是评价柔韧素质的重要指标，与关节的灵活性和稳固性有关。

2. 关节运动幅度的测量方法 应用关节角度测量器、应用 X 线摄片或照片。

3. 影响关节运动幅度的因素

（1）关节面积：构成关节的两关节面的面积差别大小，相差越大则关节活动幅度也越大，关节运动也越灵活，但关节稳固性会相应下降。

（2）关节囊：关节囊薄而松弛，则关节运动幅度较大，关节囊厚而紧张则相反，不同关节间或同一关节不同部位间的厚薄均不一致，关节运动幅度在各关节运动方向上也不同。

（3）韧带：关节周围韧带越多、越厚则关节越稳固，运动幅度越小，若韧带少而薄弱则关节运动幅度大。

（4）关节周围的骨结构：关节周围骨的突起，常阻碍环节的运动，影响关节的运动幅度。

（5）关节周围骨骼肌：关节周围肌肉的伸展性和弹性好，关节的活动幅度就大。反之则运动幅度小。体育运动中通常所说的柔韧性实际上是指肌肉和韧带两个方面的伸展性和弹性。

（6）年龄：儿童、少年的软组织弹性好，故关节的运动幅度也大。老年人软组织弹性下降，关节运动幅度也会减小。

（7）性别：女子软组织弹性好，关节活动幅度通常较男性大；男子肌肉发达软组织弹性较差，故关节活动幅度较小。

（8）体育运动：体育运动对人体关节活动幅度影响很大。经常参加体育锻炼的人，如果注重柔韧练习直至老年仍可保持较好的活动幅度。

（9）其他：影响关节运动幅度的因素较多，除受关节及周围结构影响外，还受运动、年龄及性别、肌肉放松程度、神经系统的机能状态等因素的影响。

### 三、骨骼生理功能与代谢

1. 骨骼的组织结构　成人骨骼由 80% 的皮质骨和 20% 的松质骨组成。不同的骨和骨骼部位有不同的皮质骨和松质骨的比例。椎骨由皮质骨和松质骨组成，比例为 25∶75。股骨头为 50∶50，桡骨骨干为 95∶5。皮质骨致密而坚实，围绕着骨髓间隙，而松质骨则由一个蜂窝状小梁状网组成，小梁板和棒状细胞分布在骨髓室内。皮质骨和松质骨都由骨组成。

皮质骨的形状为圆柱形，基部长约 400μm，宽约 200μm，并在皮质骨内形成分支网络。皮质骨的壁是由同心层板构成的。皮质骨的代谢活性通常低于小梁骨，但这取决于物种。皮质骨孔隙率通常小于 5%，这取决于主动重建皮质骨系统与不活跃的皮质骨的比例。皮质重塑增加导致皮质孔隙度增加，皮质骨量减少。健康的成年人通常会经历皮质变薄和皮质孔隙增加。

皮质骨有外骨膜表面和内骨膜表面。骨膜表面活性对骨膜生长和骨折修复有重要意义。骨形成通常超过骨膜表面的骨吸收，因此骨骼通常随着年龄的增长而增大。骨内膜表面总面积约 0.5m²，具有比骨膜表面更高的重塑活性，可能是由于更大的生物力学应变或更多的细胞因子从邻近的骨髓室暴露的结果。骨吸收通常超过内膜骨表面的骨形成，因此骨髓间隙通常会随着年龄的增长而扩大。

松质骨由平均厚度为 50～400nm 的骨板和棒状骨组成。松质骨是半月骨，通常约 35nm 厚，由同心板组成。

皮质骨和松质骨通常以层状形式形成，胶原纤维以交替的方向排列。板层骨在偏振光显微镜下观察效果最好，在偏振光下，由于双折射，板层形态明显。成骨细胞放置胶原纤维的机制尚不清楚，但板层骨由于胶原纤维的交替取向而具有明显的强度，类似于胶合板。在松质骨中没有正常的片状结构，胶原纤维是以一种无序的方式排列的。松质骨比板层骨弱。松质骨通常在原发骨形成过程中产生，也可在高骨转换状态下出现，如纤维囊性骨炎、甲状旁腺功能亢进、Paget 病或氟化物早期治疗过程中的高骨形成。

骨膜是一种纤维结缔组织鞘，包裹在骨的外皮层表面，骨膜通过厚的胶原纤维紧密地附着在骨的外皮质表面，称为 Sharpeys 纤维，延伸到底层骨组织。骨内膜是一种膜状结构，覆盖骨皮质内表面、小梁骨和骨内的血管（沃尔克曼管）。骨内膜与骨髓间隙、小梁骨和骨内血管接触，并含有成骨细胞和破骨细胞。

2. 骨骼的生长、形成与重建　骨骼生长经历了纵向和径向生长、形成和重塑的过程。生长发育过程中的纵向和径向生长发生在儿童和青少年时期。纵向生长发生在生长板处，软骨在长骨的骨骺和干骺端区增殖，随后进行矿化形成初级新骨。

骨形成是指骨骼在生理影响或机械力的作用下，改变其整体形状的过程，导致骨骼逐渐调整为其所遇到的力。在生物力学的作用下，通过成骨细胞和破骨细胞的独立作用，将骨移除或添加到合适的表面，可以使骨骼变宽或改变轴。正常情况下，随着年龄的增长，新骨的骨膜位置和旧骨的内骨吸收会导致骨变宽。沃尔夫定律描述了长骨改变形状以适应压力的观察。在骨形成过程中，骨形成与骨吸收不是紧密耦合的。在成人中，骨形成的频率比重建的频率要低。甲状旁腺功能减退症、肾性骨营养不良症或使用合成药物治疗等均可影响骨的形成。

骨重建是指通过骨再生来维持骨强度和矿物质平衡的过程。重建包括连续去除旧骨的骨吸收并用新合成的蛋白质基质替代旧骨组织，以及随后基质矿化形成新骨。重建过程吸收旧骨，形成新骨，防止骨微损伤的积累。重建在出生前开始，直至死亡。骨重建单元由破骨细胞和成骨细胞紧密耦合而成，它们依次进行旧骨的吸收和新骨的形成。围绝经期和绝经后早期妇女的骨重建增加，然后随着年龄的进一步增长而减慢，但比绝经前妇女更快的速度进行。

骨重建周期由四个连续阶段组成：激活、吸收、逆转、形成。重建场所被认为大多数是以随机方式发展的。激活包括从循环中招募和激活单个核单核—巨噬细胞破骨细胞前体，将含有骨髓干细胞的骨内膜从骨表面抬起，多个单个核细胞融合形成多核破骨前细胞。破骨前细胞与骨基质的结合受离子通道整合素受体与基质蛋白中含有精氨酸、甘氨酸和天冬氨酸多肽相互作用，在多核破骨细胞下围绕骨吸收室形成环状封闭区。

在每个重塑周期中，破骨细胞介导的骨吸收只需 2 ~ 4 周。破骨细胞的形成、活化和吸收受 NF-κB 配体受体激活物（RANKL）与骨保护素（OPG）比值的调节；IL-1、IL-6、集落刺激因子（CSF）、甲状旁腺激素、1，25- 二羟基维生素 D 和降钙素等均参与破骨细胞代谢。吸收破骨细胞分泌氢离子通道 $H^+$-ATP 酶质子泵和细胞膜中的氯化物通道进入吸收室，使骨吸收室内的 pH 降至 4.5，这有助于调动骨矿物质。破骨细胞从细胞质溶酶体中分泌抗酒石酸酸性磷酸酶、组织蛋白酶 K、基质金属蛋白酶 9 和明胶酶，消化有机基质，在松质骨表面形成碟形豪氏腔。皮质骨中的哈弗管在多核破骨细胞凋亡后，单个核细胞完成吸收期。

在骨吸收与骨形成转换阶段，骨吸收向骨形成过渡。在骨吸收完成时，吸收腔内含有多种单个核细胞，包括单核细胞、骨基质释放的骨细胞和成骨前细胞，以开始新的骨形成。连接骨吸收结束和骨形成开始的耦合信号目前尚不清楚。建议耦合信号候选物包括骨基质衍生因子如 TGF-β、IGF-1、IGF-2、骨形态发生蛋白、PDGF 或成纤维细胞生长因子。骨基质中转化生长因子 -β 浓度与骨转换的组织形态指标、血清骨钙素和骨特异性碱性磷酸酶密切相关。骨基质释放的转化生长因子 -β 通过抑制成骨细胞产生 RANKL 而减少破骨细胞吸收。反转相也被提议由腔隙中的应变梯度来调节。破骨细胞在切割锥中吸收皮质骨时，骨前应变减少，后应变增加，而在 Howship 的骨陷窝中，应力在基底处最高，而在腔隙边缘的周围骨中较少。应变梯度可能导致破骨细胞和成骨细胞的连续激活，破骨细胞被减少的应变激活，成骨细胞被增加的应变激活。破骨细胞本身也被提议在逆转过程中发挥重要作用。

骨形成需要 4 ~ 6 个月才能完成。成骨细胞合成新的胶原有机基质并通过释放浓缩钙和二磷酸盐的膜结合基质小泡来调节基质的矿化，并以酶的方式破坏矿化抑制剂，如焦磷酸或蛋白多糖。由基质包围和掩埋的成骨细胞成为骨细胞，由广泛的小管网络连接到骨表面衬里细胞、成骨细胞和其他骨细胞，由从骨细胞延伸出来的细胞质突起之间的缝隙连接来维持。骨内的骨细胞网络是功能性合胞体。在骨形成完成时，有 50% ~ 70%的成骨细胞发生凋亡，平衡细胞变为骨细胞或骨衬里细胞。骨衬里细胞可调节矿物质离子流入和流出骨细胞外液，从而充当血 - 骨屏障，但在甲状旁腺激素或机械力作用下，仍能重新分化为成骨细胞。骨内膜内的骨衬里细胞在骨吸收前从骨表面起作用，形成具有特殊微环境的离散骨重建室。在多发性骨髓瘤患者中，衬里细胞可能被诱导表达酒石酸耐酸性磷酸酶和其他经典的破骨细胞标记物。

每个骨重建周期的最终结果是产生一个新的骨。骨重建过程在皮质骨和小梁骨中基本相同，小梁骨中的骨重建单位与皮质骨重建单位基本相同。骨平衡是指旧骨吸收与新骨形成的适宜比率。骨膜骨平衡轻度正，而骨内膜和小梁骨平衡轻度负性，导致皮质和松质随着年龄增长而变薄。这些相对的变化发生在骨内吸收超过骨膜形成。

骨重建的主要功能包括：用更新的、健康的骨、钙和磷平衡来替代旧的、微损伤的骨，从而保持骨的机械强度。相对较低的成人皮质骨转换率为（2% ~ 3%）/ 年，足以维持骨的生物力学强度。松质骨转换率较高，比维持机械强度所需的要高，说明松质骨转换对矿物质代谢更为重要。对钙或磷的需求增加可能需要增加骨重建单位，但在许多情况下，这一需求可能通过增加现有破骨细胞的活性来满足。对骨骼钙和磷的需求增加，部分通过破骨细胞吸收，部分通过非破骨细胞钙内流和流出来满足。正在进行的骨重建活动确保了新形成骨的持续供应，这种新骨的矿物质含量相对较低，并且能够更容易地与细胞外液交换离子。骨重塑单位似乎大部分是随机分布在整个骨骼，但可能是由微裂纹形成或骨细胞凋亡触发。骨重塑空间代表骨骼中所有活动骨重塑单位在给定时间的总和。

3. 破骨细胞　是已知唯一能够吸收骨的细胞。活化的多核破骨细胞来源于单核 - 巨噬细胞系的单个核前体细胞。单个单核 - 巨噬细胞前体细胞已在多种组织中被发现，但骨髓单核—巨噬细胞前体细胞被认为是大多数破骨细胞的来源。

RANKL 和巨噬细胞集落刺激因子（M-CSF）是破骨细胞形成的关键细胞因子。RANKL 和 M-CSF 主要由骨髓基质细胞和成骨细胞以膜结合和可溶的形式产生，破骨发生需要骨髓基质细胞和成骨细胞的存在。RANKL 属于 TNF 超家族，是破骨细胞形成的关键。M-CSF 是破骨细胞前体细胞增殖、存活和分化所必需的，也是骨吸收所需的破骨细胞存活和细胞骨架重排所必需的。OPG 是一种膜结合和分泌蛋白，结合 RANKL 具有高亲和力，抑制 RANKL 在 RANKL 受体上的作用。

骨吸收依赖于破骨细胞氢离子和组织蛋白酶 K 酶的分泌。$H^+$ 酸化破骨细胞下的吸收室以溶解骨基质的矿物成分，而组织蛋白酶 K 则消化主要由 I 型胶原组成的蛋白质基质。破骨细胞与骨基质结合通道是通过破骨细胞膜整合素受体连接骨基质肽形成。破骨细胞中整合素受体的 $\beta_1$ 家族与胶原、纤维连接蛋白和层黏连蛋白结合，但促进骨吸收的整合素受体主要是 $\alpha$、$\beta_3$ 整合素，与骨桥蛋白和骨唾液蛋白结合。破骨细胞与骨基质的结合使它们两极分化，骨吸收表面形成一个皱褶的边界，当含有基质金属蛋白酶和组织蛋白酶 K 的酸化囊泡被运输时，这种边界就形成了。通道微管与膜融合是由边境秘密 $H^+$ 离子通道 $H^+$-ATP 酶和氯化物通道，并导致组织蛋白酶 K 和其他酶在酸化囊泡中的胞吐作用。破骨细胞的纤维肌动蛋白细胞骨架与骨基质接触后形成肌动蛋白环，促进破骨细胞附着周围封闭区的形成。封闭区包围并隔离了周围骨表面的酸化吸收室。破坏的边缘或肌动蛋白环阻止骨吸收。主动吸收破骨细胞形成的足体附着在骨基质上，而不是大多数细胞形成的局灶性粘连。破骨细胞与骨基质通道由肌动蛋白核心组成，包括 α、$β_3$ 整合素和相关的细胞骨架蛋白等。

4. 成骨细胞 骨祖细胞产生并维持成骨细胞在骨形成表面合成新骨基质支持骨结构的骨基质内的骨细胞，以及覆盖静止骨表面的保护性衬里细胞。在成骨细胞谱系中，细胞亚群对各种激素、机械或细胞因子信号的反应不同。

在适当的环境条件下，自我更新的多能干细胞会在不同的组织中产生骨祖细胞。骨髓中含有一小部分间充质干细胞，它们能够产生骨、软骨、脂肪或纤维结缔组织，与产生血细胞系的造血干细胞群体不同。具有成人骨髓间充质干细胞特征的细胞已从成人外周血、牙髓和胎儿脐带血、肝、血液和骨髓中分离出来。能够分化为骨、肌肉或脂肪细胞的多潜能肌源性细胞也已被确认。间充质细胞在一种表型中可能在增殖过程中去分化，而发育另一种表型，这取决于局部的组织环境。在适当的情况下，血管周细胞在脱分化过程中可能发展成骨细胞表型。

骨髓间充质干细胞对成骨细胞系的形成需要典型的细胞外因子及 β- 连环蛋白（Wnt/β-catenin）通路和相关蛋白。与激活低密度脂蛋白受体相关蛋白 5 突变相关的高骨量表型的鉴定突出了典型 Wnt/β-catenin 通路在胚胎骨骼模式形成、胎儿骨骼发育和成人骨骼重塑中的重要性。Wnt 系统在软骨形成和造血过程中也起着重要作用，在成骨细胞分化的不同阶段可能具有刺激或抑制作用。

扁平的骨衬里细胞被认为是静止的成骨细胞，在松质骨内膜表面形成骨内膜，并在矿化表面的骨膜下形成。成骨细胞和衬里细胞紧密相连。钙黏素是钙依赖的跨膜蛋白，是黏附连接的组成部分，结合紧密连接和桥粒，通过连接细胞骨架将细胞连接在一起。前成骨细胞停止增殖后，在骨基质表面由纺锤形的成骨祖细胞向大的立方分化成骨细胞转变。在骨重建单位中，在功能接近的成骨细胞中发现的前成骨细胞通常由于碱性磷酸酶的表达而被识别。合成骨基质的活性成熟成骨细胞细胞核大，高尔基体结构扩大，内质网广泛。这些成骨细胞向骨形成表面分泌 I 型胶原和其他基质蛋白。成骨细胞的数量是不均匀的，不同的成骨细胞表达不同的基因序列，这可能解释了不同骨骼部位的骨松质结构的异质性，不同部位疾病状态的解剖部位的差异，以及成骨细胞对用于治疗骨病的药物的反应能力的区域差异。

5. 骨基质 骨基质蛋白由 85% ~ 90% 的胶原蛋白组成。骨基质主要由 I 型胶原，在骨形成的某些阶段，有微量的 III 型和 V 型胶原和胶原蛋白胶原，这可能有助于确定胶原纤维的直径。胶原蛋白胶原是纤维相关胶原家族中的一员，具有中断的三重螺旋，这是一组非纤维蛋白胶原，作为分子桥梁，对细胞外基质的组织和稳定性非常重要。这个家族的成员包括胶原蛋白IX、XII、XIV、XIX、XX和XXI。非胶原蛋白占骨总蛋白的10%～15%。大约25%的非胶原蛋白是由外源性来源的，包括血清白蛋白和α2-HS-糖蛋白，它们由于其酸性而与羟基磷灰石结合。血清来源的非胶原蛋白可能有助于调节基质矿化，α2-HS-糖蛋白是人胎蛋白的类似物，可调节骨细胞的增殖。其余的外源性非胶原蛋白由生长因子和多种其他微量分子组成，这些分子可能影响骨细胞的活性。

成骨细胞合成和分泌与胶原一样多的非胶原蛋白。非胶原蛋白被广泛地分为几类，包括蛋白质多糖、糖基化蛋白、具有潜在细胞附着活性的糖基化蛋白和γ-羧化蛋白（Gla）。目前对每种骨蛋白的作用还没有很好的界定，许多骨蛋白似乎具有多种功能，包括调节骨矿物质沉积和周转，调节骨细胞活性。

骨中主要的糖基化蛋白是碱性磷酸酶。碱性磷酸酶在矿化基质中是游离状态，在成骨细胞表面通过磷酸肌醇链结合骨碱性磷酸酶发挥作用。碱性磷酸酶在骨矿化中起着尚未确定的作用。骨中最常见的非胶原蛋白是骨连接蛋白，约占发育骨总蛋白的2%。骨连接蛋白被认为影响成骨细胞的生长和／或增殖及基质矿化。

6. 骨基质矿化　骨由50%～70%的矿物质、20%～40%的有机基质、5%～10%的水和＜3%的脂类组成。骨的矿物质含量主要为羟基磷灰石（$Ca^{++}$），含有少量的碳酸盐、镁，缺少通常存在的羟基。与地质羟基磷灰石晶体相比，骨羟基磷灰石晶体非常小，其最大尺寸仅为200nm。这些小的、结晶不良的碳酸盐取代晶体比地质羟基磷灰石晶体更易溶解，从而使它们能够支持矿物代谢。基质成熟与碱性磷酸酶和几种非胶原蛋白的表达有关，包括骨钙素、骨桥蛋白和骨唾液蛋白。这些钙磷结合蛋白通过调节羟基磷灰石晶体的数量和大小来调节矿物的有序沉积。

骨矿物为骨提供机械刚度和承载强度，而有机基质提供韧性和弹性。骨矿物最初沉积在胶原纤维末端之间的"洞"区。这一过程可能是由骨细胞外基质囊泡促进的，就像钙化软骨和矿化肌腱一样。基质细胞外囊是由软骨细胞和成骨细胞合成的，作为保护的微环境，钙和磷酸盐浓度的增加可以促进晶体的形成。细胞外液通常不与羟基磷灰石过饱和，因此羟基磷灰石不会自发沉淀。基质细胞外小泡含有由蛋白质和酸性磷脂、钙和无机磷酸盐组成的核心，足以沉淀羟基磷灰石晶体。目前尚不清楚基质细胞外小泡如何在胶原纤维末端的特定部位促进矿化，因为这些小泡显然不是直接针对纤维末端的。

没有证据表明非晶态磷酸钙团簇（无定形磷酸钙）在转化为羟基磷灰石之前在骨中形成。随着骨的成熟，羟基磷灰石晶体扩大并减少了它们的杂质含量。晶体的增大是通过晶体的生长和聚集来实现的。骨基质大分子可能促进初始晶体成核，隔离矿物离子以增加局部钙和／或磷的浓度或促进异相成核。大分子还与生长的晶体表面结合，以确定形成晶体的大小、形状和数目。

矿化促进剂（成核剂）包括牙本质基质蛋白1和骨唾液蛋白。I型胶原不是骨矿化促进剂。磷蛋白激酶和碱性磷酸酶对矿化过程有调节作用。骨碱性磷酸酶可增加局部磷浓度，去除羟基磷灰石晶体生长的含磷抑制剂，或修饰磷蛋白以控制其作为成核剂的能力。

维生素 D 在促进未矿化骨基质矿化中起着间接作用。在吸收或皮肤产生维生素 D 后，肝合成 25- 羟基维生素 D，肾随后产生生物活性的 1，25- 二羟基维生素 D。血清 1，25-（OH）$_2$D 负责维持足够浓度的血清钙和磷，使未矿化骨基质被动矿化。血清 1，25-（OH）$_2$D 还促进成骨细胞分化，刺激成骨细胞表达骨特异性碱性磷酸酶、骨钙素、骨连接蛋白、OPG 等多种细胞因子。血清 1，25-（OH）$_2$D 还影响其他骨骼细胞的增殖和凋亡，包括肥大的软骨细胞。

骨细胞为终末分化的成骨细胞，在骨骼网络中发挥功能，支持骨的结构和代谢。骨细胞位于矿化骨的腔隙内，并在矿化骨的小管内有广泛的丝状突起。骨细胞通常不表达碱性磷酸酶，但表达骨钙素、加连蛋白 3 和 CD44，这是透明质酸盐的细胞黏附受体，以及其他一些骨基质蛋白。骨细胞表达多种基质蛋白，支持细胞间黏附，调节骨液中矿物质的交换。骨细胞在骨溶解过程中是活跃的，可能作为吞噬细胞发挥着作用，因为它们含有溶酶体。

骨细胞彼此保持联系。通道是骨细胞的多个丝状细胞突起。连接蛋白是细胞内不可或缺的蛋白质，维持细胞间的缝隙连接，通过细胞间通道进行直接通讯。骨细胞主要通过由连接蛋白 43 组成的间隙连接代谢。骨细胞的成熟、活动和存活需要缝隙连接。

骨细胞—成骨细胞 / 衬里细胞合胞体的主要功能是机械感觉。骨细胞将应力信号从骨的弯曲或伸展传递到生物活动中。在外力作用下，管状液的流动在骨细胞内引起多种反应。通过丝状间隙连接的快速骨钙通量可刺激骨表面成骨细胞与骨内骨细胞之间的信息传递。参与传导的信号机制包括前列环素 E$_2$、环氧化酶 -2、各种激酶、Runx2 转录基因和一氧化二氮。

骨细胞可在人骨中存活数十年。老化骨中存在空腔提示骨细胞可能发生凋亡，这可能是由于细胞间隙连接中断或细胞与基质相互作用所致。雌激素缺乏或糖皮质激素治疗引起的骨细胞凋亡对骨结构有所损害。雌激素和双磷酸盐治疗和骨生理负荷可能有助于防止成骨细胞和骨细胞凋亡。

骨强度取决于骨量、几何形状和成分、材料性能和微观结构。骨量占骨强度的决定因素为 50% ~ 70%。然而，骨的几何形状和成分是很重要的，等效的骨密度大骨比小骨强壮。随着骨直径的径向增大，骨的强度随着骨半径的增大而增大，达到四次方。骨小梁和皮质骨的数量和比例对骨强度的影响是独立的。骨材料性能是影响骨强度的重要因素。骨质疏松症患者存在骨基质异常。某些蛋白质的突变可能导致骨衰弱，胶原缺陷导致成骨不全时骨强度降低，GLA 蛋白 γ 羧化功能受损。骨强度可能受骨软化、氟化物治疗或过度矿化状态的影响。骨显微结构也影响骨强度。骨转换率低会导致微骨折的积累。骨转换率高，骨吸收大于骨形成，是微结构恶化的主要原因。骨架具有多种功能。骨骼的造型和重塑能在一生中保持骨骼功能。骨重塑单位通常伴随着骨吸收和形成。骨基质调节骨矿化。

## 第三节 筋膜解剖与生理

### 筋膜单元的解剖

筋膜作为一个完整的元件，协调着躯体每一节段的器官。例如，在颈部，同一个筋膜包裹着甲状腺和甲状旁腺，咽和喉也在同一内脏鞘膜中。这些筋膜鞘参与同步自主神经冲动，这种冲动支配同一节段内相互协作的器官。这样就形成了器官—筋膜单元。躯干由四个节段组成：颈部、胸部、腰部和盆部（表2-1）。

表 2-1　每个器官—筋膜单元内的主要器官

| 节段 | 鞘 | 器官—筋膜单元 | 器官 |
| --- | --- | --- | --- |
| 颈部 | 内脏 | 内脏—颈部 | 鼻咽、口咽、喉咽 |
|  | 管性 | 管性—颈部 | 颈动脉、颈静脉、淋巴管 |
|  | 腺体 | 腺体—颈部 | 甲状腺、甲状旁腺 |
| 胸部 | 内脏 | 内脏—胸部 | 肺、胸膜 |
|  | 管性 | 管性—胸部 | 心脏、主动脉、肺循环 |
|  | 腺体 | 腺体—胸部 | 胸腺、心包膜、膈中心 |
| 腰部 | 内脏 | 内脏—腰部 | 食管、胃、十二指肠 |
|  | 管性 | 管性—腰部 | 肾、肾盂、输尿管 |
|  | 腺体 | 腺体—腰部 | 肝、胆、肾上腺 |
| 盆部 | 内脏 | 内脏—盆部 | 小肠、大肠、直肠 |
|  | 管性 | 管性—盆部 | 膀胱、尿道、循环器官 |
|  | 腺体 | 腺体—盆部 | 腺体、前列腺、性腺 |

躯干的每一节段可相对于其相邻节段在一定程度上单独活动。例如，颈部可以转向右侧而躯干保持原位，反之亦然。这种节段的独立活动是内部功能失调的筋膜手法可集中作用于每一节段的肌筋膜（或称外部张拉结构），从而影响节段内器官的原因。构成腹腔壁的肌群和腹腔内容物蠕动之间的相互依赖是普遍现象。因此，恢复某个节段的运动功能可以促进该节段内脏器的蠕动。随意肌群维持四个体腔腔壁的张力适中，这些体腔也被称作颈腔、胸腔、腰腔和盆腔。四个体腔内部的筋膜形成三种鞘膜，或称筋膜间隔。对于这些鞘膜的详细描述解剖学家们尚未达成统一。但至少所有人都认识到了这四个体腔中有着筋膜的次级间隔。

每一个器官—筋膜单元具有不同的特征性功能节律。以胸腔为例：肺的节律是每分钟呼吸20次左右。心脏的节律是每分钟跳动70次左右。由于有筋膜将这些器官—筋膜单元彼此分隔开，它们才可以独立工作。

内部筋膜通常独立于外体壁的筋膜。但有一个例外，壁层胸膜和胸内筋膜是连在一起的。这是胸部的一个结构特点。这种结构特例仅存于那些需要自主控制呼吸的动物之中。例如，人类在说话时需要调节呼吸，鸟类在鸣叫及犬类在吠的时候也需要调节呼吸。虽然如此，内部筋膜同肌肉的筋膜一样，也有固定点。这些固定点允许筋膜被牵拉的同时不会从其生理位置上移开。在两层纵隔胸膜之间也存在固定韧带，以防止吸气时肺的侧向牵引。所有这些固定点和固定韧带的位置都依据一个相当精确的生理需要。在某种意义上，可以说器官—筋膜单元是器官生理中筋膜的解剖复合体。内部筋膜的功能被归结为分离不同的器官，以保证其各自独立运动时不会产生相互干扰。但是强调这种分离功能，导致了对筋膜协调蠕动功能的忽视。在生理学上，如果内部筋膜的张力不合适，则壁内自主神经节就不会被准确地激活，继而导致器官—筋膜单元的功能异常。

想要更全面地了解骨骼肌肉系统，就需要了解整个胶原支架结构（肌外膜、肌束膜和肌内膜），而不是仅考虑肌肉或者四肢的腱膜筋膜。这种胶原支架是肌筋膜单元的结构组成和协调成分。同样的，为了解内脏，我们不仅需要考虑内脏的实质器官或者腹膜壁层，还要了解腹膜脏层。腹膜脏层深入不同器官的平滑肌之间构成并调节着器官—筋膜单元。器官位于具备某一特定功能的躯体节段内，而筋膜将这些器官连接在一起组成了器官—筋膜单元。例如，内脏—腰部单元包括食管的远端、胃、十二指肠和连接这些器官的筋膜（小网膜）。这一部分的筋膜或者腹膜协调这些器官并组成一个功能单位，其主要作用是通过分泌酶的方式将食物团块变成食糜。

在肠道的横截面（图2-1）可以看见肠壁是由若干层所组成的。封套筋膜或称腹膜脏层构成了内脏壁的胶原支架，并从肌纤维之间穿过，延伸出一定数量的间隔。因此，无论何时这些肌肉收缩脏腹膜即受到牵拉。食物通过刺激自主神经系统，特别是通过肠肌间神经丛影响外层纵向肌纤维。如果没有筋膜，这一功能机制就失去了张力参照点。器官壁内有两到三层的肌肉层，可以在不同的运动中收缩，而且各自独立互不影响。筋膜的特异结构使其能够协调不同肌肉层的独立运动，同时扮演着下列两个角色：①封套

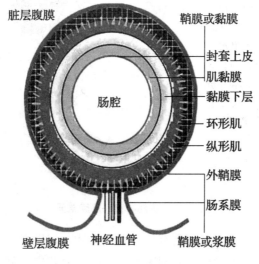

图2-1 肠的断面

筋膜，延伸到内脏壁内，连接内脏中使特定节段收缩的肌纤维。②嵌入筋膜，通过不同的韧带协调构成器官，筋膜单元的多个器官活动。

壁层筋膜（嵌入筋膜）可以维持器官在正确的位置，同时不会干扰单个器官的活动。假如内脏直接固定在躯干壁上，随意肌的强大张力会干扰其活动。另一方面，如果没有嵌入筋膜固定器官，它们就会不停地改变位置。某一壁层筋膜弹性的丧失可以导致各种力学关系的紊乱，导致腹腔壁可以干扰某器官的活动。总体上，内部器官可以分为具有固有活动的器官（能够自发产生运动）和受外周作用而活动的器官。空腔器官（咽、胃、肠道、静脉和动脉、心脏和膀胱）具有平滑肌结构，所以都有固定活动。肺和肾脏没有自己的肌肉结构，所以这两个器官只有在外周的作用下才产生活动。但是，与肾脏在同一器官—筋膜单元的输尿管和肾有自己的平滑肌结构。腺体的包膜内有肌上皮（平滑肌）细胞控制腺体的排出。筋膜需要具备基础张力以维持功能正常，这种张力仅存在于活的机体内。

头部器官—筋膜单元：颅腔中还散布着其他器官，被称作感觉器官，一般与周围神经系统和颅神经联系。然而这种联系仅强调了神经部分，而没有考虑到实质组织、肌肉、筋膜和自主神经节。所有这些结构联系起来组成了头部器官—筋膜单元。颅神经支配这些结构并传递由这些颅部器官—筋膜单元产生的信息。这些器官—筋膜单元的很多功能是建立在其筋膜的精确张力上的，而张力反过来又会刺激自主神经丛。下面所列的是头部的六个器官—筋膜单元。这些器官—筋膜单元又可以划分为光学感受器（光感系统）、机械感受器（力感系统）和化学感受器（味感系统）三个系统（图2-2）。

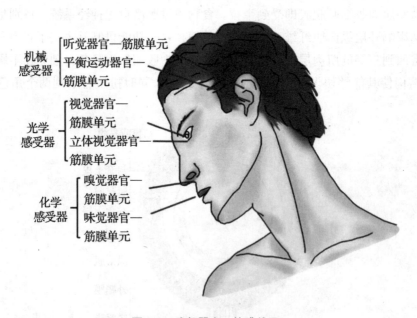

图 2-2　头部器官—筋膜单元

视觉器官—筋膜单元包括如下所有使人看到物体、识别颜色、光线和对比度的器官（角膜、虹膜、晶状体、玻璃体和视网膜）。立体视觉器官—筋膜单元涉及空间界定，包括所有可以判定物体形状、其空间深度以及形成通常所谓三维视觉的器官（眼外肌群）。听觉器官—筋膜单元由将声音振动转化为听觉信号的器官组成，也就是指耳郭、鼓膜、听小骨、外淋巴和内耳的耳蜗。平衡运动器官—筋膜单元包括产生头部位置信息（椭圆囊、球囊）和判断运动速度方向（半规管）的平衡感受器。嗅觉器官—筋膜单元涉及气味感受和多种器官（鼻、鼻孔、鼻甲、鼻道、鼻中隔、鼻窦和嗅觉上皮）的合作。

味觉器官—筋膜单元由不同器官的协同能判断物质的味觉。嗅觉会影响味觉。只有在自主神经系统被浅深筋膜的张力正确激活时，这些头部器官—筋膜单元才能正常工作。例如，在视觉器官—筋膜单元中，瞳孔的扩大或者聚焦就是由自主神经系统控制的。在立体视觉器官—筋膜单元中，泪腺主要能保持眼球滑动、润滑结膜和促进三维空间运动。在听觉器官—筋膜单元中，耳道和鼓膜一直靠耳垢（耵聍）润滑，后者是由自主神经系统控制的特殊腺体分泌。在味觉器官—筋膜单元中，唾液的分泌对功能正常至关重要，唾液能分解不同化学成分，使之与味蕾发生互相作用。在嗅觉器官—筋膜单元中，嗅觉上皮靠一种特殊浆黏液腺的分泌物保持湿润状态，这种腺体受自主神经系统支配。

# 第四节　神经系统解剖与生理

神经系统是人体的主要系统之一。人类神经系统拥有超过 1000 亿个神经细胞，可产生超过 100 万亿个突触，是宇宙中最复杂的结构之一。

神经系统与身体的其他各个系统相互作用。它的主要功能是在体内接收、处理和传输信息，以协调人体的所有活动并保持体内平衡。

## 一、神经系统概述

### （一）神经系统组成及功能

1. 组成　神经系统的基本结构是由神经细胞（神经元）和神经胶质所组成。神经系统分为中枢神经系统和周围神经系统两大部分。中枢神经系统包括脑和脊髓；周围神经系统包括脑神经、脊神经和内脏神经。

2. 功能　神经系统控制和调节其他系统的活动，使人体成为一个有机的整体。维持机体与外界环境的统一，使机体能够适应外界环境的变化及调节机体内环境的平衡，以保证生命活动的进行。

### （二）神经组织

1. 神经组织概述　神经系统是由神经细胞（即神经元，是神经系统的基本结构和功能单位）和神经胶质细胞组成。神经元以突起（突触）彼此连接，形成复杂的神经通路，将化学或电信号从一个神经元传给另一个神经元或传给其他组织的细胞，使神经系统产生感觉并调节、支配其他各个系统、器官、组织的活动。神经胶质细胞的数量远多于神经元。

2. 神经元

（1）形态及结构：神经元的形态多种多样，但都可分为胞体和突起两部分（图 2-3）。

胞体大小不一，其中央有一大而圆的细胞核，核周围是细胞质称为核周质，含有发达的粗面内质网、游离的核糖体、微丝、微管及高尔基体等。由此认为细胞体是神经元的营养中心。突起主要有树突和轴突两个部分。树突较短，其结构与核周质基本相似，主要的功能是接受外界的刺激，轴突长短不一，其功能是传导神经冲动。

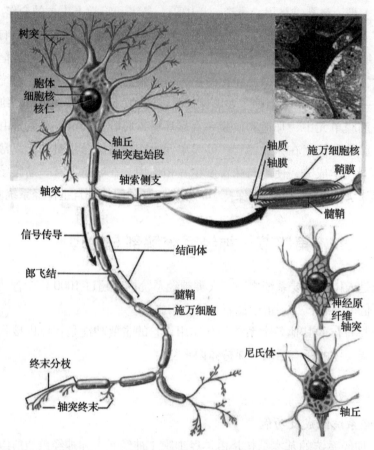

图 2-3　神经元（以运动神经元为例）及有髓神经纤维的结构模式图

（2）神经元的分类：按胞突的数目可分为：①假单极神经元：发出一个突起后不久，形成"T"形结构分为两支。②双极神经元：一个轴突和一个树突。③多极神经元：一个轴突和多个树突。按功能分为：①感觉神经元（传入神经元）：多为假单极神经元。②运动神经元（传出神经元）：多为多极神经元。③联合神经元：构成了中枢神经系统内的复杂通路，占神经元总数的 99%。

3.突触（图 2-4）　神经元与神经之间，或神经元与效应细胞之间的一种特化的细胞连接。分为化学突触和电突触两大类。人体内的突触以化学突触为主。化学突触可释放递质，而电突触无须递质。

4.神经胶质细胞　与神经元一样具有突起，但其胞突不分轴突和树突，没有传导神经冲动的功能。它与神经元的数量之比为 10∶1～50∶1。主要的功能是对神经元起支持、保护、营养和分隔等作用。

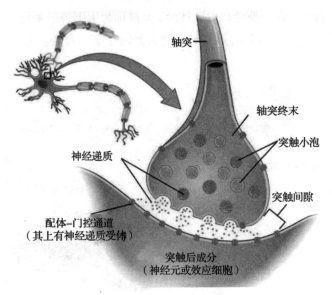

**图 2-4 突触结构模式图**

5.神经纤维与神经

（1）神经纤维：以神经元长的轴突或树突为中轴，以及包裹在外面的神经胶质细胞所构成。

根据包裹的神经胶质细胞是否形成髓鞘可分为：①有髓神经纤维：髓鞘包裹于突起的外面，具有绝缘作用，传导神经冲动的速度快。髓鞘的外面还包裹有一层具有营养、保护和再生作用的膜，即神经膜。②无髓神经纤维：无髓鞘，电流是沿着轴突连续传导的，故传导速度较慢。

（2）神经：周围神经系统的神经纤维集合在一起，构成神经。

6.神经末梢 神经末梢指周围神经纤维的终末与其他组织所形成的一种特殊装置。

（1）种类：

感觉神经末梢：感觉神经纤维的终末部分称为感觉神经末梢。

运动神经末梢：运动神经纤维的终末部分称为运动神经末梢。

（2）感受器：感觉神经末梢与其他结构组成的装置。

内感受器：分布于内脏和血管。

外感受器：分布于皮肤，感受温、痛、触压等感觉。

本体感受器：分布于骨骼肌、肌腱和关节。

（3）效应器：运动神经末梢与其他结构组成的装置。

躯体运动神经末梢分布于骨骼肌（图 2-5）。

内脏运动神经末梢分布于心血管平滑肌、心肌、腺体。

**（三）神经系统的区分**

1.根据部位分类 神经系统在形态和功能上是一个整体，为了叙述方便，将其分为中枢部和周围部。中枢部包括脑和脊髓，也称为中枢神经系统。周围部是指与脑和脊髓相连的神经，即脑神经、脊髓神经和内脏神经，又被称为周围神经系统。脑神经与脑相连，脊神经与脊髓相连，内脏神经通过脑神经和脊神经附于脑和脊髓。

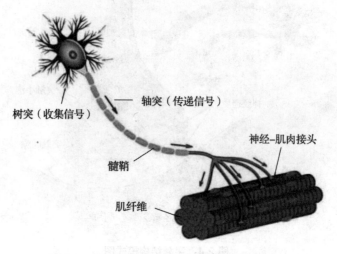

图2-5　神经－肌肉接头（骨骼肌为效应器）

2. 根据周围神经的分布分类　根据周围神经在各器官、系统中分布的对象不同，又可将周围神经系统分为躯体神经和内脏神经。躯体神经分布于体表、骨、关节和骨骼肌；内脏神经分布于内脏、心血管、平滑肌和腺体。

3. 根据周围神经的功能分类　在周围神经系统中，有些神经的功能是将冲动传向神经中枢，称为传入神经，又称为感觉神经。有些神经是将冲动从中枢传向周围，称为传出神经，又称为运动神经。而将内脏运动神经又称为自主神经，并分为交感神经和副交感神经。

**（四）神经系统的常用术语**

1. 灰质　在中枢部，可泛指神经元胞体及其树突的集聚部位称为灰质，因富含血管在新鲜标本中色泽灰暗。灰质在大脑、小脑表面成层分布，又称为皮质。

2. 白质　神经纤维在中枢部集聚的部位，因髓鞘含类脂质、色泽白亮而得名。位于大脑和小脑的白质因被皮质包绕而位于深部，称为髓质。

3. 神经核　在中枢部的其他地方，形态和功能相似的神经元胞体聚集成团或柱称为神经核。

4. 纤维束　在中枢部的白质中，凡起止、行程和功能相同的神经纤维集合在一起称为神经纤维束。

5. 神经节　在周围部，神经元胞体集聚处称为神经节，分为感觉和自主神经节。

6. 神经　神经纤维在周围部集聚在一起称为神经。

**（五）神经系统活动的基本方式**

神经系统活动的基本方式是反射。反射就是机体在神经系统的调节下，对内外环境的刺激作出的适宜反应。反射活动的形态基础是反射弧（图2-6）。

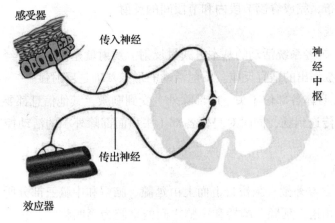

图2-6　反射弧模式图

## 二、中枢神经系统

### （一）脊髓

1.脊髓的位置与外形

（1）位置：在椎管内，上起自枕骨大孔处与延髓相延续，下至第一腰椎下缘，全长42～45cm。

（2）外形：脊髓呈前、后稍扁的圆柱形，其表面有6条纵行的沟，前面有前正中裂、后面有后正中沟、两对前、后外侧沟，在颈髓和胸髓上部，后正中沟和后外侧沟之间，还有一条较浅的后中间沟（是薄束、楔束的分界线）。脊髓全长粗、细不等，有两个梭形的膨大，即颈膨大（相当第4颈节至第1胸节）、腰骶膨大（相当于第2腰节至第3骶节）。脊髓末端变细，称为脊髓圆锥，其内部扩大成终室。自此向下延伸为细长的无神经组织的终丝，向下止于尾骨的背面。

2.脊髓的内部结构

（1）中央管：位于脊髓中央，纵贯脊髓全长，管内含脑脊液，向上与第四脑室相通，向下在脊髓圆锥内扩大成终室。

（2）灰质：每侧的灰质，前部扩大为前角，后部狭细为后角。在前、后角之间的区域为中间带。在胸髓和上2～3节腰髓，前、后角之间还发出侧角。脊髓灰质内含有大量大小不等的多极神经元，根据其轴突的分布大体上有两类：前角运动细胞和侧角细胞的轴突组成前根，其余神经元的轴突不出中枢神经系统以外。中央管前、后的灰质称为灰质前连合与灰质后连合，因灰质前、后连合位于中央管周围，又称为中央灰质。

（3）白质：白质借脊髓的纵沟分为三个索，即前索、后索和外侧索。在灰质前连合的前方有纤维横越，称为白质前连合，在灰质后角基部外侧与白质之间，灰白质混合交织，称为网状结构。脊髓白质主要由许多纤维束组成，纤维束一般是按它的起止命名。纤维束可分为长的上行纤维束、下行纤维束和短的固有束。上行纤维束将不同的感觉信息上传到脑。下行纤维束从脑的不同部位将神经冲动下传到脊髓。固有束起、止均在脊髓，紧贴脊髓灰质分布，完成脊髓节段内和节段间的反射。

3.脊髓的功能

（1）反射：神经系统活动的基本方式是反射。反射就是机体在神经系统的调节下，对内外环境的刺激作出的适宜反应。反射活动的形态基础是反射弧。

（2）传导：身体各部位（头、面部除外）受到刺激，其他信息都要通过脊髓白质内的上行纤维束，传送到脑，同时对身体各部（头、面部除外）的活动控制，都要通过下行纤维束才能实现。

**（二）脑干**

1.脑干的位置与外形　脑桥自下而上由延髓、脑桥和中脑三部分所组成。延髓、脑桥的背面与小脑相连。延髓、脑桥和小脑之间的室腔为第四脑室，它向下与脊髓的中央管相连续，向上连通中脑的中脑水管。第四脑室底，即延髓和脑桥的背面，呈菱形，故称菱形窝。

2.脑干的内部结构　含有脑神经核和非脑神经核、纤维束和网状结构。

**（三）小脑**

1.小脑的位置与外形　小脑位于颅后窝内，延髓和脑桥的背面，它们之间有第四脑室。

小脑分三叶：①绒球小结叶（古小脑）：绒球、绒球脚和小结。②前叶：原裂之前的部分。前叶与蚓垂、蚓锥体构成旧小脑。③后叶：小脑后叶除去蚓垂、蚓锥体的其余部分称为新小脑。

2.小脑的内部结构

（1）小脑的核团：有四对，最大的为齿状核，其内侧有栓状核、球状核和顶核。

（2）小脑的纤维联系：①脊髓小脑后束：经小脑下脚，入旧小脑。脊髓小脑前束：经小脑上脚入旧小脑。②出小脑纤维：主要由小脑的齿状核发出，经小脑上脚至红核、背侧丘脑的腹外侧核。

3.小脑的功能　①维持身体平衡：绒球小结叶损伤主要引起平衡失调，站立时不稳，甚至倾倒。②调节肌张力：新小脑损伤主要表现为肌张力减弱和运动失调。③协调运动：前叶损伤主要影响姿势反射，引起步态蹒跚。

**（四）间脑**

分为上丘脑、背侧丘脑（常称为丘脑）、后丘脑、下丘脑和底丘脑五个部分。

1.位置　位于中脑的前上方。在切除大脑半球的标本上可见背侧丘脑是两个卵圆形的灰质核团，中间夹第三脑室。

2.组成　背侧丘脑：丘脑前结节、丘脑枕、下丘脑沟、丘脑间黏合、内侧膝状体、外侧膝状体。下丘脑：视交叉、视束、终板、灰结节、漏斗、垂体、乳头体等结构。

**（五）大脑**

1.大脑外形　三条沟：中央沟、外侧沟、顶枕沟；五叶：额叶、顶叶、颞叶、枕叶、岛叶。

2.半球内部结构　包括大脑皮质、基底核、白质、侧脑室。

（1）大脑皮质：位于半球表面的一层灰质，分为古皮质（海马和齿状回）、旧皮质（组成嗅脑）和新皮质。

（2）基底核：埋藏在白质之中的核团称为基底核，包括豆状核、尾状核、屏状核及杏仁体。其中，尾状核与豆状核合称为纹状体。豆状核在切面上分为三部分，即壳、苍白球（又称为旧纹状体）。尾状核与壳又称为新纹状体。

（3）白质

联合纤维：连接两侧半球皮质的纤维。联络纤维：联系同侧半球各叶皮质间的纤维。投射纤维：是联系大脑皮质和皮质下结构之间的上、下行纤维。

（4）侧脑室：是左右大脑半球内的空隙，内含脑脊液，借室间孔与第三脑室连通。

3.皮质功能定位　学者们根据皮质各部的细胞和纤维构筑，将全部皮质分为若干区。目前较常用的是 Brodmann 的 52 区。第 1 躯体运动区：位于中央前回、中央旁小叶的前部。第 1 躯体感觉区：位于中央后回、中央旁小叶的后部。视觉区：位于距状沟上、下的枕叶皮质。听觉区：位于颞横回。运动性语言中枢：位于额下回后部。听觉性语言中枢：位于颞上回后部。书写中枢：位于额中回后部。视觉性语言中枢：又称阅读中枢，位于顶下小叶的角回。

**（六）中枢神经系统传导通路**

神经传导路指的是将感受器接受的刺激形成的神经冲动传入中枢，或由中枢发出的兴奋传出到效应器的神经通路。实际上是指经过脑的长距离的反射弧。神经传导路分为感觉（传入）和运动（传出）两部分。

1.感觉传导通路　感觉传导路又称上行传导路，从外周感受器到大脑皮质一般由三级神经元组成。第一级神经元的胞体位于脑、脊神经节，其周围突连于感觉器，中枢突进入中枢与第二级神经元形成突触联系。第二级神经元的胞体位于脊髓或脑干，其纤维多越过对侧上行至第三级神经元。第三级神经元的胞体均在丘脑，它发出的纤维组成丘脑皮质束，投射到大脑。

①深感觉（肌、腱、关节的位置觉、震动觉）和精细触觉（触摸、辨别物体纹理粗细及两点距离）传导路。②浅感觉（痛觉、温度觉以及粗触觉）传导路。③视觉传导路：由三级神经元组成。④听觉传导路：由三级神经元组成。⑤平衡觉传导路。

2.运动传导通路　运动传导通路包括锥体系和锥体外系。锥体传导路（锥体系）：管理骨骼肌随意运动的传导路。它包括由上运动神经元和下运动神经元组成。

上运动神经元：大脑皮质至脑神经运动核和脊髓前角的传出神经元。锥体系的上运动神经元包括中央前回和中央旁小叶前部的锥体细胞（Betz 细胞）和其他类型的锥体细胞。下运动神经元包括脑神经运动核和脊髓前角中的神经细胞。

## 三、周围神经系统

**（一）脊神经**

1.脊神经的概念与结构　脊神经由脊髓相连的前根和后根在椎间孔合并而成，总数

31对,其中颈神经8对、胸神经12对、腰神经5对、骶神经5对、尾神经1对。前根属运动性,由位于脊髓灰质前角(发出突起组成躯体运动纤维)和侧角及骶髓副交感核(发出突起组成内脏运动纤维)的运动神经元轴突组成,支配躯体和内脏的运动。后根属感觉性,由脊神经节内假单极神经元的中枢突组成(即躯体感觉纤维和内脏感觉纤维),传导躯体和内脏的感觉。脊神经节是后根在椎间孔处的膨大部,为感觉性神经节,主要由假单极神经元胞体组成。其中枢突组成后根入脊髓,周围突以各种形式的感觉神经末梢分布于皮肤、肌、关节和内脏,把躯体和内脏的感觉冲动向中枢传递。脊神经均为混合性神经,主要含有:管理皮肤浅感觉和运动系深感觉的躯体感觉纤维和管理内脏、心血管、腺体感觉的内脏感觉纤维,以及管理骨骼肌运动的躯体运动纤维和管理平滑肌、心肌和腺体分泌的内脏运动纤维。脊神经出椎间孔后立即分为前支、后支、脊膜支和交通支。

2.脊神经后支分布概况 脊神经后支:含有躯体感觉纤维、内脏感觉纤维、躯体运动纤维和内脏运动纤维(交感与副交感)四种成分。一般都较细小,其躯体感觉和躯体运动两种纤维按节段地分布于项、背、腰、骶部深层肌肉及皮肤,主要分支有:内侧支和外侧支,这两支又都分成肌支(分布于项、背腰骶部深层肌)和皮支(分布于枕、项、背、腰、骶、臀部皮肤)。其中,第1颈神经后支较粗大称为枕下神经。第2颈神经后支的皮支粗大称为枕大神经。第3颈神经后支的内侧支称为第3枕神经。第1~3腰神经后支的外侧支较粗大称为臀上皮神经。第1~3骶神经后支的皮支称为臀中皮神经。而其中的内脏感觉和内脏运动纤维将在内脏神经中叙述。脊膜支:也称窦椎神经。每条脊膜支都接受来自邻近灰交通支或胸交感神经节的分支,然后返回椎管内,分成横支、升支和降支分布于脊髓被膜、血管壁、骨膜、韧带、椎间盘等处。上述3对颈神经脊膜支的升支较大,还分布于颅后窝的硬脑膜。含有内脏感觉和内脏运动纤维(交感性)。交通支:含有内脏运动神经的交感神经纤维,为连于脊神经与交感干之间的细支。其中发自脊神经连于交感干的为白交通支,只存在于胸1~腰3各脊神经前支与相应的交感干神经节之间,由交感神经节前纤维组成。而发自交感干连于脊神经的称为灰交通支,连于交感干与31对脊神经前支之间,由交感神经节细胞发出的节后纤维组成。

3.脊神经前支分布概况 脊神经前支:含有躯体感觉纤维、内脏感觉纤维、躯体运动纤维和内脏运动纤维(交感与副交感)四种成分。粗大交织成丛,然后再分支分布,其躯体感觉和躯体运动两种纤维形成的丛有:颈丛、臂丛、腰丛和骶丛。以下主要叙述脊神经前支的躯体感觉和躯体运动两种纤维,而其中的内脏感觉和内脏运动纤维将在内脏神经中叙述。

(1)颈丛:由第1~4颈神经前支组成,位于胸锁乳突肌上部深面、中斜角肌和肩胛提肌的前方。发出皮支和肌支。皮支:枕小神经、耳大神经、颈横神经、锁骨上神经。肌支有:膈神经、副膈神经。

(2)臂丛:由第5~8颈神经前支和第1胸神经前支的大部分组成,发出许多分支,先合成上、中、下三个干,每个干又分成前、后两股,由上、中干的前股在腋窝外侧束;

下干前股自成内侧束；三干后股合成后束。臂丛的分支：胸长神经、肩胛背神经、肩胛上神经、肩胛下神经、胸内、外侧神经、胸背神经、腋神经、肌皮神经、正中神经、尺神经、桡神经、臂内侧皮神经、前臂内侧皮神经。①胸长神经：支配前锯肌。②肩胛背神经：支配菱形肌和肩胛提肌。③肩胛上神经：支配冈上、冈下肌。④肩胛下神经：支配肩胛下神经和大圆肌。⑤胸内侧神经：支配胸大、小肌。⑥胸外侧神经：支配胸大、小肌。⑦胸背神经：支配背阔肌。⑧腋神经：支配三角肌、小圆肌及三角肌区和臂外侧面的皮肤。⑨肌皮神经：支配喙肱肌、肱二头肌、肱肌等上臂前群肌。⑩正中神经：支配前臂前群肌的大部分（肱桡肌、尺侧腕屈肌、指深屈肌尺侧伴除外），大手鱼际肌（母收肌除外）和1、2蚓状肌及手掌面桡侧三个半指的皮肤。示指、中指的中节、远节指背皮肤。无名指中节、远节桡侧半的指背皮肤。⑪尺神经：支配尺侧腕屈肌，指深屈肌尺侧伴，小鱼际肌和3、4蚓状肌，骨间肌，母收肌，以及手掌面尺侧一个半指和手背面尺侧一个半指的皮肤及中指近节尺侧和无名指近节桡侧指背皮肤。⑫桡神经：支配前臂后群肌（10块肌肉）、肱桡肌和肱三头肌及前臂背侧面皮肤和手背面桡侧及拇指背面和示指、中指近节背面的皮肤。

（3）胸神经前支：人类胸神经前支保持原有的节段性，其余各部脊神经前支均交织成丛。胸神经前支共12对，除第1胸神经前支大部分纤维加入臂丛外，第1～11对胸神经前支位于相应的肋间隙中，称肋间神经；第12对胸神经前支位于第12肋下缘，叫肋下神经。

（4）腰丛：由第12胸神经前支的一部分，第1～3腰神经前支和第4腰神经前支的部分组成。位于腰椎两侧，腰大肌的深面，主要分支有：髂腹下神经：肌支支配腹壁诸肌。皮支分布于臀外侧区、腹股沟区、下腹部的皮肤。髂腹股沟神经：肌支支配腹壁肌。皮支分布于腹股沟部、阴囊或大阴唇皮肤。股外侧皮神经：分布于大腿前外侧的皮肤。股神经：支配髂肌、耻骨肌、股四头肌和缝匠肌。皮支有股中间、股内侧皮神经，分布于大腿及膝关节前面的皮肤。最长的皮支隐神经分布于小腿内侧部和足内侧缘的皮肤。闭孔神经：肌支支配股内收肌群（5块）、闭孔外肌。皮支分布于股内侧面的皮肤。生殖股神经：生殖支支配提睾肌。股支分布于股三角部的皮肤。

（5）骶丛：由第4腰神经前支的一部分与第5腰神经前支合成的腰骶干以及骶、尾神经的前支组成，位于骶骨和梨状肌前面。①臀上神经：支配臀中、小肌和阔筋膜张肌。②臀下神经：支配臀大肌。③阴部神经：分布于会阴部和外生殖器肛门的肌肉和皮肤。④坐骨神经：主干发出分支支配股二头肌、半腱肌和半膜肌。在腘窝上方分为胫神经和腓总神经。胫神经：支配小腿后群肌、足底肌及小腿后面和足底的皮肤。腓总神经：分为腓浅神经、腓深神经，支配小腿前群肌、外侧群肌、足背肌和小腿外侧、足背、趾背的皮肤。

（二）脑神经（图2-7）

1.名称和顺序　Ⅰ嗅神经、Ⅱ视神经、Ⅲ动眼神经、Ⅳ滑车神经、Ⅴ三叉神经、Ⅵ外展神经、Ⅶ面神经、Ⅷ位听神经、Ⅸ舌咽神经、Ⅹ迷走神经、Ⅺ副神经、Ⅻ舌下神经。

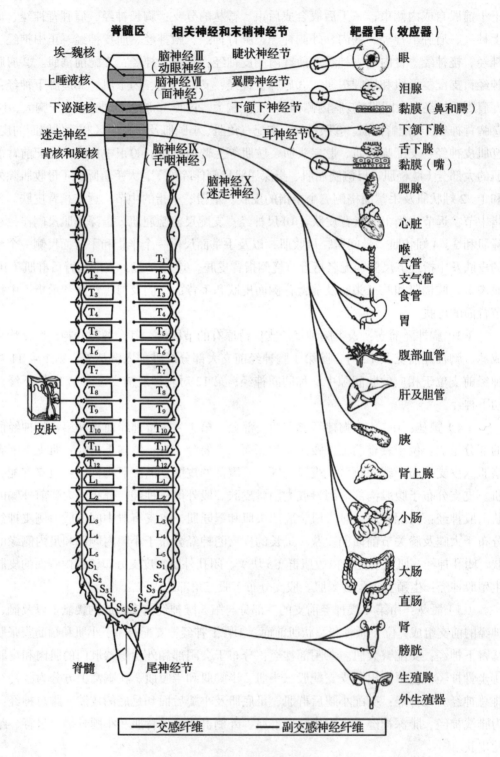

图 2-7　交感神经与副交感神经

2.性质　感觉性的脑神经有：Ⅰ嗅神经、Ⅱ视神经、Ⅷ位听神经。运动性的脑神经有：Ⅲ动眼神经、Ⅳ滑车神经、Ⅵ外展神经、Ⅺ副神经、Ⅻ舌下神经。混合性的脑神经有：

Ⅴ三叉神经、Ⅶ面神经、Ⅸ舌咽神经、Ⅹ迷走神经。

### （三）内脏神经

内脏运动神经：支配平滑肌、心肌和腺体，其纤维成分有交感和副交感两种纤维成分。

1.交感神经（表2-2） 交感神经的低级中枢位于脊髓的中间外侧核，见于胸髓和上2～3腰节，即交感神经的节前神经元胞体。它们的轴突经前根、白交通支入交感干。

表 2-2 交感神经与副交感神经的区别

| 区别 | 交感神经 | 副交感神经 |
| --- | --- | --- |
| 中枢部位不同 | 脊髓的中间外侧核 | 脑干副交感核和脊髓的骶2～4节 |
| 神经节的位置不同 | 脊柱两旁、椎体前方节前纤维短，节后纤维长 | 器官附近、器官壁内节前纤维长，节后纤维短 |
| 分布范围不同 | 几乎遍及全身各个部位 | 汗腺、立毛肌、肾上腺髓质和大部分血管无副交感神经 |
| 对同一器官的作用不同 | 适应环境的急骤变化 | 维持机体安静状态的活动 |

交感神经的周围部包括交感干、交感神经节及其发出的分支及交感神经丛。根据交感神经节所在的位置可分为椎旁和椎前神经节。椎旁神经节位于脊柱两旁，借节间支连成左、右两条上至颅底，下至尾骨的交感干。椎前神经节包括：腹腔神经节、肠系膜上神经节、肠系膜下神经节和主动脉肾神经节。

每个交感神经节与相应的脊神经之间有交通支相连，含有内脏运动神经的交感神经纤维，为连于脊神经前支与交感干之间的细支。其中发自脊神经连于交感干的为白交通支，只存在于胸1～腰3（脊髓中间外侧核）发出的各脊神经前支与相应的交感干神经节之间，是由交感神经节前纤维组成。而发自交感干连于脊神经的称为灰交通支，连于交感干与31对脊神经前支之间，由交感神经节细胞发出的节后纤维组成。

交感神经节前纤维由脊髓中间外侧核发出后，经脊髓前根、脊神经干、白交通支进入交感干后，有3种去向：①终止于相应的椎旁神经节，并交换神经元。②在交感干内上行或下行后，终于上方或下方的椎旁神经节，并交换神经元。③穿过椎旁节后，至椎前神经节换神经元。

交感神经节后纤维也有3种去向：①经灰交通支返回脊神经，31对脊神经与交感干之间都有灰交通支联系，脊神经的分支一般都含有交感神经节后纤维。②动脉走行，形成相应的神经丛：颈内、外动脉丛、腹腔丛、肠系膜上丛等。③由交感神经节发出后，直接分布到所支配的脏器。

2.副交感神经（图2-7、表2-2） 副交感神经的低位中枢位于脑干的副交感神经核（动眼神经副核、上泌涎核、下泌涎核、迷走神经背核）和脊髓的骶2～4节的骶副交感核。这些核发出的纤维即节前纤维。副交感神经的周围部分为颅、骶两部分的节前纤维。颅部的节前纤维走在Ⅲ动眼神经、Ⅶ面神经、Ⅸ舌咽神经和Ⅹ迷走神经内，并分别到达睫状神经节、翼腭神经节、下颌下神经节、耳神经节和其他部位的小副交感神经节，在节内交换神经元，发出节后纤维。骶部的节前纤维随骶神经出骶前孔，终止于器官旁和器官内神经节，交换神经元发出节后纤维。

3.内脏感觉神经 内脏感觉神经元的胞体位于脑神经节。主要包括：膝神经节、舌咽神经下节、迷走神经下节）和脊神经节内。内脏运动神经与躯体神经支配的器官和走形等见表2-3。

表 2-3 内脏运动神经与躯体神经的区别

| 区别 | 内脏运动神经 | 躯体神经 |
|---|---|---|
| 支配器官 | 平滑肌、心肌的运动和腺体的分泌 | 骨骼肌 |
| 走形 | 自脑和脊髓发出后，必须在内脏神经节中换一次神经元其节后神经元再发出轴突到达效应器 | 自脑和脊髓发出后，随脑神经和脊神经直达效应器 |
| 纤维成分 | 交感纤维和副交感纤维，多数内脏器官同时受两种纤维支配 | 躯体运动纤维 |
| 起源和分布 | 起源于内脏运动核，该核分布于脑干和脊髓 $T_1 \sim L_3$、$S_{2\sim4}$ 节段的中间带外侧核 | 起源于躯体运动核，该核分布于脑干和脊髓的前角灰质 |
| 纤维性质 | 较细，薄髓或无髓神经纤维 | 较粗的有髓神经纤维 |
| 纤维分布形式 | 神经丛 | 神经干 |
| 意志支配 | 不受意志支配 | 受意志支配 |

# 第五节　循环系统的解剖与生理

循环系统由心脏、血管和调节血液系统的神经体液装置组成。其功能是为全身各组织器官运输血液，将氧、营养物质运输到组织，并在内分泌腺和靶器官之间传递激素，同时将组织代谢产生的废物和二氧化碳运走，以保证人体新陈代谢的正常运行，维持机体内部理化环境的相对稳定。

## 一、心脏

心脏是一个由肌肉构成的圆锥形、中空的器官，分为四个腔室，即左心房、左心室、右心房、右心室。左、右心房之间，左、右心室之间各有肌性的房间隔和室间隔，左右心之间互不相通。左心房、室之间有二尖瓣，左心房、室间通过二尖瓣相通，右心房、室之间有三尖瓣，右心房、室间通过三尖瓣相通，左、右心房室瓣均有腱索与心室乳头肌相连；左心室与主动脉之间有主动脉瓣，左心室和主动脉通过主动脉瓣相通，右心室与肺动脉之间有肺动脉瓣，右心室和肺动脉通过肺动脉瓣相通。心瓣膜具有防止心房和心室在收缩或舒张时出现血液反流的功能。

心脏在心脏内传导系统的作用下，进行着有节律的收缩和舒张活动，具有驱动血液流动的泵血功能。心脏传导系统包括窦房结、结间束、房室结、希氏束，左右束支及其分支和普肯耶纤维，负责心脏正常冲动的形成和传导。

## 二、血管

循环系统的血管分为动脉、静脉及毛细血管。动脉是引导血液出心脏的管道，主要功能是输送血液到组织器官，动脉管壁有肌纤维和弹力纤维，能在各种血管活性物质的作用下收缩和舒张，改变外周血管的阻力，又称为"阻力血管"；静脉的主要功能是汇集从毛细血管来的血液，将血液送回心脏的管道，其容量大，机体的血液有 60% ~ 70% 存在于静脉中，又称为"容量血管"；毛细血管位于小动脉和小静脉之间，呈网状分布，其管壁由单层的内皮细胞和基膜组成，是血液与组织液进行物质交换的场所，又称为"功能血管"。

## 三、调节循环系统的神经体液

调节循环系统的神经是交感神经和副交感神经（迷走神经），交感神经兴奋时，心率加快，心肌收缩力增强，外周血管收缩，血管阻力增加，血压升高；副交感神经兴奋时，心率减慢，心肌收缩力减弱，外周血管扩张，血管阻力减小，血压下降。

调节循环系统的体液因素和肾素、血管紧张素、醛固酮系统，对调节钾钠平衡，血容量和血压起着重要作用，电解质、某些激素等，也是调节循环系统的体液因素。另外研究发现心肌细胞和血管内皮细胞也具有内分泌功能，能分泌心钠肽、内皮素、内皮舒张因子等活性物质；心肌细胞还具有受体和信号传导功能，在调节心、血管的运动和功能方面有着重要作用。

（史沛钊　王金花）

## 参考文献

［1］KAGEYAMA I, YOSHIMURA K, SATOH Y, et al. Proposal for research and education: joint lectures and practicals on central nervous system anatomy and physiology[J]. The Journal of Physiological Sciences, 2016, 66（4）: 283-292.

［2］GIUDICE J, TAYLOR J M. Muscle as a Paracrine and Endocrine Organ[J]. Curr Opin Pharmacol, 2017, 34: 49-55.

# 第三章　骨质疏松疼痛病的病因病理

骨质疏松疼痛病（OPD）是因诸多因素侵扰机体肌骨细胞，导致以细胞老化为主要病因、骨质疏松为主要病理改变、慢性疼痛为主要表现的全身性肌骨代谢性疾病。OPD融合了临床常见的肌骨退行性疼痛病的最新病因病理相关理论。

## 第一节　肌骨组织的老化、炎症与重建

肌骨细胞老化明确为 OPD 主要病因，从肌筋膜炎、肌少症、骨性关节炎、退行性椎间盘突出到骨质疏松的发生发展乃至身体残疾都与肌骨细胞老化及其诱发的炎性反应密切相关。肌骨组织炎症不但扰乱肌骨细胞骨内稳态与功能，而且直接或间接影响细胞壁通道功能与细胞器的功能，肌骨细胞重建结构、功能与流程发生改变，从而导致肌骨组织的退化、疼痛与畸形。

### 一、肌骨组织的老化

1. 细胞凋亡、老化与炎症　细胞凋亡是细胞在一定的生理或病理条件下，遵循自身的程序，自己结束生命的过程，最后细胞脱落离体或裂解为若干凋亡小体，被其他细胞吞噬。既往认为骨骼肌细胞为终生细胞，目前明确骨骼肌具有强大的再生能力，肌肉损伤后需要募集前体干细胞到受伤部位，完成肌纤维的修复和生成。细胞老化又称为细胞衰老，是指在正常或病理因素作用下，体细胞复制一定次数后生长缓慢、活力减低失去分裂增殖能力，功能减退，趋向死亡的一个不可逆的过程。老化细胞停滞于 $G_1$ 期，不能顺利进入 S 期，细胞仍保持一定的活力，但表现出表型改变和基因表达模式的转变，对外来刺激有不同的反应性，并能分泌多种因子影响邻近细胞及其周围细胞外基质的代谢。老化细胞表现出不同的形态学改变，如体积增大，细胞核增大、分叶状、内有包含物，核膜内折变形，细胞质内有空泡形成，线粒体的数目及形状改变，细胞膜通透性、脆性增加，最终出现细胞凋亡或坏死。细胞老化的主要特征有：长期的细胞周期停滞，细胞中的 DNA 含量与正常细胞类似，而 RNA 与蛋白浓度较正常细胞明显升高；细胞内溶酶体膨胀、增多，β- 半乳酸苷酶在溶酶体中明显蓄积，即使在内环境酸化条件下仍能检测其活性，成为细胞老化研究的重要途径。研究证实 P53/P21 和 P16/PRb 细胞周期代谢通路介导了大部分细胞老化通路，其中，P53 为正常细胞代谢周期介导为细胞老化的关键点，主要机制是诱导肿瘤生长抑制因子的生成，对研究癌症防控具有重要意义。由于细胞骨

DNA 聚合酶无法完全复制染色体的滞后链，导致染色体端粒 DNA 重复序列复制次数的增加而不断缩短，当端粒 DNA 衰减到一定程度，细胞便会开启自发性老化程序。细胞内 DNA 损伤的累积水平和修复能力与物种的平均寿命以及原代细胞自体分离的年龄密切相关，一般认为，当细胞能够完全修复 DNA 损伤时，细胞会进入细胞周期。当 DNA 损伤超出其修复能力时便会触发细胞老化或凋亡。

干细胞具有自我更新、组织损伤修复及多向分化的能力，可分化成为中胚层的所有种类细胞，经诱导还可以向神经外胚层分化，因此可对多种器官损伤进行修复，是细胞移植中的理想种子细胞，干细胞移植已成为临床疾病治疗的重要手段。但干细胞和其他体细胞一样，会老化、凋亡，其损伤修复及更新、分化的功能会随着细胞的老化而递减，甚至出现功能失调。干细胞老化会导致其再生能力降低，而且会减少体细胞的数量，最终导致机体的衰老。

细胞老化除年龄、性别、遗传等不可改变因素外，更多的是细胞代谢内环境中细胞基质营养素供应与细胞摄入失衡、细胞应力失当与内环境理化性质的改变。其中，巨噬细胞产生的活性氧簇（ROS）和活性氮簇（RNS）导致的氧化应激和自由基诱导的损害在年龄相关性疾病中表现得非常明显。在慢性炎症中，持续补充的免疫细胞可以建立一个微环境，可以通过 ROS 和 RNS 产物引起周围细胞的恶性突变，激活的吞噬细胞释放的高活性化学物质（过氧化物、过氧化氢、纯态氧、一氧化氮）可以引起上皮细胞 DNA 过氧化或硝化，或与细胞脂质反应引起自由基连锁反应。低氧作为细胞生长潜在的环境致死因素，影响细胞周期、形态结构、代谢、信号通路、增殖、分化及凋亡等多个方面。另外，低氧也是癌细胞转移及产生耐药的原因之一。机体细胞为适应低氧环境以减少损伤，诱导产生的低氧诱导因子（HIF）是低氧应答时基因表达和恢复细胞内环境稳定的中心调控因子。这种细胞老化过程基于细胞内环境中低氧诱发的无菌性炎性反应被称为炎性老化。

2.肌肉与微循环 几十年来，肌肉骨骼系统的脉管系统一直被认为是一种提供氧气和营养物质，以及处理废物的途径。近些年研究发现，血管和肌骨细胞代谢之间有密切的相互作用，并且两者互有影响。与身体的其他组织一样，衰老相关的变化也发生在脉管系统内。由于血管壁的钙化和糖基化使动脉变得越来越硬是主要原因。这些过程发生在血管内层，即内膜和中膜。外层，即外膜，也受到衰老的影响，胶原纤维和成纤维细胞增多。血管钙化增加，而肌肉骨骼随着年龄的增长钙化也在加重。动物试验显示由于破骨细胞生成增加，骨保护蛋白缺失导致骨密度严重下降，同时伴有血管钙化升高，表明这两个过程之间存在着联系，明确基因的突变会涉及血管钙化和骨脱钙。

3.关节软骨老化 在老化过程中，关节软骨的分子结构发生变化，有些变化与 OA 相关的退变相似，但并非全部。最显著的定量变化是主前列环素（PG）、聚糖蛋白和硫酸软骨素（CS）与氨基葡萄糖胺聚糖（GAGs）的核心蛋白的含水量减少和破碎，但硫酸角素（KS）含量增加。相比之下，透明质酸从出生到 90 岁增长了 4 倍。此外，胶原酶和组织蛋白酶 K 随着年龄的增加，胶原分子的蛋白水解破碎增加，导致抗拉强度降低。随着年龄的增长，软骨的生物化学也发生了许多微妙的变化，包括 GAG 链上硫酸化模式的改变，产生胶原蛋白类型的改变（更多的 Ⅰ 型 Ⅱ 型和更多的 Ⅸ 型 Ⅱ 型），以及胶原分子之间交联的改变。

成熟的羟基吡啶交联在软骨中比在骨中高 5 ~ 10 倍，在软骨中从出生到 15 岁增加，然后保持一致，至少到 80 岁不会有明显的变化。相反，在软骨发育过程中出现的醛二胺交联，在 15 岁时几乎消失。除此之外，细胞外基质成分（ECM）还有无数其他与年龄相关的变化，包括富含亮氨酸的小蛋白聚糖（SLRPs）、软骨寡聚基质蛋白（COMP），以及晚期糖基化终产物（AGEs）在所描述的细胞衰老的各种特征中，细胞老化已被证明可使人类软骨细胞从 1 岁增加到 87 岁，同时端粒侵蚀和线粒体减少。这种软骨细胞的老化与年龄相关的软骨细胞对合成代谢生长因子（如 IGF 等）的响应性下降，以及合成更小的基质分子（如聚集聚糖蛋白和桥联蛋白），氧化损伤导致线粒体退化有关。

4.退行性椎间盘突出　纤维环退化可分为纤维环内退化或外退化。内退化也称为过渡区老化，包含软骨形成细胞和组织涣散的细胞外基质和 Ⅱ 型胶原蛋白组成动力和水含量异常。相反，外层退化由成纤维细胞和富含 Ⅰ 型胶原的高度组织的 ECM 构成，而 Ⅱ 型胶原和 PGs 在该区域则不那么明显。老化细胞具有膜性机械感受器，对机械应激非常敏感。椎间盘髓核（NP）中 NTCs 对纤维蛋白基因（SHH）的分泌不仅参与老化细胞身份的维持，还参与对其分泌活性（Ⅰ 型和 Ⅱ 型胶原）的控制。退化的 ECM 被组织成 15 ~ 25 个相对于垂直平面的同心圆片。这些片层由 PG 聚合体、弹性蛋白和润滑剂以及 Ⅵ 型胶原纤维相互连接。总的来说，退化的纤维结构赋予了限制 NP 突出的重要力学特性。老化纤维细胞在超载时发生大量凋亡。随后在退化中开始降解基质成分，导致其结构不稳定。在这个过程中，胶原纤维变得更薄，更不规则，最终导致裂纹。

软骨终板是与椎体终板毗邻的一薄层透明软骨。与关节软骨一样，软骨终板由软骨细胞组成，它们合成富含 COL2 和 PG 的 ECM，PG 与 Ⅱ 型胶原的比例约为 2：1。这些 PG 有效地使 ECM 水合，其含水量为 50% ~ 60%。椎体终板中有一个微血管网络，在椎间盘生理维护过程中负责营养摄入，代谢物通过网络中存在的微孔扩散，这取决于它们的大小和电荷。正离子（如钠、钙）或中性分子（如葡萄糖和氧气）最容易扩散。随着年龄的增长，软骨终板也会发生退化，加剧 NP 退行性变。事实上，微血管网络在 NP 中的消失与终板软骨细胞对增生性表型的维护是相伴而生的。碱性磷酸酶活性增加，软骨细胞开始分泌 X 型胶原，最终导致 ECM 的钙化。端板变得不透水，这不仅阻止了营养物质的扩散，也清除了 NP 中的代谢物。这些事件主要通过诱导酸化和限制氧气和营养物质的供应，极大地改变了相关细胞外基质与内稳态，并与之相邻软组织退化互为因果，导致相应的病理生理变化。

OPD 肌骨一体化病理生理分析认为，椎间盘终板正常生理状态下接收上下椎体骨微血管与骨管营养素的供应，同时椎体微循环受相邻肌肉、肌腱、韧带的脉管循环营养与氧的代谢，维护正常的功能。肌骨细胞老化相关风险因素共同作用下，软组织、椎体与椎间盘退行病变同步形成，现有影像资料显示椎体相邻筋膜、肌肉、肌腱、韧带等软组织劳损与无菌性炎症早于椎体骨质疏松和／或骨质疏松，椎间盘退行病变多于椎体骨质增生基础上出现退行改变。同时受局部或脊椎力学、肌骨网络节点与超边效应的影响，脊椎力线偏移位点不同，责任病灶承受超应力负荷超载或不足多同时存在，软组织弹力及支撑力与椎间盘 NP 感应力成正比，而 NP 代谢又与上下椎体骨质疏松病理改变密切相关。NP 自身"寄生"特性，决定了在脊椎整体退行病变中的被动地位，且因正常负重与力线集散规律，病理性力线的承载与退行性病变密切相关，而病理性力线取决于个体患者日常不良姿势的节点。因而，对个体姿势评估有助于理解相关影像病理物象的成因，也是相应的运动康复方案制订甚至手术矫正时力线评估的基础。也进一步说明影像功能力线测量与评估在病情综合诊断中起着重要的作用。

5. 骨骼细胞的老化　骨细胞产生于终末分化成骨细胞，随着时间的推移，这些成骨细胞嵌入到骨基质中。骨骼中 90% 以上的细胞都是骨细胞。由于骨细胞与骨表面的细胞相互沟通，并被浸泡在细胞外的液体中，因此骨细胞在重塑单元中的"指挥和控制"功能有了很大的改变。凋亡是一种通过激活破骨细胞分化因子和上调硬化蛋白来促进骨丢失的过程；老化是一种细胞命运程序，是 DNA 损伤反应（DDR）的一部分，以防止不适应的 DNA 突变的复制。但随着其他组织的老化，老化细胞会累积。老化细胞可以通过释放各种细胞因子对周围组织造成重大损害，称为老化相关分泌表型（SASP）的促炎因子在骨细胞老化中起到重要作用。老化细胞和非老化细胞可以通过分泌 SASP 相关因子如 P53、P21 和几种白细胞介素来独立识别骨细胞的老化。

总之，肌肉骨骼系统是一个动态的环境，由多种组织类型所组成，这些组织类型由多种不同的细胞成分组成，排列复杂。每一种组织类型之间的相互作用对于整个骨骼的功能完善是至关重要的，因此，骨、软骨、肌腱、椎间盘、肌肉相应的神经血管系统等每个区域都有可能显著影响其他区域。随着年龄的增长，正常生物反应的改变会导致组织功能受损，这在我们认识到的老化特征中表现出来，在肌肉骨骼系统中尤其如此，在这个系统中，骨骼成分相互依赖的性质特别容易受到影响。正在进行的研究确定，描述和瞄准与衰老相关的新机制，可能有助于增加健康寿命，延长寿命，并防止随着年龄增长肌肉骨骼老化与疾病恶化。

## 二、肌骨组织炎性反应

身体炎性反应分为感染性、免疫性与无菌性等三大类，所有局部或全身的炎性反应均与骨质疏松直接相关。OPD 从肌筋膜炎、纤维肌痛、肌少症到骨性关节炎、椎源性疼痛、椎间盘突出症等肌骨退行性疼痛疾病均有无菌性炎症的基础病因与全程的刺激作用。

1. 组织炎性反应的基础　炎性反应是免疫系统的重要组成部分，任何对组织稳态产生威胁的刺激均可触发炎性反应。急性炎性反应是组织细胞自我约束的过程，可使组织恢复并回归稳态。持续炎性反应是导致慢性炎性反应的重要原因。肌骨组织炎性反应可通过核因子 κB 受体活化体（RANK）- 核因子 κB 受体活化体的配体（RANKL）- 骨保护素（OPG）轴影响骨骼健康。正常情况下 RANKL 由成骨细胞合成，与破骨细胞及其前体表达的 RANK 结合，促进破骨细胞前体向破骨细胞分化、活化并抑制其凋亡，造成骨吸收增加；OPG 由成骨细胞（或其他间质源性细胞）分泌，其作为 RANKL 的诱骗受体，与 RANKL 结合后使后者不能发挥作用。因此，OPG 是 RANKL 的天然拮抗剂，是骨吸收强抑制剂。炎性反应状态下活化淋巴细胞、成纤维细胞等均能产生 RANKL，并以膜结合或可溶性形式发挥作用，其中膜结合形式 RANKL 诱导破骨细胞生成的能力更强，从而促进骨丢失；但这些细胞表达或释放的 RANKL 与成骨细胞促进破骨细胞的生成信号无关。

炎性反应介质的变化也可以造成上述的复杂交联网络失衡。许多细胞因子通过影响 RANK-RANKL-OPG 轴而发挥作用。如肿瘤坏死因子 -α（TNF-α）、白介素 -1β（IL-1β）、白介素 -6（IL-6）、白介素 -11（IL-11）和白介素 -17（IL-17）可增加 RANKL，促进破骨细胞生成；而干扰素 -γ（IFN-γ）和白介素 -4（IL-4）则显著抑制破骨细胞生成。炎性反应对 RANK-RANKL-OPG 轴的综合影响通过 OPG/RANKL 比值体现。OPG 过多可抑制破骨细胞产生并导致骨硬化，RANKL 过多则导致骨转换加快及骨质疏松。IL-17 在炎性反应性骨丢失中发挥着重要作用，在 OA、炎性肠病和哮喘等疾病等使 Th17 淋巴细胞增多，其分泌的 IL-17 一方面可以诱导 RANKL 及其他促炎性反应因子 TNF-α、IL-1β、IL-6 的分泌，进一步加重炎性反应；另一方面能够诱导巨噬细胞集落刺激因子（M-CSF）的表达，而 M-CSF 是影响破骨细胞存活的重要成分，通过活化小眼球相关转录因子（Mitf）和诱导抗凋亡基因 B- 细胞白血病 / 淋巴瘤相关基因 -2（Bcl-2）发挥作用，并影响破骨细胞的数目。

不同的疾病状态下，上述细胞因子数量不同，造成不同程度的骨量减少。虽然骨吸收后会继发骨形成，但慢性炎性反应持续存在时，骨形成通常会受到抑制，或者弱于骨吸收，最终造成不同程度的骨损伤。现有充足证据显示 OPD 患者并存炎性肠病或胃肠功能障碍、慢性肝炎、慢性阻塞性肺疾病等比例显著高于正常人的 2 ～ 5 倍。加之，肌筋膜炎、肌筋膜疼痛综合征、纤维肌痛综合征、肌少症或肥胖等骨骼肌退行性疼痛病本身均有明确的各种炎性反应基础病因；同时，目前明确 OA、脊柱源性疼痛与椎间盘突出症从既往局部病灶研究到目前相关性研究，尤其是肌骨系统炎性反应均证实其具有充足的炎性反应致肌骨代谢障碍，持续慢性炎性反应导致骨质疏松症的证据。如选择经 DEXA 诊断为绝经后骨质疏松的患者作为 OP 组，另取同期经 DEXA 证实骨密度正常的绝经后女性作为对照组，对 TBIL、骨代谢标志物、骨代谢生化指标、炎症反应指标进行测定，观察绝经后骨质疏松患者血清总胆红素（TBIL）含量与骨代谢及微炎症反应的相关性。

2. 肌筋膜炎与肌骨代谢　软组织损伤可释放 5- 羟色胺、组织胺及激肽等物质，这些物质均可引起局部缺血缺氧和神经敏感，从而导致肌肉纤维的缩短，肌纤维的缩短又会导致氧和能量缺乏，从而形成恶性循环，诱发肌骨细胞氧代谢紊乱，氧自由基生成增多，刺激细胞内环境特别是肌骨细胞囊泡中炎性细胞因子如肿瘤坏死因子、白介素致炎因子、血栓素 A2 等的释放而形成局部炎症。随着软组织损伤愈合，炎症反应可减缓或消失，但若炎症渗出—骨骼肌卫星细胞功能退化—细胞基质营养素失衡，特别是缺乏基本的运动康复，骨骼肌细胞应力负荷低下，使其旁分泌与自分泌功能不足；或因脂肪细胞浸润挤压，局部缺氧缺血情况改善不佳等繁杂因素影响，相关肌骨生长因子、肌钙蛋白、铁蛋白甚至肌骨细胞代谢的级联反应环等因素，肌筋膜慢性炎症、肌纤维粘连及瘢痕形成过程中的慢性炎症刺激诱发的骨细胞代谢退化与骨组织炎症反应，最终导致骨质疏松症。

3.关节软骨炎性反应　软骨细胞负责合成细胞外基质组分并维持软骨组织的完整性，因此其合成和分解代谢的失衡是导致软骨退变的根本因素。据大量研究报道，炎症不仅可以抑制软骨细胞合成Ⅱ型胶原、蛋白聚糖等软骨基质蛋白，而且可以上调基质金属蛋白酶1、基质金属蛋白酶13、含血小板结合蛋白基序的解聚蛋白样金属蛋白酶4、含血小板结合蛋白基序的解聚蛋白样金属蛋白酶5等蛋白水解酶的表达进而降解细胞外基质。另外可以通过上调环氧化酶2表达水平来提高其下游酶促反应产物前列环素的水平，进一步导致软骨细胞合成和分解代谢的失衡。炎症引起软骨细胞生物学功能的改变，可能与其介导的NF-κB、PI3K/Akt、AK2/STAT3、WNT/β-catenin、Smad2/3、Hedgehog等细胞信号传导通路过度活化或过度抑制有关。另外，炎症也可显著抑制与软骨形成密切相关的重要转录因子SOX9的表达，以及上调促进软骨细胞向肥大软骨细胞分化的重要转录因子RUNX-2的表达，进而使软骨细胞合成细胞外基质的能力下降，并向肥大软骨细胞分化。

OPD防控理论认为关节软骨或椎间盘终板炎性反应的产生主要源于：①不可改变健康危险因素诱发的肌骨细胞老化，氧的利用与代谢障碍，氧自由基生成增多而诱发的关节软骨或椎间盘终板炎性反应；②营养素供应与利用障碍，软骨细胞ECM理化环境与细胞内代谢失常，细胞囊泡与线粒体功能失常诱发的炎性级联反应；③肌骨细胞机械刺激与应力负荷偏差，扰乱肌骨细胞旁分泌与自分泌功能，诸多生长因素、代谢酶与肌骨蛋白的代谢与功能失常，抗炎—致炎平衡失衡，诱发炎性反应的级联反应；④肌骨网络超边与支点生物力与电传导异常，尤其是肌肉力线与强度的反复与持续偏差，肌肉过度牵拉与挛缩致肌骨微循环功能失常，ECM、细胞壁与细胞器营养素与氧供应、代谢与排泄环节质量与效能失常而导致炎性反应；⑤反复与持续的心理应激与肌骨疼痛刺激诱发全身与大脑交感神经及相应的神经介质释放增多，肌骨微循环血管挛缩或高张力，组织细胞供血供氧不足诱发缺血性炎性反应；⑥关节软骨或椎间盘终板相邻骨骼炎性反应直接浸润或骨质疏松致病因的级联效应，特别是骨质疏松发生发展致关节软骨下骨、终板相邻椎体骨质疏松与微循环质量的退行病变，致软骨退化病变。这些理论多源于基础试验，部分则为骨质疏松病理生理的推测，但均可获得双能源CT或功能MRI检查影像数据的支持。

4.骨骼炎性反应　在大多数患者中，炎症诱导的骨溶解使骨吸收量超过形成的量，导致净骨丢失。然而，在一些患者中，炎症引起的骨形成超过吸收，并发展为硬化病变即骨质增生。那些被认为参与炎症诱导的重建的细胞因子与那些被认为在绝经后骨质疏松症中起到关键作用的细胞因子非常相似。在绝经后骨质疏松症中，雌激素的缺乏导致骨多细胞单元数量的增加和骨形成与骨吸收的解耦，导致成骨细胞所沉积的骨与破骨细胞所吸收的骨相比太少。骨骼附近的炎症过程，如牙槽边缘和根尖周炎，会影响附近骨组织的重建，在患有牙周病并伴有绝经后骨质疏松症的患者中，雌激素的缺乏可能影响骨细胞和免疫细胞的活动，从而加剧牙槽骨丢失的进程。

以风湿性关节炎为基础的炎性骨关节疾病研究资料显示：炎性反应导致的骨骼重建异常的一些机制是相同的，但每种疾病对骨关节或轴性或附属物骨骼都有独特的影响。对人类疾病和关节炎动物模型的研究已经确定破骨细胞是介导关节炎骨丢失的主要细胞类型。许多细胞因子和生长因子与风湿性疾病的炎症过程也直接影响破骨细胞分化和功能，通过作用于破骨细胞微血管系统或间接地作用于其他细胞类型调节表达的关键是破骨细胞生成因子受体激活核转录因子（NF）-κB 配体（RANKL）和 / 或其抑制剂骨保护素（OPG）。近年来国外应用临床的去骨单抗是一种针对核因子 -κB 配体受体激活因子（RANKL）的全人单克隆抗体，该受体激活因子是由成骨细胞家族细胞表达的一种细胞因子，是破骨细胞骨吸收的关键的炎症调控因子。通过结合和中和 RANKL，降低单抗抑制破骨细胞分化、活性和存活的功能。

5. 运动机械刺激与炎性反应　运动机械信号转化为生化信号是多个信号转导途径的共同结果，在骨细胞膜或细胞骨架水平被激活。切应力激活 G 蛋白耦联的机械刺激感受器，引起胞内钙、PG、NO 等抗炎细胞因子水平的升高。同时，基质流动可诱导骨细胞内细胞骨架的重组，从而通过肌动蛋白和骨细胞核之间的直接连接来影响基因表达。NO、PG、GE2 作为中间信号，参与机械信号转化为生化信号过程，引起成骨细胞增殖、分化以及骨形成增加。NO 和 PG（特别是 PGE2）作为负重引起骨适应性变化的介质已被许多实验所证实。在体内，NO 抑制药可抑制机械刺激介导的骨形成。前列环素具有刺激成骨细胞增殖，促进骨形成的作用。IGF-1、IGF-2 由骨细胞生成并储存于骨中，与骨细胞增殖和 I 型骨胶原的生成有关，IGF-2 在骨吸收和骨形成耦联中起着重要作用。相反，运动不足甚至肌肉废用时除减少骨细胞切变应力刺激，肌骨组织抗炎因子生成减少，致炎因子生成增多，炎性反应加剧外，还可能影响骨小管系统对营养物质和废物的运输，从而影响骨细胞的生存能力，导致骨细胞凋亡，骨细胞凋亡可能是破骨细胞募集的信号。体外骨细胞与破骨细胞混合培养显示，骨细胞可抑制破骨细胞活性。近年来发现，运动刺激骨细胞分泌一些细胞因子，抑制破骨细胞骨吸收，提示骨细胞对破骨细胞有抑制作用。当运动缺乏或废用时，骨细胞机械刺激低下，导致破骨细胞抑制信号缺乏，破骨细胞活性增强引起骨吸收。

运动缺乏性骨质疏松是多种原因引起骨骼承受的应力减少，导致骨吸收、骨形成脱耦联，骨吸收大于骨形成，出现低骨量及骨组织微结构退变为特征 OPD。其发病机制与肌肉收缩对骨组织力学介导的炎性反应相互作用有关，同时伴有细胞因子和骨骼生物电变化影响。运动缺乏不但因机械刺激诱发的细胞应力负荷下降，使肌骨自分泌或旁分泌功能下降，使肌骨组织密切相关的神经肌肉、微循环与脂肪代谢尤其是体液细胞免疫体系出现功能衰退，成为 OPD 与心脑血管病、糖尿病、慢性肺病特别是癌症等特别受关注的慢性病间的因果级联反应的重要病因，而且诱发身体致炎—抗炎反应失衡，导致局部或全身炎性反应，并影响全向为个体运动缺乏性骨质疏松症严重的后果是骨折，这种骨折会造成一系列的并发症，不但使生活质量下降，而且还耗费大量的社会资源。因此，治疗失用性骨质疏松，应该从发病机制入手，并且越早预防越好，但是对骨组织在力学刺激及细胞因子介导的信号传导方面具体机制还有待进一步研究。

6.炎性肠病与骨质疏松　目前已有不少研究证实肠道微生物菌群与骨质疏松症间具有一定关系。

肠道微生物群紊乱可导致炎症性肠病发生。炎症性肠病患者则处于骨质疏松和脆性骨折的风险中，与炎症性肠病相关的骨质减少主要归因于钙吸收不足，维生素 D 和维生素 K 的循环水平降低等。摄取足量的对宿主健康有益的益生菌或益生元时可增强肠道抗炎特性，如补充益生菌鼠李糖乳杆菌剂能够改善肠道通透性，减轻肠道炎症，起到防止骨量丢失的作用。利用罗伊乳杆菌抗炎、抗 TNF-α 的特性治疗小鼠肠道炎症，发现雄性小鼠骨小梁和椎骨的骨密度和骨量均有所增加，而雌性小鼠的骨参数却没有影响，其治疗效果存在性别特异。当肠道菌群稳态失衡出现肠炎症时，主要在肠道被吸收的维生素 D 在维持菌群稳态方面具有一定作用。它通过活化调节性 T 细胞（Treg），避免影响骨骼健康。维生素 D 对骨骼具有一定的益处，在足够的钙供应的情况下，肠道内被吸收的维生素 D 及其代谢物可维持肠道菌群稳态，改善钙平衡并促进骨基质中的矿物沉积。在钙缺乏的情况下，维生素 D 可增强骨吸收，同时抑制骨矿化，从而以降低骨量为代价维持血钙稳态。在小鼠饮食中加入钙之后，其肠道内具有促进骨重建作用的酸杆菌和双歧杆含量均增加。因此补充膳食时加入适量的维生素 D 和钙，对预防骨质疏松的发生具有一定的作用。肠道菌群通过发酵未消化的碳水化合物产生 SCFAs 对骨健康也存在一定影响，短链脂肪酸可降低肠道 pH，有利于钙吸收，另外它们还可能通过作为组蛋白脱乙酰酶（HDAC）的抑制剂或激活特异性 G 蛋白耦联受体（GPCRs）介导抑制破骨细胞的形成。

### 三、肌骨细胞重建

1.骨细胞的重建　作为支撑和保护机体的骨组织是一个动态的活性组织。它通过持续的重建来维持矿化平衡和自身的结构完整，用最少的骨组织达到最大的强度来满足人体的生理需要。而作用在骨骼上的力决定了它们的结构，这是因为不同的应力刺激方式可能启动了不同的信号传导途径，骨细胞能够在感受机械应力刺激后分泌并调整一些重要的分子的表达。这些信号分子在骨的重建过程中有着重要的作用，影响着骨组织的代谢并调节各种骨重建相关细胞的活性。如在骨细胞的体外培养中，钙离子的涌入是感受机械应力早期重要的应答。钙离子可能直接通过细胞膜上的机械敏感性通道开放而涌入，同样也可能通过间接释放 ATP 和 NAD+ 的半通道的开放而进入胞内，并导致胞内钙水平升高以增加钙通道的开放。胞内钙浓度的升高与相应的蛋白代谢激酶如一氧化碳合酶共同激活钙调蛋白。骨细胞分泌的 DMP-1 蛋白与新骨形成、动态骨改建及机械应力传导都密切相关破骨细胞接受到的抑制信号的强度与接触骨表面细胞的骨细胞数目成正比，与骨细胞至骨表面的距离成反比。局部高频率的骨重建与活性骨细胞数量相对较低表现出相关性。骨细胞密度的降低减少了对于重建的抑制。骨在不断应力适应的过程中会发生损伤，在骨基质上产生细小的微裂纹。而微裂纹所造成的骨细胞陷窝—微管网络的断裂在骨重建中可能有着重要的作用。骨微裂缝旁周围 1.0 ~ 2.0mm 内骨细胞的促凋亡因子表达升高。骨细胞凋亡是骨细胞重建的启动。

骨细胞不但在骨重建的启动中起着重要的作用，在重建过程中也有着重要的作用。有假说认为，当一个成骨细胞在被足够多的新骨和类骨质覆盖后，就会通过它的树枝状细胞突触发信号给相邻近的成骨细胞，使骨质沉积的速度减慢。成骨细胞很有可能是通过这种抑制作用掩埋了它的邻居，然后成骨细胞也会变成新一层的骨细胞。研究表明，通过流体剪切力处理的骨细胞产生了极有效的条件介质抑制骨细胞的增殖，并刺激碱性磷酸酶活性作为对抗骨细胞和骨膜成纤维细胞产生的条件介质。在对于骨质疏松及骨关节炎患者小梁骨的研究中发现骨细胞微管系统的过度矿物质沉积影响骨质的重建及骨的生物力学特性。这表明，骨细胞在重建过程中可能还承担着控制骨基质填充速度的角色。

在过去的研究中，骨细胞被认为是成骨细胞转化成的机械应力感受细胞及活跃的旁分泌细胞，在调节成骨细胞及破骨细胞的活性中起着重要的作用。越来越多的研究表明，骨细胞可能是骨重建的调节中心及启动者。关于骨细胞的研究使其更多地被应用到了骨代谢性疾病的治疗中。例如，使用骨质疏松的绵羊模型研究发现，二膦酸盐治疗组对比控制组骨细胞凋亡率显著降低，骨骼微裂纹减小，良好地保护了骨骼减少了骨折的发生率。而随着二膦酸盐类药品应用于临床，在治疗骨质疏松防止骨质流失方面已取得了显著的治疗效果。在未来的研究中，对关于骨细胞感受应力的主要机制、应力信号转化为生物信号的途径及调节骨质形成和吸收的调节靶点的研究，将会更进一步地阐述骨重建的机制，有助于各种骨代谢疾病研究和提出骨代谢疾病新的治疗方案。而骨细胞对于成骨细胞及破骨细胞在骨重建中的影响会有助于了解骨折术后骨不连接的机制，以及对骨折术后恢复提出新的指导方案。

骨质疏松患者的骨细胞密度低于正常对照组的密度，证实骨细胞缺失通过微损伤或者减少微管流对骨脆性度起到了重要作用。糖皮质激素过量应用常能引起继发性骨质疏松症，这种骨质疏松症具有弥漫性骨丢失、小块骨坏死、骨形成减少等特征。在糖皮质激素使用过量导致的骨质疏松患者中，约 5% 的骨细胞和 30% 的成骨细胞出现细胞凋亡。由此可见，骨细胞的正常生存周期对于骨量的维持和骨质疏松症的防治有着重要意义。

骨细胞的凋亡与骨质疏松症的发生确有因果关系。诱导或抑制骨细胞凋亡的因素有很多，骨细胞作为机械应力感受细胞，在骨代谢和凋亡调节中起到了重要的作用。在感受到机械负荷之后，对体内产生了一系列的生物应激反应。骨细胞的存活力显然在维护骨骼内稳态和完整性中发挥重要作用。阻断骨细胞凋亡可以改善，例如，由于老化或者糖皮质激素诱导的骨质疏松等骨疾病，并对骨组织修复和骨转换起到重要作用。从机械应力的角度，运动对骨质疏松症的预防毋庸置疑。骨细胞凋亡对骨质疏松症的影响逐渐受到重视，引起骨细胞凋亡的基因及调控机制也有待更深入的研究，通过这些研究将为骨质疏松等骨代谢疾病的防治开辟新的途径。

2. 骨骼肌细胞的重建 运动性骨骼肌细胞自噬、凋亡能将氧化应激产生的活性氧

（ROS）、受损细胞器、错误折叠蛋白质，以及损伤严重的细胞组织等转运到溶酶体中消化降解，以维持肌细胞正常能量代谢、控制炎性损伤，进而提高骨骼肌细胞运动适应性。B淋巴细胞瘤-2基因（Bcl-2）家族是控制细胞凋亡的主要调节蛋白，定位在内质网上靶向调控细胞自噬。多项研究显示 Bcl-2 家族协同胞内 $Ca_{2+}$ 信号、氨基末端激酶（JNK）磷酸化通路、P53 基因以及泛素蛋白 Atg12 等串流在自噬和凋亡之间发挥着重要作用。

骨骼肌细胞周期负性调控因子如细胞周期蛋白依赖性激酶抑制剂 P21、P57 上调抑制肌卫星细胞分化；骨骼肌特异性 TGF-β 家族成员之一的肌肉生长抑制素（MSTN）可诱导 P21 表达，促进体外卫星细胞的休眠和静止，而通过靶向基因敲除 MSTN 的活化期卫星细胞稳定性增加，回到静止状态。卫星细胞的生态位是由一个电信号和化学信号动态传递的，联系细胞外因素，调节细胞状态和细胞池储备的特定环境。细胞外基质包含胶原、层黏连蛋白、纤维联结蛋白和糖胺聚糖，当卫星细胞从生态位移出即迅速进入细胞周期并失去静止特性。体外培养使用 I 型胶原包被相比基质胶、胶原蛋白，能够增加静止标志 Pax7 的表达。纤维联结蛋白作为一个单独的细胞外基质蛋白对卫星细胞池的维护是决定性的。反复损伤的骨骼肌修复能力会升高，这种重复获益效应的产生可能与细胞外基质组分变化相关。

随着年龄增长，骨骼肌再生潜能显著下降。在衰老生理条件下，老化的卫星细胞自噬能力下降或年轻细胞吞噬的遗传基因受损，蛋白质自稳态受损，线粒体功能障碍和氧化应激增加，从而导致骨骼肌功能减退、卫星细胞数目减少；重新建立自噬机制则可逆转衰老和恢复老年卫星细胞再生功能。卫星细胞凋亡和毛细血管功能障碍，也被证实与这种衰老现象相关，且老年人（＞70岁）I、II型肌纤维中的卫星细胞分布不均匀，在 II 型纤维中下降尤其明显。分离自老年人的卫星细胞移植至青年人的环境可逆转回到静止状态。无论是在体外或体内实验均表明衰老的环境对卫星细胞的状态有一定的影响。这种影响多认为是细胞外基质组分变化所引起的，同时也可认为是一种适应过程。在老化过程中，miR-143 的下调同时伴随着靶基因 IGFBP5 的上调被认为是卫星细胞提高肌肉再生效率而采取的代偿措施。

骨骼肌细胞老化的病理生理研究认为：伴随着身体衰老，肌肉质量和强度下降，再生修复能力缺陷，肌卫星细胞数量下降，增殖分化受限，肌肉老化后，微循环灌注不足，肝细胞生长因子、成纤维生长因子等多种生子因子水平下降，性激素及催产素分泌不足影响着卫星细胞的增殖分化。老年人细胞内 p38 丝裂原活化蛋白激酶信号通路、成纤维生长因子受体信号轴的生长因子、Janus 酪氨酸蛋白激酶 2/ 信号转导子与转录激活子蛋白 3 信号轴和细胞周期抑制剂、Wnt 信号通路、Notch 信号通路等的改变也限制了肌卫星细胞的增殖分化，细胞外环境（包括肌纤维外多种类型的细胞和细胞外基质）老化影响着肌卫星细胞的增殖分化，肌肉细胞老化后蛋白质合成减少和蛋白质降解也可导致肌肉功能受损，持续性的炎症反应损伤导致骨骼肌再生受阻。骨骼肌自噬功能衰退，导致细胞"干"性下降，改善组织灌注，热量限制，饮食调节，自噬调节等被证实可促进老化肌肉再生，改善衰老导致的肌肉损伤修复能力缺陷。

3.肌骨细胞老化—炎症—重建的关系分析　生命体细胞自胚胎形成即不断地更新，分化—更新—凋亡为生命组织细胞正常代谢基本途径。在诸多健康危险因素侵扰下，细胞内线粒体或内质网酶—蛋白—基因代谢相关的基质供应失衡或染色体端粒体结构与基因异常，使细胞功能退化，代谢迟缓，并显著延长正常凋亡时间，出现长时间处于无代谢或低代谢状态的细胞代谢停滞状态即为细胞老化。骨骼间质干细胞为身体实质组织细胞如骨骼肌、骨骼、脂肪、血管、神经、皮肤、肝和心肌等细胞的祖细胞，为生命体组织细胞分化—更新—凋亡的主要功能细胞。骨髓间质干细胞老化并诱发无菌性炎症被认为是生命体营养代谢疾病的基础病因及关键性病理演变基础。随着组织生物工程技术的提升，干细胞移植技术理论与技术快速发展同时发现并验证了骨骼—骨骼肌细胞的旁分泌与自分泌功能，且确认在肌骨细胞重建中发挥着重要作用。包括生长因子、胰岛素样生长因子、骨形成蛋白、特异性肌骨微小核糖核酸（mRNA）、维生素 D 耐受基因（VDR）和 X 染色体或第七对染色体基因突变蛋白等和肌骨自分泌异常相关活性因子，均可在肌骨细胞老化及炎性细胞因子刺激下形成并扰乱肌骨细胞的重建。

明确的病因、病理演变及其对健康的损害需要整合相关组织的所有病理改变。既往 OPD 相关疾病病理生理局限于核心组织的病理改变。细胞老化、炎性反应与细胞重建理论的整合，尤其是维生素 D 全身糖皮质激素作用、维生素 $K_2$ 参与肌骨代谢、胰岛素受体耐受及胰岛素样生长因子功能认知与血管内皮细胞老化乃至创伤后全身炎症综合征的认知变化，均提示细胞老化是能够延缓甚至预防的。"强骨健康"为进入 21 世纪西方国家针对 9 ~ 12 岁学龄儿童的营养运动保健项目，以观察通过早期均衡营养、强化体能运动质量管理，减缓肌骨细胞老化的预防作用。结果显示学龄儿童期运动强度提升，骨骼肌耐力、骨骼强度与微循环、神经末梢、肌筋膜质量的改善密切相关。短暂缺血缺氧发生的缺血再灌注病理改变有助于刺激肌骨活性因子的释放，提升肌骨细胞代谢质量。反而，学龄儿童期缺乏必要的乏氧运动锻炼，不单是肌骨代谢质量低下问题，而且对全身循环、消化、内分泌、呼吸等整体健康都会产生影响。

细胞老化—炎性反应—重建失常的病理生理核心是无菌炎症。身体体液免疫中的致炎—抗炎反应在正常免疫状态下保持平衡，在健康危险因素侵扰下，细胞老化出现，氧利用障碍形成单氧原子即氧自由基，刺激细胞壁或肌骨基质中肿瘤坏死因子、白介素等炎性因子释放，致炎反应大于抗炎反应时形成局部炎症，并触发细胞免疫，巨噬细胞、B 细胞、T 细胞等形成增多，抗炎反应增强。若危险因素消除，免疫能力提升，抗炎反应持续增加，炎性反应被抑制。可惜，目前大多数人缺乏早期识别健康危险因素的知识，不但营养运动及不良生活习惯难以消除，职业风险更加难以防控，尤其是肥胖、代谢综合征、失眠、心理障碍等慢性疾病早期表现不能适时诊疗，OPD 中的肌筋膜炎、肌劳损、纤维肌痛综合征、骨性关节炎、椎源性疼痛疾病等肌骨炎性损害疼痛不能适时诊疗，无菌炎症反应持续存在并演变，局部肌纤维粘连—硬化—纤维化—瘢痕形成，且伴有肌纤维电传导异常及筋膜链炎性扩散，出现 MPS。

既往骨性关节炎、脊柱源性疼痛或椎间盘突出症等骨关节相关疼痛病确认为关节软骨退行性炎性反应。解剖与生理明确关节软骨没有独立的血管供应营养，需要软骨下骨营养物质的渗出获得滋养。既往理论认为关节腔压力增加，关节软骨磨损或免疫性炎性反应导致关节软骨炎性反应，软骨炎性渗出或软骨组织损伤的碎片组织关节腔游离引发关节滑膜炎症渗出；同理，脊椎椎体终板、髓核也无自身营养管理，需要椎骨、纤维环营养液渗透营养，终板退行炎性反应引发椎源性疼痛；终板与纤维环退行病变，髓核自身或滋养障碍引发髓核炎性反应致椎间盘突出。OPD以基础研究与临床实际，认为骨质疏松病理改变为基础的肌骨同步损害。在健康危险因素侵扰下，四肢独立骨关节、椎体间盘与骨关节解剖力学与肌骨营养失衡现象日积月累，细胞老化—炎症反应—重建失常恶性循环逐渐加重，当某一突发外力或十分轻微外力刺激下，局部退化性炎症而导致的相当脆弱的肌骨组织难以承受，局部损伤加重而出现显著的疼痛与病理性损伤。

肌筋膜、骨关节软骨、椎间盘相关组织的细胞老化—炎性反应—细胞重建均直接与间接影响骨的代谢。慢性炎性引发骨膜—骨微管—骨髓的炎性级联反应，产生相应的炎性细胞因子，如肿瘤坏死因子、白介素及自噬细胞、T/B淋巴细胞趋化因子的增加，最终扰乱骨代谢所需的肌钙蛋白、细胞内质网miDNS、RNA及诸多骨代谢酶的代谢与分泌异常，导致成骨细胞功能抑制，成骨减少，破骨细胞功能增强，骨吸收增加，使骨重建异常而致骨密度降低、微细胞结构异常而引发骨皮质变薄、灰质骨纹理均一度失常，甚至多发微骨折机制失常，骨组织中空洞形成，使骨强度降低。当较低在外力刺激即可发生明显的骨折致骨质疏松症。

（史沛钊　王金花）

## 第二节　骨质疏松疼痛病的病因

骨骼肌（通称为肌肉）与骨骼解剖位置相互毗邻，拥有共同的旁分泌及内分泌调节，相似的分子信号调节通路；肌肉退行疼痛病、骨性关节炎、椎间盘突出症、骨质疏松等病理形态改变的核心是骨质疏松。

肌肉骨骼共同构成身体运动系统，肌肉附着于骨骼，肌肉收缩带动骨骼移位产生运动，运动刺激产生机械应力促进骨细胞代谢更新，产生旁分泌或自分泌类激素，反馈肌肉细胞代谢，肌肉细胞同样通过旁分泌或自分泌类激素，维护自身细胞更新代谢的同时促进骨骼细胞的代谢。目前基础与临床研究明确诸多肌骨相互作用、相互促进的相关基因、蛋白、酶甚至细胞囊泡素等活性物质，共同构成肌骨代谢网络。当肌骨细胞基质营养素失衡、理化环境改变加之年龄增长、性腺激素减少与遗传因素的共同作用，导致肌骨细胞老化、局部与全身发生炎性反应，进而导致肌肉纤维炎性渗出、粘连乃至瘢痕形成或脂肪浸润、肌肉质量下降致肌少症；同时骨髓水肿、骨细胞炎性反应及骨细胞老化致骨细胞微细结构紊乱，成骨细胞与破骨细胞分化代谢失衡，成骨细胞功能被抑制，破骨细胞功能增强，最终导致骨质疏松症。目前资料显示，肌肉、关节软骨、椎间盘与骨骼退行改变共同涉及的肌骨细胞老化、炎性反应、蛋白代谢乃至基因功能衰退等病理生理改变中诸多关键性活性因子多为具有全身性生理作用的糖皮质激素，如维生素 D、K；生长因子、胰岛素生长因子等。既往肌骨代谢对雌激素的作用认知较多，目前对雄激素、甲状旁腺素、促甲状腺分泌素等对肌骨代谢与功能维护的重要性也有了显著提升。

随着影像检查技术的快速发展，为 OPD 病理形态与功能的观察提供了广泛的窗口。尤其是近几年快速推广的双能 CT、功能 MR 技术辅助相应的组织显像技术，可以分辨肌骨代谢相关矿物质（如钙、磷显像）、肌骨组织成分（压脂成像、含水分析、肌内质量或骨骼质量）分析等，并可通过 3D 成像及生物力线自动分析评价肌骨机械力学或解剖力学的病理改变。肌骨超声技术的快速发展不仅提供了绿色安全、适时动态直视穿刺治疗工具，而且进一步加剧了对肌骨病理解剖的认知，对 OPD 病理生理研究提供了充足的证据。

## 一、身体生物力学与 OPD

1.肌骨网络结构与运动刺激　肌肉骨骼系统的任一个部位的伤害必然会影响到其他部位的功能，甚至是遥远的组织结构与功能。脚踝受伤会改变步态，导致慢性背痛；肩膀受伤会改变姿势，导致颈部不适。理解焦点结构和潜在的远距离相互作用之间的基本关系需要一个整体的方法。近年来，人们越来越多地使用网络科学来了解肌肉骨骼系统，研究局部肌肉或骨骼对肌骨网络的支撑。如肌肉骨骼脊柱网络的整体结构评估脊椎骨之间的应力和张力。这些研究涉及整个肌肉骨骼系统，是评估整个肌肉骨骼系统生物力学与运动协调网络的科学，分析解剖力学失衡与运动失当对肌骨功能的影响。

人体肌肉骨骼系统是在物理和功能的约束下发展起来的，这些约束共同驱动了其非随机的原始结构。肌骨网络度分布在肌骨起止点各显示一个功能峰值，然后是一个相对较重的骨骼节点的尾部的功能峰值。骨骼结构与功能特性在许多类型的真实肌骨网络中很常见，其力线认识的开发、维护和使用可能繁杂，但在运动系统中起着关键作用，能够快速响应，缓冲环境变化对肌骨功能的影响，并促进人的生存和对疾病或伤害的防控。肌肉力学的特点是分布的峰值与肌肉骨骼系统中的大多数肌肉功能表达，只与两块骨头相连的感觉是一致的，主要是完成在关节处进行简单的弯曲或伸展。这些肌骨细胞与力线分布及中枢神经反馈机制的阐述，已经成为肌骨运动失当导致功能损害的基础学说。

功能损害基础是通过肌肉骨骼网络特性分析确定的，肌骨网络与真实世界的计算机网络不同，它被嵌入到三维空间中。肌肉骨骼系统构成的立体体积空间，骨骼节点具有特定的坐标和代表物理扩展的肌肉组织的超边。肌肉结构中枢主要集中在躯干尤其是脊椎，提供密集的结构互连，可以稳定身体的核心力的变化，防止伤害的发生。具体来说，高度发达的肌肉群集中在身体的脊柱中线附近以及骨盆和肩带周围，这些区域的灵活性和稳定性需要与具有不同几何形状和组织特性的肌肉群密切相关。事实上，这些部位的肌肉不仅要支持屈曲和伸展肌，还要支持外展肌、内收肌和内外旋肌。

身体某个部位的肌肉变化会影响其他肌肉群。例如，强化臀部肌肉可以改善膝关节置换后的膝关节功能恢复；扭伤后踝关节肌肉功能的改变可导致髋关节肌肉功能的改变，这均与股二头肌和股外侧肌受踝关节损伤的影响密切相关。肢体肌肉的损伤可导致膈肌的继发性损伤，从而导致肺功能损害，进而继发肌骨组织缺氧缺血而至肌细胞老化与炎性反应。通过明确考虑特定肌肉继发性损伤的风险，来测试这些预测是否可以为临床干预提供有益的调整，应当是临床医师临床思维的重要方向。

2.运动失当对肌骨网络的损害　肌肉骨骼系统的结构、功能和控制是由高度精细的、小规模的组织演变而来的，当这个小规模组织被破坏时，肌肉骨骼系统具有的特征也会随之消失。运动与肌骨代谢相关性在运动康复章节中有较多的描述，此处重点从肌骨网络角度即生物力学角度分析，某一功能相关性肌群受姿势、体位与运动质量等危险因素影响，不但受肌骨网络反馈调节，同时受肌筋膜链物理力学的调控，即神经—力学网络的共同作用使身体整体解剖力线发生异常，神经反馈致肌骨轴线相关肌骨边度与节点交感—感觉神经功能异常，局部微循环功能障碍，肌骨细胞基质—细胞壁—细胞器功能紊乱，诱发以局部炎性反应、细胞老化与重建异常。若急性损害危险因素不能适时矫正或消除，势必产生肌骨组织由初始轴线力学改变至肌骨组织结构性的改变，这种改变以肌骨功能与结构退行病变为基础，从肌筋膜炎症反应至肌骨细胞老化与重建迟缓，逐渐演变为肌少症与骨质疏松。

## 二、营养代谢失常与骨质疏松

明确肌骨代谢中营养与运动一体的作用。营养素摄取需要运动机械刺激，肌骨运动又以肌骨基质营养素均衡供应为基础，肌骨功能与个体运动强度成正比，营养充足供应则为肌骨强度达标的基础。营养素摄取除饮食习惯外，胃肠功能、肝脏代谢、血管转运与肌骨吸收等诸多环节的解剖结构与功能也密切相关。流行病健康风险因素明晰个体、家庭、习俗与习惯的影响，胃肠炎性疾病、营养素吸收障碍、肝脏代谢障碍乃至代谢综合征等均成为肌骨代谢异常的影响因素。需要关注的是肥胖与肌少症、代谢综合征与糖尿病等营养密切相关的疾病与 OPD 的相关病因、病理，拓展既往矿物质—维生素—肌骨蛋白对肌骨代谢的影响认知，确认骨骼肌分泌激素与卫星细胞促进肌骨代谢及糖、脂肪代谢异常诱发骨骼肌分泌障碍，进而影响骨骼肌功能，干扰骨膜机械刺激反应，影响骨代谢。

OPD 确认为中老年肌骨慢性疼痛病，但其病因源于婴幼儿、青少年时期的营养运动失衡。骨骼肌耐力、骨骼强度的达标 70% 在 12 ~ 25 岁，而个体营养—运动健康习惯形成于 3 ~ 12 岁，直接或间接危害肌骨健康的不良习惯也主要形成于学龄儿童期。1998年国际权威专家基于肌骨代谢的流行病学资料，预言 21 世纪是骨质疏松为基础的肌骨疼痛病世纪。日本自 1960 年实施"一杯奶"学生健康计划，到 1990 年，不但青少年自身平均增加 10cm，而且骨骼肌耐力、骨强度提升 50%。"健康中国行动意见"明确了青少年健身计划，也是最大限度消除 OPD 的病因，不仅能降低 OPD 发病率，而且对防控重点防控慢性病也具有基础作用。

肌骨基质主要是由胶原蛋白构成，蛋白质作为合成骨基质的原料显得非常重要。蛋白质摄入量对生长激素、胰岛素样生长因子 -1 的合成和分泌，以及对肌骨基质中 I 型胶原和许多其他非胶原蛋白质（骨钙素、骨涎蛋白和基质 Gla 蛋白）的合成都至关重要。当饮食中的蛋白质数量从缺乏增加到适宜水平时，钙的吸收、肌肉的强度和质量能随之增加。摄入蛋白质不足会引起不适当的蛋白质代谢，可导致骨微结构的不利变化，从而降低骨强度。这些都表明足够的蛋白质摄入对骨骼健康有益。然而，蛋白质吸收后释放的酸性氨基酸，如半胱氨酸和蛋氨酸，能刺激破骨细胞骨吸收，从而减少骨密度。较高的蛋白质饮食会促进尿液中钙的排泄，其机制是：高蛋白饮食使体内含硫氨基酸增多，从而引起高的酸负荷，此时，机体从骨骼中提取钙以平衡体内的 pH，然后由肾排出，这表明了其对骨的不利影响。但也有研究发现高蛋白质摄入会导致肠道吸收钙增加，故推测高蛋白质饮食引起的尿钙排泄可能是由肠道吸收钙增加而非骨吸收增加导致。

汇总近年相关指南与共识，总体是除维生素 D 与钙有充足证据额外补充能够减缓或控制 OPD 相关疾病发生发展外，其他营养素虽然在肌骨代谢中的作用认知显著提升，但没有任何专家共识或指南明确支持某一种营养素与饮食具有防控 OPD 作用。临床营养指导保健经验显示，营养饮食、食材多样性与均衡摄入是维护肌骨健康乃至身体健康的基础。国外研究，显示植物蛋白可抑制骨质疏松发生，而动物蛋白则会增加其发生风险，提倡适宜控制动物蛋白摄入量，增加植物蛋白的摄入量以防控 OPD；保持体内高钙水平仅摄入高钙是不够的，需摄入相应的镁。在微量元素中，氟、锶等多达 20 余种矿物质也发挥着重要作用，可刺激成骨细胞并抑制破骨细胞。随着钙摄入增加，骨密度也随之增高，而每日适量牛奶或乳制品的摄入可使血清中维生素 D 含量维持在正常水平从而降低骨质疏松的发生率。

### 三、肌筋膜与 OPD 病理生理演变

肌筋膜为包裹于肌肉纤维组织表面的一层结缔组织，由大量纤维蛋白、神经末梢、毛细血管、淋巴管及血细胞等组织构成。既往认为肌筋膜为肌骨细胞基质的主要结构，具有组织脏器保护作用。我国中西医结合学者提出的筋膜学说，不但阐述了 2000 余年中医经络理论的解剖物质基础，而且进一步印证肌骨解剖力学理论。肌筋膜力学感应有 12 个轴线，与中医经络的十二经络相吻合，每条筋膜力学感应线反映不同姿势时躯体物理力学平衡轴线的变化，并证实明确有肌筋膜的不同交叉连接，且筋膜附着于肌骨解剖位点与中医针灸穴位吻合度达 80% 以上。

肌筋膜疼痛综合征（MPS）病因、病理尚无共识，生物力学失常，局部或系统解剖轴线力学失常，肌纤维应力负荷超出其阈值造成损伤或持续长时间高应力负荷，直接或间接损害局部微循环结构与功能，缺血缺氧诱发炎性反应或肌肉能量代谢危或肌纤维电兴奋传导异常等加剧局部炎性反应，肌纤维局部挛缩粘连进一步加剧炎性反应，释放肿瘤坏死因子、白介素或 P 物质等伤害性疼痛因子，形成激痛点（也称触发点、板机点）。激痛点局部组织微循环不足、缺血缺氧及电生理功能异常为三大病因机制，病理切片呈现骨骼肌挛缩及单核巨噬细胞浸润为主的炎性反应，并可见肌纤维变性、坏死与挛缩。单一肌纤维扳机形成可影响单一肌群功能，扰乱肌群乃至同一轴线的力学失衡，并可诱

发远隔肌纤维或肌群肌筋膜炎性反应，乃至全身多轴线肌筋膜炎，出现全身的骨骼肌疼痛。

MPS 持续存在，尤其是负重关节相关韧带、肌腱筋膜的炎症反应，影响关节力学结构异常，进而诱发骨膜炎性反应，抑制成骨细胞代谢；同时肌筋膜炎因子积聚，肌组织硬化，使骨骼血氧供应迟缓甚至骨髓炎性反应，刺激破骨细胞功能亢进，导致骨骼重建异常，破骨细胞功能大于成骨细胞而导致骨代谢失衡。影像数据显示，骨关节骨骺为相邻肌肉附着点，肌筋膜炎性反应，疼痛刺激加剧局部骨细胞代谢失常，骨骺骨质增生与骨质疏松同步发生，而骨骺骨质疏松尤其是软骨下骨骨质疏松，影响关节软骨缺氧缺血改变而出现关节软骨炎性反应。这与实际临床骨关节肌疲劳—韧带附着点伤害性疼痛—骨骺骨质疏松—关节间隙狭窄—关节软骨硬化—关节骨疼痛—滑膜炎等骨性关节炎病情演变相一致。

不过，现有研究认为肌筋膜炎与 MPS 是两个不同病理生理特点的疾病。肌筋膜炎不同于 MPS，没有明确的激痛点与相应的牵张性反射痛，但对肌肉、肌腱、韧带乃至骨骼的微循环及肌骨细胞基质的影响更加显著。加之骨骼明确为特殊的结缔组织，与肌筋膜具有更多的同源属性。早期软组织急慢性损伤仅有充血、水肿等一般创伤性无菌性炎症，以后逐渐形成不同程度的炎性粘连、炎性纤维组织增生，最后形成不同程度的炎性组织变性和挛缩，组织变性常见的有胶原纤维变性、透明变性、黏液变性、脂肪变性等，可见慢性炎细胞显著增多。变性与挛缩的病理结构会导致筋膜骨整体的整体失衡，无菌性炎症影响肌骨代谢的主要架构在肌筋膜。遗传、老化、慢性劳损、感染等原因引起的在骨骼肌的兴奋—收缩耦联过程中，肌浆网对 $Ca^{2+}$ 的贮存、释放和再聚积大量增加，导致肌肉持续挛缩，出现结节、条索或局部紧张。在此过程中，乙酰胆碱释放、持续去极化、$Ca^{2+}$ 内流、肌肉收缩等环节都需大量的能量，造成与外界相对隔绝的封闭小区域，区域内代谢产物中的生化物质，如组胺、5-羟色胺、激肽、前列环素、神经肽类物质、钙基因相关肽等不能输出到小区域之外，导致乙酰胆碱释放增加，形成新的去极化。如此反复，形成一个恶性循环，慢性疼痛症状将持续存在。这种能量危及的主要场所同样在肌骨筋膜。临床上很多患者就诊时伴有长时间的焦虑、恐惧、精神紧张等负面情绪，或者机体长时间处于某一状态，最终导致关节压力与周围软组织被动牵拉，且无舒张的状态，使肌内循环障碍，结缔组织增生，关节失稳产生微小移位，肌肉在异常的状态下活动，形成恶性循环，最终导致骨性关节炎、椎间盘突出症或骨质疏松，这种力学改变的主要机制同样是肌筋膜，即筋膜链机械力的传播与肌骨细胞应力负荷改变。因而，OPD 防控将肌筋膜炎、MPS、肌少症甚至纤维肌炎等基于筋膜炎病理生理病变明确为 OPD 的基础疾病，骨性关节炎、椎间盘突出症和骨质疏松症的重要病因与伴随疾病。

### 四、骨质增生与骨质疏松

骨质增生（骨赘、骨刺）为局部骨骼代谢旺盛形成骨赘的现象，相关定义与病理生理作用尚无共识。既往认为骨质增生与骨质疏松是相对应的骨骼退行性病变现象。退行性骨性关节炎、椎源性疼痛与椎间盘突出症等患者影像资料均可见不同程度的骨赘形成。OPD 认为骨质增生为肌骨代谢重要的病理生理现象，为骨质疏松发生演变的重要环节。

既往认为骨质增生为人体骨代谢的正常现象。基于早期生物力学原理分析，为维持局部乃至轴线的力学平衡，局部肌腱—骨骼附着处肌纤维组织钙化或矿物质沉积形成骨赘，尤其是骨关节骨骺缘骨赘的形成可以增加骨关节承重面积，减缓关节应力负荷，增加关节的稳定性。随着影像功能的提升，骨质增生明确界定为椎体骨、关节骨缘及关节表面骨小梁的异常增长或局部骨密度的异常增加现象。因骨质增生易发生于椎体或关节骨缘，呈唇样突起，形似口唇或鸟嘴样而称为骨赘，影像检查中检查角度不同，部分骨赘呈针刺样又称为骨刺。骨质增生部位骨密度增加，发生脆性骨折的风险降低，尤其是骨性关节炎患者骨赘形成的骨骺骨密度显著增加，成为骨性关节炎患者关节软骨病变与骨质疏松负相关的重要依据。然而，动物试验与双能源 CT、功能 MR 分析显示骨性关节炎患者远离骨骺端长骨骨密度检测显著降低，骨皮质厚度变薄、灰质骨纹理显著紊乱，出现明显稀疏甚至空洞现象。

骨质增生形成的病因尚无共识意见，汇总相关文献认为主要病因有：

血肿机化机制：骨赘形成主要位于肌骨细胞连接的肌腱及其相邻组织，为肌骨组织应力负荷最大的部位或肌腱附着处，局部有骨膜的延伸或筋膜的覆盖。当应力负荷超出肌骨细胞承载阈值，微血管损伤，局部血液渗出，血液组织机化过程混合肌骨基质的矿物质，同时理化环境改变刺激骨膜成骨细胞代谢增加而形成骨赘。以运动员、重体力劳动者骨关节骨赘发生早且严重的案例验证此学说。

肌筋膜硬化机制：肌骨组织连接处，肌筋膜组织致密，应力负荷变化大，易发生局部缺血缺氧现象，诱发细胞老化而产生无菌性炎症，慢性炎性持续刺激肌骨基质代谢失常，矿物质、肌骨蛋白积聚，组织硬化—钙化而形成骨赘。炎性介质如肿瘤坏死因子、C 反应蛋白、胰岛素样生长因子、白介素致炎因子等检测显著增多及肌骨间隙尤其是肌腱、韧带炎性水肿的影像数据均支持此学说。

软骨成骨细胞代偿机制：骨赘病理切片细胞成分分析显示以软骨组织为主，骨赘形成不但易发生包括椎体终板在内的骨关节软骨骨骺的边缘，且骨关节中央也有骨赘的形成。从骨赘与骨关节软骨构成的基因、基因突变、蛋白组学检测如尿胶原蛋白生物标志物尿 α-C-telopeptide Ⅰ型胶原蛋白（α-CTX）、尿 C-telopeptide Ⅱ型胶原蛋白（CTX-Ⅱ）及炎性通路信号糖胺多糖等的异常改变，使关节软骨生成大于软骨细胞生长而形成骨赘。OA 动物模型与双能源 CT 钙磷或去脂成像均支持此学说。

所有骨质增生形成机制均源于机械刺激相关的应力负荷，尤其是动态功能 MRI 检查数据从局部解剖力学到肌筋膜链力学轴线改变、从脊柱骨小骨关节应力负荷到膝关节承载变化相关的骨赘形态、影像结构与功能影响的阐述，从肌骨组织的胶原溶解、边界层破坏、自我修复触发等骨质增生病理演变的每个环节均有异常的机械刺激存在。

OPD 从流行病学、基础研究与临床影像等视角明确认为骨质增生与骨质疏松为 OPD 的伴行病理改变。基础研究既往多局限于相关疾病确定的特定组织病变研究，骨赘明确为骨性关节的核心病理改变，并从关节软骨细胞应力负荷、血管生长因子与成骨细胞渗透等诸多炎性因子、转录蛋白、基因等数据证实骨赘形成的机制，且明确脊柱骨关节软骨骨赘形成及终板退化性骨赘形成相同机制，并明确提出骨关节骨赘形成与骨质疏松为负相关。然而，从整体肌骨生物力学、流行病与影像整体分析数据，甚至手术切除标本病理切片观察，骨质增生与骨质疏松确实是同时存在。膝骨关节炎人工关节置换术标本的断面观察，80%的关节骨骺缘显著骨质增生者手术断面呈现显著的骨质疏松改变；脊椎MRI、CT检查，脊柱骨缘骨赘形成，终板下骨骨纹理致密改变与中央骨质骨纹理稀疏同时存在，尤其是不同负重脊椎骨纹理均一度存在显著差异。而骨质增生与年龄相关性的观察，排除相关影响因素后显示骨赘形成数量与年龄正相关，女性相关性显著高于男性，重体力者显著高于低体力者等又与骨质疏松的健康危险因素相一致，由此证明骨质增生为骨质疏松的特异性临床表现。

（史沛钊　王金花）

# 第三节　骨质疏松疼痛病的病理

骨质疏松疼痛病既往均有相应的病理特点，但多局限于"责任病灶"，缺乏整体病理的评价与相关性认知。OPD明确骨质疏松为主要病理改变，且明确健康危险因素侵扰下导致的肌骨细胞老化—炎症—重建等病因所致。其中，肌骨一体病理改变认为肌筋膜炎、MPS、纤维肌痛、肌少症等肌肉退行改变为骨质疏松病理发生发展的启动与伴随的病理改变。

## 一、骨性关节炎与骨质疏松

临床工作中发现，确诊为膝骨关节炎病患者的全身骨矿物质含量下降，存在不同程度的全身性骨质疏松（OP）的证据；骨性关节炎（OA）患者检查显示，关节负重区软骨下塌陷、硬化，而非负重区骨密度降低，示骨质疏松症，以上均表明骨性关节炎的发生与骨质疏松有密切关系，认为两者之间可能有某种内在联系。骨质疏松很可能是骨性关节炎的发病原因之一。可能患者关节在运动、挤压时易引起骨小梁显微骨折，局部血肿形成，骨内压增高，产生骨性关节炎的所有病理改变和临床表现。即设想：骨质疏松→软骨下塌陷、硬化→炎性因子释放→软骨退变→骨质增生→典型骨性关节炎病表现。

基于膝关节影像动态研究结果显示：骨质疏松症与退行性膝骨关节炎存在正相关性。骨质疏松症对骨关节炎的作用可能通过以下几个途径：①骨质疏松症人群骨小梁减少，骨密度降低，易发骨小梁显微骨折，局部血肿，释放炎症因子，引起软骨退变，发生骨关节炎；②骨小梁显微骨折致使关节处力线改变，长时间累及造成受力较大的部分软骨发生塌陷，继而再次影响力线，形成恶性循环，最终发生软骨损坏，引起关节畸形；③骨质疏松症在骨细胞水平上表现出的是成骨细胞与破骨细胞改变，这种改变引起骨吸收与生成失衡，会促使炎症反应，发生早期的骨关节炎。

OA局部病理与局部解剖力学与解剖结构相关，以髋股关节OA为例，多以内侧半月板和外侧半月板的病理变化为基础，文献显示 MRI 检测到的内侧和外侧髌股关节软骨损伤的发生率升高有关。外侧半月板撕裂与内侧 PFJ 骨性关节炎的相关性大于内侧半月板撕裂与内侧 PFJ 骨性关节炎的相关性。与没有外侧半月板病变的膝关节相比，外侧半月板撕裂或挤压的膝关节在两年内发生外侧半月板软骨损伤恶化的风险约为两倍。基线处内侧半月板撕裂对内侧 PFJ 中骨髓病变在两年内的恶化具有保护作用；而内侧半月板挤压对内侧 PFJ 中 OA 特征的恶化没有显著影响。内侧半月板相对外侧半月板更牢固地附着于胫骨和内侧副韧带上，外侧半月板更具有移动性，不牢固地固定于外侧副韧带上。在一般人群中，活动能力的降低，加上内侧负荷的增加，导致内侧半月板损伤的发生率较高。内侧半月板病变（40% 撕裂，44% 挤压）的发生率高于外侧半月板病变（14% 撕裂，8% 挤压）。虽然内侧半月板病理更常见，外侧半月板病理似乎更不利于 PFJ。当半月板完好无损时，内侧半月板在内侧旋转时承受最大载荷，外侧半月板在外侧旋转时承受最大载荷。因此，当外侧半月板病变与外侧胫骨平台凸面提供的稳定性下降相结合时，外侧半月板病变对胫骨旋转的影响可能更大。这种异常的胫骨运动可能反过来影响内侧和外侧 PFJ 的应力分布，导致 PFJ 损伤。所以，OA 病理分析同样需要对局部解剖涉及的所有组织进行整体病理分析，尤其是对早期关节相邻软组织退行改变的确认更有助于 OA 早期防控。

## 二、椎间盘突出与骨质疏松

多数研究认为骨密度减低是影响椎间盘突出症的发生的重要因素，而腰椎间盘突出症对骨质疏松是否有影响尚未定论。多篇临床流行病调研文献显示，老年骨质疏松症患者椎间盘突出症的发病率明显上升，多数认为腰椎间盘突出的老年女性患者骨密度值降低，且骨密度减少，而骨质疏松患者在椎间盘突出组中占有较高的比例，说明骨密度减低对腰椎间盘突出症有一定的影响，但二者间关系不显著，同样也说明腰椎间盘突出症并不是骨质疏松症的主要影响因素。采用 QCT 及三维成像后处理技术在椎体断层轴位及矢状位施行骨密度测量，反映椎体容积骨密度，弥补测量位置单一等方面的不足，结果可信度高。不少学者认为椎间盘突出症与骨质疏松相关，有正有负，近年以来更多的趋向有正相关性。分析原因可能：①考虑随着年龄的增长，老年人椎间盘变性对椎间盘突出症的影响远超过腰椎骨密度减低对其的作用，选择不同年龄段的研究对象可能是造成两者关系不同结果的重要原因，因此研究对象年龄的范围选择至关重要，需要开展不同年龄段大样本采集来印证此观点；②突出的椎间盘相邻上下两椎体骨密度间的特殊差异可能是造成椎间盘突出症的重要原因，QCT 椎间盘突出组 $L_4$ 与 $L_5$ 两椎体 BMD 值间有明显差异。大多数研究仅简单分析各个椎体或椎体平均骨密度值，而忽略椎间盘相邻椎体骨密度差异，这种差异可能是造成椎间盘受力不均衡导致其髓核脱出的重要原因，需要大量临床实验或动物造模验证。

椎体血管中营养物质到达软骨终板，经过弥散、通透作用于营养纤维环及髓核，这是椎间盘营养代谢的重要途径，受诸多因素影响。椎板内营养通道的阻塞、终板骨化或钙化、终板损伤是影响椎间盘营养供应、导致其退变的常见原因，同时也是主要原因。骨质疏松可引起椎体骨板增厚、骨痂形成，加速软骨终板的钙化，可能会影响椎间盘营养通路，导致椎间盘变性。临床研究显示对腰椎间盘突出症合并骨质疏松患者经抗骨质疏松的联合治疗效果明显好于单纯的纠正椎间盘突出，提示二者之间有一定关联。腰椎间盘突出症及骨质疏松症是老年女性常见病，两种疾病影响因素较多，部分制约因素相同，例如，饮食、运动等生活习性的不同，遗传、年龄、自身免疫的差异，在采集受检者信息时发现，因腰椎间盘突出引起的腰腿部疼痛症状能不同程度影响患者的活动能力，不少人会采取制动、减少或降低运动强度来减轻疼痛，运动量的减少、运动方式的改变是骨密度降低的主要影响因素。椎间盘突出组中椎间盘邻近上下两椎体间有差异，说明骨密度对腰椎间盘突出症可能有一定的影响，椎体间骨密度存在的某种特殊差异是造成椎间盘突出的一种原因。

IDD 是一个慢性、复杂的过程，伴有腰痛，其发生机制尚未完全明确。其过程不仅伴随着形态学的变化，还伴随着组织学和生化性质的系统变化。据报道，许多细胞和分子机制与 IDD 有关，为了逆转退化趋势，需要恢复活细胞的异常状态和改变的细胞表型。

OPD 患者脊柱骨质量影像检查研究从脊柱生物力学、形态结构、骨皮质与骨松质骨纹理均一度、骨髓水肿等病理生理分析，结果显示脊柱小关节骨性关节、脊柱源性疼痛、椎间盘突出、椎体骨质疏松等病理改变共存比率高达 72.9%。200 例 60 岁及其以上住院患者影像资料评估结果显示，71%（142/200）的患者非 OPD 相关影像检查存在 OPD 病理改变信息，以颅脑、胸部、腹部 CT、MRI 检查影像中骨质量信息改变为主，其中椎旁软组织影像改变与生物力学改变为影像与临床医师判断能力最差的内容。肌肉体积或面积，张力与纹理，肌筋膜硬化、钙化或水肿，肌腱或韧带钙化、骨质疏松增生及椎体形态轻微改变等 OPD 整体病理分析信息识别率也较低。而社区乡镇医院经过培训后 38 名临床医师普通膝关节九方格综合阅片技术应用于 600 例患者，KOA 早期确诊（Ⅰ~Ⅱ级OA）比例从 24.3%（142/600）提高至 73.2%（439/600），而明确为骨质疏松型膝骨关节炎由 39 例显著提升到 403 例。

### 三、肌少症与骨质疏松

肌肉和骨骼作为运动系统的两大重要组成部分，肌少症和骨质疏松症常伴随出现，可统称为"运动障碍综合征"。还有学者基于骨质疏松症分期的诊断标准提出"肌肉衰减—骨量减少症""肌肉衰减—骨质疏松症"的概念。有研究发现骨质疏松症是增加肌肉衰减综合征发病风险的一个危险因素（$RR=3.65$，95% $CI$：$1.64 \sim 8.11$，$P < 0.01$），随着骨质状况的下降，身体各部位骨骼肌质量呈下降趋势，肌肉衰减综合征的发生率由 3.2%（骨质正常组）增加到 12.5%（骨质疏松组）。也有相反的结论，罹患肌肉衰减综合征的患者发生骨质疏松症的风险可能是非患者的 1.8 ~ 2 倍。

骨骼和肌肉系统互相联系，肌少症和骨质疏松症存在许多共同的危险因素及发病机制。因此可对其进行共同的营养、运动、药物干预，共同防治肌少症与骨质疏松症，减少跌倒骨折率，提高老年人生活质量。实验表明，乳清蛋白相比酪蛋白可在肠道中更快吸收，可有效限制老化过程中的蛋白质损失，以刺激健康老年人的肌肉蛋白质合成率。长期使用富含亮氨酸的饮食可控制老年人的肌肉萎缩。均衡膳食包括高钙、低盐和适量蛋白质，可有效防治骨质疏松症。

## 四、OPD 的整体病理

综合上述 OPD 相关疾病的病理，虽然近年基础与临床病理研究，尤其是双源 CT 与功能 MRI 及肌骨超声的应用，对 OPD 基础病理与共病相关的病理有较清晰的认知。

1.肌骨炎症的整体分析　OPD 明确肌骨老化为主要病因，而炎症与肌骨细胞重建为肌骨细胞老化的伴随病变，这些病变的产生则源于年龄、性别与遗传为主的不可改变健康危险因素与营养、运动、心理、姿势、环境与角色等诸多可改变的健康危险因素。但肌筋膜炎几乎是所有 OPD 主要疾病的启动疾病或伴随的疾病。

从 OPD 基础病理分析，肌骨细胞老化、炎症与重建等病理生理改变是以不可改变危险因素导致的细胞老化为基础，而炎症虽然多数文献强调细胞老化诱发局部的炎症，真实临床可改变危险因素导致的肌骨细胞老化中往往肌骨组织炎症为基础病理，尤其是青少年慢性颈肩腰腿疼痛病理分析，多具有营养失衡、运动失当、心理压力大、姿势不良与环境损害等多种因素共同作用诱发 OPD。尤其以肌筋膜炎或肌筋膜疼痛综合征为高发。除软组织外伤外，表现上肌筋膜炎为姿势不良或过度疲劳诱发的肌筋膜炎，实质均有营养、运动、心理与环境因素为诱因。即肌肉细胞内外基质营养素供应或摄取失衡与运动失当（包括长期姿势不良诱发）的慢性肌组织缺血缺氧等共同病因导致局部炎性反应。

总之，炎症不但是 OPD 基础病理改变的启动因素，而且是全人生、全过程的肌骨慢性疼痛与退行性病变的基础病理改变。需要注意的是，目前影像技术对肌骨炎症的识别、判断乃至精准诊断提供了扎实理论与临床技术经验，但需要不断传承、总结、创新健康危险因素识别、评估与干预中远期整体康复过程的危险因素为病因，疲劳—疼痛—失眠为核心系统病史调研与物理检查的病理生理分析，明晰退行性病变是以无菌性炎症为基础，责任病灶病理生理特点是组织缺血缺氧致微循环功能退化，肌骨细胞老化与炎症反应诱发肌骨解剖结构改变，其中机械刺激与细胞应力阈值改变及炎症刺激为特点的解剖力线改变与适应在肌骨结构改变发挥着主导作用。现有文献显示，无菌性炎症是全身所有组织器官功能退行改变的基础病理生理，受不可改变因素难以逆转及可改变危险因素思想道德与心理因素难以改变影响，无菌性炎症难以消除，消炎镇痛为基础的药物治疗基本是对症性治疗，而营养矫正为基础的运动康复、认知干预与疼痛管理等非药物治疗，减缓或控制危险因素的刺激是能够减缓或控制炎症的加剧致病情的发展，是慢性病防控新时代实施患者健康管理服务的理论基础。

2.肌腱慢性炎症与退行性病变　肌腱作为骨与肌肉的关联纽带，即肌骨交界组织，是一种独特的结缔组织，是连接肌肉和骨骼的肌肉骨骼系统的组成部分，在运动功能协调中具有重要的作用。慢性肌腱损伤是一种常见的软组织损伤，是生理负荷范围内发生的重复性微损伤（退化性损伤），包括由于肌纤维过度使用或反复强烈牵拉而引起肌腱胶原纤维退行性病变肌腱炎，除了累及肌腱本身外，还会累及腱鞘导致末端病和滑囊炎。此外，肌腱、韧带和肌肉起止点部位，由于损伤引起局部充血、渗出、水肿和由于未能完全吸收，继而导致代谢产物在局部滞留，形成粘连、增厚，引发纤维化、骨化乃至钙化等一系列病理变化，也会导致如冈上肌肌腱炎、网球肘、跟腱损伤等末端病，其组织学特征有胶原纤维紊乱、蛋白多糖和糖胺多糖含量增加，非胶原 ECM 增加和新生血管形成。这些细胞和分子的变化改变了肌腱的力学性能，并引发疼痛。急性肌腱损伤是指肌腱部分或全部断裂，在快速降速、着地或变换方向并伴随中等强度或大强度牵拉负荷的肢体活动中较为常见。此外，在慢性退行性病变的部位，日常负荷强度下也易发生肌腱撕裂或断裂。运动性肌腱损伤是由许多外在和内在因素共同导致的。内在因素包括性别、年龄、2 型糖尿病和肥胖症等疾病，以及遗传等因素；外在因素主要有缺氧、缺血损伤、氧化应激、体温升高、运动和特定的工作特质等，其中，重复的异常机械负荷刺激诱导 MMPs、生长因子、PGE2 等生物因子的产生，导致 ECM 重构缺陷，可能会引发肌腱损伤的发生。

　　近年有学者提出肌腱干细胞错误分化是钙化性肌腱病的潜在发病机制的观点，试图从肌腱干细胞的力学生物学角度阐述肌腱钙化与机械刺激或过度机械负荷的关系。该观点认为，肌腱损伤是一种细胞介导的愈合失败过程，急性肌腱损伤发生后，正常肌腱愈合过程中肌腱干细胞增殖并分化为腱细胞参与组织修复。然而，当机械负荷改变导致其对正常运动的愈合能力受损或微损伤积累时，肌腱干细胞向成骨细胞和 / 或软骨细胞的错误分化（骨—软骨发生），可能是钙化性肌腱病发生软骨发育不全和异位骨化或骨质增生的原因。对正常肌腱组织和病变组织中的肌腱干细胞生物学特性进行研究发现，与健康肌腱组织中分离的肌腱干细胞相比，病变组织中的肌腱干细胞具有更高的成骨分化潜能。动物试验肌腱病模型的跟腱组织中分离出两个肌腱干细胞的亚群 CD105Pos 肌腱干细胞和 CD105Neg 肌腱干细胞，其中 CD105Neg 肌腱干细胞被认为是导致肌腱软骨样变性的主要原因；过度的机械负荷下肌腱干细胞会异常分化为非腱细胞，如重复的周期性牵拉增加了大鼠肌腱干细胞中 BMP-2 的表达，BMP-2 可诱导体外肌腱干细胞的成骨分化；ECM 排列的改变也可能导致肌腱干细胞在肌腱病变中错误分化。导致肌腱干细胞错误分化的具体机制目前尚未明确，当前研究认为，机械因素、可溶性生物活性因子和 ECM 的弹性等都可能导致肌腱干细胞错误分化。

　　总之，对肌腱和肌腱干细胞的力学生物学研究更有助于理解肌腱的稳态、肌腱损伤发病机制和损伤愈合机制。肌腱干细胞可能通过在过度的机械负荷下进行非腱系分化，从而导致肌腱稳态的破坏，导致肌腱微损伤积累或发生退行性改变。深入了解干细胞对机械信号的转导机制以及肌腱干细胞与细胞外环境的相互作用，肌腱干细胞信号转导与分化之间的信号网络，有望为肌腱疾病的预防或治疗提供新的治疗方法和康复手段。

（史沛钊　王金花）

## 参考文献

［1］陈群群，黄宏兴．"肌少—骨质疏松症"的研究现状与进展 [J]. 中国骨质疏松杂志，2018, 24（10）：
1346-1352.

［2］王娟，于滕波，郑占乐，等．膝骨关节炎病理机制的研究进展 [J]. 河北医科大学学报，2019, 40（10）：
1237-1238.

［3］时刚，张开伟.骨质疏松症和膝骨关节炎共病的蛋白组学分析 [J].中国组织工程研究，2018, 22（36）：
19-25.

［4］JOSHUA, HAVELIN, TAMARA, et al. Mechanisms Underlying Bone and Joint Pain[J]. Current Osteoporosis
Reports, 2018, 16: 763-771.

［5］LIPMAN K, WANG C, TING K, et al. Tendinopathy : injury, repair, and current exploration[J]. Drug Des
Devel Ther, 2018, 20（12）：591-603.

［6］BAO-LONG, PAN, ZONG-WU, et al. Decreased microRNA-182-5p helps alendronate promote osteoblast
proliferation and differentiation in osteoporosis via the Rap1/MAPK pathway[J]. Biosci Rep, 2018, 38（6）：
BSR20180696.

［7］DAVIS J E, HARKEY M S, WARD R J, et al. Accelerated knee osteoarthritis is associated with pre-
radiographic degeneration of the extensor mechanism and cruciate ligaments: data from the Osteoarthritis
Initiative[J]. BMC Musculoskeletal Disorders, 2019, 20（1）．

［8］赵志宏，王锐，国宇，等．膝骨关节炎患病率及与骨质疏松症相关性研究 [J]．中华骨科杂志，2019,
39（14）：870-875.

［9］代永亮，赵圆，刘文亚，等．运用定量 CT 对老年女性腰椎间盘突出症与椎体骨密度的相关性研究 [J].
中国骨质疏松杂志，2014（11）：1317-1321.

［10］崔敏，于康，李春微，等．肌肉衰减综合征对社区中老年人骨质疏松症、脆性骨折发生风险影响的
系统综述和 Meta 分析 [J]．中华临床营养杂志，2019, 27（4）：204-212.

［11］ABRAHAMSEN B, BRASK L D, RUBIN K H, et al. A review of lifestyle, smoking and other modifiable
risk factors for osteoporoticfractures[J]. Bonekey Rep, 2014, 3: 574.

［12］丁呈彪，周云．膝骨关节炎患者滑膜炎的发病机制及研究进展 [J]. 中国组织工程研究，2015, 19
（51）：8327-8332.

［13］ALMEIDA M, LAURENT MR, DUBOIS V, et al. Estrogens and Androgens in Skeletal Physiology and
Pathophysiology.[J]. Physiological Reviews, 2017, 97（1）：135-187.

［14］秦集斌，宋洁富，薛旭红．原发性骨质疏松症的病因学研究进展 [J]. 中国骨质疏松杂志，2016, 22
（4）：511-514.

［15］杜静珂，于志锋．机体衰老对骨细胞力学响应的影响 [J]. 医用生物力学，2019, 34（3）：333-338.

［16］李海鹏，姚建华，孙天胜．线粒体在骨关节炎发展中的作用及机制 [J]. 医学综述，2018（7）：1289-
1293.

［17］TURKIEWICZ A, KIADALIRI A A, ENGLUND M. Cause-specific mortality in knee, hip and hand
osteoarthritis[J]. Osteoarthritis and Cartilage, 2018, 26: 11-15.

［18］黄志，郭卫兵，王小虎，等．早期骨关节炎中慢性滑膜炎的发生机制研究进展 [J]. 实用骨科杂志，
2016, 22（5）：428-431.

［19］王娟，于滕波，郑占乐，等．膝骨关节炎病理机制的研究进展 [J]. 河北医科大学学报，2019, 40（10）：
1237-1238.

［20］PAWASKAR A, BASU S, JAHANGIRI P, et al. In Vivo Molecular Imaging of Musculoskeletal Inflammation
and Infection[J]. Pet Clinics, 2019, 14（1）：43-59.

［21］CAI F, WU XT, XIE XH, et al. Evaluation of intervertebral disc regeneration with implantation of bone marrow mesenchymal stem cells （BMSCs） using quantitative T2 mapping: a study in rabbits[J]. Int Orthop, 2015, 39: 149–159.

［22］SALLY ROBERTS, PAULINE COLOMBIER, ANEKA SOWMAN, et al.Ageing in the Musculoskeletal System[J]. 2016, 87（363）: 15–25.

［23］李江，包海姣，谢平波，等 . 衰老对骨骼肌卫星细胞增殖分化影响的研究进展 [J]. 山东医药，2018，58（45）: 101–105.

［24］黄威，尹宗生 . 炎症与骨关节炎软骨退变 [J]. 中国矫形外科杂志，2019，27（5）: 448–452.

［25］张健，韩金祥，王延宙，等 . 肠道微生物与骨病的研究进展 [J]. 中国骨质疏松杂志，2019，25（3）: 388–392, 403.

［26］李丽娟，林静，王凌 . 肠道微生态影响绝经后骨质疏松症发生发展的研究进展 [J]. 中国免疫学杂志，2019，25（16）: 2032–2038.

［27］焦丹丽，邢秋娟 . 软骨细胞衰老在骨关节炎中的作用 [J]. 老年医学与保健，2019，5（3）: 414–417.

# 第四章　骨质疏松疼痛病的临床流行病学

　　流行病学是研究特定人群中疾病、健康状况的分布及其决定因素，并研究防治疾病及促进健康的策略和措施的科学；临床流行病学是用流行病学原理和方法去设计、测量和评价临床医学中的问题，是把现代流行病学与临床医学结合起来的一门医学交叉学科。临床流行病学已经成为慢性病防控的核心技能，是骨质疏松疼痛病防控（OPD）的基本技能。临床流行病学源于生物—心理—社会医学模式下，医学研究与临床诊疗的认知从就医者疾病模式转化为健康模式，不但需要医者获取患者疾病的诱因、病因、病理与诊疗的相关性，还需要有效评价不良的健康习惯，尤其是心理、社会、环境与职业有关的健康风险因素，并应用疾病防控的理论技能诊疗与指导患者认知疾病与防控疾病，医患共同提升健康素质，防控疾病，维护健康生活质量。健康管理服务需要的职业技能远远超出传统医学教育中以人体生理病理为基础的疾病诊疗技术，涉及流行病学、卫生统计学、卫生经济学、心理学、伦理学与社会医学等相关理论技能。职业活动中不单是诊疗好个体患者，还需从诸多患者数据中适时获取相应群体的疾病信息，并从就医者整体防控拓展到社区与家庭，将疾病早识别、早检查、早诊断、早治疗与早康复，"五早"防控应用于区域乃至全人类疾病发生、发展和转归规律的认知及提高中。

## 第一节　临床问题与决策

　　以提出问题、分析问题、解决问题为线索，并把问题线索始终贯穿于整个临床过程中，不断提高临床技能水平是临床流行病学应用的基础与意义，也是慢性病防控新时代行医者事业继续发展的基本能力。明确为肌骨退行性疼痛病的创新概念，在"通识、融合、标准、沟通"原则下将当下相对独立的肌筋膜疼痛、骨性关节炎、椎间盘突出症与骨质疏松症等理论与技术归类于一类慢性病，且明确为全身肌骨代谢性疾病，试图与当下高度关注的心脑血管病、糖尿病、慢性肺病和肿瘤等系统概念与防控体系构架相吻合，即荟萃分析近十年相关疾病基础、流行病与临床防控研究前沿理论与经验，同时融合临床流行病学理论涉及的诸多学科理论与技术，学习理解、应用研究过程自然存在诸多问题。

　　临床流行病学理论融合了当代流行病学与循证医学理论技术，从循证医学角度，将临床问题分为背景问题与前景问题。背景问题是关于疾病的一般知识问题，可理解为医师对就医者病史、既往史、家族史与诊疗史的问询的确认与回答，慢性病防控更多地关注患者健康风险因素的问询及疾病发生发展相关性分析，涉及营养、运动、职业、心理、环境与社会健康的问题。前景问题是关于处理、治疗患者专门知识问题，也涉及与治疗有关的患者生物、心理及社会因素等；是临床医师在对患者的诊治过程中从专业角度提出的问题，涉及疾病诊断、治疗、预防及预后的所有环节及治疗有关的患者的生物、心理及社会因素等。

## 一、疾病的背景问题

每一个临床问题均涉及患者、怎样、何处、何时、为什么等密切相关逻辑问题。如2年前诊疗的一位Ⅲ级双膝骨性关节炎贫困患者，应用OPD防控方案以最基本的医疗技术指导1年，前后双膝X线平片对比由膝骨关节炎Ⅲ级恢复为Ⅱ级。若将其视为一个临床安全问题进一步验证研究与应用，背景问题涉及的基本要素包括：老年，女性，双膝间断性疼痛伴功能障碍5年，加重3个月到某乡镇医院门诊诊疗。患者持有"贫困医疗证"，且时常服用其他患者剩余的药物镇痛，住院基本检查明确为膝骨关节炎Ⅲ级，关节腔注射、物理治疗可暂时缓解疼痛。因患者需要坚持到"贫困车间"工作维持家庭基本生活，难以住院规范诊疗。对此，针对患者体质与疾病情况，给予患者营养、运动、心理与职业的保健能力指导，3个月后再没有定期住院对症治疗、6个月后停用非甾体抗炎药及抗骨质疏松基本药物，9个月时临床疼痛症状基本消失，WOMAC评分由初始时75分降为41分，12个月时复诊双膝关节X线平片膝骨关节炎由初始的Ⅲ级恢复为Ⅱ级，WOMAC进一步降低为28分。通过这个简要病史，阐述了个案的基本背景问题。

背景问题需要确定明确的患者关注问题。如患者患的是什么病，为什么会患这种病，什么原因引起的，这个病进一步发展的结果是什么。如上述案例每次患者复诊时患者均反复询问相关问题。如首次接诊时患者十分紧张地提出"我的膝关节到底患的什么病？是否仅能对症治疗？是否不能治愈甚至难以缓解？等问题，"以传统理论技术回答患者的问题可能是："您的双膝关节疼痛确诊为膝骨关节炎，是一种膝关节软骨退行性病变引发的关节无菌性炎症，也是一种'老病'，难以治愈，基本以对症治疗为主，晚期可做膝关节置换手术"等。而从OPD相关骨性关节炎防控角度给予患者的回答是："您的双膝关节疼痛确诊为膝骨关节炎，病情发展到中期，若进一步发展可能出现膝关节显著的畸形改变，疼痛进一步加重及功能损害。膝骨关节炎为中老年人最常见的疼痛病，从您的年龄与日常吃喝及活动情况，结合您膝关节检查与照片，可以明确您的膝骨关节炎为骨质疏松疼痛病的一种类型，确认您身体内有明显的肌肉与骨骼代谢异常。若在规范治疗的同时，您能够逐渐改变生活习惯，掌握针对性膝关节保健技术可能会恢复，至少可减缓病情的发展……"持续一年的诊疗过程中均反复实施针对性OPD相关的健康教育及针对性保健技术指导，获得良好的预期结果。

## 二、疾病的前景问题

循证医学明确临床前景问题主要是疾病诊断、治疗、康复问题的诊断依据、治疗选择、康复类别与预期目标的相关问题是否暴露。即确诊主要问题是否符合相应的诊疗指导或标准，若存在差异，符合的指标为暴露，不符合的指标为非暴露。

1.疾病诊断　随着循证医学的快速推广与患者健康需求的快速提高，医患矛盾日渐紧张，加之精准医学的推广，基于流行病学与健康大数据的精准诊断试图维护临床医师的主导地位，使规范化、标准化与证据化的专家共识、诊疗指南与治疗规范等基于循证医学的国家级甚至国际化的诊疗规范不断更新。其中，疾病诊断相关组（DRGs）付费管理逐渐成为诸多国家基本的医保管理模式，疾病诊断的重要性对医患双方不言而喻，使得医患沟通的重要性更加突显。OPD试图建立一个更加清晰的健康认知体系，如同心脑血管病的血压、糖尿病的血糖，明确骨质疏松疼痛病核心是骨质疏松，而骨质疏松公认为全身骨代谢性疾病。不同于狭义的骨质疏松症，OPD明确为全身肌骨代谢性疾病，明确肌骨一体的全身代谢疾病，能够使医患双方从整体健康的视角认知OPD，理解并主动防控OPD。

2.治疗选择　慢性病防控不但需要规范实施知情同意、病情告之，尚须实施"患者参与患者安全"措施。如腰椎间盘突出症患者，明确诊断：退化性椎间盘突出症、椎管狭窄、坐骨神经痛合并骨质疏松症、椎旁肌筋膜炎与抑郁症等；规范化诊断有利于膳食、运动保健、心理疏导与角色适应等优质护理策略的制订，针对性采用非甾体抗炎药、抗骨质疏松、局部软组织抗炎与微循环改善等基础治疗，同时需要提供适宜的椎间盘微创介入、开放手术与物理治疗等诸多治疗模式2种及2种以上的选择方案，且需要明确相关治疗的适应证、核心技术流程、主要并发症及其风险、治疗预期目标等。

3.康复类别　OPD为慢病主要并发症，OPD的康复尚未引起广泛的重视，尤其是缺乏权威临床流行病大数据的支持，OPD相关疾病在慢病中的基础地位尚未被卫生行政管理者与民众所关注，OPD防控体系中疼痛康复为关键性措施，包括物理、运动、中医中药及营养心理的康复均应是医护人员关注的重点。

4.预期目标　"这个病能够治好吗"是患者及其亲属关注的主要问题。肌骨退行性疼痛与国人"老病"均可使医患双方将OPD视为"不死的癌症"，使患者放弃诊疗，甚至非专业的临床专家确诊脊椎压缩性骨折并发严重椎源性疼痛时也以"老病"为由，让患者耐受残疾且痛苦的晚年生活。能力健康培育为OPD防控健康管理的基本技能，明晰当下临床诊疗技术尚难以扭转骨质疏松症"不死的癌症"的医患认知，更加彰显"五早"防控的重要性。学习、应用、创新更多地康复治疗技术，提出更多维护高质量健康生活质量的预期目标是OPD的追求目标。如上述双膝骨关节炎患者虽然给予相对模糊的、理想的预期目标，提升患者主动配合康复治疗措施，使得患者以极大的兴趣提升自身能力健康水平而实现良好的预期目标。

## 三、疾病的临床决策

临床流行病学以循证医学为基础，明确临床决策需要解决问题的方法：

1.临床发现　通过收集与整理临床病史、查体、辅助检查等资料发现临床疑点。如上述双膝骨关节炎个案患者，普通X线平片明确为膝骨关节炎Ⅲ级，为何给予抗骨性疏松治疗且营养饮示指导、体能运动锻炼均有益于膝骨关节炎的康复呢？

2.病因研究　从临床发现中如何确定疾病的病因并研究。如膝骨关节炎患者病史中有营养不良与工作劳累问题，具有膝骨关节炎病因，同时膝周内外侧韧带、膑下韧带均有明显的压痛，特别是膝关节 X 线平片见股骨、胫骨均有骨纹理稀疏与空洞改变、股骨皮质变薄、膝周肌骨间隙水肿及肌肉钙化等骨质疏松影像学改变而确认患者为骨质疏松。

3.临床表现　相应的指南、标准与共识等规范化诊疗为何在临床表现中存在差异，即能否明确健康风险因素与临床表现的相关性。同样是该例膝骨关节炎，详细病史调研发现有直接或间接的风险因素达 6 项以上，既往诊疗史也有肌筋膜炎、骨性关节炎复合治疗史，全程并无膝关节滑膜炎表现，需要我们有更加精准的临床分型及共病的识别。

4.鉴别诊断　从临床发现、病因研究、临床表现相关资料分析中进行针对性的鉴别诊断。近年提出的共病概念增加了临床鉴别诊断的层次，如针对上述双膝骨关节炎患者，首先要鉴别膝骨关节炎是骨质疏松性骨性关节炎还是骨性关节炎合并骨质疏松，同时需要鉴别膝关节相关的韧带损伤、感染性骨关节炎、痛风性关节炎或免疫性关节炎等。

5.试验性诊断　为确诊或排除某一疾病，可根据诊断试验的精确性、准确性、患者的可接受性、费用和安全性等各方面因素，选择合适的检查，并准确解释其诊断性试验治疗的结果。随着 DRGs 的推广，住院次均费用的调控，试验诊断的精准化、实用性与合理性需要有效评价后选择个性化的治疗模式。

6.预后判断　在诊断与鉴别诊断基础上，通过对疾病的整体评估和病情演变进行推理，明确近期与远期病情发展的风险与主要并发症发生的可能性。针对性告知患者未来膝关节畸形及功能障碍甚至残疾的预期评价，唤醒患者对膝关节保健的认知，患者接受适宜自身健康需求的保健技术。在当今医疗环境下，疾病风险与知情同意并不能改善患者及其亲属的健康认知。而基于健康管理服务的 OPD 防控体系，能够强化健康风险因素的评估与干预，适宜个体患者的整体保健技术的培育，使患者能够有效配合医方共同提高疾病防控的效应。

7.治疗研究　选择适宜患者的个体化合理治疗方案。健康管理服务理念要求将患者心理—社会—环境—职业健康的矫正有效融合，不但要针对整体疾病实施综合治疗，还须给予针对性保健指导，使患者健康风险因素的矫正有明晰的知识与技术选择。医师需要拟定 2 种及 2 种以上的整体治疗方案供患者选择。上述患者住院治疗方案即确定神经阻滞、关节腔注射、物理治疗、关节镜治疗及射频消融治疗多种方法整合治疗方案，且均有相应的保健技术培训内容。

8.疾病防控　医疗服务模式下疾病预防"患者参与患者安全"模式的确立，重点是预防诊疗过程中相关并发症的产生或并发症的预防。如膝关节腔注射治疗过程中出现出血、感染及神经损伤等并发症。OPD 防控拓展为治疗风险防控基础上整体疾病的防控，且重点强化主诊疾病及其共病病情演变的防控，甚至包括患者亲属相关疾病的防控。如上述患者疾病防控的重点是膝骨关节炎与骨质疏松病情发展演变的预防与控制。

9.健康需求　满足不同患者的健康需求，提升患者疾病防控能力为 OPD 防控体系的重点。传统医疗服务中医患沟通的重点是明晰患者的就医意图，且明确患者意图对患者诊疗影响的预期。临床决策能力是行医者职业能力的外在体现，洞察患者就医意图并通过针对性沟通形成共识，并引导患者参与临床诊疗为临床医师的基本境界。OPD 为基于健康管理服务的慢性病防控体系，基础是疾病"五早"原则落地，目标是医患能力健康的水平的提升。

10. 专业发展　每个诊疗案例的适时总结并针对临床问题检索文献，提高临床技能，更好更有效地服务患者，进而逐渐提升个体或团队继续专业发展水平。如上述患者针对其贫困家庭现实情况，结合 OPD 研究成果确定的验证性成功案例，促使团队有更大的信心将基于医患双方能力健康培育确定为 OPD 患者健康管理服务的基本内容。

### 四、临床问题的思维进展

1. 系统性　传统临床流行病学研究重点是单一风险因素致病概率与特点，如骨性关节炎局限于关节软骨退行病变、椎间盘突出症局限于髓核压力及相关风险因素。系统性临床流行病学临床问题提出与分析需要从分子、细胞、组织、人体、群体乃至环境生态的多因素、多水平、多组学的深入研究，确定相应的疾病模型。OPD 正是基于此理念确定的概念、理论与防控体系。个体患者同样从患者健康风险因素、病因病理、临床表现与复合治疗的角度确定临床方案，即临床问题的分析需要从点到面的整体评价，多元评价与团队服务。

2. 共病　共病是指具有相同基础病因且临床相互关联的疾病，为慢性病防控新时代，医患双方认知疾病的重要进展。在当今老龄化社会的背景下，慢性病患者不但相同病因的多种疾病共存，而且身体衰弱、心理疾病、角色失独与环境损害相关的多重药物同时使用，共病的病情更加繁杂，诊疗风险显著加大。对此，WHO 将共病定义为"同时具有多种长期且需要复杂和持续治疗的健康问题"。共病患者身体功能更容易衰退、生活质量更差，所需要的医疗费用支出更高，发生药物不良反应与临床安全事件更多。传统的医疗服务已经难以适时且高效地解决这些临床问题，因而应从共病的临床流行、整体评价、聚集模式以及健康管理服务的角度深入研究。OPD 不但将传统的肌筋膜炎、骨性关节炎、椎间盘突出症和骨质疏松症等常见肌骨退行性疼痛病理论与技能整合，而且明确为慢性病基础病与主要并发疾病，将心脑血管病、糖尿病、慢性肺病和肿瘤等纳入共病进行整体防控。

3. 能力健康　能力是完成某项任务或实现某一目标所具有的综合素质，是人生存于社会最基本的要求。能力健康是指个体或群体面临挑战时具有的自我管理与应对能力，为 21 世纪健康的新定义，包括生理、心理、社会能力健康。在 OPD 验证研究中，从提升医患双方健康素质的角度，强调能力健康的培育，可以发现传统医疗服务模式下难以发现的许多临床问题，如上述双膝骨关节炎患者，具有很强的疼痛忍受能力，但难以避免膝周韧带疼痛引发的功能障碍对工作的影响。我们指导给患者在工作间隙自行拍打膝、腰骶、髋和踝关节，按压膝周痛点的自我保健技术。

4. 职业原则　是长期实践经验总结所得出的合理化的现象，是群体生活应当遵循行事准则。医学模式从生物医学到生物—心理—社会医学模式，再到目前的生态医学模式，尤其是进入 21 世纪基于健康经济的健康产业的确认与快速发展，医学职业面临着前所未有的挑战。对此，笔者从疼痛科学科建设的角色提出"通识、融合、标准、沟通"原则（中华医学会疼痛学分会 2019 年学术报告），通识为人们生存于社会的基本知识，是认识、适应与促进社会和谐的基本能力；融合为健康中国背景下，职业能力提升需要多学科理论技能的协调或整合，满足患者的健康需求；标准是特定的组织或部门对职业工作中重复性事物或任务制定的统一的行为准则或规范，是临床问题思维应遵循的准则；沟通是个体与个体、个体与群体间思想与感情的传递与反馈过程，以求形成思想的一致和感情的通畅，是医学职业人最基本的技能。OPD 防控体系即从人们生存社会的基本能力分析入手，整合慢性病防控新时代多学科理论技术评价 OPD 相关疾病前沿理论技术，应用近 5 年相关疾病专家共识、指南、规范与标准进行系统评价，且明确医患有效沟通，共同提升健康素养防控 OPD。

（贺靖澜　史计月）

## 第二节　临床思维、文献与研究

临床思维、文献与研究为临床流行病学三要素：发现问题并应用科学的思维方法寻求解决问题的方法，出现自身难以解决的问题应用文献检索方法获得专业前沿研究文献，并应用文献分析方法确认临床问题解决途径，以从中确认临床研究问题的方法进行规范的创新研究，提出创新理论技术。

### 一、临床思维与实践

临床思维是指运用医学科学、自然科学、人文社会科学和行为科学的知识，以患者健康为中心，通过充分的沟通和交流，进行病史采集、体格检查和必要的实验室检查，得到第一手资料，结合其他可利用的最佳证据和信息，结合患者的家庭和人文背景，根据患者的症状等多方面的信息进行批判性地分析、综合、类比、判断和鉴别诊断，形成诊断、治疗、康复和预防的个性化方案，并予以执行和修正的思维过程和思维活动。临床思维是行医者最基本的能力，也是临床流行病研究的最基本的要求。正确的思维需要有充足的理论与经验基础，当今医学知识快速更新，把握前沿理论动态并针对性验证，获取适宜自身职业需要的理论是必然的能力要求。

临床实践既是行医者应用所学医学理论治疗患者的所有活动。中医既往称为经验医学，为世代行医者实践经验总结并代代相传，随着新世纪筋膜学说与循证医学的应用，经络解剖基础的确认及中医适宜技术的推广，中西医临床实践理论与技术基本融合，科学思维基础上的实践成为继续专业发展的必然途径。随着医学模式与医疗环境的演变，规范化临床诊疗成为临床实践的最低要求，对此政府主管与行业学术组织将临床实践规范分为标准、规范、指南、共识与常规等不同等级要求。随着循证与精准医学的广泛应用及慢性病防控新时代健康医疗服务模式的确立，理论上的生态医学逐渐会成为现实临床实践的新方向。

临床研究是以疾病的诊断、治疗、预后、病因和预防为主要研究内容，以患者为主要研究对象，以医疗服务机构为主要研究基地，由多学科人员共同参与组织实施的科学研究活动。既往将临床研究界定于未知理论技术的创新，追求前沿理论技术的科学性、前瞻性与实用性。最低医学教育标准与继续事业发展等理论与管理明确临床研究是行医者最基本的职业能力。应用临床研究理论技术，从临床实践中筛选出行医者自身技能难以解决的患者提出的问题，应用临床研究思维方法与实际技能获取解决问题的理论与技术的过程即为临床研究。

针对具体的疾病和患者，依靠已学到的专业理论知识技术，运用正确的思维方法进行科学地分析，不仅能有效地为临床实践服务，而且能提高自己的理性认知，积累起丰富的经验。临床思维能力来自临床实践，实践又需要充实的理论知识作铺垫，需要科学的思维方法，科学地研究获取更加扎实的理论技能知识，丰富思维素材。没有实践就失去了临床思维的基础，但有了临床实践并不等于就有了正确的临床思维能力，还要有科学的方法与研究作为指导。随着时代的进步，理论知识需要及时地更新，实践的方法需要相应地研究，不能总维持在以往的水平上，这些都是互相联系、相互促进的。临床思维能力的提高，是由诸多复杂的因素促成的，任何强调某一方面而忽视其他方面的认识都是不恰当的，对于整个临床思维能力的提高是不利的。正确的思维来自实践，只有书本知识而缺乏临床实践与研究者，其思维能力定较书本知识、临床经验与科学研究兼有者差，而经过一段时间的临床实践之后，善于思考、善于总结经验教训者，往往能够脱颖而出，这是由于他们利用了临床认识运动周期短、重复多、见效快的特点，通过较短时期的实践活动，充分锻炼了自己的辨证思维能力，迅速补充了知识与经验的不足之处。OPD 源于前期区域膝骨关节炎（KOA）流行病调研中发现，确诊患者中 63.4% 存在不同程度骨质疏松（OP），检索文献显示 20 年前多数研究认为 KOA 与 OP 为负相关，而近年更多地学者研究认为 KOA 与 OPD 密切相关，依据临床思维—实践—研究的临床流行病学方法进行骨性关节炎与骨质疏松相关性验证研究而提出 OPD 概念与防控体系。

职业能力是个体将所学的知识、技能和态度在特定的职业活动或情境中进行类化迁移与整合所形成的能完成一定职业任务的能力，是人类生存于社会，事业发展与创新的基础。思维—实践—研究能力是成功地完成某种任务或胜任工作中必不可少的基本因素，没有思维能力或思维能力低下，就难以达到实践岗位的要求，不能胜任工作；职业研究能力越强，思维与实践能力越是综合发展，越能促进人在职业活动中的创造和发展，就越能取得较好的工作绩效和业绩，越能给个人带来事业成就感。基于慢性病防控的健康医疗服务所需的医学职业能力远远超越传统以疾病诊疗为基础的医疗服务，甚至当下重点推广的多学科诊疗也难以满足患者的健康要求，这就需要行医者提升临床思维—实践—研究为基础的职业能力水平，以适应新时代健康产业面临的挑战。

## 二、临床思维与研究

批判性思维为当代医学基础性思维方法，也是临床流行病研究中发现研究问题的基础。以骨性关节炎为例，传统的理论明确为退行性关节软骨炎性病变，前提是软骨的退行性病变，局限于软骨代谢的研究已经阐述了炎性细胞因子、基因异常与细胞应力改变，检索大量研究文献并未涉及肌骨交界及其延伸的韧带、肌腱、肌筋膜膜等组织的病变，也未涉及骨骺股胫骨骨代谢及相应的影像改变。而流行病学、临床诊疗指南与现实临床实践中，类同健康风险因素、相同的基因或蛋白组学、复合性整体诊疗等理论与技术显示骨性关节炎从既往负相关向当下的密切正相关转化，OPD 荟萃分析提出 OPD 防控体系，视为骨性关节炎为 OPD 重要的疾病。这种思维过程同样源于区域流行病调研中，膝骨关节炎患者有 6.4% 的确诊患者并存骨质疏松等直接与间接的证据，即从传统理论与临床标准中发现不同于既往临床问题。

发现问题是整个临床流行病研究过程的开始和决策程序的第一个阶段。发现问题包括在客观实际中找出问题和对问题的性质、范围和产生的原因作出诊断两个方面，以便有针对性地确定研究的目标并制订研究方案。回溯性思维是指由问题的表象或事物的外部表现而深入分析问题产生的原因和客观条件的思维方式，即由当前向过去追溯性考察的过程。如退行性椎间盘突出症 76.8% 的患者并存不同程度的椎体骨质疏松增生或椎体形态改变，且相邻肌肉韧带或肌腱存在不同程度的钙化或明确的肌筋膜改变。传统理论椎间盘突出症仅限于椎间盘纤维环、上下终板与髓核退行性改变，核心明确为椎间盘髓核压力增高，疼痛微创介入治疗偏重于椎间盘减压，同时中医适宜技术重点是松解椎旁肌肉与韧带。这些基础与临床治疗分析可明晰椎体、相邻肌肉韧带与椎间盘甚至脊柱骨关节的退行性病变具有密切相关性。

因为发现问题除了观察和研究问题的表象外，更为重要的是探求问题产生的原因和机制，以便明晰研究的路径与主要方法，有针对性地对问题的性质作出判断，进而提出相应的研究目标和制订相应的研究方案。回溯性思维的特点就是由当前及过去，由表及里地追根溯源、顺藤摸瓜，以寻求临床问题发生发展的根源，并成为临床流行病研究重要的思维与设计思路：

1. 倒推法　按照问题发生的经过顺序倒推，以寻找问题究竟是在哪一个环节上引起的，找出问题的症结所在。如关节软骨退行改变的病因是关节软骨老化，而引发软骨细胞老化的主要病因有年龄、性别、遗传等不可改变因素及营养、运动、职业、心理、角色与环境等可改变因素，但这些风险因素并非直接作用的结果，多有软骨血氧供应退化或障碍改变，进而发现肌骨交界即肌腱及其筋膜退行改变密切相关，而当下并无肌腱与骨代谢尤其是软骨代谢或病理改变的公认性成果。

2. 析因法　即通过实验寻找原因。接上述肌腱与关节软骨相关性理论认知，从关节骨 - 软骨神经血管支配与生理功能角色分析，肌腱为骨骼肌附着于骨骼的桥梁，不但为肌肉带动骨骼运动的抓手，同样是骨关节骨、软骨及滑膜等组织重要的滋养血管通道。

肌腱良好的弹性与耐力，不但为肌骨协调运动的保障，而且产生的骨－软骨细胞应力为代谢的源动力。肌骨超声或影像资料显示，骨性关节炎患者相邻肌腱均有不同程度的钙化、硬化与退化先决、病理改变。这种析因分析可引导认识关节软骨与肌腱相关性，进而促进对肌骨一体的认知，发现临床研究课题。

3. 比较法　即在横向比较发现问题的基础上，进而纵向比较，找出问题的原因。如针对膝关节退行性骨关节疾病的病影像学分型与钙化层组织病理改变的关系研究，对比不同关节界面负重力与病理改变的关节，结果表明负重越大，关节软骨退行性改变病理改变就越重。针对这一结论，浏览关节力学尤其是肌筋膜链相关研究文献显示，负荷越大运动损害越大，相邻肌肉—韧带—肌腱劳损加重，退行改变自然加重，临床早期症状与早期磁共振功能检查均显示运动失当诱发肌骨应力失衡是骨性关节炎最主要的病因。

4. 因果法　即通过对某种原因在历史上出现的概率进行统计，以做出决策的概括。临床通常采用综合方法进行研究解释，如个案分析、综合分析、比较研究等，综合因素解释有利于从各个方面对事实和信息进行比较、判断和推理，从而提炼出新观点或新信息。循证医学背景下，任何解释均需要符合科学认知的统计数据验证。临床研究中诸多看似有意义的成果，统计分析出现无意义的案例很多。如脊椎骨质疏松症与椎间盘突出症的相关性评价，退行性椎间盘突出症患者 80% 存在相应脊椎的骨质增生及脆性骨折特征性改变；但椎体压缩性骨折患者中椎间盘退行性病变发生比率并不高。

5. 再认识　即对已经认识过的因果关系，根据新的历史经验重新加以认识，以取得新的认识成果，澄清以前认识不当之处。科学的决策要求决策者在探求问题产生的原因时，要善于正确地运用回溯性思维去加以分析、研究和判断，为决策提出有力、准确的依据。解释中或利用已有知识解释面对的现象（如在方法解释中），或者从许多现象与关系中寻找新的联系或总结规律性知识（如在理论解释中）逐渐会提升对预期目标的认知。如骨性关节炎与老年失能相关性，单从 80 岁的Ⅳ期膝骨关节炎角度膝骨关节炎对老年群体失能的贡献率低于 10%，而从膝骨关节炎导致中年期运动能力下降，诱发肥胖、糖尿病、心脑血管病及肌少症等共病问题的角度评价膝骨关节炎与老年的失能的相关性可提升到 80%。两个 80% 彰显不同认知理论与评价视角对相同问题的再认识。

### 三、临床文献检索

文献是记录有人类知识和信息的一切载体。它由四个要素构成：文献内容、载体材料、信息符号、记录方式。检索是指依据一定的方法，从已经组织好的大量有关文献集合中，查找并获取特定的相关文献的过程。这里的文献集合，不是通常所指的文献本身，而是关于文献的信息或文献的线索。文献检索是指根据学习和工作的需要获取文献的过程，为临床研究的基础性措施，更是临床设计的关键性内容。

1. 文献检索概述　文献检索是利用大量的信息工具及主要信息资源使问题得到解答的技能。文献检索者必须能够弄清什么时候需要信息，并具有如何获取、评价和有效利用所需信息的能力。

2.文献检索方法　文献检索已经成为临床医师继续事业发展及临床研究的最基本能力，随着互联网信息时代的到来，传统的文献检索已经发生了质的改变，学术搜索网站或学术信息交流平台已经成为临床研究与创新发展中文献检索的基本途径。

3.文献分析　是指通过对收集到的某方面的文献资料进行研究，以探明研究对象的性质和状况，并从中引出自己观点的分析方法。它能帮助调查研究者形成关于研究对象的一般印象，有利于对研究对象做历史的动态把握与科学真实性进行评价，还可研究已不可能接近的研究对象，如早已去世的人。明确文献对自身问题解答与理论技术提升有无指导意义；对自身课题设计与研究有无借鉴与参考价值。

实用性为临床研究文献的根基，自然是文献分析应用的重要内容。解决临床疑难问题，发现研究问题的线索是文献检索的初衷，获取文献后对其回答与解决自身临床问题的实用性自然有答案。需要注意文献介绍的理论技术与现实临床相结合进行评价是其实用性评价的基础，但实际临床检索者自身临床技术应用软硬件与文献作者单位情况并不相同，这即是学习提升的参考也就在是理念技能提升的方向。重点是对其理论与技术真实性、科学性与伦理性进行评价，同时宜参照权威性专家共识、指南、规范与标准及荟萃分析文献进行相关文献进行综合性分析，避免引用错误自信阻碍专业发展。

OPD检索学习文献中40%源于文献综述，同时也检索学习了不少文献综述撰写技巧，认为阅读与撰写文献综述文献应注意：

拥有明确的主题思想。一篇好的综述多在前言中简明扼要地阐述主题的来龙去脉，使读者对文献主题产生兴趣而继续阅读下去。如"雌激素缺乏导致骨细胞机械敏感性降低是骨质疏松症的主因"综述前言：骨质疏松症是一种骨量减少，骨抵抗机械载荷的能力增强的疾病，这使得我们推测骨细胞的机械传导在骨质疏松症中发生了改变。骨质疏松症的主要原因之一是雌激素的缺乏，而雌激素是骨代谢的主要激素调节因子。雌激素的缺乏可能增加骨细胞介导的骨重塑激活，从而导致骨质量和结构的损伤。在这篇综述中，我们强调了目前关于骨细胞如何感知施加在整个骨骼上的机械刺激的观点。特别强调了雌激素在机械刺激信号通路激活中的作用，以及计算机模拟与细胞生物学相结合来阐明促进骨强度的生物学过程。

清晰的临床思维逻辑性。综述作者从正反验证自身思维，解决自身问题，并形成自己的观点。需要遵循专业科学规律与社会学术道德原则，需要尊重原作者的理念与观点，避免"断章取义"。如"骨骼肌影响膝骨关节炎的研究进展"综述文献中"肌肉共收缩被认为是膝骨关节炎（KOA）患者维持关节稳定、调节负荷分布和控制运动方式的主要机制。KOA患者减少膝关节内侧肌肉收缩的持续时间和幅度可以防止胫骨内侧软骨损伤，延缓KOA的病理进展。肌肉共收缩是一种维持关节稳定的机制，但也可能增加软骨损伤和KOA发病的风险。肌肉激活与KOA的症状、膝关节结构改变的关系还需进一步研究"。提出问题—解决问题—仍存在问题—解决途径。即明晰相关问题进展，也发现进一步解决问题的途径，是临床问题思维逻辑的特点。

科学的临床思维方法。临床思维的科学性是医学文献研究的基础，批判性思维为临床思维的基本方法，也多在综述文献中展示。如根据过去十年中出现的新证据来更新我们原来关于骨质疏松症发病机制的单一模型。认为马诺拉加斯提出的修正主义观点，即年龄相关的骨质流失与雌激素缺乏基本无关，是由细胞自主的年龄相关因素驱动的，这一观点对于梁小骨可能在很大程度上是正确的。事实上，之前已经认识到，由于梁小骨丢失先于两性性激素缺乏，这可能是由于雌激素独立过程，或者正如其他研究所表明的，梁小骨可能需要更高水平的调节。然而，骨皮质占骨骼的 80% 以上，可能是整体骨折风险的主要因素，因此，总体数据仍然支持雌激素缺乏是女性绝经后骨质疏松和年龄相关的两性骨质疏松的主要原因的观点。然而，我们完全同意，与其他组织一样，骨固有的细胞自主衰老过程可能导致并加重梁小骨和骨皮质的衰老依赖性骨丢失。此外，正如我们之前所认识到的，许多次要因素（如维生素 D 缺乏和其他导致骨质疏松的次要原因）也会对每个人随着年龄的增长而潜在的骨质流失产生影响。最后，虽然继发性甲状旁腺功能亢进无疑会导致骨吸收随年龄增长而增加，但有证据表明，即使绝经后妇女体内残余雌激素水平较低，也会对骨转换产生抑制作用，并继续在调节骨代谢方面发挥重要作用。

明确的前瞻性创新方法。高质量的临床综述论文均具备至少一项创新概念、理论、技术与评价，且能够明晰相关问题尚存在的问题。如"骨性关节炎能预防吗？"综述文献讨论了在疾病的不同阶段预防 OA 的潜力。即在无骨关节疾病的受试者中预防明确的结构性或临床性 OA 的发生为一级预防；即在有临床前病变的受试者中预防骨关节疾病的进展中提供理论背景，并讨论有效策略证据，使医患双方主动预防病情进展为二级预防；确认 OA 为中晚期患者，明确病理演变规律及可能发生残疾的风险及其有效的预防措施，医患双方共同努力预防临床治疗相关并发症的发生为三级预防。由于缺乏直接证据来预防 OA 的发生进展，间接证据加强我们目前的知识，OA 预防的潜力进行了额外的讨论。此外，还考虑了预防策略对研究设计和公共卫生的影响；OA 的预防具有很大的潜力，认为目前的知识仍有很大的差距，需要考虑预防策略对 OA 的发展和进展的影响。

（贺靖澜　史计月）

# 第三节　临床流行病学的应用

早在 1995 年，WHO 预言：骨质疏松症将出现大流行，并明确将骨质疏松纳入重大公共卫生问题。25 年过去了，大量流行病病调研文献显示骨质疏松症患病率已经增加 2～5 倍，骨质疏松防控成为医学研究的热点，我国各级各类医院骨科床位数增加均在 2 倍以上，疼痛科、康复科、内分泌科及中医科的设立或发展也与骨质疏松相关疾病的快速增加密切相关。2018 年国际疾病编码委员会发布的 ICD-11 正式将慢性疼痛纳入疾病编码系列，其中肌骨疼痛为 7 类慢性疼痛中患病最高的一类，其中 80% 为肌骨退行性疼痛病。OPD 即是在此背景下，尤其是骨性关节炎与骨质疏松症从 20 年前负相关、10 年前有相关性到近年密切相关的演变中，荟萃分析大量肌骨退行性疼痛病基础、临床、流行病学与健康管理学等多学科研究文献基础上提出的 OPD 创新概念与防控体系。

## 一、OPD 的基本数据

临床流行病学社会人口、健康风险因素、病因病理、预防措施、控制技术与疾病康复等数据为制定整体防控政策乃至个体诊疗方案的基本数据，摘录几篇文献摘要供参考：

1. 流行病学调研水平不足　白璧辉等为探析近 5 年来国内 OP 流行病学调查研究现状，特别是研究中的不足，以更好地指导 OP 流行病学研究，对 2012 年 1 月至 2017 年 7 月在国内期刊发表的有关 OP 流行病学调查文献，以"骨质疏松症、流行病学、危险因素"为关键词进行检索，并进行综合分析。结果显示 172 篇全文文献，其中 13 篇文献符合要求，调查范围涉及全国 11 个省市自治区，单个调查样本量为 150 ~ 2186 例，研究对象中普通人群占 46.15%，OP 患者占 53.85%。13 篇文献中 69.23% 的研究采用了不同的抽样方法，30.76% 的研究未采用任何抽样方法。11 项调查采用 WHO 推荐的诊断方法，9 项研究对诊断标准有明确的细化和标化，但仅有 1 项研究应用了实验室血清指标检测。文献中涉及的影响因素包括性别、民族、年龄、职业、婚姻、遗传家族史、对 OP 的认识等三大类 20 种。认为我国 OP 流行病学研究调查丰富，影响 OP 发病和患病率的因素众多，但缺乏合理的设计、严格的流程、统一的质量控制，我国 OP 的流行病学调查研究水平有待进一步提高。同样，多篇中国骨性关节炎流行病学调研综述性论文也显示流行病学调查研究设计不统一，缺乏规范与严谨的研究方案。这可能是目前国内近年制定与发布的 OPD 相关疾病诊疗指南多以国外文献为主的原因所在。因此，迫切需要权威学术组织在政府的支持下开展规范、标准的 OPD 及相关疾病的流行病学调查。

2. 患病率　近年国内对 OPD 相关疾病患病率流行病学调查论文很多，但缺乏权威、大数据与公认的数据。如帖小佳等采用荟萃分析对 2001 年至 2016 年发表的有关中国中老年人膝骨关节炎流行病学的文献进行归纳和统计学分析的论文。提取资料中 40 岁以上人群的膝骨关节炎患病率，并以 10 岁为 1 个年龄组段分别进行汇总，采用 Stata12.0 软件进行分析。结果：①纳入 26 篇文献，提取 40 岁以上人群样本总量 42199 人。②中国 40 岁以上中老年人膝骨关节炎总患病率为 17.0%（95% $CI$：16.7% ~ 17.4%），其中男性 12.3%，女性 22.2%，男女性之间差异有显著性意义（$P < 0.05$），在男性人群、女性人群及总体人群中均呈现随年龄增长患病率增加。③北方地区总体患病率为 16.1%（95% $CI$：15.6% ~ 16.6%），其中男性 12.2%，女性 21.4%；南方地区总体患病率为 18.0%（95% $CI$：17.5% ~ 18.5%），其中男性 12.3%，女性 23.1%。在男性人群、女性人群及总体人群中南北方之间患病率比较差异均无显著性意义（$P > 0.05$）。④农村地区总体患病率为 23.6%（95% $CI$：16.7% ~ 30.4%），其中男性 15.4%，女性 28.1%；城市地区总体患病率为 20.0%（95% $CI$：16.2% ~ 23.9%），其中男性 13.7%，女性 24.3%。在男性人群、女性人群及总体人群中农村及城市之间患病率比较差异均无显著性意义（$P > 0.05$）；认为中国中老年人膝骨关节炎患病率较高，表现为随年龄增长而增高，男女性之间差异相对较大，南北方之间以及城市与农村之间比较无明显差异，应适时开展骨关节炎宣传和相关疾病的防治工作并实施干预措施。作者区域 KOA 流行病学调查数据 40 岁以上患病率为 43.6%，显著高于此文的高值，分析与采纳的诊断标准有关，也显示着缺乏统一的流行病学调查诊断标准是目前临床研究的不足。

Leung 等采用美国风湿病学会临床与放射学标准对 50 岁的受试者进行症状性 KOA 评估，并完成 3 套适应性筛查问卷。对新加坡代表性的调查对象（$n=3364$）发放具有足够敏感性和特异性的较好筛查问卷，以估计新加坡症状性 KOA 的加权患病率。结果 146 例患者中，45 例有 KOA 症状。由三种 KOA 症状或一种症状加上医师诊断的 KOA 组成的筛选算法具有较高的特异性（0.95，95% $CI$：0.88 ~ 0.98），但敏感性较低（0.44，95% $CI$：0.30 ~ 0.60）。将 KOA 一词替换为经医师诊断的与老龄化相关的膝关节问题，可提高敏感性（0.62，95% $CI$：0.47 ~ 0.76），而不会显著降低特异性（0.87，95% $CI$：0.79 ~ 0.93）。症状性冠状动脉硬化的发生率在新加坡人口分布中占 4.7% 和 11%，分别使用最保守和更自由的算法。40 岁以后患病率急剧上升。KOA 在女性、印度人和马来人中的加权患病率高于中国人。结论：我们的研究采用并验证了当地的调查问卷来筛选有症状的 KOA。我们使用性能更好的算法预计了新加坡症状性 KOA 的患病率。

这些文献展示了目前临床流行病调研对基本数据的解释与研究应用。其实，流行病学调研最大的应用在临床，从基层社区至国际性大型医院，均涉及某一疾病的发病率、患病率、占有率等基础数据。当下，国内疾病防控由各级疾病控制中心负责，社区医师承担巨大的公共卫生职责，负责辖区常见慢性病与精神的流行病学动态调研与基本防控职责；同样，各级医院随着 DRGs 付费管理全面推进，医院内部某一疾病占有率、共病率、次均费率等基本数据必然会成为医院或科室管理的基本数据。预期可预见的时间内，公共卫生疾病防控与医院的疾病诊疗将有效融合，医院将成为慢性病防控的主力军，自然临床流行病学基本数据将成为医院科室与医院，甚至行业与政府管理的基础数据。

需要注意的是，在健康中国策略实施背景下，OPD 防控体系是基于疾病三级预防理论与当今健康管理服务技能确定的防控体系，将健康危险因素矫正及预防视为 OPD 防控的基础。浏览诸多国外文献，尤其是西方国家相关研究文献，基于企业或保险公司持 OPD 相关疾病防控研究中多强化健康危险因素干预管理，而医院临床的重点侧重于相关疾病并发症及早期手术（包含疼痛微阶介入手术）的选择分析，较少涉及健康危险因素的干预研究。作者前期社区与院内整体防控中均将健康危险因素干预与核心治疗措施相结合，甚至通过多学科会诊将 OPD 共病的整体诊疗与健康危险因素的健康管理服务相结合，均收到超预期的防控效果。

## 二、OPD 防控与共病

OPD 概念与防控体系的确立既是国内外临床流行病学、基础研究与临床应用技术的的融合，也是共病前沿理论的应用与拓展。

1.慢性病共病整体分析　闫伟等为了解我国老年人慢性病患病率、共病患病及共病组合情况，采用中国健康与养老追踪调查（CHARLS）于 2015 年发布的数据，对选取的

11698个60岁以上老年人样本进行慢性病患病现状、共病患病现状的描述性统计分析。结果显示我国60岁及以上老年人的慢性病患病率为69.13%，其中，患病率排名前三位的依次为关节炎或风湿病（38.50%），高血压（26.42%），胃部或消化道系统疾病（24.53%）。共病患病率为43.65%，共病率排在前三位的顺次为关节炎或风湿病（28.78%）、高血压（21.29%）、胃部或消化系统疾病（20.01%）；常见的二元疾病组合为胃部或消化道系统疾病＋关节炎或风湿病、高血压＋关节炎或风湿病、慢性肺部疾患＋关节炎或风湿病等模式；常见的三元疾病组合为高血压＋胃部或消化道系统疾病＋关节炎或风湿病、胃部或消化道系统疾病＋慢性肺部疾患＋关节炎或风湿病、高血压＋心脏病＋关节炎或风湿病等模式。认为我国老年人慢性病患病率、共病率较高，慢性病患病、共病患病情况较为严重。卫生行政部门应提高对慢性病共病的管理意识，采取相应措施以提升老年人健康水平。

近年OPD相关疾病共病研究中更多地调研OPD与常见慢性病的相关性，如慢性阻塞性肺病（COPD）及各阶段的各种并存疾病有关。并发症在COPD的发病率、死亡率和经济负担方面有显著影响。合并疾病的管理应纳入COPD的综合管理，因为这也会影响COPD患者的预后。COPD报告的各种共病包括心血管疾病、骨骼肌功能障碍、贫血、代谢综合征和骨质疏松症。骨质疏松疼痛病是COPD患者的重要并发症。各种危险因素，如吸烟、全身炎症、维生素D缺乏，以及口服或吸入皮质类固醇的使用是COPD患者发生OPD的原因。

Parkinson对50岁及以上的心血管疾病、糖尿病或肥胖症患者合并骨关节炎对健康影响的研究进行了系统综述。系统检索2005年1月至2016年12月间发表的英文研究的相关电子数据库和灰色文献。两名审稿人使用预先确定的纳入和排除标准独立筛选研究，独立完成方法学质量审查。数据由一名审稿人在研究阶段提取，并由另一名审稿人使用标准化表格进行独立检查。定性地综合了各项研究的结果，并对结果进行了描述和总结。结果显示在1456篇文章中，确定了15项相关研究，其中9项是高质量的研究，描述了骨关节炎对心血管疾病预后的显著负面影响。针对糖尿病和肥胖症的研究太少，无法对这些疾病做出结论。认为在考虑慢性疾病对健康结果和相关卫生服务使用的影响时，骨关节炎不应被忽视。很明显，需要更多的研究来考虑骨关节炎对共病的影响，尤其是那些考虑骨关节炎的影响超过发病率的影响的研究。合并骨关节炎的治疗应针对心血管疾病患者，并考虑到这种相关性的治疗选择。

2.共病与整体诊疗 Haugen等一项关于椎间盘突出症预后的前瞻性多中心观察性研究，纳入包括466例坐骨神经痛和腰椎间盘突出症患者。潜在的预后因素包括社会人口特征、背痛病史、运动恐怖症、情绪困扰、疼痛、共病和临床检查结果。参与研究并没有改变临床患者的治疗考虑。患者在问卷中报告是否进行了椎间盘突出手术。采用单因素和多因素logistic回归分析来评估与不成功相关的因素，定义为主结果是5分（0～12分.）的主问卷评分，次级结果为坐骨神经痛指数7分（0～24分）。结果显示1年和2年的不成功率主要结果为44%和39%，次要结果为47%和42%。大约1/3的患者接受了手术治疗。对于主要结果变量，在最后的多变量模型中，1 年的不成功与男性显著相关（$OR$：1.70；95% $CI$：1.06 ~ 2.73）、吸烟者（$OR$：2.06；95% $CI$：1.31 ~ 3.25）、背部疼痛加重（$OR$：1.0；95% $CI$：1.01 ~ 1.02）、合并主观健康抱怨增多（$OR$：1.09；95% $CI$：1.03 ~ 1.15）、肌腱反射减弱（$OR$：1.62；95% $CI$：1.03 ~ 2.56）、未手术治疗（$OR$：2.97；95% $CI$：1.75 ~ 5.04）。此外，与 2 年不成功显著相关的因素是背部问题的持续时间；1 年（$OR$：1.92；95% $CI$：1.11 ~ 3.32），坐骨神经痛＞持续时间；3 个月（$OR$：2.30；95% $CI$：1.40 ~ 3.80），更多共病的主观健康投诉（$OR$：1.10；95%，$CI$：1.03 ~ 1.17）和运动恐怖症（$OR$：1.04；95% $CI$：1.00 ~ 1.08）。对于次要的结果变量，在最后的多变量模型中，更多的共病的主观健康抱怨，更多的背痛，临床检查时肌肉无力，以及没有手术治疗，是 1 年和 2 年不成功的独立预后因素。认为继发性坐骨神经痛的预后不佳，术后仅稍好，应评估坐骨神经痛患者的并发症。这就需要对坐骨神经痛患者进行更广泛地评估，而不是像传统的临床评估那样主要调查身体症状和体征。

对于骨质疏松骨折的一级预防（无近期骨折的患者），评估骨折高危患者是至关重要的。除了衰老、低体重、家族性骨质疏松、跌倒风险升高和行动不便外，原病（包括风湿性关节炎）和共病（其中糖皮质激素）也是重要的危险因素。使用 FRAX 可以计算每个患者 10 年的主要危险因素和髋部骨折风险。一级预防可能受到患者选择不佳的限制，而坚持治疗是另一个严重问题。发生骨折后发生继发性骨折的风险增加；不幸的是，对潜在骨质疏松症的常规调查仅发生在少数患者中。不确定因素：由于患者和医师对脆性骨折缺乏认识、缺乏随访和医学不依从，脆性骨折后骨质疏松的诊断不足常常限制了成功的二次骨折预防措施。治疗进展：目前的指南推荐使用双膦酸盐作为预防继发性骨折的一线治疗。与安慰剂相比，随机对照试验表明，使用阿仑膦酸盐、利塞膦酸盐、依班膦酸盐和唑来膦酸盐可显著减少椎体和非椎体骨折。除 Ibandronate 外，所有试验均显示髋部骨折明显减少（$P < 0.05$）。降糖单抗是肾功能受损或对其他治疗方法无反应的患者的一种选择。显著降低新发椎体骨折的风险［危险比（hazard ratio，$HR$）=0.32；95% 置信区间（confidence interval，CI）：0.26 ~ 0.41］，髋部骨折（$HR$=0.60；95% $CI$：0.37 ~ 0.97）和非椎体骨折（$HR$=0.80；95% $CI$：0.67 ~ 0.95）无不良事件增加。激素治疗已被证明是有效的，但应使用最低的有效剂量，以尽量减少冠心病、中风和静脉血栓栓塞的风险。选择性雌激素替代调节剂、降钙素和甲状旁腺激素类似物是本文描述的其他替代方法。结论：老年人易碎性骨折的二级预防应通过护理配合和多种药物的介入来实现。在开始药物治疗前应进行仔细的风险评估和分层，以优化疾病管理。

越来越多的人认识到传统的生物医学方法在 OPD 方面的局限性。Keefe 等临床流行病学研究提供了一个新发展的生物—心理—社会方法的概述来管理 OPD 及其相关。疼痛的生物—心理—社会模型突出了生物因素的作用，疾病严重程度、共病条件、认知行为因素（如思想、情绪和行为），以及环境因素（如配偶或家庭对疼痛行为的反应）可以影响疼痛体验。对此开发了基于疼痛的生物—心理—社会模型的两种治疗方案：疼痛应对技能训练方案和运动训练方案。这些方案的实施，实际是通过强调它们如何应用于有持续性 OPD 疼痛患者的管理来说明，还需要预测患者对生物、心理、社会治疗反应的变量确定整体防控方案。

骨质疏松疼痛病的共病识别：严格意义上说，OPD 为肌骨疼痛的共病，为了强化医患双方对这些共病提升健康认知、明确统一的病因病理演变规律进而实施统一明确的整体防控而确定的。然而，临床验证研究中，OPD 确诊患者更多地与心脑血管病、糖尿病、慢性肺病甚至肿瘤等当下高度关注的慢性病相互共病，且近年心理疾病认知增加，诸多心理疾病明确为所有慢性病的基础共病。随着 DRGs 付费管理的全面实施，住院患者共病识别与管理自然成为临床医护人员的重要职业能力。

Kennie 等针对 COPD 患者共病情况，参考相关指南诊断标准与共病鉴别诊断，制订了渐进式"走走停停"的预检工具有可能减少需要在有时间限制的咨询中评估共病的数量。这可以通过焦虑和抑郁评分、常规心电图和糖化血红蛋白来检测。它显示了早期预测诊断，但现在需要对其进行前瞻性测试，以改善系统和连贯的护理供应。其中，多个环节涉及 OPD 相关疾病的识别，重点为影像资料的系统分析、生化检测数据的机制判断、整体健康危险因素识别与系统查体的综合分析等，所有识别性检查分析不是多学科会诊或集中分析，而是基于循证标准的动态观察，明确单一疾病病理分析为轴线，共病病理为分支，患者整体表现的渐进分析来完成。

Kwon 等应用韩国全国健康和营养调查（KNHANES）数据探索健康相关的生活质量（HRQOL）在韩国的骨质疏松症患者脆性骨折和共病影响他们的生活质量（QOL）的实用性。以 KNHANES 2008—2011 年 4 年中 2078 名调查参与者为基础，根据双能 X 线骨密度测量诊断出骨质疏松症；根据世界卫生组织的研究小组，$t$ 值在 −1.0 或以上为正常，−1.0 ~ −2.5 为骨质疏松，−2.5 或以下为骨质疏松；使用 EuroQol 五维度问卷（EQ-5D）指数评分来评估生活质量。结果显示 2078 例骨质疏松症患者中，脆性骨折发生率为 11.02%，其中腕部骨折是最常见的，影响 4.52% 的患者，男性和女性的患病率差异有统计学意义（$P < 0.001$）。骨质疏松患者的总 EQ-5D 指数为 0.84，$P < 0.01$。除癌症外，患有骨性关节炎、类风湿关节炎、高血压、糖尿病、慢性阻塞性肺疾病和心血管疾病的患者的 EQ-5D 指数明显低于无相关疾病的患者。发现低健康效能者与骨质疏松症患者的脆性骨折和共病有关。尤其在骨质疏松症患者中，骨折次数大幅恶化了 HRQOL。因此，预防继发性骨折和慢性护理模式的共病应是骨质疏松症管理的重点，以提高生活质量。

近年来，多排 CT（multi-detector-row CT，MDCT）胸腹部检查的参与人数不断增加。Hayashi 等研究胸腰椎椎体骨密度（BMD）分布的节段性变化，并根据年龄和性别显示具体的差异。利用包括 1031 名日本受试者在内的大型数据库对胸腰椎骨小梁 BMD 进行研究，这些受试者使用定量 CT（MDCT）检查各种器官和组织。与椎体水平相关，$L_3$ 的骨小梁 BMD 最低。各年龄组骨密度均有从 $L_3$ 逐渐升高至 $T_1$ 的趋势。显示了日本受试者健康的胸腰椎骨小梁的 BMD 分布，以及年龄和性别的具体差异。结果表明提高对椎体骨密度的认识有助于 MDCT 对原发性骨质疏松症的诊断。

作者以区域 KOA 流行病调研数据为基础，采纳随机数字法从确诊 KOA 患者中抽取

200 例均分为普通 X 线平片检查组、16 排 CT 检查组，两组均应用双能 X 线骨密度检查仪检查 BMD，X 线检查组应用九方格阅片分析膝关节股胫骨骨纹理均一度、骨皮质厚度、骨髓水肿、肌骨间隙炎性反应、肌肉钙化、筋膜与肌腱炎性反应等信息；16 排 CT 观察同样的内容，判断是否存在骨质疏松。两组确诊骨质疏松例数与 BMD 检查结果差异无统计学意义（$P > 0.05$）。结果显示普通 X 线膝关节九方格阅片法能够在 KOA 中早期判断是否并存骨质疏松。

（乔国勇　史计月）

# 第四节　继续专业发展与骨质疏松疼痛病防控

继续专业发展（CPD）是医疗实践所固有的、多方面能力的继续发展，包括更广泛的专业素质，例如，为提供高质量专业服务所必需的医疗的、管理的、社会的和个人的素质。每一位专业人员的塑造、再塑造和发展均在医学科学和卫生保健提供中对改变中的社会需要和个人需要作出响应，这是一个从医学生从进入医学院开始，直到医师从事专业活动的、持续终身的过程。临床流行病学则为继续专业发展的基础性技能。下面将作者 5 年骨质疏松疼痛病防控研究的体会总结如下：

## 一、病历内涵质量的提升

病历是临床流行病学的载体与信息源泉，OPD 防控为慢性病防控新时代基于以患者健康为中心的团队健康管理服务模式的理论技能体系，临床实践中病历信息的完整性与前沿性既为临床研究的基础，也是提升职业能力的必然。

社会人口基本信息：患者性别、年龄、文化、住址、职业、社会角色等为个体住院患者的基本的社会人口信息，也是临床流行病学最基本的信息资料，病历采集中需要以患者身份证信息为基础有效登记，职业、现住址习惯上多笼统记录，需要更加清晰地问询。经历新型冠状病毒肺炎"战役"，流行病学调查成为医护人员基本的技能。慢性病防控同样需要患者较详细的流行病学信息。如患者居住地址及条件，习惯上医师多记录到街道与村组，而 OPD 防控需要明晰患者居住是山区或平原，当代社会获取患者居住平房或楼房，均可有目的地指导患者体能锻炼与行走安全指导。

患者主诉：主诉是患者本次就医的主要诉求的描述，如何从患者繁杂的病史信息中概括出主诉，明确患者的主要诉求、基本诊断与疾病性质是一名医师专业能力的基本体现。慢性疼痛确认为 OPD 主要表现，自然相关病历主诉需要有明确的慢性疼痛部位、性质、程度、时间的描述，如双膝骨关节炎主诉：双膝关节间断性酸胀疼痛 10 年，疼痛加重伴功能障碍 6 周。

彰显内涵的现病史：以疾病诊疗为基础的现病史采集重点是患者发病时间、特点、病情演变、诊疗、辅助检查与主要用药及其效果评价。OPD 防控理论明确以健康管理、预防医学与循证医学为基础。因此，现病史问询须要以主诉为轴线，应用临床流行病学思维的反推法及批判性思维，从主诉问询现病史的发病时间，疼痛部位、性质、程度及相关反应，从疼痛判断为伤害感受性疼痛或神经病理性疼痛，扮演推断 OPD 相关疾病的可能性，分析可能的病因，从病因、病理推断基本诱因。基本诱因在社会人口信息中，年龄、性别两个不可改变诱因要对相应的体能运动、职业损害、角色变换等信息进行了解；现病史相关病因、病理引伸出营养膳食、睡眠质量、心理反应等信息，并从前期就医诊疗过程责任病灶病理演变与重要脏器疾病、相关健康危险因素等进行相关性分析，并在病情演变信息中验证营养、运动、心理、体能姿势与角色适应对病理变化的影响。使现病史符合慢性病规律分析要求，也使患者第一时间认知健康危险因素在 OPD 发生发展中的作用。

不可轻视的既往史、家族史与生育史：既往疾病史、家族史与生育史在既往疼痛病诊疗中参考意义多被轻视。OPD 防控中，慢性疼痛诊疗过程涉及患者对疾病的认知、OPD 共病诊断、健康教育与促进、运动康复与治疗等。尤其是在 DRGs 付费管理背景下，健康经济信息尤其是患者医保信息与 OPD 防控密切相关，需要简明扼要地描述清楚；其中，共病分析宜关注体能体力、慢性疼痛与肌骨运动功能的变化；共病用药与 OPD 综合药物治疗药效学分析与营养与运动治疗效能。家族史中既往重点是遗传病信息，OPD 则需要通过家庭乃至家族相同疾病甚至体质体重体型信息判断 OPD 的营养膳食习惯、文体娱乐传承、心理角色乃至家风环境等信息，对整体健康危险因素分析及整体健康防控方案确定均有重要意义。

系统与重点查体：继续专业发展角度，住院医师首诊住院患者均应严格规范地系统查体。除依据诊断学基本流程与规范操作要求查体外，OPD 相关疾病及其共病诊断需要以肌骨运动系统功能、结构与力学检查外，重要脏器解剖结构与生理功能的评价需要进行相关性分析，尤其是可能存在的慢性疾病交感反射、感觉异常与运动失常等神经反射与呼吸循环的相关性、消化泌尿与肌骨代谢的相关、生殖腺体与皮肤肌结构的相关性进行有针对性检查判断。解剖力学与功能力学是 OPD 诊疗的重要内容，不但需要系统与重点查体中注意解剖力学与肌骨关节形态、肌弹性与激痛点分析判定等信息的检查，还需要从患者不自主行为姿势、运动状态变化的力学姿势及针对性体能运动检查评估时的姿势尤其是检查过程中疼痛诱发时的体位姿势变化中手解剖力学变化评估 OPD 病情病程特点，为精准诊断获取有用的支撑资料。

辅助检查的精准选择：OPD 肌骨影像检查是明确诊断与精准治疗的基础，真实临床中各医院已经形成各自的规范项目与阅片流程，且复合检查技术为基本模式，同时肌骨超声、定量 CT、功能 MR、肌电图与生化检测等前沿肌骨病理生理检查技术快速提升。然而，DRGs 深入推进，健康管理服务模式的推广，在继续事业发展与临床创新研究或技术推广的平衡上矛盾逐渐明显。甚至有专家明确指出西方国家以资本经济为基础的医学研究是以利益最大化为目的的医学研究创新，而中国特色社会主义医保应切实明确以患者健康为中心的创新研究体系，切实将健康经济纳入继续发展专业中。因而，OPD 患者的辅助检查需要从病史查体中确定初步诊断和整体健康评估基础上精准选择适宜的辅助检查项目，做到应检必检，有的放矢。

彰显继续专业发展实力的首次病程记录：首次病程记录在医疗过程和病历书写中具有承上启下的作用，各项内容的及时完成和书写质量能体现医师的工作作风、执业医德和基本理论技能是否扎实，年长的医师还能体现丰富的临床经验和广泛的医学知识面。2011 年版三级综合医院评审标准"住院病历质量评价用表"设置了 21 项严重缺陷的单项否决，对首次病程记录中的病例特点、拟诊讨论、诊疗计划等书写提出具体而严格的要求。严格首诊病程格式达标同时，从 OPD 防控角色应注意：

（1）符合慢性病理特点的病例特点概括分析：首诊病程病历特点是对住院病历中主诉、现病史、既往史、家族史、生育史、系统查体与专科查体、辅助检查结果的概括总结与精准化分析。重点不是病理病情演变时间与主要痛苦的描述，而是对诊断与鉴别诊断资料的概括分析，以主诉为轴、以主诊断为线索、以诊断标准为目标，进行针对性健康危险因素、病因病理与主要临床表现进行概括分析式描述，需要体现出书写者以批判性思维为基准的思维能力。某胸椎源性疼痛患者病历特点：①患者，女性，78 岁，大学文化，原纺织厂工程师，主因右肩胛内下剧烈干咳后串痛 2 周入院。既往肥胖病史 50 年；有高血压性心脏病 20 年，心功能不全 5 年，伴有明显的体力下降，自主活动能力逐年降低，本次患病前生活能自理，发病后多需要亲属照顾或镇痛镇静药物辅助睡眠。②患者自诉 2 周前患上呼吸道感染，病情好转时因呛水诱发剧烈干咳，而后突发右肩胛骨内下胸背部明显串痛，以右侧卧位及相应翻身时显著，平卧后消失，劳累后出现相同症状，但疼痛较轻。5 天前劳累后局部再次出现显著电击痛，可放射至剑突上 1cm，伴有心悸、胸前区不适表现，急诊心内科检查未见异常。③患者发病后，单位医院以肋间神经痛对症治疗，用药不详，安静状态下疼痛减轻，不注意体位改变仍诱发显著的电击痛，时间短暂，局限皮肤无异常感觉，也无局部疱疹与烧灼样疼痛；外院曾以带状疱疹性神经痛抗病毒、神经介质及钙调节剂镇痛治疗，因出现头晕、心慌及胃肠功能异常而来诊。发病后睡眠质量逐渐下降，近 5 天体位改变诱发剧烈疼痛。④系统查体：患者肥胖体型，BMI 32.8kg/m$^2$。符合高血压 II 级，极高危组；左胸壁皮肤外观无异常，$T_{4\sim8}$ 脊神经支配区求购显著的皮肤过敏，右肩胛下缘可椎旁局部明显压痛，局部用力叩击诱发 $T_{6\sim7}$ 脊神经的电击样疾病与局部酸胀疼痛，NRS：3 ~ 8，伴有一过性心慌表现。胸椎轻度后凸及左侧弯改变；左肩、双膝活动诱发疼痛，双膝屈伸功能障碍，中度骨性畸形。⑤胸椎正侧位 X 线 DR 报告胸椎退行改变，$T_{2\sim11}$ 椎体不同程度骨质增生，胸椎后凸左侧弯改变，$T_7$ 椎体轻度楔形改变，$T_{5\sim8}$ 椎间盘炎性改变，多椎体莫氏结节；胸椎 CT 胸椎退行改变，$T_{5\sim7}$ 椎体重度骨质疏松，$T_7$ 椎体压缩性骨折，余椎体骨纹理紊乱稀疏伴不同程度空洞形成；胸椎 MR 胸椎退行改变，$T_{2\sim11}$ 椎体轻中度骨质疏松改变，$T_7$ 椎体楔形压缩骨折（轻度）、$T_{5\sim7}$ 脊柱关节炎改变及胸肋关节骨性关节炎，椎旁肌筋膜炎，椎旁肌肉不对称性肌张力改变伴肌筋膜炎改变等。

（2）诊断讨论循证化：诊断与鉴别诊断依据为诊断讨论的重点，诊断不仅需要符合相应的诊断标准，而且需要明确的循证证据。诊断描述不是相关诊断标准、规范、共识等参考的抄写，而是以诊断标准为基础上病历特点的描述分析；同样鉴别诊断不但需要列出 2～4 个密切相关疾病的鉴别及循证资料，而且需要明晰诊断指标分析与推断思维证据的描述，尤其是病因病理的深入分析。OPD 防控相关疾病的诊断则需要在诊断与鉴别诊断分析中明确相关证据的前沿资料分析。诊断讨论应从相关标准与常规明确的诊断条目与患者病史特点相关的病理生理的吻合度进行分析，OPD 为创新理论，如同心脑血管病，确切诊断是高血压病、缺血性心脏病乃至脑血栓形成等具体的诊断，OPD 同样需要明确膝骨关节炎、终板炎或椎间盘突出症等，具体诊断指标则需要以病理生理为基础分析症状、体征。因真实临床十分贴切诊断标准的病例不多，需要以临床流行病理论与循证医学原理，以大概率指标进行讨论，且有明晰的临床思维与前沿的证据验证，使 OPD 诊断与鉴别诊断清晰展示。

（3）符合慢性病防控的 OPD 治疗方案：OPD 为基于健康管理慢性病防控的理论，较既往疾病诊疗模式，OPD 防控明确是预防与控制相结合，"预防第一"是 OPD 防控体系的基础。应当明确患者住院诊疗是一个家庭最重要的挑战，自然是实施健康教育与保健指导的最佳时机。因而，从慢性病明确为营养代谢性疾病的角度，诊疗方案需要拓展为防控方案，将住院期间乃至出院后的营养、运动、心理与角色健康指导及相应的保健技术培训内容纳入防控方案。尤其是从"患者参与患者安全"的角度，最大限度将住院期间能够让患者配合诊疗与医疗安全监督的事项适时有效地告之患者。OPD 为肌骨运动系统退行性疼痛病，运动功能损害或障碍为主要问题，运动康复与保健技术是患者健康教育的重点，宜住院期间全程、全方位地指导与培训。

（4）个体化与循证化病程记录：住院诊疗患者具有大部分住院患者类同疾病的共性问题，也有个体患者的个性问题，优化共性问题，突显个性问题是实施个体化诊疗的关键。繁重临床诊疗任务背景下，住院医师书写病历是占时最多的工作，电子病历时代应用复制、粘贴或流水账式的病程记录成为"自然"现象。从继续专业发展，学习北京协和医院病历书写，尤其是临床流行病学角度，明确病历是个人与科室乃至医学事业的最基本循证资料理念，医患沟通与患者病情观察过程中的每个细微问题的分析检索均可能成为事业发展与能力提升的阶梯。真实临床绩效考核的深入，病历内涵质量要求不断提升，不但是出院患者病案首页信息质量，病程记录中诸多关键性信息均是科室、个人绩效考核的采集码，而相应的病理生理分析则是质控考核的重点内容。

病程记录中三级查房不单是专业技术性内容，为彰显科室或专业小组医疗、科研、教学等质量水平的重要内容。住院医师汇报病历的概括总结能力、主治医师问题分析与解决能力、主任医师前沿理论技术推广能力等共同汇聚以患者健康为中心的团队合作与继续事业发展水平。OPD 防控体系不但是相关疾病理论技术的融合，而且是预防医学、健康管理、心理学、社会学、健康经济学、循证医学、临床流行病学等相关理论技能的融合，是"通识、标准、融合、沟通"继续专业发展原则的体现，均应在三级医院查房中体现出来。

当下，多数医院实施医师与护士分层管理，病程记录中患者护理信息显著减少，尤其是患者营养、生活、睡眠、安全甚至用药反应与依从性等描述显著减少，使病例内涵质量显著不足。应当明确当下健康中国行动方案的实施，慢性病防控政策法规均明确不断提升患者保健技术培训水平。真实临床中，责任护士为基础的护理团队虽然接触或管理患者时间最长，但对健康教育与针对性保健技术培训，尤其是 OPD 防控体系中能力健康培育的权威性较差，需要医护乃至包含患者亲属在内的其他专业医师、社会志愿者与心理医师等整个团队的共同努力，尤其是科主任与护士长亲自指导与监督检查，且在病程记录中实时真实的记录，均会成为医护个人、专业小组、科室及医院健康管理服务或医疗质量安全持续改进的重要流行病学证据资料。

病程记录明确为医护人员临床疾病防控过程的主观记录，虽是不能被患者复印的内容，但是呈现医护人员团队管理与思维能力的直接资料，也是 DRG 付费管理中全员绩效考核信息提取的重要内容，是各级医护人员继续专业发展的基础性平台。检索浏览与学术会议权威专业授课均明确病程记录是患者疾病防控团队整体素质水平的集中体现。北京协和医院数代人精美病历的专业精髓即是病程记录中每一个临床问题的科学思维与临床技能水平的真实记录，不仅是专业理论技术应用记录，而且是即时专业前沿研究成果的应用，加之精美手工图画及至今诊疗图片的复制，使每一份病历甚至每个病程记录均是优秀的教材与科研记录资料。对自身继续专业发展，更是即时思维火花的记录及临床流行病学数据的积累。

（5）依法执业的真实记录：《侵权责任法》实施十周年，医院核心制度从 8 项增加到当下的 13 项，且明确均须在病历中充分体现，使病历成为医护人员依法执业的真实记录。经历"医闹"横行数年后，虽然国家规范诸多的法律法规遏制"医闹"违法行为，但更多的是医务人员依法执业的意识与行为规范。慢性病防控新时代，需要医患双方回归共同维护健康生活质量，最大限度提升健康生命质量的"战友"关系。病历自然成为改善医患关系，依法依规共同与疾病做斗争的真实记录。浏览文献，医患纠纷 90% 是医务人员服务不到位所致，OPD 吸收诸多临床流行病学研究理论与技术，既往推广人文服务并不能真正地满足患者的健康需求，而从健康管理角度，首诊即通过有效地健康危险评估，使患者认识日常生活行为习惯与疾病发生发展的相关性，并实施针对性健康教育与保健技术培训，使患者感受到健康生活方式与实用性保健技术能够减缓甚至控制 OPD 相关疾病，同时引导患者参与患者安全管理，更多地熟悉或掌握自身疼痛防控知识与技术，促使患者意识到医患共同战胜疾病，维护健康生命安全的重要性，回归应有的"战友"关系，明晰与拓展医患双方的责任与权力，密切医患双方合作。而这些预期目标均需要从每位患者疾病的防控入手，并在病历中充分体现出来，使以疾病防控为基础的健康管理服务成为慢性病防控新时代医院的基本服务模式。

## 二、医患沟通与基本健康教育

世界卫生组织提出的基本健康教育的定义是：基本健康教育是一种认知和社会技能——它使个人决心获得机会，懂得和利用促进和保持良好健康状况的动机和能力。基本健康教育不仅指能够阅读小册子和能够按时参加锻炼，而且强调改进人们获取健康信息的途径，并提高公众有效使用这些信息的能力，基本健康教育对提高人们的参与能力是很关键的。

这就是说，基本健康教育不是简单的阅读能力。它是阅读、倾听、分析和决策，以及运用这些技能处理身体健康的一组复杂技能。例如，理解处方药的说明书、预约单、医学教育的小册子、医师的指示和同意书的能力，以及与复杂的医疗保健系统协商的能力。

2002 年国际医学教育最低标准明确医学生应具有 7 个方面 60 项基本技能，其中：职业价值、态度、行为和伦理（含 12 种具体能力）；医学科学基础知识（含 9 种具体能力）；沟通技能（含 9 种具体能力）；临床技能（含 10 种具体能力）；群体健康和卫生系统（含 9 种具体能力）；信息管理（含 5 种具体能力）和批判思维与研究（含 6 种具体能力）。这些基本要求被视为医师必须掌握的“核心”能力。

慢性病防控新时代，预防医学、职业医学、健康管理学与临床流行病的理论整合，整合医学及生态医学的确立，进一步丰富了医学职业能力范畴，强化了沟通技能与群体健康管理的内涵。仅从临床流行病学角度，认知及提升医患沟通与基本健康教育的关系需要掌握：

健康素养与健康危险因素：健康素养是指个人获得、实践和理解所需的基本健康卫生信息和服务，以便做出适宜健康决定的能力，是与基本健康教育概念十分贴近的概念。通过 21 世纪以来我国多次国民健康素养调研数据及健康素养教育的内容也与基本健康教育内容相一致，同时健康素养调研与预期达标的要求正是临床流行病学中健康危险因素的基本内容，因而可以认为健康危险因素识别、评估与教育、矫正的过程既是基本健康教育，也正是临床流行病技能的基础。浏览相关文献，虽然医务人员健康素养水平显著高于患者及普通民众，但数据显示基本健康教育涉及内容的知晓率、使用能力与指导能力不足 30%，彰显医患双方共同提升健康素养水平的重要性。

有效沟通更加强调培育与患者的讨论、平等合作和参与的环境。这些措施主要是：①用平实的语言交流沟通健康卫生信息、医嘱和指导以及患者的选择事项。②分享患者的决定过程。③教育和回忆的方法，如请患者复述信息。当前使用的主要技巧是“反馈法”“问—告诉—问法”和“目标教育法”。④决策援助，可以提高患者的知识、理解、选择、干预和治疗选择。这些发现表明，医患之间交流后果的重要性出于对患者安全的考虑还有很多问题需要研究，有很多事情要做。

应用“平实通俗的语言”进行医患沟通为最基本沟通技能，关键是医护人员专业语言“翻译能力”，尤其是将多学科理论技术术语翻译为患者能够听得懂、能理解并有效回答需要相应的技巧。此外，医患沟通过程的“肢体语言”是真实临床过程中十分重要的沟通技能。医师应善于“察言观色”与“眼观六路、耳听八方”获取有益地交流信息，弥补正规的书面或语言沟通的不足。尤其是临床诊疗过程中对高风险患者病情解释与知情同意时，肢体语言往往成为医患沟通的焦点与沟通效能的关键。

OPD 防控将健康评估、教育、促进为轴线的健康管理服务及针对性保健技术培育视为相关疾病防控质量安全的基础，尤其是营养、运动、心理、角色与环境健康风险相关的保健能力培训过程，沟通技能是目标管理的基本要求。当下，医患关系仍较脆弱，健康危险或风险评估及针对健康教育过程沟通语言甚至行为不慎均可导致医疗纠纷。沟通时机、时间、环境乃至第三方关系均可成为风险触发的"火星"。而书面资料又受患者文化、经历与道德思维的影响，均需要有技巧地全面解释与指导，把握双方情感与感受平衡点，提升沟通效能。

医患关系是一种互动关系，是通过沟通与交流实现的。信息是否对称、沟通是否畅通是一个重要方面。医护人员有着专业的医学知识、丰富的临床经验，相对而言，患者只有一般的文化知识，如此在沟通与交流上就会产生信息不对称和交流不畅的局面。为提高全民健康水平，提高健康管理服务效果，改善二者间沟通与交流，必须对双方开展基本健康教育。

## 三、医联体与双向转诊

OPD 防控体系为基于疾病三级预防及当下国家以三级医院为龙头的医疗联合体（简称医联体）分级诊疗政策设计的。分级诊疗的核心是"基层首诊、双向转诊、急慢分治、上下联动"，旨在消除"大医院人满为患，基层医院门可罗雀"的现状，实质上是通过以疾病的轻重缓急及治疗的难易程度进行分级，不同级别的医疗机构承担不同疾病的治疗，逐步实现从全科到专业化的医疗过程。当前分组诊疗制度实施过程中仍然存在一些敏感问题，如不同级别医院的职责与任务难以明确、基层医院乃至诊所健康医疗服务能力薄弱，多点执业配套制度与措施不完善等问题。要稳步推进医联体建设，必须正视其现存的问题并采取有效的应对策略。

针对影响医联体实施有效分级诊疗健康发展问题，近年诸多研究文献提出许多建议，汇总分析并结合 OPD 防控实践认为重点为：

1. 以分级诊疗为核心建设医联体的目的主要是实现信息、患者和医师三方自由流动，以促进分级诊疗的有效落地。清晰界定不同层级医疗机构的服务、职责范围，以及收治患者的标准，深入社区开展义诊、咨询和健康讲座等活动，采取多种形式（传统媒体、网络媒体等）对居民进行基本健康教育，让居民充分了解各级医疗机构，尤其是基层医疗机构的诊疗范围、业务水平、惠民政策及上级医疗机构的技术支持等，增加居民对基层医疗机构的信任感，引导居民到基层医疗机构就医。同时，加强对医务人员的医联体和双向转诊政策的宣传和培训，促使他们在诊疗过程中按照规范对患者进行转诊。

2. 以法人治理结构为基础、以公立医院管理体制、运行体制改革为契机，建立具有现代法人治理结构的医联体。突破现行的医疗机构分级管理体制，推动医疗机构去行政化，推行法人治理结构建设，打破产权障碍，引导资源重组，组建紧密型医联体。医院去行政化后要赋予自主经营的权利，实现"四个统一"，即统一采购、统一人事、统一医保、统一管理，促使医联体转变为区域健康管理组织，实现真正意义上的经济利益一体化。

3. 以医保支付方式为纽带在医保全民覆盖的基础上，以混合医保支付方式为利益调节手段，建立适合分级诊疗服务体系的激励约束机制。由按项目付费逐渐过渡到按人头付费结合按病种付费的方式，并将医保费用的管理权逐步下放到社区，以此引导患者先到基层就诊。为了强化医联体内部管理，提高运行效率，引导医联体对医疗服务需方进行全面健康管理，也可将对各级医疗机构单独支付转变为对医联体统一预付、按服务签约人数打包支付或按服务单元付费等形式。

4. 以基本药品制度为保障药品的可获得性对门诊患者选择基层医疗机构就诊有促进作用。通过卫生行政部门、医疗保险部门协同参与，在药品政策允许的前提下，做好医疗机构间的用药衔接，缩小医联体内不同级别医疗机构药品品类和报销差距，对医联体建设有良好的推动作用。将县域医联体内医疗卫生机构统一用药范围、统一网上采购、统一集中配送和统一药款支付管理机制拓展到省市级三甲医院为龙头的所有医联体或医疗集团内，彻底打通医联体内用药目录的协调统一。

5. 以信息共享技术为平台医联体内信息的互联共享是实行资源整合、促进分工协作、引导双向转诊的必要条件。加强和完善医联体内信息化建设，在基层卫生机构建立居民电子健康档案并进行健康信息的动态管理，二级、三级医院设计健康指导方案并进行评价，完成以居民健康需求为核心的统一预约、远程会诊、检查结果互认、双向转诊信息化建设，构建互联、互通、互认的医疗信息一体化平台，实现居民在各机构间诊疗资料的实时采集、全面共享和交换，促进业务协同，充分实现健康档案的共享、病历的互联互通、处方的流动、远程诊疗、远程健康的指导和随访，提高资源利用效率，降低医疗成本，更好地满足患者的健康管理服务需求。

6. 全面推进医学教育改革。将7个方面60种能力培育纳入所有在岗医务人员职业能力培育与绩效考核中；促进目前基本流于形式的继续医学教育管理模式转化于继续专业发展管理模式；将基本健康教育视为医患健康素养培育的基础内容，全面提升医患双方健康管理认知与自身保健水平。充分发挥医联体分级诊疗制度优势，从三级医院健康管理服务模式的确立与日常规范化管理入手，快速提高一线医护人员健康管理服务技能水平，将能力健康为基础的疾病防控能力纳入全员绩效考核。充分应用当下基于5G网络的信息平台搭建科室、医院乃至各级政府的民众健康管理服务网络。

## 四、社区家庭保健指导

以患者、家庭和社区为中心的健康管理服务可以通过改善医疗结果、提高患者满意度和减少医疗差异来增加慢性病防控在健康管理系统中的作用。不断努力提高社区成员，包括患者、家庭和当地组织对慢性病临床防控和治疗的参与。让社区参与从流行病课题研究设计到结果传播的所有研究阶段，可以提高研究的质量和相关性。此外，当社区成员参与时，发现最好转化为个人和人群健康的改善。基于社区的参与式研究（CBPR）是一种促进科学知识转化为社区利益的策略，通过让学术界和社区成员一起工作来实施慢性病防控流行病调研与健康指导研究并开发解决方案。社区学术合作是CBPR方法的组成部分，是解决社区重大问题、减少社区居民保健指导差异、产生全民慢性病防控体系的有效方法。

以家庭为中心的健康管理服务是以家庭为单元，体现支持和灵活性及尊重等为核心的健康管理服务理念，可为居民提供更好的保健指导服务，提高其疾病治疗依从性，最终提高疾病疗效及健康生活质量。为新医改家庭医师签约与社区健康管理的重要内容。基于社区—家庭—患者的保健指导体系应以学术研究与实用技能推广为核心。下面以前期实施的 OPD 居家保健指导调研项目为基础，介绍主要流程如下：

1. 建立基于健康维护的伙伴关系  保健指导团队首先应确定一个社区组织，与它一起建立社区保健指导学术伙伴关系。该学术团队的领导者应当是一名对 OPD 居家保健指导为基础健康管理服务兴趣的专家，熟悉慢性病临床疾病学研究及慢性病管理前沿理论技术。专家—社区管理者—学术推广者—居民组织代表需要面对面研讨相关疾病及相应的健康危险因素的学术理论与可能的问题，明确伙伴关系中各自的职责与分工，并通过多次协调制定清晰的流行病学学术调研提纲目录，并通过电子邮件交换合作表格，直到达成共识。在社区学术伙伴关系的早期建立明确的期望，包括参与的好处和预期的贡献，已被证明能够最大限度地增加利益相关者的投资使问题使调研顺畅。保健指导合作伙伴希望获得技术方面的经验，以提高筛查性健康危险因素及相应保健技术使用率，社区合作伙伴则希望看到在当地社区接受筛查的医疗服务不足的居民增加。这些不同的期望有助于形成伙伴关系的目标和成果。

2. 定义伙伴关系的使命和目标  伙伴们共同确定伙伴关系的长期使命，即促进致力于在社区提供和改善 OPD 居家保健指导的当地社区利益相关者之间的关系。伙伴关系的使命分工旨在维持社区和学术伙伴之间的持久关系，并涵盖广泛的未来项目。在就长期任务声明达成共识后，伙伴们宜确定短期目标，其范围更窄，更可衡量，重点是改进的方法。

3. 制订以社区为基础，以家庭为中心的 OPD 居家保健指导战略  为了实现这些短期目标，合作伙伴首先应讨论制订 OPD 居家保健指导的潜在障碍和促进因素的计划，该计划将解决在健康管理服务不足人口中筛查慢性病防控中保健技术使用率不足的问题。潜在的障碍包括（但不限于）前往社区保健中心的交通、语言和沟通方式的差异、对健康管理服务体系的不信任、难以招募参与者，以及无力支付慢性病检查的费用。健康管理服务不足的潜在人口包括无家可归者、获得健康管理服务有限的农村人口和少数民族人口。在确定的潜在目标人群中，合作伙伴选择宜以计划明确调研群体。这些合作伙伴的选择是基于社区合作伙伴对这一人群的医疗需求的长期经验，以及研究表明 OPD 居家保健指导利用率低的群体。一旦选定了目标人群，合作伙伴就应讨论提升保健技术指导使用率的几种策略。所讨论的所有可能的干预措施都旨在使其具有文化敏感性并与社区相关，同时为社区和学术伙伴提供利益。

合作伙伴宜利用专家及项目管理者预期社区保健指导者工作模型作为研究框架，实施并评估一个旨在增加社区居民 OPD 居家保健指导使用率的项目。在保健指导者工作模型中，文化习俗的适宜性是保健指导者促使居民参与到区域乃至全民保健系统中的关键。

学术专家应支持这一方法，大量临床流行病调研数据显示，居民文化习俗不仅是个体健康危险因素形成与矫正的基础因素，也是群体健康认知并参与全民医保系统的关键。反过来，社区居民认同文化习俗引领的合作伙伴关系的建立，可通过改善获得健康管理服务不足的居民对专家传授理论技术的信任，从而为接触和参与社区成员的过程提供文化习俗矫正的机会。

4.吸引更多的社区居民　保健指导合作伙伴与社区居民组织合作，完善实施的 OPD 居家保健指导使用计划。采用滚雪球式的方法来识别和参与组织。起始合作伙伴可确定对 OPD 居家保健指导使用有兴趣的家庭进行系统调研与指导，并使其尽快获得维护健康的好处，从而使每一个参与的家庭联系更多的家庭。每个组织确定实施计划的可能障碍，提出克服这些障碍的可解决方案，并提出实施计划的协调人。为缓解居民交通方面的问题，宜利用社区特定的、方便的诊所地点，并提供相应居民参与激励措施；为了克服语言和交流障碍，社区组织者应与专家共同协调进行专业术语的翻译并与诊所医师试验验证；为了克服实施家庭保健员的招聘障碍，宜以社区论据为重点，在特定的社区活动中心进行招聘，通过口口相传或社区信息网络工具进行招聘；为了克服家庭保健指导支付障碍，宜尽可能将调研计划纳入社区公共卫生普查计划等，最大限度吸引更多地家庭参与计划的实施。

5.保健指导计划的适时调整　学术合作伙伴期望从观察和衡量项目结果中获益，从而确定向享受不足人群提供健康管理服务的最佳做法。社区合作伙伴希望从 OPD 居家保健指导中受益。依据社区组织者提出问题确定新的调研实施策略，并开展试点随机对照试验。评估的结果宜包括对组织的信任、对保健指导的满意度和保健员的人际沟通过程的差异，这些差异存在于有机会获得启动程序的不能确定参与调研与享受保健指导服务的家庭之间。对执行战略的评价将包括对可行性、可接受性和征聘方法的评价，从而不断修改完善 OPD 居家保健指导调研计划，实现相应保健指导项目的拓展与提升。

6.长期学术合作与家庭保健指导　OPD 居家保健指导项目的最终目的是探讨适宜家庭保健指导管理的方法、内容与评价。真实临床影响居家保健指导的风险因素众多，应用临床流行病学技能获取相应的成果，使医患双方提升基本健康教育能力，主动参与疾病的防控，达到维护健康生命安全，提升健康生活质量的目的。从当下新医改基于分级诊疗政策分析，以医联体为基础，搭建疾病防控的三级合作平台，各级医院与社区建立长期学术合作机制，各级医院专家参与或指导社区全科医师做好家庭保健指导是慢性病防控的基石。

（杜淑芳　史计月）

## 参考文献

［1］褚红玲，曾琳，李楠，等.定性研究方法在临床研究设计与实施中的应用［J］.中华医学杂志，2016，96（42）：3427-3429.

［2］赵一鸣，曾琳，李楠.临床注册研究：临床研究和临床学科发展的机遇［J］.中华医学杂志，2012，92

（24）：1657–1659.

[ 3 ] 王拥军 . 重视研究方法提高临床研究水平 [J]. 中华内科杂志 , 2010, 49（6）：457–457.

[ 4 ] 王雁冰 , 何旭 . 膝关节退行性骨关节病影像学分型与钙化层组织病理改变的关系 [J]. 中华实用诊断与治疗杂志 , 2015（7）：47–48.

[ 5 ] LI F, ECKSTROM E, HARMER P, et al. Exercise and Fall Prevention: Narrowing the Research-to-Practice Gap and Enhancing Integration of Clinical and Community Practice[J]. Journal of the American Geriatrics Society, 2016, 64（2）：425-431.

[ 6 ] OERS, RENÉ F.M, BAKKER A D, et al. Bone cell mechanosensitivity, estrogen deficiency, and osteoporosis[J]. Journal of Biomechanics, 2015, 48（5）：855-865.

[ 7 ] WYNNE-JONES G, ARTUS M, BISHOP A, et al. Effectiveness and costs of a vocational advice service to improve work outcomes in patients with musculoskeletal pain in primary care[J]. Pain, 2017, 1(30): 250-251.

[ 8 ] KIDA S. The unitary model for estrogen deficiency and the pathogenesis of osteoporosis: is a revision needed[J]. journal of bone & mineral research, 2011, 26（3）：441-451.

[ 9 ] KLEIN–NULEND J, VAN JOS R, YUQING Z. Can we prevent OA? Epidemiology and public health insights and implications[J]. Rheumatology（Oxford, England）, 2018, 57（Suppl_4）：iv3–iv9.

[ 10 ] LEUNG Y Y, MA S, NOVIANI M, et al. Validation of screening questionnaires for evaluation of knee osteoarthritis prevalence in the general population of Singapore[J]. International Journal of Rheumatic Diseases, 2017, 21（Suppl. 1）：629–638.

[ 11 ] 闫伟 , 路云 , 张冉 , 等 . 基于 CHARLS 数据分析的我国老年人共病现状研究 [J]. 中华疾病控制杂志 , 2019（4）.

[ 12 ] QUIRK S E, STUART A L, BRENNAN-OLSEN S L, et al. Physical health comorbidities in women with personality disorder: Data from the Geelong Osteoporosis Study[J]. European Psychiatry, 2016, 34: 29-35.

[ 13 ] LEMS, W. SP0118Current Strategies of Primary and Secondary Fracture Prevention[J]. Annals of the Rheumatic Diseases, 2013, 72（Suppl 3）：A27.3-A28.

[ 14 ] HYE-YOUNG K, YONG-CHAN H, JUN-IL Y. Health-related Quality of Life in Accordance with Fracture History and Comorbidities in Korean Patients with Osteoporosis[J]. Journal of Bone Metabolism, 2016, 23（4）：199-201.

[ 15 ] 汪卓赟 , 王静 , 朱雷 , 等 . 住院医师医患沟通态度和能力现状调查及其影响因素研究 [J]. 中华医学教育杂志 , 2019, 39（2）：105–111.

[ 16 ] 钟艳宇 , 陈娟 . 我国医联体中双向转诊制度的实施现状及对策 [J]. 中国医药导报 , 2017, 14（16）：194–199.

[ 17 ] 周国江 , 何晓娟 , 蒋雪炳 , 等 . 基于文献学的国内分级诊疗研究分析 [J]. 中国卫生质量管理 , 2019, 26（4）：134–137.

[ 18 ] RAWSON, JAMES V, MITCHELL, et al. Lessons Learned From Two Decades of Patient-and Family-Centered Care in Radiology, Part 2: Building a Culture[J]. Journal of the American College of Radiology, 2016, 13（12）：1560-1565.

# 第五章　骨质疏松疼痛病影像检查及应用

骨骼肌骨骼（简称肌骨）影像为近年发展最快的技术，OPD 病理生理特别是 OPD 相关疾病的相关性提供了直接证据，是 OPD 防控最基础的技能。

## 第一节　超声在骨质疏松疼痛病诊疗中的应用

肌骨超声（musculoskeletal ultrasound，MSUS）是指应用于肌肉骨骼系统的超声诊断技术检查诊断与引导穿刺治疗肌骨疾病。在经历了四十余年的不断发展后，MSUS 已成为与 X 线、CT 和 MRI 并列的肌肉骨骼系统主要临床影像诊断技术之一，被誉为医师的另一个"听诊器"。MSUS 与 DR、CT 及 MRI 相比，具有实时动态监测、价格低廉、检查方便及无创、操作时间短和便于医患沟通的特点。超声高频探头对关节滑膜炎性改变有很好的显示能力，因其可同时扫查骨皮质与周围软组织病变，所以能全面地评估病变关节的滑膜增生、血管翳形成、关节腔积液、软骨及骨侵蚀、关节周围软组织炎性改变，并能与对侧或其他关节相比较。同时，还能评价肌腱和韧带的功能状态，从而为临床提供了一种新的、有效的影像学检查手段。

### 一、肌骨超声简介

肌肉骨骼超声技术在各类疾病的治疗中发挥着愈来愈重要的作用。MSUS 对肌肉骨骼系统疾病进行诊断，可清晰显示肌肉、肌腱、滑囊、皮肤及皮下组织、外周神经、筋膜、血管、韧带和其周围的结缔与脂肪组织等软组织结构及其发生的如肿瘤、畸形、炎症、损伤等引起的结构异常，其对软组织病变的显示能力与 MRI 不相上下。

1.肌骨超声的适应证

（1）骨关节：可应用于关节肿瘤、关节损伤性或炎性病变等且可用超声图像讲解肱三头肌肌腱、肱四头肌肌腱、跟腱、内外侧副韧带等部位。

（2）肌肉：其超声图像能清楚展示肌肉的形态以及其走向等，可判断肌肉或肌腱病变的具体情况。

（3）神经：主要观察外周神经的走向、粗细、分布，可在 MSUS 使用的高频线阵探头下清晰显示，有助于因神经束膜、神经束、神经外膜、神经粗细的改变及其周围组织病变对外周神经损伤做出判断。

（4）介入引导：借助超声影像动静态表现，可准确地辨认肌肉、韧带、肌腱、神经、血管、骨膜与节的外形形态与基本病理改变，清晰显示肌骨解剖层次，不同切面变换可清晰分辨穿刺路径对应组织及结构，明确安全穿刺路径及责任病灶的病理改变。

2. MSUS 技术的主要优势在于　①可实时动态显像，有利于观测和发现如肩峰撞击综合征、肌腱与神经脱位等仅在特殊体位或运动时才出现的病变或异常。②其操作简单、检查时间短也无明确禁忌证能快速获得检查结果。③介入性的操作引导可显著提高穿刺成功率和治疗效果。④无痛苦且患者经济负担较小。

3. 超声仪器常用参数设置　①图像深度的调节：适宜的深度是指将目标结构置于超声图像的正中，或使深度比目标结构深 1cm，可更好地显示目标结构。②增益的调节（即时间／距离补偿增益）：超声在穿过组织时会发生衰减，调节增益补偿衰减，能够使不同组织之间的结构回声有明显的区分。③焦点的调节：选择适宜的焦点数，并调节聚焦深度，使聚焦深度与目标结构深度一致。④合理使用多普勒功能：利用多普勒效应帮助鉴别血管及药物扩散方向。

4. MSUS 技术的成像缺点　清晰度虽稍逊于 MRI，其不足仅在于：①由于超声是声波部分骨头会遮挡其内部病变，应用部分受限。②对操作者相关知识储备有较高要求。③ MSUS 在关节间隙变窄、骨质增生与疏松方面的检出率低于 X 线，其他病变的检出率均比较高，差异有统计学意义（$P < 0.05$）。

5. 肌肉病变的超声诊断　尽管 MSUS 已经在临床上得到了广泛应用，但骨骼肌病变时排列顺序紊乱的判断通常依赖于临床医师的主观经验。而对骨骼肌的超声图像进行纹理分析能够提供肉眼不可见的纹理信息、辅助诊断。纹理分析技术是一种临床研究领域的新方法，通过对图像中的像素点进行统计和计算，能定量分析图像明暗、粗细、密度、复杂度、均匀程度等特征。在医学领域，对超声图像进行纹理分析能够区分人体不同特质的组织，在临床上能够辅助医师定量诊断肌肉病变区与正常组织的差异，评估肌肉、韧带、肌腱的功能与病理状态等。因为骨骼肌肌纤维束的排列是有序的，其图像具有特定的纹理特征。纹理分析技术不仅局限于对人体脏器的研究，还在分析不同骨骼肌的特征时也具有一定的潜力和价值。肌肉纹理特征能直观反映肌肉的性质和状态，如肌内脂肪化程度、黏弹性、疲劳程度等。

MSUS 获得骨骼肌图像后将图像灰度二值化（像素点灰度值设置为 0 或 255，共 256 个灰度级），根据选择的肌肉不同，截取大小合适、包含肌肉肌腹、不含骨和周围纤维组织的矩形或多边形，将其设定为"兴趣区域"（ROI），对该区域纹理特征进行提取和分析。骨骼肌纹理分析常用的方法有灰度直方图、灰度共生矩阵、游程长度分析等分析方法，能够得到灰度值所占百分比、纹理粗糙程度、排列的方向性和规律性及图像的细节特征。提取纹理特征值的常用统计法有基于灰度直方图的算法（一阶统计特征）和基于灰度共生矩阵的算法（二阶统计特征）。灰度直方图的横坐标为像素的灰度级，纵坐标为每个灰度级出现的频率。一阶统计特征是基于直方图法获得的纹理信息，如光密度值、均值、标准差、方差、偏度、峰度以及能量等，但它不能反映像素分布的空间位置信息，因此对不同组织的区分能力有一定局限性。

操作者能够通过测量和计算获得超声图像中肌肉的厚度、横截面面积、羽状角、纤维长度等信息。然而，肌肉排列的连续性、脂肪样高回声的弥漫程度、肌肉边界的模糊程度都难以通过现有的手段直接测量。图像处理中的纹理分析技术能够帮助其获得更多的信息。但超声对操作者具有依赖性，图像的信息往往与探头所放置的位置、仪器的类型，以及操作者的经验有关。正常人股直肌的纹理特征在左、右腿及不同部位也无显著性差异。尽管在纹理分析的相关研究中，测试者内和测试者间的信度常常是良好的，但是不同的超声仪器和不同的设置却存在显著差异。这可能是由于纹理分析的灵敏性较高，能够分辨出肌肉的细微改变。因此，在使用此技术进行分析时，要保证仪器设置的统一和严格的操作培训。

## 二、MSUS 核心技术——骨骼肌纹理分析技术

骨骼肌纹理分析的特征参数与个体性别、年龄、肌肉类型均有关系。有研究对肱二头肌、股外侧肌、股直肌、内侧腓肠肌、胫前肌这 5 块肌肉的超声图像进行了纹理分析，发现一阶统计特征和 Haralick 特征（能量、熵和不同角度的相关性测量）与性别联系密切；Galloway 特征能够区分肌肉类型。在研究青年组、中年组、老年组受试者的股四头肌纹理特征时发现，与青年组和中年组相比，老年组的偏度、峰度、逆差距、角二阶矩有显著降低；而青年组的均值和熵明显低于其他组。图像局部和总体的同质性代表了肌肉的生理状态，由于没有进行与图像对应的组织活检，性别的差异可能是因为女性比男性的肌肉内有更高的纤维和脂肪组织；而年龄的差异可能来自增龄导致的肌肉萎缩和肌内脂肪和纤维组织替代，因此这些特征值的改变预示着老年人肌肉内纹理更粗糙和模糊。

肌肉疾病导致的肌肉内组织结构变化会使肌肉超声图像中纹理特征值发生改变，如肌源性肌病、神经源性肌病和肌肉损伤。病理条件下的肌肉会出现慢性炎症反应，常常伴随肌内脂肪和纤维浸润，以及纤维排列顺序的紊乱，纹理分析能更直观地反映出这些变化。超声纹理分析技术常用于分析肌肉疾病，能够作为鉴别诊断的辅助工具。不同肌肉疾病的肌肉病理表现存在着差异，因此常常需要通过临床医师的主观判断来鉴别诊断。肌肉超声图像的均一性、白色区域指数等特征参数成功区分出患肌肉疾病和神经系统疾病的成年人，且有很高的灵敏度。神经肌肉电刺激和功能性电刺激都是常用的物理治疗方法，配合超声纹理分析能够更直观地观察到肌肉收缩和纹理变化，准确调节治疗模式。

人体的随意运动离不开骨骼肌，超声纹理分析技术能辅助临床工作人员定量分析肌肉，客观诊断肌肉疾病。选择灵敏度和特异度高的纹理特征值来分析肌病患者的超声图像能够避免活检，减轻患者的痛苦；也可作为患者疾病进展的辅助评定方法来观察肌肉的变化情况。通过分析人体肌肉不同纹理特征与肌肉力量、耐力及功能的联系，可以大幅缩减评估的时间，尤其是对无法听从指示的痴呆和认知障碍的老年人。临床上，很多神经肌肉功能障碍疾病的肌肉纹理变化特征还不清楚，具有一定研究价值；康复和运动训练中，肌肉纹理特征的变化也可作为评价个体训练水平和疲劳程度的指标，提示治疗师或教练员及时调整训练方案。因此，将图像处理技术应用于 MSUS 评估肌肉具有很大

的潜力。

### 三、肌肉疼痛疾病的超声诊断

临床 MSUS 根据患者病变部位取合适体位，使用彩色多普勒超声诊断仪检测，调整探头频率：7～17MHz，针对其肿胀、疼痛症状最严重的部位，通过高频探头进行多方位、多切面扫查，分别观察其皮下组织、外周神经组织、韧带、肌腱、肌肉、关节囊、关节软骨等情况，同时需重点观察病灶大小、位置、内部回声、边界、病灶与周围组织的关系、血流信号等，并与健侧相同部位进行比较。超声检查具有可重复性高、价格低廉、无创、禁忌证少等优势，且对软组织微结构的分辨力较高。但值得注意的是，超声探头频率越高，其纵向分辨力越高，但易出现声束穿透距离变短等现象，故适用于浅表性软组织损伤患者的诊断，且准确度、敏感度均较高。MSUS 诊断的敏感度为 88.4%，特异度为 90.0%，准确度为 88.6%，MSUS 与 MRI 对神经损伤、肌肉损伤、肌腱损等诊断符合率无明显差异，但 MRI 对半月板损伤的诊断符合率高于 MSUS，提示 MSUS 除对半月板损伤的诊断符合率相对较低外，对其余损伤类型的诊断符合率均相对较高，可作为临床诊断创伤性浅表软组织损伤的重要手段。

1. 骨骼肌与肌腱疾病　肌肉的结构可清晰地通过高频超声显现，在声像图上其纹理由纤维脂肪间隔的高回声和肌实质的低回声构成。通常可用于评估一系列肌肉病变，包括拉伤、撕裂伤、肌炎、皮下血肿、筋膜室综合征、肌疝等；对梨状肌综合征患者和正常人的梨状肌厚度进行对比，发现患侧梨状肌低回声区明显大于健侧，并存在不平滑的运动，且出现了梨状肌肌肉下缘和髂骨之间的距离减小；MSUS 评估志愿者的股四头肌的厚度、偏斜度、峰度、逆差力矩、角秒、肌肉强度时，发现肌肉质量随年龄增长显著降低；慢性足底筋膜炎患者患侧足底筋膜厚度明显大于健侧，据此可评估水肿的严重程度，为慢性足底筋膜炎的诊断提供参考。研究跟腱损伤慢性发病原因时，通过 MSUS 发现肌腱异常与跟腱的未来风险呈正相关，跟腱运动时区域肌腱变形不一致，可量化分析跟腱未来病变，观察肌腱纤维的增厚、钙化方面更为优秀，能够有效判断跟腱钙化位置，为以后的治疗提供临床依据。MSUS 可发现骨折术后患者不同程度的肌腱损伤。因此预防肌腱损伤这类并发症尤为重要，可利用 MSUS 分辨率高、可重复动态观察等优点，将其作为观察术后肌腱情况的主要手段。

2. 肌筋膜疼痛综合征（MPS）及激痛点　灰阶超声及剪切波弹性成像（SWE）技术均可用于定量检测 MPS 患者激痛点，且 SWE 检测结果显示 MPS 患者激痛点处肌肉厚度、剪切波传播速度（SWV）及杨氏模量值均较健康人增高。临床工作中可利用灰阶超声联合 SWE 定量评价 MPS 患者的肌肉形态和组织学特性，以对激痛点进行全面评估。超声引导下针刺激痛点联合非负重跖腱膜拉伸训练和单纯非负重跖腱膜拉伸训练对于足底筋膜炎患者均有效，且前者对于缓解疼痛和改善部分足踝功能的效果更佳。

3. 腰椎核心肌群　多裂肌和腹横肌在维持脊柱稳定中起核心肌群重要作用，核心肌群的超声评估逐渐成为腰椎稳定性的重要方法。多裂肌是位于脊柱后方深部的多束小肌肉，紧贴脊柱分布于棘突两侧，主要作用为维持脊柱节段稳定性，传导轴向压力，保护椎间盘等。MSUS 检查时可先将探头纵向与皮肤垂直放置，使探头中央在棘突之上，向下移动探查到有别于棘突短弧状的纵向结构（即为骶骨），随后将探头向上移动，直到 $L_4$、$L_5$ 椎体出现在图像视野中，再移动探头为横向垂直于皮肤，即可获得多裂肌超声显像。常人一般表现为双侧对称的斜行条状肌纹理回声，横切面呈类圆形。腹横肌则位于腹内斜肌深面，收缩时可以增加腹内压力，起到分担脊柱压力、提高腰椎稳定性的作用。其超声声像一般位于腹外斜肌和腹内斜肌的深层，紧贴腹内斜肌，可直接于腹壁探查获得，常表现为条状肌纹理回声，前后深筋膜表现为线状强回声。

腰痛患者的腹横肌的肌肉厚度以及多裂肌的肌肉生理横断面积都明显较低，且与背部伸肌肌力呈正相关，说明慢性非特异性腰痛患者很可能同时伴有腹肌收缩无力或局部多裂肌的萎缩。动态 MSUS 观察证实腰痛患者多裂肌的脂肪浸润程度与运动疗法的临床成功率呈负相关，这有助于鉴别哪些患者需要更长时间的运动训练。然而也有研究者称腰痛与核心肌的状态无明显关系。应用 MSUS 进行康复训练评估，具有直接获得肌肉结构参数，量化训练效果的优势。并且它可在患者运动时进行动态观察，方便康复医师直观掌握靶肌肉的状态。MSUS 作为一种针对肌肉、骨骼的生理性、病理性形态及结构变化进行量化后评估的非侵入性检查手段，因其应用范围广、可操作性强、性价比高，并且检查时允许患者采取不同的姿态，所以较多适用于康复运动治疗中核心肌稳定性训练效果的评估。

4. 浅表软组织损伤诊断　传统物理检查在浅表性软组织损伤检测中符合率较差，其临床诊断价值不高，影像学近年来不断飞速壮大，其在浅表性软组织损伤中的诊断优点越来越突出，影像学检查主要包括 X 线、MRI 及 CT 检查。其中由于 CT 检查无法准确辨别软组织细小结构，造成其诊断符合率不高，从而导致 CT 检查无法适用于浅表软组织损伤；X 线在骨骼损伤检测中准确度较高，但其无法分辨机体软组织，因此其适用于浅表软组织损伤临床诊断时价值不高；MRI 可有效用于分辨软组织细小结构，其有助于提高疾病诊断符合率，但其具有操作难度大、费用较高、损伤较大、难以全面检查等缺点，另外其无法用于检查幽闭恐惧症患者等，适用范围较狭窄。MSUS 主要对诊断人体软组织与骨骼病变，使用高频探头（3 ~ 17Hz），并在其引导下实施有效治疗，可有效用于诊断浅表软组织损伤。此外，因其具有微创无痛、价格低廉、重复性较高、诊断明确、操作简单、分辨率较高等优势，可清晰显示肌肉等组织结构，精准评估组织、滑囊等受损程度，被广泛用于临床运动及康复医学诊断过程中。

超声具备空间分辨率高、软组织对比度好、灵活度高等特征，可以穿过患者骨关节的间隙，有显著的定位优势，可以清晰地显示出患者肌肉骨骼的层次关系和内部结构，并且可以从任意角度、任意方向动态观察病变的具体部位和运动系统周围组织，可以准确地识别出软组织、肌肉、关节的病变情况。同时，采用超声进行检查可以清晰地显示出患者病变部位形态、边缘和内部回声。浅表筋膜组织损伤中腱鞘囊肿的发生率占 20.16%，属于最为常见的损伤类型，患者通常无明显的外伤史，在超声检查时以囊肿特征为主要表现；浅表性滑囊炎占 14.52%，也属于较为常见类型，且大多数患者存在外伤史；滑囊炎多发于膝关节，这主要与其位置表浅及其周围滑囊多等因素有关，加上膝关节活动量较大，更易造成损伤。MSUS诊断准确度、灵敏度及特异度分别为91.94%、92.66%、86.67%，MSUS与MRI诊断囊性肿块、实性肿块、韧带损伤、肌腱损伤、肌肉损伤及神经损伤的符合率对比无明显差异，表明MSUS在创伤性浅表软组织损伤的诊断中准确性较高，且与MRI相似。MSUS诊断半月板损伤的符合率较MRI低，分析其原因在于行超声诊断时，半月板不同部位的病变显现出不完全相同的回声，且因半月板损伤给患者带来较大痛苦，使其无法以正确的体位进行检查，故而影响诊断准确性。因此，在实际操作中，检查者应熟练掌握半月板的解剖结构，掌握好不同体位下半月板的影像学表现，进而提升半月板诊断准确率。

5.胸背肌的肌骨超声　超声纵切面显示第1胸椎中强回声为肩胛上角及第二肋骨的横断面伴其声影，肩胛上角浅方肌肉为斜方肌，斜方肌深面为冈上肌，第二肋骨浅方可见前锯肌上束附着；第2胸椎棘突呈强回声结构，后方伴宽声影，棘突两旁线样强回声为椎板，椎板外侧与横突相接，其间肌肉由浅至深依次为：斜方肌、肩胛提肌、小菱形肌、大菱形肌、上后锯肌、头及颈夹肌、竖脊肌（棘肌中的头棘肌与颈棘肌、最长肌中的头最长肌与颈最长肌及胸最长肌、髂肋肌中的颈髂肋肌）、半棘肌（头半棘肌和颈半棘肌及胸半棘肌）、多裂肌、回旋肌，肩胛骨冈上窝内可见冈上肌；第3胸椎棘突水平棘突至肩胛骨内侧缘之间肌肉。骨骼横切宽景成像声像图显示：第3胸椎棘突呈强回声结构，后方伴宽声影，棘突两旁线样强回声为椎板，椎板外侧与横突相接，第3胸椎棘突至肩胛骨内侧缘间肌肉由浅至深依次为斜方肌、大菱形肌、上后锯肌、颈夹肌、竖脊肌（棘肌中的颈棘肌与胸棘肌、最长肌中的头最长肌与颈最长肌及胸最长肌、髂肋肌中的颈髂肋肌与胸髂肋肌）、半棘肌中（头半棘肌和颈半棘肌及胸半棘肌）、多裂肌、回旋肌等。第5胸椎棘突水平棘突至肩胛骨内侧缘之间肌肉。骨骼横切宽景成像声像图显示：第5胸椎棘突呈强回声结构，后方伴宽声影，棘突两旁线样强回声为椎板，椎板外侧与横突相接，第5胸椎棘突至肩胛骨内侧缘间肌肉由浅至深依次为斜方肌、大菱形肌、上后锯肌、颈夹肌、竖脊肌（棘肌中的颈棘肌与胸棘肌、最长肌中的颈最长肌及胸最长肌、髂肋肌中的颈髂肋肌与胸髂肋肌）、半棘肌（头半棘肌和颈半棘肌及胸半棘肌）、多裂肌、回旋肌、肋间肌及胸膜，肩胛骨冈下窝内可见冈下肌。第7胸椎棘突水平棘突至肩胛下角之间肌肉。骨骼横切宽景成像声像图显示：第7胸椎棘突呈强回声结构，后方伴宽声影，棘突两旁线样强回声为第8胸椎椎板，第8胸椎椎板外侧与第8胸椎横突相接，第7胸椎棘突至肩胛骨内侧缘间肌肉由浅至深依次为斜方肌、大菱形肌、背阔肌、竖脊肌（棘肌中的胸棘肌、最长肌中的胸最长肌、髂肋肌中的胸髂肋肌与腰髂肋肌）、半棘肌（胸半棘肌）、多裂肌、回旋肌、肋间肌及胸膜；肩胛骨下角外侧肌肉为大圆肌。

肩胛间区的肩胛背动脉及肩胛背神经声像图于肩胛上角与第2胸椎棘突之间肌肉、骨骼横切方法切面显示之后，再采用彩色多普勒血流显像模式，显示位于肩胛提肌及小菱形肌深面的肩胛背动脉及其内侧的肩胛背神经横断面。

肩胛间区最常见的病变以肌肉及韧带的急、慢性劳损为主，包括皮下血肿、肌肉及肌腱的断裂等；肿瘤性病变以皮下软组织脂肪瘤、表皮样囊肿及弹力纤维瘤较常见；感染性病变以皮下滑囊炎及寒性脓肿多见。高频超声能够对肩胛间区肌肉、韧带及筋膜的损伤性病变、肿瘤性病变和感染性病变发生的部位进行准确定位，对病变大小及并发症等可进行观察。肩胛间区深浅各层每一条肌肉的起止点及解剖走行至关重要，肌间隔是判断与区别肩胛间区深浅各层不同肌肉分界的良好参照，掌握肩胛间区肌肉、肌腱、骨骼与毗邻结构关系的超声声像图特征，对肩胛间区肌肉骨骼系统病变的诊断具有临床指导意义。肩胛背神经在走行过程中，肩胛骨发育异常及肩胛提肌痉挛均会造成肩胛背神经卡压，从而引起颈、肩、背酸痛及一侧肩胛区疼痛，特别是第3、第4胸椎棘突旁3cm处有明显压痛。高频超声能清晰显示肩胛背神经的粗细、形态、外膜，为临床诊断肩胛背神经卡压、神经源性肿瘤提供了全面的影像学信息；肩胛背神经局部封闭及神经阻滞术的应用对治疗肩、背部酸痛和不适有重要的临床指导价值。

肩胛间区、肩胛背神经的超声检查，未与老年人及儿童做研究对比，其原因为儿童尚在发育过程中，其肌肉骨骼形态及大小可变，老年人一般有肌肉骨骼的退变及慢性劳损等影响因素。此外，本研究未进一步对高、矮、胖、瘦等不同体型的成年人肩胛间区肌肉骨骼进行对比，将在后续工作中进一步研究与完善。在提高肩胛间区肌骨的清晰显示上，对于肩胛间区皮下脂肪较厚者可结合低频超声检查，尤其是深层肌肉；超声仪器分辨力的高低也是影响肩胛间区肌骨声像能否清晰显示的原因之一。高频超声虽然能够显示并区别胸背部肌肉、骨骼及神经毗邻结构，但影响显示的因素也很多，期待未来能有更好的超声仪器设备及更多的肌骨超声医师进一步研究，为后续肩胛间区肌骨系统超声研究提供参考依据。

### 四、骨关节的 MSUS 诊断

骨性关节炎在检查与治疗方面还存在一定难度。X线、CT、MRI、关节造影、关节镜检查均为骨性关节炎的检查手段，其中以 MRI 为首选检查方式，是目前膝关节疾病最具有价值的影像学诊断方法，其优势在于可以进行多平面的成像、完整的关节检查，以及良好的软组织对比，对于骨、关节软骨和软组织的评价是非常准确的，符合率达95%以上，缺点是操作复杂、价格昂贵，难以广泛应用；X线检查作为较普遍的检查手段，只能间接反映关节软骨变薄，不能确切反映关节内其他非骨性结构病变，而且单纯以X线改变进行评价的检查方法具有较大的片面性。近年来，随着全数字化、高性能超声诊断仪的普及，MSUS 水平和精确性的不断提高，已经实现了对软骨的厚度、特征的实时、准确观察和测量，能够对多数骨性关节炎进行较明确的诊断。与X线、CT、MRI 等诊断方式相比，具有检查方法简单迅速、无创，便于动态观察、随访，了解病变治疗效果及时的特点，特别是相对 CT、MRI 诊断费用较低、无放射性损害、可反复多次、多方位检查，已经成为骨性关节影像检查的基本技术。下面重点介绍膝关节超声检查技术：

1.膝关节疾病的超声诊断　将膝骨关节炎患者的 MSUS 成像和 X 线片的表现进行比较，发现大量症状典型的膝骨关节炎患者，在 X 线上表现并不明显，而通过 MSUS 可发现尚处在软组织退变阶段的患者，并对损伤部位进行明确定位，更好地为患者的治疗方案提供诊断依据。

（1）探查方法及内容：选用5.0～12.0MHz的线阵宽频探头；充分暴露关节，并保证其活动不受限制，轻触皮肤，不施加压力，以免关节内液体被挤向周围而漏诊。根据检查部位的不同和便于操作而取不同的体位。一般包括仰卧位检查膝前方和内外侧，俯卧位检查腘窝。采取膝关节中立位、伸直位和完全屈曲位，必要时用不同屈曲角度或动态观察。

（2）扫查方法：仰卧位两腿伸直，探头直接置于髌骨上方，横行扫查、半球切面扫查，可显示髌上囊及滑膜。仰卧位屈膝30°～45°，探头置于髌骨上方及下方纵向及横向扫查，显示滑膜的厚度、形态及髌上囊积液，有积液时加压，推开积液后测量髌上囊，前后两层滑膜的厚度，CDFI测量滑膜内血流信号和形态分布。仰卧位屈膝45°～90°，探头置于髌骨尖上方，略向下倾斜，显示股骨髌面、内外髁、髁间沟及关节腔间隙。探头纵向置于髌韧带前，轻度向外旋转探头，指向股骨外髁，可见前交叉韧带长轴及胫骨端附着部。屈膝15°～30°，探头纵向置于腘窝区，轻度向内旋转，可见后交叉韧带长轴。仰卧位屈膝70°～90°横轴扫查，显示髁间窝和股骨外髁关节软骨、骨质。探头沿膝关节两侧膝眼处纵切扫查，显示内外侧半月板、内外侧副韧带。再沿膝关节间隙向前后追踪，扫查半月板的前角、体部及部分后角。同时俯卧位，膝关节伸直或屈膝15°腘窝处扫查半月板后角。仰卧位屈膝90°～135°髌骨上方及下方纵向及横向切面，显示关节软骨厚度、形态和软骨下骨质改变。

（3）观察内容：超声观察膝骨关节炎有以下方面内容：髌上囊、滑膜、股骨内外髁关节面软骨、股骨髁间窝软骨、关节间隙、半月板、关节腔内游离体、关节边缘骨赘、软骨下骨质破坏、腘窝囊肿等。

（4）声像图特征：股骨内外髁呈圆弧形强回声带，后方伴声影，表面呈一条低回声带，为关节软骨。正常软骨超声表现为：高—低—高，"夹心饼断面"样回声带，表面及深层高回声线光滑、清晰、锐利，中央低回声带透声良好，回声均匀。软骨中央较厚、至边缘逐渐变薄，移行自然。软骨—骨界面回声比软骨—滑膜腔界面回声强。覆盖股骨内髁的软骨一般比髁间窝和股骨外髁的软骨要薄些，差值不超过2mm。半月板表现为股骨与胫骨软骨面之间的均质高回声区，呈三角形，尖端朝向关节腔。滑膜显示为软骨表面线状强回声及低回声带。正常关节腔内容与骨关节炎的临床分型与超声表现目前膝骨关节炎根据部位主要分为软骨破坏型、半月板型、滑膜炎型、游离体型、混合型5型。

1）软骨破坏型：骨关节炎是一组以关节软骨退变为主要病理特征的临床综合征，该病最早期的损害发生于软骨。关节软骨为被覆于关节骨表面的一层组织，负重面软骨正常厚度为1.2～1.9mm，超声表现为均匀一致的低回声带。骨性关节炎患者软骨组织变薄，回声增强不均匀，腔面毛糙不连续，厚薄不一。随着疾病的侵袭，软骨退变甚至丢失，超声表现为低回声带中断，回声不均匀，其下方强回声线不光滑，增粗，边缘不规则。膝关节软骨退变的超声图像分4期：Ⅰ期无异常改变，少数可见软骨内断续的线状高回声或软骨表面与关节腔内增厚，与滑膜分界欠清晰；Ⅱ期软骨表面毛糙，病变区回声增高，软骨轻度变薄或局部隆起，部分软骨下骨质线回声增高；Ⅲ期软骨局部明显变薄，软骨下骨质线回声增高，欠规则；Ⅳ期软骨完全丧失，软骨下骨暴露，骨轮廓规则或不规则，部分骨回声局部中断，为软骨下骨破坏表现。

2）半月板型：半月板为纤维软骨组织，也叫半月软骨。介于股骨两髁与胫骨平台之间，附着于胫骨两髁边缘，周边厚，中间薄，上凹下平，加深胫骨髁的凹度，以适应股骨髁关节面的弧度，使膝关节稳定。半月板的纤维基质中有一种成分是蛋白聚糖，在半月板内以水化蛋白聚糖分子的形式存在，具有良好的吸水性，抗拉伸的作用不强，但抗压性能很好。使半月板有一定的弹性，能缓冲两骨面的撞击，吸收振荡，保护关节。内侧半月板呈"C"形，前窄后宽，有前后两角，外侧半月板周径小而面积大，略呈"O"形。临床半月板损伤较为常见，国外资料显示内侧半月板损伤比外侧半月板多见，是由于膝关节内侧负重较外侧多。但国内资料显示相反，外侧损伤多于内侧，这可能与中国人盘状半月板的发生率高有关。超声显示：膝半月板纵向扫查（半月板的横切面）时，呈尖端朝向关节腔的楔形结构，位于股骨髁与胫骨平台之间，边缘光滑完整，回声偏强，由外向内逐渐均匀减弱，高于邻近软骨回声，后角较其他部位容易探测。半月板损伤时，由于损伤及分离程度不同，具有不同的超声表现。当半月板完全断裂时，可显示两个强回声中间有一低回声暗带；小的不完全断裂时，显示为线状强回声；半月板的退形性变表现为在半月板回声区出现不规则的回声；陈旧性损伤则出现不规则片状或团快状强回声。部分半月板损伤后出现囊肿，较小的多位于关节内，较大的或边缘部囊肿可能突出关节外。超声显示为低或无回声区，并可见后方回声增强等征象。超声诊断半月板损伤，手术符合率为79%～95%，定位诊断的准确率为69%～78%。

3）滑膜炎型：膝关节周围有许多滑囊，位于骨与肌肉、肌腱与皮肤、肌肉与肌肉之间。正常囊内有少许滑液，约3.5mL，以适应膝关节活动和肌腱滑动。有炎症时，则滑膜异常增生，渗出增多，并有大量淋巴细胞、浆细胞、单核细胞浸润。滑膜内新生血管和纤维组织增生，厚度明显增加。慢性期滑膜肥厚，形成许多绒毛样突起，突向关节腔内或侵入软骨和软骨下骨质。绒毛具有很强的破坏性，又名血管翳，是造成关节破坏、畸形、功能障碍的病理基础。临床常发生病变的有髌前皮下囊，髌下皮下囊、髌上滑囊、胫骨粗隆皮下滑囊、半膜肌滑囊、股二头肌滑囊、腓肠肌内侧头下滑囊等。最易患病的部位是髌前和髌下皮下滑囊，其次为腓肠肌内侧头下滑囊和半膜肌滑囊。超声显示：滑膜显示为靠近软骨面和液体的线状强回声及外侧的弱回声带，厚度为（1.0±0.2）mm。当滑膜有炎症时，因滑膜充血、水肿，组织增厚，超声显示强回声带增厚，不均匀，腔面毛糙不平，呈"结节"样、"绒毛"样及"丝带"样低回声改变。将滑膜厚度分为4级，Ⅰ级：无滑膜组织肥厚或厚度＜2mm；Ⅱ级：轻度滑膜肥厚，厚度为2～5mm；Ⅲ级：中度滑膜肥厚，厚度为6～9mm；Ⅳ级：明显滑膜肥厚，厚度＞9mm。当滑膜炎渗出增多伴关节腔积液时，超声显示关节腔内无回声暗带增宽。正常人无回声暗带＜2mm，＞3mm即可认为有关节腔积液存在，＞4mm超声诊断关节腔积液增多。关节积液可分为4级，

Ⅰ级：无积液；Ⅱ级：轻度积液，积液深度≤5mm；Ⅲ级：中度积液，积液深度6～10mm；Ⅳ级：明显积液，积液深度＞10mm。滑膜炎是引起膝关节疼痛的主要原因，超声检查可以方便、快捷地诊断患者滑膜受损程度，为临床选择治疗方法及观察疗效提供依据。

4）游离体型：关节内由滑膜绒毛或钙化的软骨碎片形成游离体，常见于股骨髁间、髌上囊、腘窝、腘窝囊肿内，绝大多数继发于其他关节疾病。这些游离体是关节退变的结果或原因。在退行性关节炎，单发或多发的骨软骨瘤中，游离体是常见表现。类似表现也发生在骨坏死和OCD中。超声显示：游离体呈强回声，圆形或椭圆形，后方可伴有声影。具有活动性，可随关节运动而移位。

5）混合型：具有上述两种或两种以上表现的为混合型。

2. 肩周疾病的MSUS诊断　诊断肩关节周围软组织炎症性病变常需依靠临床症状和体格检查，而影像学检查尤其是VUI可进一步明确病变位置，并排除其他可引起肩痛及肩关节活动受限的疾病，如骨和软组织肿瘤、肩袖撕裂伤、肱二头肌长头肌腱炎并腱鞘炎、冈上肌腱炎及冻结肩等，其诊断的准确度可与MRI相当。采用应用超声线阵探头频率为7～12MHz，线阵列探头，选择检查条件为肌肉骨骼模式。患者取端坐卧位，检查时操作者需要面向患者，依次对肱二头肌长头腱、肩胛下肌腱、冈上肌腱、冈下肌腱、小圆肌腱、肩锁关节进行扫查。扫查时可适当加压患者肩部疼痛处，结合肩关节的主动、被动活动，注意观察肌腱连续性、回声、厚度、血流情况及肌腱的运动方向等。观察患者超声下肩周软组织损伤情况。

（1）肩袖病变。肩袖结构主要是由肩胛下肌腱、冈上肌腱、冈下肌腱和小圆肌腱组成，肩袖病变包括：①肩袖撕裂，分为部分撕裂和全层撕裂。肩袖结构部分撕裂表现为肌腱局部纤维断裂；肩袖结构全层撕裂表现为肌腱纤维断裂，并自肌腱的关节侧延伸至滑囊侧，可见边界清楚的低回声或无回声区域，根据撕裂的部位分为关节侧、滑囊侧或肌腱内裂隙，呈边界清楚的低回声或无回声裂隙，纵切和横切检查均可见病变。②肌腱炎，表现为肌腱增厚，内部回声减低，伴有彩色多普勒信号增加，部分合并钙化。

（2）肱二头肌肌腱病变。包括：①腱鞘炎，表现为肱二头肌长头肌腱腱鞘内无回声区，可移动，可压缩，增厚的腱鞘内可探及彩色多普勒血流信号增加。②肌腱炎，表现为肱二头肌肌腱增厚，内部回声减低，伴有彩色多普勒信号增加，部分合并钙化。③脱位，可为半脱位和脱位，半脱位是指肱二头肌长头腱部分移到肱骨小结节外，脱位是指整个肱二头肌长头腱完全移至结节间沟外。④肌腱断裂，肱二头肌肌腱连续性中断，肱骨结节间沟空虚，断端肌腱回缩增厚，回声乱，局部可有积液。

（3）肩峰—三角肌下滑囊病变。包括：①单纯积液，超声显示无回声或低回声区的前后径≥2mm。②滑囊炎，表现为混杂性积液和滑膜增生，且彩色多普勒显示病变内出现血流信号。

（4）肩锁关节病变。包括：①肩锁关节炎，表现为肩锁关节滑膜的增厚，发展为骨性关节炎时，关节囊厚度≥3mm，关节间隙变窄。②半脱位或脱位，表现为肩锁关节腔变宽，以及关节囊和韧带膨出。

### 五、OPD 的超声介入技术

超声介入技术作为现代超声医学的一个分支，其主要特点是在超声的监视或引导下完成各种穿刺活检、X 线造影及抽吸、插管、注药治疗等操作。如胸背部超声介入主要用于肌肉血肿的穿刺抽吸；钙化性肌腱炎的穿刺治疗；肌腱变性的割腱术治疗及胸背部各种肿物的活检介入等。超声引导图像超声介入技术具有以下优势：①实时动态影像，超声可以实时观察体内组织器官的运动情况，非常适用于与运动密切相关的肌骨系统，显示关节、骨骼、肌肉及肌腱的形态变化与相互间作用，有助于运动性疾病的诊断。②无明确禁忌证，无放射性损伤，操作简便，易于接受。③可用于介入性操作的引导，达到"可视化"操作，提高穿刺成功率和诊治效果的目的。超声引导针刀治疗腰椎关节突关节源性腰痛的疗效，得出肌骨超声引导下针刀治疗定位准确，对腰椎关节突关节源性腰痛疗效显著，且操作安全，无并发症，可明显改善患者生活质量。脊柱及四肢疼痛VAS 评分 ≥ 4 分的患者 460 例，行肌骨超声引导下药物注射，治疗后 1 周进行 VAS 评分。发现治疗前 VAS 值（5.93 ± 1.48）分，治疗后 VAS 值（3.33 ± 1.19）分，治疗前后比较具有显著差异，说明超声引导下注射对减轻患者疼痛效果显著，可以成为门诊治疗的主要手段。

1. 椎旁神经阻滞术　脊柱疼痛介入技术传统上是以放射技术为主，近年来，超声开始逐步介入该领域，有经验的操作者可以辨认出神经和血管；但是越深的组织，超声显像难度越大。因此，医师应该根据具体情况选择合适的介入技术，初学者不宜用超声进行脊柱相关的注射。肥胖患者深层解剖结构显像差，超声引导注射可能有一定困难。此外，需要进一步地研究证明。超声引导下经椎间孔硬膜外注射的疗效椎旁间隙是脊柱两侧的楔形解剖腔隙，后壁是上位肋横韧带，前面是壁层胸膜，内侧是椎间盘和椎间孔，外侧是肋间内膜后缘。胸或腹内筋膜将椎旁间隙分隔成两个潜在的筋膜腔隙。每个椎旁间隙包含肋间神经（脊神经）、肋间神经的背支、肋间神经的腹支、交通支和交感干。椎旁间隙向内可通过椎间孔与硬膜外腔相通，向外通过横突顶端与肋间隙（或后腹膜间隙）相通。左、右两椎旁间隙可通过椎体前及硬膜外腔与对侧相通。椎旁神经阻滞术是将局麻药物注射于出椎间孔的脊神经附近（椎旁间隙），从而阻滞该侧的运动、感觉和交感神经，达到同侧躯体麻醉效果的一种方法。以前的神经阻滞术是治疗医师根据体表标志或在 X 线引导下进行，X 线缺乏软组织的解剖层次及与周围组织关系的信息使得穿刺操作具有一定的盲目性，常会损伤穿刺部位邻近的血管或脏器，从而引起严重并发症。由于超声能够清晰地显示外周神经及其主要分支的解剖结构，利用实时超声引导能够清晰地显示绝大部分外周神经及其周围的解剖结构。这就使超声引导下的神经阻滞术能够做到高度特异性和选择性。超声同时还能够实时显示穿刺针的位置，从而大幅提高穿刺的准确性，一方面获得了更佳的治疗效果，另一方面也极大地减少了并发症的发生。

2. 颈椎病　神经根型颈椎病为颈椎病的常见类型，易受到小关节突骨质增生、钩椎关节骨刺和椎间盘膨出等因素影响，导致脊神经根受到牵拉和压迫，进而引起一系列严重不良反应，比如免疫反应和反应性水肿等。患者取仰卧位，超声探头行常规消毒，于患者颈部涂抹少量耦合剂，对胸锁乳突肌垂直和长轴进行探查，对颈椎责任病变部位进行定位，超声下显示神经根呈椭圆形，呈低回声影像，多以介面内进针，避开神经血管与气管食管，最小距离穿刺责任椎间孔，待回抽无脑脊液无血，且阻力不大，后给予其消炎镇痛液（10mL 含 0.5% 利多卡因混合 3mL 曲安奈德针）注射治疗。超声下操作能够清晰可见患者肌肉、关节腔、骨性组织、神经、血管等；费用低廉，能够减轻患者经济负担，减少医疗费用；能够进行反复操作，能够根据影像和术中操作情况及时调整操作；能够对图像进行动态观察，将患者神经和血管清晰显示出来，能够对药物扩散情况进行实时观察，能够避免发生穿刺针误入神经和血管内等不良事件。

3. 髋关节　髋关节在结构上缺乏触诊引导注射的解剖标志，常需应用 CT 或 X 线透视下定位引导，但超声的无放射性、无须造影剂、对软组织提供高清晰度的图像，实时显示肌肉、肌腱、滑囊等结构，同时还可以辨别神经血管，避免注射时出现并发症，优势更加突出。超声引导关节穿刺术和关节注射术优于解剖标志触诊引导关节穿刺术，患者疼痛明显减轻，关节穿刺成功率提高，积液检出率提高 200%，抽液量增加 337%，关节减压更彻底，临床效果改善。

4. 脊柱关节源性腰痛针刀介入治疗　超声诊断仪选择线阵探头，频率范围为 5 ~ 10Hz，无菌超声耦合剂局部消毒涂擦。受试者呈俯卧位，常规消毒，铺巾。戴无菌手套，放适量无菌耦合剂，助手辅助下以无菌护皮膜包裹超声探头。将探头与脊柱纵轴平行，定位棘突，旋转探头取节段短轴，与探头方向平行，远离探头源 1cm 为穿刺点，微调整探头位置至能够显露进针至关节突关节，显露关节突关节，辨认关节突、棘突关系后，明确关节突关节位置，术者左手持注射器，注射混合液（由 2% 盐酸利多卡因 5mL，复方倍他米松 1mg，0.9% 生理盐水 5mL 配成）2mL，再以穿刺点为针刀进针点，肌骨超声显露进针路径，行十字切割减压。如关节突增生影响穿刺，可重复以上过程，将针尖位置调整至关节突周围行注射。超声引导下针刀治疗腰椎关节突源性腰痛疗效迅速、确切。分析与以下因素有关：①超声引导使药物注射部位及针刀操作更加精准；②直视下针刀进入关节囊切割，使关节囊得到减压，如有关节囊肿，则可以切开囊肿，释放囊肿压力；③在关节囊内注射药物，更能够抑制关节炎及针刀操作所带来的创伤炎症；④如果关节周围增生明显，无法穿刺入关节囊，可通过精准定位关节突周围，行上游神经药物阻滞及针刀毁损来达到镇痛效果。

5. 超声引导骨不连冲击波治疗与富血小板血浆注射　应用冲击波（ESWT）联合富血小板血浆注射（PRP）治疗骨折骨不连通过临床实践，可见治愈的时间明显比单纯 ESWT 治疗组及单纯 PRP 治疗组为短，而治愈率又明显提高。肌骨超声的定位，让医师在治疗时能够直接看到病灶，实现了精准治疗。

（刘中凯　张俊芳）

## 第二节　肌骨 X 线检查与应用

肌骨 X 线检查具有成像清晰、经济、简便等优点，目前仍是影像诊断中使用最多和最基本的方法。随着数字 X 线成像技术出现，成像时间缩短，图像质量提高，病灶较前显示清晰。平板探测器数字 X 线成像技术是今后的发展方向，在接受 X 线后直接产生数字信号，减少了影像链的中间环节，是 X 线成像系统的一次革命，但其密度分辨力仍不高，仍为重叠成像而非断层成像，不利于病灶定位、定性，不能为临床提供详尽的影像信息。CT 和 MRI 显示疾病具有很大的优越性，但并不能取代 X 线检查。对压缩性椎体骨折患者而言，普通 X 线平片检查的主要目的在于发现病变并准确定位，如果发现椎体压缩性骨折征象则提示诊断，可进一步行 CT 和 MRI 检查，这样可最大限度提高压缩性骨折检出率，尤其是对骨质疏松引起的椎体压缩性骨折的检出。对于外伤、转移瘤、结核等引起的压缩性骨折，由于征象典型，X 线检查的目的是准确定位、确定病变大小范围、明确病变类型及压缩程度等。虽然 X 线检查在显示椎体压缩形态、病变椎体定位等方面有优势，但其对细微的椎体及附件骨折显示不清，周围软组织及椎管内情况也显示不清。

X 线数字化摄影采用了强大的现代化计算机后处理功能，如此一来，极大限度地提升摄影一次性成功率，也减少了重复摄影的次数。与非数字化摄影不同的是，X 线数字化摄影具有数据库管理功能，其数据库能将患者的影像信息妥善地储存下来，并可供人随时地提取、检查与其他影像进行比较等。与此同时，患者可以自带照片及相关的诊断报告。X 线数字化摄影技术进一步促进了医院数字化、信息化、网络化管理，提高医院影像科的正确率。与传统的 X 线摄影技术相比较，X 线数字化摄影技术系统的优点主要表现在以下几个方面：首先，X 线数字化摄影技术具有强大的处理功能，其中包括测量局部、对比度转换等功能，其灵敏度比较高，兼具空间频率处理的作用；其次，X 线数字化的处理效果更加协调，实现时间、能量减影，抑制体层伪影，具有动态范围控制作用。

检查技术：①普通平片：传统的屏—胶系统照片由于摄影条件要求相对较高，不能进行图像后处理，正逐渐被 CR、DR 所取代。② CR：由于是数字图像摄影条件宽容度高，影像经过灰阶、窗位、数字时间减影处理后对骨结构、关节软骨及软组织的显示优于传统 X 线成像。CR 的不足之处是空间分辨力低于传统 X 线照片，可能会导致对病变骨骼的微细结构的观察受到限制，但可通过 CR 系统的直接放大摄影得到改善。③ DR：与 CR 同为数字化成像，但 DR 的空间分辨力进一步提高，信噪比高，成像速度快，曝光量进一步降低，探测器寿命更长。DR 的缺点是它是利用各种类型的平板探测器进行成像，难以与原 X 线设备匹配，不能进行床边摄像，对一些特殊位置的显像不如 CR、普通平片。

临床应用：骨组织含有大量钙盐密度高，与周围软组织有良好的对比，而且骨本身的骨皮质、骨松质和骨髓腔之间也有足够的对比度。X 线平片具有较高的空间分辨力，能显示骨和关节细微的骨质结构。骨关节的影像在 X 平片显示非常清晰，不仅可以发现病变，明确病变的范围和程度，而且对很多病变能做出定性诊断。加上常规 X 线设备和检查费用都较低，检查过程简便易行，迄今仍是肌骨系统首选的检查方法。CR 基于高的线性响应特征，有一些特殊应用：①脊柱、长骨和关节经一次曝光影响通过后处理可以得到一幅与传统 X 线片类似，另一幅充分显示肌腱、韧带、关节囊及皮肤的照片。②床旁摄影，CR 系统的曝光宽容度大，减少曝光次数，经过后处理可使 ROI 结构的影像显示更清晰。③脊柱侧弯评估：胸腰椎用不同的参数分别进行后处理，再将两张影像打印到一张胶片上，得到一张完整清晰的高质量脊柱侧弯图像，便于测量 Coob 角。④软组织异常的显示：可通过低对比处理和强空间频率处理结合技术，使软组织结构显示得更加清晰。⑤骨质疏松研究：通过对掌骨影像边缘增强效应，使掌骨皮质内缘显示更清晰，并可通过 CR 系统的直接测量功能对掌骨中点皮质进行定位测量，减少人工测量的误差，明显提高精密度和准确度。

## 一、骨骼异常

1.骨质疏松　指在单位体积内的骨量减少，而骨组织的有机成分和钙盐的比例不变，即骨组织只有量的减少，而无质的改变。这是成骨与破骨间失去平衡，破骨作用超过成骨作用的结果。组织学上见骨皮质变薄，哈氏管扩大，骨小梁数目减少。骨质疏松可分为全身性骨质疏松和局限性骨质疏松。全身性骨质疏松多见于老年人、绝经后妇女、内分泌疾病及营养不良患者等；局限性骨质疏松则多见于感染、失用性等。当骨量减少到一定程度时，X 线平片可出现异常表现，包括骨密度减低，骨皮质变薄，非负重骨小梁数目减少且变细，轮廓清楚，负重骨小梁数目减少、粗大、间隙加宽等。若脊椎骨发生骨质疏松，除上述表现外，骨密度减低和皮质变薄的联合作用导致骨皮质和椎体终板的密度减低、变薄，呈边缘锐利的细线状。骨质吸收选择性地出现在横向骨小梁中，沿着应力线的骨小梁也较明显。椎体内所有骨小梁的吸收产生"空盒子"征象。椎体压缩性骨折后可导致扁平终板或楔形变、双凹形（鱼样椎）或均匀压缩（烧饼样椎体）。近年来，国外文献多以骨松质骨纹理均一度描述 X 线检查时早期骨质疏松改变征象，需要日常观察积累正常患者不同部位骨松质骨的级纹理走行特点与密度，重点是长骨骨骺和椎体骨纹理与密度改变，当出现骨纹理稀疏、紊乱及小空洞改变同时伴有骨皮质厚度变薄、骨髓消水肿改变时应考虑为骨质疏松。

2.骨质软化　指在单位体积内的钙质含量减少而骨组织的有机成分正常，即骨组织量和质均发生改变，是成骨过程中骨样组织的钙化不足所致。组织学上见骨小梁中央部分钙化，而周围未钙化的骨样组织相对增多的原因主要是钙磷代谢障碍。多是维生素 D 缺乏、胃肠道吸收功能低下、碱性磷酸酶活性减低及肾脏排泄钙、磷过多等所致，常见于佝偻病、骨质软化症等。X 线表现为骨密度减低，骨皮质变薄，骨小梁细而模糊；由于骨质软化，负重骨骼可发生弯曲变形。在 X 线上骨质稀疏和骨质软化都表现为骨密度减低，骨皮质变薄，骨小梁减少，其不同点在于前者骨小梁轮廓清楚，无骨骼弯曲变形，而后者骨小梁轮廓模糊，骨骼多有弯曲变形。髌骨软化为临床最常见征象，为膝关节 X

线平片观察的观察重点内容。

3. 骨质增生硬化　指在单位体积内骨量增多，是成骨作用增强或破骨作用减弱或两者同时存在的结果。在组织学上见骨皮质增厚，骨小梁增粗、增多。按其范围可分为局限性和全身性两种，前者较常见，如慢性感染、外伤、恶性骨肿瘤及退行性骨关节病等；后者较少见，如石骨症、氟骨症等。X线表现为骨质密度增加，骨皮质增厚，骨干加粗、骨小梁增粗、增多，骨髓腔境界更加不清楚，甚至变窄或消失。骨质增生的另一种 X 线表现为骨刺、骨桥、骨赘或骨唇等，常发生于骨端边缘、肌腱、韧带等附着处。近年基础与影像病理研究明确骨质增生为骨质疏松的特殊性病理改变，为全身肌骨代谢异常的典型病理性、生理性改变，多数学者认为是骨关节或脊椎解剖力学失衡，附着于关节相邻骨骺的肌腱慢性炎症、功能退化或慢性劳损等多因素共同作用发生慢性组织退化—硬化—钙化—骨化等病理性、生理性改变过程。X线平片宜选择适宜的参数与功能位检查，可发现骨质增生与肌腱钙化、硬化的病理改变过程。

4. 骨质破坏　指局限性骨组织消失或由病理组织所代替。骨质破坏可见于各种骨感染、肉芽肿、骨肿瘤和肿瘤样疾患等。其在 X 线平片上的表现多种多样，但不同病变在骨质破坏的类型、边界、骨膜反应和软组织肿块情况等方面有很大不同，掌握这些特点可以减小鉴别诊断的范围。根据骨质破坏的类型可分为地图样、虫噬样和渗透样破坏。地图样骨破坏指大块状的骨质破坏区，边界清楚，与周围正常骨质分界清楚，由正常向异常的移行带窄，在病灶周围常有不同厚度的边缘硬化。地图样破坏通常代表良性病变，特别是有硬化边缘时。多发性骨髓病和转移瘤也常表现为地图样骨质破坏，但不具有硬化边缘。虫噬样破坏灶指边界不清楚的局灶性骨质破坏，从正常向异常移行带宽，显示出病灶的侵袭性和快速生长的潜力，恶性骨肿瘤、骨髓炎和嗜酸性肉芽肿通常表现为这种骨质破坏。渗透样骨破坏表现为大小相同的细小的卵圆形或小条状低密度破坏灶，表明病灶生长迅速，是恶性度最高的破坏形式，病灶与正常骨质无法区分。浸润骨髓的高度恶性肿瘤如小圆细胞肉瘤（尤文肉瘤和淋巴瘤）就表现出这种骨质破坏形式。然而这种骨质破坏形式也可发生在急性骨髓炎和快速进展性骨质疏松中，如反应性交感神经损伤。病灶的边缘是由肿瘤的生长速度和宿主的反应共同决定的，有利于鉴别良、恶性病变。如果宿主骨的反应大于肿瘤的生长速度，则在肿瘤的边缘形成致密的硬化边缘，表明为良性肿瘤，如非骨化性纤维瘤、单纯性骨囊肿等。若肿瘤的生长速度大于宿主骨的反应，则两者之间没有真正的边界形成，表现为边界模糊不清，有较宽的过渡带，是恶性肿瘤的特点，如尤文肉瘤、骨肉瘤等。如宿主骨的反应和肿瘤的生长速度大致相同，则两者之间的边界清楚，但没有硬化边缘，如骨巨细胞瘤等。病变的边缘越清晰、锐利，表明肿瘤的侵袭性越低；病变的边缘越不清楚，则表明肿瘤的侵袭性越高。破坏灶侵犯骨膜，则会刺激骨膜反应，从而形成不同的骨膜反应类型，对诊断提供帮助，骨膜反应的类型将在下文中详述。一旦肿瘤突破骨膜新生骨，则可向软组织内延伸，形成软组织肿块。骨包壳包绕软组织肿块为良性肿瘤的特点，如动脉瘤样骨囊肿；更多情况下软组织肿块边界不清，无骨包壳包绕，为恶性肿瘤的特点，如骨肉瘤、尤文肉瘤等。

5.骨膜增生或骨膜反应　外伤、炎症及肿瘤等病变刺激骨膜而引起骨膜增生，经过钙化及骨化产生新骨。根据新骨在X线片上的表现形式，分为下列几种类型：①平行型：皮质表面平行的线状致密影，与骨皮质间隔以纤细的透光影，密度小于骨皮质，长度不定；多见于感染、骨膜下血肿、骨折等。②葱皮型：多条线状密影，成层排列，呈葱皮状；多见于感染、尤文肉瘤及骨肉瘤。③花边型：骨膜增殖所产生的新骨沿皮质表面分布不匀，呈波浪状；多见于感染及肺性骨关节病。④日光放射型：骨膜增生所产生的新骨与主骨干垂直。X线表现为从骨皮质伸向附近软组织的致密线影，呈光芒状；可见于血管瘤、脑膜瘤及血友病，恶性肿瘤（尤文肉瘤及骨肉瘤）所产生的瘤骨也有类似表现。⑤三角型：是骨膜被下面的恶性肿瘤抬高、刺激和破坏所致，X线片上可见被抬起的骨膜两端有一三角形致密影；多见于骨肉瘤，并常与针状瘤骨同时存在。不同的骨膜反应类型是骨膜成骨过程中生长速度和骨小梁排列不同所致，对于鉴别诊断有一定参考价值。骨膜增生的厚度、范围与发生部位、病变性质和发展阶段有关。一般而言，骨膜增生在长骨的骨干较为明显。

骨膜增生在炎症时较广泛，而在肿瘤则较局限。随着病变的好转与痊愈，骨膜增生可变得致密，逐渐与骨皮质融合，表现为皮质增厚。痊愈后，骨膜新生骨还可逐渐被吸收。在恶性骨肿瘤中，骨膜增生可受肿瘤侵蚀而被破坏。骨膜增生多见于炎症、肿瘤、外伤、骨膜下出血等。只根据骨膜增生的形态，不能确定病变的性质，需结合其他表现做出判断。

6.骨质坏死　是骨组织局部代谢的停止，坏死的骨质称为死骨。形成死骨的原因主要是血液供应中断，组织学上表现为骨细胞死亡、消失和骨髓液化、萎缩。在骨质坏死早期，骨小梁和钙质含量无变化，此时X线上也无异常表现。当血管丰富的肉芽组织长向死骨，则出现破骨细胞对死骨的吸收和成骨细胞的新骨生成，这一过程延续时间很长。死骨的X线表现是骨质局限性密度增高，其原因有二，一是死骨骨小梁表面有新骨形成，骨小梁增粗，骨髓内也有新骨形成即绝对密度增高；二是死骨周围骨质被吸收，或死骨在肉芽、脓液包绕、衬托下显示为相对高密度。死骨的形态因疾病的发展阶段而不同，随时间而渐被吸收。死骨周围新生的肉芽组织在X线平片上表现为高密度死骨周边的低密度影，最外层的新生骨则表现为高密度影。无菌性缺血性骨坏死可表现出骨坏死的典型X线特征，即最内层的高密度死骨，中间层的低密度肉芽组织带以及最外层的高密度新生骨带。在无菌性缺血性骨坏死的早期，X线平片常无异常改变，而MRI能较准确地显示骨坏死，因此对怀疑有骨坏死的患者，应尽早做MRI检查。死骨除见于无菌性缺血坏死外，也见于恶性骨肿瘤内的残留骨、慢性化脓性骨髓炎、骨结核和外伤骨折后脂肪栓塞等。恶性骨肿瘤内的残留死骨多表现为有骨结构的块状骨，周边可见肿块的实性成分，无硬化边缘。感染形成的死骨多较致密，周边可见低密度的脓腔和反应性致密硬化边缘。

7.骨骼大小、形状、轮廓的改变　可见于先天性畸形、骨质破坏或增生及继发的功能障碍，可为全身性也可为局限性。全身性骨骼改变如巨人症、呆小症等；局限性改变为局部的骨改变，如骨肿瘤、骨折后畸形愈合、关节炎的后遗症等。

8.骨内与软骨内钙化　较多见，可分为肿瘤性钙化、代谢性钙盐沉积和退行性钙化。

肿瘤性钙化见于骨肿瘤，不同肿瘤有不同的钙化（即骨基质）特征。成骨性肿瘤可形成骨样基质，在X线上表现为实性、棉絮样、云样、象牙质样高密度区，见于骨肉瘤等。成软骨性肿瘤可形成软骨样基质，X线平片表现为斑点状、环状、弧线状高密度，见于内生软骨瘤、软骨母细胞瘤等。钙盐沉积性钙化多见于特发性钙盐沉积，痛风及其他钙磷紊乱的代谢性疾病等，表现为关节软骨的点状或小条状钙化。退行性钙化发生在退行性变的软骨中，如椎间盘等。

9.矿物质沉积　铅、磷、铋等进入体内，大多沉积于骨内，在生长期主要沉积于生长较快的干骺端，X线表现为多条横行相互平行的致密带，厚薄不一；于成年则不易显示。氟进入人体过多可激起成骨活跃，使骨量增多；也可引起破骨活动增加，骨样组织增多，发生骨质疏松或软化。氟与骨基质中钙质结合称为氟骨症。骨质结构变化以躯干骨为明显，有的X线表现为骨小梁粗糙、紊乱，而骨密度增高。

10.骨髓水肿　骨髓水肿是受累骨髓中细胞外液的积聚，可导致骨内压力的增加，骨内压的增加刺激关节内痛觉感受器，刺激骨和骨髓痛觉神经纤维，进而产生疼痛。主要机制为肌骨组织缺氧缺血诱发慢性炎症反应导致的骨髓组织炎性渗出，髓腔含水量增加并引发压力增加，导致骨关节疼痛的病理现象。关节应力增加，导致软骨下干骺端微骨折，骨小梁结构破坏，继而发生组织间液减少及出血增加，而骨髓水肿的发生与骨髓内出血呈正相关。骨髓内出血进一步导致骨内压升高，使骨组织灌注减少，骨细胞缺氧后可引起神经血管束的破坏，局部组织酸中毒，释放细胞炎性介质如前列环素等，继而引起疼痛。普通X线平片多难以发现典型改变，数码图片处理的X线片早期骨髓腔灰度降低、透亮度增加。4～8周后整个股骨头及颈弥漫性骨质疏松，有时可侵及转子、髋臼、髂骨翼、坐耻骨，无囊性变及骨硬化无软骨下骨的塌陷，关节间隙不改变，6～8个月后X线示恢复正常骨量。

·11.解剖力线测量　解剖力线是人体在发育成长中，骨骼承重受力后逐渐使成骨细胞呈力学排布而形成的线。为肌骨病理生理分析与手术矫形时关键性评价指标。随着近年CT三维成像技术的应用与自动测量技术的提升，肌骨解剖力线测量应用X线平片显著减少。但仍有一定应用空间。下肢力线、胸腰椎力线分析特别是不同功能位检查中DR仍有重要的参考意义。

## 二、软组织异常

1.软组织肿胀　多见于外伤及炎症所致充血、水肿。例如在早期化脓性骨髓炎，X线片上未见骨质改变，但由于充血及水肿所致皮下脂肪层与肌肉层间的界线模糊，且可见网状影出现。此外，瘤性或炎性肿块可在软组织内产生块状影，边界较清楚。邻近软组织受压推移，层次清楚。

2.软组织萎缩　多见于功能障碍及失用，例如下肢长期瘫痪者，患侧肢体细小。X线表现为肌层变薄而肌间脂肪层相对地加厚。

3.气肿　即软组织内气体积聚，多见于开放性创伤及厌氧菌感染，前者如胸部伤引起的皮下气肿，后者如四肢的开放性骨折并厌氧菌感染，周围软组织内有不规则的条状透光影，沿肌肉间隙分布。

4. 钙化或骨化　外伤后可发生骨化性肌炎。血管壁、脓肿壁、寄生虫病及肿瘤可在软组织内发生钙化或骨化。

5. 异物　X线检查可显示密度很高的金属异物（不透光异物）。在组织较薄的部位，如上肢及手、足等处，半透光或透光异物如石块、玻璃片等有时也可显示。

6. 肌筋膜炎　肌筋膜为覆盖肌骨表面的一层结缔组织，有大量纤维蛋白、成纤维细胞及相应的末梢神经、微循环血管、淋巴管、血液细胞等有形组织；以细胞基质为主的组织液。随着肌筋膜链学说的建立，肌筋膜炎明确为骨质疏松疼痛病重要的启动疾病。多数OPD相关疾病X线片特别是高质量的数码X线片可见肌间隙、肌骨间和关节相应腔隙的结构形态发生改变，透亮度增加甚至明显的积液征。

### 三、关节异常

1. 关节肿胀　X线表现为关节内及周围软组织肿胀、密度增高，大量关节积液可见关节间隙增宽。常由关节积液或关节囊及其周围软组织充血、水肿、出血和炎症所致，见于炎症、外伤和出血性疾病等。

2. 关节间隙变窄　X线表现为关节间隙变窄甚至消失，多为关节炎引起软骨破坏所致，因此不同的关节炎所致的关节间隙变窄不甚相同：骨性关节炎所致的关节间隙变窄多见于负重区的变窄，如髋关节的外上部、膝关节的内侧间隙；类风湿关节多为关节的中心性变窄。

3. 关节破坏　是关节软骨及其下方的骨性关节面骨质为病理组织所侵犯、代替所致。当破坏只累及关节软骨时，仅见关节间隙变窄；累及关节面骨质时，则出现相应区的骨破坏和缺损，严重时可引起关节半脱位和变形。关节破坏是诊断关节疾病的重要依据。破坏的部位与进程因疾病而异。在急性化脓性关节炎，软骨破坏开始于关节持重面或从关节边缘侵及软骨下骨质，软骨与骨破坏范围有时十分广泛。在关节滑膜结核，软骨破坏开始于边缘，逐渐累及骨质，表现为边缘部分的虫蚀状破坏。类风湿关节炎到晚期才引起关节破坏，也从边缘开始，多呈小囊状。骨性关节炎早期引起关节软骨的变性、破坏，随着病变的进展出现关节面的硬化和关节面下的囊变区，关节周边可见骨赘形成。

4. 关节强直　可分为骨性与纤维性两种。骨性强直是指关节明显破坏后，关节骨端由骨组织所连接；X线表现为关节间隙明显变窄或消失，并有骨小梁通过关节连接两侧骨端；多见于急性化脓性关节炎愈合后。纤维性强直也是关节破坏的后果，虽然关节活动消失，但X线上仍可见狭窄的关节间隙，且无骨小梁贯穿；常见于关节结核。需结合临床诊断，不能单凭X线确诊。

5. 关节脱位　是组成关节骨骼的脱离、错位，包括完全脱位和半脱位两种。

6. 九方格骨关节阅片　为基于肌骨一体化OPD基础阅片方法。以膝关节为例，膝关节中心的十字交叉韧带为中心，将包含膝关节间隙、骨骺、肌肉、韧带及一定部位的相应长骨骨骼均分为九个方格，对每个方格内肌骨组织以计算机图片扫描分析方法分析肌骨组织，并进行整体评估——可明确骨性关节炎患者骨质疏松、肌筋膜炎、肌骨硬化或钙化等进行整体分析，有助于早期识别骨质疏松、骨性关节炎相关疾病。

（王　珅　史计月）

## 第三节　骨质疏松疼痛病CT检查与应用

### 一、软组织的CT检查

CT与MR目前被认为是评估身体成分的金标准，两者的扫描可提供精确的解剖细节，特别是可用于评估骨骼肌体积。此外，它们是唯一可以直接评估内脏和皮下脂肪含量的检查方法。且临床实践中患者进行CT、MRI检查的同时即可观察骨骼肌情况，并不增加辐射量及费用。对其进行深入研究对临床诊断、治疗及康复训练均有重大意义。CT测量肌量是基于肌肉与其他组织CT值的差异，图形软件可对此加以区别并自动测量。

目前国外文献CT测量的部位包括腹部、大腿及上臂等，最常用的部位为第3腰椎层面，包括测量肌肉横断面面积（CSA）及骨骼肌指数（SMI），即CSA与身高比值的平方。一般由第三方软件根据CT值进行半自动轮廓勾画，由研究者手动对骨骼肌边缘进行修整，再由软件计算出轮廓内面积。CT诊断肌少症尚无统一阈值。目前大部分文献采用的肌少症诊断阈值范围为SMI：女性 ≤ 39.5 ~ 42.1cm$^2$/m$^2$，男性 ≤ 42.2 ~ 43.0cm$^2$/m$^2$；体质指数（BMI）< 25kg/m$^2$，≤ 52.0 ~ 55.4cm$^2$/m$^2$；BMI ≥ 25kg/m$^2$。早期的定义男性SMI ≤ 52.4cm$^2$/m$^2$；女性 ≤ 38.5cm$^2$/m$^2$，也是后期文献中使用较多的界定值。近期通过大型多中心研究推荐使用男性SMI ≤ 50cm$^2$/m$^2$，女性SMI ≤ 39cm$^2$/m$^2$ 作为诊断终末期肝病患者肌少症的标准，由此可见针对不同疾病，肌少症诊断的阈值也可能存在差异，这也需要更多临床试验或循证方法来验证不同疾病肌少症诊断阈值的可靠性及结局预测的准确性。CT在量化脂肪及评估脂肪浸润的肌肉方面是非常可靠的。然而CT的骨骼肌测量需要高度专业化的研究人员、专业的软件和相对较长的时间，在广泛应用的过程中也受到高昂成本的阻碍；虽然图像采集所需的时间比MRI更短，但也应该考虑CT涉及的辐射暴露问题。

肌肉浅筋膜致密而肥厚，分浅层和深层。浅层靠近皮肤，由疏松结缔组织构成；深层为蜂窝状纤维脂肪层，内含大量脂肪组织并共同构成皮下脂肪层，其深面即为深筋膜。浅筋膜内有许多结缔组织纤维束连于皮肤与深筋膜，称皮下支持带，背中线处的皮下支持带将皮肤紧密连于棘上韧带。颈上部的浅筋膜特别坚韧，腰部浅筋膜含脂肪较多。由于浅筋膜的上述结构特点，当局部发生病理改变如水肿时，MRI、CT可敏感显示出局部信号、密度异常改变：MRI的TWI显示为中高信号背景内的更高信号；CT显示为低密度背景内的较肌肉密度略低的软组织密度影；X线平片意义不大。背部深筋膜即胸腰筋膜，分浅层、中层和深层，腰部活动范围大，剧烈运动时胸腰筋膜常可扭伤。由于颈部、腰部剧烈运动，慢性劳损，寒冷潮湿等因素，造成皮下浅筋膜、深筋膜、肌膜等非特异性炎性变化，筋膜、肌膜水肿、变性，MRI、CT 产生异常影像学变化，浅筋膜内纤维结缔组织、肌束间、肌肉与筋膜间粘连挛缩，产生疼痛等临床症状、体征。CT 的高分辨率能够明确肌肉、筋膜、肌腱内的细小钙化，而且能够明确是钙化而不是其他骨骼来源的高密度影。钙化一般位于肌腱、韧带附着骨骼端的前方。CT 有助于明确骨骼或关节积液的存在和排除其他病理表现，如骨折或脓肿。肌间隙与肌组织内灰度对比，肌筋膜粘连、硬化特别是钙化者灰度降低，靠近骨骼成像影；炎性渗出明显，局部水肿者灰度增加，尤其是并存积液、血肿或炎性包块者，暗区征显著。然而，目前基础与临床有效肌筋膜炎、肌劳损、肌腱损伤的 CT 检查很少。使 MRI 检查软组织的优势进一步突显。

肌筋膜炎导致软组织的损伤性炎症、水肿以腰背浅筋膜在 MRI、CT 上显示较清楚。这种现象同样见于颈肩部疼痛患者。颈椎病患者出现颈背部疼痛，MRI 显示颈部背侧浅筋膜深层斑片状异常长 $T_1$、长 $T_2$ 信号。颈部、胸部、腰部背侧肌肉、筋膜组织具有相同结构特点，颈部、腰部活动范围大、活动频繁且经常暴露受风寒、潮湿刺激，是软组织损伤、肌筋膜炎的好发部位。颈部、胸部、腰部背侧浅筋膜含大量脂肪组织，局部发生病理改变如水肿时，MRI、CT 可敏感地显示出局部信号、密度异常改变：$T_1WI$ 显示为高信号背景内的低信号、$T_2WI$ 显示为中高信号，背景内的更高信号；CT 显示为低密度背景内的较肌肉密度略低的软组织密度影；以 MRI 更敏感。颈部、腰部背侧浅筋膜深层 MRI、CT 异常水肿信号、密度可见于肌筋膜炎、椎间盘病变、椎体病变等病例，也可作为唯一异常表现单独存在；颈部、腰部背侧浅筋膜深层 MRI、CT 异常水肿信号、密度可能只出现于肌筋膜炎病程的某个阶段，并非持续存在，当肌筋膜炎以粘连为主、水肿较轻或消退时，背侧浅筋膜深层 MRI、CT 不显示异常水肿信号、密度。MRI、CT 显示颈部、胸部、腰部背侧浅筋膜异常水肿信号、密度，说明背侧浅筋膜、深筋膜发生了损伤、炎症等病理变化，但不是肌筋膜炎、椎间盘病变、椎体病变的特征性表现，提示临床应给予针对性治疗；同时，肌筋膜病变本身也可产生疼痛症状，且其疼痛特点与椎体、椎间盘等病变产生的疼痛有时不易区别或者同时产生疼痛症状，尤其在临床拟诊断肌筋膜炎时，MRI、CT 浅筋膜显示异常水肿信号、密度时可做出肌筋膜炎诊断，未发现浅筋膜异常水肿信号、密度异常，也不能排除肌筋膜炎诊断。诊断时应密切结合病史、体征，对筋膜病变及其产生的疼痛症状与椎体、椎间盘等病变产生的疼痛症状进行综合分析，对指导临床诊断、治疗有意义。

## 二、骨关节的 CT 检查

1. 骨关节三级成像为 CT 检查的主要优势　CT 成像具有分辨率高、扫描快速的特点，是骨关节与软组织疾病的一种常用辅助检查方法。KOA 在 CT 影像中可见关节内软骨变化、骨赘、软骨下囊肿和软骨下骨硬化等；同时，CT 影像还能够分析骨密度和软骨下骨硬化程度，可以了解 KOA 病理生理进展，但在量化评价 KOA 病理生理进展时还需要一种良好的评价系统。站立位 CT（SCT）在评价骨赘和软骨下囊肿方面比 X 线更加敏感和精确，而且 CT 能够对 X 线由于位置限制而产生的盲区进行显影。另外，CT 成像技术可以辅助下肢扭转角度测量，是客观评价 KOA 患者膝关节活动度的一种有效方法。但是到目前为止，CT 成像在 KOA 诊断的研究与应用报道比较少，可能与其费用较高、辐射量较大有关。

现阶段的骨关节疾病的螺旋 CT 三维重建技术主要是通过表面轮廓重建技术以及容积性重建技术来进行工作，前者在成像过程之中需要对 CT 扫描物体的表面数据进行有效的保留，并且能够应用不同的灰白度来进行密度的合理衡量，从而进行目标物体表面轮廓的有效重建。在具体的成像过程中，该系统还可以通过特殊的成像系统来对 CT 扫描物体的内部及外部包含的所有数据来进行有效的保留，在经过了软件处理之后则能够通过不同颜色及透明度来对其密度进行衡量，并在此基础上形成了逼真的三维立体图像。在该技术中前者只能够对骨表面的改变情况进行有效的反应，且耗时较短，而后者则能够对患者骨皮质及髓质的信息进行有效的获取，但是耗时较多，这也就需要根据患者的实际病情来进行三维重建技术的合理选择，并借此取得良好的螺旋 CT 三维检查效果。

螺旋 CT 三维重建技术还能够对复杂部位的骨折脱位情况进行有效的显示，并且可使诊断的准确率得到一定程度的提升。在对髋膝关节部位进行检查的过程中，因为其骨块重叠较多，结构也相对较复杂，这就导致了患者在骨折或者脱位之后具体的骨折状况难以进行有效的显示。二维 CT 检查的模式能够进行病变的逐层观察，并给出比较明确的诊断，但是依旧有观察水平不足及对多发和粉碎性骨折成像清晰度不足等诸多问题，对于患者的实际病情也无法进行直观的显示。但是在应用三维 CT 图像进行检查时，能够对上述不足之处进行有效的弥补，对于病变及周围结构的立体关系进行直观的显示，这也在一定程度上降低了漏诊及误诊率。

在应用螺旋 CT 三维重建技术来进行髋膝关节骨折脱位情况的诊断过程中，其所具备的图像再处理功能还能够对某一骨性结构起到良好的消除效果，以便于患者对于骨折和碎骨片进行更清晰的观察，此外通过三维成像技术的应用还能够进行患者病变位置的立体选择，并能够实现任意轴向及任意角度的旋转，从而使病变的最佳视角得到有效的观察。应用螺旋 CT 三维重建技术也能够全方位展示患者的骨折脱位情况，帮助手术人员对患者的病变情况进行准确的判断，并在此基础上进行手术入路及具体手术方式的针对性选择，从而取得良好的手术效果。应用三维重建技术及快速生成的塑性模型，可以首先进行内固定螺钉及钢板位置的合理确定，并能够进行钢板的术前预成型处理，有效地减少患者的手术创伤及手术时间，并为患者的后续康复提供诸多的有利条件。

此外患者在进行术后复查的过程中，应用传统的二维 CT 检测方法还会受到金属伪影的影响，并会直接影响到复查结果的准确率。但是通过螺旋 CT 三维重建技术的应用，其能够通过调节下限值的模式有效去除金属伪影，对于行内固定术的患者进行复查也能够起到良好的作用，并且能够有效避免因为二维 CT 所导致的大片金属放射状伪影遮蔽了观察区域这一问题。此外，应用螺旋 CT 重建技术还能够借助于旋转光照技术来形成一种立体感非常强并且逼真的图像，这样也就能够使患者病变部位的图像更加清晰，对患者及其家属进行解释时，还有着更加简单、直接的效果。应用该检查技术时患者并不需要采用特殊的体位，并存在扫描速度快及痛苦小的优势，因此容易被患者所接受。

2. 膝关节 CT 诊断　半月板在 CT 上显示为轮廓光整、密度均匀的半月形软骨影，CT 值为 70 ~ 90Hu。半月板外侧边缘较为清晰，内侧边缘中部内缘较为模糊。半月板损伤 CT 表现为：①半月板内线形低密度影；②半月板体膨大，边缘不光滑；③关节间隙内游离的半月板碎块影；④半月板内边缘较为模糊，其局限性低密度影；⑤内侧半月板中部呈现出与内侧副韧带分离状态。

3. 腰椎关节突关节骨性关节炎（LFJOA）　为导致腰痛伴下肢麻木疼痛、腰痛发生的主要原因之一，该类患者存在一定典型性临床特点。但是当疾病还处于早期椎间盘或者腰椎关节突关节退变时，患者往往缺乏典型性临床症状，因此，该类患者的早期诊断存在较大难度。因此，全面认识多层螺旋 CT 扫描表征，对 LFJOA 临床诊断及鉴别准确率的提高具有重要价值。行常规 X 线平片检查时，往往很难使腰椎关节突关节形态得到全面显示，进而导致腰椎关节突关节存在的诸多病变征象未能被发现，增加腰椎关节突关节病的漏诊率。与传统 X 线平片、常规 CT 检查相比，16 层螺旋 CT 扫描应用于 LFJOA 临床诊断表现出突出优势：常规 CT 轴位图像仅能够显示腰椎关节突关节横断面，受检者体位、腰椎侧弯等均导致检查结果受到影响。16 层螺旋 CT 扫描具有更高的空间分辨率，图像质量更好，后处理功能更加强大，可实现矢状、冠状或其他方向二维图像的重构；矢状位 MPR 定位像和相应轴位图像二者能够组成一个具有完整性的序列，对位关系更具清晰度，能够更好地显示病变小关节突骨质发生的增生肥大，显示关节间隙的变窄情况、显示骨性关节面改变情况等；能够更好地鉴别椎间盘病变、腰椎关节突关节病等，大幅降低诊断难度。此外，16 层螺旋 CT 扫描是对整段脊柱容积数据进行采集，在检查过程中，无须增加射线剂量、倾斜扫描架，便可得到所有附件、椎体、椎间盘结构、关节突关节的横断面图像，后处理功能可根据实际需要进行图像重建，以便更全面、详细地了解疾病征象。

LFJOA 患者 CT 检查常规分为四级：0 级，正常，关节间隙大于 2mm；Ⅰ级，关节突关节轻度退变，关节间隙＜ 2mm，但大于 1mm；Ⅱ级，关节突关节中度退变，关节间隙＜ 1mm，关节硬化或增生，出现轻微唇样改变；Ⅲ级，关节突关节严重退变，关节间隙呈包含性变窄、关节硬化和骨赘形成。此分级因适度性不到 50%，近年修订分级为：0 级：正常，关节间隙 2 ~ 4mm；Ⅰ级，关节间隙变窄（＜ 2mm）和 / 或出现小的骨赘和 / 或轻微增生肥大；Ⅱ级，关节间隙变窄和 / 或出现中度骨赘，和 / 或中度增生肥大，和 / 或关节下骨破坏；Ⅲ级，关节间隙变窄和 / 或出现重度骨赘，和 / 或重度增生肥大，和 / 或关节下骨破坏，和 / 或软骨下骨囊变。但有学者认为关节突关节肥大不应该用于描述 CT 所显示的骨性关节炎改变。鉴于此，选用关节间隙宽度、骨赘形成及骨质变化情况作为分级依据征象，将每个征象按照其严重程度分为 4 个等级，将每个征象按等级进行易于理解和辨认的形态学描述或定量分析，相应赋予 0 ~ 3 分，根据 3 个征象总分划分为 4 级，0 级，0 分；Ⅰ级，1 ~ 3 分；Ⅱ级，4 ~ 6 分；Ⅲ级，7 ~ 9 分，更能具体、准确、客观地反映病变严重程度。

### 三、椎间盘的 CT 检查

CT 检查具有非常高的分辨率，能够获得清晰影像图片，可以将椎间盘形态、椎管内结构清晰显示出来，所以通过 CT 诊断椎间盘疾病能够保证较高准确率。CT 检查不仅可以将椎间盘病变出现的位置、严重程度、进展情况反映出来，同时可以进一步发现关节突关节病变、椎间盘钙化、黄韧带肥厚钙化、侧隐窝狭窄、椎间盘扫描区域内其他脏器病变等。另外 CT 检查操作简便，花费低廉，不会对患者形成创伤，患者接受度高。

1. 基础知识　椎间盘 CT 影像学分析指标：①许莫结节（有或无）；②骨突出（有或无）；③髓核突出后的病理类型（突出、脱出、游离在椎管内、萎缩或瘢痕化或粘连）；④突出形状（弧形且边缘光滑、山丘状且边缘不整齐、棉絮或孤岛状）；⑤髓核密度值（≤80Hu、80～100Hu、≥100Hu）；⑥髓核经矢状面（上下）突出程度（Ⅰ层、Ⅱ层、Ⅲ层）；⑦髓核经额状面（前后）突出程度（a 域、b 域、c 域、d 域）；⑧髓核经水平面（左右）突出程度（1 区、2 区、3 区、4 区）；⑨髓核突出后与神经根的关系（紧贴、受压、粘连）；⑩髓核突出后对硬膜囊的压迫程度（脂肪间隙变小、脂肪间隙消失、硬膜囊移位），硬膜囊的前后径（前后最大距离）和矢状径（上下最大距离）进行测量，检测这两个指标与临床表现严重程度的相关性。

2. 检查方法　应用的仪器包括双排螺旋 CT、16 排螺旋 CT、螺旋 CT 机和双源 CT 等多种，扫描层厚选择有不同的 3 种，层厚为 0.8mm，利用螺旋 CT 进行薄层扫描后进行 MPR 椎间盘重建，一个椎间盘 4 层，层厚 0.25cm；0.3cm 横断 CT 平扫，一个椎间盘 4 层，层厚 0.3cm；0.25cm 横断 CT 平扫，一个椎间盘 4 层，层厚 0.25cm。具体操作：选择仰卧位，指导患者适当屈曲双腿，垫高臀部，平扫时尽可能与椎间隙走向保持平行，通常选择连续的 3 个椎间盘扫描，且分为上、中、下多个层面扫描，轴位扫描后多平面重建，获取冠状位及矢状位图像。软组织、骨窗对腰椎间盘突出症基本情况显示，软组织窗窗宽、窗位分别为 400Hu、40Hu；骨窗窗宽、窗位分别为 2400Hu、200Hu。

3. 后期处理与报告　CT 平扫对椎间盘突出物、硬膜囊、神经根等可直接显示；多层螺旋 CT 扫描后行多平面重建，可获取不同角度、不同平面图像，其中重建矢状位图像可直观显示突出物大小、形态、边缘及压迫硬膜囊程度，对椎间盘突出钙化、骨质增生等的诊断有明显优势。CT 对椎间盘突出症诊断符合率高达 95.24%，比 X 线高 52.38%，肯定了螺旋 CT 对腰椎间盘突出症的诊断价值。椎间盘突出症在 CT 上有直接征象与间接征象之分，其中直接征象包括：①椎间盘后缘往椎管内突出，呈现和椎间盘密度保持一致的弧形软组织影；②椎间盘突出物表现出不同程度钙化特点；③存在髓核碎片，且可在椎间盘上下方椎管内出现；④许莫结节表现出中心密度低、四周密度高的特点，且椎体上下缘边界清晰。间接征象包括：①硬膜外脂肪间隙变窄、移位或消失；②硬囊膜受压移位，神经根也是；③椎间盘附近骨结构异常变化，突出髓核附近反应性骨硬化。

4. 临床应用　轻度椎间盘突出患者 CT 特点为：许莫结节存在较少（占 13.3%），以髓核突出或脱出、弧形边缘光滑、髓核疝密度≤80、神经根紧贴为典型特点；中度或重度椎间盘突出患者 CT 髓核脱出率高，突出物形态以山丘状边缘不规整为主，髓核疝密度以 > 100 为主。椎间盘突出症患者的疼痛是由于神经根受压所致，而体征则因髓核突出后压迫椎管造成。但是临床上有时会发现以下情况：①突出较轻的患者腰腿痛却很明显，而突出很严重的患者临床症状却较轻；②经非手术治疗达到临床治愈后，CT 却显示突出的髓核并未还纳，大小也无变化；③手术解除压迫后，症状却并无改善；④尽管抗炎治疗可缓解临床症状，但压迫仍然持续存在；⑤无任何症状但 CT 检查却发现椎间盘突出。临床上，有 10% ~ 20% 的患者临床症状与 CT 影像学特征不完全相符，有学者认为，这部分腰椎间盘突出症患者的症状体征并非完全源于机械性压迫，也有可能由化学炎症、椎间盘自身免疫等其他因素导致。

髓核突出的病理类型、突出形状、髓核密度值等髓核变化方面的 CT 影像学指标均分别在轻、中、重度患者之间差异具有统计学意义（$P < 0.05$），说明髓核突出的变化一般能够反映腰椎间盘突出症患者严重状况的分布。CT 检查将髓核突出的病理类型包括膨出、突出、脱出、游离在椎管内、萎缩或瘢痕化 5 种类型，髓核突出后会压迫椎管，当突出刺激纤维环、后纵韧带时将引起疼痛，突出严重甚至脱出时，则压迫与相应的症状体征更严重，而若游离在椎管内，则对椎管内容物的刺激存在变数，症状可轻可重，萎缩或瘢痕化的髓核，鉴于体积变小，对椎管内容物的刺激反而减小，所以症状较轻。突出形态分为弧形、山丘状、棉絮或孤岛状 3 种类型，髓核未突破纤维环时，纤维环完整，则 CT 显示突出物弧形光滑；髓核突破纤维环但未突破后纵韧带时，则 CT 显示突出物山丘状不整齐；髓核处于椎管中，则 CT 显示处棉絮或孤岛状影像。髓核密度值与骨化与否有关，病变较轻、骨化不全时，结节可以是髓核或纤维环的一部分，密度较低，病变较重、完全骨化时，则形成骨样结节，密度增高。

髓核经额状面与水平面的突出程度等髓核突出后大小方面的 CT 影像学指标均分别在轻、中、重度患者之间差异具有统计学意义（$P < 0.05$），说明髓核突出大小也能反映腰椎间盘突出症患者严重状况的分布。一般认为，髓核突出大小是手术与否的重要指征，突出越严重，则对椎管内压迫越严重，症状与体征也越严重，但也有例外，若突出的髓核未压迫椎管内组织，鉴于个体椎管大小的差异及椎管对髓核可溶性的差异，则临床症状和体征将因人而异。髓核突出后与神经根、硬膜囊相关性等 CT 影像学指标均分别在轻、中、重度患者之间差异具有统计学意义（$P < 0.05$），说明髓核突出后与周围组织关系的密切程度反映了椎间盘突出症患者严重状况的分布。髓核向外侧突出时进入椎间孔，神经根从此处穿过，由于椎间孔容量有限，稍有突出即可压迫神经根导致出现较严重的症状。

硬膜囊的压迫程度能够反映髓核的移位程度，受挤压后可导致硬膜囊变形，通常是前后径增大、矢状径减小。对硬膜囊变形后的数据进行统计表明，硬膜囊前后径随着临床症状的加重在轻、中、重度患者中依次增大（$P < 0.05$），日本骨科协会改良后腰痛评分（mJOA）评分与硬膜囊前后径呈正相关（$r=0.584$，$P=0.017$），矢状径随着临床症状的加重在轻、中、重度患者中依次减小（$P < 0.05$），mJOA 评分与硬膜囊矢状径呈负

相关（$r=-0.603$，$P=0.025$）。对于绝大多数腰椎间盘突出症患者，其临床表现的严重程度与部分 CT 影像学指标具有相关性，它们分别是髓核突出类型、突出形状、髓核密度值、髓核经额状面和水平面的突出程度、髓核突出后与神经根的关系、髓核突出后对硬膜囊的压迫程度等。

### 四、骨质疏松的 CT 检查

#### （一）概述

骨质疏松为 OPD 主要病理改变，早期识别、早期检查、早期诊断、早期治疗与早期康复均须要相应的影像检查进行相应的病理分析诊断。

1. 常规脊柱 X 片诊断骨质疏松性椎体压缩骨折的优点　①能清晰地显示压缩椎体的部位、形态、程度；②可观察到整条脊柱，能清晰显示脊柱后凸畸形及其角度的估算；③可初步推断骨折的病程，新鲜骨折可见清晰的骨折线和皮质断裂，陈旧性骨折可见椎体骨质增生、终板硬化、楔形改变；④价格便宜，操作简单，适合初步诊断和后期随访。缺点：①不能敏感诊断出骨量减少、骨密度减低、骨小梁变少；②不能区分陈旧性骨折基础上再新发的骨折；③背部疼痛严重的患者不适合做脊柱 X 片检查。

2. CT 扫描诊断骨质疏松性椎体压缩骨折的优点　①由于 CT 检查具有高分辨率的特点，其成像更加清晰，能通过窗位、窗宽的变换清晰观察椎体旁、椎体内和椎管内骨质和软组织的变化，能发现脊柱 X 线片上难以发现的细小骨皮质破坏；②可清晰地显示压缩椎体和邻近未压缩椎体的骨小梁稀疏、骨皮质变薄等改变；③可显示压缩椎体旁有无软组织水肿。缺点：难以对压缩性骨折做出明确的病因学鉴别诊断。

3. 目标节段 MRI 扫描诊断骨质疏松性椎体压缩骨折的优点　①能检出无椎体形态改变的轻微骨挫伤。②能区分出新旧、急慢性骨折：急性压缩骨折表现为局灶性 $T_1$ 长信号，$T_2$ 稍长信号，$T_1WI$ 显示椎体上部低信号、后角抬高、信号不变；慢性压缩骨折表现为 $T_1WI$ 与 $T_2WI$ 和邻近正常椎体信号相仿的 $T_1WI$ 等或稍高信号，$T_2WI$ 等信号，矢状位 MRI 可显示出邻近终板呈线状增厚、压缩椎体内存在气体影、椎间盘可见横行无信号区的"真空征象"。③能区分良恶性椎体压缩骨折：骨质疏松性椎体压缩骨折由于可存在骨水肿、坏死、纤维化等病理改变，MRI 可表现出骨折椎体邻近部位局灶性病变，同脑脊液样信号，常称为"积液征"，这在由肿瘤引起的病理性骨折中极为少见；肿瘤组织压迫引起的椎体压缩性骨折表现为椎体 $T_1WI$ 不规则低信号，$T_2WI$ 高信号，椎体内正常骨髓被肿瘤组织取代，表现为 $T_1WI$ 低信号，形态不规则。④能判断椎体是否发生愈合和脂肪变：随着急性骨折后病变椎体周围水肿渗出、出血的吸收，椎体可由 $T_1$ 低信号，$T_2$ 高信号改变为与邻近正常椎体信号，表明骨折椎体已逐渐愈合，被脂肪组织替代。缺点：价格昂贵，患者不易接受。

#### （二）定量 CT（QCT）

国内骨质疏松症多定义为以骨量减少，骨质量受损及骨强度降低，导致骨脆性增加、易发生骨折为特征的全身性骨病。骨质疏松症的临床表现主要有周身疼痛、身高降低、驼背、脆性骨折及呼吸系统受影响等。诊断与鉴别原发性、继发性或特发性骨质疏松，宜参考年龄、性别、病史、临床表现、实验室检查和影像学检查（X线平片、CT、MRI、骨密度测量、ECT等）。实验室生物化学指标可以反映人体骨形成和骨吸收情况，生化测量本身不能用于诊断骨质疏松，但有助于骨质疏松症的诊断分型和鉴别诊断，以及早期评价对骨质疏松治疗的反应。骨密度检测被WHO明确为诊断骨质疏松症的金标准，骨密度测量技术主要是利用X线通过不同介质衰减的原理，对人体骨矿含量、骨密度进行无创性测量方法（表5-1）。目前常用的骨密度测量技术主要包括双能X线骨密度测量（DXA）、四肢DXA（pDXA）和定量CT（QCT）等。

表 5-1　国内、外用骨密度诊断骨质疏松的标准及分级

| 分级 | WHO 标准差诊断法 | OCCGS 标准差诊断法 | OCCGS 百分率诊断法 |
|---|---|---|---|
| 正常 | ≥ –1.0SD | ± 1SD 之内 | ± 12% 之内（含 12%） |
| 骨量减少 | –1.0 ~ –2.5SD | –1 ~ –2SD | –13% ~ –24%（含 24%） |
| 骨质疏松 | ≤ –2.5SD | ≤ –2SD | 骨量丢失 ≥ 25% |
| 严重骨质疏松 | ≤ –2.5SD 并发生一处或多处骨折 | ≤ –2SD 并发生一处或多处骨折 | ≥ 25% 并发生一处或多处骨折或没有骨折，但骨量丢失 > 37% |

注：中国老年学学会骨质疏松委员会编制。

在 DXA 的临床使用过程中，发现诊断标准的适用范围具有一定局限性。首先，DXA 诊断标准采用的是 $T$ 值，而 $T$ 值的结果取决于不同 DXA 仪器所设定的正常参考数据库。国内目前使用的 DXA 仪器以进口产品为主，由于每个生产厂家所设定的参考数据库不同，其计算出的 $T$ 值也就不同，所以患者在不同机器检测的结果略不同。对于儿童、绝经前妇女以及小于 50 岁的男性，其骨密度水平用 $Z$ 值表示，$Z$ 值 =（测定值 – 同龄人骨密度的均值）/ 同龄人骨密度标准差。其次，DXA 是平面投影技术，测量的是面积骨密度，测量结果受被测部位骨质增生、骨折、骨外组织钙化和位置旋转等影响，尤其是老年人群。除了 DXA 检查常规测量腰椎和髋关节两个部位外，还可测前臂远端骨密度，或进一步做 QCT 检查或 X 线平片检查。

我国现有 DXA 仪器的数量远不能满足临床需求。定量 CT（QCT）是在临床 CT 扫描数据的基础上，经过 QCT 体模校准和专业软件分析，对人体骨骼进行骨密度测量的方法。QCT 对 CT 三维容积数据进行分析，测量的是真正的体积骨密度（vBMD）。鉴于 QCT 的技术优势和 CT 技术的快速发展，近年来，QCT 在各国的骨质疏松研究和临床应用领域越来越受到重视。CT 扫描机在全国各级医疗机构已比较普及，仅需简单配备一套 QCT 体模和分析软件即可开展 QCT 骨密度测量检查，因此，QCT 骨密度测量技术适合我国国情，具有良好的应用前景。

基于国际和国内 QCT 临床应用共识，结合国内近年来在 QCT 临床应用研究的最新研究成果及中国 QCT 大数据项目的结果，充分考虑中国的医疗实际情况，《中国定量 CT（QCT）骨质疏松症诊断指南》工作组专家制定了 QCT 骨密度测量临床应用指南，为临

床医务工作者在 QCT 临床应用方面提供科学、具体的指导，促进骨质疏松症的规范诊疗。

1. 腰椎 QCT 骨质疏松诊断症标准　取 2 个腰椎松质骨骨密度平均值（常用第 1 和第 2 腰椎），采用腰椎 QCT 骨密度绝对值进行诊断，骨密度绝对值 > 120mg/cm³ 为骨密度正常，骨密度绝对值在 80 ~ 120mg/cm³ 范围内为低骨量，骨密度绝对值 < 80mg/cm³ 为骨质疏松。QCT 诊断骨质疏松只需做一个部位即可，根据临床需要选择脊柱或髋部。该诊断标准适用于绝经后妇女和老年男性。年轻人出现骨密度降低，应该进一步检查，除外继发原因。当有明确脆性骨折病史和临床诊断时，如果骨密度没有到达骨质疏松的诊断标准，应该根据骨折做出骨质疏松的诊断。腰椎 QCT 只测量椎体松质骨的骨密度，而不包括皮质骨，并且其测量的是体积骨密度，与 DXA 不同。因此，腰椎 QCT 的骨质疏松诊断不应采用 WHO 的 DXA 诊断标准。ACR 根据髋部 QCT BMD $T$ 值与脊柱 BMD $T$ 值每组的人数比例相同的原则，制定了腰椎 QCT 骨质疏松诊断标准。中国 QCT 大数据分析和论证确定的诊断标准同样适用于中国人群。

2. 低剂量胸部 CT 扫描　在低剂量胸部 CT 扫描体检时，QCT 可与低剂量胸部 CT 扫描同步进行，除满足胸部影像诊断外，在不增加 X 线剂量和扫描时间的同时可以精准测量腰椎骨密度，依据本次制定的 QCT 骨质疏松症诊断标准来诊断骨质疏松症和评价骨健康，QCT 还可以测量腹内脂肪和肝脏脂肪含量。推荐 QCT 结合低剂量胸部 CT 扫描在健康管理中应用。目前低剂量胸部 CT 扫描已经成为早期筛查肺癌的体检项目之一。近年来，随着多排螺旋 CT 技术的发展，CT 扫描辐射剂量明显降低，扫描速度加快，也促进了 QCT 技术的不断发展。前期的研究证明低剂量胸部 CT 扫描与 QCT 相结合可以精确测量腰椎骨密度。初步证明了低剂量胸部 CT 与 QCT 结合在健康管理中的应用价值。低剂量胸部 CT 扫描结合 QCT 精准测量腹内脂肪和肝脏脂肪含量亦成为可能。

3. 单排 CT 的腰椎　QCT 扫描可选取 $L_1$ ~ $L_3$ 椎体中部各一层，分别测量 3 个椎体骨密度值，取平均值作为诊断依据；多排螺旋 CT 则推荐行 $L_1$ ~ $L_2$ 范围的容积数据采集，并在 QCT 分析工作站选取每个椎体中间层面进行分析测量，取平均值作为诊断依据。QCT 与 DXA 具有相似的重复性和准确性。单排 CT 选择 $L_1$ ~ $L_3$ 椎体中部各一层，层厚 8 ~ 10mm，可通过调整扫描架角度使扫描层面平行于椎体上下终板。近年来，多排螺旋 CT 技术的发展使得具有各向同性的薄层容积数据的采集成为可能，CT 图像的空间分辨率也进一步提高。随之发展的 3D QCT 技术则可以在 QCT 分析工作站上通过调整冠状、矢状和轴位图像精确选取椎体松质骨感兴趣区，这一点对脊柱畸形的患者而言尤为重要，并且三维容积采集比单层扫描的准确性和重复性更高。研究表明，QCT 测量腰椎椎体间松质骨骨密度值差异无统计学意义。为减少患者的辐射剂量，推荐多排螺旋 CT 采集 $T_{12}$ ~ $L_3$ 范围中的两个完整椎体即可，一般选择 $L_1$ ~ $L_2$ 椎体。进行腰椎 QCT 扫描时，应包括腰椎侧位定位像，定位像的范围应包括整个腰椎，图像质量应达到可以进行椎体骨折评价的要求，技术员通过观察待测椎体有无楔形压缩、手术、骨质破坏等异常情况判定是否有需要排除的椎体，若不符合测量要求，可选择邻近的椎体进行替代。长期随访骨密度测量研究表明 QCT 具有准确性高、重复性强的特点。通过对骨密度体模的重复扫描，国内外多位学者的研究显示 QCT 测量的精密度误差与 DXA 的精密度相当。

4. QCT 测量的是真正的体积骨密度，单位是 $mg/cm^3$，能更敏感地反映骨质疏松的骨密度变化。与面积骨密度相比，QCT 骨密度测量不受脊柱增生退变和血管钙化等因素的影响，可以避免上述因素影响造成的平面投影骨密度测量技术的假阴性结果。QCT 是基于临床 CT 扫描技术的一种骨密度测量手段，能将皮质骨和松质骨分开评价。QCT 在 CT 图像上勾画的松质骨感兴趣区不受脊柱退行性变的影响。由于脊柱松质骨的代谢活性约为皮质骨的 8 倍，因此，QCT 测得的与年龄相关或治疗相关的骨密度变化比 DXA 测得的整个椎体（皮质骨＋松质骨）的骨密度变化更加敏感。DXA 骨密度测量结果容易受到骨质增生退变、测量部位血管钙化、口服对比剂和含钙或其他矿物质的食物或添加剂的影响，并且容易受体位的影响。在测量肥胖或低体重指数的患者时，QCT 测量的结果更准确。

5. QCT 与临床影像检查的胸、腹部或髋部等 CT 扫描同时进行，则没有增加辐射剂量。如果单独扫描时，QCT 的辐射剂量高于 DXA，应尽可能采用低剂量 CT 扫描技术。随着 QCT 骨密度测量技术在临床应用的日益广泛，其扫描过程中产生的电离辐射应引起重视。QCT 的辐射剂量以有效剂量来表示，与扫描长度以及扫描技术参数中的管电流（mA）× 扫描时间（s），即 mAs 呈明显线性相关。腰椎 QCT 检查中，采用单层扫描 3 个椎体方案的有效剂量小于 0.2mSv，采用三维扫描 2 个椎体（扫描长度约 10cm）的有效剂量约为 1.5mSv；三维扫描股骨近端（扫描长度约 15cm）的有效剂量为（2.5 ~ 3）mSv。研究表明，多排螺旋 QCT 腰椎扫描采用 50mA 低剂量扫描技术与 250mA 的常规剂量扫描技术相比，其测得的椎体松质骨 BMD 值差异无统计学意义，能够保证临床工作中 BMD 测量的准确性，而同时使患者的受辐射剂量较常规扫描降低近 1/12。还可以通过降低管电压、采用自动曝光控制等方法降低患者的辐射剂量。如果患者因临床疾患诊治或健康体检需要行胸、腹部或腰椎、髋部等部位的 CT 检查，则可以将 QCT 检查与临床常规 CT 检查相结合，患者无须接受额外的辐射，一次检查所采集到的图像即可满足临床常规影像诊断的需要，又可在 QCT 工作站上对其进行骨密度测量分析。如髋部 CT 扫描可以用于 QCT，其测量的骨密度结果与 DXA 的面积骨密度等效。髋部 QCT 骨质疏松诊断标准沿用 DXA 的诊断标准，同样需要根据中国人群的正常参考值计算 $T$ 值。由于髋部 QCT 扫描辐射剂量较大，高于 DXA 和腰椎 QCT，因此，不建议首选髋部 QCT 骨密度测量进行骨质疏松的诊断，推荐与临床检查所需的髋关节常规 CT 检查同时进行，以避免额外增加辐射剂量。

6. QCT 各机器间的一致性　如果使用同一品牌 QCT 产品，各机器间测量结果有很好的一致性。目前多数研究均采用 Mindways QCT 系统，指南的制定也基于 Mindways QCT 系统数据，其他品牌的 QCT 产品需要经过验证后才能采用。完整的 QCT 系统包括 CT 机、校准体模、质控体模和软件及正常参考值，其中任何一个因素改变都会影响结果。如果发生变化，应该做 QCT 质量控制（QA）进行校正，包括精密度测试、确定适当的统计参数等。QCT 骨密度测量结果比较时应注意是否使用同一公司的 QCT 系统，不同机器的测量结果间的比较应采用机器间的标准化结果。

### （三）常规CT

骨质疏松症CT诊断为近10年来基础与临床研究的热点，除QCT外日常CT检查诊断骨质疏松研究报告较多，如日常胸部CT检查研究认为诊断骨质疏松的准确率比较高，对于早期发现、降低漏诊、提高检出率作用很大，是目前住院老年患者机会性筛查较为理想的指标。分析可能原因：①CT检查可视性好、骨小梁的结构可清晰显示，可发现X线不易显示的骨折，对于OP的诊断有着其他诊断不可替代的作用；②正常骨松质的代谢率是骨皮质的8倍，骨松质对于骨分解和骨沉降非常敏感，CT可以将骨松质和骨皮质分开，骨松质检测相关性骨折能力高于BMD；③研究以中老年人为主，这部分患者多患有骨质增生、钙化，年龄和退行性病相关的骨质改变使用DXA检查时会高估BMD，尤其是退行性改变的患者，腰椎DXA假阳性率较高，这可能是CT诊断灵敏度比较偏低的另一个原因。虽然螺旋CT对隐匿性骨折分辨率高，可以通过三维骨重建来表现X线不易发现的骨纹理或骨皮质中断。但是，CT对软组织的分辨率较低，若仅有骨小梁骨折、水肿，椎体内出血，而无骨皮质断裂，则CT检查无法诊断。

## 五、骨质疏松疼痛病的CT诊断

CT为当下临床常用影像检查设备，也是近年OPD相关疾病"五早"防控病理研究与临床防控的重点。OPD明确将肌少症、肌筋膜炎、肌劳损、骨性关节炎、脊柱源性疼痛病、椎间盘突出症和骨质疏松症等常见肌骨退行性疼痛病归类为一类称为全身性肌骨代谢疾病。"五早"防控均需要相应的影像检查为基础进行动态的肌骨病理诊断与分析。虽然现有文献肌骨CT检查以三级成像与QCT，突显了OPD检查诊断难以替代的作用，特别是疼痛微创介入治疗中CT引导为基本方法之一，使肌骨CT检查与应用成为OPD诊疗的基本技能。然而，OPD影像检查必定是介于普通X线检查与MRI检查之间，即具有相互补充完善的作用，也有显著的不足之处。以笔者自身经验尤其是前期验证研究过程CT应用经验认为关注的重点为：

1.肌骨一体 为OPD防控有基本理念之一，同样适用于CT检查诊断。每幅CT影像片均应整体分析，即使是颅脑、胸腹部CT扫描影像片，也应注意皮肤、皮下组织、骨骼肌、肌筋膜、韧带、肌腱、骨皮质、骨松质及骨髓的灰度改变。其中，骨骼肌面积、肌间隙厚度与灰度、肌骨间隙灰度、骨皮质厚度、骨松质骨纹理均一度、骨髓的灰度等是观察的重点。200例60岁及以上住院患者OPD患病率分析表明，104例患者从胸腹部及颅脑薄层扫描CT计算机影像阅片明确诊断。脊椎骨质疏松典型表现为椎体形态改变、骨质增生、骨皮质变薄、骨松质骨纹理均一度改变甚至出现明显的空洞改变。

2.整体复合诊断 不少医院影像检查报告具有很强的专科性，专科医师阅片也存在很强的专业性甚至专病分析，导致整体分析理念与技术偏差。如中老年人椎间盘突出症CT检查阅片，专病分析以髓核、纤维环及上下终板的解剖结构改变为重点，通过上下分层、轴面分区特别中椎间孔脊神经根受压、矢状面椎管狭窄程度等诊断椎间盘膨出、突出、脱出、脱落或前后突出等诊断。若整体复合诊断，需要每幅图片整体分析，不但需要从

OPD 病理生理分析肌骨病理改变，而且要学习掌握内脏器官的 CT 分析诊断。100 例腰椎间盘突出症患者接受 CT 检查中发现无明显外伤原因性椎体骨折的 CT 征象主要是椎体楔形变，部分存在超过 2 个的椎体楔形变 14 例；椎体破坏患者中包括转移瘤、血管瘤、结核以及其他性质的破坏；骶髂关节病变多容易混淆腰椎病变，怀疑为骶髂关节病变的患者，仅少数确认为骶髂关节病变，更多的为腰椎间盘病变 3 例；部分为腹主动脉、腰大肌、肾脏病变，其中肾脏被膜下积液的患者检查没有发现存在椎间盘病变，但证实腰痛的原因为腰大肌脓肿 2 例。

3. 微观与宏观诊断　QCT 与三维成像为 CT 检查的主要优势，为典型的临床微观与宏观分析诊断技术。但相当多的医院并未适时安装相应的软件或未能高质量地培训专业人员进行持续质量安全控制评估与改进。这就需要临床医师树立影像阅片的微观与宏观理念。尤其是当下多数医院基本运行了影像适时传输系统，临床医师可应用医师工作站进行阅片，能够应用相应的分析工具从微观角度分析肌骨微细解剖组织的改变如骨松质骨纹理均一度、骨纹理曲直形态，特别是关节软骨下松质骨硬化、钙化与稀疏等改变；同时从宏观角度分析肌骨、关节、椎管甚至内脏组织器官的形态结构及相关性分析。

（李永军　史计月）

## 第四节　骨质疏松疼痛病的 MRI 检查与应用

磁共振成像（MRI）是一种无创伤、安全的影像学检查方法，其特点是对所扫描的组织分辨率高，可进行多方位和多序列的断层成像，为肌肉骨骼系统（MSK）疾病的最佳检查方法。由于不同组织氢质子含量不同和各种组织成分的化学结构差异，在不同的脉冲序列上产生不同的信号，故 MRI 能反映组织或细胞成分甚至是分子成分，而 X 线和 CT 反映的是器官和组织成分。另外，影响 MRI 信号的因素还包括磁场的强度、激励的原子和不同的脉冲序列等。MRI 的多平面成像能力有助于靶向病灶和跟踪介入设备。虽然传统的诊断 MRI 序列存在运动敏感性和成像时间长等问题，但快速成像序列可快速获取高质量图像，使 MRI 更适合图像引导干预。虽然 CT 和超声仍主导着 MSK 的图像引导介入，但许多 MRI 引导的程序已经发展并在常规临床工作中得到良好的建立。此外，新技术和新的磁共振引导的应用正在开发，以解决复杂的临床问题的微创方式。

与标准的二维 MRI 相比，三维（3D）MRI 的主要优势在于它能够减少部分体积平均伪影，并能从单一高分辨率等向性采集的任意层厚的任意平面上创建多平面构造（MPRs）。3D MRI 采集对于关节软骨的评估尤其有用，因为关节软骨容易产生体积平均伪影，对于纵向的运动结构（如周围神经和肌腱）的评估尤其重要，非正交 MPRs 可以更好地显示这些结构。3D MRI 对于术前和纵向评估骨和软骨的表面和体积分析也很有用。目前的研究主要集中在通过机器学习减少获取时间和自动分割，从而克服当前 3D MRI 的一些限制。3D MRI 目前广泛应用于 MSK 成像，随着加速取证技术和定量成像技术的发展，其应用范围在未来可能会继续扩大。

## 一、肌肉骨胳组织 MRI 基础知识

### 1. 肌肉骨骼组织的常用磁共振序列及信号

（1）基本序列：自旋回波（SE）是 MRI 最基本的序列，它包括 $T_1$ 加权像（$T_1WI$）和 $T_2$ 加权像（$T_2WI$）。在 $T_1WI$ 上，脂肪呈白色的高信号，水呈黑色的低信号；在 $T_2WI$ 上，水呈白色的高信号，脂肪仍呈白色的高信号。肌肉在 $T_1WI$ 和 $T_2WI$ 上均呈灰色的中等信号。骨皮质含钙质成分高，含氢质子极少，无论在 $T_1WI$ 和 $T_2WI$ 上均无信号，呈黑色。故在常规序列图像上，肌肉、脂肪、骨皮质和骨髓腔均有良好的组织对比度。

（2）特殊序列：为了弥补常规序列的不足，人们设计了许多特殊序列，如脂肪抑制技术，在 $T_2WI$ 上，高信号的脂肪背景被抑制，肿瘤病变的高信号被衬托出来。增强扫描是注射钆制剂（Gd-DT-PA）后，提高病变组织与正常的对比度。

（3）骨髓成像技术：骨髓中的造血组织和脂肪成分在 SE 序列 $T_1WI$ 上呈中等高信号，在 $T_2WI$ 上呈略低信号。目前，用于研究骨髓成像的主要序列有快速梯度回波序列（FGES）加脂肪抑制技术，短 $T_1$ 反转恢复序列（STIR）及反相位梯度回波技术（OGET），与 X 线和 CT 比较，能够更早期和准确地发现骨髓病变。

（4）关节软骨磁共振成像：在 X 线和 CT 片上，关节软骨为不吸收 X 线的低密度影，病变较难被发现，而 MRI 能清楚显示关节软骨的形态结构。在不同的序列上关节软骨表现为等信号或高信号。除常规自旋回波序列外，显示关节软骨最好的序列为频谱饱和反转恢复法脂肪抑制术（SPIR/3D/FFE/$T_1WI$），$T_1$ 加权像和磁化转移对比（MTC）。在 SPIR/3D/FFE/$T_1WI$ 上关节软骨呈明显的高信号，以此为原始数据，利用血管的重建技术的最大强度投影法（MIP）使高信号的关节软骨叠加起来，获得关节软骨的三维重建图像，以便从不同角度和方向观察关节软骨。对诊断外伤后的关节软骨损伤有重要参考价值。

（5）病理组织的成像基础：多数为良、恶性骨肿瘤，以及感染、积液和水肿等组织含水量增加，在 $T_1WI$ 上呈黑色的低信号，在 $T_2WI$ 上呈白色的高信号。可应用脂肪抑制技术，使 $T_2WI$ 高信号的脂肪背景被抑制，凸显肿瘤病变的高信号。另外，采用增强扫描也可提高病变组织与正常的对比度。

### 2. 在肌肉骨骼系统中的应用

MRI 检查软组织分辨率较高，能清晰显示关节周围的软组织，如关节囊、韧带、滑膜等，尤其能发现关节腔内少量液体，是目前研究骨髓、软骨病变最理想的技术。其适应证为：骨骼、软骨、肌肉、肌腱、韧带、血管的创伤；肿瘤和瘤样病变；化脓性和结核性病变及类风湿关节炎等炎性病变；退行性变、骨软骨缺血性坏死，如股骨头缺血性坏死、骨梗死、骨软骨发育异常、盘状半月板、血液病等。

### 3. 在骨关节创伤中的应用

不仅能发现 X 线及 CT 扫描难以发现的不规则形骨中的隐性骨折、骨挫伤、复合骨折、软骨骨折等；还能直接发现肌肉、肌腱、韧带和血管等软组织的损伤。

（1）骨骼创伤：MRI 诊断骨关节创伤可用于骨挫伤；X 线平片、CT 扫描不能发现

的骨髓水肿；微小骨折，如关节周围等处较小的撕脱性骨折；隐性骨折，为正常骨骼承受不正常外力所致的骨折，如高强度训练所致疲劳性骨折，多见于膝关节周围，X线平片和CT扫描常易漏诊，但在MRI SE序列X'UT₁WI脂肪抑制可观察到最佳成像。衰竭骨折，为异常骨骼承受正常压力所致的骨折，如转移瘤所致的病理骨折及原发病灶；复合性骨折，如外伤后多发性骨折，MRI多方位成像和脂肪抑制序列，使骨折显示更为明显。

（2）软骨及软组织创伤：软骨骨折，可观察关节软骨、骨骺、生长板等处的裂纹、撕脱骨折；外伤后骺板损伤，确定是否影响骨骼生长，并可预测患儿的身高发育；膝关节半月板撕裂、腕关节三角纤维软骨撕裂、颞颌关节软骨盘等，常与关节镜所见高度吻合；韧带损伤，MRI检查时韧带水肿增厚、部分撕裂，以及完全断裂、萎缩，与关节镜所见高度吻合；肌肉、肌腱损伤，可直接显示肌肉、肌腱断裂和肌肉内血肿等；血管损伤，直接显示有无血管断裂和外伤性假性动脉瘤等。

4.在肌肉、骨骼肿瘤和肿瘤样病变中的应用　肿瘤病变的特征之一是局部组织成分和形态改变。MRI对软组织分辨率较高，尤其对液体极为敏感，平扫结合增强及动态增强扫描，对肿瘤和肿瘤样病变的早期诊断有较高价值；比X线平片和CT扫描能发现更多、更小的肿瘤，尤其对骨髓病变敏感；检查范围宽，直接显示肌肉、肌腱、韧带、骨骼肿瘤等；更清晰显示肿瘤边缘和范围，多数能勾画出肿瘤的轮廓，了解肿瘤与邻近组织的关节，对指导手术有重要参考价值；MRI是肌骨肿瘤分期最好的诊断方法之一，以帮助确定治疗方案；根据病变内信号强度的变化和增强后的改变，判断病变的性质，评估其侵袭性，鉴别囊、实性和良、恶性病变；肿瘤治疗效果的观察，了解放化疗后的效果；肿瘤治疗效果的观察，了解放化疗后的效果，评估手术后肿瘤有无复发；引导肌骨病变活检，提高活检的正确率，尤其是骨髓肿瘤活检的正确率。

5.在骨、软骨缺血性坏死病变中的应用　骨髓MRI平扫结合团注法动态增强扫描，能反映出骨髓内红骨髓、黄骨髓及骨小梁的相对数量关系；能早期发现股骨头缺血性坏死和骨髓损伤。应用范围：可以尽早发现股骨头坏死；早期发现胫骨结节骨软骨病及观察疾病的全部过程；骨梗死，指骨干和干骺端的骨质坏死。X线平片和CT扫描只能观察其晚期局部密度高和钙化，而磁共振成像可以早期发现病变，并清晰勾画出病变边缘呈地图样，以及被侵犯关节的情况。MRI还可应用于骨骼发育异常的诊断，如脊椎、关节软骨发育异常等；累及骨骼的血液病的早期诊断；各种骨髓病变的早期诊断和关节退行性病变等。

## 二、肌肉病变的MRI诊断

应用MRI检查肌肉系统具有显著的优点，首先，它不具有普通X线及CT检查的人体损害性，可以重复检查，进行疾病的随访及对疗效进行客观地判断；其次，MRI具有很高的软组织分辨率和敏感性，通过改变各种成像参数，易于检出和区别病变组织的信号改变，从而对病变性质进行较为准确的判断；另外，MRI能同时多层成像，易于确定病变的范围和程度。在国外，除了将MRI应用于中枢神经系统疾病的检查和诊断外，还广泛应用于骨骼肌肉系统的检查和诊断，在国内，MRI 在这一领域的应用，尚未得到足够的重视，有关这方面的研究和报道仍较少见。各肌肉间由于结缔组织的存在，在 MRI 影像上各肌肉的解剖形态易于识别。正常肌肉组织的信号为介于骨皮质与皮下脂肪间的中等强度信号，即软组织信号影：皮下脂肪、肌间隔内的脂肪组织及骨髓腔在 $T_1WI$ 及 $T_2WI$ 上均表现为高信号，骨皮质呈低信号。

进行性肌营养不良症是肌肉疾病中较为常见的一种，是一组原发于肌肉的遗传性变性疾病，以进行加重的肌无力和肌肉萎缩为临床特征。临床上分为 DMD、良性假肥大型进行性肌营养不良症（PMD）（Beeker 型肌病）、肢带型 PMD、面肩肱型 PMD、远端型 PMD 及眼肌型 PMD 等。各型 PMD 虽然其自然演变过程不同，由于骨骼肌纤维对各种致病因子的病理反应较局限，其病理改变基本相同，表现为肌纤维退变、坏死和再生，间质中有明显的纤维组织或脂肪组织增生，晚期患者肌纤维普遍萎缩，并有大量脂肪和纤维组织充填。

各型进行性肌营养不良症在 MRI 上的表现具有不同的特点，其中 PMD、肢带型 PMD 在下肢的表现基本类似，只是病情进展的速度及肌肉病变的程度存在差异。病变在下肢均以臀肌受累最重，其次为大腿的股二头肌及小腿后肌群，病变肌肉基本表现为脂肪替代改变，病变早期，肌肉无明显萎缩，疾病中晚期，病变肌肉可见较明显的萎缩；在这些肌肉疾病中，缝匠肌、股薄肌、半腱肌及胫骨后肌相对保存完好，上述肌肉相对不受累，可能是与这些肌肉在人体活动中主要起协调作用而受力相对较小有关，也有人认为还与这些肌肉的解剖结构有关，即这些肌肉大部分为梭形，而且大都跨越两个以上关节。

面肩肱型 PMD 病程进展缓慢，病理上肌纤维变化极其轻微，但炎症反应较明显。受累肌肉可见两种信号改变，即炎症水肿信号及脂肪替代信号，这两种信号在疾病的不同时期常混合存在于下肢。炎症水肿信号在疾病的不同时期存在，可能说明，由于这型肌病病程进展较缓慢，肌纤维坏死及炎性改变至病变肌纤维为脂肪替代的过程较长，程度较轻，预后相对较好。

多发性肌炎（PM）是一组自身免疫异常引起的肌细胞本身的炎症性病变，脂质沉积性肌病（LSM）是由于肌纤维内脂肪代谢障碍，致使肌细胞内脂肪堆积而引起的一类肌病；二者病理虽不同，但其 MRI 均可表现为两种信号改变，即脂肪替代改变与炎症水肿样改变。病变在大腿主要累及内收肌群及股后肌群，以收肌最明显，以股四头肌的股中间肌最少受累，PM 的受累肌肉主要呈炎症水肿信号改变，可见少量脂肪信号影，而 LSM 以脂肪沉积为主要表现，炎症水肿表现较轻，病程越长，脂肪所占比例也越大。

PMD 患者在疾病的各个时期，大都包含有脂肪增生的成分，而且随着病程的延长，脂肪成分所占比例也随之增多，这可以说明，脂肪成分占有的比例越大，其预后可能越差，肌肉为脂肪所替代，是一种不可逆的改变。对 PM 患者，病变肌肉中脂肪所占比例的多少，可以作为判断其预后的一项指标。国外学者研究认为，原发性肌病与神经源性肌病的影像学表现具有明显的区别。神经源性肌病肌肉萎缩出现较早，脂肪变性出现较迟，病变局限于病变神经的支配区；而原发性肌病患者肌肉萎缩出现较迟，脂肪变性现象出现较早，病变范围较广泛，常为全身性。

腰背浅肌筋膜炎典型 MRI 表现为：$T_1WI$ 腰背部浅筋膜（皮下脂肪层）中的条、片状低信号，边界较清楚，$T_2WI$ 呈条、片状高信号，脂肪抑制像呈明显高信号影。此种信号改变为腰背部浅筋膜炎的特征性表现。由于 MR 具有极好的软组织分辨率，对本病诊断的敏感性及特异性均高，所以当临床症状与 CT 表现不符时，应行 MR 检查。由于低场 MR 具有检查费用低廉的显著优势，更适合于对本病的筛查。需要特别注意的是，MR 检查时要提高对腰背部浅筋膜炎的认识，以避免本病的漏诊从而延误治疗。

肌少症是与年龄相关的以肌量减少、肌力减弱和个体活动能力下降为特征的骨骼肌病变，是一种新发现的老年综合征，可导致严重的健康问题，如生活质量降低、心肺功能受损、跌倒及骨折，是老年人急诊就诊率、住院率及死亡率的增加高危因素，明确为 OP 的直接诱因。基于外加磁场影响下氢原子核对射频能量的吸收和释放，通过分析射频脉冲序列的变化，MRI 技术可以评估脂肪组织和去脂组织，与 CT 一样，目前被认为是评估身体成分的参考标准，可用于肌少症的诊断。MRI 不仅可以定量评估肌肉横截面积和体积，还可反映肌肉损伤、水肿、脂肪浸润、纤维化等异常改变，而这些异常改变可导致作为肌少症关键要素的肌肉质量和肌力的降低。研究表明，骨骼肌脂肪浸润与胰岛素抵抗、糖尿病及肌少症存在密切联系。显示骨骼肌关键显微结构特征中的肌纤维尺寸是扩散张量成像（DTI）中 $\lambda_2$、$\lambda_3$、平均扩散率、各向异性分数最强预测因子，表明 DTI 是监测肌肉萎缩的敏感工具。MRI 由于其体积测量校准而最小化了个体变异的潜在误差，可提供良好的软组织对比和图像分辨率来检测骨骼肌质量，并且不涉及电离辐射。此外，还可通过设计各种 MRI 协议来优化肌肉、脂肪及骨骼之间的对比。因此，MRI 是研究身体成分最先进、最可靠的技术之一。但成本高、复杂性高、可用性有限等问题限制了其在临床实践中的应用，因此仍主要用于研究领域。

### 三、骨关节病变的 MRI 诊断

目前，MRI 尽管对关节软骨的评价方法很多，但其成像基本上是一致的，即关节软骨的生化组成和独特而有序的结构是其成像的物质基础。关节软骨由软骨细胞和细胞外基质构成，细胞外基质主要由水、胶原蛋白、蛋白多糖组成。从软骨表面到软骨下骨质细胞的形态和大小、胶原纤维的大小和排列方向、水和蛋白多糖的含量都不同，使关节软骨具有分层结构。关节软骨的分层结构使其在 MRI 上呈现分层表现，且在不同的 MRI 成像序列上软骨的层数及各层信号强度表现不同。认识并掌握正常关节软骨在 MRI 各种成像序列的表现，对临床中正确评价关节软骨是非常重要的。

标准的自旋回波（SE）序列、快速自旋回波（FSE）序列的 $T_1WI$、$T_2WI$ 和质子密度加权像（PDWI）是临床最常用的 MRI 扫描序列，但软骨与周围组织的信号对比弱，虽然可以显示关节软骨病变，但敏感性及特异性却较低，对关节软骨早期病变显示更差。附加脂肪抑制的各种序列使关节软骨与软骨下骨、关节内其他结构分界清晰，能更加清楚地显示关节软骨轮廓及信号的改变，因此脂肪抑制是关节软骨 MRI 的重要技术，常用的脂肪抑制序列包括短时反转恢复（STIR）、脂肪抑制 $T_1WI$、FSTWI 等。与传统的二维（2D）成像技术相比，连续、薄层、无间隔扫描的三维（3D）成像技术逐渐显示其无可比拟的优势。3D 梯度回波（GRE）以其扫描速度快、空间分辨率高等特点首先应用于临床，尤其是附加脂肪抑制序列的 3D 快速扰相梯度回波（3D FSPGR）近来备受青睐，其使关节软骨与软骨下骨髓、关节滑液或积液、脂肪的信号强度对比增强，对关节软骨病变敏感性和特异性大幅提高。在 3D 数据基础上的关节表面轮廓绘图、体积定量和软骨厚度绘图更为获得关节软骨更多细节的信息提供了条件。

另外，一些其他技术，如磁化传递对比（MTC）、平面回波（EPI）和扩散加权成像（DWI）的应用可以从不同侧面显示关节软骨和其他关节结构。MTC 技术是依靠组织水质子和大分子内质子的磁化转移率不同而产生软组织对比的一种方法，胶原基质结构和含量是关节软骨形成 MTC 的基础，关节软骨内有 MTC 出现，而关节内滑液无明显的 MTC 发生。这一现象导致关节软骨信号下降。与标准的序列相比，这些变化使高信号的关节滑液和低至中等信号强度的软骨形成强对比。MTC 序列对膝关节软骨缺损的显示最准确。3D EPI 快速扫描技术的应用则在保证图像质量的基础上大幅缩短了扫描时间，对于一些急性创伤或不能长时间保持体位的患者尤其重要。DWI 技术则是根据软骨内各组分含量不同所呈现的不同扩散特性而成像，以区别退行性改变、创伤和急性炎症等病变。与其他非侵入性的 MRI 技术相比，MR 关节造影虽然具有其独特的增强关节软骨与关节内对比剂间的对比，能更敏感显示关节软骨表面病变，尤其是对软骨缺损具有优势，但侵入性是其致命弱点，使其应用受到限制。

比较各种 MRI 序列及技术，成像时间、图像信噪比及软骨与周围结构的对比噪声比均不同，显示关节软骨病变的敏感性、特异性及准确性，各家说法亦不一，在实际工作中应根据具体情况采用不同的成像方法，以适应临床的不同需要。一般对于关节软骨信号的改变，尤其是早期改变，应用脂肪抑制的 FSE $T_2WI$ 较好，而对于形态的改变则应用附加脂肪抑制的 3D 成像序列不易遗漏病变。MRI 不仅可显示关节软骨形态上的改变，更可以显示在形态改变之前的早期信号变化，在创伤、炎症、退行性变等疾病的诊断中发挥不可替代的作用。累及关节软骨的急慢性创伤常见的有软骨骨折、骨软骨骨折、关节内游离体及创伤性骨关节炎等，关节软骨创伤的各种类型，如软骨凹陷、断裂、分离、变薄及毛糙等均可在 MRI 上清晰地显示。

退变性的软骨主要有磨损、水含量减少及表层侵蚀从而使软骨变薄，严重的会完全破坏，MRI 也较清晰显示关节软骨形态和信号的改变，如关节软骨的缺损、变薄、断裂及信号减低。在 $T_1$ 加权、$T_2$ 加权和 STIR 序列中，以 $T_1$ 加权对观察信号改变和软骨形态较好较清晰，对 Ⅱ 级以上的软骨损伤也能够清楚显示，Ⅰ 级病变则不能显示。骨关节炎造成的关节性软骨改变能够在 3.1T MRI 的特定序列：快速梯度回波序列和脂肪抑制序列呈现信号的变化。对于骨质类的病变，X 线平片与 MRI 无显著性的差异，但 MRI 在软组织成像、半月板病变和滑膜变化程度的效果要明显优于 X 线片。MRI 检测膝关节退行性骨关节病的敏感性高达 90% 以上。不仅如此，MRI 对关节软骨损伤伴随的其他关节结构损伤也可显示，对全面评价关节损伤的程度非常重要。关节炎症及退行性改变都可以使关节软骨发生破坏，关节软骨的 MRI 评价对病变的分期至关重要，因此对于治疗及判断预后意义重大。从最初的单纯信号改变到后期的软骨形态及信号的同时改变，MRI 都可以准确地加以评价。

MRI 可获取清晰的膝关节半月板关节面形态，半月板及关节面在 $T_2WI$ 形成较为强烈的对比，可使关节内部结构的变化情况及关节面受损情况得到明确。正常半月板在 MRI 的 $T_1WI$ 及 $T_2WI$ 均呈现为均匀的低信号，而当半月板出现损伤后，会使游离氢质子在纤维软骨内的含量增加，受损部位会有关节液渗入，形成局限性的水分子区域，而在 MRI 各序列上也会表现出中、高信号，并通过对位扫描，可以对膝关节半月板通过多方位序列成像得以显示，能够使半月板受损情况得到全面具体的显示。半月板为 I 级损伤时，半月板会因为内部黏多，糖产物出现增多而表现出黏液样变性的病理反应；II 级损伤多发于患有膝骨关节炎或者膝关节出现退行性病变时，会出现半月板钙化、黏液变性、瘢痕等病理改变，当半月板内的黏性变性范围出现扩大时，就会增加半月板的脆性，进而易形成半月板撕裂；当半月板出现组织缺损或裂口的情况时即为 III 级、IV 级损伤，MRI 则会呈现出异常低信号，或 $T_1$ 弛豫时间出现缩短。所以在利用 MRI 诊断半月板损伤时，可通过 $T_1WI$ 及 $T_2WI$ 序列及质子加权检验来判断半月板损伤位置及损伤程度。

MRI 是最常用于检查关节软骨的影像学方法，因其能清楚显示软骨的细微变化，具有极佳的软组织对比度，这对早期诊断 KOA 具有很大的帮助。在膝关节 MRI 检查中，梯度回波序列（GRE）与快速自旋回波序列（FSE）正在广泛地应用，而研究发现三维抑脂扰相梯度回波序列（3D-FS-SPGR）在诊断 KOA 中亦起着重要作用。在传统的 MRI 成像中，关节软骨表面层和中间层在 $T_2WI$ 中表现为高信号，临床用途主要为评价软骨的中间层和表面层。而关节软骨深层和钙化层的 $T_2$ 值较短，平均为 5 ~ 10ms，常规脉冲序列不能获得这种 $T_2$ 值范围的数据。随着超短回波时间（UTE）成像的出现，其脉冲序列的 TE 短于现代临床 MR 设备常规可用最短 TE 的 10 ~ 200 倍，所以可以探测 $T_2$ 弛豫时间在几百微秒内的短 $T_2$ 组织，能使 TE 达到 8 ~ 200ms。关节软骨深层在常规 MRI 图像中表现为"黑色"，而在 UTE 图像中则可获得明显高信号，另外，UTE 序列软骨成像还可以判断骨端的疾病是否累及软骨的深层和钙化层，在评价软骨深层和钙化层方面起着重要作用。

MRI 软骨损伤程度按照 Recht 标准分级，0 级：正常关节软骨，软骨弥漫性均匀变薄但表面光滑，仍认为是正常关节软骨；I 级：软骨分层结构消失，软骨内出现局限性低信号区，软骨表面光滑；II 级：软骨表面轮廓轻至中度不规则，软骨缺损深度未及全层厚度的 50%；III 级：软骨表面轮廓重度不规则，软骨缺损深达全层厚度的 50% 以上，未见完全剥脱；IV 级：软骨全层剥脱、缺损，软骨下骨暴露伴或不伴软骨下骨质信号改变。

骨关节炎的各种病理表现，在低场磁共振检查中均有相应的影像表现，MRI 可明确显示不同级别的软骨改变，对于软骨下骨质的改变，MRI 亦可显示骨髓充血、水肿、纤维肉芽组织增生等变化。半月板退变多表现为半月板的变形、破损及消失，其内信号异常表现为片状、类圆形长 $T_2$ 信号。关节积液常见，病例大部分有不同程度的关节积液。磁共振对骨质增生的检查较 X 线检查稍差，尤其对于髁间粗隆的骨质增生显示较差，对于骨质增生等病变，建议辅助于 X 线检查。低场磁共振由于价格便宜，场地要求低，适合于大部分医院安装，检查费用较高场磁共振明显降低，而且还有图像密度分辨率高，多方位及多序列成像，无射线等诸多优点，不足之处就是检查时间稍长。

随着 MRI 定量分析的开发和应用，定量评价（包括磁化转移的测量、信号强度的变化、扩散等物理参数、关节软骨表面积和体积等）使用，发现关节软骨早期病变逐渐成为可能。另外与关节软骨早期变性相关的胶原结构和含量，以及蛋白多糖和水含量的变化今后若都能在 MRI 上得到准确反映，则不仅使早期软骨变性的非侵入性诊断成为可能，而且使药物介入以阻止或逆转早期软骨改变也将成为可能，这将成为划时代的革命。

## 四、椎间盘的 MRI 诊断

椎间盘突出症主要发病原因是纤维环破裂、髓核突出所引起，导致纤维破裂及髓核突出的主要原因是椎间盘退变、风湿损害、慢性劳损、物理外伤等原因。椎间盘突出症的发病和脊柱保护作用有很大的关系，此外和腰背肌肌力差也有很大的关系。保持脊柱的外平衡过程中随着于脊柱肌肉群发挥着非常大的作用，因为患者过度体力劳动、运动方式不科学、生活方式不当、工作原因损伤、外力损伤、从事职业不同特点等诸多因素都可以导致腰肌劳损，从而引发腰椎间盘突出症的概率就非常高。

MRI 与 CT 诊断腰椎间盘突出症的价值对比为临床关注的重点，多数学者认为 CT 检查速度快且诊断率高，扫描时间短，可对腰椎突出物等做正确诊断，但由于该检查有一定的辐射，对受检者身体有一定的伤害，对蛛网膜挤压判断不清晰等原因临床上不宜作为诊断首选方式；MRI 诊断扫描时间长，但无辐射，检查安全性高，可以通过多方位对椎间盘进行扫描形成图像，可以通过图像观察椎间盘突出或者是脱出情况，成像较为清晰，利于观察患者疾病进展。MRI 诊断率高于 CT 诊断率，前者可将髓核、纤维环破裂等情况反映出来，且开展 MRI 多序列和全方位有助于提升诊断率，直接反应椎间盘真空象；体现软组织分辨能力。

与 CT 诊断对比，MRI 在骨检查还存在一定的局限性，且 CT 检查费用低，容易被大部分患者接受。明显可知，CT 和 MRI 诊断可结合应用。对疑似腰椎间盘突出患者展开 CT 检查，还是不能确诊可再做一次 MRI 诊断，提升诊断率。

权威学术组织将腰椎间盘突出分为 5 型：退变、膨隆、突出、脱出、游离。5 型可单独存在于同一个体，也可几种组合存在于同一个体的不同间隙。5 型的病理差异使其在体位改变时 MRI 显示有细微不同。如在中立位 MRI 显示有 3～5 节段突出，而在屈曲位 MRI 上，因纤维环的破裂程度、后纵韧带的完整与否、椎间隙内负压的不同，不同间隙的突出表现为突出影不变、完全回缩、部分回缩于椎间隙中的影像，从而由 3～5 个节段数多而复杂的病变变为 1～2 个节段较简单的阳性表现。

MRI 的应用提升了临床对多节段椎间盘突出症的检出率。以腰椎间盘为例，$L_{4/5}$、$L_5S_1$、$L_{3/4}$、$L_{4/5}$ 占多数，相隔节段如 $L_{3/4}$、$L_5S_1$ 间隙也可见。检出率的提高与对该病的认识 MRI 的临床应用也有一定关系。由于腰椎的每个功能单位所承受的压应力、剪力及活动范围、角度的不同，每个椎间盘脱水退变程度不同，其病理变化可能是一个间隙的突出合并另一个或几个间隙的突出、膨隆、脱出或游离。多间隙腰椎间盘退变者，由于其发病节段数量、退变程度不同，临床表现复杂多变，难以从两根或多根神经根受累的表现来诊断是单一或多间隙突出，是膨隆还是突出或同时并存。

由于腰骶成角处硬膜前间隙变宽，脊髓造影易漏诊 $L_5S_1$ 突出。多间隙膨隆合并椎管相对狭窄时，脊髓造影易出现假阳性，当脊髓造影出现多节段"拿破伦帽"状压迹，正位片未显示根袖改变时，不易鉴别。当完全梗阻时，受阻水平以下间盘突出也易漏诊。检查由于其扫描层面的局限性，常使高位突出易漏诊。由于分辨率差异，且因调节角度的限制，扫描切线不能与腰骶间隙平行而产生伪影。MRI 检查明显提高了多间隙突出的临床诊断及分型、定位的准确率，不仅能观察椎间盘的早期退变程度，而且能准确显示多间隙椎间盘退变。中立位 MRI 可提供广泛视野，明确退变间隙及程度，屈曲位 MRI 可进一步明确各个间隙的突出形式，尤其区别突出程度。

MRI 假阳性有以下情况：①椎间盘膨出；②椎体骨质增生；③椎间盘突出钙化。预防误诊措施：通常将矢状位上，椎间盘呈舌状后伸超过椎体边缘 4mm 作为 LDH 的诊断标准，这样必然会将部分轻度突出误诊为膨出，也不可避免将少数重度膨出误诊为突出。此时，可对 MRI 信号进行定量测定，因不同程度的髓核水分丢失，MRI 上产生明显的信号变化；鉴于 MRI 不易鉴别椎间盘突出钙化和椎体骨质增生，故对可疑病例可考虑借助 CT。MRI 假阴性有以下情况：①椎间盘突出的位置在韧带下或韧带外；②低磁场在横断位 $T_1WI$ 上未能显示髓核突出后残留通道；③阅片人员经验上的欠缺。总结预防漏诊措施：低磁场 MRI 在横断位 $T_1WI$ 上不易显示髓核突出后的纤维环破口，此时可加做矢状位 $T_2WI$，提高检出率。

### 五、骨质疏松的 MRI 诊断

1.常规 MRI 诊断骨质疏松（OP）　MRI 技术的进步能够无创评估和测量骨质量，包括显微结构、骨强度和骨转换，有助于改善椎体骨折风险的评估和指导治疗。氢质子 MRI 波谱检查方法能提供腰椎骨髓脂肪沉积定量信息，可以无创、快速协助诊断 OP，在预测 OP 性骨折表现出良好的应用前景。OP 病理上包括骨矿物质丢失、骨基质减少，同时骨髓脂肪成分增加、水分含量降低，并由此引起 MRI 信号发生相应变化。在脂肪抑制 -$T_2WI$ 信号无特别增高的情况下，$T_1WI$、$T_2WI$ 信号强度和 $T_2WI$ 与脂肪抑制 -$T_2WI$ 信号差值，与椎体内脂肪、黄骨髓含量和水含量具有密切关系，间接地反映了骨骼骨质包括骨矿物质和骨基质的含量。作为 MRI 质量控制指标，稳定的信噪比和对比噪声比对 MRI 信号的可靠性具有重要意义。椎体 MRI 各序列信号值与信噪比和对比噪声比之间高度正相关；MRI 还可以观察 OP 引起椎体骨折的形态改变和信号变化，形态变化包括椎体楔形变、双凹变形、压缩变扁等。OP 所致椎体骨折往往缺乏明确的外伤史，而变形椎体的 MRI 信号变化则可以反映骨折的新鲜程度。研究发现，除脂肪抑制 $-T_2WI$ 外，男性腰椎体 MRI 信号显著低于女性；低龄组显著低于高龄组、随年龄增大而增高，且 MRI 信号变化趋势与骨矿物质密度成反比。MRI 用于 OP 的诊断不但无辐射，还具有能反映骨质脂肪、水含量的优势。$T_1WI$ 和 $T_2WI$ 同时信号增高，而脂肪抑制 $-T_2WI$ 信号无增高表明椎体骨内脂肪含量增加；$T_1WI$ 无信号降低，而脂肪抑制 $-T_2WI$ 无增高表明椎体骨内水含量无增加。推测椎体内弥漫性脂肪含量的增加与骨基质的减少替代作用有关，结合 DEXA 检测，间接判断骨矿物质和骨基质的变化。对骨基质的定量诊断还有待进一步研究。MRI 不仅评估骨的微观结构，有效地确认 OP 骨折责任椎体，还可以显示骨水分子的扩散及在分子水平的某些特征。

骨质量检查为 MRI 的优势。骨皮质占骨骼重量的 80%，主要由 I 型胶原蛋白组成的有机基质（也称为基质）组成，点缀着非化学计量型钙磷石灰矿物晶体。通过相互连接的毛孔系统（哈弗森管和沃克曼管）进行血液供应。在骨质疏松发生发展过程中，会发生骨皮质变薄，随着孔隙扩张和矿物质或基质的消耗，从而影响骨骼的强度与力学性能。在体内直接评估骨基质、孔隙空间和矿化的替代技术需要提供对骨力学能力的决定因素更完整的数据。磷 $-31$（$^{31}P$）的定量 MRI 可提供对骨基质特性的检查数据。人体体内 $^{31}P$ 成像的可行性首先在 1.5 T MRI 被证明，最近在 3T MRI 再次被证明，前沿的过 7T MRI$^{31}P$ 固态测量人胫骨皮质骨的磷密度，可以清晰显示骨皮质向细胞结构与钙磷含量。MRI 超短回波（UTE）技术可清晰显示骨皮质结构，结合 $T_2$+mapping 扫描技术可以较早、敏感地反映骨质疏松骨小梁与骨髓成分及结构的改变，较完整地呈现骨骼的骨质量的变化。

骨纹理识别技术源于 MRI，目前已经成为影像检查的基本骨质疏松骨质量评估的基本技术。MRI 检查骨小梁结构测量结果可以区分骨质疏松组和正常对照组，并能很好地显示骨质疏松患者的骨小梁结构。骨密度不能单独评价骨强度，它反映的是骨矿含量的整体数值，而不能体现骨的几何学和骨小梁结构上的差异。骨密度测量的不均一性对评估骨强度有重要影响，因而对骨质疏松的评价及骨折的预测能力是有限的。骨强度是由骨量和骨质量两个方面决定的，骨量或骨密度已不能完全解释骨质疏松及骨折的发生规律。骨小梁结构是决定骨质量的主要因素。除了骨密度之外，骨小梁的结构是另一个有助于评估骨强度及鉴别是否有骨质疏松性骨折的指标。磁共振成像显示的骨小梁显微结构与组织学检查十分相似，使其成为检查骨小梁结构的一种有效手段。MRI 骨结构参数与相同部位大体组织切片形态学结构参数的相关性密切。

单位面积的连通数、骨小梁的平均厚度、骨小梁的平均间隔、节点到节点联结体的平均度、单位面积的欧拉数在两组间也显示了很好的统计学意义。连通数说明了骨小梁的连续性，连通数越多骨小梁越稀疏，网状连接水平就越低，相反则是骨小梁网络密集、连续性高。骨小梁的平均厚度指的是感兴趣区内骨小梁聚集程度，参数越高说明骨小梁密度越高，抗骨折强度越高。在有关跟骨标本的骨小梁研究结果中，骨小梁厚度显示了较高的相关性。骨小梁的平均间隔显示了骨小梁的分离度，参数越高说明骨小梁网络分离的水平越高,抗骨折强度越弱。节点到节点联结体的平均长度显示了骨小梁断裂的程度。单位面积的欧拉数是计算连通性的骨小梁的数目与封闭的骨髓腔的数目间的差值。单位面积的欧拉数的负值越大说明骨小梁网络的连续性越好,骨质越好。这些数据多需要特定的 MRI 软件通过数据统计分析确定。

2. 骨质疏松骨折　MRI 具有良好的软组织分辨率和多轴位成像能力,对骨髓信号变化极为敏感,医师可根据骨髓信号发现早期病变,评估骨髓损伤,已成为脊椎压缩性骨折(SCF)病因诊断的主要方法。然而由于多种病变信号变化相似,给疾病的鉴别诊断造成一定影响。原发性 OP 椎体骨折(POVF)椎体 $T_1WI$ 可表现为等信号或在特定区域内表现为等信号,等信号区常远离骨折线,位于椎体后部呈带状排列;低信号区由于骨折部位充血水肿,位于骨折最近处。而正常信号区域,一般无明显骨折反应。POVF 患者往往残存正常骨髓信号,而病理性骨折(PF)患者由于肿瘤细胞弥漫性浸润整个椎体,常表现为 $T_1WI$ 弥漫性低信号。正反相位成像是基于水脂分离技术的化学位移方法,其成像原理是利用了生物组织内部水分子与脂肪分子频率之差,正相位时为两者信号强度之和,反相位时为两者信号强度之差。采用正反相位成像对 OP 患者进行扫描后发现,POVF 患者正相位呈高信号,反相位以低信号为主。而 PF 患者,脂肪细胞逐渐被肿瘤细胞所替代,因而在正相位呈现低信号,而反相位以高信号为主。

POVF 增强扫描后椎体 $T_1WI$ 平扫低信号区域得到强化,增强信号与未压缩椎体部分信号表现一致,但有时也表现为终板下低信号或高信号。低信号可与椎体骨质堆积或局部坏死有关,高信号可能与新生血管修复骨折有关。大部分 PF 增强扫描后信号呈弥漫或不规则分布。POVF 椎体 $T_2$ 信号基本正常,而 PF 主要为弥漫或不规则分布的高信号。抑脂序列会干扰正常椎体信号,无法比较病变与正常椎体间信号强度变化,因而其临床应用受到一定限制。采用 $500s/mm^2$ 成像技术(DWI)能够反映活体内水分子扩散速度,常采用扩散系数(ADC)表示。若水分子扩散较快,ADC 值较大,信号衰减大,DWI 呈暗色;反之则 ADC 值较小,信号衰减小,DWI 呈亮色。在 $T_1$ 平扫,$T_1$ 增强,$T_1$ 正相位,$T_1$ 反相位及 DWI 序列情况下,两组患者扫描信号构成差别显著,未发现 $T_2$ 和 $T_2$ 抑脂序列信号构成差异。说明 POVF 与 PF 组在部分序列扫描,其信号表现具有较大差别。随后将上述序列的不同组合进行了鉴别诊断,发现 6 种序列组合扫描确诊率最高达 97.06%,漏诊率最低为 2.94%,误诊率为 0。进一步说明了该方法鉴别诊断的有效性。

3. 定量 MRI 诊断　OP 定量磁共振成像(QMRI)是基于常规 MRI 基础之上无创性定量评估骨髓信号及检测骨质微结构的技术,从分子运动水平、骨髓脂肪含量、局部磁场不均匀性等方面对 BMD 及骨强度进行研究。如磁共振波谱(MRS)探测骨髓内脂水比、高分辨率核磁探测骨小梁形态、扩散加权成像(DWI)测定扩散系数(ADC)值等。

DWI 是测量活体水分子扩散运动并成像的唯一功能性 MRI 技术,可在细胞水平测量活体组织水分子扩散运动的速率及方向,分析组织细胞的生理和病理细微结构改变,近年来逐渐应用于骨肌系统,可对椎体良、恶性压缩性骨折进行鉴别诊断。OP 时骨小梁间隙被脂肪细胞填充,骨小梁间隙增大,细胞外间隙减少,水分子扩散受限,所测 ADC 值降低。在腰椎 MR 扩散加权成像对 OP 的定量诊断价值研究中认为腰椎骨髓的水分子扩散有性别差异，女性腰椎 ADC 值与 BMD 值呈正相关，与年龄呈负相关，DWI 技术可以在一定程度上反映 BMD 值的变化。ADC 值与 BMD 的关系在多个研究中结果并不一致，这可能是选择的 b 值不同引起的组织扩散与灌注效应不同所致。由于主磁场强度的不同及 $T_2$ 透射效应等因素的存在也会影响 ASDC 值的准确性。DWI 的定量指标与 BMD 相关性的结果仍存在争议，故限制了 DWI 对 OP 评价的临床应用。扩散张量成像（DTI）是 DWI 的一种技术延伸，可有效避开传统 DWI 的 $T_2$ 透射效应，通过多个方向施加扩散敏感梯度，在三维空间内定量分析水分子的扩散速率及方向。DTI 通过测定 ADC 值和各向异性分数（FA）值定量反映 OP 骨质内部扩散的细微变化。FA 值与 BMD 值呈负相关，可反映骨量的改变，有利于预测腰椎骨折风险。但 DTI 与 BMD 值的相关性研究同样存在不一样的结果，其诊断 OP 的价值尚待进一步确定。

OP 发生的病因之一是骨髓干细胞向成骨细胞和脂肪细胞分化紊乱，即 OP 骨髓内出现脂肪替代，骨髓脂肪含量的定量测定可早于 BMD 反映 OP 情况。MRS 是在分子代谢水平评估骨髓的水脂含量，利用脂峰、水峰高度等参数对脂肪含量进行定量分析，常用分析指标有脂肪分数（FF）、脂水峰比（LWR）、基线宽度（LW）等。MRS 评价 OP 的优势在于可对骨髓生化成分进行定量测定，从骨微结构和组织生化成分方面对骨质量进行定量、无创、无辐射的评价。但该技术仍存在不足：① MRS 不是常规 MRI 检查序列，其应用对场强有较高要求；② MRS 校正过程烦琐，技术稳定性差，检查费用较高、耗时长，仅能获得较小体素内代谢物的信息；③ FF 值并不能取代 BMD 值，FF 和 BMD 既相互联系又彼此独立，由于 OP 发病机制复杂，单纯的 BMD 减少，其骨髓内脂肪含量并不一定增加。MRS 对 OP 程度的评价具有一定的局限性，限制了其临床应用。

## 六、骨质疏松疼痛病的 MRI 诊断

综合上述肌骨疼痛病影像检查诊断技术，几乎均以特定的技术针对特定的病理，即使肌骨分辨率很高，甚至可从细胞、分子水平进行病理生理分析的定量 MRI 也基本是特定技术针对特定的病理。OPD 为融合性肌骨退行性疼痛病，明确肌骨细胞老化诱发的炎症与骨质疏松为主要病因病理，肌骨一体整体性分析应是病理生理分析诊断的基本原则。汇总上述理论与临床应用技术，结合现实临床提出 OPD 诊断所需的 MRI 理论与应用如下：

1.真实病史与责任病灶的确认　临床医师需要通过详细的病史提炼与系统及重点查体明确责任病灶，初步明确临床诊断及主要的病理分析，并用明确的描述提供给影像医师。同时临床医师需要学习掌握最基本的 MRI 知识与特定的检查技术，提出针对性的 MRI 检查目的、方法与特定的技术。即使是加强 MRI 需要的造影剂，不同的检查目的与病理生理特点宜选择不同的造影剂。此外，临床医师需要知晓不同场强 MRI 质量不同，除形态成像外，MRI 定量方法，如 $T_2$、$T_2^+$、$T_1$ 的温度梯度图、钠成像、化学交换饱和转移或光谱学等，均可从超高场扫描中获益，需要从不同 MRI 技术的考虑和临床应用评估骨骼、软骨、肌腱、半月板和肌肉等的整体改变。同时，低场强 MRI 广泛应用于关节软骨、肌腱、

韧带及滑膜的检查。这些 MRI 知识要与患者针对性检查相匹配，书写好 MRI 申请单。

2. 肌骨 MRI 检查的适宜性评价　随着 MRI 技术的快速提升，医疗费用同步增长，使 MRI 的适宜性成为近年医疗、医保与医药研究的热点。现有文献认为肌骨 MRI 检查的整体适宜率低于 60%，而膝关节 MRI 检查标准达标率仅为 30%。汇总肌骨 MRI 检查适宜性相关评价，认为：①肌骨慢性疼痛以体表为主，病理生理分析能够基本确认基本的诊断。②肌骨超声技术的推广，高安全性、高性价比与低辐射性成为肌骨疾病"五早"防控的首选检查，使 MRI 早期检查的适宜性受到质疑；③肌骨 MRI 检查特异性技术推广迟缓，常规 MRI 检查整体分析不足，MRI 检查的优势未能充分体现；④临床医师对 OPD 相关疾病的整体认知不足，专科诊断显著高于整体评估，而单一 MRI 的检查适宜性受质疑；⑤临床医师对肌骨少见病与多学科疾病的认知不足，如神经肌肉免疫疾病、肌营养不良、纤维肌痛等的认知有明显的缺陷；⑥医患沟通缺陷，MRI 检查结果的应用存在缺陷等。OPD 防控概念与理论的确认，特别是 OPD 在慢性病防控中的基础地位的确认，肌骨整体功能与质量的相关评价显著提升，需要管理者与临床医师进一步增加对 MRI 检查的整体性评估作用与意义，稳步提升 OPD 相关疾病 MRI 诊疗与鉴别诊断的适宜性。

3. MRI 肌骨质量与整体分析　真实临床中，肌骨疾病在 MRI 检查中所占比率并不高，而肌骨质量在所有 MRI 检查中均有体现。影像与临床医师应明确常规或特异性 MRI 检查中对肌骨质量的分析评价，即对每帧 MRI 影像切片的所有组织进行分析评估。这就需要熟悉相应的冠、轴、矢状位面的解剖及其微细结构。肌骨组织为 MRI 检查中必然显示有组织，明确常规脏器检查中肌骨组织分析评价理念，重点关注肌骨形态、肌肉断面面积、骨骼皮质与松质纹理、骨髓及肌骨间隙等正常生理影像表现。典型病理改变多可被影像医师报告，但早期病变多被忽视。近年来，OP 基础与临床研究均有内脏 MRI 中相关影像的肌骨质量评价报告，甚至将颅脑 MRI 检查中颅骨骨纹理、胸部 MRI 检查中胸椎骨质量、下腹 MRI 检查的髂骨皮质厚薄及骨质量分析纳入骨质疏松诊疗指南。200 例 60 岁及以上内科住院患者 OPD 共病诊断分析中，130 例患者即从重要脏器 MRI 检查影像图片中确诊骨质疏松、骨性关节炎、椎间盘突出症、肌筋膜炎与肌少症等 OPD 相关疾病的诊断。

4. 肌骨质量与 OPD 病理诊断　肌骨质量是 MRI 检查的优势，肌骨—体病理分析则是 OPD 病理诊断的关键。OPD 相关疾病 MRI 检查时均应确立 OPD 的概念，从肌骨质量退行改变评价入手，从肌骨细胞老化诱发炎症的病因分析到全程骨质疏松病理分析，即所有肌骨 MRI 均宜从肌骨炎反应如肌筋膜炎、骨膜炎性反应和骨髓水肿等信息评价炎性反应；从肌肉硬化、钙化到骨形态、骨皮质、骨纹理均一度、骨密度与骨髓脂肪化等信息判断骨质疏松的发生发展。骨关节肌骨一体分析为 OPD "五早"防控的重点，关节相邻肌肉、肌腱、韧带及筋膜的退行改变多早于关节软骨的改变，宜将关节 MRI 检查的视野拓展，将 WOMAC 评分引入骨关节的 MRI 病理分析中。甚至有必要将 X 线骨关节的九方格分析法用于病理整体分析。同理，中老年人椎间盘突出症基本为退行性病变所致，同时存在相应椎体的骨质疏松、脊柱小关节骨性关节炎、相邻肌肉的硬化甚至钙化改变等。临床中不少椎间盘膨出者出现典型的脊神经卡压症状，MRI 检查发现椎间孔内或外口韧带、肌腱炎性水肿甚至为肌肉钙化、椎体骨质增生等病理改变所致。

5. 肌骨特异性检查与精准诊断　真实临床调研结果显示，包括肌骨 MRI 增强、$^{131}$P–$T_2$+ 或含水抑脂等特异检查技术较少应用，尤其是地市级三甲及以下医院多未配备相应的 MRI 肌骨分析软件，因此，涉及肌骨 MRI 前沿理论技术的项目往往需要特殊的申请或指定医院完成。这就需要在常规影像检查基础上，明确个体针对性的病理生理改变存在的疑点、难点，尤其是涉及少见、罕见疾病时适时选择针对性特异 MRI 技术。然而随着低声强增强 MRI 肌骨检查技术的推广应用，OPD 早期精准检查能力显著提升，应用 1.5T 场强的 MRI，以 MEGER 测定 $T_2$+ 值对腰椎椎体骨质疏松进行定量评估，其敏感度为 84%，特异度为 42%。通过对 MEGER 序列的扫描参数进行了优化，采用 10 回波扫描并更改了回波时间，减少 $T_2$+ 值衰减导致的测量偏移，进一步加强了 $T_2$+ 值测定的精确性，结果显示 $T_2$+ 值诊断腰椎椎体骨质疏松的敏感度为 87.1%、特异度为 56.2%，获得了比较好的诊断效能。

（李永军　史计月）

## 参考文献

［1］DA SILVA PEREIRA JÚNIOR N, DA MATTA T T, ALVARENGA A V, et al. Reliability of ultrasound texture measures of Biceps Brachialis and Gastrocnemius Lateralis muscles' images[J]. Clinical Physiology and Functional Imaging, 2017, 37（1）: 84-88.

［2］DANIELS E W, COLE D, JACOBS B, et al. Existing evidence on ultrasound- guided injections in sports medicine[J]. Orthop J Sports Med, 2018, 6（2）: 1-7.

［3］王云，王爱忠，武百山，等 . 超声引导脊柱源性疼痛注射治疗中国专家共识（2020 版）[J]. 中华疼痛学杂志，2020, 16（1）: 5-12.

［4］VILANOVA J C, ROBERTO GARCÍA-FIGUEIRAS, LUNA A, et al. Update on Whole-body MRI in Musculoskeletal Applications[J]. Seminars in musculoskeletal radiology, 2019, 23（3）: 312-323.

［5］WONG A K O, MANSKE S L. A Comparison of Peripheral Imaging Technologies for Bone and Muscle Quantification: a Review of Segmentation Techniques[J]. Journal of Clinical Densitometry, 2018, 13（2）: 303-310.

［6］CHAUDHARI A S, STEVENS K J, WOOD J P, et al. Utility of deep learning super - resolution in the context of osteoarthritis MRI biomarkers[J]. Journal of Magnetic Resonance Imaging, 2020, 51（3）: 767-779.

［7］FENGHUI Z, AIMING Y, JIAN C. MRI Study of Degeneration Degree of Protruded Intervertebral Disc and Adjacent Intervertebral Disc in Patients with Lumbar Disc Herniation[J]. Medical Innovation of China, 2019, 15（2）: 12-15.

［8］郭威，曾旭文，梁治平，等 . 椎体骨质疏松性骨折 MRI 研究进展 [J]. 中国介入影像与治疗学，2018, 15（2）: 119–122.

［9］刘斌，刘向阳，王国平，等 . 腰椎骨质疏松性骨折患者椎旁肌肉 MRI 指标测量及临床意义 [J]. 中国组织工程研究，2019, 23（4）: 578–583.

［10］翁子敬，黄学菁，俞健力，等 . 常规 MRI 信号评价腰椎骨质疏松的意义 [J]. 中国组织工程研究，2018, 22（35）: 5667–5673.

［11］彭海洲，张孜君，赵文，等. 磁共振成像影像测量表观扩散系数、信号强度比值与骨质疏松腰椎疾病发生发展的关系 [J]. 中国医学物理学杂志，2019, 36（6）: 689-692.

［12］张晓飞，吴慧钊，韩殊曼，等. 采用 MRI $T_2$ 值定量评估腰椎骨质疏松的价值 [J]. 河北医科大学学报，2019, 40（5）: 85-88+101.

［13］LONGO U G, BERTON A, DENARO L, et al. Development of the Italian version of the modified Japanese orthopaedic association score（mJOA-IT）: cross-cultural adaptation, reliability, validity and responsiveness[J]. Eur Spine J, 2016, 25（9）: 2952-2957.

［14］中华医学会骨质疏松和骨矿盐疾病分会. 原发性骨质疏松症诊疗指南（2017）[J]. 中华骨质疏松和骨矿盐疾病杂志，2017, 10（5）: 413-443.

［15］《中国老年骨质疏松症诊疗指南（2018）》工作组，中国老年学和老年医学学会骨质疏松分会，马远征，等. 中国老年骨质疏松症诊疗指南（2018）[J]. 中华健康管理学杂志，2018, 12（6）: 484-496.

# 第六章　骨质疏松疼痛病的综合诊疗

骨质疏松疼痛病明确为肌骨退行性疼痛病，特别是既往相互独立的肌筋膜炎、肌筋膜疼痛综合征（MPS）、骨性关节炎（OA）、退行性椎间盘突出症（IVD）和骨质疏松症（OP）等常见肌骨疼痛病归类为一类疾病，如心脑血管病、慢性肺病，OPD明确了相关疾病的共同病因病理，明晰临床基本表现与共同的治疗特点，为其综合诊疗奠定的理论与管理基础。

慢性病防控新时代，预防医学、健康管理与整合医学，特别是生态医学理念的确立、拓展与推广应用，明确了传统疾病诊疗转化为疾病防控模式，住院患者基于健康危险因素与病理生理演变规律的综合诊疗已经成为新时代OPD规范化模式。综合诊断为综合治疗的基础。传统OPD相关疾病患者诊断为"精确"，专科特色明确，缺乏对肌骨一体疾病的整合，更缺乏OPD共病的认知，尤其是对术后综合康复、围术期深静脉血栓形成、术后感染与术后慢性疼痛的认知，使手术治疗质量打打折扣。文献与真实临床，OPD相关疾病住院诊疗以骨科为主，高龄、残疾与功能障碍使患者全身重要脏器功能显著受损，且OPD明确为心脑血管病、糖尿病、慢性肺病甚至肿瘤的基础疾病或共病，更是这些慢性病长期治疗基础性并发疾病。虽然OPD明确为肌骨退行性疼痛病，但真实临床OPD与常见慢性病病因病理的互为因果、相互影响的内在关系，很难严格区分相互间是共病或并发症，况且目前基础研究降脂、降糖与抗骨质疏松药的相互作用明显，即多数降脂、降糖药具有抗骨质疏松作用，而二磷酸类抗骨质疏松药具有降脂、降糖作用等，虽然尚无共识形成，但需要临床医师关注综合治疗药物的协同作用。

运动康复、中医适宜技术与疼痛管理等为OPD综合治疗的热点，本书均有单门章节进行阐述。但这些基本成熟的技术并未在临床高效推广，其根源在于临床专业细化、专科技术与治疗理念的专业化。虽然近年多学科诊疗（MDT）快速推广，但因利益相关者现实问题存在，许多基础与理论研究证实为OPD治疗高效的技术如疼痛科推广的冲击波疼痛治疗肌骨慢性疼痛并未引起骨科医师的共鸣；甚至本应更好地关注并带头推广运动康复技术的康复科、骨科医师，并未将患者自我管理与健康认知为基础的自主运动康复技术用于专科患者的管理。何况近年倍受争议的中医适宜技术，应用者专心于单一技术的"高质量"操作，并获得"立竿见影"的效果，但难以有患者满意的中远期康复效果。核心问题是OPD诊疗相关专业医师过度关注自身专业技能，MDT理念与行为滞后，并未从健康管理或整合医学的角度实施适宜个体患者健康需求的综合诊疗。

# 第一节　骨质疏松疼痛病的诊断

### 一、骨质疏松疼痛病的临床检查

依据近年国际前沿研究成果尤其是肌骨退行性疼痛病与国际疾病编码11版（ICD-11）慢性疼痛中肌骨结构改变性疼痛病相关概念，结合前期临床验证研究，制订OPD综合诊断临床思维框架图（图6-1）。依此思维框架图认为OPD诊疗思维应注意：

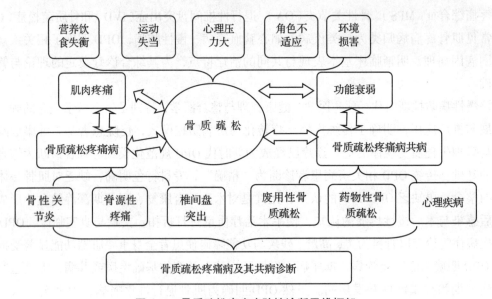

**图6-1　骨质疏松疼痛病防控诊断思维框架**

1. **整合医学与多学科诊疗**　医学的逐级分科是随着医学技术的进步而逐渐诞生的，"整"是方法，也是手段、技术、过程和方向，"合"才是目的、原则和要求。随着现代医学的飞速发展，人类健康管理水平也在不断提高。临床医师职业能力的提升，应从全方面管理人的健康问题出发，努力实践健康管理服务的整体整合医学观。健康管理服务整合医学模式是集基础医学、预防医学、临床医学等精华融于一体的疾病防控管理模式，是未来医院、科室与个人事业发展的方向和道路。健康管理服务需要更加深入健康的微观世界，其根本是回归到患者健康的整体。全力治愈疾病，是医药结合、医护结合、身心结合、中西医结合、医养结合、防治结合、医体结合、医工结合、医文结合、医艺结合、医管结合的健康教育模式。利用整合医学的先进观念、科学理论和医学经验来治疗和管理患者，有利于健康管理。

慢性疼痛诊疗模式应该是在一个开放的平台上多学科协作，遵循保守治疗、注射治疗、微创、手术的阶梯治疗模式。成熟理想的慢性疼痛诊疗应建立独立的疼痛门诊、治疗室、观察室和病区，此外设立定期的多学科疼痛会诊制度，必要的医疗设备投入等。虽然，目前我国国情限制了此模式的广泛推广，但是要求医师建立以患者为中心的一站式服务理念，积极配合、联合其他医师、科室、医院等解决患者疼痛，并且将这种理念始终贯彻于诊断评估、阶梯治疗、随访复查3个环节之中。

2. 全面详细的整体病史问询　综合诊断以是患者健康为中心的整体病史问询为基础的。临床医师应摒弃传统的疾病诊疗模式下以主诉疾病病史为基础的问询。应当拓展为以患者整体健康损害为轴线的健康危险因素、疾病诱因、病因与病理生理演变过程的问询。且应注意观察及引导患者及其亲属从营养饮食、不良生活与行为习惯、体能运动、心理压力与角色适应等日常生活要素中分析与就医主诉疾病病理生理变化的相关性。

3. 行为语言观察与体能评价　OPD患者慢性疼痛导致不良心理与角色适应行为，同时导致相应的生理功能异常，均可体现在日常身体活动中。OPD综合诊断需要细致观察患者站、卧、坐与行走的姿势，观察面部表情，评估患者肌骨功能与慢性疼痛情况。保护性动作为肌骨慢性疼痛患者常见的外在表现，如颈椎病患者颈项肌筋膜炎、颈项活动性疼痛者行走时多保持颈部僵直状态，且患侧上肢摆动幅度小，甚至保护性贴于胸壁；腰椎椎间盘突出症坐骨神经痛患者有明显的跛行状态。

体能评价是OPD综合诊断的基础性检查内容。除针对性关节功能、解剖力学与脊椎检查外，结合日常生活体能活动情况的问询与针对性测试判断整体体能相当重要。日常生活体能活动代谢当量（MET）既往多用于临床麻醉手术前患者体能评估，真实临床应用观察显示对初步判断OPD患者体能体力有很好的效果。从患者日常生活行为能力判断患者肌骨运动能力，结合患者的行为语言分析，可基本明晰患者肌骨慢性疼痛的影响程度，且其影响是整体的而非局部的。

4. 疼痛—失眠—疲劳综合征评价　慢性疼痛患者多半有不同程度失眠与疲劳。肌筋膜炎、骨性关节炎、椎间盘突出症等患者均可因不同程度的骨质疏松疼痛而影响睡眠，失眠则易诱发疲劳。近年国外文献从有氧运动、运动疲劳与肌骨氧代谢的角度研究认为，骨性关节炎与椎间盘突出症患者均有不同程度关节或椎间盘相邻软组织退行改变，90%的患者存在不同程度的无菌炎性反应，且明确关节软骨、椎间盘髓核与骨细胞的老化过程既有DNA代谢的破坏，也存在以氧自由基为启动因子的诸多致炎因子表型增多现象；肌骨组织细胞老化均存在雌雄性激素、多种维生素与肌骨蛋白、生长因子尤其是肌骨自分泌激素的影响。责任病灶慢性炎症反应与细胞老化共同作用既是导致局灶性病变的直接因素，也是导致全身性肌骨代谢障碍的直接因素。局灶病变并非单一组织而是相邻所有组织受肌骨细胞内环境整体损害而导致疼痛。即OPD中早期患者出现疼痛—失眠—疲劳综合征时意味着责任病灶诱发的局部炎性反应加剧。

5. 系统与重点查体　真实临床相当多的临床医师偏重于影像资料检查报告诊断疾病，而影像科医师又缺乏整体分析的能力，使许多病理生理信息被忽视。应当明确系统查体基础上重点查体是综合诊断的基础技能。OPD明确肌骨一体、骨质疏松主要病理与慢性疼痛主要临床表现的综合诊断要点。

系统检查为临床医师的基本功，尤其是心、肺、肝、肾、脑等重要脏器的检查，应当是住院患者首诊时最基本的物理检查。现有充足的证据显示，所有重要脏器慢性病基本为 OPD 的共病，且 OPD 患者多伴有不同程度的重要脏器功能异常。系统查体中宜注意如颈源性心律失常、肌源性慢性阻塞性肺疾病、心肺交感反应、胃肠与肝肾功能障碍相关的骨质疏松乃至性腺激素性骨质疏松的综合诊断信息分析与判断。基于病理生理分析的系统体检为经验性查体的重要拓展，OPD 患者全身性肌骨代谢障碍，除责任病灶外，均有不同程度的远隔脏器与组织功能的异常，尤其是当下肌骨、血管、神经与免疫细胞老化同步理论的确认，拓展临床医师对身体整体衰弱的认知同时也给系统查体提出挑战，肌肉弹性与血管弹性、皮肤感觉与疼痛敏感、本体感觉与中枢疼痛敏感、皮肤划痕与气道高反应性评估等既往似乎不相关的信息均可从系统查体中获得意外的收获。

肌骨功能甚至责任病灶相关的重点查体为综合诊断的必然要求。需要注意临床重点查体不是责任病灶的检查，而应当是主要疾病信息引导下，基本病理生理为线索的肌骨功能、神经调节与血氧供应相关的重点检查。重点检查尤其要注意：

（1）局部与全身肌肉功能的判断：责任病灶相关骨骼肌功能与全身肌肉功能均应是重点查体判断的内容，功能、弹性、耐力与强度强度宜整体检查判断，从关节伸屈功能、脊椎椎旁肌肉张力到运动试验均应有效评估。力学检查为 OPD 患者特别关注的内容，从物理力线观察测量到特殊体位平衡，从下肢阻力到手的握力均要有针对性检查与评估。姿势与体能为基本观察内容，20m、60m 乃至 100m 步速测量宜与运动姿势观察相融合，屏气试验宜与闭眼站立评价共同评价。

（2）神经定位检查：目前疼痛科医师多具有临床麻醉职业经历，对体表神经定位分析能力较好。但 OPD 患者的神经定位检查技能显著不同于临床麻醉中体表神经定位。不但需要交感—感觉—运动神经的整体检查评估，而且要对生理与病理反射、深浅感觉与交感反应评价、运动体能与感觉敏感等核心内容整体评估。需要注意的是，神经定位检查并非颅神经与脊神经的定位与脊髓功能的检查，而是需要对肌骨慢性疼痛的性质、部位、程度与病理生理进行评价。真实生活中个体对疼痛感受悬殊，且疼痛明确为感觉、情绪、认知与社会的痛苦体验，需要判断疼痛感觉敏感程度同时，观察患者的疼痛认知、情绪与社会健康问题线索，综合神经定位十分重要。当然，规范的神经系统检查基础上以体表标志与特异神经功能表现进行神经定位检查仍是临床医师的基本功能。相对于神经内科医师，OPD 诊疗专科医师多数神经定位检查技能存在不足，宜从自身专业优势即脊椎、关节相关神经分布特点与肌骨组织的解剖关系及骨质疏松病理生理改变时神经受刺激产生相应的伤害与神经病理疼痛特点进行分析定位。如下肢坐骨神经痛，依不同卡压或挤压部位分根性神经痛和干性神经痛，均有相应的神经定位检查方法，规范的常规检查即可区分。

（3）关节功能评价：关节是肌骨运动的枢纽，自然是 OPD 综合诊断重点查体的关键部位。不同于传统骨关节功能检查与功能评估，OPD 强调肌骨一体，关注关节软骨、滑膜、韧带、骨骺等骨关节密切相关组织同时，需要确认密切相关肌肉、筋膜乃至筋膜链为基础的远隔组织的改变。尤其是从解剖力学及筋膜链理论的角度，责任骨关节检查同时要考虑到解剖力学传导的密切相关关节的功能。如膝关节检查伸、屈、旋、展功能及相应关节摩擦、肿胀、嵌顿同时，尚需要按压或触摸股四头肌、缝匠肌及相应筋膜张力、弹性及激痛或压痛点；注意髋、踝关节功能状态检查。

6.影像检查　DR、CT、MR 与 US 为肌骨疾病基本的诊断检查手段，尤其是当下医疗环境与临床诊疗设备高度发达的背景下，辅助检查几乎成为诊断与鉴别诊断的"金标准"。然而，真实临床工作中临床医师对影像检查的正确应用比率低于 30%，即使专业的影像、骨科与疼痛科医师，影像读片达标率在 50%，许多 OPD 相关信息被遗漏，尤其是综合分析诊断与鉴别技能不足，汇总相关研究文献结合真实临床实际。影像综合分析诊断宜注意：

（1）肌骨一体分析：目前影像、骨科与疼痛科医师 OPD 影像读片专科疾病倾向显著，即检查申请与读片基本围绕临床拟定诊断，以自身的主观意识主导读片。如 OA 只关注骨关节软骨、骨骺骨赘、关节间隙狭窄程度等；椎间盘突出症只关注椎间盘高度、突出方向与程度，是否并发椎管狭窄等。OPD 防控相关疾病诊疗明确肌骨一体化原则，在影像读片中则要求整体化分析，即影像检查单片乃至系列资料均须要整体、全方位地分析，且宜从临床表现与诊断的病理生理角度验证影像检查结果。如 DR 检查 KOA 读片时采取九方格阅片法，将包括股骨下段、胫腓骨上段在内膝关节整体组织，以膝关节交叉韧带为中心均分为九个方格，逐格分析膝关节软骨、软骨下骨、骨骺、骨皮质厚度与骨灰质骨纹理均一度、骨髓、肌骨间隙、关节间隙、肌肉与肌腱乃至血管等所有组织的影像信息，会发现较单一 KOA 病理病变分析更多的信息，为 OPD 的整体诊断提供依据。

（2）肌骨质量判断：针对疾病的临床诊断思维为临床医师未能全方位读片的主要根源。近年随着双源 CT 与功能 MR 技术的推广，影像组织质量分析法引起关注。肌骨质量不但包括肌骨组织形态、结构乃至微观改变，尚应包括不同功能状态或不同病理生理导致的形态与结构的改变。进入 21 世纪，脊柱内镜诊疗前后明确检查 DR6 位片、薄层 CT 扫描与 MR 检查，从不同功能角度判断椎间盘责任病灶的病理改变与正常解剖关节，并关注穿刺入路肌肉质量。对此，除双能 CT、功能 MR 等特异检查外，所有影像检查宜从肌肉、骨骼的形态、结构及与相邻及相关组织功能进行分析。笔者体会基于 OPD 病理生理分析的质量判断法能够更多、更好地发现影像检查的阳性信息，尤其是解剖力学与功能位检查技术的应用，对 OPD 综合诊断具有相当重要的作用。

（3）摄像参数与体位：高质量的影像图片需要高质量的摄像技术，因而摄像参数与体位成为影像分析判断的基础问题。从临床医师到影像科医师均应明确摄像参数与体位的重要性。临床医师宜根据临床表现与拟定诊断的核心病理生理与功能障碍特点，明确摄像体位建议，尤其是功能体位要求对肌骨质量分析相当重要。如 KOA 患者标准站立位、站立功能位、平卧位或平卧功能位的检查结果差异显著，均宜依据个体患者病理特点选择适宜的体位。影像科医师针对个体患者身体功能状态与设备操作技术要求，选择适宜的摄像参数获取高质量的图片应当是专业基本技能。仍以 KOA 患者膝关节正侧位片为例，常规操作仅对正常体质指数者，体质指数高低、膝关节功能状态甚至体位性疼痛刺激均为摄像参数设置的重要指标。个体化摄像技术为高质量影像数据的基础。

7. 骨代谢指标检测技术　骨代谢生化指标包括钙磷代谢调节指标、骨形成标志物、骨吸收标志物、激素与细胞因子。骨代谢生化指标分别来源于骨、软骨、软组织、皮肤、肝、肾、小肠、血液及内分泌腺体等，是由成骨细胞或破骨细胞分泌的酶和激素，以及骨基质的胶原蛋白代谢产物或非胶原蛋白。骨代谢生化指标可及时反映骨转换状态、灵敏度高、特异性强，用于骨质疏松诊断分型、预测骨折风险、抗骨质疏松治疗疗效评价，以及代谢性骨病的鉴别诊断。并且在骨质疏松流行病学、发病机制、骨质疏松药物的研究方面具有重要的临床意义。

骨代谢调节主要为钙磷代谢调节指标包括甲状旁腺素、降钙素和维生素 $D_3$；骨形成标志物方面包括骨特异性碱性磷酸酶、骨钙素、Ⅰ型前胶原 C- 端前肽 /N- 端前肽、骨保护素；骨吸收标志物方面包括抗酒石酸酸性磷酸酶、Ⅰ型胶原交联 C- 末端肽、Ⅰ型胶原交联 N- 末端肽、尿吡啶啉、尿脱氧吡啶啉。性腺激素与活性因子检测主要有生长激素、雌激素、睾酮、白介素 -1、白介素 -6、肿瘤坏死因子、转化生长因子 β、胰岛素样生长因子等。随着骨代谢生化指标检测技术的逐渐成熟，临床应用日趋广泛，但不同来源的标本、不同方法、不同设备、不同试剂、不同年龄段、不同种族和不同性别等，检测结果存在差异。至今，骨代谢生化指标测定国内外尚无统一检测标准，真实临床推广应用也存在较大空间。

## 二、OPD 相关疾病的临床诊断

1. 肌筋膜炎　肌筋膜炎指肌肉、筋膜等软组织出现无菌性炎症而引起的一种慢性疾病，又称"肌纤维炎""软组织劳损"。肌筋膜炎的病因大多与不良姿势、肌筋膜反复牵拉损伤有关，随着无菌性炎症的渗出，筋膜变厚、纤维变性、肉芽组织生成，导致局部软组织粘连，末梢感觉神经受压，出现持续性疼痛。无菌性炎症是其基本病理改变，病灶部位酸、胀、痛，带有沉重感，其疼痛与天气变化有关，且伴有不同程度的功能活动障碍。在病变部位触诊，可找到压痛点及条索结节，疼痛范围较为集中，痛点分布固定，与肌肉、筋膜的损伤部位相符合。临床依据病史、触摸检查与超声检查可明确诊断。

2. 肌筋膜疼痛综合征（MPS）　肌筋膜疼痛综合征有广义和狭义之分，广义是指任何源于软组织的与肌肉压痛有关的区域性肌肉疼痛；狭义特指激痛点造成的感觉、运动、自主神经性症状，具体是指骨骼肌内的激痛点。随着紧绷肌带内可触摸的过度敏感结节的出现，在该激痛点受压迫时引起疼痛，并引发特征性引传痛、引传压痛、运动功能障碍和自主神经现象。肌筋膜疼痛综合征的广义用法是肌筋膜炎与肌筋膜疼痛综合征混淆的根本原因之一。因此，区分肌筋膜疼痛综合征的广义和狭义用法，对临床诊断、鉴别诊断、治疗尤为重要，建议在使用肌筋膜疼痛综合征名称时应明确、具体指出广义或狭义，以免产生歧义。鉴于狭义的肌筋膜疼痛综合征病理本质是激痛点，因此可以用"激痛点肌筋膜疼痛"特指狭义的肌筋膜疼痛综合征，这样既能特指狭义概念，也可凸显其病理特征。

3. 纤维肌痛综合征（FS）　也称纤维肌痛症，是较为常见的风湿性疾病，好发于 40

岁以上女性人群，以全身弥漫性疼痛为主要特征，常伴有疲劳、睡眠障碍、情绪紊乱和认知功能障碍等多种非特异性临床症状，严重影响着患者的身心健康。在我国，纤维肌痛综合征"鲜为人知"，在医疗界和人民大众中得不到足够的认识，患者在多个科室之间辗转求治，往往导致正确诊断和治疗的延迟，加大了患者的精神和经济负担。临床诊断需要同时具备弥漫性全身疼痛（≥ 11/18 个压痛点或 ≥ 4/5 个疼痛区域）和慢性（持续3 个月以上）疼痛的特点。其慢性疼痛并非单纯的肌肉疼痛、神经性疼痛或抑郁症的躯体症状，常有许多患者，尤其是中老年女性患者出现机械性腰背痛，即腰背劳累后疼痛加重，和 / 或伴有四肢内侧或外侧肌肉疼痛。全身性疼痛即分布于躯体两侧、上下部及中轴，包括颈项、前胸、后背或腰部等部位的广泛性疼痛；压痛点是采用拇指按压（按压力约为 4kg/cm²，使检查者拇指指甲变白，恒定压力几秒钟）特定部位，这 18 个（9 对）压痛点的部位是：枕骨下肌肉附着点处两侧、两侧斜方肌上缘中点、第 5 ~ 第 7 颈椎横突间隙前面的两侧、两侧肩胛棘上方近内侧缘的起始部、两侧肱骨外上髁远端 2cm 处、两侧第 2 肋骨与软骨交界处的外上缘、两侧臀部外上象限、臀肌前皱襞处、两侧大转子后方、两侧膝内侧脂肪垫关节皱褶线的内侧；同时还要使用相同方法按压前额中部、前臂中部、手指中节指骨、膝关节内外侧等部位，以排除"伪痛"。

4.肌少症　又称为肌肉衰弱综合征，是一种广泛的、渐进性的骨骼肌量和肌力丧失，伴有身体活动障碍、生活质量降低等不良后果风险的综合征。肌少症的诊断包含 3 个要素，即肌量减少、肌力下降和肌肉功能减退，它是导致老年人机体功能和生活质量下降甚至死亡的重要原因，明确为骨质疏松症的直接病因。由于肌少症缺乏特异性的临床表现，且人体肌肉质量受种族、区域、年龄及性别等多种因素的影响，故目前国内外对肌少症的诊断尚没有统一标准。近年国内文献多用老年肌少症欧洲工作组（EWGSOP）提出的标准，包括：肌量低于健康成人（19 ~ 39 岁）2 个标准差；肌力低于健康成人 2 个标准差步速低于健康成人 2 个标准差。对此，诊断肌少症需要进行以下几个步骤：

（1）肌量评估：人体肌量评估的常用方法包括生物电阻抗测量分析（BIA）、DXA、CT 和 MRI 检查。BIA 已被广泛用于人体成分的研究，其原理是利用人体组织特异性电导率的差异来区分骨骼肌、骨及脂肪等组织，从而计算出骨骼肌肉质量，这种方法价格相对便宜，且技术要求不高，但其对人体的水合作用（如水肿、出汗等）和近期活动比较敏感。DXA 在肌少症的研究和临床实践中应用广泛，通过 X 线扫描全身至少 4 个部位（包括头部、躯干、四肢）来区别肌肉、脂肪和骨骼，该方法具有成本适中、辐射量小等优点。CT 和 MRI 是通过成像来分析和计算骨骼肌量，不仅能准确地计算肌肉质量，还能测定肌肉密度和脂肪浸润程度；但由于其设备昂贵、电子辐射较大及分析过程复杂等缺点限制了其临床应用。我国研究者推荐的肌少症肌量减少的诊断标准，即男女四肢瘦肉质量指数（四肢瘦肉质量 / 身高 ²）分别定为 7.01kg/m² 和 5.42kg/m²。

（2）肌肉力量评估：测量肌肉力量的技术较少，主要包括手握力测量、膝关节屈曲技术及呼气峰流量检测等。临床上应用最多的是通过测量手握力来评估全身肌肉力量；而膝关节屈曲技术因其需要特殊设备和专业培训，故多用于学术性研究；呼气峰流量检测主要是评估呼吸肌的力量,单独测量不能用于评估全身肌力。等距握力强度与下肢肌力、膝关节伸长力矩和小腿横截面肌肉面积密切相关。握力的下降是身体活动能力降低的临床标志,并且较肌量减少更能预测临床结局。AWGS 推荐诊断肌力下降的阈值:男性优势手握力 < 26kg,女性优势手握力 < 18kg。

（3）肌肉功能评估:EWGSOP 推荐了多种评估肌肉功能的方法,包括简易体能状况测试（SPPM）、日常步速评估法、6min 步行试验、站起步行试验（TGUG）等。SPPM 可全面评估肌肉功能,但由于其测试程序复杂,适用人群少,故 AWGS 推荐使用 6min 步行速度作为肌肉功能评估的方法,且将诊断肌肉功能减退的临界值定为步速 ≤ 0.8m/s。

5. 骨性关节炎（OA） 目前文献与临床基本以美国风湿病协会（ACR）骨性关节炎的诊断标准为主,其包括:①在 1 个月中大多数时间出现关节疼痛;② X 线平片显示关节边缘骨赘增生、关节间隙变窄;③实验室检查符合骨性关节炎;④年龄 ≥ 40 岁;⑤晨僵;⑥关节活动时有骨响声。具备①②或①③⑤⑥或①④⑤⑥即可诊断为 OA。临床常见 OA 的诊断标准分别为:

（1）手骨关节炎诊断标准:临床标准:①近 1 个月中大多数时间有手关节疼痛、发酸、发僵的视角;② 10 个指间关节中,骨性膨大关节 ≥ 2 个;③掌指关节肿胀 ≤ 2 个;④远端指间关节骨性膨大 > 2 个;⑤ 10 个指间关节中（10 个指间关节为双侧第 2、第 3 远端及近端指间关节,双侧第 1 腕掌关节）,畸形关节 ≥ 1 个。满足①②③④条或①②③⑤条即可诊断为手骨关节炎。

（2）膝骨关节炎诊断标准:（A）临床标准:①近 1 个月中大多数时间有膝关节疼痛;②有骨摩擦音;③晨僵 ≤ 30min;④年龄 ≥ 38 岁;⑤有骨性膨大。满足①②③④条,或①②⑤条或①④⑤条者可诊断为膝骨关节炎。（B）临床 + 放射学标准:①近 1 个月内大多数时间有膝痛;② X 线片示骨赘形成;③关节液检查符合骨关节炎;④年龄 ≥ 40 岁;⑤晨僵 ≤ 30min;⑥有骨摩擦音。满足①②条或①③⑤⑥条,或①④⑤⑥条者可诊断为膝骨关节炎。

（3）髋骨关节炎诊断标准:临床 + 放射学标准:①近 1 个月大多数时间髋痛;②血沉（ESR）≤ 20mm/1h;③ X 线片示骨赘形成;④ X 线片示髋关节间隙狭窄。满足①②③条或①②④条或①③④条者可诊断为断髋骨关节炎。

近年来国内外许多学者呼吁关注骨性关节炎诊疗问题,强调 OA 是一种动态变化的病理现象,不仅反映关节软骨破坏和修复之间的平衡失调,还反映了骨、滑膜、关节囊、韧带、肌腱及肌肉等组织的破坏和修复之间的平衡失调。在此理论基础上的治疗,不应该只针对"关节软骨的退变"及继发的"关节周围的骨质增生",而应该是"筋骨并重",重视膝关节周围软组织的作用。这就需要从骨性关节炎共同特点与特性表现,尤其是相应关节肌肉、韧带、肌腱、筋膜等软组织退行性疼痛病理生理进行整体诊断分析:

（1）骨关节炎的共同表现:骨性关节炎是一种慢性、进展性的关节病变,多累及负重关节和手的小关节,骨关节软骨退行性改变前或同时多伴有肌肉、肌腱、韧带与筋膜退行性疼痛病变,出现以疼痛、变形或活动受限不适。

1）关节疼痛：为疾病早期主要症状，活动后出现，休息后可减轻或消失。初期昼重夜轻，疼痛缓慢进展，呈轻度至中度间歇性疼痛。随后疼痛逐渐加重，呈持续性，夜间可痛醒，受累关节做被动活动，可诱发疼痛。由于软骨无神经支配，疼痛主要由其他关节结构受累引起。

2）关节压痛：常局限于损伤严重的关节，手关节较明显，尤其是伴有软组织炎性病变或滑膜炎时关节压痛明显，关节皮肤温度偏低，患者有明显的寒冷感觉，典型者有凉风吹的感觉。这是手指骨性关节炎与类风湿关节炎、痛风性关节炎鉴别的要点所在。

3）关节肿胀：可由于关节液、滑囊增厚、软骨及骨边缘增生向外生长所致，后期呈骨性肥大，部分患者可扪及骨赘，偶尔伴半脱位。伴有感染性急性炎症发作时可表现局部关节肿、热、痛及压痛，一般持续 1 ~ 7d，休息后消失，极少数患者可有发热，但体温多在 38℃ 以下。

4）关节僵硬：晨僵时间短，不超过 30min，可有短暂的关节胶征或称为弹指征，即关节从静止到活动有一段不灵活的时间，甚至需要外力伸直手指等。不同于腱鞘炎，弹指征主要病理是关节相邻肌腱、韧带与肌肉的硬化或挛缩，不能触及条索样肿胀的腱鞘。

5）关节畸形：在手、足和膝关节可以触及无症状的骨凸出物。中晚期可见不同程度的关节骨性畸形膨大伴显著的关节功能障碍。

6）摩擦感：多在大关节活动时出现，甚至自身及检查均可听到显著的骨擦音。一般由关节表面粗糙不平引起。粗糙的摩擦音是关节软骨损伤、关节表面不平、骨表面裸露的表现。

7）关节不稳及活动受限：由于关节附近肌腱、韧带退行病变或关节炎症病变、骨赘形成、节面不对称及不吻合、关节内游离体等导致关节活动受限，致使关节不稳定。持物、行走和下蹲困难、活动受限、下楼无力等。

（2）各部位骨性关节炎的特点：

1）手关节：表现为关节的疼痛和压痛，局部轻微肿胀，偶有活动受限。常伴有短时晨僵。受累部位以远端指间关节伸侧或外侧较多见，也可见于近端指间关节，掌指关节极少受累。多为单关节或寡关节受累。具有特征性的改变是手远端指间关节背面的骨性突出 Heberden 结节及手近端指间关节背面的骨性突出物 Bouchard 结节。一般来说，Heberden 结节生长缓慢，在结节出现之前可出现胶质性囊肿，类似于腱鞘囊肿。手部多个结节及近端、远端指间关节水平样弯曲可形成手指蛇样畸形。第一腕掌关节常受累，关节局部疼痛、压痛、肿胀、掌骨底部骨质增生、隆起、肥大，使手部呈方形手外观。当腱鞘受累时，还可造成弹响指或扳机指。另外，多角骨和舟骨也常受累，造成腕部疼痛、压痛、肿胀和活动受限，这即是典型骨关节炎的畸形。

2）膝关节：表现为疼痛、酸胀、长距离行走、剧烈运动、受凉或阴雨天气时加重。双膝发软、无力，易摔倒，下楼梯困难，不能持重，出现明显的关节胶化现象。下蹲时疼痛、僵硬，休息时缓解，关节有局限性压痛及骨赘所致的骨肥大。有时伴有关节积液，可为少量积液或大量积液。关节活动时有骨响声及摩擦音。后期出现继发性肌萎缩，关节活动受限，膝关节内侧或外侧软骨间隔病变导致继发性膝内翻或外翻，侧韧带病变导致关节半脱位。全程伴有膝周韧带、肌腱、肌肉的肌筋膜炎病变，尤其是早期在膝关节软骨退行改变前即可出现股四头肌腱、膑上下韧带、内外韧带的肌筋膜炎疼痛，多为间断性体位与活动相关性疼痛。查体可触压到明确的压痛点，并非激痛点。200例确诊KOA患者膝关节超声检查膝周均有不同程度的肌筋膜炎改变；同时100例DR与双能X线骨密度对比检查，63例患者确诊骨质疏松，37列为骨量减少改变。

3）髋关节：表现为隐袭性疼痛，随后发生跛行，疼痛多位于腹股沟或沿大腿内侧面分布，也可表现为臀部、坐骨区或膝部疼痛。单侧或双侧髋关节内旋和伸直活动受限，严重时髋部运动丧失，"4"字试验阳性，直腿抬高试验阳性。近些年门诊诊疗中运动过量诱发的髋周肌腱、韧带与肌肉损伤病历显著增多。

髋关节撞击综合征（FAI）为髋关节异常解剖学形态而产生的异常接触或者是由于髋关节过度的超范围运动而导致髋关节疼痛。从病理生理角度主要有"5个基本要素"：①股骨和/或髋臼的异常解剖形态；②这两种结构之间的不正常接触；③尤其是剧烈的运动，导致了异常的接触与碰撞；④重复的动作导致连续的损害；⑤存在软组织损伤。FAI在短期内，表现为髋部疼痛不适，长期则增加了骨性关节炎的患病风险。临床患者多见于经常运动的青年人，早期常表现为腹股沟区疼痛，发病隐匿，可表现为间歇性钝痛，随着病情的进展，出现臀部、大腿外侧、骶髂关节等处疼痛，也可出现绞索、弹响、打软腿等症状，患者常因疼痛而出现抗痛步态及外展无力。明确为髋关节骨性关节炎早期病变。

4）足关节：以第一跖趾关节最常见。因穿紧鞋或高跟鞋而加重。局部关节外形不规则，有局部结节，常有压痛。随后出现第一趾外翻畸形，活动受限。部分患者可呈急性发作，关节红、肿、热、痛、压痛，类似痛风表现，但疼痛程度较痛风为轻。

5）颈椎脊柱关节：常出现颈椎局部疼痛、压痛、活动受限，少数可引起头颈或肩部疼痛。当椎间盘、椎体及小关节骨质增生明显时，可压迫椎体动脉引起椎-基底动脉供血不足或脑梗死，导致眩晕、复视、视野缺失、梅尼埃病和共济失调。当椎间孔狭窄压迫神经时，可出现上肢麻木、浅感觉异常或疼痛、活动障碍。当椎体骨质增生导致椎管狭窄或颈椎脱位压迫脊椎时，可引起偏瘫、截瘫、呼吸及吞咽困难，甚至危及生命。近些年基础与临床研究证实70%的偏头痛由颈上段颈椎（$C_{2-4}$）脊柱关节紊乱甚至轻微错位诱发；而相应脊柱关节相邻的软组织肌筋膜炎诱发的炎性因子刺激或肌肉肿胀卡压枕大小神经、耳神经等为颈源性偏头痛的主要病因。上颈椎CT检查或颈椎MR检查可明确相应的病理改变。

6）腰椎脊柱关节：腰椎是骨性关节炎的好发部位，以第3、第4腰椎最常受累。可引起腰椎及腰部软组织酸痛、胀痛、僵硬与疲乏感，弯腰受限，严重者压迫坐骨神经，引起放射性下肢剧烈灼痛、麻痛、抽痛、活动受限，压迫马尾神经可引起括约肌功能障碍，压迫脊髓可引起截瘫。腰痛为临床最常见慢性肌骨疼痛，目前对肌筋膜炎、肌筋膜疼痛综合征、椎间盘突出症及椎源性疼痛等关注度较高，对脊柱关节及骨性关节突关节的关注度不足。

6.椎间盘突出症　椎间盘突出的发生可受到多种因素的影响，椎间盘的退行性转变、损伤、解剖因素、外力作用等都可能会引发椎间盘突出病症，而其中椎间盘的退行性转变是最为基础的因素之一。长时间处于疲劳状态中或骨质状态较差，则比较容易发生椎间盘突出疾病。在椎间盘突出症发生后，患者以疼痛为主要临床表现，其中多数患者存在着局部部疼痛的现象，也有部分患者会出现上（下）肢疼痛情况。除疼痛外，患者还可能会随着脊神经乃至脊髓挤压症状，包括局部活动受限、压痛等，甚至截瘫等严重影响患者的健康及生活质量。不同于骨性关节炎、骨质疏松症，椎间盘突出症少有专家共识与指南，综合诊断措施有：

（1）腰椎间盘突出症标准诊断：①有腰部外伤、慢性劳损或受寒湿史，多发生在40岁以上体力劳动者；②腰痛伴随患侧臀部及下肢放射痛，腹压增加（如咳嗽、喷嚏）时痛甚，可伴有间歇性跛行；③脊柱出现不同程度侧弯，腰生理弧度变浅或消失，病变部位椎旁有压痛，并向下肢放射，腰部活动受限；④下肢受累神经支配区感觉异常，可出现肌肉萎缩，直腿抬高或加强试验阳性，膝腱、跟腱反射减弱；⑤X线检查：脊柱侧弯，腰生理弧度变浅或消失，病变椎间隙可能变窄，相邻边缘有骨质增生。经 CT 或 MRI 检查可确定椎间盘突出的部位及程度。

（2）颈椎间盘突出症的标准诊断：①急性椎间盘突出症：存在轻重不一的颈部外伤史，影像学检查显示存在明显椎间盘突出或破裂，无颈椎脱位或骨折，有明显相关临床症状。发病年龄较轻，病情发展速度较快，损伤范围仅 1～2 个椎间盘，X 线检查显示椎间关节无明显退行性变，MRI 检查显示椎间盘突出，无骨赘形成。②退化性椎间盘突出症：一般年龄在 40 岁以上，有或没有颈椎"鞭击伤"或外力损伤史，多有慢性颈项肌筋膜炎或颈筋膜疼痛综合征病史；姿势相关的颈项间断性疼痛，且多伴有偏头痛（上颈椎椎间盘突出症）或上肢神经痛或麻木感；影像检查明明确的颈椎脊神经卡压或炎性刺激征象。

（3）颈椎病与颈椎间盘突出症：真实临床多以颈椎病初步诊断中老年人颈项慢性疼痛。颈椎病包括颈椎退行性疼痛病的颈椎骨质疏松、颈椎脊柱关节炎、颈椎椎间盘突出症和颈椎椎管狭窄等，一般需要影像检查的综合应用检查方能精准诊断。对于椎间盘突出症诊断，收集病史、详细的体格检查及针对性的影像学检查作为临床诊断当中不可缺少的三大步骤。分析病因或者诱因及特异性局部或肢体疼痛临床症状、阳性神经体征包含阴性体征、阳性椎间盘突出物或受累神经等都是椎间盘突出症临床诊断的必要因素。通常，只要是特有的神经系统症状体征、解剖上受累神经节段及特定节段椎间盘突出影像学证据三者一致，加上必要的排他诊断，基本上就可以对椎间盘突出症确诊。如果三者并不一致，甚至出现彼此排斥分离就需要深入进行甄别，特别是针对非典型或者有合并诊断的病例，取舍的根本原则就是坚持临床表现和神经体征作为第一性，影像学辅助检查作为第二性。症状体征相关的病理生理分析法是椎间盘突出症诊断的基本途径，而神经定位检查是其临床诊疗的核心技术。

尺神经损伤：主要以手的中指、无名指、环指出现麻木、神经刺激痛，且与颈椎活动姿势直接相关，查体颈后仰、患侧弯头症状加重，低头、健侧弯头症状减轻。严重者上肢内侧神经痛。神经定位检查主要是第四对颈脊神经受损而致，患者的肘后的神经元出现按压式疼痛。颈交感神经—感觉神经交链反应，部分患者颈部左、右旋转功能不正常，并可伴有颈源性偏头痛。需要注意颈第 3 ~ 第 4 或颈第 4 ~ 第 5 椎间盘突出症患者可能导致尺神经损伤时，DR、CT 检查可能阴性，多需要 MRI 明确诊断。

桡神经损伤：患者的拇指、示指、中指的两侧神经痛或麻木，手部肌肉和神经的动力出现衰减，进而导致患者手部出现畸形情况。出现毛细血管活动异常、毛囊组织的收缩功能和代谢功能异常等现象，甚至某些患者体征会出现汗液增多、面部潮红或颈部神经有烧伤疼痛的感知。

脊髓型颈椎间盘突出症：患者自行用一只手按压另一只手心中央，若手心出现明显酸胀、疼痛或神经麻木情况，则可诊断患者的神经根型脊椎病为阳性症状，且部分神经组织会出现一定刺痛现象。同时伴有双脚麻木、无力，尤其是"踩棉花"感觉等，多为颈椎椎间盘中央型突出挤压脊髓所致。

牵拉试验：要求患者放低头部，并同时引导患者将头部支撑于指定位置，使正向的推力和反向的推力实现牵拉，因此诊断患者是否有出现四肢麻木或放射性疼痛现象。同时，患者会出现上肢麻木或疼痛的情况，导致患者的神经根系出现压迫症状，还可能会有胸闷现象，甚至某些患者会出现睡眠困难的现象。若此类临床体征的持续时间过程过长，就可能会导致患者的肌力能力衰退，引发肌肉萎缩、肌肉功能下降。

颈椎间盘退变突出时，后侧纤维环部分损伤或断裂，盘内髓核溢出刺激和 / 或压迫硬膜囊、颈髓神经根，引起颈枕部、肩胛区及上肢疼痛、麻木等症状。继之在急慢性劳损及炎症刺激下，颈部肌肉痉挛致局部疼痛加重，颈椎动静力失衡，形成"退变突出—疼痛—肌肉痉挛、挛缩"恶性循环。机体在代偿、损伤及自我修复过程中逐渐产生韧带、肌肉的粘连，最终出现颈部活动障碍、头晕伴恶心、呕吐，颈肩上臂疼痛等临床症状，严重者出现行走不稳，甚至瘫痪，部分患者可出现排尿障碍。

（4）影像学检查：作为临床体征检查的补充延伸。检查结果只要和临床症状体征相吻合才具备诊断价值。影像学检查虽然可以帮助判断神经受压等病因，可是无法完全将椎间盘突出物确切的病理意义描述出来，无法应用到直接诊断疼痛性疾病中，过度依靠影像学检查结果有可能导致误诊。针对少数疑难病例不但需要将病症和影像学检查进行相互辨别，相互证实，还需要做好与各种影像学检查结果的互相补充、互相证明，特殊的患者还可以利用神经电生理检查进行证实。

普通 X 线检查仍为目前肌骨疼痛病最基础的检查方法。椎间盘突出症原则上难以明确诊断，多从多椎间隙高度、椎间孔灰度、脊椎弯曲度等角度分析推断。典型椎间盘突出症患者多有相应脊椎曲度变直、椎间间隙变狭窄、椎间孔相对模糊。颈椎 CT 扫描如果层厚、层距较大，对颈椎间盘病变的诊断价值有限。多层螺旋 CT 薄层容积扫描层厚可达 1mm 以下，结合处理重建技术能清晰显示椎体及椎间隙解剖结构、骨质增生范围和程度、椎间盘情况及韧带骨化等细节并可明确颈椎病分型。MRI 技术在椎间盘退变的诊断方面优势为：①近年来新颖的 MRI 定量研究，早期诊断椎间盘退变起着推波助澜的作用；②此项技术无损伤、无辐射，更有利于人群普查、临床随访和实验研究；③可以采取多平面成像技术；④最重要的一点是 MRI 技术可以反映组织的大量参数，可获取较多的成像讯息。经过对比研究显示，每种手段评价腰椎间盘退变的准确率也各有不同，MRI 与脊髓造影、CT 等评价手段相比，准确率是最高的，可以达到 77% ~ 96%。

肌电图检查可记录神经肌肉的电活动，对神经根压迫的诊断，肌电图有独特的价值。通过测定不同节段神经根所支配肌肉肌电图，判定受损的神经根。一般情况下，$L_{3 \sim 4}$ 椎间盘突出压迫 $L_4$ 神经根；$L_{4 \sim 5}$ 椎间盘突出压迫 $L_5$ 神经根；$L_5S_1$ 椎间盘突出压迫 $S_1$ 神经根。所以根据腰椎间盘与神经根的关系，可推断出神经受压的部位。

7.骨质疏松症的诊断　骨质疏松症公认概念为各种病因导致的骨强度降低、质量减少、微细结构稀疏，易发生骨折的全身性骨代谢疾病。骨质疏松症诊断敬请参考相关附件中指南或共识。

### 三、身体衰弱与共病

1.相关概念

（1）衰弱：美国老年医学会定义老年衰弱为"由于年龄相关神经肌肉、代谢和免疫系统的生理储备下降，从而更易受应激因素影响的状态"。中华医学会老年医学分会发表的专家共识认为，衰弱是指老年人生理储备下降导致的机体易损性增加、抗应激能力减退的状态或综合征。诸多研究显示，衰弱与跌倒、行动不便、残疾、死亡等负面结果相关。英国一项流行病调研显示，因慢性病导致的身体衰弱占 40 岁及以上人群的 16%，但把骨性关节炎、骨质疏松、慢性肌肉疼痛等肌骨疼痛因素纳入后显示 64.9% 存在身体的衰弱，65 岁及以上人群更是高达 81.5%，明确肌骨疾病为身体衰弱的基础因素。

（2）共病：早在 20 世纪 60 年代美国学者即将 60 岁以上老年人同时患有 2 种及以上的疾病称为共病。随着基础与流行病学研究深入，明确个体患者具有相同致病因素及类同病理机制，且临床表现密切相关的 2 种及 2 种以上的疾病称为共病。几乎所有慢性病均有营养代谢障碍，且细胞老化、炎性反应与性腺激素波动等基因、分子代谢机制具有很大的类同性。

（3）免疫衰老：随年龄增长而发生的机体免疫系统（包括适应性和先天免疫系统）功能逐渐下降称为免疫衰老，为生理性衰弱的基础病因之一。免疫衰老的标志包括幼稚 $CD4^+$ 和 $CD8^+T$ 细胞数量减少、T 细胞亚群不平衡及 T 细胞受体（TCR）谱系和信号传导减少，B 细胞生成及抗体产生减少，树突状细胞（DC）、自然杀伤（NK）细胞和衰老的单核细胞 / 巨噬细胞存在明显的功能缺陷，同时，炎性细胞因子产生增加。

（4）运动衰弱：基于肌骨组织退行改变出现个体体能与运动功能的进行性下降现象。表现为生理性与运动性疲劳显著增多、体力进行性下降、自我管理与应对能力不足而易发生跌倒、摔伤及运动损伤。为 OPD 患者最常见的临床表现。近年文献数据显示，肌骨细胞老化、细胞微环境及基质异常、免疫衰老与神经血管功能退化等为运动衰弱的共同危险因素。

（5）老化细胞的微环境：细胞微环境主要由细胞相关分泌表型（SASP）和细胞外囊泡（EVs）构成。SASP 的主要成分包括炎性因子、趋化因子、生长因子和蛋白酶；EVs 是所有细胞类型包括衰老细胞都会分泌的囊泡结构，可运载包括 miRNAs 等非编码 RNA 及 SASP 在内的多种活性分子，其作用方式与 SASP 相似，被认为是调控老化微环境的重要因素。

2. 身体衰弱与共病的识别　身体衰弱与慢性病共病（MCCS）是目前我国老年人普遍存在的疾病现象。流行病数据显示，40 岁及以上人群身体衰弱比例逐年增高，70 岁时几乎所有人均呈现不同程度的运动衰弱，80 岁老年人则有高达 80% 的认知衰弱；高于 65 岁的老年人，MCCS 发病率达 70%，且发病率随年龄的增长而急剧上升，显著降低了老年人的健康水平，增加了其再入院率及潜在的社会经济负担，甚至增加了死亡风险，已成为医疗卫生工作的严重威胁和挑战。研究发现，综合考虑身体衰弱与 MCCS 可有效提高老年慢性病患者疾病管理效率，实现从以老年人的慢性病诊疗为中心到以维持老年人最佳健康状态为中心的转变，降低老年 MCCS 患者的治疗负担，增强其自我管理的信心，改善老年人晚年生活质量。

老年人衰弱状态包含体质衰弱和神经衰弱两个方面：一方面，由于生活能力和疾病抵抗能力差，容易生病；另一方面，脑部活动过度紧张，神经系统和心理健康状况较差。老年人在工作、家庭及健康等因素的影响下，很容易产生心理健康问题，一方面，由于工作与生活环境的变化，容易产生孤独和失落感；另一方面，身体功能的下降及对疾病等相关知识了解的不足，导致老年人容易对疾病和衰弱产生恐惧和焦虑等情绪，而负性情绪的产生又会对老年人的身体健康产生不良影响。

衰弱作为独立因素，不同于共病和失能，但又与其相互重叠。调查老年住院患者的衰弱状况中发现，健康自评、低营养状况、吸烟史、患病种类、服用药物种类、日常生活能力下降、存在躯体疲劳均为衰弱的影响因素。老年衰弱患者更易并发心血管疾病、糖尿病、关节炎、肌少症、脑卒中、慢性肾脏病、慢性阻塞性肺疾病和认知障碍等。

共病是导致老年衰弱的重要因素，OPD 研究明确基于慢性病营养代谢障碍共识与细胞老化、慢性炎症刺激与组织脏器功能退化的共同病理生理机制，当下常见慢性病互为共病，且以慢性疼痛为主的心理、角色损害，心理疾病又为慢性病的共病。常见慢性病常规诊断与鉴别诊断相对简单，但共病诊断尤其是综合诊断因专业技能原因多有困难。

3. OPD 患者共病诊断与共病骨质疏松诊断　ICD-10 关于记录一个以上的诊断描述如下：建议临床医师遵循一个总的原则，即概括临床表现时需要多少诊断就记录多少诊断。当记录一个以上的诊断时，最好将一个诊断放在其他诊断之前以表明其为主要诊断，同时注明其他任何辅助诊断或附加诊断。与诊断目的关系最密切者优先，在临床工作中它常是导致咨询或与健康机构进行联系的障碍。近年来，国内外多数学者认为共病是具有相同或类同发病机制，临床病理生理具有一定相关性的疾病。OPD 防控基础理论中的细胞老化—炎症—重建异常不但是肌骨退行疾病主要病因，同时也是心脑血管病、糖尿病、慢性肺病乃至肿瘤的基础病因。而 OPD 患者并发心理疾病与角色失独同样是所有慢性病的共同并发疾病。

（1）OPD 的共病诊断：以细胞老化、炎性反应为基础病因病理分析，可明确心脑血管病、糖尿病、慢性肺病、胃肠炎性疾病及退性神经疾病等均为 OPD 的共病。它们具有完全相同的健康危险因素；类同的细胞老化、炎性反应病因和组织功能退化为基础的病理生理演变规律，甚至代谢综合征、肥胖、肌少症和炎性肠疾病等 OPD 早期密切相关疾病均与这些慢性病发生发展密切相关。临床流行病学数据显示心脏缺血性疾病—糖尿病—骨质疏松—骨性关节炎—心理抑郁等共病组合为临床共病位列第一的组合。

MDT 为高质量共病诊断的重要途径。专业细化与职业行为习惯，特别是个体精力，OPD 主诊医师多难以具有高水平的相关共病诊疗技能，需要相关专业的专科医师通过单一专业或 MDT 指导。

DRGs 付费医保管理，明确的低成本、高效率的疾病防控管理，且 DRGs 分组即包括了年龄、性别、并存疾病与主要并发症的治疗，年龄、性别均为 OPD 不可改变危险因素，高龄即意味多脏器多系统功能的退化与解剖结构的病理改变，这些改变多是互为因果、相互关联的程序化代谢障碍。并存疾病即是以共病为基础的主诊疾病外的所有疾病，具有相对独立的病理生理改变及特定的临床表现；并发症则是基于主诊疾病病理生理基础上演变出来的疾病。以Ⅳ期膝骨关节炎为例，髋关节骨性关节炎、腰椎椎间盘突出症、下腰痛综合征及骨质疏松症等 OPD 相关疾病及高血压病、冠心病、糖尿病等均为密切相关的共病；同一膝关节半月板磨损、软骨糜烂、骨质增生、韧带损伤、髌骨软化、滑膜炎、肌腱炎、肌胫关节炎等则为其并发症。

（2）共病患者骨质疏松诊断：骨质疏松分原发性与继发性，OPD 最终结局明确为原发性骨质疏松。继发性骨质疏松既往分为失用性、药物性和激素性三类。真实临床除长时间、大剂量使用糖皮质激素导致激素性骨质疏松外，相当多的中老年患者骨质疏松难以区分原发性、失用性与药物性骨质疏松。以脑卒中后骨质疏松为例，脑血栓形成或脑栓塞病因即为血管退行性为，且与 OPD 基础病因密切相关，脑卒中发病后肢体脑瘫，适时运动康复或营养治疗不达标，可出现失用性骨质疏松改变，且患者临床症状体征与 OPD 基本相同，病理进程与 OPD 患者骨性关节炎功能障碍、疼痛影像肢体活动导致的病变类同。不同的是基础疾病不同，局部病理改变不同。心脑血管病、慢性肺病、胃肠肝肾等慢性病中晚期身体功能功能障碍均可并发不同程度的骨质疏松，且多伴有肌腱、韧带、筋膜乃至肌肉的退行性改变。脑卒中患者患肢关节畸形 90% 为肌源性，即由肌腱、筋膜、韧带的硬化、钙化或功能挛缩所致，而早期被动性运动康复治疗多为防控。

## 四、骨质疏松疼痛病的诊断

骨质疏松疼痛病（OPD）定义为诸多健康危险因素侵扰肌骨细胞代谢，导致细胞老化为主要病因、骨质疏松为主要病理、慢性疼痛为主要表现的全身肌骨代谢性疾病，包括既往相对独立的慢性肌劳损、肌筋膜炎、肌筋膜炎综合征、骨性关节炎、脊柱源性疼痛、椎间盘突出症和骨质疏松症等常见肌骨退行性疼痛病。从慢性病防控新时代相关理论及整合医学理念，结合前期临床验证研究资料，提出临床诊断意见。

1. 明确个体健康危险因素

（1）不可改变因素：OPD 具有显著的年龄与性别相关性，也具有一定的遗传性。多数患者 40 岁后逐渐发病，55 岁有显著的高发性，尤其是女性 50～55 岁患病率高达 50% 以上，男性则多在 60 岁前后发病，并随着年龄的增长病情逐渐加重。严重者 65 岁左右即可出现显著的骨关节骨性畸形及脊柱变形、椎间盘突出症及骨质疏松症。现有证据显示肌少症、骨性关节炎、椎间盘突出症及骨质疏松症均有特定的遗传性。

（2）可改变因素：营养失衡、运动失当、姿势不良、心理压力大、环境损害与角色失独等诸多可改变的健康危险因素明确为 OPD 相关疾病的共同危险因素即疾病诱因。其中，骨骼肌退行性疼痛如慢性肌劳损、肌筋膜炎、肌少症等患者对营养失衡、运动失当、姿势不良与心理障碍等健康危险因素具有显著的感觉或感受，即适度地营养矫正、运动康复、心理放松特别是姿势矫正均可显著缓解骨骼肌慢性疼痛相关症状且运动功能有效。OPD 病因病理机制推断明确骨骼肌慢性疼痛为骨关节、椎间盘、骨骼退行病变直接病因与伴随疾病，中医"骨肉不相亲"病机与近年肌骨疼痛病基础研究均明确肌骨生理—病理相互依存、互为因果，且对可改变健康危险因素敏感。

（3）能力健康评价：能力健康为个体面临生理、心理和社会健康挑战时所具有的自我管理与应对能力。为 OPD 防控引入的重要创新概念。人类时刻面临各种各样的生活挑战，能否通过有效地自我管理维护身体生理内稳态、心理的统合能力与角色适应能力是维护健康生活的重要因素。特别是面对健康意外事件时，适时高效地应对能力不但需要相应的肌骨运动应激反应，尚需要良好的心理与社会应对能力，应对能力的高低又是肌骨损害的直接因素。因而，能力健康评价是 OPD 诊断的基础性内容。

2. 病因病理 慢性病病因病理发生发展机制是临床诊断的关键性思维方式。OPD 明确肌骨细胞老化为主要病因、骨质疏松为主要病理，细胞老化除不可改变因素外，与营养、运动、心理、姿势、环境与社会等可改变健康危险因素密切相关，诸多健康危险因素的积累扰乱或导致肌骨细胞基质营养素搭配比例失衡与微循环障碍导致握氧供氧代谢障碍，导致肌骨细胞内环境理化性质失常，细胞器能量与基因代谢退行病变，导致细胞老化。细胞老化过程多伴有氧代谢失常，产生并诱发以氧自由基为启动因子的炎性反应，理化失常与炎性反应刺激疼痛感受器产生疼痛，健康危险因素不能矫正且不断的积累，慢性疼痛发生发展，肌骨运动功能障碍，肌骨机械刺激及相应的细胞应力负荷异常，骨骼肌慢性炎症病变及骨膜—骨髓炎性反应共同作用导致成骨细胞—破骨细胞功能失衡，骨吸收大于骨形成而逐渐形成骨质疏松。

（1）肌骨慢性炎症：现有证据至少 60 种炎性细胞因子、肌骨蛋白、基因与骨代谢酶共同参与了肌骨组织炎性反应，共同途径与机制见于肌筋膜炎、肌腱炎纤维肌炎、骨关节软骨炎、骨膜炎、椎体终板炎、间盘炎乃至骨髓炎症反应，且均伴有不同程度的细胞老化。肌骨细胞老化诱发炎性反应还是炎性反应诱发细胞老化尚有争论。近年来，血管内皮细胞老化、神经细胞退行病变及脂肪细胞老化相关性研究的靶点—骨髓间质干细胞老化机制逐渐明晰，细胞老化致炎性反应可能成为所有慢性病的共同病因。骨骼肌、韧带、肌腱和筋膜等软组织感觉神经末梢相对丰富，疼痛感受器众多，细胞老化过程内环境理化与炎性刺激诱发疼痛概率显著高于关节软骨、椎间盘及骨骼。大量流行病学数据显示青少年有较高的软组织伤害性慢性疼痛发生比率，骨关节炎、椎间盘突出症、脊柱源性疼痛特别是骨质疏松症患者明确诊断前均有较长时间的密切相关软组织的慢性疼痛。肌筋膜疼痛综合征或筋膜链解剖列车理论，较系统阐述身体生物力学平衡理论体系，而局部炎性反应致慢性疼痛的级联反应与异位肌骨功能障碍验证了相关理论，使肌骨炎症在 OPD 防控中基础地位突显。

（2）肌骨重建失衡：组织细胞重建为身体代谢更新，维护正常生理内环境稳定的基础。与所有细胞一样，肌骨细胞也有相对固定的更新周期。即使既往认为自出生后终生不变的骨骼肌细胞，自 2005 年骨骼肌卫星细胞功能的确认及肌骨细胞自分泌与旁分泌机制及功能的明确，骨骼肌细胞重建机制逐渐清晰；而随着生物力学、组织工程学与精准医学的研究深入，骨细胞重建机制及相关影响因素也日渐明确。肌骨细胞基质营养素供应失衡、理化环境失常、细胞老化诱发握氧自由基增多及细胞负荷应力失衡等危险因素的积累，肌骨组织慢性炎症积聚、局部及全身生物力学失衡、微循环障碍与神经末梢感觉异常等病理进展，扰乱肌骨细胞正常的更新与重塑，使骨骼肌硬化、钙化、萎缩乃至减少；骨吸收显著大于骨形成，骨质量降低、以骨小梁为主的微细结构破坏形成骨质疏松。骨关节或椎间盘终板等软骨功能维护不但需要关节软骨下骨微循环释放营养素、氧与神经体液的滋养，同时需要感应骨骼与相邻肌肉、肌腱与韧带等软组织机械力的刺激。肌骨健康危险因素的侵扰，相邻软组织慢性炎症诱发慢性疼痛、机械力失当与软骨下骨炎症、力学失衡等共同作用下，软骨炎性反应、骨骺缘骨质增生，局部解剖结构与力学失衡等病理改变，软骨中骨细胞促进因子减少或功能障碍，进一步促进软骨下骨吸收增加，形成减少，骨质疏松病理改变逐渐加重。健康危险因素—细胞老化—炎性反应—肌骨细胞重建失衡—软骨退行改变—肌骨力学失衡—骨骼肌质量降低—骨质疏松等病因病理演变，不是想象的级联反应或炎症瀑布反应，可能是一种堤坝"蚁穴"积累，洪水形成后的"管涌"至"溃坝"的过程。"蚁穴"如同健康危险因素，早期并不引起个体的认知，"管涌"如同肌骨退行病变早期，肌劳损、骨关节炎、椎间盘突出或脊柱源性疼痛等，若仍未能被个体或医护人员关注，个体健康危险因素积累成为健康损害的"洪水"，健康的"堤坝"已经千疮百孔，"溃坝"也难以避免。

（3）机械刺激与应力失常："生命在于运动"为维护健康的真谛，肌骨为身体运动系统主要器官，机械刺激力与肌骨细胞的应力平衡是细胞代谢与功能体现基础或源动力。在精细与繁杂的肌骨细胞代谢及重建过程中，从分子代谢到躯体平衡状态维护，机械刺激及力学链的感应诱发的神经体液及力平衡调控共同发挥作用。当下，肌骨细胞代谢、炎性反应、蛋白代谢与细胞更新仍偏重化学物质代谢与病理演变的检测，即使功能影像研究也偏重于组织代谢与病理机制的分析评价。随着组织工程的研究深入，肌骨代谢与重建生物力学的基础与核心作用日渐突显，不但促进临床运动康复认知与技术推广，也对肌骨组织重建手术尤其是精准医学技术的应用产生显著的促进作用。临床医师对 OPD 的诊断需要有清晰的局部与全身解剖力学理念，特别是中西医结合形成的筋膜链学说或西方的解剖列车理论，不但诠释了运动失当与姿势不良为肌骨疼痛基础病因，而且对营养失衡、心理障碍与环境损害等诱发 OPD 机制也有较精准的阐述。对此，需要将肌骨疾病力学理论应用于物理检查与影像分析中，如腰—膝疼痛与髋—膝—踝关节炎相关性评价，均有扎实的力学技术。

（4）软组织炎症与骨质疏松：综合上述肌骨炎症—重建—力学要点，认为肌筋膜炎、肌劳损与肌少症等软组织退行病变，导致或同步发生的骨膜—骨管—骨髓炎性反应为骨骼代谢失衡的基础，其中健康危险因素的综合作用扰乱肌骨内环境稳定，肌骨细胞基质营养成分失调、理化环境失常、氧供氧代紊乱，细胞囊泡与通道功能损害，细胞器功能退化与染色体结构及蛋白代谢酶谱异常等导致细胞老化，进而使相关代谢紊乱加剧，氧自由基形成增多，致炎因子形成显著大于抗水炎因子的分泌，局部炎症形成并扩散，使细胞老化—炎性反应—细胞重建—力学紊乱形成恶性循环，使肌骨细胞自分泌与旁分泌功能失常，多机制诱发骨代谢中骨吸收显著大于骨形成，进而使骨量减少、细微结构损坏、强度降低易发生骨折即骨质疏松症形成。其中软组织—关节软骨 / 脊椎终板—骨膜 / 骨髓的慢性无菌性炎症为相辅相成、互为因果、相互影响。从近年流行病学调研数据及相对应的影像分析资料，运动失当、姿势不良与营养失衡等相关危险因素形成即自主生活行为习惯形成与肌劳损、肌筋膜炎慢性疼痛出现时间对比分析，再到骨性关节炎、椎间盘突出症、脊柱源性疼痛的发病及相应伴随的肌筋膜炎、肌少症等流行病学数据，推断认为健康危险因素扰乱肌骨代谢，首先诱发骨骼肌、筋膜、韧带的退行改变即骨骼肌相关细胞的老化，出现肌筋膜炎与肌劳损相关的疲劳、肌肉酸胀疼痛，运动功能障碍乃至不同程度的失眠；其次是肌筋膜炎扩散加剧，肌腱—软骨—骨骺为主的肌骨界面的无菌性炎症，肌腱硬化—钙化—骨化过程即为骨质增生，骨质增生发生发展多与骨膜—骨管—骨髓的炎性反应同步，肌骨界面承受运动刺激显著高于非骨骺 / 骨缘等骨骼肌附着骨骼组织，骨细胞应力负荷的偏差自然诱发骨代谢重建平衡的偏差，同一身体生理整体代谢环境下，细胞应力负荷大，代谢能力强，摄取营养素多，骨细胞形成多，骨强度好、微细结构也致密；相反，四肢骨与椎体近骨髓骨组织骨膜—骨管—骨髓的炎性反应导致的骨吸收大于骨形成则形成骨质疏松。从骨性关节炎、椎间盘突出症及骨质增生患者影像资料可发现，骨质增生与骨质疏松基本同时存在同一个体，且目前已经有明确的骨质疏松型骨性关节炎、退行性椎间盘突出症等共识，结合相关基础研究可确认骨质增生与骨质疏松为骨质疏松病理改变的不同病理表现，尤其是肌骨界面病理研究成果强力支持同一疾病不同病理改变理论，也是 OPD 防控理论体系的关键所在。

3.临床表现　肌骨慢性疼痛明确为 OPD 主要临床表现，且明确 OPD 为全身肌骨代谢性疾病，以鉴别感染性、免疫性与创伤性肌骨慢性疼痛病。从 OPD 防控角度，临床病史调研与针对性的查体是确认整体诊断性基础。

（1）肌肉疲劳与间断性肌肉疼痛：疲劳—疼痛—失眠综合征为OPD患者典型的临床表现。其中，疲劳即为退行性肌骨疼痛初始表现，也是OPD患者易被忽视的表现。肌骨耐力、弹力、强度下降诱发疲劳不但与年龄、性别密切相关，而且也与营养、运动、姿势与心理等危险因素密切相关，为慢性肌劳损、肌筋膜炎与肌少症患者全程主要痛苦；间断性肌肉疼痛主要病理为肌筋膜炎，骨骼肌纤维粘连、炎性结节、硬化或衰弱等病理改变，骨骼肌基质理化环境失常，炎性因子积聚并刺激疼痛感受器产生疼痛，初始多与体位，尤其是姿势改变出现的责任病灶肌肉牵拉，疼痛感受器刺激密切相关。在静态情况下，疼痛感受器没有相应的刺激因子产生即没有疼痛，若局部炎性反应较重，肌筋膜缺血缺氧致组织炎性水肿或慢性炎症增生，局部瘢痕粘连加剧局部缺血缺氧，则疼痛加重，睡眠状态下体位改变均可诱发剧烈疼痛而致失眠。疲劳、疼痛均为诱发失眠的病因，失眠又可加重疲劳或疼痛，三者互为因果，且反复或长期存在，为中老年人影响健康的常见因素。

（2）慢性疼痛与运动障碍：肌骨慢性无菌性炎症为慢性疼痛基础病因，肌筋膜炎、慢性肌劳损、肌少症、骨性关节炎、骨膜/骨髓炎症、终板炎、间盘炎等为肌骨细胞老化过程中伴随的基础病因，慢性炎症演变形成骨骼肌激痛点形成并逐渐导致瘢痕、硬化与钙化、挛缩或衰弱；而骨膜、骨管与骨髓慢性炎症，扰乱骨代谢导致骨质疏松过程骨膜炎性刺激、骨髓炎性渗出水肿压力增高、软骨（包括椎间盘终板）缺血缺氧加剧诱发滑膜炎等均刺激疼痛感受器导致疼痛。肌腱为肌骨交界主要组织，为肌骨运动感受机械刺激与肌骨细胞应力变化的核心组织，肌骨炎症病理演变关键所在，虽然现有基础理论尚无共识，但肌腱炎症演变过程矿物质沉积，肌腱硬化—钙化—骨化致骨质增生形成初步共识形成，且明确骨质疏松与骨质增生是肌骨代谢致骨质疏松症的两个不同的环节与不同的病理改变。而这些炎性反应诱发的病理改变过程与结局均伴有同步的运动障碍。从早期肌骨间断性疼痛到持续或反复发作性疼痛，既有运动诱发疼痛，也有疼痛防御性限制运动，限制运动使肌骨机械刺激强度下降，细胞应力负荷下降，肌骨代谢能力降低，肌骨退化加剧；而部分患者运动康复或日常生活能力健康水平低下，超阈值运动则导致肌骨损伤。尤其是老年患者不自主的"轻微"超阈值活动均可能导致严重的脆性骨折。需要注意目前诸多基础与流行病调研文献认为传统的非甾体抗炎药、麻醉性镇痛药、抗抑郁药与肌松剂等均不同程度抑制肌骨代谢，导致骨质疏松风险。而慢性疼痛治疗中使用肾上腺皮质激素仍为当下常用筋膜，明确为OPD病情加重的基础病理。

（3）肌骨结构改变与解剖力学：OPD相关疾病病情演变均会有不同程度的组织结构改变甚至显著的畸形致身体残疾，因而国际疾病编码11（ICD-11）慢性疼痛分类中明确继发性骨骼肌骨骼慢性疼痛中结构改变性慢性疼痛类别。从肌骨细胞到躯体四肢OPD病情发生发展病理生理均会有组织解剖的改变并伴随不同程度的解剖力学改变；而日常生活、工作或学习中不良姿势导致的解剖力学异常是OPD重要的病因。进入21世纪，西方解剖列车理论与中西医结合创新研究确立的筋膜链学说，均对肌骨解剖力学理论与实用技术的详细阐述。临床医师应当学习掌握肌骨物理检查筋膜，从患者步态、姿势与肌力等进行评价，熟练应用基本的脊柱、上肢、下肢力线及筋膜链轴线，评价患者姿势与关节功能，进行评估肌骨结构与功能状态。

4.肌骨影像的选择与应用　肌骨影像检查是诊断OPD相关疾病的主要辅助检查技术，甚至被认为是"金标准"。需要注意的是传统骨性关节炎、椎间盘突出症、骨质疏松症均有特定部位与诊断标准，而没有骨骼肌慢性疼痛有效的辅助检查技术。随着肌骨超声、双源CT、功能MR等先进技术的应用，不但提升肌骨疼痛病精准诊断水平，也开创了疼痛微创介入治疗新视野。

（1）肌骨一体阅片：肌骨一体诊疗或健康管理服务为OPD防控的核心理念，所有肌骨影像检查阅片均需要严格实施肌骨一体评价原则。即使非肌骨影像检查阅片时也应从肌骨一体分析角度分析与评价肌骨解剖、生理、病理改变。骨骼肌灰度、纹理、面积与体积；肌/肌骨间隙和肌筋膜水肿、硬化、炎性肿胀；韧带、肌腱硬化、钙化、骨化改变乃至骨质增生改变；骨膜、骨髓炎性反应；骨皮质厚度及灰度改变、骨松质纹理密度、关节软骨光滑度及关节腔积液、关节间隙及关节腔赘生物、椎间盘间隙及间盘炎症反应、关节下骨硬化、钙化或空洞形成等病理、生理改变均宜整体分析，避免"责任病灶核心病理评价"的局限性"精准诊断"。不同影像设备肌骨成像原理与优势差异明显，重点病理评价同时也应从肌骨成像原理角度进行整体分析。针对创伤或手术治疗目的及拟行方案选择不同的影像检查技术从不同角度进行整合分析的精准诊断达标率可有效提升。

（2）基础病理与力学评价：基于基础病理生理分析与力学分析的对比观察为近年基础与临床焦点问题，也是肌骨手术方案、康复计划与中远期功能评价的重要内容。临床医师须要明晰健康危险因素、病史调研与系统查体基础上病理生理状态评价基础上确认针对性影像检查项目，其中，不同体位成像检查可能获得更多的病理生理信息。肌骨运动功能为其核心功能，不同活动姿势或不同角度射线的有机融合，可新发现诸多生理性或病理性阳性指标。例如脊柱手术患者6位片检查、运动超声骨骼肌肌纹理观察、不同体位骨关节CT成像及功能MR成像等均可获得有益的影像资料。近年来，肌骨力学成像分析或肌骨质量大数据分析设备增多，从不同体位下拍片到3D成像技术再到5G网络技术，特别是运动医学影像检查技术在临床医学中的应用率逐年提升，从局部肌骨解剖力学与肌骨结构畸形改变、从筋膜链轴线骨骼肌力向传导与远隔肌骨组织力线评价，特别是病理畸形患者局部到全身的力学测量等均为临床精准诊断下的运动康复提供重要的数据。

（3）特异影像检查技术与肌骨质量检查：在传统造影检查基础上，几乎所有影像检查均有相应的特异性成像技术，肌骨质量检查成为近年OPD相关疾病精准检查的焦点。如CT的钙、磷、水成像或功能MR、PECT检查等均从不同角度进行肌骨功能评价。然而，几乎所有特异成像技术均有相应的耗材与技术界定，未能广泛地推广应用。需要临床医师根据患者经济与病理的效价比进行评价与选择。双源CT为目前临床肌骨疾病评断的前沿设备，基本实现了肌骨质量检查目标。

5.诊断　综合上述 OPD 相关疾病诊断参数与 OPD 病因病理、影像检查特别是临床表现等资料，认为具有下述指标时即应诊断 OPD：

（1）具有两项及以上健康危险因素，特别是一项明确的不可改变高危因素加两项可改变健康危险因素。其中，能力健康即患者自我管理与健康意外事件应对能力是 OPD 病情演变的重要指标。

（2）现病史、既往病史与家族史等病史调研明确肌骨慢性疼痛，且具有较明确的疲劳—疼痛—失眠综合征；肌骨慢性疼痛以间断、反复发作或持续性逐渐加重，多数与体位改变、身体活动尤其是负重密切相关，中晚期方出现休息状态特别睡眠时疼痛，疼痛以局部酸胀、钝痛为主，部分患者有较明确的牵涉性疼痛，且多与体位改变有效。所有肌骨慢性疼痛部位体表温度偏低，甚至有较显著"凉、冷风"感。肌骨疼痛与运动功能障碍互为因果，尤其是中晚期出现骨关节、脊柱晨僵感，也多身体活动后有效缓解。

（3）系统与重点查体：OPD 明确为全身肌骨代谢性疾病，虽然个体患者就医偏重于"责任病灶"，并通过重点查体明确诊断，但实际临床运动系统查体多发现两个及以上肌骨运动功能障碍"责任病灶"，颈—肩—肘、腰—髋—膝、髋—膝—踝和胸—腰—髂等相关联筋膜链力学传导及病理改变外，筋膜—肌腱—关节（包含椎间盘）相关性肌骨疼痛为查体重点关注内容。关节与脊柱功能协调与力学评价应当是重点查体的核心，而激痛点辨别与远隔肌骨疼痛应当是 OPD 识别、评价与干预的焦点。

（4）能力健康评价：坠床、跌倒及意外伤害为 OPD 患者导致残疾的直接诱因，患者自主防控能力则是减缓损害的基础。系统与重点查体过程宜有意地观察患者自主配合检查及体位变化的协调能力，尤其是心理、角色适应力与重点查体时肌肉张力、弹性与强度；关节功能与自主活动；疼痛感受与反应等信息。疼痛本身为心理主观表现，心理统合与角色适应直接影响患者对疼痛的感受并对心理、角色与行为产生影响。OPD 患者多存在显著的心理障碍，是防控关注重点。

（5）影像检查：从肌骨一体整体分析及病因病理演变思维，影像检查宜建立在病史调研与系统与重点查体信息评价基础上，依据病情与防控需求选择适宜的检查方法。从标准诊断角度，宜在符合上述相关疾病核心诊断指标同时融合相邻软组织病理改变影像分析信息给予整体诊断。即使骨骼病理分析也应从整体骨质量评价入手，责任病灶与相邻骨组织甚至远隔骨、骨关节结构的整体分析。

（贺靖澜　史计月）

# 第二节　骨质疏松疼痛病的药物治疗

临床综合治疗为 OPD 综合防控的关键环节，宜从肌骨细胞老化诱发的局部或全身慢性炎症、炎性损害或肌骨组织形态改变挤压感觉神经导致的慢性疼痛、逐渐加重的骨质疏松等重点环节的整体治疗着手实施综合治疗。文献分析与验证研究均证实从肌筋膜炎到骨质疏松症，所有OPD相关疾病均难以从单一临床治疗中获益，包括当下快速发展的疼痛微创介入技术，虽然手术治疗的创伤显著减小，责任病灶最大限度地消除或控制，但OPD的诱因、病因与病理危险因素未能消除，短时间临床的"痊愈"并未改变患者的最终结局。当然，OPD同心脑血管病、糖尿病、慢性肺病尤其是癌症一样，目前医学技术尚难以治愈是基本的共识。而真实临床大量的慢性病健康管理案例，基于"早识别、早检查、早诊断、早治疗、早康复"的慢性病"五早"原则下综合治疗与康复，辅助以健康教育、促进与管理的健康管理服务，可显著减缓甚至控制慢性病的发生发展。

基于OPD病理生理机制的综合治疗重点包括肌骨无菌性炎症与肌骨细胞代谢障碍的治疗。肌骨无菌性炎症明确为OPD病理生理演变的基础，传统诊断中非甾体抗炎药为基础治疗，同时针对无菌性炎症导致的肌肉、韧带、肌腱与筋膜粘连、纤维化乃至瘢痕形成，临床出现中西医并重的"百花齐放、百家争鸣"的态势，尤其是OPD中早期治疗过程中，中医适宜技术如中药方剂、中药外治、针灸针刀与推拿等已经成为当下基本医疗的半壁江山；同时以运动康复为基础的物理康复治疗快速发展，声光电热等技术广泛应用。随着疼痛学科建设与发展，以疼痛微创介入治疗为特色的慢性疼痛综合治疗已经成为OPD综合治疗的核心技术，臭氧、射频、激光、低温等离子、超声刀与冷水刀特别是脊柱内镜技术广泛推广。病理骨科手术获得快速发展，且逐渐向精准、微创、整体、康复等综合治疗方向发展。总之，综合治疗已经成为慢性病防控新时代临床医师的基本能力。

明确OPD药物治疗宜以抗骨质疏松治疗为核心，非甾体抗炎药为基础，针对性营养素补充为辅助的用药选择方案。

## 一、抗骨质疏松治疗

抗骨质疏松治疗为骨质疏松症基础性治疗，近年的文献报告在骨性关节炎、退行性椎间盘突出症、椎源性疼痛等常见肌骨退行性疼痛病治疗中也取得良好的效果。OPD为退行性肌骨疼痛病整体疾病类别概念，明确骨质疏松为主要病理生理与形态改变基础，自然应当选择抗骨质疏松治疗。然而，在循证医学时代尤其是真实临床DRGs付费管理背景下，没有确切诊断及符合说明书要求的临床用药指征是不能医保付费的。因而出现诸多病理性骨折患者未能明确骨质疏松症骨折而不能应用抗骨质疏松药物的现象。对此本章前述重点从病理生理与综合诊断视角进行了阐述，目的是明确OPD抗骨质疏松治疗需要明确相应的诊断基础选择临床用药。

1.肌骨代谢所需营养素补充剂　从健康危险因素评估角度，营养失衡为导致OPD的基础病因，肌骨细胞基质中营养素供应不足与成分失衡均对肌骨代谢产生影响。当下民众均知晓出现肌骨疼痛时意味着钙不足从而进行补钙。然而，基础与临床均证实钙是肌骨代谢基础性矿物质，也是导致OPD最主要的电解质异常因素，但钙的摄取、吸收与利用涉及诸多环节中的诸多活性因子，而OPD高危或确诊患者多存在不同程度的胃肠功能失常问题。即使目前明确维生素D与钙剂复合药可显著提高效能，但同样因胃肠、肝肾甚至心肺功能或疾病影响其药效。真实临床则应注意个体营养、运动、室外活动，甚至心理与角色健康问题对钙与维生素等肌骨代谢营养素补充剂的选择与合理使用。当然，精准检测指导下的临床用药更科学合理，但真实临床仍需要临床医师充足文献学习基础上个体患者临床表现的病理生理机制分析后的用药指导更好。

　　肌骨代谢营养素补充药物因涉及个体患者保健食品的使用而异常敏感。从理论上来讲，受个体居住区域自然环境与社会经济影响，尤其是居民饮食生活习惯与习俗不同，难以避免地会存在身体代谢所需营养素供应不足或失衡问题，科学、合理的保健食品的选择应用弥补日常生活饮食中的营养素不足现象，维护肌骨代谢均衡而维护身体的健康。因而保健食品成为健康产业的焦点与热点。目前国际上多将保健食品分为特定保健用食品、功能性标示食品及营养功能食品，每种类型的保健食品均涉及 OPD 防控，且大量流行病学调研数据证实保健食品在慢性营养代谢性疾病防控中起到良好的预防作用。尤其是日本、韩国等国家，将中药融入保健食品研制开发，从 OPD 基础病理生理角度搭配适宜的食材与中药成分，从导致 OPD 基础危险因素的矫正开发针对性保健食品，成为 OPD 患者肌骨代谢中营养素供应不足或失衡矫正的有效途径。我国保健食品开发与管理尚存在诸多理念、法律法规问题，仍需要临床医师慎重指导。

　　2. 促骨形成药物的选择　　目前临床应用和在研的促骨形成药物（甲状旁腺素片段、锶盐、甲状旁腺素相关蛋白和骨硬化素抗体）在治疗骨质疏松的同时，具有已被证明的或潜在的促骨折愈合作用。一般包括重组人甲状旁腺素片段（PTH 1-84）和在中国使用的为 PTH 1-34，即特立帕肽（TPTD）、锶盐（SR）和氟化物特乐定；在研的促骨形成类药物主要包括 PTH 相关蛋白（PTHr P）和骨硬化素抗体。较抑制骨吸收药物相比品种与机制认知均有显著的差距。况且目前临床观察，几乎所有促骨形成药物具有很强的针对性或显著的药物不良反应，使个体患者的选择余地较小。

　　现有文献显示，促骨形成药物既能有效治疗全身的 OP，降低再发骨折的风险，又有一定的或可能的促进局部已发骨折的愈合作用，符合今后抗骨松药物的发展趋势。其中 PTH（TPTD）的实验证据较多，但尚需更多大样本前瞻性研究和作用机制研究的证据支持。同时也需注意，TPTD 每日皮下注射的不便、大鼠实验中骨肉瘤风险增加、相对昂贵的价格、最多两年的临床使用时限客观上限制了其临床长期应用。对于雷奈酸锶，考虑其增加心脏疾病以及血栓、严重皮肤反应等风险，开始治疗前及治疗期间均应对患者进行慎重的心血管疾病风险评估。也因临床应用受限，研究数据相对较少。目前，促骨形成类在研新药也有较好的阶段性试验结果发表。期待随着研究的深入，更多有说服力的高等级证据，尤其是前瞻性临床研究结果的面世，同时也期待更多促骨形成新药的上市。

　　3. 抑制骨吸收药物的选择　　骨质疏松治疗药物中大部分是骨吸收抑制剂，通过减少破骨细胞的生成或减少破骨细胞活性来抑制骨的吸收，防止骨量过多丢失；骨形成促进剂能刺激成骨细胞的活性，使新生骨组织及时矿化成骨，能降低骨脆性，增加骨密度及骨量。这类药物主要有二膦酸盐、降钙素、雌激素、选择性雌激素受体调节剂（SERM）等，主要通过抑制破骨细胞形成和其活性来抑制骨吸收、减缓骨钙丢失。抑制骨吸收的作用可能是由于：①影响破骨细胞的活性，抵制体内生成新破骨细胞。②破骨细胞通过自身胞饮作用使阿仑膦酸盐在细胞内发挥作用抑制破骨功能。③改变骨基质特性，影响基质对破骨细胞的最终激活。常用药物包括：

（1）二膦酸盐类：二膦酸盐类（BP）是一类与含钙晶体有高度亲和力的人工化合物。BP 已成为用于防治以破骨细胞为主的各种代谢性骨病及高转化型骨质疏松症的药物之一。一般将二膦酸盐分为 3 代，第 1 代经乙膦酸盐；第 2 代替鲁膦酸盐、氯屈膦酸盐、帕米膦酸盐；第 3 代利塞膦酸盐、伊本膦酸盐、阿仑膦酸盐和哇来膦酸盐。目前我国已有经乙膦酸盐（邦特林、依磷）、氯屈膦酸盐（骨磷）、帕米膦酸盐（博宁）和阿仑膦酸盐（固邦、天可）供应。

（2）雌激素：补充雌激素可明显减少绝经后妇女骨折的发生率，还可降低老年人身高缩短的速率。常用的雌激素制剂有：结合雌激素、替勃龙、己烯雌酚。尼尔雌醇，是雌三醇衍生物，有较强的雌激素作用，可用于更年期综合征、绝经后引起的心血管疾病及绝经后引起的骨质疏松症等，也可用于卵巢摘除术后所引起的骨质疏松。

（3）选择性雌激素受体调节剂（SERM）：SERM 骨质疏松症的一线用药。保留了雌激素的治疗作用，去除了其不良反应。雷洛昔芬，第一个被批准用于防治绝经后骨质疏松症的 SERM，临床上被广泛用于绝经后的骨质疏松症。研究发现，用雷洛昔芬治疗骨质疏松症患者半年后，腰椎及股骨颈的骨密度明显增加，血清 ACP、OPG 明显下降，说明其能有效抑制骨吸收，增加骨密度，减低骨折危险。拉索昔芬，第 3 代 SERM 与雌激素受体可特异性结合，且具有高度亲和力，可发挥雌激素样作用。

（4）降钙素：降钙素是甲状腺 C 细胞分泌的由 32 个氨基酸组成的多肽激素。一类天然肽类激素，尤其适用于雌激素禁忌患者、男性骨质疏松症患者及老年性骨质疏松症，且具有良好的镇痛效果。可有效降低骨转化，维护骨微结构。

（5）德诺苏单抗：德诺苏单抗，新型抗骨质疏松症生物制剂。于 2010 年先后获得欧盟及美国批准，适用于绝经后妇女骨质疏松症及前列腺癌男子与雄激素去势治疗相关的骨质丢失。

4.抗骨质疏松治疗的时机　现有文献尤其是指南、共识明确诊断骨质疏松症后方进行抗骨质疏松治疗。OPD 明确将肌筋膜炎、肌筋膜疼痛综合征、肌少症、骨性关节炎、椎源性疼痛和椎间盘突出症等肌骨退行性疼痛病均明确为以骨质疏松为主要病理改变的一类疾病，均适宜抗骨质疏松药物治疗。前期验证研究中以碳酸钙 $D_3$ 片、阿仑膦酸钠联合用药用于以肌筋膜为主的下腰痛、颈项慢性肌肉疼痛和肩周炎疼痛；确诊骨性关节炎、椎源性疼痛和椎间盘突出症的治疗，观察的 400 例患者中 290 例影像资料有明确的骨质疏松指征，110 例没有骨质疏松指征，但均取得有效的镇痛治疗效果，且没有骨质疏松指征者达标时间显著短于有指征者。总结分析后认为有以下几方面。

（1）日常生活饮食与行为问询有明确的营养失衡、运动不足等 OPD 健康危险因素；年龄在 40 岁及以上，有明确的家族 OPD 患病史。

（2）病史中有超预期的疲劳、失眠与肌肉慢性疼痛史，长期口服（至少 6 个月）非甾体抗炎药或镇静催眠药，同时伴有明确的自觉体力下降者。

（3）系统查体有不同程度的重要脏器与消化道功能异常，尤其是确诊两种及以上慢性病，且有明显的胃肠功能异常者；重点查体肌骨功能存在两个及以上部位的肌肉压痛、关节活动性疼痛或脊源性疼痛体征。重点判断解剖力线改变或不对称性肌张力异常、肌弹性下降。

（4）影像检查肌骨一体化阅片具有符合 OPD 相关疾病诊断标准信息外，在没有确诊骨质疏松性骨折患者中具有脊椎椎体、骨关节相应长骨骨骺缘不同程度骨质增生、骨皮质变薄、骨统纹理均一度紊乱和 / 或骨髓水肿信号等，同时肌肉体积异常、肌筋膜炎症与硬化信号明显者。近年来肌骨超声技术快速发展，若肌骨超声肌肉质量明显退化性改变伴显著的粘连、结节同时相应关节、骨膜界面不光滑者均为抗骨质疏松治疗的指征。

（5）近年骨质疏松生化检测项目推广较快，特异性维生素 $D_3$、骨碱性磷酸酶、Ⅰ / Ⅱ型胶原蛋白、降钙素等指标异常应当是合理选择相应抗骨质疏松治疗药物的"金标准"。未能开展骨质疏松生化检测的单位注意观察中性粒细胞 / 淋巴细胞比值、肝肾功能生化检测中的碱性磷酸酶、胆红素比值、尿素氮等生化指标，并参考相关文献也应当是 OPD 患者早期选择抗骨质疏松药物的指征。

前期验证研究结合国外文献，上述 6 项指标中具有 3 项及以上，尤其是（1）（4）（5）指标中任何一项加上系统与重点体检阳性指征即应适时早期应用抗骨质疏松治疗。

## 二、非甾体抗炎药（NSAIDs）

NSAIDs 是一类具有良好的镇痛、抗炎和解热作用的药物。自 1898 年合成阿司匹林以来，本类药物已有百余种、上千个品牌上市，在临床上广泛应用于抗炎、抗风湿、镇痛和抗凝血等方面。无菌性炎症反应确认为 OPD 全程基础病因与主要病理改变，也是产生慢性疼痛主要机制，因而 NSAIDs 成为 OPD 镇痛治疗的基础性用药。其作用机制是通过抑制花生四烯酸代谢过程中环氧化酶（COXs）的活性，抑制前列环素（PGs）、血栓素 $A_2$（$TXA_2$）的生成，起到解热镇痛、抗炎、抗血小板聚集等作用。需要注意的是近些年基础与临床研究均证实 NSAIDs 具有不同程度的肌骨代谢抑制作用，加剧肌肉质量与骨形成抑制，增加骨吸收；对关节软骨基质蛋白聚糖合成有抑制作用，不利于骨性关节炎，故不宜选用，至少不应长期使用。

在我国，仅关节炎疼痛患者就超过 1 亿人，作为服用镇痛药的"主力军"，NSAIDs 每天在全球有 3400 万人服用，在国内也是仅次于抗感染药物的第二大类药物。在用药时，患者往往需要合用胃黏膜保护剂来减少胃肠道不良反应。如在常规使用双氯芬酸类药物时，应同时使用奥美拉唑，以减少胃肠道不良反应。长期使用 NSAIDs 时即使患者没有明显失血的临床表现，也会发生不同程度的血红蛋白水平下降；由于小肠和结肠损伤不存在酸性依赖性，而在 NSAIDs 中，塞来昔布选择性抑制 COX-2，因此其单独使用双氯芬酸联合奥美拉唑使用时的胃肠道不良反应要小得多。接受 COX-2 选择性 NSAIDs 治疗的患者，其全胃肠道发生不良事件的风险低于接受非选择性 NSAIDs 加质子泵治疗的患者。这一结果应能促使人们对减轻 NSAIDs 治疗风险进行重新认识。

　　NSAIDs 的疗效是由于抑制炎性组织产生前列环素，不良反应是由于抑制机体组织合成前列环素，两者都抑制环氧合酶（COXs），COXs 分为两类：$COXs_1$ 和 $COXs_2$。COX-1 是结构性基因表达所产生的酶蛋白，以相对恒定的数量表达，催化产生的少量前列环素经常分布在体内组织，保护机体组织以维持正常功能。COX-2 由细胞内各种炎性刺激因子如白介素 1（IL-1）、生长激素（GH）、细菌毒素、致炎物质等诱导表达，平时表达产生的 COX-2 很低，但经刺激物质诱导后，便以 10 倍的速率产生 COX-2，从而产生炎症的病理症状。这两种同工酶在体内分布不同，组成酶蛋白的氨基酸序列虽大部分相同，却有明显差异，特别是酶的活性部位有不同之处。这样，抑制剂的化学结构不同时，对两种同工酶的抑制程度可不相等。过去应用的 NSAIDs 同时抑制 COX-1 和 COX-2，抑制 COX-2 时减少了刺激因子诱导产生前列环素，获致抗炎效果，但同时抑制 COX-1 减少了结构性基因表达产生前列环素，造成对机体组织的损害。

　　理论上一种化学物质如只抑制 COX-2，而不抑制 COX-1，便有可能只减少炎性物质诱导产生前列环素，而不只是减少各种组织产生前列环素，这样就能形成只有抗炎作用而不具不良反应的理想药物。近年来药学界大力发展这类新药，即 COX-2 选择性抑制剂。COX-2 选择性抑制剂的寻找是根据对 COX-2 和 COX-1 抑制程度的比较，挑出的药物对两种同工酶的抑制活性之比往往达数百倍，然后进行体内和临床试验。COX-2 选择性抑制剂已经成为 OPD 主要非处方药物，临床应用表明其消炎镇痛作用不亚于 NSAIDs，对消化道、肾脏、肝脏等不良反应明显减轻，但并不能完全避免，因为所谓 COX-2 选择性仅是相对的，而不是绝对的。其实两种同工酶的活性交叉重处，COX-1 不单是结构性酶，也是诱导性酶，COX-2 不单是诱导性酶，也是结构性酶。在一些正常组织，例如血管内皮、肾脏或脑内，也可产生 COX-2，说明它也应有调节机体正常作用的功能。

　　COX-2 选择性抑制剂在减轻胃肠道不良反应的同时，会增加诱发心血管事件的概率，并一度全球停用。其原因是环氧合酶在催化形成 $PGH_2$，转化生成的一系列前列环素类化合物中，还包括前列环素和血栓素 $A_2$，两者有着相反的生理作用；血栓素促使血小板聚集，产生血栓，并能剧烈收缩血管；前列环素抑制血小板聚集，并有强大的血管舒张作用。体内两者浓度本保持平衡，从而保持心血管系统稳定。COX-1 的催化作用有利于产生血栓素，COX-2 的催化则有利于产生前列环素。现在用 COX-2 选择性抑制剂减少前列环素的产生，必然会破坏两者的平衡，造成心血管事件的发生。目前此不良反应明确为小概率事件，也有明确为风险识别与防控方法，2016 年后 COX-2 选择性抑制剂再次推广应用，且品种与剂型明显增多。

　　草乌甲素注射液及草乌甲素片已批准用于慢性疼痛和类风湿关节炎（RA）的治疗，具有很强的镇痛作用，同时还能不可逆的阻断 Na 离子电流，显著减轻神经病理性疼痛，且镇痛作用不易产生耐受，不会导致药物依赖，成为神经病理性痛治疗的热点，不易导致不良反应的发生。草乌甲素具有外周抗炎作用，但其抗炎机制与 NSAIDs 药物不同，对 COX-1 没有抑制作用，通过降低痛觉传递所依赖的电生理基础 - 钠离子电流，影响疼痛的传导，所以较少存在胃肠道不良反应，具有较高的胃肠道安全性，同时草乌甲素不是阿片受体激动剂，无阿片类疼痛药的心理依赖性、药物耐受性及呼吸抑制等不良反应。为目前临床常用的中药消炎镇痛剂型。

### 三、激素类药物

传统骨性关节炎、肌筋膜炎、椎间盘突出症等药物治疗中均有选择糖皮质激素口服或局部"封闭"治疗的情况。即使近年来专业医师对骨质疏松认知水平显著提升，医院内激素类药物与抗菌药物一样实施严格管理使用，无指征、大剂量、长疗程使用激素类药物治疗肌骨疼痛的比率显著减少。15年前曾经相当推广的绝经期激素替代治疗防控绝经后骨质疏松也因心脑血管并发症风险而基本放弃使用。然而随着精准医学的发展，尤其是乳腺癌雌激素受体阳性者整合治疗的推广，性腺激素低剂量、小时程、体表用药与辅助运动康复防控绝经后骨质疏松症技术逐渐推广，进一步强化了OPD的整体性治疗。

激素类药物具有极强的抗无菌性炎症作用，具体表现为：通过降低毛细血管的通透性，以减轻炎症反应造成的充血、组织液渗出及炎细胞浸润；抑制IL-1、IL-6、IFN和TNF-$\alpha$等炎症因子释放并降低血管内皮细胞对白细胞的黏附性；生成特异性蛋白皮质素与调素来抑制磷脂酶$A_2$的活性，继而减少前列环素$E_2$、白三烯和PAF的合成与释放，进而终止炎症的过程。同时激素还能通过抑制巨噬细胞对抗原物质的吞噬作用而阻碍免疫应答；抑制Ig的产生而阻止变态反应；抑制脱氧核糖核酸的合成和延缓T细胞增殖并间接诱导其凋亡，继而使淋巴结、胸腺与脾脏中的免疫复合物降解起到免疫抑制作用。在骨关节疾病的治疗中，因其镇痛效果好、作用迅速而作为局部"封闭"治疗的常用药品。

骨骼肌、骨骼与软骨细胞内即存在糖皮质激素受体，当注射的激素与受体结合后将对细胞代谢产生影响。小剂量的糖皮质激素能使胞内线粒体发生肿胀或空泡样变性，继而影响ATP的合成代谢和钠钾泵的作用。而大剂量的激素注射后则出现了细胞核固缩、微绒毛结构和细胞器逐渐消失，这将使细胞增殖明显受到抑制。进一步的研究发现，在激素作用肌骨细胞增殖减少的原因是由于S期细胞比率减少、DNA合成受到抑制所致。大剂量的糖皮质激素也能直接诱导肌骨细胞凋亡。正常关节软骨细胞凋亡发生率很低，为5% ~ 8%。体外培养的软骨细胞实验证实较高剂量的糖皮质激素能够诱导细胞产生明显的凋亡，并且指出糖皮质激素诱导的凋亡类似于细胞在应激状态下由线粒体介导凋亡信号传递或与其降解软骨基质间接相关。线粒体不仅是细胞呼吸链和氧化磷酸化的中心，也是细胞程序性死亡的调控中心。在应激状态下细胞色素C、线粒体凋亡蛋白、天门冬氨酸半胱氨酸蛋白酶前体、凋亡诱导因子及内切核酸酶G等细胞因子可以被释放入胞浆中介导凋亡过程。

从mRNA水平证实激素抑制胶原合成主要是由于胶原受体在转录水平受到了抑制，并且通过实验得出糖皮质激素通过选择性抑制细胞外信号调节蛋白激酶（ERK）蛋白整合转录激活蛋白AP-1而下调TGF-$\beta$基因介导的软骨细胞增殖和Ⅱ型胶原合成。基质合成抑制的具体表现为在显微镜下软骨表面所原有的波状起伏完全消失并产生裂隙、蛋白多糖减少及胶原呈斑块状。最终软骨内出现较大的囊腔，使在负重时软骨的弹性模量降低，强度下降易产生磨损。应用复方倍他米松后软骨下骨出现了明显的骨质疏松、骨小梁破坏和微骨折，这也间接促使了软骨面的开裂与侵蚀。究其原因是体内激素的蓄积可以抑制消化道对钙磷的吸收，降低维生素 D 的生理活性，从而促进骨吸收，抑制骨形成。此外，激素能够抑制关节内神经末梢的本体感觉和痛觉的传感，这也间接抑制了人体的局部保护机制（如痛觉）。

OPD 相关疾病一般均不选择肾上腺皮质激素类药物作为全身用药。多年来糖皮质激素常被运用于治疗各类应激反应、免疫性疾病和炎症状态。长期应用多见于系统性红斑狼疮、肾病综合征、类风湿关节炎、急慢性肾上腺皮质功能减退、脑垂体前叶功能减退及肾上腺次全切除后作替代疗法等。近年来，由于滥用和不当使用糖皮质激素造成严重感染、结核播散、消化道出血、股骨头坏死、骨质疏松、骨折、糖尿病等并发症的病例越来越多。分析结果显示，长期滥用激素以中老年人居多，儿童、青年人极少，多为经济欠发达、交通不便、文化程度低的农村妇女。部分个体诊所自制中药粉中混入泼尼松片，在集市叫卖或窜到农村兜售，吹嘘为祖传秘方或灵丹妙药，欺骗老百姓。对于腰腿痛患者，目前部分基层医务人员，尤其是江湖游医多常把激素作为"镇痛"良药，激素虽能使腰腿痛的症状暂时缓解但长期大剂量应用，会产生严重并发症，危及患者生命，增加患者痛苦及经济负担。因此，加强农村地区激素合理用药监管、普及卫生知识、加强药物知识宣传非常重要，医务人员应严格掌握适应证及禁忌证，最大限度地减少因病致残、致穷情况。

目前主张仅对急性肌损伤、局部无菌性炎症表现显著，有明确的筋膜水肿、关节滑膜肿胀渗出严重并且疼痛剧烈的患者使用。除此之外，糖皮质激素的用量应根据局部炎性反应的体积来决定，美国风湿病学会建议在肩、膝和踝 3 处浅表大关节注射泼尼松龙每次应小于 50mg；同时指出：关节腔内激素疗法 1 年内不宜超过 3 次。因局部注射激素也可能产生全身反应，所以若需同时注射多个关节应调整剂量与治疗方案。还需注意的是在创伤出血和可疑感染的情况下应禁止采用激素疗法；同时 NSAIDs 与激素联合应用会增加消化道出血的风险，所以应尽可能避免合用。最后，即便是小剂量激素，长期使用也不能避免某些不良反应的发生，所以使用之前应与患者做好沟通。在采用激素注射治疗前，应尽量先采取物理治疗等其他非手术治疗方法。对于急性疼痛等不得不选择关节腔内激素疗法时应采取小剂量、长间隔的注射原则，并积极监测和处理激素治疗的不良反应和可能恶化的原有并发症等。

## 四、阿片类药物

中度至严重的 OPD 疼痛患者，全身或局部使用氨基酚类镇痛药或 NSAIDs 等药物治疗仍不能解除疼痛时，美国学者主张将阿片类药物作为最后选择，英国学者则具体化为，如患者对每日 4g 对乙酰氨基酚或每日 2.4g 布洛芬仍无效，应考虑其他抗炎药或阿片类药物。经常选用的这类药物如可待因和曲马多，大多数临床观察为短疗程，最长的 6～8 周，平均为 19d。但是，该类药的不良反应如恶心、呕吐、腹泻、多汗以及有一定的耐药性和潜在的依赖性都值得重视。

OPD 混合性疼痛以阿片类药治疗效果较好，常用药物包括美施康定、奥施康定、芬太尼贴剂、丁丙诺啡贴剂和注射用药物等，但其不良反应不容忽视，如恶心、呕吐、瘙痒、便秘等，因此，混合性疼痛的治疗应考虑药物联合治疗。近年来，周围神经阻滞技术作为一种新型术后镇痛方法，在术后镇痛领域被广泛应用，使早期术后疼痛管理得到有效控制，镇痛效果明显，不良反应发生率低。关节周围注射镇痛药物的方法又叫"鸡尾酒"疗法，鸡尾酒法镇痛模式是采用不同机制的镇痛药物，以局部麻醉药物为主，与糖皮质激素、肾上腺素及阿片类药物联用，从而达到使用不同镇痛方式发挥镇痛效果的协同作用，并减少药物使用量，降低不良反应的发生。"鸡尾酒"镇痛药关节内浸润注射可以显著改善患者 VAS 评分，同时其操作相对简单，并且药物能够迅速作用于手术区域组织起到快速镇痛的效果，减少阿片类药物的用量和降低不良反应的发生。

单用阿片类药基本为 OPD 晚期，脊柱、关节畸形伴随显著的神经病理性疼痛，且以困难性、灾难性持续疼痛为主，NRS 大于 7.0 以上，常规消炎镇痛药辅助神经介质、钙介质调控药物效果不佳选择使用。真实临床中复方阿片类药应用更多，主要药物包括：

1. 氨酚曲马多　由盐酸曲马多、对乙酰氨基酚组成。曲马多属于一种非阿片类镇痛药，μ 受体激动薄弱，可以微弱的抑制 5- 羟色胺、去甲肾上腺素。与其他阿片类镇痛药物相比较，曲马多镇痛效果略微薄弱，而且安全性这一优势也并不突出，故而临床并不将其作为一线镇痛药。乙酰氨基酚属于非水杨酸类、非阿片类药，存在多重作用机制，主要有 NMDA 抑制、抑制释放前列环素、抑制 NO 合成，乙酰氨基酚并不会影响机体凝血功能、血小板功能，适合用于血友病、出血性疾病的患者（不耐受阿司匹林）。氨酚曲马多对于急、慢性中重度疼痛者具有确切的治疗效果，比如外伤后、癌肿疼痛、骨性关节炎、术后疼痛、糖尿病周围神经病变、慢性腰部疼痛以及带状疱疹后神经痛。临床不良反应以呕吐恶心、排便不畅、嗜睡、头晕等症状比较多见。

2. 氨酚待因　由磷酸可待因、对乙酰氨基酚组方，即 8.4mg 磷酸可待因 /500mg 对乙酰氨基酚或 15mg 磷酸可待因 /300mg 对乙酰氨基酚。磷酸可待因属于一种中枢性阿片类镇痛药，为吗啡甲基衍生物，其镇痛效果为吗啡的 10.00%，其止咳效果为吗啡的 1/4，但是相较普通镇痛解热药物镇痛作用强。通过对前列环素合成酶的抑制来减少下丘脑前列环素合成，阻碍痛感信号传导。氨酚待因镇痛强度中等，特别适用于咳嗽、高热合并创伤性疼痛患者，在术后疼痛、骨关节疼痛、牙痛、骨折、软组织受损中比较常用。常规剂量氨酚待因有可能会引起患者恶心、头昏、出汗、嗜睡、便秘。磷酸可待因有可能会促使胃肠道以及括约肌张力进一步提高，影响胃肠道蠕动；抑制胰液、胆汁分泌，使得胃排空时间延长，导致胃内容物越来越干燥不利于患者排便。故而对于习惯性便秘、高龄者，需谨慎使用。氨酚待因有可能会导致患者肾衰、急性溶血、肝脏受损。

3. 洛芬待因　由磷酸可待因、布洛芬组方，即 13mg 磷酸可待因 /200mg 布洛芬或 12.5mg 磷酸可待因 /200mg 布洛芬。布洛芬属于非甾体抗炎药，在我国应用范围比较广，且安全性较高，通过抑制环氧合酶，以免前列环素合成过多，最终达到抗风湿、抗炎、镇痛效果。可待因通过外周以及中枢阿片受体帮助患者减轻痛感，而且止咳作用也比较突出。对于诸多原因所致的急慢性中等疼痛具有确切的效果，比如骨质增生、骨关节炎、风湿性关节炎等。不良反应以呕吐、恶心、头昏、皮疹、排便不畅等症状为主。

4.氨酚氢可酮　内含 5mg 氢可酮、500mg 对乙酰氨基酚，氢可酮属于一种中效、半合成的阿片类止咳镇痛药物，对平滑肌、中枢神经系统具有良好的作用，镇痛效果略高于吗啡，不良反应类似于可待因。氨酚氢可酮是临床治疗非癌症的中重度慢性疼痛患者的一线药，不良反应少、安全可靠、见效快，对于创伤性疼痛、术后疼痛、骨骼关节疼痛的治疗比较适用。不良反应主要有镇静、头晕、呕吐、恶心，更甚者还会抑制呼吸。

5.氨酚羟考酮　包含 5mg 盐酸羟考酮、325mg 对乙酰氨基酚。提取于生物碱蒂巴因中的羟考酮，属于一种半合成的阿片类激动剂，主要对平滑肌、中枢神经系统进行作用，此药的镇痛机制与受体激动活性具有密切的关系。氨酚羟考酮可以发挥双重镇痛作用，即外周神经系统、中枢神经系统，而且低剂量对乙酰氨基酚、羟考酮所组成的复方制剂，还可以降低相关肝脏发生毒性的概率。氨酚羟考酮对于诸多原因所致的急慢性中重度疼痛具有良好的治疗效果。尤其是全膝关节置换术后疼痛患者，可加快其康复进程，减少并发症，提高患者满意度。对于骨性关节炎的治疗，氨酚羟考酮也可以发挥显著的镇痛作用，提高患者生存质量，改善其预后。对于爆发痛、轻中度癌痛患者的疼痛控制，临床应用也比较广泛。氨酚羟考酮药物不良反应主要有眩晕、头晕、呕吐、恶心、嗜睡、皮疹、排便不畅等，临床应用时需引起高度重视，尤其是循环减弱、呼吸抑制、休克、低血压等比较严重的不良反应。

临床治疗疼痛患者通常以药物治疗为主，用药治疗须贯彻落实有效、安全、个体化原则，合理规范用药，保证患者治疗安全，提高用药疗效，降低药物的不良反应，一直以来都是临床探索的目标。但疼痛治疗不仅局限于药物治疗，而且当用药效果欠佳时，须及时进行微创介入疗法，尽量帮助患者减轻疼痛感，而疼痛治疗的目的就是为了进一步改善患者预后，提高其生活质量。在选择疼痛治疗的药物时，需要严格按照患者的临床症状来选择，不要盲目地用药，一旦选择的药物不正确或者是用药剂量不正确会导致并发症的产生，例如恶心、呕吐、头晕、肠胃不适、便秘等，严重的情况下还可能会使患者出现休克、低血压、溶血的情况，对患者的身体造成再次损伤。因此，我们在进行疼痛治疗时，需要严格按照主治医师的要求来进行，尽可能在缓解患者疼痛的情况下，提高患者的生活质量。

### 五、OPD 外用药的选择

OPD 患者肌骨退行性疼痛多表浅，肌筋膜、骨关节或脊椎等以慢性伤害感受性疼痛、局部无菌性炎症为主要病理改变，而口服或注射使用 NSAIDs 胃肠乃至全身不良反应较多，因而外用药物为 OPD 患者特色性药物治疗选择。目前临床常见 NSAIDs 外用剂有贴、膏、擦、喷和吸等剂型；中药外用约占 OPD 体外治疗的 70%，除中药贴、膏、擦、喷剂外，洗、蒸、熏、灸及渍溃方法等，使 OPD 外用形成繁杂的体系。

西药外用以 NSAIDs 为主，除传统的消炎镇痛膏外，近年来开发推广多种创新性贴剂，药物渗透性、吸收性与均衡性显著提升，使临床效能明显增加。中药外用约占目前 OPD 综合治疗外用药的 80%，需要明确中医中药的核心是辨证施治，虽然目前西医诊断中药治疗相当普遍，但其效能如何且需要观察。因而需要临床医师从"通识、融合、标准、沟通"原则角度，除自身学习应用中医中药技术外，仍需要切实可行多学科诊疗的深入开展。

目前对中药外治 OPD 作用机制的研究已经取得了一定的进展，随着动物实验、临床试验开展的增多与深入，将为 OPD 的临床治疗提供更多可行性方案，同时也为患者提供更多选择。中药外治因其费用低、易操作、疗效确切、安全性高、不良反应少，既避免了口服药物引起的胃肠道反应，又避免了肝脏代谢的首过效应等优势而受到广大患者的欢迎。中药外治 OPD 方法多样，如中药外敷、中药热敷、中药熏洗（蒸）、穴位贴敷、中药塌渍、中药封包、中药蜡疗、艾灸等。随着科技的进步和新器材的运用，中药外治 OPD 也出现了新的形式，如超声介导、中药提取、中药超微粉等，新器材新方法的运用使得中药外治的优势得到再一次发挥。

## 六、OPD 的神经阻滞治疗

神经阻滞治疗是直接将药物注射于 OPD 相关的神经周围，药物直接作用于责任神经，暂时抑制相应的神经功能，减缓或控制疼痛，改善局部组织循环，减缓或消除局部炎性反应，达到防控疾病进展目的的方法。为医院疼痛科特色性慢性疼痛诊疗技术。近年来逐渐推广应用于社区、乡、镇，甚至个体诊所。尤其是随着肌骨超声技术的推广应用，精准注射治疗显著提升治疗效能。

OPD 神经阻滞治疗用药基本以低浓度的局部麻醉药为主，复合针对性药物。利多卡因为临床应用最广泛的局部麻醉药，作用于细胞钠 - 钾 -ATP 通道，抑制钠离子内流，抑制或阻断细胞动作电位的生成，减缓或阻断神经传导，达到控制疼痛与改善局部循环的作用。利多卡因尚有明确的消炎镇痛、抑制微生物代谢和调控心脏神经兴奋传导的作用。OPD 患者神经阻滞治疗包括末梢和神经干、束、根注射治疗，多以低浓度注射为主，利多卡因浓度控制在 0.1% ~ 0.5%，极少高于 1%。利多卡因为疼痛诊疗中钠离子通道抑制剂代表性药物，除神经阻滞诊疗外，持续低浓度静滴、高浓度贴剂或喷雾剂治疗带状疱疹性神经痛。

糖皮质激素如地塞米松、倍他米松、氢化可的松、泼尼松龙等既往这肌骨疼痛"封闭"治疗的基础用药，目前仍是 OPD 重要的辅助药物，具有消炎镇痛、减轻局部组织水肿、抑制体液细胞免疫和细胞功能代谢的作用。同时，糖皮质激素明确为肌骨代谢抑制剂，通过扰乱肌骨代谢密切相关的性腺激素代谢，抑制肌骨相关生长因子与肌肌蛋白等致骨质疏松。因而，近年明确仅用于有明确肌筋膜炎或肌筋膜疼痛综合征，局部炎性反应明确的局部注射或椎源性疼痛患者神经根注射治疗。

维生素类注射液如维生素 $B_1$、维生素 $B_6$、维生素 $B_{12}$ 及甲钴铵为 OPD 神经阻滞治疗的基础性辅助用药，但检索文献尤其是相关指南共识均认为局部注射维生素缺乏循证医学证据。MPS干针穿刺与局部注射治疗对比观察疼痛程度、复发率与中远期生活质量，注射疗法虽然在责任病灶消除及即时疼痛缓解等评价指标有数字上的优势，但差异并无显著的统计学意义。若病理生理分析确实存在感觉神经病理损害，有显著的神经病理性疼痛者维生素类药物注射疗效显著优于安慰剂组。因而，临床药物选择宜有明确的病理生理依据。

臭氧为不饱和的 $O_3$ 分子活性物质，具有强效氧化还原剂作用，明确有消炎镇痛、改善微循环、增加局部组织氧供和去除炎性物质的作用。已经成为临床重要的绿色治疗技术。臭氧或臭氧注射用水神经阻滞治疗为近年重要的 OPD 局部注射治疗广泛。单一臭氧气体注射因强效氧化还原反应而产生刺激疼痛，增加局部的痛苦；而臭氧注射液减缓局部臭氧释放及注射用水的中介作用，刺激性疼痛减缓但效能下降。因而，对局部肌筋膜炎、MPS与神经干、束、根粘连诱发的神经病理性疼痛，倡导用低浓度的臭氧气体注射，缓解低压高容量注射可取得较好的镇痛效果。

中药针剂如红花丹参注射液、川芎嗪注射液、当归注射液等均在 OPD 相关疾病治疗中有大量的应用与临床研究。中药针剂多为单味中药的有效化学成分的提取物，以改善局部微循环、促进神经功能恢复与消炎镇痛为主。因中药针剂不良反应及适应证等因素，特别是严格处方说明书使用要求，近年中药针剂的应用显著减少。

需要注意 OPD 神经阻滞治疗不同于传统的"封闭"，是明确将药物注射于责任病灶支配的感觉神经周边，调控现任感觉神经功能阻断慢性疼痛的疼痛信号传导导致的中枢或外周疼痛敏化。即使局部痛点注射，神经阻滞注射治疗倡导注射于责任病灶周边组织，多采取局部神经阻滞麻醉的注射法而非浸润性注射法。同时明确"封闭"注射以糖皮质激素为主药，虽然可获得显著的即时镇痛效果，但中远期不良并发症显著，近年医患双方均有摒弃"封闭"注射治疗的趋势。

## 七、腔隙注射治疗

腔隙注射是指将药物直接注射于关节腔、椎间孔外口、椎管内硬膜外间隙甚至是蛛网膜下腔，药物直接作用于责任病灶表面或病理组织内，获得预期治疗效果的方法。其中以关节腔尤其是膝关节腔注射应用最为广泛。传统以低浓度局麻药、维生素注射液与糖皮质激素为主的消炎镇痛液为辅的关节腔或硬膜外间隙注射为疼痛科神经阻滞治疗的特色技术，随着骨质疏松病理生理研究深入，糖皮质激素不良反应认知深入，近年有被臭氧注射液替代的趋势。同时，传统的透明质酸钠与新推广的富血小板血浆逐渐成为腔隙注射治疗 OPD 的重要技术。

1.透明质酸钠（HA） 关节软骨退变基础是软骨基质黏多糖类及硫酸软骨素减少，可造成软骨营养不良和基质破坏。HA 是关节滑液的主要成分，可与蛋白质糖亚单位结合构成蛋白质多糖聚合物，参与构成软骨基质，是软骨基质的主要成分。采用关节腔内注射 HA 可有效预防软骨基质破坏，促进软骨细胞合成胶原，抑制炎症反应，增强关节液的黏稠性和润滑功能，从而保护关节软骨、促进关节软骨的愈合与再生，能有效缓解疼痛，增加关节活动功能。HA 注入关节腔，覆盖在软骨表面，在软骨退变时，可以进入软骨基质并与基质中的蛋白多糖形成聚合物，阻止蛋白多糖从软骨中逸出；提高关节液黏弹性，增加其润滑能力；能刺激在 OA 时功能低下的 B 型滑膜细胞恢复其合成正常 HA 的能力；能抑制关节内痛觉神经的传导，有一定的镇痛功能；能刺激软骨细胞合成蛋白多糖，并抑制某些 MMP 合成；能抑制 OA 软骨细胞的凋亡。HA 能阻止软骨的进行性破坏，而且这种能力与透明质酸分子量有关，分子量越大，延续 OA 进程的能力就越强，这与临床上高分子量 HA 疗效优于低分子量 HA 相一致。HA 的润滑及软骨保护及促进修复的作用，主要是透明质酸抑制 OA 时软骨基质发生降解，向滑液中释放蛋白聚糖片断；对 PGA 的生成和降解具有重要作用；同时具有拮抗关节软骨炎性反应形成中缓激肽，缓解 OA 的疼痛程度。

2. 富血小板血浆（PRP）　定义为血小板浓度高于生理基线的自体血。它通过离心分离血液来获得。近年来，由于潜在增强软组织愈合的能力，PRP 注射治疗肌肉骨骼疾病备受关注。PRP 治疗肩袖损伤、膝骨关节炎、尺侧副韧带撕裂、外侧上髁炎、腘绳肌损伤和跟腱病变均有效。尽管机制仍不清楚，通常认为 PRP 促进内源性愈合过程。PRP 通过从血小板释放的一些蛋白质和生长因子刺激参与再生细胞的聚集、增殖和分化而完成愈合。不仅如此，血小板含有抗菌蛋白，能够迁移到损伤部位。血小板释放的生长因子包括血管内皮生长因子（VEGF）、表皮生长因子（EGF）、转化生长因子（TGF）β-1、血小板源性生长因子（PDGF）、肝细胞生长因子（HGF）、胰岛素样生长因子（IGF）-1、碱性成纤维细胞生长因子（bFGF）和结缔组织生长因子（CTGF），它们可显著促进组织增殖。这些由 PRP 中浓缩血小板产生的生长因子，可恢复肌骨退变性病理生理功能，包括退变椎间盘的细胞外基质的完整性。这些血小板可以释放细胞因子、趋化因子和趋化因子受体，并因此调节炎症反应和组织学愈合的免疫学方面，促进组织愈合。血小板还能阻止抗炎细胞因子引起的过量白细胞募集，从而广泛应用于 OPD 的诊疗。

3. 自体骨髓间质干细胞（BMSCs）移植　BMSCs 具有多种分化潜能，能够向成骨细胞、软骨细胞、脂肪细胞分化；能分泌多种成骨活性因子，是一种增殖能力较强，存在于骨髓非造血组织中的多能干细胞，肌骨细胞老化相关的多条信号通路的转导途径，诱导 BMSCs 的衰老、凋亡，削弱其增殖和成骨分化能力，导致成骨细胞生成减少、骨量降低，使骨重建失衡。氧化应激、肌骨细胞老化及炎性反应等通过对相关分子和信号通路的调节导致了骨重建的生理过程中 BMSCs 成骨分化减弱、成骨细胞的生成减少、骨细胞凋亡增加、破骨细胞活性增强等细胞增殖分化的改变，介导了 OPD 的发生发展。近年在急性心肌梗死、糖尿病足、晚期肝纤维化和血液病自体 BMSCs 移植术基础上，中晚期骨性关节炎、间盘炎、股骨头坏死等 OPD 相关疾病 BMSCs 移植研究增多，部分技术应用于临床诊疗。

## 八、神经介质镇痛药

γ- 氨基丁酸受体被认为中疼痛调控中枢，γ- 氨基丁酸自然为神经介质，慢性疼痛刺激使其兴奋性增强而易产生中枢性疼痛敏感，同时诱发慢性疼痛的心理障碍，扰乱中枢神经交感神经介质的释放，加重身体微循环障碍与神经性腺轴功能的抑制，诱发或加重慢性疾病的进程。加巴喷丁是一种传统的 γ- 氨基丁酸受体激动剂，新型制剂用于治疗神经病理性疼痛的药物，但其缓解疼痛的机制尚不明确。国际疼痛研究联盟明确将普瑞巴林治疗、加巴贡丁等神经介质镇痛药纳入神经病理性疼痛效果显著，可作为一线药物。患者使用普瑞巴林后，采用 NRS 量表对其疼痛程度进行评价，评价结果显示相比治疗前疼痛评分明显更低，提示普瑞巴林可有效缓解患者疼痛症状。疼痛程度减轻后，患者睡眠质量会相应改善，使疼痛对患者睡眠的影响明显变小，焦虑、抑郁程度也有显著改善。

## 九、抗抑郁药的合理选择

OPD 产生的慢性疼痛不但会影响患者的生理功能，还产生较严重的负性情感（如焦虑、抑郁），降低患者的生活质量。传统认为椎间盘突出症与脊椎骨质增生卡压神经方产生不同程度的神经病理性疼痛，近年来基础与临床均明确指出，早期 MPS 与晚期骨质增生或椎间盘突出症，不但炎性水肿、肌肉张力异常或椎间孔解剖结构异常会卡压感觉神经，OPD 全程肌骨细胞释放化学介质，刺激感觉神经均可出现神经病理性疼痛。而且加之慢性疼痛对生理功能的内稳态、心理能力健康及角色能力的影响，均可诱发心理疾病且触发感觉神经功能异常而产生神经病理性疼痛。伴有严重情感障碍的慢性疼痛，需要复合抗抑郁药物治疗并施行周期性的症状评估。临床上经验性应用抗抑郁药可改善神经病理性疼痛，并已经作为二线用药。抗抑郁药物正在系统、广泛地应用于各种慢性神经病理性疼痛的治疗。早期的研究认为，抗抑郁药对慢性疼痛治疗的作用以中枢活性为主（如脊髓、海马），而最近越来越多的研究证实抗抑郁药存在外周镇痛机制，主要包括阻断去甲肾上腺素、抑制 5- 羟色胺再摄取、直接或间接激活阿片受体、抑制组胺、抑制胆碱能、抑制 5-羟色胺能和 NMDA 能受体，抑制离子通道活性并阻止腺苷的再摄取，两者存在交叉性。

## 十、中枢性骨骼肌松弛药

替扎尼定作为中枢 $\alpha_2$ 肾上腺素受体激动剂，一方面在脑干和脊髓水平抑制肾上腺素，抑制多突触反射，解除肌肉痉挛，改善血流循环，打破疼痛环路，有效缓解疼痛；另一方面抑制脊髓后角伤害性刺激的传导，产生 $\alpha_2$ 受体激动剂特有的抗伤害感受作用，独立镇痛。大脑的蓝斑中有最大的去甲肾上腺素能细胞群，目前已知它对睡眠有调节作用，而且这可能是 $\alpha_2$ 肾上腺素能受体激动剂产生催眠作用的主要位点。即使是镇静作用非常突出的 $\alpha_2$ 受体激动剂，在单独使用时也不会引起明显的呼吸抑制，即便是过量应用后，也不会像阿片类药物一样可能对呼吸造成抑制。同时，替扎尼定的镇静作用有助于改善失眠症状。替扎尼定治疗肌筋膜疼痛综合征，VAS 疼痛分值明显下降，生存质量改善显著，特别是在失眠、日常生活能力方面。同时，研究中没有报告严重的不良反应。治疗有关的不良反应轻微，停药后即可恢复。其中嗜睡的不良反应报告最多。但是由于肌筋膜疼痛综合征患者本身就可能有失眠症状，嗜睡对患者来说可能正是需要的。这些结果证明，替扎尼定对 MPS 的治疗安全有效。

## 十一、OPD 联合药物治疗选择

OPD 慢性疼痛的机制尚不清楚，但一般伴随神经系统兴奋性的升高，因此抗惊厥药、抗抑郁药及阿片类药物均能产生一定的镇痛效果。许多治疗慢性疼痛的药物都是中枢神经系统抑制剂，可能会损害患者的能量代谢，记忆和运动能力。临床上常采取减少剂量的方式去减少单一药物制剂引起的不良反应，但剂量减少也会导致镇痛效果降低。理想情况下，如果联合应用第二种药物能在不良反应不累加的情况下增加镇痛效果，将会使得患者能够使用最低剂量的药物而获得最佳疗效。药物联合使用在急性疼痛的治疗方面有广泛的循证依据，对于慢性疼痛很有可能也是适用的。

大多药物单独使用只对少部分慢性疼痛患者效果良好。在研发出更有效的药物之前，现有药物联合使用有助于提高慢性疼痛治疗的有效率；药物联合治疗的另一个原因是它可以针对引起疼痛的不同机制而发挥作用。比如，一个慢性后背痛的患者其疼痛可能也包含病理性神经痛或者炎性痛的成分，因此药物联合使用将有效提升其整体治疗效果。临床调查研究发现，1/3 ~ 1/2 的 OPD 慢性痛患者同时服用一种以上的镇痛药物。因此，针对特定类型的慢性疼痛有必要进一步研究以确定最佳的一线药物联合治疗方案，从而引导医师对慢性疼痛患者进行合理的药物治疗。不同类型 OPD 慢性疼痛的药物联合治疗有：

（1）神经病理性疼痛：国际疼痛研究学会将神经病理性疼痛定义为"由躯体感觉系统的病变或疾病引起的疼痛"，它包括中枢神经系统疾病相关的疼痛（如脊髓损伤疼痛、多发性硬化症疼痛，脑卒中后丘脑痛）和外周神经系统疾病相关的疼痛（如糖尿病神经病变、带状疱疹后神经痛和三叉神经痛）。三环类抗抑郁药和加巴喷丁是治疗神经病理性疼痛的一线药物，也是临床上经常联合使用的组合之一。这两类药物的作用机制完全不同：加巴喷丁是 $\gamma$- 氨基丁酸的类似物，通过与电压依赖性钙通道的 $\alpha_2\delta$ 亚单位结合产生抗痛觉过敏效应；而三环类抗抑郁药有多种作用机制，包括去甲肾上腺素和五羟色胺再摄取抑制作用，这两类药物联合使用产生互补作用，使镇痛作用叠加。另外，阿片类和加巴喷丁的联合使用也常见于慢性神经病理性疼痛的治疗。

（2）关节痛：外周神经系统和中枢神经系统的敏化与关节疼痛密切相关。药物联合使用治疗关节疼痛有效，例如曲马多和对乙酰氨基酚和 / 或非甾体类抗炎药联合应用可有效缓解风湿性关节炎导致的关节疼痛。前期研究验证，确诊 KOA 患者非甾体抗炎药 + 阿仑磷酸钠 + 辨证中成药联合用药较消炎镇痛药加中成药治疗组膝关节无痛时间、3 个月后停药后疼痛复发时间、疼痛 NRS 评分（尤其是 WOMAC 评分）均有极其显著的改善。

（3）背部疼痛：最常见的一类是慢性疼痛，慢性后背痛往往继发于神经性或者伤害性疼痛。阿片类药物和对乙酰氨基酚的联合使用能有效缓解慢性背部疼痛。但因为阿片类药物的依赖性及成瘾性，近些年长期使用阿片类药物治疗后背痛的相关研究明确显示可显著增加药物依赖与成瘾性，且阿片类药物引发的胃肠道不良反应显著降低生活质量，且明确为全身肌骨代谢疾病的病因，因此医师在开具处方时要特别谨慎。一篇综述显示，短期使用阿片类治疗后背痛只有中等程度的效果。有研究发现，曲马多和非甾体抗炎药治疗后背痛的效果没有显著差异。而另一项研究比较了去甲替林、吗啡及两种药物的联合使用和安慰剂的差别，发现各组均无显著的治疗效果。所以，目前整体上 OPD 患者不提倡使用阿片类镇痛药。而应用消炎镇痛药 + 肌松剂 + 抗骨质疏松药三联合用药多可取得良好镇痛效果。辅助自我管理为基础的运动康复 + 疼痛管理几乎所有患者均可有效控制疼痛。

（4）纤维肌痛：是一类中枢性疼痛障碍，以广泛性的全身疼痛为特征。纤维肌痛常伴有劳累、睡眠障碍、记忆和情绪障碍等典型特征。治疗诸如此类的多基因慢性疾病时，在不加重中枢神经系统症状的前提下，怎样联合使用药物才能使治疗更加有效是当前的一个重要问题。药物联合使用治疗纤维肌痛的研究目前相对较少，阳性的临床试验包括曲马多与乙酰氨基酚的组合、环苯扎林和氟西汀的组合、普瑞巴林与喹硫平或曲唑酮的组合，以及氟西汀与阿米替林的组合。

## 十二、心理治疗

OPD 持续疼痛常伴随睡眠紊乱、情绪障碍，甚至行为障碍等，这使得心理干预成为一种潜在的治疗手段。目前，认知行为疗法（CBT）是慢性疼痛的一线心理治疗手段。CBT 强调于通过患者的自我管理来改善其生存状态，它教给患者如何实现自我放松、认识和消除负面评价、消除恐惧等方法和技巧。CBT 已被证实有助于疼痛、抑郁、焦虑、失眠等症状的改善。与单独锻炼相比，CBT 与锻炼相结合能更有效地改善慢性后背痛患者的恐惧情绪及痛觉感受。也有研究表明，CBT 及其他的心理治疗手段对于疼痛、情绪和行为的调节作用有限。关键是个体患者对 OPD 慢性疼痛的健康认知与能力健康培育的时机把握。

现代系统论认为：系统中各个部分是相互作用的，一个部分出现问题，会影响其余部分，进而影响系统的有序性，从而降低整体功能。整体系统治疗法以现代系统论为基础，主要观点认为：人体是一个整体，一个系统。身体某一关节出现病变，会破坏机体整体力学的协调性，进而降低机体整体的功能。当膝关节出现骨性关节炎后，下肢整体力学轴线发生改变，下肢整体力学失去平衡。研究表明，膝骨关节炎患者在动态平衡和移动能力都显著下降，并且产生有较高的跌倒风险。整体系统治疗法将下肢视为一个整体，通过平衡训练能提高下肢整体力学协调性，促进下肢力学结构产生新的平衡。而有研究证实，平衡训练能明显改善膝关节病变后的膝痛症状、平衡能力、身体功能和对运动的恐惧。

另外，整体系统治疗法强调加强髋踝关节功能训练。整体系统治疗法认为，人体做为一个整体，一个系统，当身体某一关节出现病变时，由于整体力学失去协调性，随着病变的发展，会进而影响邻近关节的正常结构，从而降低邻近关节的功能。相反，如果一个关节出现病变，通过对邻近关节进行康复功能训练，能促进整体力学获得新的协调和平衡，进而改善病变关节的临床症状。因此，对于膝骨关节炎患者，加强髋踝功能训练能促进下肢获得新的协调性，从而改善膝关节的功能。

（程　芳　史计月）

## 第三节　骨质疏松疼痛病的围术期管理

包括疼痛微创介入手术在内的手术治疗为 OPD 重要的治疗方法，围术期综合治疗则是 OPD 整体防控效能的关键环节。加速康复外科（ERAS）是基于循证医学证据的一系列围术期优化措施，降低手术患者围术期的生理及心理创伤应激，减少并发症及缩短住院时间，达到促进患者术后康复目的的围术期管理新模式。该理念融合了麻醉、护理、康复、外科，以及营养等多学科理念。快速康复外科指采用证实有效的围术期多模式优化管理措施，降低外科应激反应，降低术后疼痛，加速康复进程，为当下 OPD 手术诊疗的基本内容与围术期管理的前沿技术奠定基础。

### 一、健康评估与健康教育

ERAS 需要患者具备相对健康的身体，能够耐受相应手术与麻醉刺激，确保健康医疗质量与安全。传统术前评估以诊疗疾病病情与重要脏器功能评估为主，ERAS 明确关注患者营养、体能、心理、角色与环境整体健康问题。因此，应用健康管理技术，通过书面或面对面沟通方法全面健康危险因素识别、评估基础上实施系统病史问询与查体，进行整体健康评估，不但需要对重要脏器功能与责任病灶手术的相关风险进行评估，尚需要对患者健康认知、保健能力与角色适应进行评估。

重要脏器功能与营养、体能密切相关，是术前评估的重要内容。现行管理政策与制度下，需要通过体能活动试验，如蹲立试验、60m 或 200m 运动试验进行综合评估。OPD 手术者则需要更加关注机体运动功能的评估，需要关注的是骨质疏松临床识别、评估与干预能力显著不足，而与骨质疏松密切相关的肌少症、肌筋膜炎，特别是慢性疼痛等影响手术、麻醉安全的体质耐受问题尚未纳入术前评估视野，需要 OPD 手术治疗的相关专业医师重视。肌骨一体防控理论明确肌骨运动与功能代谢受神经—心血管—免疫等身体的整合调控体系控制，而心理—环境—角色适应直接影响大脑意识的神经调控；筋膜链为基础的肌骨力学轴线丰富了神经运动整合的内涵，使骨科、疼痛科医师更加关注围术期体位摆放相关的运动锻炼与术后运动康复问题，使术前运动能力评估的重要性进行提升。

呼吸功能为术前评估的关键内容。传统呼吸功能试验如屏气试验、吹气试验、肺功能检查与动脉血气分析虽然十分重要，但对呼吸力学评估尚缺乏实用技术，多与运动试验整体分析。即便如今肺 CT 薄层扫描与动态肺功能检查应用，对术前肺功能评估理论有好的提升。真实临床，疼痛微创介入治疗时代，清醒手术或辅助镇静麻醉下，整体肺功能扰乱轻微，使手术治疗团队降低了呼吸功能的评估，增加术后康复的风险。OPD 手术患者以老年人为主，肺功能退化是自然现象，低氧代谢明确为肌骨代谢基础病因，是围术期骨质疏松病理代谢加倍损害的重要因素，而成为中远期康复及手术质量的基础影响因素。术前医护合作在有限的时间内进行肺部理疗与肺活量锻炼即吹气球、间断低流量吸氧与胸部运动康复，不但是术前动态肺功能评估的窗口，也是术前准备的重要内容。

患者亲属健康评估为 OPD 防控理念下，围术期管理的重要内容。既往围术期管理患者亲属主要作用是病情风险与手术麻醉的知情同意。而以患者健康为中心的团队健康管理服务中，患者亲属是患者诊疗风险与康复治疗的重要成员。在对患者进行健康评估过程中需要明确对患者监护人及直系亲属进行针对性健康评估，尤其是涉及患者营养、运动、心理、环境与角色健康维护问题，亲属特别是直系亲属是难以替代的作用，需要对患者体能、心理状态、保健能力、角色适应等密切相关的健康问题进行评估，重要是明确患者亲属在患者围术期能力健康的正性或负性作用，是否需要针对性健康指导甚至社会健康管理的协调配合。健康认知评估是患者健康的基础，针对患者亲属心理—思想道德—环境—角色的适应性评估，不但是 ERAS 适应证评估的基础，而且也是术后中远期康复的保障。

在健康评估的基础上实施针对性健康教育是医患沟通、患者参与患者安全与保健技术培训的基础。从 OPD 相关手术角度，宜重点关注：

1. 术前教育　首先做好患者术前入院宣教及相关指导，包含各项检查前注意事项的宣教，训练床上大小便及卧位更换，指导患者有效咳嗽方法及扩胸运动等。其次为心理干预，结合患者年龄、性别、职业、文化程度、民族、婚姻状况等拟订护理计划，及时运用心理护理的方法、手段解决或缓解患者存在的心理问题，充分发挥其主观能动性，在实施心理护理过程中，护理人员必须有高度的责任心和良好的沟通能力，才能建立良好的护患关系，达到心理护理干预效果。

2. 麻醉安全教育　手术与麻醉是 ERAS 两个关键环节，不单是手术麻醉方法与技术，重要患者生理功能稳态维护与风险的防控。患者术前心理恐惧紧张、睡眠障碍、饮食失调与术前用药失误等均可增加麻醉风险甚至生命的风险。一般术前 24 小时麻醉科医师、手术室巡回护士、病房主管医师与责任护士等直接责任医护有效沟通基础上，麻醉医师评估术前病房准备内容达标基础，重点进行生理内稳态、重要脏器功能与心理压力、角色适应等进行评估，针对性向患者讲解手术麻醉拟定方法、可选方案、主要风险及防控方法；并可应用图片、视频甚至直接参观手术室使患者熟悉手术室环境。针对患者心理评估情况下，下达麻醉前用药医嘱，调整术前慢性病主要用药。指导责任护士做好患者术前 24 小时营养饮食、睡眠质量与体能活动等密切相关的护理工作。关键是明确术前 24 小时呼吸功能保健、营养饮食质量与时机、睡眠保障与心理疏导、角色适应与社会关怀等环节质量管理。

3. 术后教育　明确 ERAS 管理路径与 OPD 手术质量标准情况，针对患者术后情绪、疼痛、体力等各项情况，严格按照健康教育路径的各项内容进行指导、协助，内容大体包含：体位、疼痛管理、踝泵运动、股四头肌运动、髋部伸屈运动、髋关节外展运动、直腿抬高运动、借助行器行走练习、出院指导等。早期进行康复锻炼可以达到改善和增加局部血液循环、增加肌肉力量、预防肌腱及关节囊粘连和挛缩、软化瘢痕、恢复肌骨活动等作用。由于传统的疾病诊疗模式对于手术各阶段医护流程及方法指导不够明确，且医护对患者的康复锻炼指导是随机进行，流于形式，无具体举措，相应的专科知识缺乏，没有达到真正意义上的医护合作从而获得医疗组的专业指导意见，患者康复锻炼指导很难达到预期效果。慢性病防控新时代健康医疗模式下，实施围术期健康教育路径管理，要求由高级职称的专科医师和专科护士共同反复讨论、试行、修改直至完善，是针对某一特定手术拟定的适当、有序、具有时效性的康复护理计划，目的是加速患者康复并减少医疗和人力资源浪费，使患者获得最佳的医疗护理质量。

从患者入院到出院，以时间为纵轴，针对入院宣教、检查、用药、术前指导、术后护理、饮示指导、功能锻炼和出院指导等方面制订一系列护理计划，以表格形式呈现。这种方法使康复治疗措施能够有效施行并得到效果评价，提高患者进行早期功能锻炼的依从性，患者能够主动早期下床活动，积极功能锻炼，有效预防了深静脉血栓等卧床并发症的发生率，达到快速康复的目的。应用 Harris 评分和 OHS 评分优化围术期健康教育管理，体现了围术期健康教育路径在促进患者早期功能康复方面的优势。

## 二、术前准备

营养饮食、心理睡眠、环境适应、院感防控、血液管理与生理稳态的调控等 ERAS 基本的术前准备项目，汇总近 5 年 ERAS 国际前沿研究资料，针对 DRGs 新时代 OPD 患者围术期实用技能需求，认为需要注意的是：

1.营养饮食　营养评估与准备是 ERAS 最基础的内容，也明确适应证评价内容。肝肾功能检查、肌肉质量评估与人体成分分析为营养评估的内容。OPD 患者几乎均存在不同程度的营养问题，但多影响 ERAS 手术麻醉安全，即使显著的营养不良、电解质紊乱、重度贫血或低蛋白血症等营养禁忌指征，也多可快速矫正，基本依据常规治疗即可。需要改变理念与实施技术的内容是针对性营养管理。

营养管理是指在营养评估基础上实施针对性营养认识、风险干预、营养治疗与营养保健，维护身体健康营养功能的过程。OPD 围术期管理多不涉及胃肠及肝肾功能，患者自身也多有"相对正常"的营养饮食习惯，因而 OPD 临床诊疗医师营养治疗与管理尚未引起重视。多篇流行病学调查文献显示，80% 左右的 OPD 患者存在营养不良问题，且与围术期并发症如术后感染、伤口延迟愈合、压疮及住院时间延长等密切相关。对此需要加强 OPD 住院患者的营养评估、营养饮食指导与针对性营养治疗。ERAS 术前准备阶段营养治疗对比研究，针对术前 48 小时的营养治疗可使术后感染下降 80%、体能恢复时间缩短 90%，显著提升患者术后康复的信心；在缺失术前护理营养饮食指导下，亲属辅助营养矫正也可使术后感染减少 60%，且对术后中远期营养保健具有极其显著的促进作用。

2.生理内稳态调控与重要脏器功能的维护　无论手术大小对患者而言都是人生健康的重大事件，是生理内稳态、心理应对与角色适应的重大挑战。自然也是临床医师健康医疗安全管理的重大环节质量安全管理的焦点。所以，针对不同手术预期对个体生理内稳态的影响，均明确相应的术前常规检查检测指标与特异性辅助检查项目。随着现代麻醉与微创手术技术的快速进展，麻醉期生理功能维护特别是血液管理、体液维护与重要脏器功能维护技术基本成熟；微创手术技术的快速发展，尤其是腔镜手术的实施，手术创伤显著降低，使整体手术麻醉质量显著提升。OPD 手术与麻醉同样受益。浏览最新 ERAS 研究文献，结合 OPD 手术患者生理内稳态特点，认为术前重点关注：

（1）重要脏器功能的评估与针对性运动康复：OPD 手术患者以中老年为主，手术麻醉的风险不在 OPD 相关疾病而在身体重要脏器功能的衰退，尤其是基础疾病的病情程度。术前均常规进行心、肺、肝、肾、脑等重要脏器功能检查检测，同时需要临床医师通过体能与运动评估评价重要脏器功能的承受度与可能的风险。影像检查与血液检测功能评估多为静态，临床医师需要通过患者日常行为活动与特定的体能运动评估对重要脏器功能进行评价。OPD 手术患者因躯体或四肢疾病，多难以适时进行步行为基础的体能运动评估，多需要问询疾病前或住院前体能指数情况，而针对性肢体肌力评估、抗阻力评估与负重持续时间评估等评估方法具有一定的替代作用。

心肺耐受力是围术期医疗质量安全的核心内容。在针对性辅助检查检测基础上通过相应的保健技术培训，自患者入院治疗 24 小时即开始定时运动康复锻炼辅助胸部理疗、间断性低流量吸氧等能够一定程度提升围术期心肺耐受力，提升身体防御能力，防控术后感染，促进术后康复。如老年 OPD 患者手术前 48 小时给予扩胸、胸背推拿按摩与手法治疗与针对性吹气球、屏气锻炼，能够显著提升患者麻醉诱导时动脉血气分析中动脉血氧分压，尤其是困难气道气管插管时间，且气管插管过程动态心电图心肌缺血改变的比率显著降低。而同期对比观察脊椎 OPD 手术患者术前 72 小时四肢抗阻力训练者，围麻醉期持续动脉直接测压状况下全程平均动脉压及每 15 分钟时间段动脉收缩压波动的平均差值显著低于常规术前准备组。说明术前功能康复训练不但提升 OPD 防控质量，而且显著改善围术期重要脏器维护的质量水平。

（2）围术期共病用药的调控：OPD 手术患者术前确诊心脑血管病、糖尿病、慢性肺病、肿瘤或肝肾疾病等共病比率较高，且多数患者同时服务多种防控药物。虽然近些年麻醉前用药理念与高危药物管理显著放宽，但相关风险仍然存在。如长时间口服肠溶阿司匹林、肾上腺能受体阻滞剂降压药、胰岛素注射液、甲状腺功能补充剂、抗凝血类药物等均为术前调控。75 岁以上心肺功能障碍、高血糖调控不理想、术前肺功能不全尤其是并存肺感染、深静脉血栓高危患者、肝肾功能不全或中枢神经脱髓鞘改变等患者宜通过 MDT 团队进行会诊，协商确定术前调整用药方案。

OPD 患者确认骨质疏松为核心病理改变，国外有术前针对性选择促骨合成药物、抗骨吸收药物单一或联合用药报道；国内因对骨质疏松诊疗共识与医保政策的理解差异，OPD 相关疾病特别是脊椎骨质疏松性压缩骨折和股骨颈脆性骨折患者抗骨质疏松用药尚未纳入术前常规用药管理。抗骨质疏松药物，尤其是目前常用的钙剂、维生素 K 等既往为常用凝血药物，术前常规应用是否增加血栓形成的风险有待观察。

（3）心理与睡眠调控：心理恐惧、紧张、焦虑并诱发显著的失眠是直接增加手术麻醉风险因素，且与术前心脑血管疾病、糖尿病、慢性肺病及免疫性疼痛等与生理应激反应密切相关的疾病病情波动关系甚密。患者对疾病诊疗知识缺乏、对预期手术麻醉风险缺乏正确认知、长期慢性疼痛导致心理疾病或慢性疼痛疾病导致的角色失独、环境生疏或缺乏基本的社会关爱等为心理障碍与失眠的重要原因。OPD 患者术前慢性疼痛仅是基础诱因。因而重点是入院时对患者心理障碍的识别、评估与干预。既麻醉前用药辅助镇静催眠药物，尤其是苯二氨䓬类镇静药辅助麻醉镇痛药时发生呼吸抑制的风险较高，近年较少使用；传统用抗胆碱类药物同样因安全性与效价比因素近年也基本放弃。除少数重大创伤性手术如椎体置换术术前仍使用强效镇痛药吗啡外，麻醉前用药基本取消。但术前 24 小时心理调控与有效睡眠用药需要病房主管医师给予关注。一般责任护士心理疏导与亲属关爱不能有效消除或缓解恐惧、紧张、焦虑心理，不能有效睡眠则均应给予艾司唑仑或氯硝西泮口服，效果不佳者可肌注氯丙嗪 12.5mg。有显著疼痛者宜肌注非甾体抗炎药或中药镇痛剂，明确为显著的神经病理性疼痛，NRS ＞ 7 则可皮下注射吗啡5 ～ 10mg。确保患者术前 24 小时，尤其是术前 12 小时内有效睡眠时间在 6 小时以上。最佳是自然睡眠，可使身体生理内稳态有效调整，紧张的心理得以休息，神经功能调控有效优化。

（4）肌骨代谢营养储备与应激防控：围术期应激是导致机体内环境发生改变的重要因素，这些应激事件包括术前过长时间禁饮、禁食，术前焦虑、术前灌肠处理、气管插管，外科创伤及疼痛，外科失血，低血容量，缺氧及二氧化碳蓄积，电解质紊乱，严重低血压或高血压，急性术后疼痛等，有效管控上述应激事件是维持机体内环境稳定的基础。

围术期应激事件后，机体会以快反应系统和慢反应系统激活表现出来。快反应系统是以大脑蓝斑核团介导的儿茶酚胺系统激活为特征、心率增快及血压增高为表现的生理反应，过快心率和高血压如果没有得到及时发现和有效处理，可诱发急性心肌损伤、急性心肌梗死，并提高患者围术期死亡率；全身小动脉收缩，导致组织血供下降及组织氧供需失衡，进一步导致代谢性酸中毒，血乳酸水平升高。如果快反应系统没有得到有效管控，会继发慢反应系统的激活，慢反应系统激活是以下丘脑—垂体—肾上腺皮质轴（HPA 轴）激活为特征，表现为体内各种神经内分泌激素出现改变，最典型的表现为血液胰高血糖素水平增加，胰岛素水平降低，结果是患者在经历外科创伤后出现应激性高糖血症。应激性高糖血症对机体术后转归的影响并没有得到临床医师的高度重视。术前无糖尿病的 OPD 患者，术后血糖水平＞ 10mmol/L 即视为应激性高糖血症；发生围术期应激性高糖血症患者术后伤口感染的发生率高达 21.2%，而无围术期应激性高糖血症患者术后伤口感染发生率仅为 3.8%。应激性高糖血症可显著延长患者术后的住院时间，平均为 9.7 天，并且使围术期死亡率增加 2 ～ 5 倍。因此，有效管控围术期应激性高糖血症可以有效降低患者术后感染的发生率，并加速患者术后的康复，降低并发症发生率和死亡率。

## 三、血液管理

围术期血液管理被视为核心安全质量管理措施。随着血液管理技术与手术技能的提升，围术期输血比率下降，特别是血液保护技术的应用，异体输血比率仅相当于 20 年前的 10% 左右。而术前血液质量评估与针对性准备措施发挥着难以替代的作用。血液质量评估包括血液有形细胞质量与功能、血液流变力学与渗透压等，目前临床偏重于血常规、凝血功能与血气分析检测评估，尚未常规开展流变力学与血液渗透压评估。但常规检查评估同时应有相应的血液管理理念。严格依据手术用血法律法规标准，并整体健康评估基础上实施个体化术前准备。心肺功能是术前血液管理评估的重点，而体能评估则是真实心肺功能评价的根基。OPD 患者慢性疼痛是影响个体体能运动测试的重要因素，需要通过健康危险因素识别与评估，评价术前 3 个月内非疼痛状态下体能运动水平。术前 48 小时评估健侧肢体或远隔组织的运动能力为 OPD 术前卧床患者心肺功能及运动能力的有效方法。

术后持续或间断低温冷敷为 OPD 患者术后血液管理的的重要措施，也是术后疼痛管理的基础内容。受环境、心理、角色与局部神经血管整合因素影响，确定术后冷敷者宜纳入术前血液管理准备内容，需要责任医护对术后冷敷的方法、目的、注意事项进行针对性健康指导，并于术前 48 小时进行验证观察，评价局部冷敷对远端组织血氧供应的反应及个体耐受程度。部分患者术前冷敷加剧现任病灶缺血，可加剧术前疼痛程度，多数患者责任病灶周边组织反应性炎性水肿，冷敷后水肿减轻，可改善局部疼痛程度。关键是术前适应性冷敷能够使患者熟悉冷敷保健技术方法与效果评价，提高冷敷的耐受程度及调控方法，提高术后冷敷质量，减少操作不当而引发的并发症。

术前营养支持尤其是明确手术治疗后，术前即给予优质蛋白、充足维生素与高钙适钠的营养治疗，显著提升术前的血液质量。血液稀释为血液保护重要技术。OPD 以老年人为主，急性等容量血液稀释技术显著适用性较差，术前 48 小时食用富含优质蛋白的流质饮食并增加水分的摄入，辅助适量的微循环改善液体（如低分子胶体液），能够使血常规、血红蛋白浓度下降 20g/L。因为 OPD 患者慢性疼痛，运动不便甚至卧床，均有不同程度的血液浓缩现象，通过营养治疗与血液稀释药物的复合应用达到血液稀释的目的是安全的。

## 四、院内感染的防控

### （一）院内感染高危因素

1. 常见微生物鉴定分析　OPD 患者围术期虽然当今手术操作与管理无菌要求与规范程度显著提升，但 OPD 患者术后感染仍为第一位并发症。90 例骨科术后感染患者送检标本共检出病原微生物 108 株，其中革兰氏阴性菌 61 株（56.48%），以鲍曼不动杆菌及肺炎克雷伯菌为主；革兰氏阳性菌 45 株（41.67%），以金黄色葡萄球菌及表皮葡萄球菌为主；真菌 2 株（1.85%）。表明骨科患者术后感染病原菌以革兰氏阴性菌为主。分析骨科患者手术感染发生危险因素，年龄、有无糖尿病、住院和手术时间长短及有无导尿均与是否发生术后切口感染有关联（$P < 0.05$）。即上述因素均会增加患者术后感染的风险，可能与年龄大、住院时间长等因素导致的患者机体免疫功能降低有关。既往临床术后感

染偏重于手术麻醉环节无菌管理措施与技术的研究，以求减少抗菌药物的使用量，近年国外明确术前营养、运动与心理评估基础上，优化术前营养矫正与适宜的运动康复，辅助相应物理与疼痛管理，提升患者自身的免疫水平来防控术后感染。

2.围术期感染的高危因素　OPD手术患者年龄、基础病与共病为专科医师已经重视的治疗评价内容。OPD防控强调基于肌骨组织无菌炎症的防控及身体免疫防御力的管理，特别是营养肌骨细胞基质营养素平衡与微循环为基础的理化环境的矫正，特别是心肺功能的评价与针对性运动康复技术的应用。营养矫正、运动康复基础上臭氧大自来源于血疗法结合局部电磁理疗用于120例退行性脊椎疾病手术患者观察结果显示，围术期预防使用抗菌药物情况下，常规诊疗组60例患者4例切口发生红肿改变，臭氧治疗组无一例术后感染征象。

随着年龄的不断增加，大于70岁的老年人身体机能会进一步下降，抵抗力也会进一步降低，其术后切口感染的发生率会更高。急诊手术的患者由于病情紧急，为了及时抢救患者，备皮或消毒不充分，容易发生术后切口感染。糖尿病是老年人的常见病和多发病，糖尿病患者由于伴随钙离子的丢失，骨折愈合缓慢，切口容易滋生细菌，很容易诱发感染。虽然止血带能够减少患者手术中出血，但本研究提示气压止血时间＞90分钟是老年骨科植入术患者术后切口感染的危险因素。患者的骨折愈合情况和其自身的营养状况密切相关，合并低蛋白血症的患者自身营养状况较差，对病原菌的抵抗力低下，切口愈合缓慢，容易发生切口感染。抗菌药物已经在临床上普遍使用，其杀灭病原微生物的效果甚好，但滥用抗菌药物容易造成菌群失调和细菌耐药，某些临床医师对抗菌药物使用指征把握不严，无指征使用抗菌药物的患者同样使用抗菌药物，造成了菌群失调和细菌耐药的发生，患者术后切口感染的发生率更高。电流密度大、有效面积小和频率大的电刀若使用不当，容易造成意外的损伤，患者损伤更重，切口愈合则相对缓慢，增加了患者术后切口感染发生的概率。

3.手术室与手术操作管理　手术室由于其特殊职能关系，通常会存在较高感染率，这对手术患者及临床医师都带来极大不利影响，如何降低术后感染率也成为医院管理重点。OPD患者手术常需要暴露手术部位及植入材料，操作过程中稍有不慎就会增加感染概率。OPD术后感染是OPD患者手术后面临的重要问题，一旦感染，可能会导致切口愈合差、骨髓炎、椎间盘感染、骨坏死、脓毒血症、多器官功能衰竭等严重后果，因此抗感染、提高手术质量显得尤为重要。

目前普遍认为术后感染相关因素主要与手术类型、手术地点、手术部位、手术时间及是否接台等密切相关，合理地把控这些因素能够降低感染率。既往的常规护理主要以术前宣教、术中配合及术后预防为主，护理人员在执行过程中由于对感染危害意识弱，常未予重视，甚至在护理操作过程中缺乏无菌观念，不规范操作，导致感染。手术室全面护理是在常规护理的基础上，加强手术前后的无菌护理，其干预措施包括术前增强护理人员感染危害意识、培训护理人员相关专业技能、手术室的物品消毒、层流净化手术室病原菌、控制手术室人员流动、术中配合术者备皮清洁及熟练掌握器械使用配合术者缩短手术时间，通过以上举措，兼顾手术全程无菌环境及无菌操作，做到更为全面、全程的预防术后感染，使手术室护理干预成为降低 OPD 术后感染的有效途径。

　　OPD 手术器械管理为近年院内感染的焦点。无缝衔接管理为笔者推荐的方法，主要措施有：完善有关流程，对外来器械加强管理，为后期追溯提供凭证依据。固定骨科外来器械的供应商，以便于一体化管理供应室于手术室，确定好厂家之后，完善外来器械交接流程。手术前，医师与器械医疗厂家取得联系，医院接收器械后送达供应室，并仔细认真核对厂家提供出货单，把关好外来器械的质量、数量，同时做好器械清洗、灭菌消毒处理，结束后将器械及其厂家出库单一起送达手术室。进入手术室之后，护理人员打开器械包装，与巡回护士一起查收，若发现出库单与实际有差别，须立刻联系供应室进行仔细确认。手术后初步清洗器械并转交给供应室，供应室再一次认真查验，确定无误后再一次清洗、打包，做好相关记录，通知器械厂家前来回收。术中应当详细记录植入患者体内的外来器械，并将器械厂家提供的合格证粘贴于患者病历上。术后由巡回护理人员做好植物物品名称、厂家名称、数量等记录，确定无误后方可收费，以减少漏收、错收。供应室、院感科、器械科须加强监督管理外来器械，针对外来器械护理人员，特别是随着器械厂家而来的护理人员，要求其提供职业资格证，才能进入手术室跟台，复印其资格证以便于备查，针对无法胜任的护理人员需与厂家及时联系，更换人员，保证手术安全。

　　4.关键环节的细节管理　针对 OPD 流程关键环节操作特点与院内感染相关性评价，优化、细化操作关键环节的管理质量，可有效降低 OPD 患者院内感染的发生率。如 OPD 手术中更换手套。无菌医用手套在外科手术中的应用是减少病原体传播的重要手段之一，可有效避免与可能导致感染的物质有直接的接触，正确的手套使用方法对保护医护人员与患者安全均具有积极意义。外科手术中手套易破损、穿孔，尤其是骨科手术，由于手术过程中需要使用的器械较多，手术中需要探查骨断端的机会较多，骨碎片边缘不齐，易刺破手套，与此同时缝针等锐器的使用增加了手套破损率。有学者观察组 80 例髋关节置换术，发现术中关键环节适时更换手套且术中仍有手套破损 24 只，术毕手套破损 11 只，总的破损率为 47.3%，而常规单手套为对照组总的破损率为 70.3%，观察组手套破损率高于对照组。另有学者对创伤骨科手术中手套破损情况研究分析显示手套破损率为 34.9%，主刀医师手套破损率约为 48.1%，洗手护士破损率为 22.9%，二助医师的手套破损率为 16.7%；74 处破损部位，其中左手 31 处，右手 43 处，两组右手破损率均高于左手，且拇指、示指、中指为高发部位。究其原因可能是主刀手术人员均为右利手，在复位过程中以及开口、扩髓等操作时，右手手套发生破损的概率大。而示指、拇指、手掌为手套破损的高发部位，这些部位的使用频率高，且接触锐性器械可能性较大。对比两组感染及损伤情况，观察组患者感染率 1.85% 低于对照组 12.96%，说明定时更换手套为患者的安全提供了有力保障，有效降低了术后感染的发生率。

　　**（二）围术期抗菌药物的干预性管理**

　　抗菌药物科学合理应用是预防术后肺部感染重要措施，干预性用药管理为当下抗菌药物严格管理背景下 OPD 手术患者有效方法。OPD 患者中，长时间的临床实践结果显示，由于常规用药中，缺乏一定的针对性，对所有患者均采取同样的用药原则，导致感染发生率一直居高不下。而干预性用药方式，是建立在临床用药准则、对用药存在问题开展分析的结果基础上开展，有效地规避了临床抗菌药物的使用问题，对于提高抗菌药物使用效果有较显著作用，从而降低炎性因子在机体中的作用，减少术后感染发生率。具体措施包括如下：

1. 以抗菌药物规范使用标准确定的使用原则为参考依据，结合 OPD 患者治疗的实际情况，建立专业抗菌药物使用专家指导组，对干预性用药计划与类别选择及相应用药方案确定明确的方案，确保日后相关工作开展有迹可循。

2. 加强临床抗菌药物使用相关培训，包括药理知识、常见不良反应等，提高专业内医护人员的认知，使其能够在对患者用药过程中严格遵守相关制度。重点学习培训预防性、治疗性抗菌药物使用评估标准、检测流程与效能评价标准，掌握科学、合理使用抗菌药物的基本技能与风险防控技术。

3. 充分发挥临床药师的职能作用，积极为临床医护人员、患者解答用药疑问，提供药品咨询服务，积极参与专业科室病区与学组内会诊、药物使用方案制订等工作。重点评估个体用药的药效学、药代学与联合用药及风险防控理论技能，共同提升抗菌药物使用质量安全水平，最大限度避免特殊耐药及双重感染风险的发生。

4. 定期总结临床抗菌药物使用问题，并提出针对性的解决建议，对于医护人员反馈的问题及时记录、分析，对计划执行采取跟踪制度。保证抗菌药物的使用的合理性，对于提升患者用药安全性，促进其康复有重要意义。也就是说，在临床使用抗菌药物时，应当以合理、安全为基本原则。

**（三）加强护理管理**

1. 加强医院的管理工作，环境卫生要符合标准，避免出现交叉感染。安排专门的管理人员对病房进行管理，同时加强对换药室的监督，强化相关医务人员的无菌操作意识，室内每天都要进行杀菌，可以使用紫外线来消毒灭菌，定期对病房空气进行检测。

2. 强化感染教育，重视感染预防。OPD 患者因为其病情的特殊性，在手术后很长一段时间都会住在医院，所以加强预防医院感染的出现，能有效降低患者发生医院感染的概率。同时，医院还要开展教育工作，强化相关护理人员的规范操作观念，请专业的人员示范并讲解规范操作的重点，加大无菌操作的宣传力度，让医务人员认识到患者发生医院感染的严重性。

3. OPD 患者在手术时由于高龄、失血多，导致免疫力下降，很容易发生皮肤感染，所以相关医务人员要做好病房的环境卫生，降低患者与细菌接触和患者发生感染的概率。护理人员要经常向患者讲解卫生的重要性，加强患者自身的卫生观念。及时换洗床单、被褥等经常和患者接触的棉织物，保持病房干燥、通风，病房所在位置不能出现太大的人员流量。

4. 合理使用抗菌药物，帮助患者快速康复。在手术前后，应该依据抗菌药物药效学相应规定的时间，对患者注射抗菌药物，且抗菌药物注射的原则应该是多量少次，这样能有效避免患者出现抗药性，以免药效下降。

5.观念教育 病原菌等微生物会很容易寄生在患者骨髓腔以及骨松质中，进而进行大量的生长繁殖，进一步导致患者发生感染及炎症，加重患者的病情。这不仅给护理人员的治疗工作带来很大的困难，同时也延缓患者康复的时间，严重时甚至对患者的生命产生影响，严重打击患者的精神，不仅让患者遭受肉体疼痛，还加剧了患者的经济负担。因此，相关护理人员要严格重视 OPD 患者在手术后发生医院感染的状况，提前采取相关措施，预防患者发生医院感染。

**（四）OPD 患者抗菌药物选择与使用**

OPD 手术以中老年人为主，诸多风险因素而常需采用大剂量的抗菌药物用于术前、术后，以避免感染。而为提升杀菌效果，两至三种广谱抗菌药物联合使用也较为常见，常导致菌群失调，耐药菌株出现等。因此，多数学者认为，抗菌药物的给予应具有针对性及合理性，大剂量及联合使用往往会带来更加严重的不良反应，造成严重的医疗资源浪费。因此，需要通过质控措施经常对科室常用抗菌药物的效价比进行对照观察，以期在最大化满足疗效的基础上降低治疗费用。

1.经验性预防使用抗菌药物 OPD 手术围术期抗菌药物使用一般为预防性质，用于预防切口感染，提高愈合质量，一般骨科常用头孢呋辛、他唑巴坦、头孢哌酮、头孢噻肟、氧氟沙星、克林霉素、依替米星等作为预防感染用抗菌药物。头孢呋辛成本较低，成本效果比也明显高于其他抗菌药物，头孢呋辛为骨科感染防治中效果较好且花费较低的药物，并且临床使用较为安全，因此推荐进行使用。

2.细菌培养与耐受分析 因临床抗菌药物滥用原因，目前抗菌药物耐药情况相当普遍，针对性细菌培养与耐药分析是目前科学合理使用抗菌药物的基本原则。如某三甲医院骨科 380 份送检标本中共分离出 185 株病原菌，检出率为 48.7%，其中，革兰氏阴性杆菌 108 株，占 58.4%，是骨科患者术后感染的主要病原菌；革兰氏阳性球菌 70 株，占 37.8%。感染的病原菌种类较多，检出的 108 株革兰氏阴性杆菌中，以假单胞菌属及克雷伯菌属为主；70 株革兰氏阳性球菌中主要为凝固酶阴性葡萄球菌及金黄色葡萄球菌，其他病原菌所占比例相对较低。但值得注意的是，原来临床上不致病或致病性较弱的一些革兰氏阴性杆菌在本组中也成为重要的致病菌，如克雷伯菌属及大肠埃希菌等，文献认为，这种演变与上述细菌对一般抗菌药物逐渐产生耐药有关。

**（五）OPD 手术患者负压封闭引流管理**

OPD 手术病灶多较深、局部血循环丰富、术后渗血多；OPD 患者跌倒、创伤或长期卧床易诱发皮肤擦伤、压疮等创面，这些创伤均易并发感染形成感染性创面，是 OPD 围术期感染较棘手的问题。封闭式引流（VSD）为 OPD 术野出血观察、避免血肿形成与防控术后感染以及创面管理的关键性技术。

1.无菌手术后 VSD 管理 为了将术后渗血引出以降低血肿形成的风险，术后留置引流管一直以来都是 OPD 围术期常见的处理方法。近年来，也有一些学者认为 OPD 无菌术后留置引流的益处并不明显，还可能会增加术后出血。因此很多临床医师对于 OPD 无菌术后引流管理的问题一直有所争论。然而，很多学者忽视了术后的引流液其实是稀释性的，其血细胞比容相对较低。简单将术后引流量作为术后的显性失血量实际上高估了 OPD 术后显性失血而低估了其隐性失血。引流液的真实失血量应根据引流液的血细胞比容计算而得。究其根本，引流的益处是建立在引流装置可以真正有效地将术后早期渗血排出的前提之下。引流的效率则主要取决于引流装置的负压大小，但是目前 VSD 负压大小的引流对 OPD 临床疗效影响的成为关注的重点。临床常用的高、低负压两种引流装置对 OPD 围术期失血、术后早期康复及术后并发症等方面的区别对比观察结果显示，VSD 低压引流的效果更优，且因 VSD 的封闭管理避免了术野感染的风险；可明显缩短患者的住院时间和引流持续时间，降低并发症发生率，提高患者的满意度，有助于患者关节功能的恢复，尽早出院恢复正常生活和工作。

　　无菌手术后引流管固定与拔除是 OPD 手术后管理的重点。传统放置引流管为缝合肌肉、皮肤前直视下将引流管放置于术野创面相对低位的解剖部位，再逐层缝合。因手术经验、缝合技术与导管固定方法差异而出现术后引流不畅、脱管或拔管困难，甚至断管现象。因而推荐用血管钳夹住或用丝线穿出切口深层引流管末端，缝合切口深层组织；抽动引流管，确定其可以顺利拔出后，根据切口长度适当修剪引流管后固定引流管，缝合切口浅层组织的放置方法。术后须加强对引流管的护理。护理人员需要妥善固定引流管，注意观察引流管是否通畅，避免引流管扭曲、牵拉。放置引流瓶时，需要放置位置，应低于伤口 60 ~ 100cm；VSD 引流系统需要适时调控负压球或负压装置保持规定的负压值，嘱咐患者不能随便调节负压引流装置，避免调节过高或过低引起张力性气胸、引流管阻塞、出血等严重并发症。及时观察引流瓶的引流液情况，及时倒出，避免反流造成感染。如果发现引流区开始溢液并且负压失效时，需要立即通知医师查找原因，并妥善解决。

　　2. 肌骨创面 VSD 管理　需要明确对其创面情况进行评估，确认未明显失活的皮肤软组织，对于完全失活的皮肤软组织、异物及分泌物进行彻底清创治疗；开放腔隙，以保证骨组织床、软组织供血。根据患者创面面积，裁剪大小适宜的带有引流管的 VSD，覆盖于患者创面上，创面周围 VSD 不超过 2cm，后对患者创面周围皮肤进行清理并保持干燥，将患者创面以半透明生物薄膜进行粘贴封闭，并持续 125 ~ 450mmHg 压力的负压吸引，可见 VSD 敷料出现明显塌陷，并在薄膜下没有出现液体聚集为负压标准。取 500mL 生理盐水连接在引流管上，持续缓慢滴注进行创面冲洗，每日冲洗量为 3000mL。在常规组患者治疗基础上，依据个人或科室经验，可以使用认可的抗菌药物液、中药消毒液、臭氧液等进行定时冲洗。如将 500mL 的生理盐水抽出 100mL，灌注 25% 的臭氧气体，进行创面冲洗，臭氧水冲洗时间为 20 分钟，每天冲洗 4 次，其余时间以生理盐水进行冲洗，并持续负压吸引。

## 五、OPD 患者围术期康复治疗

　　OPD 术后要想达预期目的和效果必须配合好康复治疗干预，而实施时机与内容等临床上有大量研究报道，且各有侧重点，有着确切疗效。但仍未达疾病对康复转归的本身要求，主要表现为康复医师、临床专科医师交流及康复治疗不到位，这在很大程度上影响肌骨功能恢复效果和预后。文献与真实临床均明确围术期是患者康复与保健技术指导的最佳时机，多数学者认为围术期开展康复治疗，主要强调整体医疗，在专科治疗可同时开展系统功能康复治疗与心理调理，以促进局部与机体脏器功能的恢复、重建，提升患者生存质量。同时，围术期康复治疗能使临床不同学科间形成一个共识，也就是临床科室将康复作为手术治疗延续，康复科将其作为手术重要组成，使科室密切合作。具体而言，先建立康复治疗小组，由康复医师、临床专科医师依照患者的病情和术后恢复情况共同开展功能评定，及时调整康复方案，以减少误差，进而形成手术治疗和功能康复完整链条，尽量满足患者治疗需求。在术前开展康复宣教的目的在于消除患者心理障碍，帮助患者树立信心，提高其临床配合度。在此基础上，开展术前、术后专项康复训练。具体内容请参考 OPD 康复治疗。

（程　芳　史计月）

## 第四节　骨质疏松疼痛病的手术要点

手术治疗是 OPD 终极治疗技术。随着微创及微创介入手术的快速推广，手术适应证显著扩大，围术期安全性有效提升，同时高龄手术比例增加、手术学习曲线延长、精准手术所需解剖与病理生理评价要求更高。OPD 防控概念与管理体系的确立也为手术方案确立、手术操作技巧、围术期管理及康复治疗提出新的要求。

### 一、OPD 手术管理原则

1. 基于骨质疏松病理生理的全方位评价　OPD 确认为其核心病理生理改变，不但传统的骨质疏松骨折手术须要明确围术期骨质疏松防控管理，而且骨关节及相邻肌腱、韧带；椎间盘突出症及椎源性疼痛疾病等均需要将骨质疏松全方位管理纳入手术管理的基础内容，从手术方案、手术技巧、围术期药物与康复治疗均应确立明确的概念与针对性管理措施。特别是手术体位、入路、操作要点、麻醉选择、血液管理与健康关怀等环节。影像检查是骨质疏松病理改变程度特别是形态改变的基本，需要手术医师从健康危险因素视角评价骨质疏松病理生理的病因、病理机制与解剖形态的改变，特别是须要高度重视责任病灶与相邻组织形态改变对局部组织乃至全身解剖力学的改变。OPD 手术矫形对中远期期健康生活影响的影响是当今手术成败评价的基本内容，手术医师需要有明晰的肌骨细胞应力、局部肌群与骨关节解剖力学乃至整体功能力线的矫正思路。如胸腰椎压缩性骨折行经皮椎体成形术，典型的手术操作是以责任椎体最小的水泥灌注与功能恢复、减轻疼痛为目标，较少关注椎旁软组织形态与功能的矫正及病理生理改变的治疗，术后运动康复再滞后，局部肌肉挛缩或过度伸展均可诱发局部肌筋膜炎，挤压相邻感觉神经的慢性疼痛难以缓解，患者感受无缓解而致"手术失败"。

2. 多模式疼痛管理　慢性疼痛为 OPD 主要临床表现，OPD 手术患者慢性疼痛性质、部位、程度及心理损害差异显著，引发的能力健康水平显著差异，对围术期急性疼痛的反应、耐受与应激损害也会有极显著的差异。且疼痛缓解与消除是 OPD 手术患者认知手术成败的核心指标。宜由主管医师、麻醉医师、责任护士与手术室巡回护士共同组成多模式疼痛管理小组，针对个体患者确立适宜的镇痛管理方案。现有文献资料与真实临床经验认为，基于个体患者疼痛认知与运动康复为基础的多模式镇痛为当下最佳疼痛管理模式。基础与临床研究均明确神经阻滞镇痛治疗以效果确切、相对安全、控制应激与患者自主管理等优势获得推广。随着超声引导穿刺技术的推广，责任外周神经干旁置管持续小剂量局麻药加吗啡镇痛为近年推广技术。而术中超声引导或直视下责任神经干药物注射、低温冷冻、射频消融等以其生理功能干扰轻微、医疗费用低、心肺肝肾脑重要脏器功能无明显影响而成为近年推广的热点。而传统的哌替啶肌注射在神经代谢毒性或显著的药物依赖与成瘾性等临床应用率下降。而术前 20 分钟皮下注射小剂量吗啡预先疼痛控制仍不失为 OPD 重大手术多模式镇痛管理的可选项。

3. 肌骨一体的质量安全管理　随着肌骨自分泌功能的确认，肌骨细胞内分泌、旁分泌及肌骨代谢相互影响与制约机制的明确；以中医适宜技术与运动康复为基础的 OPD 保守治疗机制的深入研究，不但支持肌筋膜炎为 OPD 启动与全程伴随疾病，骨骼肌、肌腱、韧带与筋膜退行病变直接或间接影响骨骼、关节软骨的营养素摄入及全程代谢，更是退行性病变的基本特点。因而，任何 OPD 手术均应将责任病灶相邻的软组织病理矫正与整体康复纳入手术管理方案，特别是手术入路、术野暴露、手术操作、切口缝合等手术操作细则纳入整体手术管理的要点。诸多外科著名专家均将手术过程的精细组织解剖明确为术中减少出血、预防术后感染与高质量康复的基本要点，而肌肉组织解剖分离、切割与保护为关键。以肌肉为核心的软组织手术操作不但是传统手术操作的重点，同样也是微创或微创介入手术操作的要点。以局部麻醉为主的微创或微创介入手术，手术医师局部神经阻滞麻醉技巧往往成为手术成败的基础，关键是对手术入路、手术操作密切相关肌群的解剖与神经支配的熟悉程度。

4. 基于证据的全程手术管理　基于循证医学与精准医学的手术管理为 OPD 手术管理的基石。无论是临床路径、标准化管理还是当下推广的 DRGs 医保付费管理，规范化诊疗特别是手术管理均需要有明确的医学证据为支撑。OPD 在理论与临床防控上整合了近10 年相关疾病基础与临床成果，为 OPD 手术管理提供了更多更好的临床思维与精细管理证据，尤其是基于骨质疏松病理生理的慢性疼痛全程管理理论与技术，对学习、理解与应用最新 OPD 相关临床诊疗专家共识与指南展示了基本的临床思维方向与目标。临床医师从肌骨解剖、运动功能、肌骨代谢与健康康复的多角度并掌握相应的临床证据，制订并实施个体化的整体健康管理服务。需要明确真实临床几乎没有"书本"确定的相关疾病典型诊断标准与路径信息，临床医师需要文献检索学习与临床经验积累掌握个体基准诊断数据信息，并通过切实有效的信息进行交流沟通，获得患者的授权与关键性诊疗措施的相关性；同时需要健康危险因素识别、评价与干预为基础的全程骨质疏松病理生理的诊疗措施证据链的确认。需要明确，近年诸多专家对循证医学与健康管理学有不同的评说，但其核心理念与思维路径没有错。基于循证医学的基础与临床证据理论与技术学习或培训，是专业学科理论根基，也是专科医师临床思维的基石。临床流行病学技术不但是 OPD 数据资料的整体与应用，更多的是个体患者为基础临床思维拓展与临床技能提升的保障，即临床医师应当掌握 OPD 相关疼痛临床调研的方法与技能，通过医患沟通、健康教育或风险告之及针对性系统与重点查体、辅助检查检测获得疾病诊疗的基本数据资料，并通过临床流行病学数据统计分析与归类管理，确定符合自身专业、科室与医院的全程手术管理规范与技术要点。

5. 基于多学科诊疗的手术质量安全管理　OPD 不但将既往相对独立的肌筋膜炎、骨性关节炎、椎间盘突出症、椎源性疼痛与骨质疏松症等疾病归类防控，而且明确为心脑血管病、糖尿病、慢性肺病及肿瘤等常见慢性病为共病，特别是强调慢性疼痛诱发的心理疾病与角色失独等健康危害，为基于生态医学模式下整合医学的典型体现。概念创新与防控体系的确立是适应慢性病防控新时代践行健康中国行动方案，实施疾病防控模式下的健康医疗服务。而多学科诊疗（MDT）则是实现 OPD 整体防控特别是手术质量安全管理的保障。传统手术诊疗基本由手术、麻醉与护理等专业人员组成，而 MDT 需要个体患者整体健康危险因素相关疾病的所有专业人员的共同参与与管理，特别是药理、影像、病理、检验、营养、康复与心理等既往被视为医技部门医师的全程参与指导，这就需要科室特别是主管医师以"通识、融合、标准、沟通"为原则，明确个体患者需要的 MDT 团队成员、预期流程与目标的把握。利益相关方与自我管理为基础的能力健康培育为主管医师提升个体患者 MDT 效能的基本理念，需要分清利益、责任、目标与路径关键要素的辩证关系，尤其是自身继续事业发展的重要性认识。应当明确术前手术方案"无限风险预期"与术中最佳安全底线的辩证关系，即事前超预期危险想象，MDT 指导下风险管理预案确立，是术中获取最佳安全底线的保障。

## 二、精准诊断与病理生理评价

1. 主诊断的确立　主诊断是对健康危害最大，医疗花费最多、住院诊疗需要时间最长的疾病。在 DRGs 付费下的病案首页规范填写需要掌握主要诊断按"三最"（健康危害最大、消耗医疗资源最多、住院时间最长）原则选择，主要手术操作按"消耗医疗资源最多、风险难度最高、与主要诊断相关"原则选择。OPD 及其相关疾病名称源于 ICD-11 慢性疼痛病诊断，而 DRGs 要求的诊断为 ICD-11 且与手术编码 ICD-9 相一致。同时明确要求诊断名称要标准、规范、统一。需要从专业角度掌握 DRGs 付费管理下相关诊断与手术名称的协调一致，需要据弃传统临床诊断思维，避免习惯性疾病诊断行为。传统开放手术名称与现有主诊断尚可一对一匹配，而近年来推广应用的微创手术尤其是微创介入手术尚未纳入国家医保名录，需要医院医保管理部门与专业科室配合，按要求适时与当地医保部门谈判；而医院推广或创新研究技术项目则需要适时通过创新研究项目上报，多地均有一年期的新技术适用期。不同于既往医保政策，DRGs 医保付费管理明确要求临床医师从医疗服务能力、效率与安全实施相应的绩效考核管理，主诊断精准性则是其考核最直接的指标。

OPD 相关疾病手术患者的主诊断多不是传统的习惯性解剖＋病理诊断，需要按对身体健康危害最严重、花费医疗精力最多、治疗时间最长的疾病为患者的主要疾病诊断，三原则是相辅相成的，核心是对身体健康危害最严重。这就需要临床医师通过病理生理分析，确定患者手术的责任病灶及其引发的相关并发症，特别是相同的疾病不同专业不同手术的诊断不同。如 $T_{10}$ 椎体老年性骨质疏松伴病理性骨折，病理为新鲜骨折，早期行经皮穿刺椎体成型术，主诊断为 $T_{10}$ 椎体老年性骨质疏松伴病理性骨折；若未能适时手术成为陈旧性、压缩性骨折伴局部复合性肌骨疼痛，治疗上采取局部软组织松解注射治疗辅助物理治疗，行 $T_{10}$ 脊神经后支射频消融治疗，其主诊断则应为慢性疼痛，胸椎 $T_{10}$ 脊神经损伤。

2.其他诊断　病例组合指数（CMI）是 DRGs 系统的一项指标，可以用来反映临床科室所收治患者的平均技术难度水平。科室的 CMI 值得分越高，说明该科室收治病种的风险越大、复杂程度越高。运用各科室的 CMI 值对能力、效率和安全维度的部分评价指标进行调整，根据调整后的指标对科室住院医疗服务进行综合评价。进而形成当地医保局评价同级别医院的整体服务能力。而住院患者个体疾病其他诊断是 CMI"细胞"，这个细胞的完整性、规范性与繁杂性取决于主管医师对个体医师整体健康及病理生理的分析，从而使个体患者的其他诊断显著尤为重要。对此，需要从整体健康的角度进行系统病史问询与查体，在整体病理生理分析基础确认其他诊断：

（1）主诊断的基础疾病诊断：DRGs 主诊断明确为就医者主要诊断密切相关的诊断，如右膝骨关节炎，右膝外侧半月板撕裂行关节镜右膝关节镜内侧半月板切除术。主诊断为右膝内铡半月板撕裂，其他诊断首先确定为右膝骨关节炎 III 期，骨质疏松型。

（2）并发疾病诊断：是指主诊断或主诊断基础疾病诊断疾病的基础发生的疾病，诊断学称为并发症。如脊髓型颈椎病大便失禁；腰椎退行性疾病，椎间盘疾患性腰痛伴坐骨神经痛等。OPD 概念的确认与防控体系的提出，明确肌骨一体病理生理基础，需要临床医师从病理生理相关角度分析确认相应的诊断。其中，肌筋膜炎、肌腱炎、钙化肌腱炎、肌肌腱撕裂、韧带劳损、韧带断裂等组织损伤诊断均应明确为并发疾病的诊断。此外，围术期并发症、院内感染、意外伤害等均可能成为 OPD 相关疾病的并发疾病。

（3）共病诊断：最新共病定义为个体同时存在两个及以上具有相同或类同病因病理的疾病。OPD 将既往相对独立的肌劳损、肌筋膜炎、肌少症、骨性关节炎、椎间盘突出症或骨质疏松症等骨科疾病归类为一类全身性肌骨代谢性疾病，作为创新概念明晰主要病理生理与临床表现，但并不能应用于真实临床 DRGs 的主诊断与其他诊断，相关疾病宜以共病诊断，同时 OPD 将心脑血管病、肿瘤、糖尿病与慢性肺病等常见慢性病明确为共病，包括慢性病引发的抑郁、焦虑、恐惧、孤独症等心理疾病均应详细纳入其他诊断。前期临床验证观察数据显示心脑血管病、糖尿病、慢性肺病等为 OPD 相关疾病最主要的共病。

（4）合并疾病：诊断学定义为个体患者同时存在但不相关的疾病。OPD患者合并疾病以感染性肌骨疼痛病、免疫性疾病等为多见。尤其是应注意类风湿关节炎、强直性脊柱炎、痛风性关节炎、狼疮性关节炎、药物性骨质疏松等密切相关性疾病的鉴别诊断。

需要注意DRGs政策制度要求住院患者无治疗的其他诊断可用于病历综合指数即患者病情严重程度的评价分析，但对没有其他诊断的治疗则为违规。这就需要临床医师切实从整体健康的角度进行系统的病理生理分析，并依据解剖＋功能＋病理的诊断思维方法确认相应的诊断。涉及非专业疾病且自身理论经验难以明确诊断时应请相关专业医师会诊，复杂疑难疾病则应多学科会诊确认诊断并综合治疗方案。

3.病理生理分析与手术管理　基于健康危险因素的病因病理生理分析是OPD防控的基础要求，自然是相关疾病治疗的根本所在。任何手术治疗方案均应建立在术前讨论基础上，而病理生理分析则是术前讨论的核心。从OPD防控角度要关注：

（1）整体性：OPD明确为全身肌骨代谢性疾病，而患者住院手术治疗均有明确的责任病灶。专科医师应拓展临床思维空间，从身体整体生理、病理乃至整体健康的角度进行肌骨运动功能乃至整体健康的评估。责任病灶是手术治疗的重点，须要从责任病灶病理生理性质、程度及对全身肌骨运动功能乃至整体健康的影响进行分析。需要明确责任病灶的摘除或矫正，能否恢复相对正常的生理功能或减缓OPD病情的进展。应当明确，OPD手术治疗中无论开放手术还是微创介入基本是"破坏性"，包括关节置换、椎体成型、棘突矫形等手术，基本在通过病理解剖组织切除、填充及外力矫正为主，手术治疗思维是矫形，尽力恢复相对正常的解剖结构与力学功能。而术后预期达标需要整体康复锻炼与综合适应性训练方能达标。

（2）肌骨一体化：肌骨一体化是OPD防控的核心理念，从基础代谢到运动功能康复，肌骨如同"夫妻"不能分离。任何OPD手术治疗均须从肌骨一体角度评价、设计与管理整体手术治疗方案，尤其是从手术入路、操作与切口缝合过程应尽力以正常的解剖层次为其次进行设计与操作，避免过多地造成肌肉、韧带特别是肌腱的损伤。诸多肌骨手术后慢性疼痛者基本均为肌肉损伤后的纤维粘连或瘢痕形成，卡压相邻感觉神经所致。同时，应当明确肌骨退行病变同在同治观念，现有文献与真实临床几乎所有OPD的骨关节、椎间盘或骨骼手术患者均存在相邻肌腱、韧带、肌肉的炎症、硬化甚至钙化现象，是手术中异常渗血或术后粘连及伤口延迟愈合的重要因素。

（3）解剖力线：肌骨解剖力线是术前评估、手术方案设计、手术操作要点与术后康复等手术管理的关键性因素，是骨科、疼痛科专业医师特有的专业思维与手术成败的关键要素。即使疼痛微创介入治疗，手术前也须对责任病灶相关的解剖力线进行评估。理论与现实均认为肌骨手术从术前评估、讨论到手术损伤与术后康复，均需要通过患者身体姿势与运动姿态并通过影像测量明确责任病灶及其相关解剖组织的解剖力线数据，术前制订详细的符合个体病理生理特点的手术方案，术中规范每一个操作技术，尽量矫正或维护其健康运动解剖力线。

（4）肌骨代谢：OPD明确为全身肌骨代谢性疾病，摘除或矫正责任病灶对肌骨代谢的影响为目的手术治疗应当是综合治疗的基础要求。目前尚无共识性真正的肌骨代谢修复性手术，基本局限于局部解剖矫正。诸多专家基础与临床研究文献均认为OPD相关手术管理，特别是手术方案制订与手术操作要点均应最大限度地保护责任病灶密切相关的神经、血管与筋膜，切除显著的病理组织同时最大限度地维护局部解剖形态与内环境的相对正常。这是当下微创或微创介入手术快速推广的理论基础。手术医师应当明确肌骨细胞机械刺激与细胞应力的辩证关系，不但术前早期康复指导，主动或被动运动康复锻炼，改善局部肌骨机械刺激与细胞应力的协调，进而改善肌骨细胞基质理化环境，减少术中出血，提升术后康复质量。

营养是肌骨代谢的基石。前期验证研究证明，几乎所有OPD手术患者均存在显著的营养失衡，部分患者存在不同程度的贫血、电解质紊乱或肝肾功能，而长时间慢性肌骨疼痛及运动功能障碍，可导致患者不同程度的肌少症。因而，术前营养评估应是术前评估的重要内容。除血常规与生化检测营养评价外，近年逐渐推广的人体成分分析为OPD患者术前营养评价提供了有效方法。尤其是骨骼肌与脂肪占比应成为手术治疗与康复的重点内容。体能测试与运动能力评估应是临床医师特别是骨科、疼痛科医师的基本技能。包括蹲立试验、60m或200m步行时间测定均应成为个体患者营养评价的基础。OPD手术患者疾病本身即是影响运动功能测试的直接因素，临床医师宜从静态抗阻力测试、健康肢体肌耐力与质量评价替代不能运动测试的项目。

（5）康复保健与手术技巧：OPD手术目的中尽可能地恢复相对正常的肌骨功能。既往疾病诊疗为基础的医疗服务，手术治疗的目的是最大限度地切除责任病灶、矫正解剖畸形；手术质量评价的目标则是患者能够顺利出院。疾病防控为基础的健康医疗服务在尽可能维护与提升个体患者中远期健康质量基础上，通过手术矫正解剖畸形与控制责任病灶的病情发展。使OPD患者术前康复保健能力与预期目标评价成为必不可少的环节。多年疼痛科临床手术治疗患者尤其是中途放弃手术治疗患者的跟踪评价，基于个体运动功能康复保健指导，尤其是以责任病灶肌骨运动功能及相应解剖力学矫正的针对性康复治疗，可矫正或缓解责任病灶的神经—血管—筋膜的病理生理损害，改善责任病灶的血氧代谢与炎性反应，减缓甚至消除中重度疼痛反应而使患者放弃手术。出院居家—社区康复治疗继续恢复则免除手术。同时，多数手术患者，术前整体病理生理分析基础上针对性术前康复治疗与运动锻炼均可显著提升手术治疗质量。

康复保健提升手术质量，同时也应关注手术技巧对术后康复的影响。包括手术入路、术野显示、手术止血、病灶切除、切口缝合等均应与术后康复相联系。当下微创或微创介入手术中应注意已经显露的神经、血管、肌腱与韧带的保护，特别是尽量减少神经的刺激。如脊柱内镜中对显露的脊神经根不宜过度牵拉与挤压，不宜追求脊神经相邻软组织的过度清理，松解粘连过程也应注意保护硬脊膜等。随着脊椎内镜技术的提升，辅助器械与手术技巧完善，手术范围同步拓展，骨窗设计、器械应用与精准止血、椎间盘摘除、黄韧带切除乃至对侧椎间孔松解、椎间盘突出物摘除等技术的应用，均需要术前明确相应的术后康复保健技术并指导患者掌握。近年来国外文献认为脊椎—椎管、关节置换、椎体成型等肌骨手术后麻醉消失即应开始运动康复治疗，并循序渐进地增加抗阻力训练与耐力训练，提高术后中远期康复质量，防控术后骨质疏松的加剧。

### 三、OPD 的手术策略

手术治疗是 OPD 中晚期骨性畸形与功能障碍矫正的主要方法。随着微创或疼痛微创介入手术技术的快速发展，传统开放手术也逐渐被微创手术替代，即使开放手术，随着 3D 打印或 CT 3D 成像技术的应用，术前精准手术方案制订、术中精准操作与严格肌骨解剖等技术已经成为 OPD 手术的基本策略。

1. 术前影像检查与 3D 打印技术的应用　影像学技术的出现及发展对 OPD 的诊断及治疗有很大的促进作用，但一般性层面影像信息已不能满足肌骨手术医师的需要。3D 打印技术是一种以数字模型为基础，运用塑料或粉末状金属等可黏合材料，通过逐层打印的方式来构造物体的一种技术。近年来，3D 打印技术已在 OPD 手术治疗中得到了快速的发展。通过 3D 打印技术可显示人体结构的空间位置，从而用于个性化假体设计和术前规划、设计及术中的操作等方面。针对复杂的 OPD 病情，特别是责任病灶及相邻组织退化导致的病理性畸形，应用 CT 3D 重建责任病灶，3D 打印 1∶1 的责任病灶解剖组织模型，提供比医学影像资料更加详细的解剖学信息，实现由 2D 到 3D、由平面到立体、由虚拟到现实的转变，可明确责任病灶的位置及解剖力线的走向，可以更立体、直观地显示主要骨骼的形状、体积及畸形改变，使手术医师更容易获得准确的分型诊断。3D 打印技术的优点在于：

（1）利于医患沟通，患者可直观看到责任病灶部位的直观解剖病理情况，可以为患者提供更加个性化的治疗方案。如股骨颈脆性骨折患者术前通过电脑的镜面成像技术同时对健侧髋关节进行扫描处理，以 DICOM 格式保存，导入至 Mimics 17.0 软件中，逆向处理，计算机软件模拟骨折复位过程，重建骨折模型，制作出双侧髋关节的等比例实体模型。使医患双方均可直观地看到责任病灶的病理改变特点。同时，模拟手术操作技术，不但可精准地设计手术入路、手术固定耗材选择的效果评价与功能复位的解剖力线效果，而且形象地实施针对性健康教育，使患者熟悉手术治疗方法与主要风险，有助于改善患者术前心理紧张、恐惧、焦虑状态，提升术前准备质量。

（2）医师术前模拟手术，使术中手术操作更加精准。并通过复位后责任病灶畸形矫正模型对固定钢板或髓内钉进行预先塑型。如股骨颈脆性骨折患者的 3D 技术可充分了解股骨粗隆间骨折的骨折线的移位方向、骨折块位置及相互关系、在手术室内模拟骨折复位，选择合适型号的近端解剖型锁定钢板，并使用电钻逐一钻孔测深，选择合适数目及长度的螺钉，提前消毒术中备用。从而形成相对清晰的手术操作要点，再结合 CR、CT、MR 等影像资料的分析研讨，可熟悉个体患者责任病灶及相邻组织的解剖关系，制订针对性的手术操作方案，实现精准的手术解剖操作与责任病灶的矫形。

（3）操作简单，减少手术创伤及术中患者出血量和 X 线暴露，降低手术并发症的风险。影像引导为当下 OPD 手术的最常用技术，常规手术操作下为验证植入固定物的解剖位置与达标情况，多需要频繁地甚至直接 C 形臂 X 线机照射下操作，使手术医师暴露于放射线下而影像身体健康。3D 技术的应用，术前模拟手术分析，使术前操作思维与技巧更加清晰，如对髋臼骨折行骨盆正位、入口位、出口位、CT 扫描及 3D 重建。术前依据影像资料进行骨折分型，确定手术入路，规划骨折块复位方法，初步判断骨折固定所需内置物型号及数量。同时可更加清晰地把握相邻组织功能定位与病理情况。特别是术前以责任病灶为基础的整体肌骨解剖力线的确认，不但可使手术操作更加精细，解剖手术技能显著提升，相关并发症防控稳步提升，而且对术后康复责任肌群与肌骨运动康复均有显著的指导意义。

2. 术前手术方案的制订与预期风险评价　制订术前计划，在术前模拟假体或固定物的植入并随之预测植入后的肌骨功能情况，主要受以下几个因素影响：获取足够的描述假体和骨骼几何结构的信息；对影响假体植入的因素的判断力；所用来对假体设计和植入进行功能预测的器具的复杂性。很多医师在术前利用影像资料观察解剖结构和制订手术计划，可以评估假体是否适用、应该植入在什么位置，可以选择将被植入假体的大小，可以发现一些增加手术复杂性的解剖因素并预先做好充分的准备，还可以设计正确的手术矫形力线及功能状态，以恢复患肢长度或抵消假体颈的长度，并判断常规选择的假体的设计是否与患者个体的骨性解剖结构相适配。

但是，传统的术前计划仅依靠责任病灶的影像资料及每个假体部件的剖面轮廓图。业已证实此种方法会造成对假体尺寸和植入位置的预测不准确。其原因有多种，例如，2D 的影像资料将实体放大，其前提是假定责任病灶同比例的放大。再比如其假定模板上假体的轴旋转角度和前后位 X 线片上股骨的轴旋转角度一致，哪怕某些骨关节炎的患者根本不能充分内旋股骨以获得理想的 X 线片。还有，传统的认识往往假设一切限制责任病灶及相邻组织假体植入的骨性结构都可以通过二维的前后位或侧位影像资料显示出来，但其实许多病例并不是这样。许多医师单纯依靠经验目测，如髋臼骨折者由于术中骨盆位置不易确定，患者体位经常变动，再加上手术医师目测主观上的误差，造成髋臼假体置入后的外翻角、前倾角与患者髋臼的原生理角度之间出现较大偏差，所以此方法现在应用很少。传统的髋臼定位器也不尽人意。吕厚山等认为使用此类髋臼定位器，同样由于术中患者骨盆未曾固定，体位易变动，多逐渐趋于前倾，而非标准侧位，结果造成髋臼假体的过度后倾位放置；另外，使用髋臼定位器固然能提供一定的位置参照，但也时常会给手术患者带来安全假象，特别是在髋臼定位器未能牢固地将髋臼试模安放在髋臼骨床上。

3. 手术入路　OPD 患者手术入路选择与手术野显露、手术操作副损伤与术后康复质量密切相关。特别是微创或微创介入手术的手术入路，能否以最简短的手术入路显露最清晰的责任病灶是手术成败的关键，自然成为 OPD 手术治疗研究的焦点。

（1）脊椎手术：开放椎体压缩骨折、椎间盘摘除或椎管狭窄等手术既往临床多采用传统开放椎弓根螺钉内固定治疗，经后正中做手术切口可充分显露脊椎后方结构，利于恢复伤椎高度，但临床应用发现，该术式需大范围地剥离和牵拉椎旁肌，从而易增加术中出血量，且术中持续牵拉，易损伤椎旁肌，从而导致术后出现腰背痛情况；且受手术损伤的椎旁肌难以得到再生修复，进而不利于术后腰椎功能恢复。近年来，随着临床对疾病治疗的深入探究，发现椎旁肌包括髂肋肌、最长肌、多裂肌，具有稳定脊柱功能，且多裂肌与最长肌之间存在间隙，且血管和神经分布较小，经该间隙可直达横突和关节突，经间隙置入椎弓根钉时无须对椎旁肌进行剥离，从而避免术后牵拉椎旁肌造成的损伤，进而预防术后肌肉纤维化、萎缩等情况发现，减少术后腰椎疼痛发生；此外，该术式可有效保留脊柱解剖结构的完整度，进而维持术后脊柱稳定性，利于促进术后腰椎功能恢复。目前，椎弓根内固定术是临床治疗胸腰椎骨折常用方式，根据入路方式可将其分为后方入路、前方入路、前后联合入路等。前方入路虽可对前方压迫起到直接解除作用，利于神经功能恢复，但该术式创伤性较大，易损伤邻近血管及脏器，且无法处理脊柱后方损伤；而前后联合入路创伤性更大，术后易产生多种并发症，不利于患者预后。而后入路不仅可处理脊柱后方损伤，还可行椎管减压，且内固定能力较好，进而成为临床治疗胸腰椎骨折的经典入路方式。

传统入路在显露过程中需对两侧多裂肌进行大范围剥离，破坏肌肉的起点，椎旁肌形成瘢痕组织，并且长时间持续的牵拉可能导致肌缺血水肿，导致术后椎旁肌缺血坏死和失神经支配。传统入路手术时间长，血肿和感染等并发症的发生率也增多。而椎旁肌间入路经多裂肌和最长肌间隙直达椎弓根螺钉的入点，便于直接完成内固定的操作，不需用力牵拉椎旁肌，避免了传统入路用力牵拉椎旁肌导致椎旁肌机械性及缺血性损伤。椎旁肌间入路适用于简单的胸腰椎骨折病例，如压缩型骨折、爆裂型骨折而椎管占位小于 1/3 且无神经损伤者。从解剖结构过程来看，胸腰段背部筋膜切开后，可见纵行排列的最长肌肌腱和位于内侧的多裂肌。由于最长肌沿其行程陆续止于相应的棘突，故有多条肌腱，从而使术中确切分离最长肌与多裂肌的间隙成为手术的重点。正确的肌间隙容易钝性分离，而且出血少，若分离困难、出血多，则可能误入邻近肌纤维间隙中。经肌间隙向深方分离达关节突后，即可按上述的手术方法进行椎弓根螺钉的置入。

椎旁肌间入路置入椎弓根螺钉，无须特殊器械，可以做到清晰显露进钉点，仅需轻微牵拉椎旁肌，达到与传统入路同样的固定效果，具有以下优点：①从多裂肌和最长肌间隙进入，不损伤肌肉，操作是在无血管的界面间进行，术中出血少，术后肌间不形成瘢痕组织。②不需广泛牵开肌组织，避免了侧方大幅度牵拉，从而减少了对肌组织的牵拉损伤。置钉即位于肌间隙中，操作方便，手术时间短。③术毕由于椎旁肌可自行靠拢关闭潜在的腔隙，术后伤口内残留腔隙小，减少局部血肿的发生。术后一般无须放置引流管。④显露过程都是在肌间完成，保留了多裂肌的起止点，同时避免多裂肌的神经损伤，维持了肌肉的正常生理特性，可早期进行腰背部功能锻炼。该方法明显降低了术中创伤导致的椎旁肌萎缩及术后腰背痛。⑤该手术微创，操作简单，易于推广。

（2）脊柱内镜手术：经皮脊柱内镜技术具有创伤小、术后恢复快、对脊柱稳定性影响小、可获得与开放手术相当疗效等优点，因而在临床上广泛应用。从颈椎到骶椎脊柱内镜手术的入路选择均是影像手术者学习曲线、手术时间与手术并发症的关键环节。限于篇幅关系重点介绍临床应用最多的腰椎间盘突出症脊柱内镜手术常用入路如下：

1）经皮后外侧入路：经皮后外侧入路方式适用于保守治疗效果不佳的单纯性腰椎间盘突出症、椎间盘极外侧突出或脱垂游离不明显，经开放式手术治疗后再次复发以及同时伴有椎管或椎间孔狭窄的患者。相较于传统后正中入路，经皮后外侧入路方式对患者的损伤更小，更利于患者术后恢复。改良常规后外侧入路将穿刺点选择在更为靠外的位置，而且对椎间孔较大的患者并未切除上关节突骨质，对椎间孔较小的患者也仅切除了少量的上关节突骨折，或利用磨钻扩大椎间孔。经过改良后发现，该方式不仅同样能取得较好的治疗效果，而且操作简单，学习曲线短。

2）经椎板间隙入路：经椎板间隙入路比较适用于 $L_5S_1$ 节段突出的腰椎间盘患者，因为 $L_5S_1$ 节段的椎板间隙的宽度和高度均最大，而且该节段椎板间隙表面覆盖的韧带也较为简单，仅有黄韧带，同时 $S_1$ 神经根的走向也比其他神经根更垂直，另外当此节段发生突出时多为腋下型，容易使神经根 $S_1$ 与硬膜囊形成一个空间，而实施脊柱内镜手术治疗时就正好可以利用这个天然的空间。该入路方式的脊柱内镜手术对中央型椎间盘突出症患者的治疗效果显著，可以有效的改善患者肢体疼痛症状和功能障碍，但是该手术治疗后仍有 7.4% 的患者会再次复发。因此，有必要在该手术治疗的基础上给予一定的康复护理。

3）经髂骨入路：髂骨入路方式在临床中应用相对较少，因为该入路方式对手术通道建立的准确性具有较高的要求，如果建立不好很有可能导致术中出血过多而影响手术。但是相较于经椎间孔入路的方式来说，该入路方式可以有效处理髂脊较高、横突肥大以及关节突增生等类型的腰椎间盘突出症；而相较于椎板间隙入路方式来说，其又可有效避免术中神经损伤的发生，还可以处理椎板间隙入路方式不能处理的一些类型的腰椎间盘突出症（向头侧突出较远的外侧型或极外侧型腰椎间盘突出症）。经皮内镜髂骨入路的脊柱内镜手术可以有效治疗该类型的腰椎间盘突出症，可以在某些特殊情况下替代经椎间孔入路及经椎板间隙入路的脊柱内镜手术。

4）经皮对侧椎间孔入路：以往临床上主要采用患侧椎间孔扩大成形的方式或通过 $L_5S_1$ 节段的椎板间隙入路的方式来治疗游离型的腰椎间盘突出症，而近年来有学者提出可以采用经皮对侧椎间孔入路的方式，因为该入路方式既不会受到椎间盘解剖结构的限制，也不需要人为扩大患者患侧的椎间孔或磨除椎弓根，不仅操作简单，而且对患者的损伤也更小。游离型的腰椎间盘突出症患者在该手术治疗下的耐受性均较好，且术后 1～2 年预后良好。

脊柱内镜手术入路选择是建立在精细解剖基础上，手术医师明晰手术入路及责任病灶相关解剖理论基础，需要通过术前影像检查确认个体解剖特点。如 $L_5S_1$ 间盘突出症脊柱内镜手术有着独特的解剖特点，侧方有较高的髂嵴，$L_5$ 横突较为宽大，小关节宽大，椎间孔狭窄，椎板间隙宽大。这些解剖结构使得经椎间孔入路（PETD）与经椎板间入路（PEID）脊柱内镜手术方法治疗 $L_5S_1$ 椎间盘突出症各有优缺点。$L_5S_1$ 横突间隙较狭窄，$L_5$ 椎弓峡部较上位腰椎更靠外侧，$L_5$ 横突从椎体的发出点偏下且较宽，常出现向尾侧的弯曲，水平侧方有髂骨的阻挡，这些特殊解剖学特点增加了 PETD 手术的难度。PEID 入路与传统手术相似，符合脊柱外科医师的习惯，而且解剖学研究发现 $L_5S_1$ 有最大的椎板间隙，$L_5$ 椎板向后下方走行从而在术中工作套管可与椎间盘平面呈一定角度进入椎管内，$L_5S_1$ 水平硬膜囊内仅剩骶神经从而增加了手术操作的空间，这些解剖特点使得 PEID 手术有其独特的优势。因此，PETD 与 PEID 手术治疗 $L_5S_1$ 椎间盘突出症时因病情不同而有所不同。

对于中央型椎间盘突出，通常向后压迫硬膜囊和神经根。当突出椎间盘较大时，常常合并炎症反应，易与黄韧带粘连。由于镜下操作空间狭小，神经根、硬膜囊和黄韧带不易辨认和分离，因而采用 PEID 手术从后路切开黄韧带时易损伤神经根和硬膜囊，造成神经损伤和硬膜囊撕裂等并发症。研究发现虽然 $L_5S_1$ 椎间孔较狭小，但却有更大的安全工作区。PETD 可以在不触碰神经的前提下直接到达工作区摘除突出间盘，当工作套管向上关节突尽量靠近时可以避免出口根损伤。因此，中央型 $L_5S_1$ 椎间盘突出症采用 PETD 手术治疗具有更低的手术风险和更高的手术成功率。因 $S_1$ 神经根从硬膜囊的发出角平均为 22°，与上位腰椎神经根发出点相比 $S_1$ 神经根在硬膜囊的发出点更靠头侧，75% 位于 $L_5S_1$ 椎间盘平面以上，25% 在 $L_5S_1$ 椎间盘水平。当 $L_5S_1$ 椎间盘突出在腋下时，突出椎间盘往往将 $S_1$ 神经根推向外侧，增加神经根与硬膜囊之间的空间和角度，从而易于腋路手术操作，也避免了神经损伤。因而对于腋下型 $L_5S_1$ 椎间盘突出，PEID 手术能够以最小的创伤、最少的透视时间、尽量少触碰神经的前提下直接到达突出表面，摘除突出组织。而 PETD 手术治疗腋下型 $L_5S_1$ 椎间盘突出时由于穿刺困难，容易出现穿刺靶点难以到位及突出间盘组织残留等问题。对于肩上型 $L_5S_1$ 椎间盘突出症，因为 $S_1$ 神经根从 $L_5S_1$ 椎间盘及其上水平发出，PEID 手术直接抵达突出物时容易损伤神经根，22% 的患者行 PEID 手术时需要行内侧小关节部分切除术。虽然目前镜下器械已得到长足发展，但是镜下切除骨头仍有不小的困难，而且镜下过多探查和操作本身可能对椎间盘突出压迫的神经造成一定的损伤。PETD 手术治疗肩上型 $L_5S_1$ 椎间盘突出症受到髂嵴的影响，研究表明，当髂嵴高度在 $L_5$ 椎弓根上缘水平线以下时，PETD 手术可顺利完成；当髂嵴高度在 $L_4$ 椎弓根下缘和 $L_5$ 椎弓根上缘之间时，需要丰富的手术经验；当髂嵴高度在 $L_4$ 椎弓根下缘水平线以下时，手术难以完成。

（3）骨关节手术：骨关节手术是 OPD 患者常见手术治疗类别，不同骨关节均有多种不同的手术入路，适宜不同病情的手术患者。仅以髋关节骨性关节炎晚期全髋关节置换术的髋关节直接前入路（DAA）、髋关节后入路（PA）和慕尼黑骨外科入路（OCM）的入路方式、并发症与预后等相关问题。

1）髋关节直接前入路：相比其他手术而言此入路具有更低的关节脱位风险，更低的术中神经损伤风险，更轻的疼痛及更少的手术并发症。施行此手术时患者处于仰卧位，阔筋膜张肌和缝匠肌之间的间隙离髋关节较近，这样可以避免肌肉和骨骼的分离。此入路适用于小儿髋关节发育不良、股骨髋臼撞击症和髋关节融合手术。此入路的缺点也不可忽视。例如，此术式不适用于体质指数超过 $40kg/m^2$ 的患者和高龄患者。对于患者而言，首先，因为施行此入路时会涉及股外侧皮神经，所以此术式最有可能产生的并发症是对神经功能的破坏，尤其是股外侧皮神经；其次，此入路相对其他入路而言更有可能造成术中股骨骨折，并且大多数是转子间骨折及股骨穿孔，术中股骨骨折占了很大的比例；

最后，DAA 可能会促使下肢深静脉血栓、切口感染等不良反应的发生，这些不良反应的产生会影响患者的正常生活。更有甚者，有的不良反应可能会使患者施行 2 次手术，对患者的身心产生负面影响。对于术者而言，由于其学习曲线较长，故更需要一定时间来掌握此术式，从而减轻对患者的不良影响。

2）髋关节后入路：目前临床已经有许多术式的变化，但髋关节后入路是最常用的髋关节置换方法。它不需要将臀中肌从髂骨上剥离，不影响髂胫束的功能，术后恢复较快。其操作方便，不影响外展功能，对髋部结构破坏较少，软组织损伤较小，出血较少，异位骨化少，不必行大粗隆截骨术，外展肌力影响不大。但由于其手术切口小，手术术野无法完全看清，从而导致软组织和神经血管的过度损伤，对患者的术后康复造成不利影响。而且手术时间长，手术复杂加剧了手术不良反应的发生。此手术入路适用于髋关节成型术、髋关节外伤性脱位、切开复位术、髋臼后壁和后柱骨折复位固定术、后路髋关节病灶清除术、髋关节融合术等手术和初次的髋关节置换且身材瘦小体重指数 $< 28kg/m^2$ 的患者。对过于肥胖的患者，肌肉特别发达，翻修、有内固定需要取出和关节屈曲挛缩等严重畸形需要做软组织松解者不适合用此术式，此术式也不适用于先天性髋臼发育不良、严重髋臼骨折及骨质疏松需要用骨水泥假体者。

3）慕尼黑骨外科入路：该入路从臀中肌和阔筋膜张肌间隙进入，不切断任何肌肉，保留外展肌的功能和保留髋关节囊。从而稳定髋关节，尽可能地减少术后脱位的风险。与传统术式相比，此术式不损伤肌肉，切口小，术后遗留瘢痕小，血管神经的损伤小，恢复时间短。此手术适宜初次行髋关节置换且体重指数 $< 30kg/m^2$ 的患者，其禁忌证与髋关节后入路基本相同。

4. 手术方法　随着基础与临床医学研究的深入，特别是生物医学工程、计算机技术与物理医学的快速发展，微创或微创介入手术逐渐成为 OPD 患者手术治疗的方向。近年的相关手术专著较多，临床研究文献也较多，从 OPD 防控角度认为宜关注解剖力学、疼痛改善与功能达标三个要点。参考相关文献，选取常见手术的手术方法对比分析如下：

（1）胸腰椎骨质疏松性压缩性骨折：经皮椎体成形术（PVP）和经皮椎体后凸成形术（PKP）为目前常用的微创手术，具有创伤小、镇痛速度和新骨形成快、活动能力和骨折愈合恢复迅速的优势。两者的共同机制都是向椎体内注射骨水泥，以迅速缓解患者症状。利用骨水泥对椎体进行维持稳定和支撑的作用，平衡椎体的整全结构。

当前国内外相关的研究，对 PVP 和 PKP 恢复椎体高度、纠正后凸畸形的临床结论尚不统一。国内有部分学者认为，PKP 组在该两项指标上具有不可比拟的优势。可以推测，PKP 患者将拥有更好的椎体活动功能和稳定性，甚至能完全恢复丢失的椎体高度和后凸畸形。针对疼痛耐受能力较差的情况，也可以考虑 PKP 手术。研究发现，两组治疗后椎体前缘高度、后凸 Cobb 角、椎体压缩率的差异均有统计学意义。PKP 组 2 年后椎体前缘高度高于 PVP 组，PKP 组 2 年后凸 Cobb 角、2 年后椎体压缩率低于 PVP 组。出现这种情况的原因，应该与 PKP 组采用了球囊直接扩张的方式恢复病椎原有生理形态和结构有关。PVP 组在进行手术时对后凸畸形进行矫正，而 PKP 组在向受损椎体注入骨水泥时可以扩张球囊，进而使骨折处的骨折椎体高度得到一定程度的恢复，对压缩椎体的复位效果更加优良，有更好的临床效果。

PKP组手术过程中适宜采用俯卧姿势，以病椎的中柱为支点，在后柱施加按压手法，可以通过前方韧带和纤维的牵拉作用产生复位效应，辅助伤椎形态的恢复。而PVP方法所使用的穿刺针可以小到2.5mm，也不要建立新的工作通道。同时没有气囊的张开，所需的操作空间要求更小，在手术空间上PKP方法具有一定的劣势。同时，PVP方法中所使用的骨水泥量更少，使其渗透到疏松的骨小梁后凝固的速度加快，使"内固定"的作用得到一定幅度的增强，也能够有效地避免骨折区域进一步进入椎管的风险。因此，与PKP相比，PVP在严重压缩性骨折导致手术操作空间狭小的情况，或伴有后壁骨折导致椎管内占位的情况，具有一定的优势。PKP相比PVP，能进一步改善OVCF患者病椎的裂隙修复，尽可能恢复椎体前缘高度，且患者术后疼痛程度较低，后期椎体压缩率低，患者椎体恢复良好。但是该方法手术时间长，骨水泥注入量相对较多，对于严重压缩性骨折，操作难度大，值得进一步临床改进。我们可以根据患者具体病情和适应证，选择恰当的手术方式，以达到理想的治疗效果。

（2）脊髓型颈椎病：目前手术临床治疗脊髓型颈椎病的手术方法较多，适应证各不相同。但无论何种手术方式均以解除病变对脊髓的压迫、防止病情进一步恶化、重建颈椎稳定性、改善症状为原则。

1）颈前路椎间盘切除融合内固定法适用于单间隙椎间盘突出，或一个间隙突出较重，其他间隙突出轻微，颈椎增生退变轻，未形成椎管狭窄。通过切除颈椎间盘解除脊髓神经根压迫后，行Cage椎间融合，防止椎体高度丢失，以椎体锁定钛板固定以获得颈椎良好的即刻稳定性。文献总结20例患者接受该术式，术后疗效达到优10例，良8例，可2例，优良率为90.00%。

2）颈前路椎体次全切除融合内固定法适用于椎间盘突出受累2个间隙以上、4个间隙以下，局限性颈椎管狭窄，孤立性后纵韧带肥厚，椎体后缘增生骨赘，脊髓腹侧压迫等患者。手术次全切除通过单个椎体或2个椎体，钛笼植骨融合椎体锁定钛板固定。可有效解除脊髓腹侧致压物，达到直接减压的效果，对脊髓干扰小，有利于脊髓功能恢复，避免迟发性损伤。术中可同时解除合并后纵韧带骨化、发育不良性椎管狭窄等致压因素。文献总结53例患者接受该术式，术后疗效达到优26例，良321例，可5例，差1例，优良率为88.68%。

3）颈后路单开门椎管扩大成形融合内固定法适用于三节段以上的多节段椎间盘突出，广泛后纵韧带肥厚、骨化。颈后路单开门椎管扩大，钛网成形，侧快钛板内固定。手术操作相对简单，可获得足够大的脊髓空间，有效解除脊髓后方压迫，避免术后椎管再狭窄发生。在临床工作中要根据患者的临床症状和体征，结合影像学检查综合分析考虑，选择合理的手术方法。

（3）退变性腰椎不稳：是目前脊柱外科的常见病，发患者群以中老年为主。其发病与先天性腰椎不稳不同，先天性腰椎不稳主要发生于腰椎峡部裂患者，滑脱程度通常＞Ⅰ

度，而退变性腰椎不稳常常因椎间盘及关节突关节退变导致韧带和关节囊松弛，腰部肌肉为维持稳定而增加负荷，从而导致慢性劳损，肌力下降，脊柱的稳定性减退，最终导致腰椎不稳。传统的后正中入路切开复位内固定合并植骨融合术是目前治疗退变性腰椎不稳的常用方法，具有暴露清楚、复位彻底、固定牢固等优点，但由于需要广泛剥离椎旁肌肉和软组织，因此常导致术中出血较多，从而易发生术后椎间隙感染。近年来，脊柱微创手术蓬勃发展，开放手术后骶棘肌明显萎缩，而微创手术术后骶棘肌萎缩率明显减少。腰椎微创融合术患者血浆中炎症标志物明显低于开放手术患者，表明其在减小术后炎症反应方面同样发挥重要作用。血沉是反映炎症严重程度的敏感指标，CRP 主要由肝脏产生，在炎症或感染时急剧升高，具有很高的敏感性。

1）弓根螺钉组：患者取俯卧位，全麻生效后，于 C 臂机透视下定位病椎并做体表标记，常规消毒、铺单，沿标记线做 2.5cm 纵向切口，切开皮肤及腰背筋膜，沿多裂肌肌束间隙逐级套管分离腰背肌，沿末级套管插入 Quadrant 叶片，将其口小底大撑开安装光源，在病椎上下位椎体椎弓根内经皮置入穿刺针，拔出内芯，置入导丝，沿导丝经第 3 级套管攻丝，移除套管，沿导丝置入 Sextant M8 空心万向螺钉，对准尾部的套件卡口，于近端做约 1cm 纵向切口，选择合适长度连接棒借助弧形置棒器将其插入卡口中。C 臂机透视满意后旋紧卡口，两包同种异体骨进行椎板间植骨。止血缝合，加压包扎。

2）内固定组：全麻生效后，患者取俯卧位，取腰部后正中切口，长约 10cm，切开皮肤及皮下组织，沿棘突及椎板剥离骶棘肌及椎旁软组织，暴露上下位小关节，置入椎弓根螺钉及连接棒，提拉复位。C 臂机透视满意后旋紧卡口，取两包同种异体骨进行椎板间植骨。止血缝合，加压包扎。

3）融合器组：全麻生效后，患者取俯卧位，取腰部后正中切口，长约 10cm，切开皮肤及皮下组织，沿棘突及椎板剥离骶棘肌及椎旁软组织，暴露上下位小关节，置入椎弓根螺钉及连接棒，提拉复位。C 臂机透视满意后旋紧卡口，置入两枚肾形融合器行椎体间植骨。止血缝合，加压包扎。

（4）椎间盘突出症：传统开放术式中的椎板间开窗椎间盘切除术一直被认为是有效的标准外科治疗方式，但该手术不仅会损伤椎旁肌、去除黄韧带及牵拉神经根，而且可导致术后椎体不稳及椎管内瘢痕大量增生，从而使术后较多的患者疗效不佳，逐渐引起国内外学者的重视。随着外科显微技术和内镜技术的发展及器械的改进，经皮脊柱内镜技术逐渐应用于椎间盘突出症的外科治疗。与传统开放手术相比较，具有创伤小、术后对脊柱活动范围的影响能降到最低、术后患者恢复更快且疗效确切等优点，因此该技术得到快速发展。但操作空间及视野狭小，以及学习曲线陡峭等自身技术特点所限，经皮脊柱内镜技术治疗椎间盘突出症的术中或术后出现严重并发症的报道也屡见不鲜。

腰椎间盘突出症（LDH）脊柱内镜手术与开放手术对比：荟萃分析显示经皮脊柱内镜技术治疗 LDH 相对于传统开放手术技术，其优势为学者们所公认，但其手术并发症尚存在争议。通过对经皮脊柱内镜技术及传统开放手术治疗 LDH 的随机对照试验及队列研究进行分析，结果显示，前者的并发症、神经根直接损伤、硬膜囊损伤及术区伤口并发症方面明显好于后者，而在髓核残留方面劣于后者。结果还显示，术后感觉异常、椎间盘复发及其他并发症方面，两种技术方式无明显差异。究其原因，部分学者认为，经皮脊柱内镜技术可经皮穿刺定位后将套管及内镜直接由椎间孔区置入椎管内，并在循环的水环境下进行操作，避免了大切口显露，并及时将杂物冲走，术中术区出血点放大后在镜下清晰可见，等离子双极射频止血，多种条件降低了术区伤口并发症。由于 LDH 患者一般病史较长，周围炎症明显及瘢痕粘连，传统开放手术治疗 LDH 手术过程中需牵拉神经根及硬脊膜，这就大幅增加了神经根及硬脊膜的损伤。经皮脊柱内镜技术由于工作管道的限制，难以取出手术器械未及部位的髓核组织，因此与传统开放手术相比髓核摘除相对不彻底。但发生髓核的残留大都在开展手术的初期，与操作者对椎间盘突出位置的判断、手术方式的选择和技术熟练程度密切相关。两种手术技术总的并发症发生率有统计学差异，然而由于异质性较高，进行了亚组分析，其结果显示随机对照研究中经皮脊柱内镜技术在总的并发症方面优于传统开放手术，并且有统计学差异。而队列研究中经皮脊柱内镜技术与传统开放手术总的并发症无明显差别。其原因可能是观察性研究存在较大偏倚，导致研究中产生较大异质性。目前，两种技术在术后椎间盘复发方面都存在较大争议，但随访时间亚组分析结果表明，两种技术的术后椎间盘突出症复发率无统计学意义差异。

（王　珅　贺靖澜）

## 参考文献

［1］许萍，赵青，任静．标准化流程管理可明显提高手术管理质量及降低感染发生率这 [J]. 基因组学与应用生物学，2019，38（6）：2820–2824.

［2］LEE C W, YOON K J, JUN J H. Percutaneous endoscopic laminotomy with flavectomy by uniportal, unilateral approach for the lumbar canal or lateral recess stenosis[J]. World Neurosurg, 2018, 113: 129–137.

［3］BLIUC D, NGUYEN N D, ALARKAWI D, et al. Accelerated bone loss andincreased post–fracture mortality in elderly women and men [J]. Osteoporo Int, 2015, 26（4）：1331–1339.

［4］KIM S K, HWANGBO G. The effects of horse–riding simulator exercise on balance in elderly with knee osteoarthritis[J]. J Phys Ther Sci, 2017, 29（3）：387–389.

［5］FRANC, OIS–MOUTAL L, WANG Y, MOUTAL A, et al. A membrane–de–limited N–myristoylated CRM P2 peptide aptamer inhibitsCaV2. 2 trafficking and reverses inflammatory and post–opera–tive pain behaviors[J]. J Pain, 2015, 16（4）：S75.

［6］中华医学会骨科学分会关节外科学组．骨关节炎诊疗指南（2018 版）[J]. 中华骨科杂志，2018，38（12）：705–715.

# 第七章　骨质疏松疼痛病的中医诊疗

中医中药为骨质疏松疼痛病（OPD）防控的重要内容，依据骨质疏松疼痛病发病特点及临床表现描述该病多归属中医病因病机中"骨痿""骨痹""腰痛""骨枯""骨极"等病症的范畴，对该病的论述历代医家均有大量记载。《素问·长刺节论》曰："病在骨，骨重不可举，骨髓酸痛，寒气至，名曰骨痹。"《灵枢·经脉》云："足少阴气绝则骨枯。"《千金要方·骨极》亦云："骨极者，主肾也。肾应骨，骨与肾合……若肾病则骨极，牙齿苦痛，手足疼，不能久立，屈伸不利，身痹脑髓酸，以冬壬癸中邪伤风，为肾风。风历骨，故曰骨极。"《素问·上古天真论篇》云："丈夫……七八，肝气衰，筋不能动。"若肝失疏泄，则会影响人体气血津液的生成和运行，从而影响筋骨的营养等描述均对 OPD 的认知奠定了整体防控理论基础。

## 第一节　骨质疏松的中医病因病机

骨质疏松症是由多因素引起的全身代谢性骨病，以易发生骨折为特征，已经成为严重危害中老年人健康的重要慢性疾病之一。中医学并无骨质疏松症这一病名，但根据症状可将其归属为"骨痿""骨痹""骨枯"等范畴。以腰背、肢体痿弱无力为主症者，可按"骨痿"论治；以腰背部疼痛为主症者，则可按"骨痹"论治。古代医家对本病提出"外邪（寒湿热）侵袭论""肾虚论""肝郁肝虚论""脾虚论""肺热论""血瘀论"等多种病因病机学说，同时年龄增长、饮食、运动等因素也会对骨质疏松症的发生发展产生影响。荟萃分析发现，原发性骨质疏松症的病位证素主要在肾、脾、肝，其中肾为最主要涉及的脏器。对病性证素的研究显示，气虚、阳虚、阴虚、血瘀、气滞为本病的主要病理因素，其中以气虚为最主要的致病因素。《灵枢·营卫生会》云："老者之气血衰，其肌肉枯，气道涩。"女子七七、男子七八之后，脏腑功能开始衰退，气血生化不足。同时又因脏腑功能减退，气化不利，则津液代谢障碍，血脉运行不畅，导致脉络闭阻。气血阴阳津液不足、脉络瘀滞而使骨骼失养，导致骨质疏松。络病学说理论指出骨络是分布于骨骼中的络脉，起到运行气血、温煦濡养骨组织的作用。向楠教授基于络病学说理论，阐述了络病—痰浊—骨质疏松症之间的关系，指出骨质疏松症病位在骨络，"痰浊"是重要致病因素，"肾精不足、骨络空虚，痰阻络滞、骨失所养"是基本病机，提出从"痰"论治骨质疏松症理论并进行临床探讨和实验研究，提出"补肾化痰通络"治疗骨质疏松症的新治则，以期丰富骨质疏松症中医病因病机学理论，为骨质疏松症的中医治疗方法提供新的理论依据。

## 一、原发骨质疏松症的病因病机

### （一）中医古籍对骨质疏松病因病机的概述

中医古医籍记载的"骨痹""骨痿""骨枯""骨极"等尤为相似。《素问·长刺节论篇》曰："病在骨，骨重不举，骨髓酸痛，寒气至，名曰骨痹。"《灵枢·寒热病》篇曰："骨痹，举节不用而痛。"《素问·痹论篇》曰："风寒湿三气杂至，合而为痹……以冬遇此者为骨痹。"《素问·痿论篇》云："腰脊不举，骨枯而髓减，发为骨痿。"《灵枢·邪气脏腑病形篇》曰："肾脉微滑为骨痿，坐不能起。"《素问·痿论篇》曰："肾气热，则腰背不举，骨枯而髓减，发为骨痿。"《寿世保元》曰："痿者，手足不能举动是也，又名软风，此症属血虚，血虚属阴虚，阴虚能生热，热则筋弛，步履艰难，而手足软弱，此乃血气两虚。"《千金要方》指出："骨极者，主骨也，肾应骨，骨与肾合，若肾病则骨极，牙齿苦痛，手足疼，不能久立，屈伸不利，身瘁脑髓酸。"《灵枢·经脉》篇曰："足少阴气绝，则骨枯。"说明"骨枯""骨极"亦是 OP 的中医古籍病名。《素问·痿论篇》曰："肾者，水脏也，今水不胜火，则骨枯而髓虚，故足不任身，发为骨痿，"《备急千金要方》曰："肾主腰脚，肾经虚损，风冷乘之，故腰痛也；又邪客于足少阴之络，令人腰痛引少腹不可以仰息。"《素问·上古天真论篇》云："肝气衰，筋不能动。"《诸病源候论》曰："肝主筋而藏血，肾主骨而生髓；虚劳损血耗髓，故伤筋骨也。"《灵枢·天年》篇曰五十岁，肝气始衰，肝叶始薄，胆汁始灭，目始不明。"《证治准绳》曰："肾虚不能生肝，肝虚无以养筋，故机关不利。"《正体类要》曰："筋骨作痛，肝肾之气伤也。"这些论述肾和骨，肝和骨之间的生理病理关系与现代基础与临床 OPD 研究理论相吻合。

肝藏血，肾藏精，肝肾同源主要表现为精血的互化及相互作用，也称为精血同源；若肾精亏虚，骨髓化生乏源，骨失其养，则出现骨质疏松症的临床症状，肝血不足、肝失疏泄，则肾精失于濡养，不能流于周身筋脉致使筋骨不利，导致骨质疏松。《医学发明》曰："虚损之疾，自下而损者，一损损于肾，故骨痿不能起于床；二损损于肝，故筋缓不能自收持；三损损于脾，故饮食不能消克也。故心肺损则色弊，肝肾损则形痿，脾胃损则谷不化也。"阐述肾、肝和脾的虚损均可导致筋骨不利，致使发生 OP。《石室秘录》曰："痿废之证，乃阳明火证肾水不足以滋之，则骨空不能立。久卧床席，不能辄起，骨中空虚，无怪经年累月愈治而愈急也。"说明脾肾的虚弱均可导致 OP 的发生。《素问·上古天真论篇》曰："女子七岁，肾气盛，齿更发长……七七，天癸竭，地道不通，故形坏而无子。"说明女子在绝经后肝肾亏虚，天癸不能营养周身，出现一系列绝经后病理性反应症状，引起绝经后 OP。

2012 年的《原发性骨质疏松症中医临床实践指南》将骨质疏松分为 4 个证候类型：肾阳虚证、肝肾阴虚证、脾肾阳虚证及血瘀气滞证。妇女绝经后骨质疏松症以肝肾阴虚证为主，老年骨质疏松症以肾阳虚证为主。2015 年《中医药防治原发性骨质疏松症专家共识》将该病分为 6 个常见证型：肾阳虚证、肝肾阴虚证、脾肾阳虚证、肾虚血瘀证、脾胃虚弱证及血瘀气滞证。通过文献整理，共得出常见证型 18 种，其中病位证素 4 个，病性证素 8 个。多证素组合形式中，最常见的依次为肾 + 阳虚、肝 + 肾 + 阴虚、脾 + 肾 + 阳虚、气滞 + 血瘀，这与临床实践指南及专家共识中的 4 个证候类型相符，而这 4 个证候构成比仅占 41.37%。在 2015 年的专家共识中，新增了 2 种证型，肾虚血瘀证及脾胃虚弱证，与本研究中所得肾 + 气虚 + 血瘀、脾 + 胃 + 气虚相符，此二者构成比共占 4.6%。其余的证素组合中构成比 > 2% 者依次为肾 + 阴虚、肝 + 肾 + 气虚、血瘀、脾 + 气虚、气虚 + 血虚、脾 + 胃 + 气虚、肾 + 阴虚 + 阳虚，构成比共占 34.48%。

原发性骨质疏松症的中医证素分布涉及病位证素 4 种，以肾为主，其次为脾、肝、胃；病性证素 8 种，以气虚为主，其次为阳虚、阴虚、血瘀、气滞、血虚、精亏、痰浊。但考虑到各个临床研究存在地域、人群、年龄分布不均等问题，可能导致最终结果在各证型人数分布上与临床实际存在一定差异，但通过对原发性骨质疏松症的中医证素分布与临床指南及专家共识进行对比，可以发现在辨证准确性与灵活性上，运用中医证素辨证更具有优势。在中医证型不能完全涵盖临床分型的情况下，运用证素辨证更贴合临床实际，也能使诊断规范不断完善，以更符合临床应用。

《黄帝内经·素问·灵兰秘典论》："肾者，作强之官，伎巧出焉。"正如唐宗海在《医经精义》指出："盖髓者，肾精所生，精足则髓足；髓在骨内，髓足则骨强，所以能作强，而才力过人也。精以生神，精足则神强，伎巧自多。髓不足者力不强，精不足者智不多。"由上我们认为：原发性骨质疏松症的基本病机为肾精亏虚。《黄帝内经·五脏生成》："肝之合筋也，其荣爪也，其主肺也；肾之合骨也，其荣发也，其主脾也。"骨之强健与否与肾相关，而筋则与肝相关，并与脾肺相关。脾胃为后天之主，脾胃健运，则筋骨强健，故原发性骨质疏松症基本病位在肾，与肝、脾、胃、肺相关。

**（二）骨肉不相亲学说**

中医对骨与骨骼肌的关系早有论述，《灵枢经·经脉》云："少阴者，冬脉也，伏行而濡骨髓者也，故骨不濡，则肉不能著也；骨肉不相亲，则肉软却；肉软却……骨先死。""骨肉不相亲"理论是中医对肌骨关系的高度概括。肌骨关系，虽表述骨肉之亲疏濡著，实乃论脾肾五行的生克制化、脏腑的功能盛衰。肾属水，藏精，生髓，主骨，为先天之本；脾属土，主运化，合肉，主四肢，为后天之本。

脾肾二脏相辅相成，密不可分：肾精充盈，骨髓生化有源，髓以养骨，则骨骼坚固有力；脾主运化，水谷之精充盛，气血化生有源，肌肉丰满，四肢有力。肾藏精气，受五脏六腑之精而藏，可助脾之运化；脾气散精，气血充盈，滋养肾中精气。先天之本与后天之本，相资相助，互相为用，使人体骨骼肌肉强健有力，反之则骨枯肉痿。虽然目前"骨肉不相亲"现代医学机制仍不明确，但骨应力生物力学机制已成为现代研究的热点，认识到肌肉、骨密度与 OPD 间的关系密切。增强肌肉力量具有促进骨重建，提高骨密度，提高防跌倒能力，预防骨折的作用。古籍所载"肾之精气匮乏则发生骨病""脾病则下流乘肾，土克水则骨乏无力，是为骨痿"则详细论证脾肾内损，则外达肌骨，遂得骨病。诚然，则可以补益脾肾之药物填精益髓，使骨有所滋，肉有所养。于内者，则脾肾同补，于外者，则肌骨共荣；以期标本兼治，补之于内而表之于外。

"骨肉不相亲"源于《难经》："肾气隐伏流行，骨髓自然温和，故骨髓不温即肉不著骨，骨髓无肾气以温养，故肉肌不著于骨，骨肉不相亲……故齿渐长而枯"，肾中精气温润骨髓，使骨髓不空、骨骼强健，若骨髓失养，寒凝肉滞，则肌不附骨，骨肉分离。或肾精不足，阳气衰微，则肌肉疲敝，肌失其用，故年龄虽长而日益枯损，肾余之发渐少。是即向之所述"外显于肌骨，而内本于脾肾"。肾属水主骨生以髓，脾属土主肌发肢长，五行相生，土而生金、金而生水，脾土健运致肾水源源不断，外化而致肌盈骨壮。原发性骨质疏松者多主脾肾亏虚，虽二者皆虚，然脾土较于肾水尤盛，则土盛于水，土旺而水弱，致肌盛于骨，骨难制衡肌肉之力，致使微骨折，而病者骨痛，长而久之，则肉不著骨，骨肉不相亲。若脾土不旺，肾水反克脾土，脾弱外达于肌肉，肌肉羸弱，则骨不受力，骨随肉萎。体现了脾肾及骨肉之间存在相生、相克和反克的深层次联系。

从古代文献资料已论证"脾""肾"失调，进一步发展为"骨肉不相亲"，从而出现腰背酸痛、乏力、易骨折等，因此注重早期调理"脾肾"是防治骨枯肉软的关键所在。"脾肾论治"强筋壮骨，骨健肉满，加强骨肉功能，改善中老年人骨骼肌肉应力，防治发生骨质疏松尤为重要。补肾健脾方可明显增高骨密度，改善骨代谢及骨转换状态，保护骨骼，促进骨形成。中老年及绝经妇女亦是发生骨质疏松症的重要人群，这与其生理改变、体内激素变化有关，与中医基础理论"五八，肾气衰，发堕齿槁"这个年龄界限有一定关系，故补益脾肾偏重取舍因根据性别、年龄、脾肾症状轻重等衡量。临床上中药多以淫羊藿、杜仲、巴戟天、何首乌等之物补肾，现代研究此类物质中多数含有矿物质，从而影响成骨细胞活性，参与骨矿化及代谢，如淫羊藿促进成骨细胞增殖、分化，杜仲也可促进成骨细胞增殖分化且间接抑制破骨细胞分化成熟等。健脾益气以黄芪、茯苓、白术、党参、山药等为主，随着骨质疏松症发生过程变化，中药选方侧重点也不一样。

**（三）络病学说**

络病学说理论结合临床经验提出"痰浊"是骨质疏松症重要致病因素，"肾精不足、骨络空虚，痰阻络滞、骨失所养"是骨质疏松症的基本病机。

1. 骨络为骨质疏松症中医病位　络脉是广泛分布于全身脏腑组织间的"三维立体网络系统"，具有外（体表阳络）—中（经脉）—内（脏腑阴络）的空间分布规律，是维持生命活动和保持人体内环境稳定的网络结构。络脉分为经络之络（气络）和脉络之络（血络），共同发挥"气主煦之，血主濡之"的生理功能。骨络是分布于骨骼中的络脉，其内运行的气血起着温煦濡养骨组织的作用。骨质疏松症病位在骨络，为"骨络空虚，痰阻络滞"之本虚标实证。

2. "肾精不足、骨络空虚"为骨质疏松症病机根本　骨质疏松症是一种与增龄相关的骨骼疾病。《素问·上古天真论》曰："女子七岁，肾气盛，齿更发长……四七，筋骨坚，生长极，身体盛壮……男子八岁，肾气实，发长齿更……四八，筋骨隆盛，肌肉壮满……七八……天癸竭，精少，肾藏衰，形体皆极。八八，则齿发去。"《医经精义》

曰："肾藏精，精生髓，髓生骨，故骨者肾之所合也；髓者，精之所生也，精足则髓足，髓在骨内，髓足则骨强。"可见，人体的衰老过程就是肾气肾精由充盛到衰少继而耗竭的过程，也是全身的脏腑经络、气血津液由盛变衰的过程，在这一过程中也伴随着骨络由充转虚的病理变化，久之则发为髓虚骨空的骨质疏松症。所以，骨质疏松症也是人体衰老在骨骼中的表现。

3."痰阻络滞、骨失所养"为骨质疏松症发病关键　《医贯痰论》云："肾虚不能制水，则水不归源，如水逆行，洪水泛滥而为痰，是无火者也，……阴虚火动，则水沸腾，……水随波涌而为痰，是有火者也"，说明老者肾气亏虚，蒸腾气化失司，津液不能蒸化而为痰浊；或精亏虚，阴虚火动，灼津为痰。《杂病源流犀烛·痰饮源流》曰："其为物则流动不测，故其害，上至巅顶，下至涌泉，随气升降，周身内外皆到，五脏六腑皆有。"故痰浊产生之后，外而经络、肌肤、筋骨，内而脏腑，全身各处，无处不到。又张山雷云："痰涎积于经隧，则络中之血必滞。"可见，肾虚则痰生，痰浊流注并停滞于骨络，导致骨络中本已虚少的气血又发瘀滞，则骨失所养，最终发为骨质疏松症。除此之外，络脉的特殊结构决定了络脉之痰瘀易积难消，使该病病势缠绵，病程迁延难愈。

**（四）阴阳学说**

中医阴阳理论把人体具有推动、温煦、兴奋等作用的物质和功能归属于阳，人体具有凝聚、滋润、抑制等作用的物质和功能归属于阴。《素问·阴阳应象大论》篇中记载"阳化气，阴成形。"现代研究发现，成骨细胞（OB）负责骨基质的合成、分泌和矿化，破骨细胞（OC）负责骨基质的降解、吸收。成骨细胞和破骨细胞的功能在骨重建室（BRC）进行，二者在功能上相对应，协同在骨骼的发育和形成过程中发挥重要作用。依据中医阴阳理论，在骨重建单元范围内，成骨细胞为阴，破骨细胞为阳。

## 二、老年性骨质疏松的中医病因病机

老年骨质疏松症一般是指在70岁以后发生的骨质疏松症，属于原发性骨质疏松症的一种，是中老年第四位常见的慢性疾病，以腰背及周身疼痛、脊柱变形、身高降低、驼背、脆性骨折为最典型的临床表现，其诊断以骨强度下降及发生脆性骨折等为依据，如发生脆性骨折也可直接诊断骨质疏松症。由于骨质疏松初期没有明显临床症状，患者大多在不能自知的情况下出现骨量减少。骨质疏松症的中医病因阐述繁多，在脏腑辨证角度多围绕肝脾肾三脏展开。

**（一）肝肾脾虚损与血瘀病因病机学说**

老年骨质疏松症是以肾、脾、肝三脏虚损为本，血瘀为标的本虚标实之证，历代医家从肾、脾、肝、瘀四个方面皆有关于此的阐述。

1.肾虚　肾主藏精，充养骨髓，是先天之根本。肾精主宰人体生长发育，是主骨生髓的重要来源，结合现代医学可以理解为骨形成及转换的重要媒介。因各种原因引起肾虚不足，精血供养缺乏，精不生髓，骨失充养，则易发生骨骼脆弱无力之证。肾为先天之本，主骨生髓。《灵枢·经脉》曰："足少阴气绝则骨枯，少阴者，冬脉也，伏骨而濡骨髓也。故骨不濡则肉不能着骨也，骨肉不相亲则肉软却，肉软却故齿长而垢，发无泽，发无泽者，骨先死"；《千金要方·骨极》中也提到"肾应骨，骨与肾合"；《医经精义》中提到："肾藏精，精生髓，髓生骨，故骨者肾之所合也。髓者，肾精所生，精足则髓足，髓在骨内，髓足则骨强。"以上古代文献资料均论述了肾与骨骼强壮有直接关系。研究发现，各种慢性骨骼疾病的发病均基于肾气及肾精亏虚。高龄人群肾中精气耗损，精血不足，髓海不足，导致骨骼失养，造成骨软无力，易发生骨折等病症。

2. 脾虚　在中医理论中肾主先天，脾主后天，为气血生化之源，运化水谷精微以充养先天之精，濡养四肢肌肉。若脾健运失司，枢机不利，则气血生化乏源，血少精亏，致骨髓失养；另外，脾主四肢肌肉，脾虚则化源不足，四肢肌肉失养痿废不用，发为骨病。脾胃为后天之本，气血生化之源。《灵枢·根结》曰："痿疾者取之阳明"；《医宗必读·痿》曰："阳明虚则血气少，不能润养宗筋，故弛纵，宗筋纵则带脉不能收引，故足痿不用"；《医学心悟》云："治痿独取阳明"，从治疗原则上明确指出了痿证与脾胃的重要联系。而《素问·痿》提到："脾主身之肌肉……脾气热，则胃干而渴，肌肉不仁，发为肉痿"，"有渐于湿，以水为事，若有所留，居处相湿，肌肉濡渍，痹而不仁，发为肉痿"，指出肉痿是肌肉痿弱麻痹之证，是痿证之一。老年患者素体亏虚，湿困脾胃，或脾气热致肌肉失养，出现肌肉麻痹不仁，重者四肢不能举动，是老年人在生活中常见的影响生活质量的病证之一。

3. 肝郁　在中医学中肝藏血，主疏泄，维持气血运行。肝气疏泄以助脾胃运化水谷精微，若肝郁气滞影响血和津液的生成及运行，因精血不足以致筋骨失于濡养，则发为"痿证"，即骨质疏松。另外，中医理论中有"肝肾同源互化"，因肝血不足，可引起肾精亏损，筋失所养，则肢体屈伸不利，肾精亏虚，骨髓失于充养，痿废不用，发为骨痿。《素问·痿论》曰："肝主身之筋膜……肝气热，则胆泄口苦，筋膜干。筋膜干则筋急而挛，发为筋痿。""肝藏血，肾藏精，肝肾同源"，精血互生互化，肾精充盛有赖于肝血滋养。年老人群后天肾精不足，可致肝肾亏损，肝血不足，肾精亏虚，肝不主筋，肾不主骨，髓枯筋痿，肌肉也随之无用，发为痿证，则出现肌肉萎缩无力感，严重影响老年人的身心健康。

4. 血瘀　血瘀成因多样，外感内伤皆可致病，阻滞经络气血，不通则痛，发为骨痛，瘀血为病理产物也为致病因素，其阻滞经脉血络，致气血运行障碍，骨失所养，为骨痿、骨痹之症。《灵枢·本脏》篇中提到："经脉者，所以行血气而营阴阳，濡筋骨，利关节者也"；《灵枢·天年》篇中提到："血气虚，脉不通，真邪相攻，乱而相引，故中寿而终也"；《医林改错》篇中提到："元气既虚，必不能达于血管，血管无气，必停留而瘀"，均指出血瘀不仅是机体的病理因素，也可作为病因阻滞人体气机的正常运行，导致脉络痹阻，骨骼失于濡养，致骨痛形成。年老人群肾气亏虚，致血行瘀滞，或情志失调，肝失疏泄，气机不调则脉道闭阻，气血壅滞，骨失血养，骨质稀则形成骨质疏松症。

（二）脏腑失衡病因病机学说

老年骨质疏松的发生与多脏腑有关，除与肾、脾、肝三脏密切相关外，肺脏与胆腑的功能失调也对本病的发生产生了一定的影响。

1.肾虚是根本原因　《素问·阴阳应象大论》中讲："肾生骨髓。"《素问·痿论》又云："肾主身之骨髓。"肾在体合骨生髓，骨的生长发育依赖于骨髓的充盈及其所供给的营养。若肾精不足、肾气虚衰、骨髓生化无源、骨骼不得充养，则导致骨质疏松症的发生。正如《灵枢·经脉》所言："足少阴气绝则骨枯，少阴者，冬脉也，伏行而濡骨髓者也。故骨不濡则肉不能著也，骨肉不相亲则肉软却……骨先死。"许多学者通过对中医理论的探讨和实验研究发现，骨质疏松症的发生与肾的精气虚衰密切相关，肾脏衰，藏精少，肾精亏虚，骨髓生化无源，骨骼失养、痿软不用，进而导致骨质疏松症的发生。

2.脾虚是主要环节　脾主运化，能将饮食水谷转化为水谷精微，并将它们吸收、转输到全身各脏腑。若脾胃虚弱、脾失健运，就不能提供充足的养分去化生精气血，因此脏腑、经络、四肢肌肉等组织就不能得到充足的营养去发挥正常的生理活动，肌肉得不到脾胃运化的水谷精微及津液的营养滋润，必然导致瘦削、软弱无力甚至痿废不用，而骨骼健壮的力学保证就是丰满壮实的肌肉，当四肢肌肉倦怠无力就极易导致骨质疏松的发生。正如《素问·太阴阳明论》篇中提到："今脾病不能为胃行其津液，四肢不得禀水谷气……筋骨肌肉皆无气以生，故不用焉。"《素问·生气通天论》篇中提到："是故谨和五味，骨正筋柔，气血以流，腠理以密，如是则骨气以精"，说明饮食五味与骨的生长密切相关。脾胃功能影响着饮食五味，脾气健运则气血生化有源，四肢才能强健有力，脾胃虚弱、脾失健运则无源以生髓养骨，进而导致骨质疏松症的发生；又由于"脾肾相关"，脾为后天之本，肾为先天之本，藏先天之精。脾胃化生的水谷精微可以不断充养先天之精，若脾胃虚弱、失于运化，水谷精微不能输布致先天之精无以充养，肾精亏虚，气血乏源，骨骼因精虚失养脆弱无力，极易导致骨质疏松的发生。

3.肝"体阴用阳"的功能失调是关键因素　肝体阴是肝藏血功能的体现。用阳为肝主疏泄功能的体现；肝藏血，濡养肝及筋目，当肝主藏血功能失调，肝脏不能贮藏充足的血液而导致肝血亏虚，不能濡养肝及筋目。又因为筋约束骨骼，骨连接筋，若肝血亏虚、筋病累及于骨，就极易导致骨质疏松症的发生；肝主疏泄，最根本的是调畅气机，促进血液和津液的运行布散，促进脾胃的运化和胆汁的分泌排泄，为骨髓的充养提供功能和物质基础，会使骨髓的生化有源，髓足骨健，骨骼强壮有力，当肝气郁滞、肝失调达、气血阻滞、运行失常、血不养筋，同时耗伤阴血、肝血不足、不能充盈骨髓，使骨髓脉络失养、筋骨弱而不坚进而发为骨痿；肝藏血，肾藏精，"精血同源"，因此肝肾同源，肾中精气依赖肝血的滋养，故而肾精与肝血荣损与共，息息相关，病理上两者大多相互影响，常常出现肾精亏损与肝血不足的表现，如果肝血亏耗极易导致肾精亏虚、骨髓失养而致骨痿。

4.肺脏不调　肺主气司呼吸，主一身之气的生成，尤与宗气的生成密切相关。宗气能够行呼吸、行血气、资先天，若肺的呼吸功能失常会影响宗气的生成，进而影响一身之气的生成与运行，导致各脏腑经络之气的升降出入失调；肺朝百脉主治节，经肺的呼吸作用，通过百脉流经于肺的全身血液会变得富有清气，再通过肺的肃降作用经百脉输布到各脏腑以达到濡养的作用。同时肺能够调理呼吸运动和全身气机，调节血液的运行和津液的代谢，若肺的这一生理功能失调，就会出现肺气虚弱或壅塞，气机失调不能助血推行，津液代谢出现障碍就会导致血脉瘀滞的出现；肺气宣发肃降肺主行水，若肺失肃降，就不能将脾转输至肺的水谷精微和津液中的稠厚部分向内、向下输送到其他脏腑以滋润濡养，提供脏腑正常生命活动所需的营养物质，会使得四肢筋脉失养，同时会使肾精亏虚、精亏髓减、髓减骨枯而致痿；此外一些学者发现，肺热亦可导致骨痿，正如《素问·痿论》中提到："肺热叶焦，则皮毛虚弱急薄，著则生痿躄也。"

5.胆腑不调　胆为"中正之官"主决断，其气刚悍，胆的这一功能可防御和消除不良精神刺激的影响，维持精气血津液的正常运行和代谢；同时胆贮藏和排泄胆汁，胆汁味苦，苦助消化，能够促进饮食水谷的消化吸收以强壮骨骼；同时肝胆互为表里，两者之间疏泄密切相关，谋虑和决断相辅相成，故南朝医家全元起有明确注解："少阳者，肝之表，肝候筋，筋会于骨，足少阳之经气所荣，故云主于骨。"当胆的生理功能失调，脾胃的受纳腐熟和运化受到影响，精气血津液的运行和代谢失常，不能为五脏六腑、形体官窍提供充足的营养物质，进而导致肾精亏虚、骨髓失养、骨骼不坚发展为骨痿，即会出现张景岳所言："胆病则失其刚，故病及于骨，凡惊伤胆者，骨必软"的病理状态。

**（三）老年骨质疏松的中医辨证分型**

通过文献检索、证据评价、合成的推荐建议、专家共识等将老年骨质疏松症分为肾虚血瘀证、肝肾阴虚证、脾胃虚弱证、脾肾阳虚证、气滞血瘀证5型：

1.肾虚血瘀证　《肾虚血瘀论》曰："久病及肾，久病则虚，……久病则瘀，瘀者血瘀也。"《读医随笔》有云："阳虚血必凝，阴虚血必滞。"年老人群久病则虚，肾虚为本，气血津液亏虚，四肢百骸痿废不用；久病则瘀，气血运行无力，骨髓失养，容易导致骨折的发生，常见主证为腰膝酸软无力，甚者腰痛。现代医学研究证实，肾虚是老年骨质疏松症的重要病理基础，可影响钙、磷等微量元素代谢，进而使骨密度下降，导致骨质疏松症的形成。血瘀是骨质疏松症的重要病理基础，可引起骨代谢异常，加快骨量丢失，进而引发老年骨质疏松症。相关专家从药入手，发现中药淫羊藿、补骨脂、山茱萸、续断具有良好的补肾作用，有助于增加骨密度、提高骨质量、优化骨的结构，从而达到防治骨质疏松的良好作用。

2.肝肾阴虚证　肝藏血，肾藏精，精血同源，精和血相互转化。年老人群肾中精气虚弱，无力推动血液运行，导致血瘀现象发生，加之肝阴虚致疏泄功能失常，脾胃水谷精微不能传与四肢骨骼，导致骨骼失养，易于发生骨折现象。常为腰膝酸痛、手足心热，次为下肢痿软或抽筋等。现代医学研究证实，肝脏疾病维生素D的缺乏和糖皮质激素的大量应用也会引起骨质疏松症。

3.脾胃虚弱证　《脾胃论·脾胃盛衰论》云："脾病则下流乘肾……足为骨蚀，令人骨髓空虚。"《医宗必读·痿》曰："阳明虚则血气少，不能润养宗筋……故足痿不用。"老年人群脾胃常虚弱，气血亏虚，气虚血瘀，筋肉骨髓失养，导致骨质疏松症形成。常见形体瘦弱，肌软无力患者。现代研究认为：脾胃虚弱不仅会影响消化系统微量元素及营养物质的吸收，还会影响药物作用的发挥，从而间接引发老年骨质疏松症。在给患者诊疗时重视脾胃调理，常给予健脾益气祛湿药物，患者随访中不适症状明显缓解。

4.脾肾阳虚证 老年人群脾阳虚时食少便溏，营养缺失，肌肉瘦削，导致骨骼脆软。肾阳虚时则腰膝冷痛，也不能充骨生髓，致骨松不健。脾肾阳虚型主证为腰膝冷痛、便溏。次证则常见腰膝酸软、行走无力、腹胀、畏寒喜暖、面色㿠白等阳虚症状。在给予骨松强骨方后发现血清Ⅰ型胶原交联C端肽水平均较治疗前下降，对于脆性骨折发生起到预防作用。

5.气滞血瘀证 血瘀既是病理产物，又可阻滞人体气机正常运行。气滞不畅，运行无力而致诸脏筋骨失养渐致虚损。老年人群常因情志因素及饮食不节，气血壅滞，气滞血瘀，脉络不通，骨节刺痛，痛有定处为主，同时痛处拒按，筋肉挛缩，骨质和关节失养，行走屈伸困难，常可见到骨质疏松，骨质增生，关节变形等一系列的骨质的病理变化，严重影响老年人的生活质量。

## 三、绝经后骨质疏松的中医病因病机

### （一）从肾论治

中医对绝经后骨质疏松（PMOP）的论述散见于"骨痿""骨痹""骨枯"等文献记载中，总的来说，认为本病的病机以肾虚为主。从肾虚的角度来说，随着年龄的增加，肾虚应该逐渐加重，如果肾虚是绝经后OP的主要病机，那么骨量的丢失应该随年龄的增加而增加，而不是减缓或者停止。OP的发病率农村低于城市，按照肾虚理论推测农村人口相对城市人口更容易肾虚，然而城市居民OP的发生率却高于农民，显然不能单纯用肾虚理论来解释，其可能与生活习惯、饮食差异、环境因素及人体的状态等有关。中医状态学认为，人体的健康，主要体现在天人合一、阴阳自和、形与神俱三个方面，天人合一是阴阳自和的前提，形与神俱是阴阳自和的表现，因此阴阳自和是核心。而绝经后OP的病机就在于阴阳失和，具体表现在脏腑失和、气血失和和体用失和。

1.脏腑失和 人体是以五脏六腑为中心，以经络沟通四肢九窍、筋脉肉皮骨而成的一个有机整体，疾病的发生多以脏腑失和为起点。绝经后OP的发病中，脏腑失和主要表现在肾的阴阳失衡、肝肾失和、心肾失和、脾肾失和。

（1）肾的阴阳失衡：肾为先天之本，主骨生髓，因此肾的阴阳失衡与OP的发生具有直接关系，主要体现在以下两个方面，即：①肾阴不足，骨失所养，不荣则痛，阴液亏虚则易致发热，故围绝经期妇女容易出现烘热汗出，周身骨痛等症状。②肾中阴阳表现为互根、互用、互藏，肾阴不足，久必及阳，阳虚则表现为腰脊酸痛等，故《素问·逆调论篇》曰："肾不生，则髓不能满；肾气热，则腰脊不举……水不胜火，骨枯而髓虚，足不任身。"但肾中阴阳不足是一种必然的趋势，当肾中阴阳慢慢恢复低水平的平衡，身体逐渐适应低水平的代谢状态，症状明显缓解。这也是OP发生是阶段性的，骨量丢失也有一定时间限度的原因。

（2）肝肾失和：肝肾同属下焦，两者密切相关，从五行上看，肝属木，肾属水，两者为"母子"关系；从两者的功能来说，肝藏血、肾藏精，精血互化，故有乙癸同源之说；另外肝主疏泄，肾主闭藏，两者协调则疏泄闭藏有度，故肝肾失衡，精血不能濡养筋骨，久必发为骨痿，骨量丢失，则表现为筋骨酸软、关节疼痛等不适。即女子七七"任脉虚，太冲脉衰少"，而任为阴脉之海，冲为血海，因此绝经后妇女处于气血衰少的状态，血不能化精，肾精失养，故加重骨失所养的状态；而肾虚精不能化血，肝不藏血，而肝主筋，筋不得血之濡养，故关节疼痛作响，筋缩则身高变矮；另外，肝体阴用阳，肝不藏血，肝气偏亢，故围绝经期妇女容易出现急躁易怒等临床表现。

（3）心肾失和：心为五脏六腑之大主，主血藏神，与肾表现为水火既济。肾阴不足，肾水不能上济心火而表现为心火独亢；因此，围绝经期妇女出现心肾失衡时，心肾不交，水火不济，故患者容易出现烦躁失眠、面红汗出等。心血不足，心气亏虚，心不主血脉，血脉不利，则成血瘀，血瘀筋骨失养，则加重骨痿的进程，久痹骨痿则骨量将进一步丢失，最终形成OP。故《灵枢·本脏》曰："是故血和则经脉流行，营复阴阳，筋骨劲强，关节清利矣。"

（4）脾肾失和：脾胃为后天之本，肾为先天之本。脾运化水谷依赖脾气和脾阴脾阳的协同，但这必须依靠肾阴、肾阳的资助；肾中所藏之精以元气的化生又需要脾胃水谷的资助。从"五七阳明脉衰"开始，女子脾胃运化水谷的功能不足，肾精不得充养，故易骨痿；而肾阴肾阳不足，又加剧了脾不运化，两者形成恶性循环。故《脾胃论·脾胃盛衰论》曰："大抵脾胃虚弱，阳气不能生长……五脏之气不生。脾病则下流乘肾……则骨乏无力，是为骨痿。"即以肾阴肾阳不足为中心的脏腑失衡是引起本病的关键，骨脾肾失衡对OP的影响主要表现为骨的营养不足，导致骨吸收大于骨形成。

2. 气血失和　气血是人体的基本物质，流通周身荣养四肢百骸，气血充足、血脉流利则筋骨强健，气血失和则骨枯骨痿。气血失和影响绝经后OP的发生主要表现在以下几个方面。

（1）有余于气，不足于血：妇女一生以血为本，但经、带、胎、产、乳、孕数伤于血，而绝经的妇女脾胃不足，运化不足气血生化乏源，《儒门事亲·指风痹痿厥近世差玄说》曰："胃为水谷之海，人之四季，以胃气为本。本固则精化，精化则髓充，髓充则足能履也。"气血不足则出现"阳明虚则血气少，不能润养宗筋，故弛纵，宗筋纵则带脉不能收引，故足痿不用"（《医宗必读·痿》）。肝脏衰老，肝藏血功能开始下降，《灵枢·天年》曰："五十岁，肝气始衰，肝叶始薄，胆汁始灭，目始不明。"而肝藏血不足，又容易造成肝气偏亢，肝郁化火更耗阴血，肝气横克脾土造成生化不足，影响气血化生。《张氏医通·诸血门》曰："气不耗，归精于肾而为精；精不泄，归精于肝而化清血。"肾精亏虚，精不化血，故妇女处于有余于气而不足于血的状态。此时，绝经期妇女多表现为骨节疼痛且脾气急躁易怒。

（2）血虚及气，气血两虚：首先，气为血之帅，血为气之母，气血互化，血不足，日久必致气虚。气血不足则气不能行血，血不得荣养周身，故在里表现为骨头疼痛，在外表现为肌肤失养，疼痛不仁。其次，荣行脉中，卫行脉外，荣卫协调，则肌表致密，外邪不侵；而气血不足，荣卫失调，则出现"荣气不通，卫不独行，荣卫俱微，三焦无所御，四属断绝"（《金匮要略·中风历节病脉证并治第五》），风寒湿夹杂侵犯筋骨肌肤，发为骨痿，《素问·长刺节论篇》曰："病在骨，骨重不可举，骨髓酸痛，寒气至，名曰骨痹。"而血得寒则凝，湿邪易阻滞气机，风寒湿三者侵袭筋骨后又进一步阻碍气血，加重病情。最后，气不足则气不化津，津停则为痰饮；气不足则血不行，血不足脉道不利则血易滞，血停则为瘀，痰瘀互结，阻滞脉道，这样一方面造成气血不流通而筋骨肌肉失养，另一方面痰瘀不去则新血难生而筋骨失养，最终造成骨痿，故《血证论》曰："瘀血在经络脏之间，则周身作痛，以其堵塞气之往来，故滞障而痛，所谓痛则不通也。"故妇女处于气血两虚的状态，此时围绝经期妇女多表现为周身疼痛等不适。

3. 体用失和　体用是中国古代哲学的一对范畴，体有事物本质、物质的意思，用有事物的外象、功能的意思，如《景岳全书》云："心肺……阴体而阳用也，大肠小肠……阳体而阴用也"，《临证医案指南》有云"肝体阴用阳"等。简而言之，体即指物质基础如精气血液等，用即指功能状态。中医状态学认为，状态是物质和功能的统一，绝经后 OP 的发生与体用的失和有很大的关系。从五七开始，人体功能衰退，气血津液等精微物质开始逐渐出现亏虚，加上社会环境因素影响，需要女性付出更多的精力，必然会消耗更多的精微物质，进而加剧了气血不足的状态。中医学认为，人体的生命活动在不断运动变化，对于内外因素刺激，阴阳也随之变化以达到"阴平阳秘"的平衡状态，维持人体正常的生理功能。故对于高消耗体力活动者，其气血相对处于活跃状态，虽消耗太过，但机体代偿能力较强，以适应人体正常生理功能，维持平衡状态，围绝经期或绝经后，虽气血不足，但骨能适应这种状态，因此较少出现临床症状；而对于脑力劳动者，机体活动较少，气血代偿机能相对不足，绝经前后，气血水平下降，阴阳失衡，脏腑短时间无法适应这种状态而出现骨量丢失、肌骨酸痛等不适症状。这也是本病农村的发病率低于城市的原因之一。随着妇女年龄的增加，妇女所面临的压力减少，活动的减少，对气血的消耗，此时虽然气血相对绝经前后处于更低的水平，但体用之间是平衡的（低水平的平衡），气血足够濡养骨骼筋脉肌肉和支持活动消耗，因此绝经后 OP 的症状消失，而且骨量丢失减缓，这也就说明了绝经期后几年内骨量丢失的速度急剧下降的原因，更应该采取有效的治疗方式减少骨量的丢失，防治 OP 的发生、发展。

中医状态理论认为，人体健康的核心基础在于阴阳自和，表现为脏腑、气血和体用的平衡状态。这种平衡是动态的，而不是绝对的，是一种变化中的平衡，当人体阴阳偏离这种状态则出现疾病，如果阴阳离决则死亡，因此，阴阳自和是衡量健康的标准。从阴阳自和中医状态理论出发，全面地解释了绝经后 OP 的病因病机，补前人之不足，这也将为本病的防治提供新的思路。

## （二）从肝论治

历代医家对 OP 的论治意见不一，但大多医家均"从肾论治"OP，忽视了"从肝论治"OP 的重要性，对"从肝论治"中医基础理论及现代医学防治机理相关性认识不足，使该病的防治虽取得一定成绩，但未达到相对理想状态。

藏象学说来源于中国传统文化之哲学的发展，通过对自然界事物及人体疾病的认识加深、不断完善、反复总结，形成了以"五脏一体观""宏观一体论"为核心的独特认识。该学说认为：人体是一个复杂精密的整体，是整体与局部、表象与本质、宏观与微观、神志与形体有机结合的复合体。人体以五脏六腑为中心，通过经络系统将五体、五官、九窍等全身连接成有机整体，并与自然界共同形成一个整体，各个器官之间生理上互惠互利，病理上相互影响。肝脏作为其中的一个个体，也有属于自己的独特体系，故有《素问·六节藏象论篇》曰："肝者，罢极之本，魂之居也，其华在爪，其充在筋，以生血气……"之说，即生理上存在肝血养筋、肝阴柔筋之功，病理上也有血不养筋，筋骨失养，骨枯筋弱之过。肝体系作为人体不可分割的一部分，肝主疏泄 – 畅情志、肝藏血、肝主筋及藏象中肝 – 胆 – 筋 – 爪 – 目亦为临床上辨证论治不可或缺的依据。

1. 肝主疏泄 – 畅情志 – 绝经后骨质疏松症相关性　肝主疏泄最早源于《素问·五常政大论》，原文提到："……土疏泄，苍气达，阳和布化，阴气乃随。"后世医家朱丹溪对其进一步界定："主闭藏者肾也，司疏泄者肝也。"肝主疏泄不及，肝气郁结而闷闷不乐，忧悲欲哭；肝主疏泄太过暴怒伤肝，急躁易怒，失眠头痛。因此，肝喜条达而恶抑郁，肝调气机而畅情志。气郁、气虚、血瘀、实痰、湿邪均为 OP 重要的致病因素，其中气虚（肾气虚、脾气虚）、气郁（肝气郁）为主要病因，血瘀为促进因素，实痰、湿邪相互转化亦为重要推动因素。从而有"治痹必先治虚、治郁、治瘀、治痰"之说。从病理生理层面来说，肝失疏泄会造成气机不畅情志失常。情志病日久反之也会导致气机不畅，由此而引发的气虚、气郁、痰瘀、血瘀、湿邪等致病因素可直接或间接导致 OP 的发生。这些致病因素长期积于体内，使 OP 发生的风险居高不下。如围绝经期前后大部分女性患者极易出现上述情志异常征象，与此同时伴随月经异常、骨量急剧下降、躯体疼痛、感觉异常等诸多现象，骨密度亦较同龄妇女有所降低，说明围绝经期前后肝主疏泄 – 情志、绝经后骨质疏松症存在密切相关性。现代医学研究着眼于肝脏整体功能发现，肝脏不仅有代谢消化功能，还与神经系统、内分泌系统、生殖系统存在一定关联。

2. 肝 – 血 – 绝经后骨质疏松症相关性　肝藏血是中医藏象肝的主要生理功能之一，五行属木，以血为本，又称为"血府、血海、血室"。《黄帝内经·素问》五脏生成篇第十曰："……足受血而能步，掌受血而能握，指受血而能摄……"详细说明了人的坐、卧、立、行与肝脏贮藏调节血液有重要关联。由此可见，血液是人体脏器生理功能得以正常运行的重要载体，肝脏作为全身气机枢纽，可调节促进血液正常运行输布。女子以血为本，肝藏血是妇女经血主要之来源，既为女子月经来潮的重要物质基础，又为妇女绝经不来的重要因素。肝血充足，月经量多来潮规律，肝血不足，月经量少甚则闭经。肝贮藏血液调节血量布达全身，可濡养形体四肢、五官九窍、皮肤、筋骨，若肝血不足，阴血亏虚，濡养功能衰退，肝血不养筋则筋脉拘急；肝血不养骨则骨枯髓空。若肝气郁结，疏泄失司，气机不畅，可致血瘀。《灵枢·本藏》曰："……经脉者……濡筋骨，利关节……"若气血运行不畅，停滞为瘀，筋骨失养，关节不利而至骨痹、骨痿，故血瘀是 PMOP 的主要促进因素。现代研究表明，人体所需精微营养物质以血液为载体经动静脉循环系统输送至全身进行体内外物质合成与交换，而肝脏是血液途径最重要的脏器之一，肝脏是血液中营养物质合成与交换的场所，人体所吸收因精微营养物质通过肝脏合成转化后成为濡养骨骼、肌肉的主要物质基础。肝失条达，气血不畅，瘀血内生，骨骼肌肉得不到正常的营养供给可发生骨枯肉痿髓减之症。现代研究表明，血瘀证患者凝血功能参数及血细胞数值（平均红细胞体积、红细胞体积分布宽度、平均血小板体积等）异于常人，局部血液微循环异常导致骨细胞代谢异常，骨量减少、骨微观结构改变引起 PMOP 局部疼痛产生。血虚、血瘀导致的 PMOP 疼痛与清代医家王清任所提"不通则痛，不荣则痛"这一疼痛致病理念不谋而合。综上，肝－血－绝经后骨质疏松之间存在互为因果之联系，为该疾病的诊疗提供新的思路与方法。

3. 肝－筋－绝经后骨质疏松症相关性　《素问·宣明五气》中首次提出"肝主筋"这一理念，曰："五脏所主，心主脉，肺主皮，肝主筋，脾主肉……"《素问·六节脏象论》曰："肝者，罢极之本……其华在爪，其充在筋……"《灵枢·经脉》曰："骨为干……筋为刚……皮肤坚而毛发长……肝主身之筋膜。"《类经·藏象类》曰："人之运动，由乎筋力，运动过劳，筋必罢极。"《素问·上古天真论》曰："丈夫……七八肝气衰，筋不能动"，提出肝气衰与筋的密切关系。因此，筋的生理活动主要依赖于肝血的濡养，肝血充足，筋才能维持其束骨骼而利关节之用；肝血亏虚，筋的运动约束作用减退，运动不灵、肌肉松弛、肢体麻木、屈伸不利等病理现象出现。由此观之，藏象理论中肝脏与筋在结构中相互络属，在功能上密切关联，在生理上相互影响，病理上互为因果。中医脏腑五行生克关系中，肾为肝之母，肝为肾之子，由于肝与肾之间的密切关系，中医有"乙癸同源、肝肾同源、精血互生、筋骨同宗"之说。人体之筋（骨骼肌、韧带、关节囊、肌肉、肌腱、筋膜及其相关血管神经等管神经等骨周围一切软组织总称）附着于骨骼关节之上，对内约束骨骼、对外连接肌肉，筋与骨之间的动态平衡维持人正常的体态与运动功能。现代医学将 PMOP 定义为一种单纯性原发性代谢性骨病，忽视了"筋"在 PMOP 中的重要作用。现代疾病的诊疗不应着眼于病灶局部，因考虑到疾病整体的发展变化，对于 PMOP 尤因如此，PMOP 的诊疗不应只着眼于"骨"，更应认识到"筋"。综上所述，肝为筋的动力源泉，筋为骨之所连，骨为筋之所归（筋可束骨、诸筋从骨），PMOP 发病病理表现以"筋痿"与"骨痹"并存，在其治疗过程中也需做到"调筋"与"治骨"并重。

中医药通过"整体观念、辨证论治"理论为指导，对治疗 PMOP 有一定优势。但由于藏象理论"肾主骨"思路的指导，大多医家多以"肾"为核心治疗 POMP，忽视了"肝"在 POMP 的发病过程中扮演的重要作用。肝主疏泄、畅情志、肝藏血、肝主筋等肝脏生理功能与 PMOP 疾病的发生发展皆有密切的关系，故有"女子以肝为先天"中医妇科疾患指导理论及"筋骨并重"中医骨伤科治疗理念的存在。肾虚是 PMOP 发病的最主要因素，肝血亏虚又是 PMOP 发病的重要原因，"肝肾同源"，肝血与肾精之间相互影响，所以中医在治疗 PMOP 时主要从肝肾论治，通过肝肾同治，滋肝补肾，肝血养筋，肾精生髓；肝血充盈，则筋脉得以滋养；肾精充足，则骨骼得以濡养，从而达到防治 PMOP 的作用。

实验研究得知补肾壮骨中药鹿角胶、淫羊霍、骨碎补、龟板胶、巴戟天、生地黄、肉桂等可以改善去势大鼠的血脂水平，而且可降低 TG、TC 水平；养血调肝方可以使去卵巢大鼠得骨密度明显提高，使其血清碱性磷酸酶、骨钙素水平明显提高，对其骨质疏松症有一定的治疗作用；补肾益肝方运用于卵巢切除后大鼠高转换型骨质疏松症的治疗，证明其可以改善高转换型骨质疏松症；加味左归丸对于肝肾不足型 PMOP 患者的治疗作用，观察其对 92 例 PMOP 患者骨密度的影响，发现加味左归丸对肝肾不足型 PMOP 患者的骨密度有显著的提高作用；应用左归丸联合复方骨肽治疗 60 例绝经后骨质疏松症患者，有效率达 95%；独活寄生汤联合唑来磷酸治疗 PMOP，对比单独使用唑来磷酸可明显改善患者骨钙素、骨密度及雌二醇含量，且能够降低碱性磷酸酶含量，联合组临床疗效更加显著；将龟鹿养骨汤运用于 PMOP 患者的临床治疗，证实其可提高骨密度值，降低骨折的发生率。

骨质疏松症常并发多种全身性疾病，如骨折、全身疼痛等，已被国内外学者所重视。其中，PMOP 病因更加复杂，已经发现其与多种发病机制密切相关，临床对 PMOP 的治疗方法也更为复杂，并且效果不理想。中医中药基于"肝肾同源"的思想，对 PMOP 进行了动物实验及临床等多方面研究，强调"肾主骨""肝主筋"理论的运用，在补肝肾、强筋骨、填精血的同时更加注重整体调理、辨证论治，使传统治疗方法结合现代医学理念，使治疗作用于 PMOP 的整个发病环节，平衡机体内环境，通过调理机体内部环境来促进骨形成、抑制骨吸收，来增强骨的应力强度，减少骨质疏松并发症，改善骨质疏松程度。对传统中药六味地黄丸的研究证实其通过对 JAK/STAT 信号通路上与免疫、细胞增长、STAT 蛋白相关的多个活化基因的调节，使多种基因水平发生变化，提高机体免疫力，治疗 PMOP。在今后对 PMOP 进行研究与治疗时，将"肝肾同源"理论与 PMOP 发病机制相结合，通过辨证论治，整体调节患者生理功能，改善病理状态，结合现代检测手段，运用多靶点、全方位的调节，使药物作用于 PMOP 的各个发病路径，使其抑制骨吸收、促进骨形成，改善骨代谢，充分发挥中医优势，符合中医治未病思想的理念，为绝经期后骨质疏松症的治疗提供安全可行的中医药解决策略，同时为传统中医药治疗骨质疏松症的作用机制提供更多的视角。

### 四、共病骨质疏松的中医病因病机

1.冠心病并存骨质疏松　中医病机研究认为绝经后妇女的病理生理表现为气血不足，血海不充，脉道滞塞，血行受阻引发血瘀。临床研究结果显示绝大部分骨质疏松症患者除了有疼痛的病症外，同时存在舌下脉络曲张、舌紫暗存在瘀斑等血瘀证的表征。"瘀血"对此阶段骨质疏松症女性出现骨量流失产生了极大的影响，很大程度上加快了骨质疏松症的进展，如果疾病已出现气滞血瘀症状时，表明该病症已十分严重。绝经后妇女气滞血瘀型例数最多，并且气滞血瘀型有更低的腰椎 BMD 值。冠心病在中医学中属"胸痹""心痛""真心痛""厥心痛"等范畴。胸痹的病名始见于《内经》，"心瘅者，脉不通"及"脉者，血之府也……涩则心痛"。胸痹的病机在《金匮要略》有所提及，"阳微阴弦，及胸痹而痛，所以然者，责其极虚也"，最典型的病症为心脉痹阻，病症主要体现在心脏方面，然而诱发疾病的因素多和肝、脾、肾等脏器的功能紊乱相关，主要的病理特征为本虚标实、虚实夹杂。其中标实具体为血瘀、痰浊、气滞以及寒凝等，本虚具体为气虚、阴虚以及阳虚等。两者存在因果关联性，导致心脉阻滞。现代医学认为血瘀的病理基础是微循环障碍、血流动力学障碍等，最终影响到动脉血管的功能，使动脉管壁逐渐增厚、变硬、失去弹性，管腔进行性变窄，血管顺应性降低，从而导致动脉硬化的发生。气滞血瘀型骨质疏松人群有更高的血压、血脂比例，而高血压、高血脂是公认的冠心病的独立危险因素。气滞血瘀型骨质疏松症与冠心病的发生及冠状动脉病变严重程度具有明显的相关性，高于其他三型，这些都充分说明了气滞血瘀型骨质疏松人群与冠心病具有更高的相关性。

2. 糖尿病性骨质疏松　痰浊、瘀血既是糖尿病性骨质疏松症（DOP）的病因产物，也是加重 DOP 的主要病机之一。《诸病源候论》云："诸痰者，此由血脉壅塞，饮水积聚而不消散，故成痰也"，指出痰瘀同病。脾为生痰之源，当脾胃功能受损，导致脾失健运，运化无权，水液运化输布失常，清者不升，浊者不降，水液不能正常敷布，停而为湿，聚而为饮，凝而为痰。《诸病源候论·虚劳痰饮候》指出："劳伤之人，脾胃虚弱，不能克消水浆，故为痰也。"肾主水，其功能主要体现在两方面，一方面是对机体津液代谢过程的每个环节都有调节作用；另一方面是肾脏本身就是津液输布和排泄必须经过的生理环节。肾气亏损，气津不行则产生痰浊。《景岳全书》云："盖痰即水也，其本在肾，其标在脾。"肝主疏泄功能异常，则气机不畅，津液代谢障碍，或情志抑郁，气机不畅，痰由而生。《医学入门》云："为痰为积本七情"，可以看出，肝与痰的关系可以通过气机不畅、情志抑郁致肝失疏泄、木不疏土等方面导致津液运行障碍而生"痰"。当然痰浊的产生不仅与这三脏相关，脏腑功能失调都是产生痰浊的基础，不同脏腑在产生痰浊机理方面各有不同，但又相互影响。

瘀血的形成同样与肝脾肾三脏密切相关，肝藏血，主疏泄，脾主运化精微主统血，肾藏精，精化血，无论是哪一环节产生问题都会导致机体内瘀血的形成。其病位虽在骨骼，但其与肝脾肾三脏尤为相关，尤以肾为重。除此之外，瘀血的形成还有许多其他因素，如外伤、寒凝、血热、血虚，包括痰浊都是产生瘀血的主要因素。所以当肝脾肾三脏功能发生障碍时既可以导致机体发生发展为 DOP 也可以产生痰浊、瘀血病理产物。当 DOP 患者机体内产生痰瘀时，阻碍气机的通畅，使气血运行失于通畅，进而引发骨骼组织的疼痛表现；还可以阻碍血液的生成，导致骨络营养成分不足，并且阻滞体内，不易消散，严重影响气血的正常运行，涵养失衡，使脏腑功能障碍，进而影响骨组织的正常功能活动。最终使络损脉阻，骨髓失养，出现全身或腰背酸痛等骨质疏松症的临床表现，最终导致形成 DOP。

DOP 总属本虚标实，以肾虚、脾虚、肝肾不足为本，痰浊、瘀血为标。当脾失健运，生化乏源时，机体内水谷精微津液不能正常输布，内生湿浊，郁而化热，导致湿热中阻，同时气血生化乏源，四肢百骸失于濡养，痿软不用，肾中精气不能及时得到补充，加重肾脏虚惫。肾为先天之本，主藏精而生元气，气分阴阳，寓元阴元阳。当肾阴不足时，阴虚内热,虚火内生,上扰心神,中灼脾胃,引起烦渴多饮,消谷善饥,多饮多食。肾阳虚衰,导致开阖失司,固摄失权,肾精下泄,多尿而混如膏脂。阴阳两虚,肾精不足,生髓无源,骨无髓充,亦无精养,骨枯而废。肝肾同源,肾虚累积肝脏,精亏血虚相互影响,引起肝肾阴虚,肝失疏泄,情志异常,气机郁滞,燥热内生,发为消渴,同时筋骨势必失于濡养,发为骨痿。肝脾肾三脏功能失调,津液代谢发生障碍,不能正常输布,积水成饮,饮凝成痰,产生痰浊。气血化生不足,血液推动无力,脉道失充,血液运行减慢,再加痰浊聚集堵塞脉道,血液停聚而成瘀血,痰瘀互结,日益加重,导致肝脾肾三脏受损愈重,病情加重,消渴加重的同时致使骨骼密度逐渐减低,最终发为糖尿病性骨质疏松症,甚至引起其他更为严重的并发症。

(周慧杰　刘福来)

## 第二节　中医"未病"与慢性病防治

《"健康中国2030"规划纲要》大力倡导未病先防的健康新理念,这与中医"治未病"理论相通。随着人民群众对健康需求日益增多,对于健康生活理念的追求不断提高,中医在防治疾病方面的特色理论及实践优势将进一步得到应用。且中医对疾病发生发展方面的研究具有悠久历史,发挥中医治未病理论思想,探寻保持健康、延缓疾病进展的防治疗法具有社会效益及经济效益。发扬中医未病先防、既病防变、瘥后防复的思想精髓,已经成为当前医学发展的模式。中医"治未病"常用方法包括汤剂、中成药、膏方、丸剂、药膳、代茶饮、针灸、推拿、拔罐、刮痧、香佩、外敷、气功导引、心理疗法等,也已经成为骨质疏松疼痛病(OPD)防控的重要方法。

### 一、中医未病理论与应用

"治未病"最早见于《黄帝内经》,其中《素问·四气调神大论》篇中提到:"是故圣人不治已病治未病,不治已乱治未乱",这里提出了"治未病"的重要概念,其首要观点是未病先防,即预防疾病的发生。明朝医学家马玄台在《黄帝内经素问注证发微》指出:"此正所谓圣人预养生长收藏之气……"主要是指养生。《素问·上古天真论》篇中提到:"上古之人……故能形与神俱,而尽终其天年,度百岁乃去",所谓"形与神具",即身心两方面均健康对长寿的作用。《素问·上古天真论》指出:"恬淡虚无,真气从之,精神内守,病安从来?"阐述了养心对于健康的重要性,说明保持平稳愉悦的心态对预防疾病的发生有重要作用。养生养心、身心并重是《黄帝内经》中"治未病"理论思想的核心内涵。

中医未病思想体现于OPD,长期慢性肌骨疼痛者,多数长期诱发或已经处于当前的骨质疏松状态,如不及时加以干预,有可能进一步发展为骨折,再发展,则病情更为严重。因此,积极的预防显得尤为重要。该思想的诞生打破了"夫病已成而后药之,乱已成而后治之"的局面，医疗预防已成为全球医疗事业的主导思想，提倡人们不仅要重视疾病治疗，也要加强对"未病先防、已病防变、已变防渐"的认知程度，只有秉承该思想才能提高人们对疾病的认识程度，从而更好地防治疾病的发生发展。

骨质疏松症称为现代疾病中"隐形的杀手"，严重影响中老年患者生活质量。其中，疾病发病隐秘等特点的发拓与归类管理，使该病在全程发展过程中能引起人们重视，降低或减缓一旦骨折发生，干预为时已晚且效果不佳的残疾现象发生。"治未病"思想是祖国医学防病治病典范思想，该思想所表达的内容理念与现代预防医学中疾病。

## 二、疾病层次与中医未病理论

重大疾病发病之前存在着健康、亚健康、潜病、前病等未病态，不同阶段的未病态与重大疾病的发生均有着不同程度的关系，形成一定的发病层次；每个人都处在或此或彼的发病层次，对所处发病层次做出明确判断，了解各发病层次与重大疾病发生的关系，是预防重大疾病发生的临床依据。根据发病层次的不同而采取不同的防病方法，可谓因人施防。《内经》即以"权衡"形象的描述，概括其基本规律是"亢则害、承乃治、制则生化"。亢害过度即是病，在一个完整的时段内则呈现出：健康、欲病、疾病、康复的过程。在这个过程中，按照"未病"概念的内涵定义，健康状态、欲病状态都属于"未病范畴"。

OPD 的病因与先天遗传、饮食劳倦、年老体衰、六淫情志等因素相关。其病机主要为肝肾亏虚、脾失健运、气虚血瘀。脾为后天之本，气血生化之源，营养物质的吸收主要依赖脾的运化。脾气虚弱，气血生化无源，则肾精乏源，骨骼松脆，对 OPD 的患者强调多食含钙、维生素及蛋白质的食品，而这些营养物质的吸收全赖脾的健运。通过健脾方法可改善 OPD 的有关指标，反过来亦证实 OPD 中存在脾虚的病理改变；气虚血瘀是骨质疏松症的病理产物和加重因素，血液运行依赖元气推动，元气为肾精所化，肾精不足，无源化气，必致血疲，即肾虚血必瘀；脾虚则气的生化乏源而致气虚，气虚不足难以推动血行，则必成血瘀；久居湿地，湿邪凝聚或湿热内蕴，浸淫肢体筋脉，气血阻滞，筋骨失养，日久而致骨虚。由此可见，骨痿之病因病机为本虚标实，本虚为主，并非纯属于虚，不可忽视湿邪和瘀血的一面，但是在证虚的基础上产生的，有着不可分割的关联性。

## 三、中医中药与慢性病防治

中医对人体的认识是在整体观念指导下，全面动态地把握人体的生理病理信息，注重人体阴阳平衡、脏腑协调、形神统一、天人相应，注重人体内部整体恒动及与自然、社会和环境的和谐生存状态，形成整体调节的治疗理论与实践。OPD 明确为全身肌骨代谢疾病，确认肌骨一体的能力健康培育理念，需要整体调节的治疗方式，如扶正祛邪、标本兼治、益气活血、滋补肝肾等，对病因复杂、多脏腑罹患的慢性病，特别是在现代医学缺乏有效诊治模式的慢性病危险状态等领域具有明显优势。这就需要应用中医理论从整体角色认识慢性病的特点。

1.久病必虚 《金匮要略》言："夫病痼疾，加以卒病"，这里的"痼疾"就是指难治的慢性久病，何谓久病？病程较长，经久不愈者，谓之久病。如"百合病一月不解""夫有支饮家……至一百日或一岁"。何谓久病？以"家"称之，谓之久病。如《伤寒论》中提到"风家，表解而不了了者，十二日愈"，这里的"风家"即指长受风患病者。关于久病，《金匮要略》中有"久则羸瘦，必虚……"之论。谈及虚劳干血，又云："五劳虚极羸瘦……缓中补虚"，《景岳全书·喘促门》曰："然久发者，气无不虚"，《景岳全书·虚损》又言："病之虚损……气虚者，即阳虚也；精虚者，即阴虚也。"仲景对"伤寒解后，虚羸少气，气逆欲吐"，投以竹叶石膏汤，除两味君药，方中还以人参配粳米、甘草，取"补其气、益其阴"之意，以治病后气阴两伤。可见，"久病必虚"被后世医家奉为准则，指导临床遣方用药有其理论和实践根据。

2.久病入络 经脉和络脉的总称，谓之经络。《灵枢·海论》篇中提到："经脉者，内属于五脏，外络于肢节"，《灵枢·本脏》篇又云："经脉者，可以行气血而营阴阳，濡筋骨利关节者也。"经络内联五脏六腑，外络四肢百骸，沟通内外，运气行血。故早在《黄帝内经》中就提出了久病治络的主张，《灵枢·终始》说："久病者……去其血脉"，《灵枢·寿夭刚柔》篇亦说："久痹不去身者，视其血络，尽出其血"，《灵枢·百病始生》曰："是故虚邪之中人也，始于皮肤……留而不去，则传入于络脉，在络之时，痛于肌肉，其痛之时息，大经乃成，留而不去，传舍于经……稽留而不去，息而成积，或着孙络，或着络脉。"这些理论可视为久病入络的理论起源，均与OPD发生发展相关。汉代张仲景和清代的叶天士将"久病入络"的思想进一步用于临床实践。张仲景在《金匮要略》中对"肝着""虐母"等"久病入络"的疾病，分别予以旋覆花汤和鳖甲煎丸治之，开创了辛润通络、辛温通络以及虫类药搜剔通络的治则，对后世产生了很大的影响。叶天士汲取前人经验，进一步发展了"久病入络"的思想，提出"初病湿热在经，久则瘀热入络"及"其初在经在气，其久入络入血"，并创立了辛味通络诸法，发前人未发之旨，开后世治疗新法，从而形成了较系统的络病理论。

3.久病必瘀 仲景虽未明确提出"久病必有瘀"，但在其治疗中已有体现，如《金匮要略》中所论虚劳干血实为久病血瘀之证，仲景以大黄蛰虫丸为主方。方中大黄、蛰虫、桃仁、虻虫、水蛭、蛴螬、干漆活血搜络化瘀。足见仲景对此认识的肯定。后世又对此做了进一步论述，如明《普济方》谓："人之一身不离气血，凡病经多日治疗不痊，须为之调血。"清代叶天士在《叶氏医案存真》卷一指出："久发、频发之恙，必伤及络，络乃聚血之所，久病必癖闭"，其又云："大凡经主气，以络主血，久病血瘀"，故"凡久病从血治为多。"王清任在《医林改错》亦曾明确提出："久病入络为瘀。"对于"久病必瘀"，虽然先贤多有论述，但直到近代才由著名医家颜德馨明确提出。颜氏认为"久病必有瘀，怪病必有瘀"，即疑难病症中瘀血为病尤为多见，初病气结在经，久病血伤入络，导致气滞血瘀，故瘀血一证，久病多于新病，疑难病多于常见病。藉古代诸家言论为舟楫，颜氏之论更明确指导临床治疗。

### 四、筋骨并重与 OPD 中医防治

中医适宜技术与运动养生在 OPD 防治方面具有较好的治疗和辅助治疗的作用，可以调整患者的体位姿势和运动模式，缓解肌肉痉挛，强壮筋骨，恢复筋骨平衡，改善生活质量，促进机体康复。引起 OPD 的因素虽然有很多，但是与"筋骨（肌肉、韧带等软组织或脊柱等骨组织）"的关系却密不可分，有很多学者认为在众多的致病因素中"筋骨失衡"导致的 OPD 十分常见。中医"筋骨理论"早在《黄帝内经》中就有较多阐释，经过千年的医学积淀和现代科学的不断传承与创新，该理论对 OPD 患者的临床诊断、治疗和康复起着愈发重要的指导作用。

筋骨并重理论内涵　筋骨理论可追溯到《黄帝内经》时代。《素问·痿论篇》曰："阳明者，五脏六腑之海，主润宗筋，宗筋主束骨而利机关也"，突出宗筋在固定骨骼、稳定姿势和发挥运动功能的关键作用。《灵枢·经脉》云："骨为干，脉为营，筋为刚，肉为墙，皮肤坚而毛发长"，说明筋骨关系密切，属于五体（筋、脉、肉、皮、骨）之一，对机体的支撑和强壮起着不可替代的作用。"骨为干"说明骨具有类似支架的刚强、支撑和保护的功能，在机体运动和姿势维持的过程中具有重要作用。《素问·生气通天论篇》言"骨正筋柔"，描述了下腰部筋骨平衡的生理状态。《说文》曰："筋，肉之力也。从肉从力从竹。竹，物之多筋者"，说明筋是一种类似竹类性质的有力的坚韧肉性组织，可以产生驱动和固定的力量，这种驱动力和固定力可以通过"易筋经"等导引功法锻炼方法来提高，增强人体正气，减少腰痛发病率。筋可以束骨，为阳，主动；骨可以张筋，为阴，主静。"筋骨"共同维持着肌骨的动静平衡与运动功能，只要"筋"或"骨"一方受损就可能出现伤筋或伤骨，导致肌骨生物力学失衡而诱发下肌骨疼痛。

中医"治未病"思想精髓是"未病先防"，也是最能获益的养生指导思想。在"未病"时，中医导引功法可以强壮筋骨、伸筋拔骨，达到培补正气、抵御外邪，使机体"正气存内、邪不可干"，避免机体出现肌骨疼痛。在肌骨疼痛发作时，痉挛的肌肉、筋膜和错缝的关节往往导致筋骨失衡，引发"筋出槽""骨错缝"或"筋出槽"和"骨错缝"两者共存。即在"已病"时，导引功法可以调整筋骨失衡，纠正人体的"筋出槽"与"骨错缝"，防止肌骨痛的发展与传变，达到"骨正筋柔"的健康状态。在病愈"邪气留恋"时，导引功法可以强壮筋骨、柔筋壮骨、拔骨伸筋和培补肝肾，使筋骨平衡和健壮，促进机体康复和防止腰痛复发。

中医骨伤科一脉相承的"筋骨并重、动静结合"等治疗原则已被证明行之有效。虽然骨科各项技术的发展日新月异，但若能勤求古训，加以研究，灵活地将中医传统正骨治疗原则融会贯通到新技术的施行中，将较好地提高治疗效果。在牵张成骨技术的使用过程中，针对牵张期内肌肉等软组织如何匹配骨延长速度、避免肌挛缩等问题，"筋骨并重"的理念为此提供了一条可行的思路。

（黄亚运　周慧杰）

## 第三节　骨性关节炎的中医中药防治

### 一、病因病机

骨性关节炎系属中医学"骨痹"领域，首见于《黄帝内经》。《素问·痹论》描述骨性关节炎的主要症状为"痹在于骨则重，在于脉则血涩而不流，在于筋则屈不伸，在于肉则不仁，在于皮则寒"，并提出"筋痹""脉痹""肌痹""皮痹""骨痹"的概念。《素问》中"肾生骨髓""肾其充在骨"与"肾主骨生髓"都是说肾中精气充盈，方能充养骨髓，骨的生长发育有赖于骨髓的充盈及其所提供的营养。《华佗神方·论骨痹》中也曾提出："骨痹者，乃嗜欲不节，伤于肾也。"

《素问·痹证》篇中"风寒湿三气杂至，合而为痹也"提出痹证是由风、寒、湿三种邪气裹挟作用于机体，导致气血瘀滞，生为痹证。《说文解字》中"痹，湿病也"说明湿邪与痹证的形成有着密切的关系。而在《华氏中藏经·论痹》中"痹者，风寒暑湿之气中于人，则使之然也。其于脉候，形证，治疗之法亦各不同焉"将痹证的病因阐述为风寒暑湿四种邪气共同作用于机体的过程。《症因脉治·卷三》中"痹者闭也，经络闭塞，麻痹不仁，或攻注作痛，或凝结关节，或重著难移……故名曰痹"将痰瘀阻滞经络概括为痹证的病因之一。王清任《医林改错》中也有"痹由瘀血致病"一说。叶天士对于痹久不愈者，有"久病入络"之说，提倡活血化瘀，宣通经脉，还提出"虚人久痹宜养肝肾气血。"目前，大多数学者认为本病病因病机为肝肾亏虚，气血不足而致筋脉失养拘急或慢性劳损，风、寒、湿邪内侵致筋脉不通，气血瘀滞为痛。强调肝肾亏虚为本，感受风、寒、湿外邪，气血瘀滞为标。

### 二、骨性关节炎的中医证型

中医认为，肾主骨生髓，肝为罢极之本，藏血而主疏泄，肝损及肾，全身气血循环不畅常致肾虚血瘀、筋骨失养，是导致骨关节炎发病的根本，瘀血闭阻是其发病的重要环节之一，风寒湿痹等诸多外邪杂至是其发病的重要因素。在中医辨证分型方面，诸多中医学者各自见解不同。从八纲辨证角度将本病分为虚实二证，虚证有肝肾亏虚、精血亏虚，实证有寒湿痹阻、湿热阻络及血瘀阻络，共五型；有学者则分寒湿痹阻型、肝肾亏虚型、湿热阻络型、痰瘀互结型、气血两虚型五个证型或气滞血瘀证、肾虚髓亏证、肝肾亏虚证三大常见证型，认为瘀、外湿、风、寒、肾虚是本病的主要常见病因；根据病因将其分为肾虚髓亏、湿热痹阻、寒湿阻络、气滞血瘀四个证型。从证型分布规律角度看，有研究认为肾虚是主要病机基础，气滞血瘀是重要的环节，风寒湿邪是常见致病因素。

### 三、中药内治

1. 以肾虚为本辨证论治　依据"肾为先天之本，主骨生髓"与"不通则痛"认为治疗骨性关节炎应采取补肾、活血法有机结合，单补肾不能祛除关节之邪，仅活血通脉则不能兼顾病本，二者结合则可使肾气旺盛，经络通畅，气血复荣，筋膜坚韧有力，滑利肢节，其临床总有效率为95.9%；肝肾不足，气血亏虚为本，风寒湿外侵为标，以补肝肾、益气血、祛风湿拟牛膝健步方治疗膝骨关节炎，方用熟地黄、牛膝、淫羊藿补肝肾，黄芪、当归益气血，制附子、威灵仙、木瓜祛风寒，赤芍、三七养血活血通络，诸药共用达到标本同治的作用，临床观察用药前后患者膝关节疼痛、僵硬等证候积分显著下降，关节活动范围、步态、上下楼梯、关节稳定性等功能积分显著上升，临床总有效率达92%以上。

2.以气血亏虚为本辨证论治　本病多见于老年人，究其原因，年老体衰，气血亏虚，不营经脉，经脉失养，风、寒、湿邪气乘虚外侵，客于经脉，经脉阻塞，血道不通，邪气壅滞，故见疼痛、肿胀、关节屈伸不利。在临床从内伤气血，外感风湿来论治，治以养血祛风除湿，基本方：党参、天麻、鸡血藤、阿胶、当归、乌梢蛇、鹿衔草等，随证加减。认为本病可以血虚寒凝经脉，筋脉失养来概括本病发病机制，肝藏血，主筋，肝血不足，筋脉失养是发病内因，采用当归四逆汤为基本方，为治血虚寒凝而设，功效养血通脉，温经散寒，主治血虚有寒，经脉不畅之肢体疼痛，药用当归、白芍、桂枝、细辛、通草、大枣、炙甘草、乌梢蛇、鸡血藤，随证加减。

3.分期分型辨证　本病可分为三期，初期为瘀血阻络型，证见痛剧，针刺样，舌紫暗，脉细涩，治以活血化瘀、祛风散寒、理气镇痛，方用身痛逐瘀汤加减。中期为肝肾亏虚型，证见疼痛隐约，腰膝酸软，偏阳虚者畏寒肢冷，舌淡苔薄，脉沉细，偏阴虚者咽干口燥，舌红少苔，脉细数，治以补益肝肾、祛风通络、除湿镇痛，方用独活寄生汤加减。后期为气阴两虚型，证见绵绵隐痛，腰酸乏力，关节不利，舌质淡嫩，脉细弱，治以培补肝肾、益气活血，佐以通络，方用十全大补汤加减。

本病可分为三型，气血凝滞型主证为膝痛渐重，如针刺刀割，治以活血化瘀、通络镇痛，方用化瘀通痹汤；肝肾不足型主证为膝痛日重，痛处微肿，畏寒肢冷，腰膝酸软，治以温补肝肾、活血通络，方用增生汤；寒湿痹阻型主证为膝部冷痛，僵硬，遇寒加重，常伴关节积液，治以散寒除湿、活血通痹，方用通痹汤加制川乌、制草乌、桂枝、萆薢、薏苡仁、木瓜。

### 四、中医中药外治法

1.熏蒸洗法　中药熏洗是以利用中药煎汤或用散剂冲泡的蒸气熏蒸，待药液温时再行淋洗的一种外治方法。使药物有效成分通过皮肤黏膜吸收分解，进入体内，通过神经系统调节发挥舒筋活血、祛风除湿、清热解毒的作用，达到治愈疾病的目的。例如，选用温经通络方（大黄、桂枝、两面针、生草乌、苏叶、生川乌、鸡骨草），加热后熏蒸患部，结果中医药法总有效率90.5%，对照组西药软膏总有效率66.7%。选用海桐皮汤（海桐皮、透骨草、川芎、红花、花椒、白芷、甘草、乳香、防风、当归、灵仙、没药）熏洗66例膝骨关节炎患者，该汤选自《医宗金鉴》，主治跌打损伤、筋翻骨错疼痛不止，一周为1个疗程，经过4个疗程治疗后总有效率达92.4%。

2.中医膏药治疗　该法可使药物通过皮肤渗透直达病灶，达到祛寒除湿、温经活血、缓急镇痛、强筋壮骨等作用。例如，以自制通痹镇痛膏（当归尾、生川乌、桂枝、生草乌、自然铜、白芷、乳香、没药、透骨草）外敷治疗原发性膝骨关节炎120例，结果显效93例，有效22例，无效5例，总有效率95.8%。采用狗皮膏外敷结合股四头肌耐力训练治疗膝骨关节炎，与玻璃酸轴关节腔内注射对比，结果表明外敷疗效明显好于注射。将膝骨关节炎患者60例随机均分为治疗组和对照组，对照组使用扶他林软膏，治疗组采用四子散（苏子、莱菔子、白芥子、吴茱萸）热熨关节痛处20分钟，每天2次，1周为1个疗程，2个疗程后患者躯体疼痛感觉明显减轻，有效改善膝关节功能。

膏药贴敷法不仅促进关节内部液体流动和分泌以及血液循环，还可以加快关节内致痛物质的代谢与吸收，提高其清除率。膏药贴敷法对人体的免疫系统也有调整作用，该方法能够祛除炎症介质，增加体内非特异性体液免疫物质，对局部疼痛有一定的减轻作用。膏药贴敷法起效快、操作简单、疗效确切，但是该法药物不易制作保存，不方便携带。

3.针灸推拿法　按照中医理论进行治疗疾病和保健，针刺疗法具有操作简单，疗效明确、经济安全的优点，从古以来就受到我国人民的信任和喜爱。针刺治疗手法多样，门派众多，在防治疾病上积累了非常丰富的经验，是祖国医学重要的组成部分。

推拿又称按摩，是人类最古老的一种外治疗法。推拿疗法是在其中医理论指导下，结合现代医学理论，运用推拿手法作用于人体体表穴位，防治疾病的一种治疗方法。推拿手法可分为放松型及运动型，作用于体表、关节穴位，能起到活血理气、减轻磨损粘连阻力、改善膝关节周边血供、松解粘连组织、消除局部肿胀、缓解局部疼痛、改善关节功能的作用。

4.关节功能锻炼　功能锻炼可以恢复关节屈伸活动功能，调整膝关节周围肌肉韧带的生物力学，增强屈伸肌群肌力，达到稳定关节的目的。通过理筋手法结合功能训练治疗膝骨关节炎的步态特征研究，认为被动与主动相结合的康复手段可以明显改善膝骨关节炎患者的下肢运动功能和膝关节的稳定性，从而进一步改善膝骨关节炎患者的步行能力，提高患者的生存质量。

5.小针刀治疗　小针刀作为一种新型的微创手术，在中医理论指导下，吸收现代医学研究成果，在治疗OA方面，近年也进行了许多有益的摸索和尝试。将KOA患者随机分为小针刀联合手法治疗组、单纯小针刀治疗组以及单纯手法组，经疗程治疗后，发现小针刀联合手法治疗组Lequesne指数明显低于单纯小针刀组和单纯手法组。小针刀手法治疗发展迅速，理论新颖，借助超声等仪器弥补了针刀"盲扎"的缺点。

综上所述，中医药治疗骨性关节炎在总体疗效、疼痛和总体临床症状改善及起效时间方面取得了显著的疗效，因此，中医治疗法具有更加良好的推广前景，并将取得良好的经济效益和社会效益。为中医药防治本病提供更好的理论基础，今后应坚持运用辨证论治思维，深化中医对病因病机和治法的认识；同时，应加强运用现代药理学方法明确中药中某种或某类生物成分对防治本病的确切作用；加强研究形态学与细胞分子学及病症的相关性以及实验指标的量化等方面，对中医药防治本病的作用机理做更深入地探讨，以期为临床防治膝骨关节炎开辟新路径与新方法。

（黄亚运　刘福来）

# 第四节　椎间盘突出症的中医中药治疗

## 一、病因病机

中医认为腰椎间盘突出症属于"腰腿痛""痹症"范畴。总体病因病机认为肾虚为本，邪阻腰络为标。《素问·脉要精微论》云："腰者，肾之府，转摇不能，肾将惫矣"；《素问·痹论》云："风寒湿三气杂至，合而为痹"；《诸病源候论·腰脚疼痛候》云："肾气不足，受风邪之所为也，劳伤则肾虚，虚则受于风冷，风冷与正气交争，故腰腿痛"；《证治准绳·腰痛》曰："腰痛有风、有湿、有寒、有热、有挫闪、有瘀血、有滞气、有痰积，皆标也。肾虚，其本也。"以"肾虚为本，邪阻腰络为标"，其治法当以"补肾祛邪"为法，《证治汇补·腰痛》指出："治惟补肾为先，而后随邪之所见者以施治，标急则治标，本急则治本，初痛宜疏邪滞，理经隧，久痛宜补真元，养血气"；《医学衷中参西录·论腰痛》也说："凡人之腰疼，皆脊梁处作痛，以实督脉主之肾虚者，其督脉必虚，是以腰疼，治斯证者，当用补肾之剂，而引以入督之品。"

在《黄帝内经》中《素问·刺腰痛论》篇中记载："衡络之脉令人腰痛，不可以俯仰，仰则恐仆，得之举重伤腰。肉里之脉令人腰痛，不可以咳，咳则筋缩急"，是描述了腰椎间盘突出症的症状、体征以及病因。《诸病源候论·卒腰痛候》篇中记载："夫伤之人，肾气虚损，而肾主腰脚，其经贯肾络脊，风邪乘虚，卒入肾经，故卒然而患腰痛"，揭示了该病本虚标实的病因与现代病因的解释不谋而合。在《丹溪心法·腰痛》中认为腰腿痛有主瘀血、主闪挫、主湿热、主肾虚、主痰积的理论。

在《素问·脉要精微论》就有记载："腰者，肾之府，转摇不能，肾将惫矣。"《圣济总录》曾提到人体有外伤或一直处于劳累的情况下，就会因为肾气不足，阳气亏虚，易被寒湿邪气入侵，经络就会被邪气影响，而出现拘急疼痛，屈伸困难。对此，有学者认为不通则痛，不荣则痛。多为外感风寒湿邪，劳倦过度，而使气血凝滞，脉络瘀阻，气血运行不畅，不通则痛；跌仆闪挫或劳损损伤筋脉，引致血脉不通亦是本病重要的病因；虚标实之证，虚为长期慢性劳损，肝肾亏弱，不荣则痛，实指外力损伤，或感受风、寒、湿三邪，导致经脉气血闭阻不通，不通则痛，两者相互作用影响发为本病等。

有学者认为DH发病的本质为肝肾亏虚，加之外感风、寒、湿等邪气或劳倦损伤而诱发本病，病因病机多为外感寒湿之邪，而使气血凝滞，经络不通，气血运行不畅，不通则痛，主张温针灸治疗该病，在临床上取得良好的疗效；而"血瘀致病"的观点者，认为急性跌仆闪挫或慢性劳损导致筋脉损伤，是引发本病重要的因素，病理特点总属本虚标实，实指受到外力损伤或感受风、寒、湿、热等外邪，虚为肝肾亏虚或长期慢性劳损，两者常相互影响诱发腰痛；而风、寒、湿三邪致病的观点认为病机为风寒湿三邪杂合阻滞经脉，经络瘀阻，经脉不通则痛，久病及肝肾，肝肾亏虚，不荣则痛，故其将本病分为肝肾亏虚证、寒湿痹阻证、湿热痹阻证、血瘀气滞证四型。

## 二、中医辨证与中药内治

根据临床上通过四诊收集到症状、体征等资料进行统计、分析，从而确定出肾、脾、肝等病位证素和寒、湿、血瘀等病性证素，最后在中医学理论的指导下，根据所识别的病位、病性得出规范和完整的证名。证素辨证体系的建立，使中医学变得客观化、规范化、标准化，此外，其还可以与现代化指标相结合，探索疾病与现代化指标的分布规律，进一步指导临床治疗，从而实现中医的精准化诊断及治疗。通过对证素的提取、识别及其规律的探索，有利于我们更清晰地了解疾病的病理动态演变，从而制订适合个体自身的治疗方案。这一辨证统一体系的创立，是近现代中医学术的重大发展，证素辨证新体系其辨证目的确切，辨证内容完整统一，证素特征规范，不仅传承传统辨证方法（如六经辨证、八纲辨证等），而且做出一定的突破，使其适用面更广。

六味地黄丸、肾着汤、乌头汤均见于《金匮要略》中，合用六味地黄丸、肾着汤与乌头汤可起到温经燥湿、益气利血、通痹镇痛、祛风除湿、养血散寒、滋阴补肾、养肝益脾之功效。相关研究认为，在对腰椎间盘突出症患者进行西医治疗的基础上，为其加用六味地黄丸、肾着汤合乌头汤进行治疗，可通过不同的途径发挥药效，避免其因个体化差异而出现疗效欠佳的情况，使其取得更为理想的疗效。六味地黄丸、肾着汤合乌头汤的药物组成和用法是：熟地 15g、山茱萸肉 12g、山药 12g、丹皮 10g、泽泻 10g、茯苓 10g、炒白术 15g、炙甘草 5g、茯苓 15g、细辛 3g、干姜 10g、黄芪 30g、白芍 30g、制川乌（先煎）8g、麻黄 10g。根据患者的实际情况加减药物，有形寒肢冷症状的患者可加入防风和桂枝，有腰软尿频症状的患者可加入鹿角胶，脉涩舌紫的患者可加入桃仁和红花，疼痛剧烈的患者可加入全蝎，湿气重的患者可加入独活和熟附子，肾阳虚的患者可加入补骨脂和狗脊，下肢麻木的患者可加入天麻和黄芪。将上述药物用水煎煮取汁，每天服 1 剂，分早、晚两次温服，为患者连续治疗 2 周。

有学者认为 DH 主要辨证是气血亏虚、肾精不足、寒凝引起的筋络闭阻、关节疼痛。治疗的关键是舒筋活络、补肾益肾、行气活血。可适用桂枝活络汤，桂枝活络汤中的桂枝是活血的药物，白芍是养阴药物，川牛膝是强健筋骨、补肾益气之良药，丹参是补气益气，且补肾益气之药物，多药配合最终能产生活血化瘀、通络镇痛、温经散寒的功效。方剂构成：桂枝 15g、白芍 8g、丹参 10g、制乳香 6g、制没药 6g、川牛膝 5g、木瓜 15g、桃仁 14g、炙甘草 10g，水煮煎服，1 剂 / 天，急症患者 7 天 / 疗程，慢性患者 21 天 / 疗程。如果患者关节红肿热痛、身体重、舌苔厚腻等，方中加苍术、黄柏各 10g，清热祛湿；如果头晕目眩、心悸气短，则加黄芪 12g、杜仲炭 8g，扶正固本，滋阴补阳；舌红少苔、目涩耳鸣则加元胡、制马前子各 6g、泽兰等，生津活血，消肿镇痛。

## 三、中医外治法

腰椎间盘突出症（LDH）为临床 DH 最常见类型，临床多以腰腿疼痛就诊，腰痛的临床过程可以分为急性、亚急性、短暂性、复发性或慢性。部分文献根据不同角度报道了不同的临床分期方法，普遍认为急性期是在腰痛发生后 0～1 个月，亚急性期在腰痛发作后 2～3 个月，慢性期大于 3 个月。亦有部分学者着眼于症状的严重程度并以此分为急性期、缓解期与恢复期。其中急性期定义为疼痛最为剧烈的阶段，临床表现以腰腿部疼痛为主，咳嗽、排便等腹压增高时疼痛加剧，活动受限，腰背部肌肉紧张，有明显的神经根性体征，严重影响正常生活工作。中医外治疗法在缓解疼痛及异常感觉、消除局部炎症、提高生活质量等方面具有明显效果，避免了口服用药的不良反应，与常规药物治疗结合也具有疗效增益作用，因此被广泛应用于 LDH 保守治疗及术后康复，得到临床医师及患者的普遍认同。

### 1.针灸治疗

（1）远端取穴：在急性期针刺干预措施中，单纯使用远端取穴的方式被证明具有明显疗效。60 例急性期 LDH 患者随机分为治疗组和对照组各 30 例，治疗组给予针刺前臂反应点，选取双侧前臂肘关节至手三里之间的反应点进行大幅度提插；对照组则针刺腰腿部穴位，观察两组即刻镇痛效果。结果治疗组 NRS 评分、ODI 评分改善程度均显著优于对照组。即远端取穴针刺治疗用于急性期 LDH 效果可能优于局部常规针刺。现阶段对于远端取穴配合患者主动运动的方式治疗多种类型腰痛运用较广，但限于 LDH 急性期患者疼痛剧烈、活动受限的特点，幅度过大的主动运动并不适用于 LDH 急性期治疗，但小幅度自主运动的效果被证实有效。

（2）局部取穴配合远端取穴：针刺疗法于 LDH 各时期的应用研究十分广泛，研究角度较为全面。普通针刺法局部取穴配合上肢远端取穴的治疗方法较常见，但在如何评价及验证急性期疗效方面目前仍在不断探究，84 例急性 LDH 急性发作患者，随机分为两组各 42 例，对照组采用脱水、消肿镇痛的常规药物静点治疗，观察组加用针灸治疗，根据影像学检查选取病变节段和上下椎体两侧夹脊穴，患肢环跳、委中、阳陵泉、束骨、足临泣、秩边、后溪穴位进行针刺并接电针仪治疗，比较两组治疗效果、VAS 和腰腿痛评分以及血液流变学指标等。结果发现观察组痊愈率、总有效率及 VAS 和腰腿痛评分情况优于对照组，平均起效时间、治疗时间较对照组缩短，血液流变学，即全血黏度高切、低切、血浆黏度、红细胞聚集指数和纤维蛋白原水平均低于对照组指标，从多角度对局部针刺应用于 LDH 急性期疗效的临床效果予以证实。

（3）针刺与其他疗法结合：温针疗法是传统疗法针刺与艾灸相结合，以灸法之温合针法之通，通经散寒，相得益彰，增益疗效的同时又避免多种疗法并行延长治疗时间。将 LDH 急性期 100 例患者随机分为观察组和对照组各 50 例，对照组予采用针刺治疗，观察组在对照组基础上于肾俞穴及夹脊穴针柄上套艾条温灸，每穴两壮，发现温针治疗在疼痛与水肿情况的缓解以及运动功能改善方面优于常规针刺疗法。包含针刺的多种疗法结合作为成熟疗法已经得到临床的广泛应用，当针刺与其他有效疗法并行时，针刺治疗的介入次序对治疗效果影响不大。90 例 LDH 急性期患者随机分为治疗组与对照组各 45 例，治疗组采用先平衡针后推拿的顺序治疗，对照组采用先推拿后平衡针的顺序治疗。观察组即时镇痛效果。结果显示两组临床疗效、疼痛感觉评分、疼痛总评分及 VAS 评分比较无显著性差异，疼痛情绪评分比较治疗组具有明显优势。由此可以初步分析，针刺和推拿不同顺序介入急性期 LDH 治疗对于即时镇痛效果无相关性，但在降低患者的疼痛情绪评分方面，先针刺后推拿的顺序组合可能更有优势，容易被患者接受。

运用针刺治疗急性疼痛效果显著，但单次针刺治疗的作用时间和治疗量始终有限，因此需要能够延长单次治疗时间，增加单次治疗量且临床易操作的方法以应对急性期的严重症状，使患者能尽快回归正常的工作与生活。研究将 94 例 LDH 急性期者随机分为对照组和治疗组各 47 例，对照组采用常规针刺后配合艾灸箱治疗，治疗组在对照组的基础上增加揿针留针候气治疗，根据症状定位不同经络并以揿针留置于远端穴位，增加治疗时间。在 VAS 及 JOA 评分的改善方面，治疗组改善情况随时间推移优于对照组。该研究证实了以揿针等疗法延长单次治疗时间的方法可以提高疗效，同时又避免了单用普通针刺延长治疗时间的诸多不便，存在较大临床应用价值。

（4）艾灸疗法：传统艾灸疗法流传至今，对于寒湿型疼痛的治疗效果十分可靠。在艾灸的进一步研究与改进中，选取 130 例 LDH 急性期患者随机分两组，对照组（温热灸感）65 例大肠俞、委中及阿是穴行温和悬灸，每穴艾灸 20 ~ 30 分钟后至灸感消失为止。治疗组（热敏灸感）65 例腰部穴位放置艾灸盒，依患者可承受耐力度调节适当火力，艾灸 20 ~ 30 分钟直至感觉热敏化灸感消失后取下。治疗后评估 JOA 评分、VAS 评分、直腿抬高角度、SF-36 评分得出，热敏灸法对于 LDH 急性期患者症状缓解及日常生活质量及功能改善方面较普通灸法具有明显优势，对临床温灸法的改进提供了一定的依据。

（5）针刀疗法：运用针刀疗法可松解局部粘连，减轻关节周围压力，从而减轻疼痛。将 120 例急性 LDH 患者随机分为两组，对照组给予脱水、消肿镇痛、营养神经对症口服及静脉滴注药物治疗，治疗组予小针刀松解腰 4 ~ 骶 1 的棘突上、棘间韧带、臀大肌骶骨附着点、髂肌后缘、梨状肌体表投影区、腓骨头下方等处的压痛位置，后进行双侧腰部斜搬法，结果显示两组患者治疗后疼痛程度均明显改善，治疗组比对照组效果更显著。该研究提示以针刀松解为基础配合关节整复类手法可能存在较大收益，也使得关节整复类手法应用于急性期更易被患者接受。

以针刀松解理论指导的其他针具治疗目前尚在研究阶段。将 80 例 LDH 患者分成两组，应用温通组（火针治疗组）40 例采用贺氏火针按针刀医学网眼理论松解局部位置进行治疗，对照组（针刺组）40 例采用普通毫针常规治疗，治疗的前后通过 JOA 评分和肌电图对患者的临床情况进行对比评价。结果显示两组均有显著疗效，但组间差异不明显，根据肌电图反映火针法疗在局部粘连的松解及炎症控制方面较传统针刺具有一定优势。将特殊针具与针刀理论相结合的方式对于针刀疗法具有创新意义，对于 LDH 急性期的处理提供了新的思路。

2. 推拿手法　LDH急性期手法治疗的主要目的即以恢复关节周围肌肉稳定性为主，但临床医师在LDH急性期的治疗往往不考虑使用推拿手法，因为患者通常疼痛剧烈，极大影响患者依从性。有学者即提出按照针刺治疗的思路取远端进行推拿治疗的方法，将77例急性LDH患者随机分为治疗组和对照组，对照组予推拿学教材关于LDH标准腰部推拿治疗，治疗组予腰部推拿配合拍打委中穴治疗，操作方法即在对照组手法基础上以患者俯卧位，医师坐于患者一侧，用手掌有节奏地拍打委中穴，频率120次/分钟，每次3分钟，以皮肤透热为度。治疗后比较两组患者JOA评分、腰部皮肤血流灌注量，以及血清P物质、白细胞介素-6、前列环素E2情况。结果证实腰部推拿配合拍打委中穴能够显著升高患者腰部皮肤血流灌注量，降低血清SP、IL-6、PGE2含量，对于急性LDH具有很好的临床疗效，优于单用常规局部手法，该研究为手法治疗的远端取穴思路提供了证据。

3. 中药熏蒸　中药熏蒸疗法作为中医特色治疗，其特点便在于外用汤剂与热疗相结合，在LDH急性期的处理中具有独特疗效，且舒适度较高，易为急性期患者所接受，近年来，对于该疗法的研究也在不断深入。80例LDH急性期患者随机分为两组，两组治疗均给予健康指导，口服洛索洛芬钠片，选取相同熏蒸治疗仪，常规治疗组选取常规组方熏洗，辨证组用辨证选方熏蒸，将患者分为寒湿证型、湿热证型、血瘀证型、肝肾亏虚证型给予四种不同选方。结果证实辨证选方熏蒸法在疼痛缓解、功能恢复等方面效果具有明显优势，也就说明外用熏蒸的选方应根据患者病因病机不同进行针对性治疗，辨证施治可能带来更大收益。

4. 拔罐疗法　拔罐作为常用外治疗法之一，具有散寒祛湿、行气活血、消肿镇痛等多种功效。作为中医特色治疗用于LDH效果得到临床普遍认可。但该疗法以主要治疗手段用于急性期的临床研究较少，常与刺络放血疗法结合。有学者使用一种新型材料罐，选取74例LDH急性期患者随机分为观察组和对照组各37例。对照组予利水消肿、抗炎、营养神经等西药对症治疗，观察组在此基础上给予生物陶瓷火罐拔罐治疗，治疗结束后观察患者治疗前后VAS及ODI评分，治疗结束1个月后进行随访并评价临床疗效，结果显示该疗法用于LDH急性期辅助治疗，对于患者疼痛缓解及功能改善效果有显著增益作用。

5. 中医导引　导引作为中医特色运动疗法，在LDH治疗及康复过程中的应用古已有之，《诸病源候论》中即详细描述了多种导引法治疗腰痛的具体操作。所谓导引者，外导而内引也，其主要方法即讲求在形体运动的同时畅达自身气机，通过调神、调整呼吸达到"导气令和"，通过肢体运动达到"引体令柔"的效果。根据中医理论指导的运动疗法包括肢体运动与呼吸调节两方面，且各家普遍认为意与气的调节是导引成功与否的先决条件。通过改变呼吸方式深度与频率放松腰背肌，减轻脊柱压力，同时抑制交感神经兴奋性，增强副交感神经张力，达到减轻症状的目的。

6. 中医正骨推拿法　中医正骨推拿法主要采用手法的方式进行整复，将突出的髓核予以还纳，调整椎间隙的平衡，以达治疗的目的。

（1）侧扳复位法：患者全身放松，采取俯卧位，医者立于患侧方。将一只手置于健侧肩部，另一只手置于棘突旁。以掌根部顶住棘突向健侧推，同时在健侧肩部的手向反方向椎扳。脊柱不伴后凸畸形的患者，其上身切勿回旋，达到患者耐受力为度，通常均会过度矫正。待扳住1分钟后，若手感腰部滑动有"咕咚""咕喽"声响，则已还纳。若1次未成功，则还原后再进行1次。若病程较远，则可连续实施3~4次。

（2）肘、手压法：患者肌筋放松，保持俯卧位，医者立于患侧方。以前壁平面鹰嘴骨处，置于患处两椎体间，向下压，力度从轻至重，至患者忍耐力为度，每次重压1分钟。对患部周围组织松懈1次，重者则可持续实施3次。陈旧性突出在一助手握双踝向下牵引，同时腰部加压，此方法能将椎间隙增大，使纤维环产生弹性回旋力，达到髓核还纳，纤维环复原的目的，远离神经根。

（3）旋转复位法：患者坐于特制"A梯形治疗固定座"上，医者一只手于患者患侧腋下穿过，经过颈部，把住患者健侧肩部，与此同时，指导患者向健侧弯腰，保持肌筋放松。医者另一只手的掌根部，推住偏歪的棘突。同时，医者置于肩部的手，于椎体边沿相对定位时大回环旋转，此时置于棘突的手则用力推偏歪棘突，进行拨正。待旋转至患侧后方时，医者两手形成对抗的推板，形成后伸位则算1次。根据患者具体病情可连续实施3次，推棘突的手若有"咕喽"或是滑动感时，则达成治疗目的，注意只能向患侧进行旋转，否则只能事倍功半。

（4）坐位屈伸法：患者坐于治疗床上，双腿伸直，并拢。足尖等齐，双手则向前略伸。患者肌筋保持放松状态，医者立于患者背后。双手扶与患者双肩部，于向前推动患者上身，来回晃动3~4次。另外，可以一助手牵拉患者双手与医者动作进行协调，但注意切勿用力过度，应该缓慢地使用此方法。

目前临床对于LDH急性期的治疗多以抗炎、镇痛、脱水药物为主，但在众多非手术治疗中，仍未针对LDH患者的最佳治疗策略达成共识，多数非手术疗法均有一定缺陷。中医外治法治疗急性期LDH有着深厚的经验基础，但临床使用方法种类繁复，缺少统一性，不同疗法相比各有优劣。因此在优化中医外治法，增益疗效，填补治疗空白方面有很可观的研究价值。中医将LDH归于"腰腿痛""痹症"范畴，《素问·刺腰痛篇第四十一》中有"衡络之脉令人腰痛，不可以俯仰，仰则恐仆，得之举重伤腰，衡络绝，恶血归之"的描述，后世医家对于急性发作的腰部疼痛则称"卒腰痛"，《外台秘要》指出："病源夫劳伤之人，肾气虚损。而肾主腰脚，其经贯肾络脊，风邪乘虚卒入肾经，故卒然而腰痛也"，即在肾气不足的同时外感风邪所致。以中医理论指导的内、外多种治疗手段虽然均具有一定效果，但对于单一疗法的使用以及多种治疗结合与疗效的关系之间还需进一步总结与优化。目前不断研究所证实的传统中医外治疗法的作用，使临床医师对急性期LDH治疗增添了多种选择，希望中医外治法治疗得以形成体系，使各种独具特色的疗法得以规范化、标准化。

（黄亚运　刘福来）

## 第五节　骨质疏松症的中药防治

中医药防治 OP 的原则是"辨证施治，整体调节，防治结合"，依据 POP 的中医证候遣方用药，达到"改善临床症状，延缓骨量丢失，或增加骨量，降低骨折风险，提高生存质量"的目的。一项中医药防治原发性骨质疏松临床研究荟萃分析指出，中医药治疗（包括中药汤剂、中成药，并辅助针灸治疗）相比其他疗法，在改善临床症候和提高骨密度方面有显著优势。同时应明确原发性骨质疏松症病机具有"多虚多瘀""涉及多脏腑""病因复杂"等特点，治疗当以补肾壮骨、健脾益气、活血通络、疏肝解郁等辨证施治。

### 一、中医证素辨证诊疗 OPD

"证素"是证的要素，是构成证名的基本要素，指辨证所要辨别的脾、肾、肝、胃、表等位置和气虚、血瘀、痰、寒等性质。随后再根据证候，辨别证素，排列组合成证名，称为证素辨证法。证素辨证法适用面广，整合、涵盖了以往诸种辨证方法的实质，应用灵活性强，涉及数字化文献研究、专病中医证治规律的研究、名老中医对专病用药规律研究、运用数据处理不同阶段疾病的中医证型规律、舌苔与病位及病性证素之间的关系等应用领域。证素辨证法用有限的病位证素与病性证素统领无限的证候与证名，能够执简驭繁地把握复杂、动态的"证"，利用证候 – 证素 – 证名三位一体，来提高辨证的规范准确及可重复性，可以满足临床的实际需求，使辨证规范化、量化，具有鲜活的生命力。

骨质疏松症分为原发性和继发性骨质疏松两种，原发性又分为绝经后骨质疏松症（Ⅰ型）、老年骨质疏松症（Ⅱ型）和特发性骨质疏松症。证素辨证法在 1984 年由湖南中医药大学的朱文锋教授首次提出。朱教授认为虽然病情不同，且处于变动状态，但本质无非是病位、病性的不同，任何疾病的病状，均可由病位、病性等辨证要素排列组合而构成，因而证素辨证法具有纲领性强、灵活辨证、化繁为简的特色。因此，把骨质疏松症的症状、体征、辅助检查等进行规范化后，设计合理的临床试验，就可以制定出常见证型的临床标准，使证型更加全面的规范。在"四诊合参"的基础上，依据证素辨证学观点，判断病位与病性证素。

1. 病位证素

（1）肝：主要指肝脏的病变，情志异常，部分月经及目、耳、乳房、阴器等部位的病变，"动风"等所表现的证候。

（2）脾：主要指脾的运化迟钝，营气亏虚，水湿潴留，血失统摄等所表现的证候。

（3）肾：主要指生长发育障碍，生殖功能衰退，水液代谢失常，以及二阴、髓、骨、耳、发、齿等方面的部分病变所表现的证候。

2. 病性证素

（1）阴虚：指人体阴液亏少，滋润、濡养功能减退，且无以制阳，阳气偏亢，以口咽干燥、五心烦热、潮热盗汗等为主要表现的虚热证。如形体消瘦，口燥咽干，五心烦热，潮热盗汗，小便短黄，大便干结，舌红少津，脉细数等。

（2）阳虚：指人体阳气亏损，其温养、推动等功能减退，以畏寒肢冷为主要表现的虚寒证。如畏寒，口淡不渴，小便清长或尿少浮肿，面色㿠白，舌淡胖，苔白滑，脉沉迟无力。

（3）气滞：指人体某一部位，或某一脏腑、经络的气机阻滞，运行不畅，以胀闷、疼痛、脉弦为主要表现的证。如闷痛，部位不固定，症状时轻时重等。

（4）血瘀：指瘀血内阻，以疼痛、肿块、出血、瘀血为主要表现的证。如刺痛，夜间尤甚，肌肤甲错，唇甲青紫等。

（5）寒痰湿：寒证指寒邪侵袭机体，阳气被遏，以恶寒、无汗、局部疼痛、脉紧等为主要表现的证；痰指痰浊停聚或流窜于脏腑、组织之间，临床以痰多、胸闷、呕恶、眩晕、体胖、包块等为主要表现的证；湿证指感受外界湿邪，阻遏人体气机与清阳，以头身困重、肢体倦怠、关节酸痛等为主要表现的证。PMOP病性证素例数分级：阴虚＞阳虚＞寒或痰或湿＞血瘀＞气滞。老年骨质疏松症中的病性证素例数分级：阳虚＞气滞＞阴虚＞血瘀＞寒或痰或湿。

Ⅰ型骨质疏松患者病位在肾、脾，病性为阴虚、阳虚者居多。组合后为肾阴虚、脾肾阳虚者多见。《黄帝内经》云"女子七岁肾气盛，齿更发长。二七而天癸至……七七任脉虚，太冲脉衰少，天癸竭，地道不通，故形坏而无子也"，肾藏先天之精，脾为后天之本，天癸竭，脾肾之气不足，因而肾阴虚、脾肾阳虚者多见。提示治疗上应该脾肾同调，阴阳并治。Ⅱ型骨质疏松症患者病位在肾、肝者居多，病性为阳虚、阴虚、气滞居多。组合后为肾阳虚、肾阴虚、肝气郁滞者多见。《黄帝内经》云"阳气者，若天与日，失其所，则折寿而不彰，故天运当以日光明……五十岁，肝气始衰，肝叶始薄，胆汁始灭……九十岁，肾气焦，四脏经脉空虚。百岁，五脏皆虚，神气始去，行骸独居而终矣"，指的是随着年老，脏腑功能减退，阳气渐衰。中医认为男子以肾为本，女子以肝为本，肝肾同源，日久精气虚衰，阳损及阴，终至阴阳皆亏。阳气渐虚则温煦推动之力减低，易发气滞血瘀。因而老年骨质疏松症以肾阴阳两虚、肝气郁滞者居多。提示治疗上应该调肝补肾。综上，骨质疏松症是虚实兼夹的病证，肾是防治的根本，且与其关系最大。

骨质疏松症的临床表现中常有疼痛发生。经统计发现在肝血瘀证素中疼痛最重。中医的疼痛病机有"不通则痛"和"不容则痛"。肝主疏泄，主藏血，主升发。疏泄太过与不及均可致脉络不通；肝藏血，各脏腑均靠肝血滋润濡养；肝气宣发功能失常，则气机的升降出入运动失常气机不畅导致气滞、血瘀，这些病理产物加重疼痛。因此，肝这个脏器功能失常，均可致痛势过强。而在脾阴虚证素中痛势缓缓。脾主升清，脾主运化。阴虚为一种虚热证，病久使机体失于濡养。脾为后天之本，云：阳虚易补，阴虚难调。病势缓缓，痛势缓缓。通过调查可进行疾病的预判，掌握整体观念下的人与疾病的关系。

Ⅰ、Ⅱ型骨质疏松症与证素辨证法有很强的相关性，将病性、病位与疾病结合得出诊疗及预防规律，将疼痛程度与证素结合掌握人与疾病的关系，为骨质疏松症的中医辨证治疗提出可行性思路方法。同时，证素辨证法作为中医药的理论创新，他与其他辨证方法有机融合满足了临床需要，以便捷、准确、规范的优点应用到疾病中，部分揭示了其应用前景及科学内涵，推动中医药的现代化与国际化。但本临床观察例数较少，病性、病位分类较宽泛，仅将疼痛这一症状与证素辨证结合分析，缺乏大样本多中心多组随机对照，更具体的关联性有待进一步研究。

## 二、聚类分析中医防治骨质疏松的辨证分型

聚类分析是根据"物以类聚"的原理，对样品或指标进行分类的一种多元统计分析方法，讨论的对象是大量的样品，要求能合理地按各自的特性来进行分类，无任何模式可依循，即是在没有先验知识的情况下进行。从空间几何的角度看，则是多维空间中的点划分为互不重叠的集合，使同一集合内的点之间差较小，不同集合间的点差别较大。中医证型是根据不同的症状指标进行汇总分析得出的，意味着通过收集患者的临床症候进行统计，相关联的症状会汇成一组从而得到相应证型，而且这个分析过程是由统计软件完成，排除一定人为因素。

骨质疏松症中医证型可分为肝气郁结、气滞血瘀、肝肾阴虚、脾肾阳虚四型，首先为脾肾阳虚型最多见，其次为肝肾阴虚型，再次为气滞血瘀型，最后为肝气郁结型。根据聚类树状图结果，后三型均症候、舌脉兼具，肝气郁结型症候、舌质舌苔具有，独缺脉象。后经专家组讨论研究认为，聚类分析统计软件是根据收集录入的资料做的分析，不一定各项均有，为便于临床辨证论治，建议根据肝气郁结证型增加脉象为弦脉。虽气滞血瘀型也有气滞症候，但笔者临床发现有一部分患者单纯气滞郁结表现而无血瘀证表现，且回顾病例资料发现这部分患者年龄大部分在绝经期前后，属于纳入病例中年龄偏轻者，多见焦虑、多疑、情志抑郁等表现，所以笔者单独将其分为一型，是否恰当可待进一步商榷。肝气郁结型可见苔薄黄、小便黄、便秘等，提示肝气郁结容易化火，治疗疏肝解郁以外尚需清热祛火。

中医讲究辨证论治，现代医学也提出个体化治疗概念，均强调不能一套方案适合所有患者的诊治，但"无规矩不成方圆"，需要一个提纲挈领的共识指南，然后在此基础上结合实际情况指导治疗。统计学方法是一种相对剔除很多人为因素的客观手段之一，目前也得到大部分研究者的认可，但就此说可以研究中医博大精深的理论也不尽然。中医是一门博大精深的学科，具有复杂的独立理论体系，单纯地用数理统计方法得出的结论全面运用于临床是不实际的，必须根据临床实际情况，在应用中逐步修正、补充、完善。

## 三、临床中医辨证治疗

1. 补肾壮骨　肾虚作为骨质疏松症的主要病因，补肾则是治疗骨质疏松症的关键，肾气足，则肾精充，阴平阳秘，则可达到骨健精满。在中医理念中，肾脏与内分泌系统、神经系统、免疫系统及代谢系统等均有密不可分的关系，肾脏在调节人体生理功能的过程中起到了重要作用，其影响着人的生长发育。治疗骨质疏松症只通过补充钙的摄入为

治标,而补肾益精则为治本。补肾壮骨类中药能够起到抑制骨吸收、促使骨形成的功效,对机体骨重建短路效应有明显提升效果,还可以达到促进成骨细胞生成作用,临床常用的补肾壮骨类中药主要是六味地黄丸及二仙汤。在研究中对骨质疏松患者予以二仙汤治疗,并在此基础上联用淫羊藿,发挥了补肾壮骨作用,对于骨质疏松患者有显著治疗效果。而传统的六味地黄丸,滋补肾阴,也可阴中求阳,效果显著。

2.健脾疏肝益气 脾脏在中医中为后天之本,主人体气血运化,调控肌肉四肢,脾气旺,则筋强骨壮,脾气不足,则脾虚,从而引起生化缺乏。所谓后天养先天,后天不足,则不能养足先天。因此,健脾是调节气血运化的主要方法,所谓培土以制水,健脾改善人体对药物吸收的能力,加强对钙的吸收,以确保人体的骨质不会继续流失,与此同时,因肾虚所导致的一系列临床症状也会得到改善。采用中药滋补肾脏时,所采用的补肾类中草药大多数为滋腻之物,会对脾肾功能造成影响,并导致脾胃不和,因此在补肾的同时,健脾的必要性则愈加增高。OP患者可以从增强体质、增加钙吸收、提高骨质代谢等方面进行综合治疗,其作用表现在补肾健脾,通过对比发现,这种治疗方法能够显著提高患者临床治疗效果。女性以肝为本,尤其是女性绝经后可能会出现肝郁诸证,并且骨矿含量降低,由此分析出OP与肝郁之间有一定联系。老年人存在脾虚、肾精亏损等情况,髓无以生导致出现骨质疏松,在治疗上从补肾、健脾方向入手,可以起到显著的治疗效果。通过补肾、疏肝、健脾等治疗,达到平衡脏腑、补肾健脾、强筋壮骨等功效。

3.活血化瘀通络镇痛 活血化瘀药物可以起到降低疼痛、促进血液循环、优化微循环的功效。以补肾壮骨汤治疗,同时配以活血药物,结果显示治疗效果有明显提升。以补肾壮骨、化瘀镇痛中药治疗,治疗后老年骨质疏松症患者骨密度明显提升,且患者骨痛症状缓解。对于老年骨质疏松症患者来说,其由于年龄偏大,导致心气不足,脉络瘀阻,造成血液循环发生异常,从而导致老年患者骨代谢能力下降。因此,针对老年骨质疏松症患者的中医治疗,最为常见的治疗方法则为活血化瘀。采用中药治疗气血瘀滞,较为有效的方法为静脉滴注红花黄色素,另外,采用桃红四物汤加减也可达到活血化瘀的目的。骨质疏松症的中医治疗不是对某一脏器进行滋补,而是通过中药材调节各个脏器之间的稳定关系,因此补肾、健脾、活血化瘀需要一同进行。

4.补肾健脾 《脾胃论·脾胃胜衰论》言:"大抵脾胃虚弱,阳气不能生长,是春夏之令不行,五脏之气不生。脾胃则下流乘肾……则骨乏无力,是为骨痿",即说明骨质疏松的发生与脾肾亏虚密切相关,症状大多表现为腰膝酸痛、耳鸣耳聋、下腹冷痛、畏寒肢冷、面色㿠白、神疲乏力、大便溏泄、坐卧困难、行动不便等。补肾健脾方(龟鹿二仙汤合四君子汤)对脾肾两虚型的骨质疏松症治疗作用明显,能够降低骨转换率,增加骨量,验证了"补肾健脾"治疗骨质疏松的科学性;补肾壮骨、健脾养胃功效的骨痛神效方(药物组成:骨碎补、补骨脂、鹿角霜、白术、山药、怀牛膝、续断、姜黄、石斛、蒲公英),加味治疗骨质疏松症取得了良好的效果,能够促进成骨细胞的增殖,提高骨密度,有效缓解骨质疏松的症状。肾为先天之本,藏精主骨,脾为后天之本,运化水谷精微,主四肢肌肉,而骨骼的强健与肌肉的丰满密切相关,先天与后天相互滋生、互相促进,共同维持骨骼的强健。因此，补肾健脾对于骨质疏松症的治疗具有重要意义。

5.补肝益肾　《诸病源候论·虚劳诸病上》言："肝主筋而藏血，肾主骨而生髓，虚劳损血耗髓，故伤筋骨也。"肝肾精血同源，病理相互影响，因此骨质疏松的发生与肝肾阴虚密切相关。其症状大多表现为腰酸胁痛、眩晕耳鸣、失眠多梦、五心烦热、口燥咽干、行动不便等。魏志敏通过临床疗效分析发现，左归丸加减联合钙剂对肝肾阴虚型骨质疏松有很好的疗效，能够显著提升患者骨密度，改善骨代谢、骨痛等临床症状和体征。自拟补肝肾方药（由骨碎补、肉苁蓉、巴戟天、牛膝、仙灵脾、仙茅、枸杞子、熟地、当归、白芍、川芎等药味组成）的治疗组疗效明显高于对照组，能够明显缓解患者疼痛症状，稳定增加骨密度，体现了肝肾同源理论在绝经后骨质疏松症中的临床应用效果。有关研究表明，补益肝肾类中药通过调节人体的内分泌系统，使胃肠道对钙质的吸收增强，骨质中钙和磷的含量增高，提高成骨细胞活性，抑制破骨细胞对骨质的破坏，进而改善骨质疏松症状。因此，基于"肝肾同源"理论，补肝益肾、阴阳并补、筋骨并重、坚持强筋与健骨同步，对于骨质疏松症的治疗具有重要意义。

6.疏肝益肾　《医宗金鉴·内治杂证法》中讲："筋骨间作痛者，肝肾之气伤也。肝郁失调，气血阻滞，运行失常，同时暗耗阴血，时久可导致肾精亏损、精亏髓减、脉络失养、筋骨弱而不坚"，因此，骨质疏松症的发生与肝郁肾虚联系密切。症状大多表现为情志抑郁而善太息、胸胁少腹胀满疼痛、腰膝酸软疼痛、耳鸣耳聋、行动不便等。补肾调肝法治疗高龄原发性骨质疏松症的临床与实验研究发现，补肾调肝方（由骨碎补、狗脊、白术、当归、白芍、川芎、郁金、玫瑰花、川楝子、菖蒲、合欢皮、柴胡、菊花、甘草组成）能有效减轻高龄肝郁肾虚型骨质疏松患者的疼痛，改善骨质疏松症状，这是因为补肾调肝方能够上调 Wnt2、β-Catenin 的表达，下调 GSK3β 的表达，增加 GSK3β 蛋白磷酸化水平，抑制 GSK3β 的活性，活化 Wnt/β-Catenin 通路促进衰老 GSK3β 成骨分化。疏肝益肾汤（药物组成：补骨脂、紫河车、淫羊藿、巴戟天、杜仲、灸黄芪、白术、当归、白芍、川芎、柴胡、葛根、茯苓）的临床疗效评价得出，其能够显著增加骨密度和患者骨矿含量，减轻西药的不良反应，因此疏肝解郁、调畅情志、补肾益精，即疏肝益肾对于骨质疏松症的治疗具有重要意义。

7.调理肺脏　肺脏不调所导致的骨质疏松症临床上基本为慢性阻塞性肺疾病（COPD）合并骨质疏松症，患者由于持续性气流受限大多表现为胸闷、气短、呼吸困难、骨骼疼痛、坐卧不安、行动受限等。肺康复结合长期的运动疗法可以增强 COPD 骨质疏松症患者的运动耐力，提高骨密度，减轻患者的痛苦。鲑鱼降钙素联合补肾宣肺汤（以白术、杜仲、川芎、桑寄生、独活、防风、秦艽、木香、白花蛇、桔梗、甘草为主方进行加减）能够使 COPD 合并骨质疏松症患者的骨密度和血钙指标增高，减轻疼痛症状；此外还发现，补肾宣肺汤合穴位敷贴（选取肾俞、肺俞、脾俞、肝俞、三阴交等穴位）对于骨质疏松症的治疗也有较好的疗效；肺肾二脏关系密切，肺气在呼吸运动过程中的肃降作用利于肾的纳气，肾的精气充足才能发挥正常的封藏作用。同时金水相生，肺肾阴阳相互滋生，共同维持各自的生理功能，故而调理肺脏使其生理功能正常发挥，这对肾藏精主骨生髓的功能具有重要的调节作用，因此调理肺脏对于骨质疏松症的防治具有一定的意义。

8.调理胆腑 《灵枢·经脉》中讲："胆足少阳之脉……是主骨所生病者……膝外至胫、绝骨……不用"，即胆腑不调所致的胆病与骨质疏松症的发生有一定的联系，症状多表现为胸胁胀闷、易惊、失眠多梦、口苦呕恶、易骨折等。李艳超认为，电针足少阳胆经穴可以抑制骨吸收，促进骨形成，进而防治去势大鼠骨质疏松症。小柴胡汤和电针足少阳胆经穴可以改善骨组织形态指标，提高去卵巢骨质疏松症大鼠的骨密度，改善骨质疏松的症状。因此，胆腑功能的正常发挥对于预防骨质疏松症的发生具有一定的意义。

9.络病学说 骨质疏松症"肾精不足、骨络空虚，痰阻络滞、骨失所养"的病机特点，遵循"络以通为用"的络病治疗总则，提出"补肾化痰通络"的新治法而从痰论治骨质疏松症，并自拟补肾化痰通络方应用于临床，组方为：菟丝子、淫羊藿、补骨脂、全瓜蒌、山楂、红曲。方中菟丝子性温味甘，归肝、肾、脾经，功能滋补肝肾、固精缩尿，为君药；淫羊藿与补骨脂两药相合，共助菟丝子补肾壮骨之功，以达益精填髓之效。全瓜蒌为臣药，其性甘、微寒、苦，归肺、胃、大肠经，功能清热化痰，宽胸散结，此药化痰的同时，其微寒之性恰能制约方中一派温药的热性，避免温阳太过而化燥伤阴，反之其寒凉之性被温药制约，则寒痰、痰热均可奏效。山楂善于消食化积、行气散瘀，红曲长于健脾消食、活血化瘀，二药协同为佐药，通过健脾而助全瓜蒌化痰，同时兼具行气活血通络之功，使补肾而不留滞、化痰而不伤正。全方虽然仅有六味药，但寒凉并用、攻补兼施，配伍严谨、标本兼治，共奏补肾益髓，化痰通络之功。临床应用时亦随症加减：若肝肾阴虚者，加用枸杞子、覆盆子滋补肝肾；肾阳虚衰者，加用杜仲、肉苁蓉温阳益肾；痛甚者，加用玄胡、陈皮行气化痰通络；瘀滞重者，加用刺蒺藜、蜈蚣搜剔通络，活血散瘀。该方法运用于临床，取得了良好的疗效。

骨质疏松症作为当今社会常见多发的、与多脏腑有关的全身骨骼性疾病，已经严重危害人类的健康，影响人类的生活，与西医治疗比较，中医治疗具有安全性更高的特点，因此我们应以中医理论为指导，发挥中医的诊疗优势，提高治疗效果。

## 四、中医经方治疗

中药经方治疗 OP 的研究主要为有补肾阴为主的经典方左归丸、六味地黄丸及补肾验方仙灵骨葆胶囊、健骨颗粒等。现代药理研究发现，左归丸通过调节骨组织中 IL-1、TNF-α 及 IL-6mRNA 中药复方治疗 OP 的研究主要为有补肾阴为主的经典方左归丸、六味地黄丸及补肾验方仙灵骨葆胶囊、健骨颗粒等。现代药理研究发现，左归丸通过调节骨组织中 IL-1、TNF-α 及 IL-6mRNA 等改善骨小梁密度及增加骨小梁面积，有效地延缓去卵巢大鼠 OP。临床研究表明，左归丸通过上调 PMOP 患者血清中 $E_2$、IGF-1 及降低 IL-6 的分泌来有效地增加患者的 BMD，同时患者的临床症状得到显著改善。临床研究亦表明，六味地黄汤对 PMOP 的治疗效果突出，能够显著增加患者的 BMD，缓解患者的临床症状，提高患者的生活质量。

1.左归丸 经典方剂左归丸出自《景岳全书·新方八阵》，具有滋阴补肾，填精生髓的功效。加味左归丸治疗 OP，结果发现患者骨密度（BMD）、血清 25-（OH）$D_3$ 上升，进而有效治疗 PMOP；左归丸能够显著增加 PMOP 患者体内 25-（OH）$D_3$ 及雌激素水平，同时降低 β-胶原降解产物（β-CTX）含量，增加患者的 BMD，改善患者的临床症状，同时能够改善免疫细胞 CD4 细胞分泌的 TH2 偏移显著的升高和 TH1 偏移显著降低，同时研究发现，TH1 与 BMD 呈正相关，与 TH2 呈负相关，由此证实左归丸能够有效地逆转雌激素降低引发的 TH1 偏移，从而有效防治 OP。

2.六味地黄丸　六味地黄丸为钱已所创，《医方考》中记载："此方非但治肝肾不足，实三阴并治之剂……大开大和，三阴并治，洵补方之正鹄也"。六味地黄丸能够显著改善 OP 患者的临床症状，提高患者的生活质量；能够提高 OP 患者 BMD 及血浆雌二醇（$E_2$）水平，上调 MAP3K10 和 TNP1 及下调 XPO1 基因能够降低免疫应答，同时下调 XRN1 基因及 ZNF 家族基因能够改善对雌激素的抑制作用，进而促进骨组织的形成而发挥抗 OP 的作用。通过调控 JAK/STAT 通路中 IRF1 基因来干预 OP 患者的免疫功能，进而发挥治疗 OP 的作用。

3.独活寄生汤　独活寄生汤出自《备急千金要方》，具有益肝肾、补气血、止痹痛之功效，能够增加 OP 患者 BMD 及改善其临床症状。100 例 OP 患者分别采用独活寄生汤（治疗组）及唑来膦酸（对照组）连续治疗 1 年，结果发现，治疗组 BMD 及 $E_2$ 水平显著高于对照组，同时骨钙素（BGP）水平低于对照组，由此可见，独活寄生汤能够调节激素水平，改善患者的骨代谢；独活寄生汤治疗肝肾阴虚型 PMOP 患者，结果发现独活寄生汤能够增加患者 BMD 及 BGP，降低 CTX。由此可见独活寄生汤能够有效改善患者的 BMD 及调节骨代谢，进而治疗 PMOP。现代研究发现，独活寄生汤能够提高 OP 患者的血清 25-（OH）D 水平，同时 BMD、BGP、$E_2$ 均有明显的提高，由此可见独活寄生汤能够有效改善骨代谢，促进骨形成，降低骨吸收，进而有效地发挥治疗 PMOP 的作用。

4.仙灵骨葆胶囊　仙灵骨葆具有滋补肝肾、活血通络、强筋壮骨的功效。用于肝肾不足，瘀血阻络所致 OP 等。能够通过增加 OP 患者血清护骨素及降低 RANKL，提高血清护骨素/RANKL 的比例，从而有效地改善骨代谢并起到治疗作用，同时患者的 BMD 也得到显著地提高，临床总有效率达到 93.30%。健骨颗粒治疗 OP 的机制可能是通过调节成骨细胞与破骨细胞来实现，通过健骨颗粒含药血清干预体外成骨细胞与破骨细胞发现，其能够增加成骨细胞 ERK、PCNA、Cyclin、D1 mRNA 及降低破骨细胞 CAⅡ、CK、MMP-9 mRNA 的表达，进而起到防治 OP 的作用。62 例 PMOP 患者随机分为治疗组（31 例）及对照组（31 例）进行研究显示治疗组 BMD、血清钙、磷等均有显著升高，得出仙灵骨葆胶囊治疗 PMOP 的效果良好。可能通过下调 RANKL 及上调血清护骨素来发挥治疗 PMOP 的作用。同时研究发现，仙灵骨葆胶囊在临床取得良好效果的同时，在长期疗效及经济成本上具有显著的成本效果，同时与常规治疗药物相比，安全性更高。

5.金天格胶囊　临床中常用于腰背疼痛、腰膝酸软等症状的患者。能够增加患者的BMD，有效改善患者的临床症状，治疗效果明显，安全性高。172 例 OP 患者随机分为治疗组及对照组，连续治疗 12 周后发现，治疗组中医证候总治愈率及 BMD 显著高于对照组，碱性磷酸酶（ALP）的活性显著低于对照组，由此得出金天格胶囊临床治疗效果良好，且安全性高；显著增加患者的 BMD、BGP，同时降低抗酒石酸酸性磷酸酶，能够有效调节骨代谢指标，进而改善骨代谢，有效治疗 OP。

6. 青蛾丸　主要用于治疗腰痛。48 例 PMOP 患者随机分为治疗组（24 例）及对照组（24 例），结果发现治疗组腰背疼痛及酸软症状显著缓解，中医症状及中医证候积分降低，同时患者的血清 β-CTX 水平显著下降，由此表明青蛾丸能够有效地治疗 PMOP 认为是通过增加患者的血清 β-catenin 及 CEACAM1 的表达水平，来有效地维持患者的 BMD，进而有效地治疗 PMOP；通过降低患者 S-CTX 及骨桥蛋白水平，有效抑制骨的吸收，进而有效地维持骨代谢平衡，发挥治疗 PMOP 的作用。

7. 生髓健骨胶囊　为临床治疗 OP 的经验方，具有补肾壮骨、健脾益气、活血通络的作用，与 OP 的病因病机相吻合。现代研究表明方中鹿角胶、龟板、龙骨、牡蛎富含多种微量元素、氨基酸等，是骨组织合成所必需的物质；我国用中药葛根解酒已有千年历史，而且葛根素能够抑制骨髓基质干细胞向脂肪细胞分化，保持其成骨分化的能力；黄芪、丹参、当归具有抑制血小板聚集并改善微循环的作用；白术、熟地能提高机体清除自由基的能力；郁金能减轻高血脂，对肝有保护作用；牛膝用于活血通经以镇痛，可增大骨小梁密度，减小骨髓腔面积。动物试验研究结果显示其能够下调骨组织中 PPARγ2-mRNA 基因的表达，抑制 MSCs 的成脂分化，促进成骨细胞分化，防治骨量丢失。

## 五、骨质疏松骨折的中医辨证治疗

《中医骨伤科学》将骨折分为三期：①骨折早期（气滞血瘀型）：有腰部外伤史，腰痛如刺，痛有定处，日轻夜重，舌质紫暗或有瘀斑，脉涩；②骨折中期（肾虚血瘀型）：腰痛未尽，活动受限，可伴有肢体瘦软无力；③骨折晚期（肝肾不足型）：腰部隐痛，动则加剧，日久不愈，伴肢体瘦软，头晕耳鸣，脉细弱。OP 骨折早期，局部经络受损，瘀血阻滞，气机失调，引发疼痛，当化瘀活血、镇痛消肿，以加快疼痛症状缓解与骨折愈合，便于功能锻炼。骨折中期，断骨连而不坚，瘀阻肿胀渐退，当接骨续筋、活血和营，以加快成骨细胞的分化与增殖，利于骨折愈合。骨折后期，关节功能未完全恢复，筋骨不甚强健，而肿胀瘀阻已消，加之久病正气虚，当调养气血、补益肝肾，以促使骨折愈合。早期大将逐瘀汤方中大黄攻积导滞、通经逐瘀、通便泻热，槟榔行气、消积、导滞、缓泻、通便，生姜温暖中焦脾胃，桃仁、红花活血化瘀，诸药合用，共奏通经镇痛、化瘀活血通气之效。中期接骨续筋汤方中鹿角胶、熟地、山茱萸强壮筋骨、滋补营血，党参、当归、黄芪、红花、桃仁活血、养血、益气，续断、煅龙骨、怀牛膝通络续筋。后期加味壮腰健肾汤方中延胡索、赤芍、白术镇痛活血、益气健脾。

（黄亚运　周慧杰）

## 参考文献

［1］郑扬康，刘海全，侯蕾．原发性骨质疏松疼痛症的中医药治疗新进展 [J]．中国骨质疏松杂志，2018，24（8）：1080-1087．

［2］马同，赵继荣，邓强，等．"治未病"思想在预防骨质疏松性骨折的应用研究进展 [J]．中国骨质疏松杂志，2018，24（9）：1236-1240．

［3］朱文锋．证素辨证学 [M]．北京：人民卫生出版社，2008：200-300．

［4］万涛，吕泽斌，宋敏，等．中医"骨枯髓空"的病理机制及从肾论治原发性骨质疏松症的科学涵义 [J]．中国骨质疏松杂志，2014，20（10）：1245-1249．

［5］赵志强，阎晓霞．中药补肾法改善原发性骨质疏松症临床症状的研究 [J]．中国骨质疏松杂志，2018，24（3）：371-375，410．

［6］REID I R. Targeting Sclerostin in Postmenopausal Osteoporosis: Focus on Romosozumab and Blosozumab[J]. BioDrugs, 2017, 31（4）：289-297.

［7］袁智锐．骨牵引联合中药三期辨证治疗高龄股骨粗隆间骨折 [J]．吉林中医药，2017，37（11）：1121-1124．

［8］刘杰，盛红枫，赵俊，等．经皮椎体后凸成形术后非伤椎再骨折相关因素分析及中药对其预防作用的研究 [J]．浙江中医杂志，2019，54（7）：522-523．

# 第六节　肌骨疼痛的中医外治

## 一、中医定向药透治疗

中医定向药透治疗是一项融合了中频药物导入技术、中频仿生按摩技术及热磁技术，通过局部透皮输送和直流电作用将药物分子驱动透入人体深部组织，从而发挥改善微循环、疏经通络、消炎镇痛、缓解疼痛等作用，达到治疗疾病的目的。

使用方法：首次治疗前仔细讲解治疗仪的作用与使用方法以取得患者的配合。治疗时，患者保持坐位或平卧位，将两块 9cm×6cm 带有药物提取物的专用电极片（中药贴）贴于膝关节疼痛部位，轻轻按压固定，之后将专用电极片固定于治疗仪电极板上。根据患者体质和耐受性选择治疗强度和热度，强度 20 ～ 40KHz，热度 40 ～ 50℃，启动脉冲功能、红外功能。每次 15 分钟，每天 2 次，连续治疗 30 天。

作用机制：中药定向药透治疗是中药贴热敷同时配合定向药透仪治疗，通过热力和药物的双重作用产生治疗效果。热力可促进气血运行，松弛肌肉筋膜，促进局部组织血管扩张，增强患肢的新陈代谢，改善患者膝关节周围的血液循环，使受损组织和周围肌肉得到充足的气血供给。同时可通过定向药透仪的定位导向作用，增强药物对细胞及组织膜的渗透性，使直接外敷在皮肤处的温经散寒、活血通络的中药膏剂能迅速到达病灶处，抑制炎症因子释放，消除组织水肿，加快病理产物和有害物质的清除，缓解关节周围软组织粘连，降低关节内压力，降低神经兴奋性，促进局部组织修复，从而减轻膝关节疼痛、肿胀等症状，且电极片对皮肤无刺激，不良反应轻，敷贴性好，透皮舒适度高，安全、有效。

中医定向药透治疗可明显提高骨性膝关节炎患者的临床疗效。还可减轻四肢骨折患者的肢体肿胀和疼痛，缓解肿瘤患者的癌性疼痛及治疗腰椎间盘突出症。

## 二、针灸

1. 贺氏针灸三通法治疗腰椎间盘突出症　分为微通法、强通法、温通法。临床常用于坐骨神经痛、腰骶部病变、盆腔炎等的治疗。

贺教授通过多年临床实践所创的三通法中，微通法通过毫针刺法以达到微通经气的作用；温通法顾名思义，通过火针刺法及艾灸以达到温通经脉的作用；强通法以三棱针刺法或梅花针放血。三种方法根据患者具体的病因及辨证进行单独或联合使用，在治疗腰椎间盘突出症中，气滞血瘀证患者采用微通法联合强通法进行治疗，而风寒痹阻症患者则采用微通法联合温通法进行治疗。微通法具体操作为腰阳关、后溪、悬钟、申脉为主穴，风寒痹阻症配以昆仑穴，气滞血瘀证配以养老穴，选取毫针长度40mm、直径0.30mm补法直刺，待患者有针感后留针30分钟；温通法具体操作为以直径0.5mm火针，将针体前中段置于酒精灯上烧红，速刺疾出于阿是穴后用以消毒棉球重按针眼，片刻后再给予局部散刺2～6针；强通法具体操作为用三棱针速刺委中，有血出，选适当大小的火罐吸拔待充分出血10分钟后拔罐，灸1次/天，1个疗程为10天。

2. 普通针刺　治疗颈肩腰腿痛：选取患者合谷穴、风池穴、曲池穴治疗颈肩部疼痛，每天1次，不留针；选取患者委中穴、肾盂穴、环跳穴、承扶穴治疗腰部疼痛，每天1次，不留针；选取患者膝痛穴治疗膝盖疼痛，每天1次，不留针。

3. 针刺郄穴　配合推拿治疗腰椎间盘突出症可快速有效缓解腰部疼痛症状，促进腰椎活动功能恢复，改善生活质量，且有助于调节血液流变学指标水平。

具体操作：选取外丘、委中、侠溪及$L_4$～$S_1$夹脊穴；其中$L_4$～$S_1$夹脊穴刺入1.5～2.0寸，侠溪穴点刺并放血3～5滴；在以毫针刺入外丘和委中，得气后导气1～2分钟，连接电针治疗仪，选择疏密波，强度以可耐受为宜，频率10～20次/分钟；俯卧位下揉按腰部、臀部及腿部相关肌肉，同时点按环跳、殷门、承扶、阿是、悬钟、委中、腰眼穴，每次20～30分钟，每日1次。

作用机制：郄穴属经气深聚特定穴位，古代中医典籍提出"阳经郄穴治痛症"理念，以上穴位刺激共用能够发挥益肾活血、通络镇痛之功效，有利于改善下肢痿痹、腰腿痛等病症。这可能与其能够增加患处血液循环灌注量、加快致痛化学物质和炎性介质吸收代谢及促进神经功能恢复等作用密切相关。

4. 董氏奇穴　董氏奇穴针刺治疗，主穴：重子穴、重仙穴。

定位：重子穴，拇指自然伸开，沿拇指指腹正中向下画一直线，再从第1掌指关节最高点做拇指的垂线，两线的交点处即为此穴；重仙穴，从重子穴沿第1掌骨缘平行方向下1寸。如果患者一侧疼痛，取对侧穴位即可，若双侧颈项部疼痛，则取双侧穴位。

操作方法：使用直径为0.25mm，长度为40mm的一次性无菌针灸针，患者平卧位或坐位，针刺穴位常规消毒后，快速进针，直刺0.5寸，得气后，行捻转平补平泻法，边行针边令患者活动颈部，当患者颈项部症状减轻后停止行针；如果病程在半年以内，立即出针；若病程较久（半年以上），留针 30 分钟，其间每隔 10 分钟行针 1 次，行针时令患者活动颈部。

理论依据：有别于十四正经独特的针灸体系，具有完备的理论体系，特效的奇穴及特殊的针法。其特殊之处在于穴位所在及其所主治病证之间，蕴含有脏腑别通的理论，即"心与胆相通；肝与大肠相通；脾与小肠相通；肺与膀胱相通；肾与三焦相通；心包与胃相通。"重子穴和重仙穴定位于大鱼际处，为肺经经气散布之所在，根据董氏奇穴脏腑别通理论，肺与膀胱相通，故重子穴和重仙穴可用于治疗颈型颈椎病。如重子穴、重仙穴治疗颈肩背痛等均有特效，配合倒马针法、动气针法，往往取得良好的疗效。所谓倒马针法，即是将部位或主治相近两针或三针并列使用加强疗效的一种针法，两针并列是小倒马，三针并列是大倒马。重子穴、重仙穴同时使用正是所谓的小倒马针法，用于临床加强疗效。动气针法，即是针刺的过程中，医者边行针，患者边活动患处或仔细体会病患部位的感觉，类似于在的运动疗法或动筋针法，这种针法是《内经》及历代针灸医家强调并十分重视的治神的具体体现，神往气行，病邪遂去，故疗效尤其其远期疗效较好。

5. 温针灸　治疗寒湿痹阻型腰椎间盘突出症，选取腰阳关、大肠俞、肾俞、阿是、夹脊为主穴，以委中、阳陵泉、昆仑、秩边、环跳为配穴，具体操作：患者取俯卧位，采用一次性针灸针（规格 0.35mm×40mm），于各穴位处常规消毒后，采用常规针刺手法进针，行提插捻转手法，主穴进针 12 ~ 20mm，秩边、环跳进针 50 ~ 70mm，其他配穴进针 20 ~ 40mm，待得气后于针尾处固定一长为 2.5cm 的燃烧艾条，以患者感到熨热、舒适为度，待针体温度恢复正常后起针，1 次 / 天，连续治疗 3 周。

温针灸联合腰椎牵引可有效缓解腰椎间盘突出症患者各临床症状，抑制炎症反应，改善腰椎功能，疗效显著优于单纯腰椎牵引治疗，值得临床推广应用。

温针灸配合运动疗法治疗肩周炎：温针灸发挥温通经脉、行气活血的功效。运动疗法可有效松解肩关节部位长期活动产生的粘连，对关节起到了滑利的作用，加速了关节功能的恢复，更持续维持神经肌肉的紧张度，避免肌肉、骨骼发生失用性萎缩，维持了肩周炎患侧的运动能力。温针灸配合运动疗法起到了动静结合、相辅相成的作用，舒筋活络、镇痛温经，标本兼顾，提高了治疗的效果。

### 三、推拿治疗

可治疗各种类型颈椎病、腰椎间盘突出症、腰肌劳损、肌筋膜炎等。

治疗腰椎间盘突出症：主要通过松解手法改善病变部位局部营养代谢状态，促进致痛物质吸收代谢。按揉弹拨操作还有助于缓解肌肉痉挛，实现脊柱力学平衡稳定性重建，增强椎旁肌肉兴奋性。

### 四、针刀

1. 小针刀　针刀作为中医特色微创疗法，临床应用广泛，可起到松解、切割、剥离的作用。它具有"针"和"刀"双重特点，尤其对骨关节疾病疗效显著。针对膝关节周围疾病，针刀多作用于关节周围的肌腱、韧带、滑囊、脂肪垫等，能直达病灶，通过纵切、横剥、铲剥来彻底松解软组织，解除损伤后形成的挛缩和瘢痕，恢复力学平衡。有研究结果显示，针刀松解股四头肌肌腹部位筋结治疗轻中度髌股关节炎是有效的，能缓解膝前疼痛、改善关节功能、提高患者生活质量。

2.微创针刀镜　微创针刀镜技术结合了传统中医经筋微创疗法和现代内镜治疗技术，韦嵩教授团队历时 10 年研发而成的一项新型介入治疗技术，是传统治疗方法不可取代的一项新技术。

具体操作：取患者仰卧位，采用膝关节局部浸润麻醉，常规膝关节前侧、外侧、内侧，通过外侧入路行微创针刀镜检查：依次观察髌上囊，髌骨关节面，内、外侧隐窝，以及内、外侧间室，踝间窝，剥离影响关节活动的骨赘以及增生的滑膜，通过剥离骨赘和滑膜来解除粘连消除炎症，减轻疼痛。

理论依据：微创针刀镜是根据《内经》中《灵枢·经筋》"经筋"及《素问·疟论》篇中"膜原"理论，在九针的基础上，结合西医解剖学原理与手术操作技术，将传统的中医小针刀及现代的微创外科技术和电子针镜技术相结合而成的一种微创外治法。

微创针刀镜治疗膝骨关节炎疗效得到肯定，可明显减轻患者疼痛、肿胀、活动受限、关节僵硬等症状。优点：术区切口小，可视操作高，减少了手术风险，术后恢复较快，第二天可进行功能锻炼，极大地提高了患者的生活质量，为临床上治疗骨性关节炎提供帮助和借鉴。

## 五、刮痧治疗

刮痧可治疗腰背疼痛。刮痧具有疏通腠理、开泄毛窍的作用。利用刮痧器具刮拭筋络穴位或某处皮肤，通过良性刺激，使刮痧处充血，改善局部微循环起到驱除邪气、祛风散寒、消热除湿、活血化瘀、通络镇痛，以增强机体自身潜在的抗病能力，扶助正气，从而达到治疗疾病的目的。

## 六、热敷

热敷可治疗寒湿阻络型膝骨关节炎、腰椎间盘突出症。可自行配置热敷中药，一般热敷中药多选用祛风除湿、温经活血通络、镇痛之品。此外此疗法还可治疗腰硬联合麻醉术后腰背疼痛。

如苗药五藤散：将黑骨藤 30g、雷公藤 20g、鸡血藤 30g、大血藤 30g、青风藤 20g 等药物装入自制的长 15cm、宽 10cm 的棉质布袋中并封口，放入热敷锅内加水，浸泡 30 分钟后，煮沸 30 分钟，待温度降至 42℃（用测温仪测量）捞出药包，挤出多余水分，放置于患者患膝，外用塑料薄膜包裹固定并为患者盖上棉被或浴巾。热敷对于治疗寒湿阻络型膝骨关节炎能够提高临床疗效，减轻或改善患者关节疼痛度、关节疼痛、晨僵、屈伸不利的症状，降低血清炎性指标 ESR、CRP 及中医证候积分情况。

如治疗腰硬联合麻醉术后腰背疼痛：取吴茱萸和白芥子各100g，将两种中草药放入缝制好的纱袋中，制成大小适宜的热敷袋，之后将其置于恒温煲中进行加热处理，使热敷袋的温度达到45℃左右，并将其迅速置于患者疼痛部位，保持热敷袋与患者肌肤紧贴。一次中药热敷敷贴治疗的时间为20～30分钟，敷贴的频率为每天2次。1个疗程持续的时间为3天。

治疗寒湿型腰椎间盘突出症：选取中药细辛、三七、元胡、独活、透骨草、当归、甘遂、白芥子、生附子，按一定比例配制，混合打成粉末，每次取250g粉末，溶入姜汁、醋、白酒加热而成，待温度适宜，敷于腰部，10天为1个疗程，连续治疗1个疗程后休息2天，继续治疗1个疗程。

## 七、冲击波推拿

在中医推拿理论指导下以冲击波治疗仪为工具进行冲击推拿治疗，称为冲击波推拿。冲击波推拿针对性地对穴位、经络进行冲击，并将中医推拿手法（点、按、揉、推、拨等）应用于冲击波推拿的治疗过程。

发散式冲击波治疗仪的操作工具是装着光滑金属治疗探头的枪型治疗手柄，作为推拿工具，手柄具有持握方便、大小适宜、加压有力、金属治疗探头推移、弹拨顺滑的特点，冲击治疗时皮肤涂耦合剂，使冲击推拿更顺滑，可使患者体验更舒适、医师体力消耗更小、工作效率更高、疗效更确切。

冲击波推拿的治疗手法，有定点冲击、移动冲击、点按冲击、点揉冲击、轻推冲击、重推冲击、弹拨冲击等常用的操作手法。冲击波推拿治疗时治疗探头与肌肤的接触可直接刺激穴位、经络，激发和推动经气运行，起到疏通经络、运行气血的作用，既可放松紧张、痉挛的肌肉而直接缓解肌痉挛，又可通过刺激压痛点消除痛源而间接解除肌紧张。冲击波推拿治疗结合了推拿和冲击波两种治疗方法，研究表明两者深度结合可治疗背部肌筋膜炎，并取得良好的疗效。

## 八、自制外贴膏药

伤科消炎膏药物组成：独活、草乌、南星、大黄、续断、姜黄、皂角等。用法：每次使用1贴外敷，每12小时后更换1次，2周为1个疗程，连续使用2个疗程。此膏药在治疗慢性膝关节滑膜炎方面，能明显改善膝关节疼痛、肿胀及膝关节功能，疗效确切，不良反应少，值得进一步推广和研究。

## 九、中药熏洗治疗肩痛

1. 桑枝熏蒸方

【选用材料】桑枝90g、桂枝30g、艾叶30g。

【制法】将上药水煎去渣，加白酒50mL，熏洗患处。

【用法】每日2次。

【功效】温经通络镇痛。

【适用人群】肩关节疼痛属风湿寒侵袭者。

2.二草熏洗方

【选用材料】伸筋草 50g、透骨草 50g、鸡血藤 30g。

【制法】水煎熏洗。

【用法】每日 2 ~ 3 次。

【功效】活血通络，散寒镇痛。

【适用人群】肩关节周围疼痛、活动受限明显者。

（黄亚运　刘福来）

# 第七节　中医适宜技术的应用

2016 年 10 月，中共中央、国务院印发了《"健康中国 2030"规划纲要》，提出包含"预防为主，中西医并重，把健康融入所有政策"的卫生工作方针，且纲要把中医药的发展独设一章，还提出要重视发展中医的非药物疗法，推广中医适宜技术，让所有基层卫生服务机构都能够提供中医药服务。中医适宜技术是以中医理论为基础，具有诊断、预防、治疗疾病能力的中医药技术方法，具有疗效好、费用低、投入少等特点。中医药适宜技术包括针法类、灸法类、手法类、中医内服法和中药炮制适宜技术五大类。中医适宜技术的推广符合我国当今社会的医疗需求。在近些年关于卫生适宜技术筛选评价的文献中，中医适宜技术的评价研究方法较少，已有的研究方法大多存在部分偏倚，适用性不强，难以体现中医适宜技术的特色和优势。

下面摘录 2 个 OPD 防控常用的国家中医药管理局农村中医适宜技术推广项目，供大家参考应用，更多技术可通过网络检索学习。

## 一、腰椎间盘突出症的中医综合（电针）治疗技术

腰椎间盘突出症（LDH）是因腰椎间盘纤维环破裂，髓核等突出物压迫或累及椎管周围相应的脊髓、神经或血管等而产生的症候群。相当于中医腰腿痛范围。好发于青壮年，发生部位以 $L_{4~5}$、$L_5S_1$ 椎间盘突出最为常见。

1.诊断标准　参照国家中医药管理局颁发的《中医病证诊断疗效标准》和上海市卫生局颁发的《上海市中医病证诊疗常规》有关腰椎间盘突出症的诊断标准。

2.中医分期治疗

（1）急性期（发病 2 周以内）LDH 出现明显腰痛伴一侧或双侧下肢放射痛、麻木或同时伴有功能活动受限时，应积极采取措施予以救治：①即刻卧软垫硬板床休息；②口服扎冲十三味胶囊，每日 1 次，每次 5 粒；③局部外敷奇正消痛贴或蟾乌巴布膏，每日 1 次，每次贴 6 ~ 8 小时。

1）辨证论治

A.血瘀型：腰腿痛如针刺，痛有定处，日轻夜重，腰部板硬，俯仰转侧困难，痛处拒按，舌质紫黯，或有瘀斑，脉弦紧或涩。治法：活血化瘀，理气镇痛。方药：活络效灵丹化裁，当归、丹参、乳香、没药各 12g，川芎、元胡各 10g。水煎服，每日 1 剂，分 2 次服用。疼痛剧烈，加乳香、没药。口渴心烦，加石膏、知母、生地。肢体肿胀，加茯苓、泽泻、车前子。

B.寒湿型：腰腿冷痛重着，转侧不利，静卧痛不减，受寒及阴雨疼痛加重，肢体发凉，舌质淡，苔白或腻，脉沉紧或濡缓。治法：祛寒行湿，温经通络。方药：甘姜苓术汤或独活寄生汤加减，疼痛剧烈、畏寒重者，加制附子、制川乌、制草乌。疼痛不愈，加续断、狗脊。筋脉拘挛者加伸筋草、鸡血藤。痛处游走不定，或关节疼痛，兼有风邪者，可用独活寄生汤化裁，羌活、独活、秦艽、当归、牛膝各 12g，桂心、川芎各 6g，木瓜、川断、防风、乳香、威灵仙各 10g。水煎服，每日 1 剂，分 2 次服用。

C.湿热型：腰部疼痛，腿软无力，痛处有热感，遇热或雨天痛增，活动后痛减，恶热口渴，小便短赤，苔黄腻，脉濡数或弦数。治法：清热利湿，舒筋镇痛。方药：加味二妙散，苍术、黄柏、木瓜、怀牛膝各 12g，薏苡仁、忍冬藤各 30g，防己、木通各 10g，水煎服，每日 1 剂，分 2 次服用。疼痛剧烈，加乳香、没药。口渴心烦，加石膏、知母、生地。肢体肿胀，加茯苓、泽泻、车前子。

D.肝肾亏虚型：腰部酸痛，腿膝乏力，劳累更甚，卧则痛减。偏阳虚者面色㿠白，手足不温，少气懒言，腰腿发凉，或有阳痿、早泄，妇女带下清稀，舌质淡，脉沉迟。

偏于阴虚者咽干口渴，面色潮红，倦怠乏力，心烦失眠，多梦，或有遗精，妇女带下色黄味臭，舌红少苔，脉弦细数。治法：补肾固腰。阳虚兼温肾，阴虚兼滋阴。方药：偏阳虚者用右归丸；偏阴虚者用左归丸。腰痛日久不愈，并无阳虚或阴虚症状者，一般属于肾虚，可服用青娥丸补肾壮腰。水煎服，每日 1 剂，分 2 次服用。

2）电针治疗

A.选穴：基本穴：十七椎、腰阳关、环跳、阳陵泉等穴。辨证加穴：血瘀型加膈俞穴、三阴交穴。寒湿型加合谷穴、风市穴。湿热型加委中穴、阴陵泉穴。肝肾亏虚型加肾俞穴、太溪穴。

B.操作方法：①用 75% 酒精棉球常规消毒；②取 30 号 1.5 寸不锈钢毫针，采用爪切和夹持进针法，除环跳穴深度为 2.5 寸外，其余穴位深度均为 1.2 寸；③施以大幅度捻转补泻手法，每次每穴 1 分钟，要求有麻电感，其中环跳穴的针刺角度要向着外生殖器方向；④接 G6805-Ⅱ型电针仪，连续波，频率为 40Hz，电流强度 2mA；⑤治疗时间为 20 分钟，每日 1 次，10 次为 1 个疗程。

3）护理调摄

A.一般护理：①病室宜舒适、安静，空气流畅，患者须卧硬板床休息。②多安慰体贴患者，使其情绪安宁，积极配合治疗。③饮食宜营养丰富而合理有节，忌食生冷、油腻、辛辣、刺激之品，戒烟、酒。④用药期间外避风寒，以免加重病情。

B. 病情观察：①急性发作期，需观察患者疼痛的部位、性质、与体位变化的关系以及有无放射痛和皮肤感觉异常等情况。②治疗前告知患者排空大、小便。③治疗后即用腰托固定腰部，平卧硬板床 2 ~ 3 天。④注意患者有无二便失禁症状，做好皮肤护理，防止湿疹、压疮发生。

C. 辨证施护：①血瘀型：重情志护理，对腰部疼痛剧烈者，可遵医嘱给予活血化瘀、通络镇痛药。②寒湿型：室内温度可偏高，保持空气流通，但避免对流风，注意腰部保暖，可在局部以热水袋敷，以减轻疼痛。③湿热型：病室宜凉爽，可多食清热利湿之品，对湿热症状明显者，可遵医嘱给予清热利湿药。④肝肾亏虚型：患者以卧床休息为主，注意观察除腰痛以外的伴随症状，适度户外日照及功能锻炼。也可适度进行食补或中药调理。

（2）缓解期（发病 2 周至 3 个月）此期患者疼痛明显缓解，但还存在下肢放射痛或下肢感觉障碍等症状，此期宜"缓则治其本"，采用中药内服、电针、推拿、药物熏蒸等疗法，根据患者具体证型辨证施治。

1）辨证论治

A. 内治法：①病程日久，瘀血阻络，疼痛时有者，宜选用身痛逐瘀汤加减，桃仁、红花、当归、五灵脂、制香附、秦艽、羌活、牛膝各 9g，没药 6g，灸地龙 6g，灸甘草 3g，每日 1 剂，水煎分 2 次服用；②病程日久，肝肾不足，腰腿痛时轻时重，畏寒肢冷者，选用独活寄生汤加减，独活 9g，桑寄生 30g，秦艽、防风、当归、赤芍、杜仲、牛膝、茯苓、党参各 15g，细辛 6g，桂心 3g，川芎 9g，生地 15g，灸甘草 6g，每日 1 剂，水煎分 2 次服用；③病程日久、肝肾虚弱者，宜活血通络、壮腰健肾，选用补肾壮筋汤，熟地 12g，当归 12g，牛膝 10g，山萸肉、茯苓、续断各 12g，杜仲、白芍各 10g，青皮 5g，五加皮 10g，每日 1 剂，水煎分 2 次服用。

B. 外治法：中药熏蒸疗法，将药物（红花、乳香、没药、木瓜、防风、生川草乌、干姜、细辛各 30g，马钱子 10g 粉碎）装入布袋放入锅中熏蒸 30 ~ 60 分钟，取出放在患处热敷，温度以能忍受为度，药凉后取下，每日 1 次。中药熏蒸疗法既起到中药祛风通络、活血化瘀、补益肝肾作用，同时借助药液的温度，扩张局部毛细血管，改善局部血液循环，促进药液吸引，直达病所发挥作用，达到治疗目的。

2）针灸疗法：①治则：活血，通络，镇痛。②选穴：夹脊、肾俞、次髎、委中、阳陵泉、悬钟、太溪等穴。③刺法：腰骶部腧穴要求针感向下肢放射，不可多次提插刺激。每日 1 次，留针 20 ~ 30 分钟。行平补平泻法。

3）推拿疗法：促进髓核还纳，松解粘连。治疗手法：①患者俯卧位，腰部及下肢放松，于腰、臀部及下肢用滚法或掌根按揉法操作 6 ~ 10 遍。②患者俯卧位，按压、弹拨夹脊穴和背俞穴。操作时应上下移动，有条索状物时，适当延长时间至其软化，不宜用力过大。使腰部肌肉放松，有温热感为佳。③患者俯卧位，做拔伸法，双手掌根重叠按压患椎棘突旁或压痛最明显处。操作时嘱患者放松，下按时呼气，放松时吸气，连续 20 ~ 30 次。④患者俯卧位，做下肢后伸扳法。操作时先扳一侧再扳对侧，也可同时扳两下肢。⑤患者侧卧位，做腰部斜扳法。先扳患侧，再扳健侧，可反复数次。⑥按揉、弹拨患侧秩边、环跳、承扶、委中、阳陵泉、足三里、承山、解溪、昆仑等穴；后于患侧腰、臀、下肢施以滚法。⑦患者俯卧位，施擦法于腰部，透热为度。

4）护理调摄与病情观察同急性期，若患者症状缓解，可逐步加强腰背肌锻炼。

（3）恢复期（症状基本消失）：此期患者症状基本消失，宜采用推拿手法及自身运动疗法，加强患者腰背肌和腹肌训练，以增强腰脊柱的稳定性和腰椎活动度，以达到预防或减少腰椎间盘突出症复发目的。LDH的二级预防至关重要。若患者再次出现腰部酸痛、下肢麻痛、不耐久行等症状，应积极治疗，防止LDH再次急性发作。

1）针灸疗法：腰腿痛缓解或消失，但仍有腰部及下肢酸胀不适或麻木感，舌淡苔薄白，脉缓弱。治则：补益肝肾、行气通络。选穴：肝俞、肾俞、次髎、足三里、承山、三阴交、太溪等穴。刺法：提插捻转，行平补平泻，每日1次，留针30分钟。可用温针灸法。

2）推拿疗法：治则：行气活血，加强脊柱稳定性。治疗手法：①患者俯卧位，按揉患侧腰骶、臀、下肢。②拿捏腰臀、下肢酸胀或麻木部位。③患者坐位，做折腰法。④患者仰卧位，做患肢直腿抬高。⑤患者俯卧位，按揉肾俞、命门、秩边、委中、承山等穴，用滚法操作于腰、臀、下肢。⑥患者俯卧位，施擦法于腰部，透热为度。⑦用拍法施术于腰骶、下肢，结束手法。

3）运动疗法：①伸腿运动：仰卧位，双下肢交替屈膝上抬，尽量贴近下腹部，重复10～20次。②倒行运动：选平坦地方倒行，挺胸，双手可交替叩打腰眼部，10～20分钟。③船形运动：俯卧位，两肘屈曲，两手交叉置于腰后，双下肢有节奏用力向后抬起、放下，同时挺胸抬头，重复10～20次。④踢腿运动：双手叉腰或一手扶物，双下肢有节奏交替尽力向前踢、后伸。各持续10～20次。⑤伸展运动：双手扶物，双下肢交替后伸，脚尖着地，尽力向后伸展腰部。各持续10～20次。⑥转腰运动：自然站立位，两脚分开与肩同宽，双上肢肘关节屈曲平伸，借双上肢有节奏地左右运动，带动腰部转动。持续1～2分钟。

4）护理调摄：①可遵医嘱采用腰托保护后起床活动，但注意选用的腰托要大小合体，使用时间不宜过长，症状消失后即应除去，以免肌肉退化萎缩。②平时须注意站、坐、行和劳动姿势，腰部不可过度负重，取物时应避免大幅度弯曲和旋转。③加强腰背肌锻炼，避免久坐，忌坐沙发、矮凳；避免腰部遭受外力撞击，不宜重体力劳动或剧烈运动；避免剧烈咳嗽或打喷嚏，保持大便通畅。④卧床治疗期应鼓励患者四肢屈伸、直腿抬高、屈髋屈膝等锻炼，并每日自行按摩腹部，从右下腹顺结肠方向向上向左下推，以助肠蠕动。⑤有肢体失用性萎缩者要经常按摩肢体，做好被动功能锻炼，以助气血通畅。⑥可用两手掌对搓发热后，紧按在腰部，再用力上下按摩几十次，以放松腰部。两手叉腰、轻缓地向右、向左摆动，可松解腰部肌肉。睡前也可在床上做"船形运动"，即"飞燕点水"。

## 二、常见疾病的带刃针疗法

带刃针疗法是中医针法微型外科的一项实用治疗技术，具有创伤小、易操作、见效快、效果好、易推广的特点，常用于治疗骨关节及慢性软组织损伤等疾病。

1.基本操作方法及常用器具

（1）基本操作方法：①刺切：针具轴线与治疗平面垂直，针刃在治疗平面上下反复往返运动形成的切割操作。②推切：针具轴线与治疗平面平行，针具向前推进完成组织切割的操作。③铲切：针刃紧贴骨面，与骨面呈20°～30°向前推进，将附着于骨面的软组织与骨面分离。④划切：针具轴线与治疗平面在50°～90°，以皮肤进针点为支点，作针柄的摆动，使针刃在治疗平面滑动，造成治疗平面组织切开的作用。⑤撬拨：针具轴线与治疗平面在50°～90°，以皮肤进针点为支点，作针柄的撬动，使针头在组织深部撬动治疗平面的作用。

（2）常用器具：①圆头针：针头顶端圆利光滑，针体直径有1.2mm和1.4mm两种，可用于软组织的钝性分离。②凹刃针：针刃锋利，中间向内凹入，针刃端状如月牙铲型，直径1.2mm，刃宽1.2mm，用于软组织的连续切割，以刺切手法操作。③剑形针：针形状如宝剑，刃口锋利，直径1.2mm，用于组织划割。④斜刃针：刃口顶端的刃口线与针体长轴呈45°，直径1.2mm，用于软组织划割。⑤平刃针：刃口顶端与针体长轴垂直，直径和刃口均为1.2mm，用于骨面与软组织的分离、软组织的减张手术。⑥推切针：刃口向内凹入，刃口两端呈针状一长一短，长侧针尖较圆钝称作引导端，短侧针尖刃口锋利为切割端，针体直径1.2mm，用于与筋膜平面相平行的组织推进切割。⑦侧刃针：斜侧方有刃，刃略向内凹入，直径1.2mm，用于与组织平面的平行划割。⑧圆尖针：针头尖而无刃，形同锥状，无切割作用，用于深部组织的探测。⑨凹刃注射针头：注射针头顶端针口状如凹刃针，用于腱鞘或表浅的筋膜切割治疗，可与注射器同时使用，使手术与药物注射同步完成。

2.常见疾病的带刃针疗法

（1）肩凝症：本病依据1994年国家中医药管理局颁布的《中医病证诊断疗效标准》进行诊断，相当于西医学的肩关节周围炎。

1）治则治法：疏通经筋，滑利关节，活血化瘀，解痉定痛。松解粘连的关节及其周围组织，以达到镇痛及改善关节功能的作用。

2）操作步骤：①患者取坐、侧卧或仰卧位，常规皮肤消毒铺单。②确定患者体征明显的压痛部位，通常在肱二头肌长头腱、喙突、三角肌或肩关节后方。③采用0.5%利多卡因溶液在治疗部位行局部麻醉。④依次在不同治疗部位行带刃针治疗，如松解喙肱韧带，可选用斜刃针垂直或呈一定角度刺入皮下，直至抵达喙突外缘的喙肱韧带附着处，进行骨与韧带连接处的刺切、撬拨，分离松解；再做肱二头肌长头肌腱鞘的松解，可垂直或稍微倾斜进针至肱骨结节间沟处，用斜刃针沿肱骨长轴方向切割数针，手术完毕后拔出针具，用创可贴覆盖针孔。

（2）跟痛症（跟前神经卡压症）：本病依据2004年北京协和医院主编的《骨科诊疗常规》进行诊断。

1）治则治法：舒筋通络，活血镇痛。松解或切断被卡压的跟前神经。

2）操作步骤：①患者取俯卧或侧卧位，常规皮肤消毒铺巾。②指压法找出跟结节前压痛最明显处，予以标记。③采用 0.5% 利多卡因局部麻醉。④使用斜刃针于标记点垂直刺入皮肤直至深部组织，于跖腱膜、跖腱膜跟骨附着处及腱膜下进行切割、铲切和撬拨，分离松解跖腱膜以解除对跟前神经的压迫。对个别症状较重或反复发作者，可予以切断跟前神经。⑤退针，无菌敷料包扎。

（3）偏头痛：本病依据 1994 年国家中医药管理局颁布的《中医病证诊断疗效标准》进行诊断。

1）治则治法：解痉通络，祛风镇痛。松解枕后腱弓以解除对神经的嵌压。

2）操作步骤：①患者取坐位，颈部屈曲低头位。②枕部常规皮肤消毒铺单。③用 0.5% 利多卡因局部麻醉。④使用凹刃针或平刃针，经皮垂直刺入，直达枕后腱弓，使针的刃口与枕后腱弓的横行纤维垂直，进行适度刺切，以松解枕后腱弓，减轻其下骨纤维管内的压力，使得枕大、小神经的嵌压得到解除。⑤退针、创口加压止血，敷料覆盖。

（4）肘痛症（肱骨外上髁炎）：本病依据 1994 年国家中医药管理局颁布的《中医病证诊断疗效标准》进行诊断。

1）治则治法：舒筋活血，通络镇痛。通过带刃针对病变粘连组织的分离与松解，降低伸肌总肌腱的应力，解除神经血管束的嵌压，改善局部微循环。

2）操作步骤：①患者取坐或仰卧位，肘部摆放于有利手术操作体位。②常规皮肤消毒。③通过指压法确定手术部位并标记。④ 0.5% 利多卡因局部浸润麻醉。⑤使用斜刃针垂直皮肤进针，直达病灶，采用铲切、撬拨方法对骨膜肌腱及病变组织进行分离松解。⑥退针，创可贴覆盖针孔。

（5）弹响指：即屈指肌腱腱鞘炎，又称扳机指。本病依据 1994 年国家中医药管理局颁布的《中医病证诊断疗效标准》进行诊断。

1）治则治法：解筋通络，滑利关节。通过带刃针切开缩窄增厚的屈指肌腱腱鞘，消除肌腱和腱鞘的炎性反应，改善功能，缓解疼痛。

2）操作步骤：①患者取坐或仰卧位，肘部摆放于有利手术操作体位。②常规皮肤消毒。③通过指压法确定掌侧掌指关节交界处结节压痛点并标记。④ 0.5% 利多卡因局部浸润麻醉。⑤于标定的皮肤进针点使用凹刃针呈 30 度角进针，直达病灶腱鞘，采用推切方法对腱鞘组织进行刺切，直至使缩窄的腱鞘全部切开，患指伸屈活动障碍消失为止。⑥退针，创口无菌敷料包扎。

3.禁忌证　局部皮肤破损或感染、有出凝血障碍、合并严重心脑血管疾病及精神高度紧张者。

4.注意事项　①必须熟悉微型外科解剖学，否则操作不到位，达不到治疗效果，或可能造成损伤。②对于病程早期患者不宜实施该方法。③带刃针治疗同时要配合手法治疗或其他适宜的物理治疗效果会更好。④术后创口 3 日内避免感染。

（周慧杰　刘福来）

# 第八节　骨质疏松疼痛病的中医康复治疗

中医康复医学指在中医学理论指导下，运用调摄情志、娱乐、传统体育、沐浴、食疗、针灸推拿、药物等多种方法，针对病残伤残诸证、老年病证、恶性肿瘤及热病瘥后诸证等病理特点，进行辨证康复的综合应用学科。

中医古籍中虽无"康复医学"之名，但许多文献均记载了相关内容。《黄帝内经》提出"久病而不康者，应养而和之……待其来复"，提出了久病者宜休养，调摄精神与形体，提高机体抵御外邪的能力，即"养生"有利于"康复"。《诸病源候论》记述了运用导引、气功、按摩等方法治疗偏枯、麻木、风湿痹痛、眩晕、消渴等疾病，并认识到康复治疗与普通临床治疗的不同之处。唐代孙思邈在《备急千金要方》中对药物、气功、按摩等康复方法进行了详细阐述。王焘的《外台秘要》强调了饮食治疗在疾病康复中的作用。马王堆汉墓出土的《导引图》绘有多种医疗体操，并注明了各自主治的疾病。三国时期华佗详细研究了虎、鹿、熊、猿、鸟的行动特点，创编"五禽戏"，堪称运动疗法的鼻祖，对防病健身、功能康复均有积极作用。

"中医康复学"概念的提出及受到重视在20世纪80年代，郭子光等主编的《中国康复学》及陈可冀主编的《中国传统康复医学》等著作对古文涉及中医康复学的内容进行归纳整理，为中医康复学发展奠定了基础。

中医康复学以阴阳五行学说、脏腑经络学说、病因病机学说、气血津液学说等为基础，中医整体观念和辨证论治为指导，强调人体康复应顺应自然，适应社会，人体各部分的康复相统一，人体康复与自然环境相统一，人体康复与社会环境相统一；中医康复也讲究辨证论治，治疗引起生理功能障碍的内在原因，缓解外在形体与行为障碍。中医康复治疗标本兼治，缓解其生理、心理方面的痛苦，改善远期生活质量。

## 一、骨质疏松症中医康复治疗

骨质疏松属于中医"骨痹""骨痿"等范畴，《黄帝内经》中提及肾主骨理论，肾与骨之间存在紧密联系，肾藏精，精生髓，髓养骨，肾气充足则髓海充盈，筋骨坚；肾气衰减则髓海空虚，筋骨软。骨质疏松症多见于中老年人，中老年人肾气逐渐亏虚，精气不足，导致髓海空虚，骨骼得不到滋养。脾主运化水谷精微，乃后天之本、气血生化之源，肾气不足，先天之精不能养后天之精，后天之精生成受阻，导致髓空失养，进而引发骨质疏松症。临床治疗在于补脾益肾，强筋壮骨。

1.针灸　针灸可舒筋通络、活血化瘀、培补肾气，配合多个穴位进行治疗，调节阴阳气血，使督脉经气通畅，促进局部血液循环，所以能有效缓解甚至消除患者的疼痛感。继而促进受压缩的椎体功能尽快恢复，并为骨折恢复、重建生物力学功能提供良好的基础，对患者日常生活活动能力的恢复具有一定的辅助作用。

（1）普通针刺：选取命门、腰阳关、至阳为主穴，以气海、次髎、足三里、关元、三阴交、脾俞、肾俞、委中为辅穴，运用 0.3mm×40mm 针，患者取俯卧位，碘伏常规消毒后直刺，患者自觉局部有酸胀时停止进针，运用补法行针，得气后留针 40 分钟，1 次/天，连续治疗 3 周。

（2）灸法：可选取脾俞、肾俞、命门、大椎、中脘、气海、天枢、足三里穴，用艾条灸，每日选取 3~5 个穴位，每个穴位灸 5~8 分钟，每日 1 次。

2. 推拿　推拿又有"按跷""跷引""案杌"诸称号，指医者用双手作用于患者体表、受伤的部位、不适的所在、特定的腧穴、疼痛的地方，按经络、穴位用推、拿、提、捏、揉、捏、擦、点、拍等形式多样的手法和力道进行治疗，以期达到疏通经络、推行气血、扶伤镇痛、祛邪扶正、调和阴阳、延长寿命的疗效。指导患者按穴位自我按摩，获得更好的康复效果。

（1）肾俞穴，位于人体腰部，第二腰椎棘突下旁开 1.5 寸。简便取穴方法：正坐起立，吸气，先找到肋骨下缘，从这个位置水平向后划一条水平线，交叉在腰背的两竖肌肉（腰肌）就是肾俞穴。操作方法：先搓热手掌心，把两手心放在肾俞穴上，纵行方向行擦法，使得肾俞位置发热，温肾壮腰，祛瘀镇痛，所谓"擦腰温肾"。或双手大拇指伸直，以指端置于两侧肾俞穴，同时着力对点，其他四指包住腰部，用力按压 5 秒后慢慢减压，5 秒之后再按压，反复按摩 20 次，所谓"双龙点肾"，强腰壮肾，壮阳健骨。

（2）涌泉穴，位于足底部，卷足时足前部凹陷处，约在第 2、3 趾趾缝纹头与足跟连线的前 1/3 与后 2/3 交点上。以一只手拇指置于涌泉穴，进行持续旋转指揉 2~5 分钟，指柔均匀用力，可配合点按。

（3）足三里穴，位于小腿外侧，犊鼻下 3 寸。简便取穴法：膝盖骨外侧下方凹陷处往下约 4 指宽处。拇指点按法，以患者局部出现酸胀感为宜，按摩足三里穴具有补益脾肾之功效。按摩时配合音乐播放，与患者进行交谈，使患者处于放松状态。

3. 中药溻渍治疗　中药溻渍治疗是指用纱布将调配好的中药包裹，敷于体表，以达到通经活络、活血化瘀等疗效，其优势在于药物经皮肤吸收，减少消化道对药物成分的分解破坏，也避免了药物对胃肠道的刺激，作用方式温和，适合中老年骨质疏松患者长期康复治疗。根据患者中医辨证分型，调配不同中药处方，研磨，加食用醋调配，装入纱布中，进行溻渍治疗，每日 1~2 次。

肝肾阴虚型患者表现为腰背酸痛，眩晕耳鸣，失眠多梦，脉细数，舌红少苔。选方：怀山药 100g，熟地黄 100g，山萸肉 100g，菟丝子 100g，白芍 100g，知母 100g，共研磨，以醋调和，溻渍治疗。

肾阳虚衰型患者表现为畏寒，尤以下半身明显，腰喜温喜暖，小便清长，舌质蛋白，脉细。选方：淡附片 50g，干姜 50g，熟地黄 100g，炙甘草 50g，续断 100g，狗脊 100g，杜仲 100g，川牛膝 100g，共研磨，以醋调和，溻渍治疗。

气滞血瘀型患者表现为腰背胀痛或腰痛如刺，舌质青紫，或紫暗，脉弦或涩。处方：当归 100g，川芎 100g，红花 60g，枳壳 60g，地龙 100g，共研磨，以醋调和，溻渍治疗。

脾气虚型患者表现为双下肢无力，腰背酸痛，面白神疲，脘腹胀满，大便稀溏，舌质淡，脉弱。选方：黄芪 100g，白术 100g，党参 60g，狗脊 100g，续断 100g，共研磨，以醋调和，溻渍治疗。

4.中医五音疗法 音乐能影响人体功能,调节患者的心理状态,五行音乐有平秘阴阳,调节气血,维持机体内气态平衡,改善患者内脏功能,提高康复效果。中医的五音疗法是将中医传统的阴阳五行理论和音乐结合起来,将音乐中的五音调作为基础,五行和五脏结合,人体肝、心、脾、肺、肾五脏与五音相对应,用角、徵、宫、商、羽五音来治疗疾病。《灵枢·邪客》曰:"天有五音,人有五脏;天有六律,人有六腑。"认为五音与五脏相通。《素问·阴阳应象大论》将角、徵、宫、商、羽分别归于木、火、土、金、水五种属性,提出了"五脏相音"的理论,即宫声入脾、商音入肺、角声入肝、徵声入心、羽声入肾,每种调式乐曲有阳韵和阴韵之分,阳韵乐曲补益脏虚,阴韵乐曲清泻脏实。现代研究表明,在同频率声波的刺激下,经络腧穴附近的微循环量会有不同的改变,这种声波与经络气血共振的现象,与《黄帝内经》的"五音应五脏"理论完全吻合一。

①选乐原则:根据患者中医辨证的病位和病证虚实来确定乐曲的调式及其阴阳韵。例如,肾阳虚型患者,脏腑辨证:定位于肾,根据五音与五脏相对应的原则,故应选取羽调式音乐;虚实辨证:应选取阳韵,肾阳虚证应选取羽调阳韵乐曲《伏阳朗照》,心脾两虚型患者选用徵调式阳韵和宫调式阳韵曲目分别为《荷花映日》和《黄庭娇阳》。②施乐方式:音乐设备:手机及耳机等辅助设备;环境:环境清静、空气流通。③音量:音量调至50~60dB,具体以患者舒适为度。④施乐时辰及时长:遵循1日之中时辰与五行相应的理论,将角调式曲目于寅时(3:00~5:00)与卯时(5:00~7:00)进行施乐;将徵调式曲目于巳时(9:00~11:00)与午时(11:00~13:00)进行施乐;将宫调式曲目于丑时(1:00~3:00)与辰时(7:00~9:00)进行施乐;将商调式曲日于申时(15:00~17:00)与酉时(17:00~19:00)进行施乐;将羽调式曲目于子时(23:00~1:00)与亥时(21:00~23:00)进行施乐;可根据患者喜好灵活播放同种音乐类型的不同歌曲,或单曲循环播放患者喜爱的歌曲,每次30分钟。1个月为1个疗程。

5.导引疗法 运动可以通过肌肉对骨骼产生一定的刺激作用,增强骨骼中矿物质含量,中老年人坚持适当的活动,对于骨质疏松的治疗有一定的辅助作用。中医导引疗法如八段锦、五禽戏等,长期坚持均能增加骨质含量。

## 二、腰椎间盘突出症中医康复治疗

腰椎间盘突出症可归属于中医"腰痛"范畴,《证治汇补》中提到:"腰痛一症,治惟补肾为先,而后随邪之所见者以施治,标则治标,本急则治本。初痛宜疏邪滞,理经隧,久痛宜补真元,养血气。"中医认为不通则痛,腰椎间盘突出症康复治疗以通经活络、活血祛瘀、补益肾精为主。

## 三、骨性关节炎中医康复治疗

骨性关节炎属于中医"骨痹""骨痿"范畴,多见于中老年人,初起多见腰腿、腰脊、膝关节等隐隐作痛，屈伸、俯仰、转侧不利，气候变化加重，反复缠绵不愈，局部关节可轻度肿胀，活动时关节常有喀刺声或摩擦声，严重者可见肌肉萎缩，关节畸形，腰弯背驼。发病机制为寒湿入侵、气血不足、肝肾亏虚。随着年龄增长，肝肾功能渐衰，不足以濡养筋骨，加之风寒湿邪入侵，经络、气血瘀阻不通，表现为关节疼痛。西医治疗以镇痛为主，长期镇痛治疗，部分患者药敏程度减低，效果有限，或因年龄等因素无法耐受某些药物，可选择结合中医康复治疗来缓解骨性关节炎临床症状，改善关节功能，疗效持久。

（黄亚运　刘福来）

## 参考文献

［1］吴杨鹏，蔡弢艺，何燕倩，等.状态理论指导下绝经后骨质疏松症的病机再认识[J].风湿病与关节炎，2019, 8（10）：59-62.

［2］邹厚辉，范超领，葛继荣.从肝论治原发性骨质疏松症的研究进展[J].中国骨质疏松杂志，2016, 22（6）：766-770, 794.

［3］白璧辉，谢兴文，徐世红，等.慢性肝脏疾病与骨质疏松症的相关研究进展[J].湖南中医杂志，2019, 35（1）：144-146.

［4］曲震，曾伟坤，庞瑞明，等.糖尿病性骨质疏松症中医证候特点及体质分布的临床研究[J].中医临床研究，2018, 10（11）：96-97.

［5］成帅，胡振勇，陈连锁，等.不同中医证型膝骨关节炎患者血清 IL-6、TNF-α 水平及关节疼痛程度比较[J].山东医药，2019, 59（26）：82-84.

［6］桑旭.自拟通络汤治疗脉络瘀阻型颈椎病临床观察[J].光明中医，2019, 34（20）：3117-3118.

［7］罗红梅，贺东红，冯伟，等.益肾祛痹通络汤治疗肾虚寒湿痹阻型类风湿关节炎 40 例[J].江西中医药大学学报，2019, 31（5）：35-38.

［8］张志勇.活血寄生汤联合针灸推拿治疗膝骨关节炎临床疗效的相关研究[J].智慧健康，2019, 5（6）：131-132.

［9］刘莹，卢雅丽，陈霞.中医定向药透治疗脑卒中肢体功能障碍的临床疗效观察[J].实用心脑肺血管病杂志，2016, 24（8）：135-136.

［10］王建芳，唐丽春，景颖颖.中医定向药透治疗骨性膝关节炎的疗效观察[J].检验医学与临床，2019, 16（21）：3096-3099.

［11］杨晓峰.贺氏针灸三通法治疗腰椎间盘突出症疗效及镇痛效果分析[J].中国疗养医学，2019, 28（10）：1034-1036.

［12］李业，王建华.针刺郄穴合推拿对腰椎间盘突出症患者腰椎活动功能及血液流变学指标的影响[J].中国中医急症，2019, 28（10）：1829-1831.

［13］王文炎，马志毅，熊源胤，等.董氏奇穴重子重仙穴治疗颈型颈椎病 30 例[J].中医研究，2019, 32（10）：55-58.

［14］李立国，吴杰，黄志雄.温针灸联合腰椎牵引对寒湿痹阻型腰椎间盘突出症患者腰椎功能的影响[J].解放军预防医学杂志，2019, 37（9）：118-119.

［15］秦伟凯，张宽，吴林，等.针刀松解股四头肌筋结点治疗髌股关节炎的临床研究[J].中国中医骨伤科杂志，2019, 27（10）：26-30.

［16］刘洁，蒋海，王瑞，等.苗药五藤散热敷治疗寒湿阻络型膝骨关节炎的疗效研究[J].贵阳中医学院

学报 , 2019, 41（5）: 44–48.

[17] 林安，梁超 . 毫针联合腹针治疗腰椎间盘突出症临床研究 [J]. 针灸临床杂志 , 2019, 35（9）: 16–20.

[18] 邢鹏，郁金岗，张春雨 . 雷火灸联合斜圆刃针对腰椎间盘突出症患者肌电图及血清 MMP-3、PGE2 水平的影响 [J]. 中国中医急症 , 2019, 28（9）: 1653–1655.

[19] 黄蕾，荣秀华 . 中药导入治疗结合中医辨证施护对坐骨神经痛的临床观察 [J]. 四川中医 , 2019, 37（6）: 202–204.

[20] 滕金艳，丁德光，黄国付，等 . 浮针治疗腰臀肌筋膜炎 50 例 [J]. 中国中医骨伤科杂志 , 2019, 27（9）: 62–64.

[21] 朱小燕，郭蓉，余希婧，等 . 长蛇灸治疗强直性脊柱炎临床观察 [J]. 中国中医药现代远程教育 , 2019, 17（11）: 97–99.

[22] 周文娟，史晓，施丹，等 . 走罐治疗腰背痛的临床应用概况 [J]. 吉林中医药 , 2019, 39（8）: 1094–1097.

[23] 高晨皓，李可大 . 中医微创针刀镜治疗膝骨关节炎 40 例 [J]. 陕西中医药大学学报 , 2019, 42（5）: 81–83.

[24] 姚东文，张文兵，蔡群峰 . 中医推拿理论指导下冲击波治疗背部肌筋膜炎 30 例 [J]. 福建中医药 , 2019, 50（4）: 64–65.

[25] 吴家明，周临东，沈佳威，等 . 中药内外同治慢性膝关节滑膜炎疗效观察 [J]. 现代中西医结合杂志 , 2019, 28（16）: 1741–1744.

[26] 杨丹，王亚丽，张婷 . 平衡火罐配合火龙灸在强直性脊柱炎中的应用研究 [J]. 山西医药杂志 , 2019, 48（19）: 2404–2406.

[27] 杨才德 . 从快速康复外科到快速康复医学埋线针刀等中医适宜技术在 ERAD 中的作用 [J]. 中国中医药现代远程教育 , 2017, 15（12）: 116–119.

[28] 王诗忠 . 国家中医药管理局农村中医适宜技术推广专栏（109）分期综合疗法治疗颈椎病技术 [J]. 中国乡村医药 , 2016, 23（5）: 56–58.

[29] 黄枢 . 国家中医药管理局农村中医适宜技术推广专栏（124）常见疾病的带刃针疗法 [J].2017, 24（13）: 85–86.

[30] 孙树椿 . 国家中医药管理局农村中医适宜技术推广专栏（131）手法治疗第三腰椎横突综合征技术 [J]. 中国乡村医药 , 2018, 25（5）: 77–78.

[31] 贾卫华 . 国家中医药管理局农村中医适宜技术推广专栏（135）齐刺温针肩内俞治疗肩关节周围炎技术 [J]. 中国乡村医药 , 2018, 25（13）: 76–77.

[32] 李黎，周雍明 . 中医康复学概念内涵与外延探究 [J]. 中国中医药图书情报杂志 , 2015, 12（39）: 49–51.

[33] 陈振声，张志峰 . 针刺结合经皮椎体成形术治疗绝经后骨质疏松性椎体压缩性骨折的临床研究 [J]. 针灸临床杂志 , 2018, 34（10）: 18–21.

[34] 王伟群，吴俊哲，池伟东，等 . 结合"治未病"思想探讨骨质疏松症 [J]. 光明中医 , 2018, 33（3）: 297–299.

[35] 王菊宁 . 老年骨质疏松症的治疗和预防 [J]. 科教导刊（下旬）, 2018, 24（8）: 146–147.

[36] 李锡 . 中医正骨手法治疗膝骨关节炎的临床研究 [D]. 石家庄 : 河北中医学院附属医院 , 2019: 9–10.

[37] 腾起飞 . 观察中西医康复治疗膝骨关节炎的效果 [J]. 医学食疗与健康 , 2019, 31（11）: 27–28.

[38] 叶红 . 中医特色护理在瘀血痹阻证膝骨关节炎患者中的应用 [J]. 护理实践与研究 , 2019（16）: 150–156.

# 第八章　疼痛科常用治疗技术

## 第一节　射　　频

自19世纪开始已有使用电流损伤神经系统的动物实验,到20世纪中叶制造出第一台具有商业应用价值的射频发生器,使射频治疗技术付诸临床应用。经过不断改进与完善,治疗技术日趋成熟,因其定位准确,可控性好,不出现非预期的神经热离断所造成的感觉减退、酸痛、灼痛和运动障碍,作用显著及复发率低等诸多优点被广泛应用于临床治疗中,成为目前以及将来治疗多种急、慢性疼痛的有效工具之一。射频治疗技术是通过专用设备和穿刺针精确输出超高频无线电波作用于局部组织,起到热凝固、切割或神经调节作用,从而治疗疼痛疾病。该微创治疗方法分为标准射频模式和脉冲射频模式。

### 一、射频治疗基本原理

射频治疗仪产生射频电流,此电流在置于患处的工作电极尖端与置于其他部位的弥散电极之间通过身体组织构成回路。射频电流通过组织,产生不断变化的电场,电场对组织中的电解质离子产生作用力,使其以很快的速度移动。离子流在组织内的摩擦和撞击产生电场,此高频变化的电场对组织电解质离子产生电作用力,并以很快的速度移动,射频热量在组织内产生。射频电极尖端的温度传感器时将治疗区域的温度回传给射频治疗仪,当治疗区域温度达到设定温度时射频仪会自动调节电流强度以保持工作区域的温度,避免产生波动,达到治疗目的。

### 二、治疗模式和参数

近年来经过临床医师和科研人员的深入研究,许多新的射频治疗模式不断涌现,如单极、双极水冷射频,单极、双极手动脉冲射频,四针射频等,都取得了很好的疗效。

#### (一)射频治疗模式

1.标准射频模式　又称射频热凝或连续射频模式,是一种连续的、低强度的能量输出模式。标准射频通过电流产生的热效应导致蛋白变性、神经纤维破坏,从而阻断疼痛信号的传导。

2.脉冲射频模式　脉冲射频模式是一种不连续的、脉冲式的电流在神经组织周围形成的高电压、低温度的射频模式。射频仪间断发出脉冲式电流传导至针尖,在神经组织附近通过电压快速波动引起的场效应而起到镇痛效果。同时电极尖端温度保持在42℃，不会破坏运动神经功能。脉冲射频治疗可取得镇痛效果且不出现神经热离断效应。

3. 双极射频模式　由两根电极针形成射频回路，可产生更加广泛的射频治疗范围。根据参数和治疗目的不同又可分为：①双极标准射频；②双极脉冲射频。

### （二）射频治疗参数

射频治疗技术中常用的参数包括：针尖温度（℃）、射频时间（s）、脉冲频率（Hz）、输出电压（$V$）和脉冲宽度（每次发出射频电流的持续时间，ms）。

1. 标准射频模式　标准射频治疗过程中，治疗区域温度超过60℃可破坏传导痛温觉的神经纤维，高于85℃则无选择地破坏所有神经纤维。可根据治疗目的选择合适的射频温度。

2. 脉冲射频模式　最早提出的脉冲射频参数是电极尖端温度42℃、脉冲频率2Hz、脉冲宽度20ms、输出电压45$V$、治疗时间120秒。近年来高电压长时程脉冲射频（增加脉冲射频中输出电压和脉冲时间等参数）开始在临床上应用。

3. 双极脉冲的治疗　电极尖端温度42℃、脉冲频率2Hz、脉冲宽度20毫秒、输出电压50～90$V$、治疗时间900秒，获得了满意效果。

4. 双极标准射频模式　双极标准射频治疗时，两针尖距离4～6mm，90℃热凝120～150秒可产生范围更大的带状毁损区域。

## 三、适应证

### （一）适应证

（1）颈、腰椎间盘突出症（包容性）；

（2）颈、腰盘源性疼痛；

（3）颈椎病（神经根、交感神经），无合并骨性椎管狭窄，无后纵韧带钙化、黄韧带钙化；

（4）诊断明确，多种病因引起所在神经支配区域的疼痛；

（5）慢性疼痛经非创伤性保守治疗或药物治疗疗效欠佳或不良反应无法耐受者；

（6）症状、体征及影像学检查相符、经1～3个月正规保守治疗无效者；

（7）中重度疼痛影响患者日常生活或工作，甚至产生焦虑、抑郁、睡眠障碍者，为改善症状患者强烈要求进行介入治疗；

（8）诊断性神经阻滞有效且疼痛局限者。

### （二）相对适应证

（1）病史较长，无严重的后纵韧带钙化；

（2）纤维环破裂；

（3）椎间盘突出合并椎管狭窄、黄韧带肥大等；

（4）糖尿病空腹血糖高于8.5mmol/L。

## 四、禁忌证

1. 椎间盘严重脱出、游离；

2. 明显的椎间隙狭窄、骨性椎管狭窄；

3. 马尾综合征；

4. 椎体滑脱（大于Ⅱ度）；

5. 有严重的内脏器官功能障碍和内分泌疾病、血液病、精神疾病；

6. 一般情况不佳不能耐受手术；

7. 手术部位炎症、椎间盘有椎板炎症、相邻组织有肿瘤；

8. 结核病、类风湿关节炎、强直性脊柱炎、风湿性疾病患者活动期；

9. 使用心脏起搏器、心脏支架者、电极片附近有内置金属。

## 五、射频治疗原则

（1）根据病情准确预判治疗的温度和范围，并在治疗过程中加以选择和控制。

（2）应在电刺激和电阻监测下准确定位神经。

（3）疼痛复发时可重复射频治疗。

（4）射频治疗时，应严格控制以下参数：

1）温度：脉冲射频温度为42℃，标准射频选择85℃左右。

2）射频治疗时间：标准射频一般每个周期60~90秒，实施2~3个周期；脉冲射频持续6分钟效果更佳。

3）射频电极大小及形状：作用范围的大小取决于电极裸露端的厚度和长度。

4）组织特性：可根据组织电阻大小判定电极所在位置。

5）测试：在治疗前须进行感觉及运动测试，判断射频针与神经的相对位置。

6）对于疼痛脉冲射频治疗应该尽早开始，而进行标准射频治疗的时间有待进一步研究。

7）采用标准射频治疗时，局部应注射局麻药以减轻热凝时产生的疼痛。

8）标准射频治疗慎用于含运动成分的神经，避免影响运动功能。

9）目前射频治疗的时机、时间及参数设定无金标准，需要大量高质量的研究以提供最佳的治疗参数。

10）安装起搏器的患者射频治疗可能会发生心搏骤停，需慎重。

11）射频治疗前应保证凝血功能正常，穿刺部位及全身无感染，无精神障碍等。

## 六、射频治疗常用部位及操作规范

### （一）射频治疗在神经中的应用

1. 脊神经根射频治疗 脊神经根的射频穿刺应在影像引导下进行，将针穿刺至相应椎间孔外口；骶神经与其他脊神经不同，应将针穿刺至相应的骶孔内。针尖到达靶点后，进行感觉和运动测试，测试时可诱发相应脊神经支配区的麻木、疼痛、异感或相应神经支配区的肌肉跳动。脊神经根的射频治疗应根据疼痛情况选择合适的射频模式。脉冲射频可用于治疗带状疱疹后神经痛、神经根性疼痛、神经损伤后疼痛、术后切口痛等。癌性疼痛患者多采用标准射频，但应慎重评估相应神经支配区的运动功能，以及标准射频可能造成的运动功能障碍，是否对患者生活产生不可耐受的影响。

2.神经干射频治疗

（1）三叉神经：分支包括上颌神经、下颌神经、眶上神经和眶下神经等（耳颞神经射频治疗较少，穿刺部位在颧弓后颞动脉处），根据病情可以选择标准射频或脉冲射频。上颌神经的穿刺常采用颧弓下入路，穿刺点在颧弓下缘中点与下颌切迹中点连线下1/3处。应在X线下侧位确定翼腭窝顶点，正位确定圆孔，然后针尖朝翼腭窝顶点方向穿刺，根据影像引导调整针尖方向，进针深度5～6cm时可至圆孔外口，会出现上颌神经分布区的放射痛。下颌神经的穿刺常采用颧弓下入路穿刺点在颧弓中点与下颌切迹中点连线上1/3处，垂直刺入，刺入深度5～6cm，针尖滑过翼突外侧板后接近卵圆孔和下颌神经。眶上神经穿刺采用眶上孔入路，于眶上缘的中内1/3交界处摸到眶上切迹或眶上孔，穿刺针与皮肤垂直刺入进针0.5～1cm可至眶上神经。眶下神经穿刺采用眶下孔入路，自患侧眶外缘到上唇中点做一条连线，再经瞳孔做一条垂直线，两线交叉点即为穿刺点。穿刺针进入皮肤后斜向后上方进针2～4cm时即可进入眶下孔，进孔1～2cm，进针不宜过深以免损伤眼球。穿刺针到达靶点神经后均应进行感觉和运动测试，感觉神经测试时可诱发相应神经支配区的麻木或疼痛；运动测试时除下颌神经可诱发出下颌的跳动外，其他三叉神经分支无运动反应。标准射频参数常选择55～80℃，60～90秒。脉冲射频参数常选择42℃，时间120～240秒，脉宽20毫秒，频率2Hz，脉冲射频2～3个周期。三叉神经分支射频可用于治疗三叉神经痛、三叉神经源性疼痛、三叉神经带状疱疹后疼痛、癌性面痛、非典型性面痛等。

（2）舌咽神经：在X线引导下从乳突尖端和下颌角连线中点垂直进针，刺向茎突，进针1.5～3cm可遇到茎突，然后稍向前上方滑过约0.5cm到达颈静脉孔下方。经进行感觉和运动测试寻找舌咽神，感觉测试可诱发咽喉部麻木或疼痛；运动测试可诱发咳嗽，若诱发膈肌抽动，应调整针尖位置。舌咽神经可选择标准射频，也可选择脉冲射频。射频参数同上。舌咽神经射频可用于治疗舌咽神经痛、咽喉部癌性疼痛、颅底肿瘤所致的咽喉部疼痛。

（3）脊神经后支：脊神经后支有31对，常用的脊神经后支射频为颈脊神经后支射频和腰脊神经后支射频。$C_1$的脊神经后支为枕下神经，是运动神经；$C_2$的脊神经后内侧支为枕大神经；$C_3$以下颈脊神经后支靶点位于相应关节柱中点。腰脊神经后支靶点位于相应椎体上关节突根部和横突交界处，穿刺时在影像引导下将针尖穿刺至相应腰脊神经后支的靶点。针尖到达靶点位置后应进行感觉和运动测试，感觉测试可诱发相应神经支配区的麻木、酸胀或疼痛；运动测试可诱发椎旁肌肉跳动。脊神经后支可选择标准射频，也可选择脉冲射频。射频参数同上。脊神经后支射频可用于治疗颈肩痛、腰腿痛、腰椎小关节综合征、脊神经后支卡压综合征等。

（4）其他周围神经：随着脉冲射频的普及，对周围神经越来越多的开始使用脉冲射频治疗，如枕神经、肋间神经等。枕神经穿刺可在超声引导下进行，于颈后乳突与枢椎棘突连线的中点处为进针点，垂直于枕骨骨面穿刺，与脊柱纵轴平行，缓慢深入到达枕骨骨面。肋间神经穿刺也可在超声引导下进行，将穿刺针沿肋骨下缘向头侧约 20 度角方向进针，滑过肋骨下缘，再进针 2～3mm 到达肋骨下沟。针尖到达靶点神经后均需进行感觉和运动测试。枕神经射频可用于治疗枕神经痛、颈源性头痛、$C_2$ 神经分布区的带状疱疹后神经痛等；肋间神经射频可用于治疗带状疱疹后神经痛、术后切口痛等。

（5）末梢神经射频治疗

1）头皮末梢神经：确诊为头皮末梢神经痛，阻滞有效但疗效不能巩固者，可考虑行头皮末梢神经射频。局麻穿刺点，射频穿刺针沿穿刺点进入皮下，边进针边进行感觉测试，诱发到原有疼痛或异感时停止进针，再进行运动神经测试，以避免损伤运动神经。头皮末梢神经射频可采用脉冲射频或标准射频的模式，参数同前。

2）残肢末梢神经：主要用于治疗残肢痛和幻肢痛患者。患者残肢末梢神经射频治疗多采用超声引导进行穿刺，局麻后穿刺针进入残肢神经瘤，患者通常会有疼痛反应。然后进行感觉和运动测试，感觉神经测试能诱发原有疼痛或异感，运动测试能诱发肌肉颤动。可采用标准射频或脉冲射频的方式。标准射频下采用 60℃，90 秒，然后逐渐提高温度，每 10℃ 为一个阶段，直至温度到 90℃，多次循环治疗，直至超声结果显示患者的整个神经瘤转化为强回声团方可结束手术。脉冲射频参数同前。

3. 射频治疗在神经节中的应用　神经射频介入治疗是利用可控温度来阻断神经内部疼痛信号的产生或传导。临床上用于治疗各种顽固性神经痛，如蝶腭神经痛、三叉神经痛、多部位癌症神经痛和非癌症神经痛。

操作规范：①患者体位患者取仰卧位，躺在 X 线透视床上。头自然放正，用束带固定。②标记调整 X 线透视的位置，把一个不能透过 X 线的标记物放在体表投影部位，并在该点的皮肤上做一标记。③消毒铺巾。④局部麻醉穿刺点皮肤及皮下注射局部麻醉药。⑤将射频针向靶点部位插入。缓慢向前推进射频针，直至抵达目标神经。在此过程中射频针可能会触及神经，引起该神经分布区的感觉异常。穿刺过程中需要反复多次调整 X 线透视机的位置，使之呈现正面和侧面的不同图像，反复确认部位。一旦确定射频针的位置正确，就可开始进行试验性电刺激。⑥刺激频率为 50Hz 时可诱发异常感觉。如果射频针的位置正确，采用 0.2V 的电压刺激就会引起神经的刺痛感觉。如果刺痛的感觉出现在原有疼痛部位，视为穿刺正确。需要进行 3 次射频毁损治疗。⑦每次的毁损温度均为 60～80℃，维持 60～120 秒。第 1 次毁损后，如有必要，可以根据原发疼痛的情况，酌情再进行第 2～3 次毁损。

常见的神经节射频：

（1）脊神经节射频治疗：脊神经背根神经节多采用脉冲射频。

操作规范：在影像引导下进行，将射频穿刺针穿刺至椎间孔上 1/3 后方（上位椎弓根下切迹的下方）。C$_2$背根神经节位于寰枢关节后方中部，位置固定，穿刺时应在影像引导下从后路将射频穿刺针穿刺至寰枢关节中点。针尖到达靶点后，进行感觉和运动测试。感觉测试可诱发相应脊神经支配区的麻木或疼痛；运动测试有时可诱发相应脊神经支配区肌肉跳动。脊神经背根神经节脉冲射频可用于治疗带状疱疹后神经痛、神经根性疼痛、颈源性头痛、神经损伤后疼痛、术后切口痛等。对癌性疼痛患者也可采用标准射频。

（2）颅神经节射频治疗

1）三叉神经半月节：三叉神经半月节射频技术已成为原发性三叉神经痛的主要治疗手段之一，其主要适应证为：①累及三叉神经第Ⅱ、Ⅲ支区域的原发性三叉神经痛，经药物治疗效果不佳、不能继续行药物治疗或周围支治疗效果不佳的患者；②非典型面痛伴三叉神经第Ⅱ、Ⅲ支支配区疼痛；③晚期癌痛涉及三叉神经；④继发性三叉神经痛手术治疗效果不佳；⑤复发的三叉神经痛患者。单纯三叉神经第Ⅰ支支配区疼痛，原则上不行三叉神经半月节内射频。射频治疗方法包括标准射频和脉冲射频。

操作规范：患者取仰卧位，如采用X线引导操作，取颏顶位30°、侧位21°投射角度，显示卵圆孔，面颊部卵圆孔投影点为穿刺进针点。如采用CT引导，可经传统Hartel前入路或改良Hartel前入路，选择病侧口角外侧2.5～3.0cm处作为穿刺点进行穿刺。一般穿刺到卵圆孔后会诱发患者面部剧烈疼痛，针尖落空，有刺入橡皮的韧感。阻抗值一般在300～500Ω；感觉测试可诱发出受累三叉神经分支支配区疼痛，运动测试，三叉神经第Ⅲ支有受累者诱发出相应咀嚼肌运动，单纯第Ⅱ支受累者则无明显咀嚼肌运动。标准射频参数同前。与标准射频相比，脉冲射频组织损伤程度较轻，发生并发症的可能性低。但对于原发性三叉神经痛，采用脉冲射频治疗效果差于标准射频，长期疗效还有待进一步评估。

2）蝶腭神经节：蝶腭神经节射频治疗的适应证为：①丛集性头痛；②偏头痛；③颈源性头痛治疗后残余的前额部头痛；④分布在上颌神经区域的非典型面痛；⑤其他的疼痛综合征（定位不清的头面部头痛伴有副交感受累表现的疼痛、头面部肿瘤引起的头面部疼痛等）。

操作规范：在实施蝶腭神经节射频治疗前，应特别强调诊断性阻滞有效才可实施。常采用颧弓下入路，穿刺点位于患侧耳屏前3～4cm，颧弓切迹下0.5～1cm处。影像引导确定穿刺针进入翼腭窝后，分别给予感觉和运动测试，感觉测试时患者会感到鼻根部深处的酸胀痛；在运动测试时，以1.0V以上电压无面部抽动为最佳穿刺位置。测试定位准确后，蝶腭神经节射频治疗多采用脉冲射频模式。如采用标准射频模式，治疗参数选择60℃60秒，70℃60秒过渡，逐渐升至75℃120秒，1～2个周期。

3）交感神经节：交感神经节射频治疗时可于超声、透视或CT引导下完成穿刺。射频热凝颈、胸或腰交感神经节，可阻断交感神经兴奋的传递，治疗神经病理性疼痛和复杂性局部疼痛症状。腰交感神经节射频热凝对于血栓闭塞性脉管炎的顽固性疼痛、糖尿病并发的下肢血管病变、周围神经病、复杂性局部疼痛综合征、顽固性下肢灼痛具有明确的疗效。初步观察发现腰交感神经节射频热凝治疗膝骨关节炎、腰椎管狭窄症有一定的疗效。由于交感神经作用比较广泛，具有神经调控作用的脉冲射频作用于颈交感链可治疗复杂性局部疼痛综合征。腰交感神经节脉冲射频可缓解下肢神经病理性疼痛。奇神经节射频可成功地缓解肿瘤所致的会阴部疼痛，初步报道对于尾骨疼痛可能有效。然而，目前交感神经切除术用于神经病理性疼痛和复杂性局部疼痛综合征仅仅基于有限的高质量证据。交感神经切除术应审慎应用，只有在其他治疗方法无效时选择。

4.射频治疗在颈腰椎间盘突出症中的应用 椎间盘射频治疗是一种常用的微创治疗方式，具有操作简易、术中损伤小、见效明显、安全程度高、可多次重复治疗、脊柱稳定结构不受损坏等优势，已经比较成熟。椎间盘的射频应在透视或 CT 引导下完成。颈椎间盘单针射频热凝可治疗颈椎间盘源性疼痛，如上背痛、颈肩上肢痛。对于颈间盘突出的治疗可采用颈前入路间盘的射频联合低剂量的胶原酶注射。颈椎间盘的射频消融髓核成形术还可治疗颈性眩晕。腰椎间盘突出症的射频热凝包括单针射频、双针射频、水冷射频。其中水冷式双极射频应用水冷系统，在确保安全性的前提下又扩大了作用范围，提高了作用效果。腰间盘脉冲射频已成为间盘源性腰痛患者的一种治疗选择。

（1）腰椎：采用俯卧位，透视下体外克氏针定位病变间隙，标记。局部麻醉，于患侧中线旁开 8～10cm 以专用穿刺针在 C 形臂引导下按腰椎间盘造影径路与皮肤成 30～45 度角刺入椎间盘，正侧位透视均位于中点，退出穿刺针筒至患侧椎间盘环内边，拔出针芯，置入腰椎专用射频电极，电极尖至露出穿刺针尖头部约 5mm 后，在 C 形臂监视下，进行治疗，术后卧床 1 天。

（2）颈椎：采用仰卧位，透视下体外克氏针定位病变间隙，标记。局麻，使用前外侧颈椎间盘造影径路，C 形臂引导下于动脉销和内脏鞘间椎间盘正中置针，正侧位透视均位于中点，出针芯，置入颈椎专用射频电极进行治疗，术后围领制动 1 周。

5.射频治疗在关节中的应用

（1）肩关节射频治疗：脉冲射频在肩关节痛的治疗中有较多的应用，包括肩胛上神经、关节内以及肌肉韧带脉冲射频，其中肩胛上神经脉冲射频运用最为广泛。系统评价显示，脉冲射频治疗肩关节痛使患者获得至少 12 周的疗效且无明显并发症，但该疗法效果是否优于皮质醇激素关节内注射、经皮电刺激等其他疗法尚无定论。肩胛上神经脉冲射频治疗效果较为确切，关节内脉冲射频有一定疗效，但缺乏 RCT 结果支持。总而言之，脉冲射频是一种安全、可重复的长期控制肩关节疼痛的疗法，其中肩胛上神经脉冲射频疗效较为确切。

（2）骶髂关节射频治疗：10%～25% 的慢性下腰痛源于骶髂关节，常规射频模式对于骶髂关节的疼痛有一定的疗效，近年来低温射频模式在临床上有较多的尝试，脉冲射频用于骶髂关节痛的研究报道较少，其效果不确切。双极射频可以在骶髂关节后方形成带状的毁损带，使关节的后方去神经化达到治疗疼痛的目的。

（3）关节突关节射频治疗：关节突关节紊乱是引起下腰痛的常见原因，通过标准射频毁损阻断脊神经的后内侧支是一种有效的疼痛治疗手段，其效果要优于传统的糖皮质激素注射。脉冲射频也被证实有较好的治疗效果，但其疼痛缓解时间比标准射频要短，由于其可重复、非毁损的特点，仍具有较好的临床应用价值。

（4）膝骨关节射频：射频治疗在膝骨关节炎的疼痛治疗中有针对关节内和关节周围各支配神经的多种应用方式，都有一定的治疗效果。关节内射频是直接穿刺或通过关节镜引导，消融关节内病变组织或者脉冲射频调节。

其他的射频方式包括隐神经、坐骨神经、胫神经、腓总神经以及关节周围神经丛的射频调节。近年来，超声引导被广泛运用膝骨关节的射频治疗，使其治疗更为精准有效。

6.射频治疗在软组织中的应用　软组织疼痛是疼痛科的常见病之一，引起软组织疼痛的原因有很多，分为原发性和继发性。原发性因素包括急性软组织损害后遗症和慢性软组织损害引发的疼痛反应；继发性常见的有急、慢性软组织损伤，继发性肌肉痉挛或肌肉挛缩，由此引发神经损害或神经支配失调，导致脊椎骨关节之间发生一系列复杂的生物力学和神经生理学效应，形成广泛的顽固的慢性软组织疼痛。软组织疼痛的有效治疗方法很多，主要包括针灸、按摩、推拿、理疗、银质针、针刀、神经组织等多种方法。目前软组织射频治疗的主要根据为软组织激痛点或压痛点学说及牵涉痛和肌纤维颤搐学说。治疗的部位主要集中于肌肉的起止点，即肌肉与筋膜和骨膜的连接处、肌肉的肌腹部位、骨筋膜室或骨筋膜管、骨与肌肉筋膜间隔区域等。射频治疗软组织疼痛的方法有标准射频和脉冲射频。目前在软组织疼痛的治疗中标准射频较脉冲射频应用更为广泛。标准射频治疗时可在组织产生高温毁损，治疗范围内的蛋白凝固细胞。治疗中射频针到达软组织的相应治疗点，可以产生分离组织粘连、松解挛缩和促进局部组织血流供应的作用。标准射频参数一般选择温度 50 ~ 80℃，工作时间 80 ~ 120 秒。脉冲射频治疗时参数一般选择温度 42℃，工作时间 120 ~ 900 秒，因其针尖的温度维持在 42℃，对周围的组织和神经没有任何损伤，因而在软组织疼痛治疗中前景广阔。

## 七、射频治疗疼痛疾病的并发症及注意事项

### （一）并发症

包括神经损伤、血管损伤和出血、低血压、感染、皮肤烧伤等。

（1）三叉神经痛半月节射频治疗的并发症

1）面部感觉障碍：在标准射频热凝时发生率高达94%，大多数患者表现为触觉减退或麻木。这也证明，在射频治疗时相应三叉神经支配区的感觉明显减退或消失时疼痛才能去除。

2）眼部损害：以角膜反射减退为主，其发生率为3% ~ 27%，而明显的神经性麻痹为1% ~ 5%。角膜反射一旦消失，应立即带眼罩或缝合眼睑。复视的发生率为0.3% ~ 3%。

3）三叉神经运动支损害：主要表现为咬肌或翼肌无力，咀嚼障碍。这种情况一般在6 ~ 9周后恢复。

4）颈内动脉损伤：少见但十分危重，一旦发生，立即停止手术，密切观察，出血严

重者应手术治疗。

5）脑脊液漏：很少见，多在腮部形成皮下积液，经穿刺抽吸、加压包扎一般可治愈。

6）其他：包括颅神经麻痹、动静脉瘘、脑膜炎、唾液分泌异常等。

（2）椎间盘突出症射频治疗的并发症预防

1）椎间盘感染：应严格无菌操作，在手术前、后使用抗菌药物。

2）椎体终板的热损伤：使穿刺针位于椎间隙中份，针尖正位不超过椎弓内缘，侧位位于椎间隙后 3/4。

3）电极折断：在术前要仔细检查，术中轻柔操作。

4）血管损伤：可导致腹膜后血肿、腰大肌血肿、纵隔血肿等，发生率为 1.7%。操作时尽量减少穿刺次数，穿刺针拔除后压迫针道，防止针孔深部渗血形成血肿。

**（二）注意事项**

1.实施射频治疗的前提

（1）局限性疼痛，诊断性阻滞有效者。

（2）明确疼痛来源于局部原因，如脊椎小关节、椎间盘、肌筋膜、肿瘤或其他原因引起所在神经支配区域的疼痛。

（3）慢性疼痛经非损伤性保守治疗无效者，或者对药物治疗不能产生良好效果，或者因药物、治疗的不良反应不能耐受，或者不愿意应用药物者。

（4）疼痛已经影响患者正常生活或工作，如干扰睡眠，或者患者产生心理异常（焦虑、抑郁、愤怒），需要实施行为治疗者。

（5）经其他保守治疗效果不佳，而要求射频治疗者。

（6）没有穿刺治疗的禁忌证，如凝血功能障碍、能予以治疗合作者。

2.已装了起搏器的患者要注意，射频治疗中可能会发生心跳停止。装了脊髓电刺激器的患者需要预防在颈部操作时电流会沿着脊神经刺激器的方向通过而牵连脊椎神经索。

3.老年人血流动力学不稳定，行后根节射频治疗可能会因局部血循环的改变而影响邻近脊髓的供血而出现射频部位对侧的不全麻痹，应慎重。

综上所述，目前国内外射频治疗技术已不再是单纯的热凝毁损，非毁损性的脉冲射频治疗应用越来越广泛，从而扩大射频治疗技术在慢性疼痛疾病治疗中的应用。

（程 芳 于彦忠）

# 第二节 神经阻滞

## 一、概述

神经阻滞治疗指通过阻滞颅神经、脊神经及其神经节或交感神经节，阻断疼痛的传导通路，打断疼痛的恶性循环，改善神经周围的血液循环，减轻炎症反应等机制来发挥其治疗作用。显效快捷、镇痛效果确切可靠、不良反应小、可控性强、对疾病的诊疗具有重要的意义、治疗范围及时效可选择性强、无须特殊器材和设备等优点，在疼痛临床工作中发挥着极其重要的作用。

## 二、神经阻滞分类

1. 依据阻断方式　分化学性阻滞和物理性阻滞两种。

（1）化学性神经阻滞疗法主要采用局部麻醉药阻滞传导功能，可用于手术中镇痛，而更多的是用于疼痛治疗。使用常规的局部麻醉药进行神经阻滞一般是可逆性的。为了一定的治疗目的而使用高浓度的局部麻醉药或神经破坏药进行神经阻滞，可较长时间或永久性地（不可逆性）阻滞传导功能。

（2）临床上使用加热、加压或冷却等物理方法阻断神经传导功能，称为物理性神经阻滞。

2. 在临床实践中，依神经阻滞的目的分类

（1）治疗性神经阻滞：通过神经阻滞可以消除疼痛，改善血流，达到治疗的目的。

（2）诊断性神经阻滞：阻滞固有神经或节段性脊神经后，根据疼痛消失的情况进行诊断。

（3）判断预后而用的神经阻滞。

## 三、神经阻滞与传统封闭的区别

传统意义上的封闭不注意对肌腱部位的保护，加之大量应用激素，在医师和患者心目中留下了很坏的名声。而神经阻滞是要求医师根据科学的解剖定位、经过严格培训才可以开展的一项新技术，而且临床效果好，不良反应小，特别是 B 超引导下神经阻滞的开展，使这项技术越来越受到重视。因此神经阻滞和传统意义上的封闭存在本质上的区别。

## 四、神经阻滞疗法的作用机制

1. 阻断疼痛的传导通路　通过阻滞感觉神经的交感神经，可以阻断躯体痛和内脏血管性疼痛的神经传导通路，达到直接缓解疼痛的目的。

2. 阻断疼痛的恶性循环　当躯体某一部位出现引起疼痛的原因时，此疼痛通过末梢感觉神经、后根、脊髓后角、脊髓丘脑路、丘脑，向中央回传递刺激感到疼痛。另外产生的局部疼痛通过脊髓反射路径，引起支配障碍部的传出神经（运动神经及交感神经）的兴奋，因此引起肌肉反射性痉挛和血管收缩，导致局部缺血缺氧、代谢异常，即引起疼痛的恶性循环。因而有效的神经阻滞可以阻断恶性循环，改善疼痛症状。

3. 改善血液循环　通过阻断交感神经，可以使支配区的血管扩张，血流增加，水肿减轻，缓解内脏和血管疼痛，同时还可以缓解交感紧张状态。从而有效地改善因末梢血液循环不畅所引起的疼痛。

4.营养神经　通过局部注射一些营养神经的药物，可以减轻神经水肿，使神经血供丰富，营养神经，恢复神经正常功能。

5.抗炎作用　近年来发现内因性抗菌药物是白细胞内的微小蛋白，此物质不佳时不能发挥作用，交感神经节阻滞后区域血流量增加，因而使内因性抗菌药物增加，而发挥抗炎作用。

## 五、神经阻滞的适应证

适应证非常广泛，它不仅限于治疗各种急慢性疼痛，也可用于治疗许多非疼痛性症状和疾病。

创伤、手术后的急性痛、各种神经病理性疼痛、慢性退行性变、各种头痛、各种血管疾病（如雷诺症、闭塞性脉管炎、心绞痛、脑血管痉挛等）、癌性疼痛、非疼痛性疾病（如面神经麻痹、面肌痉挛、颞关节紊乱综合征、突发性耳聋、视神经炎、过敏性鼻炎、顽固性呃转、自主神经紊乱症等）。

## 六、神经阻滞的禁忌证

未明确诊断者忌行神经阻滞以免掩盖病情；不合作患者；局部或全身感染、有出血倾向者；严重心肺功能不全者；局麻药过敏者。

## 七、治疗特点

止疼效果明显可靠、对诊断疾病非常有用、局麻药和神经破坏药均可应用、不需要特殊仪器设备、操作技巧和疗效密切相关。

## 八、疼痛诊疗过程中常用的神经阻滞

### （一）星状神经节阻滞

1.适应证　头面、胸背部及上肢带状疱疹、幻肢痛、灼烧性神经痛、偏头痛等。由于此技术还可改善头面、胸和上肢血液循环，对治疗雷诺病、硬皮病、脑血管痉挛、反射性交感神经营养障碍症也有良好效果。

2.解剖定位　星状神经节由 $C_3 \sim C_7$ 发出的颈下交感节与第1腰交感节组成，又称颈胸神经节，位于第1肋骨颈突起和第7颈椎横突根部的前方，并接受 $T_1 \sim T_2$ 神经。

3.操作步骤　患者取仰卧位，双肩下垫一薄枕。体表定位：先沿锁骨上缘向侧触及气管外缘，再沿气管向上2cm，平行于气管外缘触及动脉搏动。术者左手中指将胸锁乳突肌及颈动脉鞘拉向外侧，中指指尖触压到骨性感觉，并尽量向内抵住气管外缘后稍向外移动中指，暴露穿刺部位。用3.5cm长的7号短针沿术者中指指尖轻轻垂直进针，直至针尖及骨质，退针尖1～2cm，回抽无血，注射消炎镇痛液6～8mL。观察2～3分钟，出现同侧霍纳（Horner）征，表示阻滞成功，但是为了减轻患者不适，也可以不将霍纳征作为阻滞成功标准。

4. 并发症及防治　向下穿刺过深误将局麻药注入椎动脉引起患者意识丧失；局麻药误入蛛网膜下隙，引起呼吸心跳停止；进针浅且局麻药量大，阻断喉返神经引起声音嘶哑；穿刺部位过高或药量过大，阻断膈神经出现腹式呼吸减弱；针尖过于向尾侧，可能穿刺胸膜顶或肺尖，引起气胸。严禁同时行双侧星状神经节阻滞。

### （二）颈椎旁神经阻滞

1. 适应证　治疗颈源性疼痛、偏头痛、丛集性头痛、颈椎根性神经痛、颈部带状疱疹及疱疹后神经痛等。

2. 解剖　定位颈椎旁神经阻滞只在 $C_2 \sim C_7$ 进行。

3. 操作步骤　颈椎旁神经阻滞有 2 种入路，一种为后外侧入路法，另一种为侧入路法。后外侧入路法：取患侧向上卧位。体表定位：确定阻滞脊神经上一棘突，旁开 6 ~ 8cm。局麻下以 10cm 的 7 号针穿刺，针稍偏向中线（5° ~ 10°）进针，触及椎小关节后外侧，将针体稍退 1cm 左右，再沿小关节外缘缓慢进针，注气阻力消失，提示针尖进入椎旁间隙。每个阶段注入镇痛消炎药 3 ~ 4mL。后入路法应保持沿椎板外侧垂直穿刺，这样不会损失椎动脉。禁止进针旁开距离过大，进针后针尖偏向内侧进针，这样很容易损伤椎动脉。

### （三）胸椎椎旁神经阻滞

1. 适应证　用于肋间神经痛、带状疱疹后神经痛、胸壁癌痛和术后疼痛。

2. 应用解剖　胸段脊神经出椎间孔后立即进入椎旁间隙，各椎旁间隙之间直接相通。在接近中间部分沿椎间隙三角形底部疏松组织注射药物，有可能沿此间隙向上或下扩散。

3. 操作步骤　此操作最好在 B 超引导下操作，以防止发生气胸。患者取患侧向上卧位，因相邻肋间神经相互交通，需上下各扩展一阻滞间隙。体表定位：在胸椎棘突最高点旁开 2 ~ 3cm，以后操作同颈椎旁神经阻滞。注意穿刺针勿穿破胸膜引起气胸。

### （四）腰椎椎旁神经阻滞

1. 适应证

（1）坐骨神经痛、股神经痛、隐神经痛、股外侧皮神经痛、急性腰肌损伤痛、腰椎骨质增生、腰肌疼痛等的治疗。

（2）腰椎间盘突出症及脊椎病引起的根性神经痛等治疗。

（3）注射神经毁损药物对于带状疱疹后神经痛、外周性癌痛具有良好效果。

2. 腰椎椎间孔的解剖　腰椎椎间孔为腰神经根出椎管处，呈上宽下窄的耳状形，椎间孔是节段性脊神经出椎管，以及供应椎管内软组织和骨结构血运的血管及神经分支进入椎管的门户。上下界为椎弓根，前界为椎体和椎间盘的后外侧面，后界为椎间关节的关节囊，黄韧带外侧缘亦构成部分椎间孔后界。正常情况下，椎间孔要比通过它的所有神经血管宽大，剩余空隙被疏松的结缔组织和脂肪填充，以适应这些结构的轻度相对运动。

3. 操作方法

（1）患者取患侧向上侧卧或俯卧位。

（2）体表定位：先确定穿刺部位的腰椎棘突，穿刺点选在患侧距棘突尖旁开 1.5 ~ 2cm 处。

（3）用 0.5% 碘伏常规皮肤消毒。在体表定位穿刺点处用 2% 利多卡因做一皮丘，用带有深度标记的 10cm 长、7 ~ 9 号腰麻针垂直刺入，一直触及同侧椎板外侧部位。一旦触及椎板，移动套在针体上的标记至距皮肤 1 ~ 1.5cm 处。退针至皮下且将针稍向外斜，或将针平行向外移动 0.5cm，重新刺透横突间韧带，进入椎间孔外侧的椎旁间隙，针尖沿椎板外侧缘进针超过椎板，此时穿刺针标记刚好触及皮肤。

（4）注气无阻力，回抽无血或脑脊液即可注药 5 ~ 8mL。

（5）注射药液后侧卧 40 分钟，尽量将注射的药液沿脊神经根途径向椎间孔内扩散。由于腰神经粗大，很容易触及并诱发异感。该穿刺部位位于腰椎间孔阻滞术和腰神经丛阻滞术之间。

4. 注意事项

（1）该穿刺部位位于腰椎间孔阻滞术和腰神经丛阻滞术之间。本操作不需要影像显示监视器引导。

（2）注射药物前务必反复回吸，确认无血、无脑脊液后方可注药。

（3）注药速度不可过快，如果注药过快、压力过大、药量过多，药液可能渗入硬膜外间隙或蛛网膜下隙。如果药物误入蛛网膜下隙，会引起广泛阻滞。

（4）注药后应密切观察同侧皮肤是否出现感觉减退，检查下肢感觉及运动情况。

（5）穿刺中为避免损伤脊神经，操作禁忌粗暴，不要一味地追求异感。

（6）施术时应备有抢救复苏设备。

（五）眶上神经阻滞

1. 适应证　适用于眶上神经痛、额部带状疱疹痛、带状疱疹后神经痛及该范围的癌痛。

2. 应用解剖　眶上神经由三叉神经的眼神经支发出，前行于上眼提肌和眶顶壁之间，经眶上切迹或眶上孔分布于眼睑和前额部，其额支纤维可以延伸至颅顶与枕大神经交通。

3. 操作步骤　患者平卧位，于患侧框上缘内 1/3 处或在眉中间可触及眶上切迹。用手指尖可诱发出激痛点，常规消毒后，用 3.5cm 长、7 号短针沿眶下孔或切迹刺入 0.5cm，回抽无血即可注入消炎镇痛液 0.5 ~ 1mL。也可以做眶内神经阻滞，针尖沿眶顶部骨质进针 1.5 ~ 50px，回抽无血即可注入 1% 利多卡因 1mL+ 复方倍他米松 0.5mL。

4. 并发症及其防治　避免消毒液造成结膜或者角膜损伤；穿刺时术者左手示指始终保护患者眼球；穿刺不得超过 50px，进针 37.5px 即可注药；眶内阻滞不可注射神经损毁药物；如出现局部肿胀可用冰袋冷敷。

（六）眶下神经阻滞

1. 适应证　用于该神经区域的带状疱疹、带状疱疹后神经痛和癌痛治疗。

2. 应用解剖　眶下神经为三叉神经发出的上颌神经直接延续的最大终支，经眶下裂入眶后称为眶下神经，其分支有睑支、鼻支、上唇支和颊支。穿刺点体表定位是从直视瞳孔至同侧口外角做一条垂直线，再从眼外侧联合（眼外眦）至上唇中点做连线，两线交点即为穿刺点。或直接用手指于眶下嵴下偏内方可触及一凹陷处，即为眶下孔。

3.操作步骤 患者取仰卧位,常规消毒,用3.5cm长、7号针,经眶下孔进针,刺入2~2.5cm即可注射消炎镇痛液1.5mL。拔针后轻压穿刺处5分钟,用创可贴贴敷。

### (七)上颌神经阻滞

1.适应证 上颌神经痛、急性带状疱疹痛、带状疱疹后神经痛、术后疼痛、癌性疼痛、放疗后疼痛。

2.应用解剖 上颌神经为三叉神经第二支,由三叉神经节前部经海绵窦外侧壁下部穿圆孔出颅。在翼腭窝内分出分支,包括神经节支(又称为翼腭神经支)、颧神经支、眶下神经支、上牙槽后支。在眶下沟的分支包括:上牙槽中支和上牙槽前支。

3.操作步骤 取患侧向上卧位。体表定位:患者微张口,确定颧弓中点和下颌切迹中点,在两中点之间做一条连线,连线前侧0.5cm作为穿刺点。常规消毒后,局麻下用带有标记的10cm长、7号针垂直进针3.5~4.4cm到翼突外板,将针退出1cm,调整穿刺针角度,对准瞳孔方向进针。重新进针不得超过设定的深度标记,如患者未出现电击样反应,可用针尖做扇形扫描,直至上牙或上唇出现电击样反应,表明针尖到达上颌神经根。回抽无血注入1%利多卡因1~2mL。观察3~5分钟,患者疼痛减轻,无其他不适,注入治疗药物。为避免反复穿刺,用神经定位刺激仪可以更准确地确定穿刺针到达神经干的部位。

4.并发症及其防治 不建议反复注射神经损毁药,避免局部组织萎缩。

### (八)下颌神经阻滞

1.适应证 下颌神经各支分布区域疼痛、癌性疼痛、带状疱疹及带状疱疹后神经痛。

2.应用解剖 下颌神经是三叉神经的最大分支,由大部分感觉神经纤维和一个细长的运动神经根融合而成,自卵圆孔出颅后入颞下窝,在翼外肌深面分为前、后两干。主要分支有耳颞神经(分布于颞区皮肤,并支配腮腺)、颊神经(分布于皮肤及口腔侧壁黏膜)、舌神经(分布于口腔底及舌前2/3黏膜)、下牙槽神经(分布于下颌牙及牙龈,其终支自颏孔穿出,称颏神经,分布于颏部及下唇的皮肤和黏膜;下牙槽神经的运动支支配下颌舌骨肌及二腹肌前腹)、咀嚼肌神经(属运动神经,分支有咬肌神经、颞深神经、翼内肌神经、翼外肌神经,分别支配4块咀嚼肌)。

3.操作技术 取患者向上卧位。体表定位:同上颌神经。当针退至皮下,改向外耳道方向或外后方重新进针至标记处,使针尖抵达翼突外侧板后侧的卵圆孔的外口,患者出现下颌点击样感觉,提示针尖已触及下颌神经干。

4.并发症及其防治 穿刺出血:多见于经卵圆孔出颅的蝶导静脉损伤,也见于卵圆孔后外侧出棘孔的脑膜中动脉损伤。

### (九)舌咽神经阻滞

1.适应证 舌咽神经痛、肿瘤转移性疼痛。

2.应用解剖 舌咽神经起源于延髓外侧面,经颈静脉孔,同迷走神经和副神经出颅,形成舌咽神经干神经节。出颅后分出交通支与交感神经节、迷走神经节耳支、迷走神经和面神经联系。其主要分支包括窦神经(分布于颈动脉窦内的压力感受器和颈动脉体小球内的化学感受器）、咽神经（支配咽黏膜感觉）、扁桃体神经（分布于扁桃体上部和软腭邻近部位黏膜扁桃体神经舌支（分布于舌体后 1/3 和黏膜及会厌前黏膜的舌支）。

3. 操作技术　患者取患侧向上侧卧。体表定位：确定如乳突前缘，紧靠外耳道下部为穿刺点，常规消毒后，用 87.5px 长，7 号短针垂直刺入 2 ~ 62.5px，注气无阻力、回抽无血，注射消炎镇痛液。治疗癌性疼痛，注入神经毁损药 0.5 ~ 1mL。在 CT 三维成像引导下操作更为安全有效。

4. 并发症及防治　注射药物可能同时阻滞副神经或迷走神经，偶有患者出现心动过速，注射局麻药剂量不宜过多；穿刺过深可能误伤颈内静脉。

（十）半月神经节阻滞

1. 适应证　三叉神经痛、该区域癌性疼痛、面部带状疱疹、带状疱疹后神经痛、放疗后疼痛、伽马刀治疗或颅内血管减压术后顽固性疼痛。

2. 应用解剖　三叉神经节包含感觉和运动两种神经元，由脑桥发出，部分感觉神经纤维为躯体传入纤维，传导一侧颜面部疼痛觉、位置觉、精细触觉和痛觉，是三叉神经痛主要神经纤维。小部分运动纤维源自脑桥三叉神经运动核，主要支配一侧咀嚼肌运动和传导咀嚼肌本体感觉。三叉神经发出的眼神经支配眶上裂、上颌支经圆孔、下颌支经卵圆孔出颅。

3. 操作技术　一般在 CT 引导下进行操作。患者取仰卧位，头稍后仰。体表定位：经眶外缘的垂直线与口裂的水平线的交点，于同侧口角外侧 3 ~ 4cm 处的上颌臼齿与下颌骨之间，术者用手指深压的间隙即为进针点。常规消毒，局麻下用 7 号 10cm 长穿刺针。进针到 6 ~ 7cm 时，针尖触及骨性感觉，提示针尖抵达卵圆孔周围骨面，此时在影像引导下调整针尖进针方向，直至出现电击样或下颌肌肉收缩，说明针尖抵达卵圆孔附近的下颌神经。经 CT 提示针尖进入卵圆孔内缘，回抽无血或脑脊液，注入 1% 利多卡因 1mL（用于排除穿刺针进入蛛网膜下腔或其他组织），数分钟后患者出现一侧三叉神经分布区感觉减退。再次检查患者视觉、眼球运动无异常，即可注射药物 0.5 ~ 1mL。对于三叉神经痛患者可以采取背根神经节射频治疗，一般可以取得较好效果，操作穿刺同上。

（十一）腰交感神经阻滞

1. 适应证　用于治疗下肢灼性神经痛、幻肢痛和糖尿病末梢神经痛。治疗下肢雷诺病、血管闭塞性脉管炎、缺血性病变和冻伤的等早期血管性疾病。

2. 应用解剖　腰交感神经位于腰椎椎体前外侧，一般两侧各有 4 个神经节，借节间支连成腰交感神经干，上接胸交感神经干，下行于腰椎椎体前外侧和腰大肌之间，经髂总血管的后方入骨盆，与盆交感神经干相连。

3. 操作步骤　一般在 CT 引导下进行。体表定位：患者取俯卧位，确定 $L_2$ 棘突，在 CT 引导下确定穿刺点及穿刺入路。局麻下用 15cm 长，7 号穿刺针，沿 CT 引导确定路线进针，如触及椎体外缘，再调节针尖到达椎体前外侧的交感神经附近。注射造影剂，显示造影剂位于椎体前外侧，注气阻力消失，回抽无血，注射局麻药 15 ~ 20mL，数分钟后患者自觉下肢有发热感。注射同容积的无水乙醇。保持原体位 4 ~ 6 小时。

4. 并发症及其防治　穿刺过深可能误伤腹腔脏器或者大血管，穿刺前及穿刺过程中应在 CT 引导下进行，尽量避免穿刺损伤。

**（十二）肩胛上神经阻滞**

1. 适应证　治疗肩关节周围疼痛，配合手法治疗冻结肩。

2. 应用解剖　肩胛上神经主要由 $C_{5-6}$ 神经纤维前支的锁骨上部组成，起自臂丛上干，经斜方肌及肩胛舌骨肌深侧至肩胛切迹处，再经肩胛横韧带下侧至冈上窝，绕过肩胛颈切迹至冈下窝。沿途发出分支至冈上肌、肩关节、肩锁关节和冈下肌。

3. 操作技术　患者取坐位，背朝术者，双肩放松。体表定位：先确定肩胛骨，从脊柱缘至肩峰做一条连线，均分为二等分和三等分，其中点与外 1/3 连线中点前缘，即为肩胛上神经穿刺点。局麻下用 10cm 长，带有标记的 7 号穿刺针，垂直进针至冈上窝。将针退出至皮下，再将针尖向前倾斜 5°～10°进针，做扇形移动，直至出现向肘部放射异感。回抽无血，缓慢注射消炎镇痛液 5～8mL。

4. 并发症及其防治　进针不能过深，以免将针刺入胸膜。使用 B 超引导可以减少此并发症。

（张海旭　于彦忠）

# 第三节　臭　氧

## 一、概述

臭氧作为一种强氧化剂，作用于机体内可产生多种生物学效应，臭氧治疗疼痛性疾病具有显著的疗效。自 2002 年以来，中国的疼痛科开始应用臭氧治疗脊柱退行性疾病、关节与骨骼肌疾病、风湿免疫性疾病、血管性疾病、代谢性疾病及神经病理性疼痛。

## 二、药理作用及机制

### （一）杀菌作用

1. 臭氧能分解产生氧化极强的氧原子（O）和羟基（OH），杀灭细菌和霉菌类微生物，将其细胞膜破坏，再将膜内组织破坏，最后将其杀死。

2. 对病毒的灭活是通过直接破坏其核糖核酸（RNA），或脱氧核糖核酸（DNA）来完成的。

3. 臭氧对各种致病的微生物具有很强的杀灭作用，并能分解成氧气，提高组织局部的氧饱和度，改善微循环，有利于镇痛及其损伤组织的恢复。

### （二）治疗椎间盘突出症

目前对臭氧治疗椎间盘病变的机制尚不十分明确，根据动物及临床实验发现有以下几个方面的作用。

1.氧化蛋白多糖　此为臭氧溶核术治疗椎间盘病变的主要机制。正常髓核由蛋白多糖、胶原纤维和髓核细胞构成,蛋白多糖是髓核最主要的大分子结构之一。

(1)臭氧气体注入髓核后,可直接氧化蛋白多糖复合体。同时臭氧与髓核基质内的水分结合,生成活性氧(reactive oxygen species,ROS),可破坏蛋白多糖复合物中的氨基酸。蛋白多糖被破坏后,失去固定电荷密度的特性,髓核基质渗透压下降最终导致水分丢失。

(2)俞志坚等动物实验的病理结果显示,臭氧对正常髓核的最终结果为水分减少,从而致使髓核体积和压力变小。明显的证据是:人体标本可观察到髓核失去弹性、色泽改变和干涸,切开椎间盘的髓核不会外膨,电镜下观察髓核基质内的大泡样结构消失。

2.破坏髓核细胞　实验证明将体外红细胞和其他人体细胞悬浮于生理盐水中并接触臭氧,细胞膜及细胞内酶被氧化而失去功能;臭氧能破坏细胞膜的不饱和脂肪酸、胆固醇和其他蛋白基团,从而改变细胞膜的通透性。另外,臭氧还能引起细胞核内染色体的改变,造成细胞死亡。动物实验也证实了臭氧注入髓核组织后,早期就能使髓核细胞出现变性,随后细胞坏死溶解;髓核细胞受到损害,必然造成蛋白多糖合成及分泌减少。

以上两种作用的结果使萎缩的髓核不能恢复。在动物实验中还观察到,臭氧使髓核固缩是个较缓慢的过程,可能与髓核组织血管供应、髓核内多余水分必须缓慢渗出有关,此过程至少需1周,临床1个月左右有较好的效果。

(三)抗炎作用

1.消除椎管内及椎周无菌性炎症的作用。

2.臭氧消除软组织无菌性炎症的作用。

(四)镇痛作用

神经末梢通过释放致痛物质如P物质、磷脂酶A2等产生疼痛,臭氧局部注射后可直接作用于上述神经末梢,刺激抑制性中间神经元释放脑啡肽等物质从而达到镇痛作用,这是臭氧治疗软组织痛的依据;宋必卫等发现氧自由基在外周和脊髓均有致痛作用,而自由基清除剂如SOD,维生素E则可拮抗此致痛作用。臭氧局部注射后刺激抗氧化酶的过度表达,通过清除氧自由基镇痛;炎症过程中的炎症因子能发挥致痛作用,臭氧通过抗炎作用镇痛。

**(五)臭氧刀超微创技术在骨关节病及软损病中的应用**

急性或者慢性多关节炎(髋部、膝部、指骨间关节、骶髂关节等的骨性关节炎)、这些疾病的病理生理机制十分复杂,由于胶原酶和糖蛋白酶导致的间质降解软化,甚至毁坏关节软骨增加。臭氧以有效地消炎抗氧化和调控神经介质达到镇痛作用。

**(六)臭氧分离软组织粘连或防止再粘连**

臭氧能增加组织局部血供、氧供、分离粘连与扩散注射在软组织内的消炎镇痛液及其他药物,故可治疗软组织疼痛病症,如纤维肌痛、红斑性肢痛症、肌筋膜炎、肩周炎、膝关节病及痛性肥胖症等。

在软组织急慢性损伤疾病中,软组织粘连是产生临床症状的主要原因之一,研究表明,中、高浓度的臭氧具有分离粘连组织,臭氧活性成分可促进细胞生长和创伤面的愈合,从而防止再粘连。

### （七）臭氧能增加血红蛋白和氧的解离能力

臭氧使氧易于从血液中向周围组织释放，增强周围组织利用氧的能力。因此，臭氧能治疗功能性头痛、血栓闭塞性脉管炎及脑血管意外引起的肢体疼痛。

### （八）臭氧能加速三羧酸循环

臭氧能增加基础代谢，促进蛋白质、碳水化合物及脂肪的代谢，故能治疗痛风、糖尿病及脉管炎或趾端溃烂引起的疼痛等。

### （九）臭氧降血脂的机制

通过臭氧强化作用，将血液中的胆固醇等有害物质氧化为 4b-2-4 二硝基苯腙。据报道，在动脉粥样硬化患者的颈动脉病理斑块标本中，可检测出经臭氧氧化胆固醇后的产物，并能降解低密度脂蛋白和甘油三酯等。

### （十）臭氧能抑制肿瘤组织的生长

臭氧可促进干扰素和肿瘤坏死因子的释放，限制肿瘤的生长；又能改变红细胞膜的扩张度，增强细胞的可变性和功能，增加肿瘤周围组织的氧供，改善微循环，能治疗肿瘤引起的疼痛。

### （十一）调节细胞钙离子浓度

臭氧能提高细胞抗氧化能力，减弱氧自由基对脏器的损伤，防止脏器受到各种因素的影响，增强机体抗氧化酶系统的活性，清除过多的自由基，故能治疗脏器改变引起的疼痛。

## 三、适应证

神经病理性疼痛、血管源性疼痛、代谢免疫性疾病、感染性疾病、生理性疼痛、肿瘤疼痛、脊柱退行性疾病及关节、骨骼肌疾病（椎间盘源性腰痛、腰椎间盘突出症、颈椎病、膝骨关节炎、髋骨关节炎等因慢性劳损导致的疼痛）。

## 四、禁忌证

臭氧过敏者、蚕豆病（葡萄糖 -6- 磷酸脱氢酶缺乏症）、孕妇、甲状腺功能亢进症、镰刀细胞贫血、应用激酶类抗凝药物患者、严重心律失常和高血压危象等心血管疾病、血色素沉着病或接受铜或铁剂治疗者。

## 五、操作规范

臭氧治疗疼痛的几种形态：①臭氧气体：在常温常压下易分解，很不稳定，可自行分解为氧气，不能储存，一般现场生产，立即使用。②臭氧水：臭氧水是臭氧气体溶解于蒸馏水溶液中的物质，不同于臭氧气体，但仍然是一种强氧化剂。临床主要用于局部抗炎治疗、感染创面处理及妇科炎症治疗。③臭氧油：臭氧油是臭氧溶解于医用油脂类物质，使用过程中臭氧化油内所含臭氧缓慢释放，临床上主要用于治疗糖尿病足、特异性皮炎、慢性溃疡等皮肤黏膜疾病。

基于临床应用臭氧的方式和作用机制将臭氧浓度分为三类，即高浓度（50～80μg/mL）、中等浓度（30～50μg/mL）和低浓度（10～30μg/mL），浓度越高氧化能力越强。不同患者同一部位的治疗量需根据患者耐受程度、个体差异等因素进行个体化调整。通常来讲，椎间盘内注射浓度40～50μg/mL，椎间盘外其他部位注射浓度不超过30μg/mL，自体血浓度不超过45μg/mL。除气浴疗法外，不推荐使用高浓度。

（一）椎间盘臭氧消融疗法

臭氧已被证明可导致髓核脱水，所以椎间盘注射臭氧可以使病变椎间盘体积减小，有助于缓解对神经根的压迫。更重要的是，臭氧具有良好的抗炎作用，可以减少椎间盘、神经根、神经节及其周围组织的炎症。

适应证：临床症状、体征及影像学表现一致的椎间盘突出症。

禁忌证：包括臭氧应用的禁忌证和椎间盘穿刺的禁忌证。

椎间盘臭氧消融术应在无菌环境中和影像监控下进行。所有患者治疗前均应被告知治疗的风险和获益，并签署知情同意书。

对于椎间盘臭氧消融术，常使用浓度为40～50μg/mL。腰椎每个间盘使用容量为10～20mL，颈椎每个间盘使用容量为5～10mL。注射速度应缓慢并密切观察患者的反应。

椎间盘臭氧消融术虽然一次治疗后即有效，但也可间隔数周或数月后重复进行。

（二）关节腔内注射

建议在X线/超声定位下进行关节腔注射，以确保臭氧进入关节腔。人体关节腔按容量大小可分为大关节（肩、膝、髋）、中关节（骶髂、踝）、小关节（肘、腕等），关节腔内注射臭氧的标准推荐如表8-1所示：

表8-1　关节腔内注射臭氧推荐用量

| 部位 | 浓度（μg/mL） | 容量（mL） | 频率（次/周） | 疗程（周） |
| --- | --- | --- | --- | --- |
| 大关节 | <30 | 10～20 | 1～2 | 2～4 |
| 中关节 | <30 | 5～10 | 1～2 | 2～4 |
| 小关节 | <30 | 1～5 | 1～2 | 2～4 |

（三）关节周围注射

将臭氧准确注射到病变关节周围的痛点、肌腱和韧带周围的痛点。推荐臭氧注射浓度不超过30μg/mL，容量1～5mL/部位，每次治疗总量不超过30mL，频率1～3次/周，疗程2～4周。

常用关节注射部位：①肩关节周围通常选取喙突处、肱骨大小结节处、结节间沟、肩峰下方、三角肌止点、肩胛骨内上角、肩胛冈上窝、肩胛冈下窝，每次选用3～5个注射点。②膝关节周围选侧副韧带附着部、髌下滑囊、脂肪垫、胫骨结节等部位。

（四）软组织痛点

选择压痛最明显部位操作，建议在B超引导下定位软组织激痛点（myofascial trigger points，MRrPs）、肌筋膜病变部位等分层次进行穿刺。推荐注射浓度不超过30μg/mL，容量 1 ~ 5mL/ 部位，频率 1 ~ 3 次 / 周，疗程 2 ~ 4 周，每次治疗总量不超过 30mL。

### （五）神经根周围

经椎间孔、侧隐窝或椎板间硬膜外腔臭氧注射广泛应用于治疗椎间盘突出症等疾病引起的神经根痛，Bonetti M 等采用 25μg/mL 臭氧经椎间孔硬膜外腔注射治疗腰痛取得良好效果，亦有其他研究证实 10μg/mL、20μg/mL 等浓度的有效性。因此推荐经不同途径硬膜外腔注射臭氧浓度为 10 ~ 30μg/mL，推荐容量为颈段 3 ~ 5mL，胸段 5 ~ 10mL，腰段 10 ~ 20mL，频率 1 ~ 3 次 / 周，疗程 2 ~ 4 周。建议在 X 线、神经刺激仪、超声引导下操作，必要时可进行造影确认穿刺位置，注射前先注射局麻药试验确保硬膜完整，注射速度不宜过快，以获得更为确切的疗效和安全性。

### （六）皮内臭氧注射

主要用于治疗带状疱疹及疱疹后神经痛。具体操作：在疼痛区域皮肤上选择注射点，注射臭氧浓度 20μg/mL，每点注射形成 1cm 左右的橘皮样皮丘，点与点距离约 1cm，形成网状排列。隔日 1 次，每周 2 ~ 3 次。

### （七）臭氧自体血疗法

臭氧自体血回输疗法（以下简称自血）又称为臭氧免疫疗法，是指抽取患者自身一定数量的血液，使用适量浓度和体积的臭氧对血液进行处理，然后再回输到患者体内从而取得临床疗效的一种治疗的方法。包括大自血和小自血治疗。大自血一般每次抽取 100 ~ 150mL 血，经适量的臭氧处理后回输到静脉内。

**操作规程**

1. 治疗前准备　①开治疗室窗（门）通风；检查电源、氧气瓶及接口连接正确。②开启氧气瓶开关，检查氧气压力并确保无漏气。③确认臭氧发生仪电源开关打开。④检查用品：基本自血疗法专用包、150mL 蒸馏水一瓶、治疗车（止血带、消毒棉签和消毒液等输液用品）。

2. 治疗　患者平卧，取患者肘正中静脉进行血液采集。血液采集过程中应顺时针缓慢均匀摇晃血液收集器，使得血液与抗凝剂充分融合。采血量常使用 100 ~ 150mL，最多不超过 200mL，采血完成后注入无菌收纳的一定浓度臭氧气体。臭氧注入的同时顺时针缓慢均匀摇晃血液收集器，使臭氧与血液充分融合。融合时间自臭氧注入起 3 ~ 4 分钟，然后将血液回输被采患者体内。回输时注意观察及询问患者情况。

3. 大自血治疗　一般 10 ~ 15 次为一个疗程，治疗可每日 1 次亦可隔日 1 次。疗程间隔建议半年以上。

臭氧大自血治疗浓度从低剂量开始，并逐渐增加浓度，起始浓度 20 ~ 30μg/mL，每次递增 5μg/mL，可间隔 1 ~ 2 次治疗增加 1 次浓度，最高浓度不超过 45μg/mL。每次增加浓度前需要对患者的治疗效果和不良反应进行评估，确保安全。

4. 注意事项　①全过程必须严格无菌操作。②所有使用耗材（血液收集器、血液采输管路、臭氧收纳器、蒸馏水）必须 1 人 1 次 1 套。③操作过程中要严密观察及询问患者情况，发现问题及时处理。④不得擅自增加或提高血液采集量、臭氧注入量及臭氧浓度。

⑤血液回输不宜过快，一般在 10～15 分钟内完成回输。首次治疗过程（尤其是老年患者）要适当减慢回输速度以防意外发生。

5.大自血疗法的不良反应　大自血疗法的不良反应较少，可见皮疹等过敏反应，多数可自行缓解，必要时对症治疗。部分患者静脉穿刺因情绪紧张而昏厥。抗凝剂过敏可表现为口唇和舌尖轻度麻木感，多可自行缓解或更换抗凝剂。一些患者感觉恶心，胃部胀气或口中异味，可自行缓解。

### 六、不良反应、并发症及防治

臭氧疗法的不良反应较少，多数可自行缓解，必要时对症治疗。如患者出现弥散的红斑皮疹、瘙痒等现象。一般为过敏反应，可行抗过敏治疗。大部分严重的不良反应报告与医疗过失相关，如管理技术、给药途径、给药浓度等。

1.误入血管　严格避免任何形态的臭氧直接注入血管，有臭氧气体进入静脉引发气体栓塞死亡的报告。如果臭氧气体误入动脉，即使是非常小的剂量也会导致动脉栓塞，出现肢体或其他内脏器官缺血坏死。

2.误入脑脊液　最常见的临床症状为头痛、呕吐，严重者表现为视神经盘水肿、不同程度的意识障碍，出现脑膜刺激征，甚至危及生命。

3.呼吸道误吸臭氧　臭氧对呼吸系统可产生毒性，引起肺组织代谢改变，引发咳嗽、气短和胸痛等症状，严重者可发生气管支气管炎或吸入性肺炎。

4.局部注射　有些患者在接受臭氧局部注射后，会有短暂的热、微痛感觉，如果浓度过高疼痛会加重。局部臭氧过多，可导致皮下气肿，可自行吸收，无须治疗。

5.经直肠注入臭氧有患者出现腹胀和便秘。

6.硬膜外注射　臭氧注入剂量过大时或患者椎管狭窄等原因导致硬膜外腔臭氧聚集无法弥散，可能造成脊髓受压、颅内压增高，如果处理不及时可能导致脊髓缺血、截瘫等并发症。

（于彦忠　史计月）

## 第四节　胶原酶溶解术

胶原酶溶解术是将胶原酶注入病变的椎间盘内或突出物的周围，依靠胶原酶分解胶原纤维的药理作用来溶解胶原组织，使突出物减小或消失，以缓解或消除其对神经组织的压迫，从而使患者的临床症状得到改善。

### 一、适应证

目前国内外公认的标准，凡具备下列条件之一者，可考虑施行胶原酶椎间盘溶解术：

（1）单侧腰腿痛，并有明显的神经根压迫症状。

（2）符合手术切除指征。

（3）经3个月正规保守治疗无效者。

在选择胶原酶椎间盘溶解术的适应证时，必须注意以下问题。因为该治疗方法的作用机制是将胶原酶注入病变的椎间盘内或突出物的周围，依靠胶原酶分解胶原纤维的药理作用来溶解胶原组织，使突出物减小或消失，缓解或消除其对神经组织的压迫，改善临床症状。利用体位变动来得到溶解似乎又成为适应证。胶原酶对已钙化的突出物治疗效果也差，因为胶原酶只能溶解胶原纤维、髓核及纤维环，对结晶钙盐无溶解作用。对于骨性腰椎管狭窄症，也不适宜采用胶原酶注射治疗。因为椎间盘中的胶原纤维被溶解后，椎间盘高度下降，导致脊椎小关节过度重叠，神经根通道变窄，原有的狭窄进一步加重。

胶原酶椎间盘溶解术的适应证相对较窄。对于存在第2诊断（椎管狭窄、椎体滑脱等）的患者则治疗效果不佳。只根据患者的主诉和CT检查报告"腰椎间盘膨出"便实施了胶原酶椎间盘溶解术治疗，治疗后患者的腰痛症状反而加重。复习影像学资料并结合临床体征检查，才认识到是由于多节段腰椎间盘变性导致腰椎不稳而引发的相关症状和体征，后应用椎小关节注射并辅之以理疗措施后患者痊愈。有的CT片只给一种窗位和窗宽，以致于无法确认突出物是否有钙化或骨化。在化学椎间盘溶解术后治疗效果不佳时，再行CT复查采用两个窗位和窗宽进行观察才发现突出物已钙化。还有诸如扫描线不能平行的通过相应的椎间隙（在 $L_5S_1$ 节段常见）或没有切到侧隐窝平面等，这些都是造成适应证选择失误的重要原因。

## 二、禁忌证

对于以下患者，施行胶原酶椎间盘溶解术则应谨慎：

过敏体质者、马尾神经综合征者、代谢性疾病者、椎间盘炎或椎间隙感染者、有心理变态者、骨性腰椎管狭窄并腰腿痛者、非椎间盘源性腰腿痛者、孕妇和14周岁以下的儿童、突出物游离于腰椎管外者、突出物已钙化或骨化者。

## 三、胶原酶椎间盘溶解术的常用方法

胶原酶可行椎间盘内注射、椎间盘外注射或椎间盘内外联合注射，以及采用其他可以注射到椎间盘突出部位的任何途径来治疗椎间盘突出症。只有根据患者出现的不同临床症状及椎间盘突出的不同部位来选择注射治疗的方法，才能获得良好的治疗效果。

### （一）椎间盘内注射胶原酶

1.手术前用药　在注射胶原酶之前，先给患者静脉滴注加有地塞米松 10mg 的 5% 葡萄糖液 100mL，或将地塞米松 10mg 溶于 25% ~ 50% 葡萄糖溶液 40 ~ 60mL 中静脉注射，以预防过敏反应。

2.注射方法　患者取侧卧位或俯卧位，常规进行皮肤消毒，铺无菌巾，选用 7 号或 9 号蛛网膜下腔穿刺针，距突出间隙中线 8 ~ 10cm 平行斜向脊柱中点的椎间盘穿刺，与躯干矢状面成 50°~60° 角进针；当穿刺针针尖接触到纤维环时，可有沙砾样感觉。穿刺针进入椎间盘后，则摄腰椎前、后位及侧位 X 线片，以确定进针的确切位置，或直接从 X 线机的电视屏幕中确定位置。如在 C 形臂 X 线机下进行穿刺，移动 X 线放射管球更容易。

当确认穿刺针已进入存在突出病变的椎间盘内后，注入 2mL 含有胶原酶 600U 的溶液，注射药液的速度宜缓慢，最好在 3 分钟以上，以防止注药速度过快引起腰痛加剧。药液注射完毕后留置穿刺针 5 分钟后拔出，以防药液从椎间盘内高压外溢导致治疗效果不佳及高浓度药液沿穿刺途径返流，灼伤脊神经根。

3. 注药后的处理 注射完毕即应让患者取平卧位，严密观察有无不良反应，首先注意皮肤有无毛发运动反应及头晕恶心、皮肤瘙痒及荨麻疹等；严重的过敏反应有低血压和呼吸困难，此时应立即肌内注射或静脉注射肾上腺素 1mg。

注药后部分患者可出现腰痛，其中 10% 的患者为严重腰痛。可持续数小时甚至数天，疼痛严重者可给予镇静药，如地西泮口服或解热镇痛药复方阿司匹林片口服，必要时还可给予麻醉性镇痛药哌替啶及吗啡等。

**（二）椎间盘外注射胶原酶**

胶原酶盘外溶解术的常用方法：

1. 骶裂孔前间隙法 使用 15cm 长、18 号盘内针经骶裂孔穿刺成功后，置入带钢丝硬膜外导管置入深度从 13~19cm。拔出钢丝后回抽无血液、脑脊液，遂开始注入造影剂，经正侧位椎管造影，确定导管位于硬膜外前间隙，并于病变椎间盘节段相符。即注入 1.3% 利多卡因重比重液 3mL，15 分钟后无脊麻现象，随后注入康宁克通 A 注射液 1mL，胶原酶 2~4mL，（1200~2400μmol）。置入硬膜外导管深度计算方法，从病变椎间盘平面的棘突间隙至穿刺针入口处的距离（cm）加 3cm。注入胶原酶后，患者取俯卧位或患侧卧位 8 小时。术前静注地塞米松 5mg，手术当日开始每日口服息斯敏 10mg 服用 3 天，以预防过敏反应。

适应证：中央型、游离型腰椎间盘突出症；突出物中心钙化，周围未钙化的腰椎间盘突出症；双侧巨大凸起型。

2. 后路前、侧间隙法 经后正中棘突间隙穿刺至病变相应节段的硬膜外后间隙回抽无血液、脑脊液。插入硬膜外导管（不带钢丝）向患者侧间隙置管 2~3cm，导管遇有骨性感，表明导管前端抵达锥体后缘，然后注入 2mL 造影剂，行正侧位椎管造影摄像，确定导管位于硬膜外前间隙或侧间隙（接近侧隐窝），注入 1.3% 利多卡因比重液 3mL，15 分钟除外脊麻征象，即可注入胶原酶液（2~4mL）。

（1）适应证：侧型腰椎间盘突出症；凸起型突入单侧侧隐窝；颈、胸椎间盘突出症。

（2）禁忌证：骨性椎管狭窄已出现瘫痪和马尾神经综合征的患者；严重的双侧侧隐窝狭窄或单侧侧隐窝狭窄与病变属同侧；颈椎间盘突出症因椎管狭窄导致脊髓变性；严重过敏史且患者有顾虑；严重的代谢性疾病如肝硬化、活动性结核、重症糖尿病患者；孕妇及 14 岁以下的儿童。

3. 胶原酶盘外溶解术的综合治疗方案　正确选择适应证和禁忌证，是保证手术成功至关重要的问题。有关注意事项如下：术前静注地塞米松 5mg；常规静脉输液，开放静脉通道备用；准备麻醉机或呼吸急救装置，备抢救用品；术中监测：血压、脉搏。呼吸生命体征，有条件可监测 $SPO_2$ 和 ECG；术前 30 分钟地西泮 10mg 肌注；术中严重并发症的对症处理（利多卡因高敏反应和中毒反应）；延迟性脊麻（特点：回抽无脑脊液，15 分钟后出现脊麻）的处理：常规试验剂量观察 15 分钟。发现脊麻征调节体位至半卧位，防止脊麻平面升高，必要时对症处理。必要时放弃胶原酶溶解术，1 周后再做。

4. 术后综合处理　术后俯卧位或患侧卧位 8 小时，以后转成仰卧位。绝对卧床 24 小时之后转平卧位休息至术后 8 天；手术当日给抗菌药物和息斯敏 10mg，qd；禁食海鲜类饮食 3 天；根性痛严重者，术前 3 天静滴七叶皂苷钠 20mg+ 生理盐水 250mL，7～14 天；术后残留痛处理：双氯芬酸钾片 50mg 每天 3 次，口服。15 分钟起效，20 分钟血药浓度达到峰值，镇痛时间维持 8 小时。术后残留麻木者用经皮电刺激治疗效果较好，也可肌注神经妥乐平 7～14 天。

5. 术后疗效观察　术后 1 个月评价近期疗效。术后 1～3 个月不要负重和过度劳累，不要剧烈扭腰和弯腰，可逐渐开始腰背肌锻炼，此期属于恢复和适应期；术后 3 个月评价中期疗效，此期可做轻微工作；术后 6 个月至 1 年后评价远期疗效，定期随访患者。

### （三）椎间孔硬膜外腔置管注射

患者取俯卧位，腹下垫一薄枕（20cm 高），1% 利多卡因局部麻醉，将 18 号硬膜外腔穿刺针从 CT 指示的最佳进针点刺入皮肤，垂直向下进针。如遇到骨质，稍向外倾斜针体刺入；如未遇到骨质，进针到预定深度，即 CT 扫描所测健康人深度均值或稍深（5mm），仍无阻力消失感及硬膜外穿刺成功的指征出现，稍退针 10mm，再向内倾斜针体刺入，多可顺利穿刺成功。至有突破感后，连接注射器回抽无液体及血液，注气无阻力有回弹，注水有气、水泡涌出等硬膜外腔穿刺成功的指征明显后，将硬膜外腔穿刺针的勺状面对向椎间孔，插入硬膜外导管 30mm，退针后固定留管。注入 2% 利多卡因 3mL，观察 5～10 分钟无全脊髓麻醉的现象出现，腰腿痛征象减轻或消失，或穿刺相应椎间孔神经支配区有麻木感，确认硬膜外导管置入突出椎间盘压迫神经根处后，送患者回病房，并置患侧（置管侧）向上侧位 1 小时，将胶原酶粉剂 1200U 溶于胶原酶稀释液 4mL 内注入硬膜外腔。观察 1 小时后无过敏及其他并发症后，置患侧向上侧卧位 12 小时，注药后 24～96 小时如有疼痛，可再从留置硬膜外导管内注入胶原酶稀释液 4mL 镇痛。绝对卧床 1 周后拔除硬膜外导管。

### 四、操作注意事项

1. 穿刺操作困难及其处理　对于部分腰椎骶化、髂翼过高的患者，在穿刺操作中进入 $L_5S_1$ 间隙具有一定的难度，一旦穿刺失败，应及时将穿刺针退出，不应反复多次强行操作。因穿刺操作粗暴易导致血肿及神经根损伤，用力过猛还可能出现断针等意外情况。

2.经皮髂骨钻孔法　具体操作方法是：将进针点移至髂后上棘距后正中线 8～10cm 处，平 $L_5S_1$ 间隙，先用尖刀刺破皮肤，然后用骨锥钻通过髂骨后再将穿刺针沿孔道插入为妥。

3.感染的预防　由于椎间盘内注射直接进入椎间隙，一旦出现感染极为棘手，故应特别注意操作环境空气的消毒及穿刺器具的高压消毒，所使用的药物包括局部麻醉药、生理盐水等均应是新开瓶的，操作者更应强调无菌观念，严格无菌操作。

4.在 X 线引导下穿刺髓核造影或硬膜外腔注入造影剂后再行注射胶原酶椎间盘溶解术的问题　行椎间盘内注射者，因为胶原酶的溶解作用不仅仅是髓核，而且造影剂能降低胶原酶的活性，增加影响溶解效果的因素。同时，椎间盘容积有限，注入造影剂后再注入胶原酶时阻力较大。如等待造影剂吸收后再注药，将会延长操作时间和增加感染的机会，又因椎间盘内压力升高，手术后患者疼痛反应较重。

5.其他　在行椎间盘外注射时，操作中患者应始终保持患侧卧位，在穿刺针未拔出之前不能变动体位，以防止在体位变动时穿刺针随体位变化而移动，出现进入蛛网膜下腔或刺破硬脊膜的意外情况发生。所以为防止意外情况的发生，在临床上行椎间盘外注射时以置入导管为好，同时备好急救药品及械具，以策安全。

6.抗菌药物的应用　施行胶原酶椎间盘溶解术之后是否应用抗菌药物目前尚有异议。笔者认为，如果患者的体质较好，且在严格无菌环境下进行操作（如在手术室内的 C 形臂 X 线机床上），则无应用抗菌药物的必要。倘若在 X 线室及无消毒条件的 CT 室进行操作，患者体质情况又较差时，治疗后应当应用抗菌药物 1 周。因为一旦椎间隙发生感染或发生硬膜外腔感染，处理上较为棘手。预防的方法是在严格无菌环境下进行操作。

## 五、胶原酶椎间盘溶解术的不良反应及并发症

1.术后疼痛　椎间盘内注射的患者较易发生术后疼痛加剧，究其机制，椎间盘容积有限，胶原纤维在胶原酶作用下出现降解，导致椎间盘内容物增加和椎间盘内压增高，椎管内神经受到激惹后出现。疼痛持续时间较长的原因是：椎间盘是机体中最大的无血供组织，其物质代谢完全依靠软骨板的渗透或经纤维环弥散，代谢速度较慢。另外，这种疼痛反应多呈单波峰曲线，即注药后基本无痛，伴随溶解物的增加，疼痛反应逐渐加重直至达到高峰。随着溶解物的吸收，椎间盘内压逐渐变小，疼痛反应也逐渐减轻直至消失。同时，这种疼痛反应还与患者的纤维环破裂程度、注入胶原酶的浓度和液体量以及患者对疼痛的耐受程度等具有直接关系。通过临床观察，以 400～600U/1mL 注入者疼痛反应轻，1200U/2mL 注入者疼痛反应重。对于疼痛加剧患者，在疼痛高峰期可使用麻醉性镇痛药如哌替啶或吗啡来缓解疼痛。

2.尿潴留与肠麻痹　此两种不良反应偶见于椎间盘内注射的患者。其机制是由于椎间盘内压增加后椎管内窦神经受到刺激引起自主神经系统功能紊乱所致。为预防此不良反应，可在治疗前给予灌肠、口服缓泻剂或酌情给予小剂量的利尿药。多食用粗纤维食物，增加肠蠕动。

**3. 脊柱失稳性腰背痛** 此种情况可发生在进行椎间盘内注射的患者，与胶原酶的应用剂量和浓度具有直接关系，人体腰椎间隙（或椎间盘厚度）大约为9mm，椎间盘被溶解后椎间隙变窄，脊椎关节突关节出现重叠，椎间关节的关节囊有窦返神经分布，而窦返神经对牵拉反应较为敏感，这样就会出现反射性腰背部不适感和疼痛。预防措施主要是依据临床体征并结合影像学特点确定合适的胶原酶用量。

**4. 胶原酶椎间盘溶解术的过敏反应** 作为一种生物制剂，其存在发生过敏反应的高度可能性。为何无过敏反应的报道，可能与临床注药前采取相应的抗过敏措施等有关。故在临床进行胶原酶椎间盘溶解术时，注射后首先应观察患者有无过敏反应的发生，一旦出现，应立即进行对症处理，原则与其他药物过敏相同。因为胶原酶本身没有特异性的拮抗药物，同时也无法在治疗前进行过敏测试。

**5. 椎间隙感染** 椎间隙感染患者的主要临床表现为腰背部肌肉痉挛明显，腰痛加剧，有深压痛，白细胞计数和分类正常，血沉明显增快，早期X线检查无特异征象。大约在1个月后出现注药椎间隙变窄，椎体骨质破坏，伴有硬化，3～4个月出现椎体融合。临床处理包括给予抗菌药物，腰部制动或双下肢皮牵引，必要时行双髋人字石膏固定，固定和应用抗菌药物的时间应为6周以上。椎体融合后腰背痛症状即可消失。

**6. 神经损伤** 造成神经损伤的主要原因是在穿刺过程中误伤脊髓神经外膜，高浓度的胶原酶溶液使神经根发生脱水变性等。严重者可发生下肢截瘫。应采取如下预防措施：尽量在局部麻醉下进行穿刺，进针速度应缓慢；一旦发生误穿神经根时应停止操作，等7～10天后再行穿刺；注药前应认真行回抽检查，如有血液或脑脊液应放弃注射；如出现神经损伤的体征，应每天检查受累神经根区的感觉、肌力、深反射、病理反射、脑膜刺激症状、腰背痛情况、体温变化等。同时给予大剂量的神经营养药物，并同时选用针灸、电刺激、穴位注射或埋线等辅助治疗手段。合并有肌肉萎缩者，应及时进行功能锻炼。神经性肌肉瘫痪者，在经肌电图检查证实后可择期行肌腱移位术或相应关节的融合术。

**7. 继发性腰椎管狭窄** 关于胶原酶椎间盘溶解术引起继发性腰椎管狭窄的问题，通常认为此种狭窄是由于纤维环溶解椎间隙高度下降所致，以治疗后1～2个月时最为明显，3～6个月时椎间隙又有不同程度的增宽；6个月以后椎间隙不再有变化。在动物实验时观察到，在实施椎间盘溶解术之后的3周至2年内，将实验动物分批处死后可见被胶原酶溶解的椎间盘组织被透明纤维软骨替代充填。据此推测，椎间隙高度在椎间盘溶解术之后先是变窄，后有所恢复是由于透明纤维软骨充填所致。所以，施行椎间盘溶解术的患者，应有3个月左右的恢复和适应时间。

（于彦忠　史计月）

# 第五节　内　热　针

## 一、内热针疗法的由来（新式针灸）

新一代内热针治疗仪恒温可控，针体温度在 38 ~ 60℃任意调节，满足了临床上各部位治疗所需的温度。操作简捷、设计合理、应用安全是新一代内热针治疗仪所具有的优异特质，是针与灸的完美结合，是针灸治疗的划时代变革。

## 二、内热针疗法的基础理论

传统医学认为，软组织的无菌性炎症才是慢性疼痛的根本原因。临床工作中，绝大部分的颈肩腰腿痛均为椎管内（韧带、椎间盘、硬膜外脂肪）、椎管外或椎管内外软组织无菌性炎症引起，而非传统认为的压迫所致，骨质增生和椎间盘突出是一种生理的退化现象，并非致痛的原因。

## 三、内热针治疗的机制

①消除炎症反应；②松解肌肉痉挛；③增加局部血供；④调节生物力学平衡；⑤促进能量释放和补充能量。

## 四、内热针治疗的适应证

内热针的适应证范围比较广泛，经过大量的临床应用，对其疗效卓越、安全可靠的各种疾病进行规范性的研究，现就其比较成熟的适应证，分述如下。

1.各种慢性软组织损伤性疾病

（1）颈、腰椎管软外组织损害所致的各部位慢性疼痛：①头面部痛；②颈肩痛；③肩周炎；④腰臀腿疼；⑤骶髂腿痛；⑥股骨头缺血性坏死；⑦膝关节痛；⑧跟底痛。

（2）与软组织损害相关的病症：①半身麻木、发凉、多汗，上肢或下肢发凉、麻木、肌萎缩；②头晕、眩晕、耳鸣、视物模糊；③头部麻木、眼胀、张口困难。

（3）与软组织损害相关的脏器病症：①痛经、阳痿、生殖器痛；②胸闷、气短、心悸；③腹胀、腹泻、腹痛、便秘；④尿频、尿急、排尿无力。

2.骨质增生性疾病与骨关节疾病　如颈椎病、腰椎间盘突出症、强直性脊柱炎、股骨头坏死等。

3.各种神经卡压综合征　如腕管综合征、肘管综合征、跗管综合征等。

4.与脊柱相关的慢性病　支气管炎、功能性心律失常、慢性胃炎等。

5.与脊柱相关的妇科病　痛经、月经不调、慢性盆腔炎等。

6.其它　鸡眼、带状疱疹后遗痛等。

## 五、内热针治疗的禁忌证

（1）凝血机制异常者。

（2）施术部位有红肿、灼热、皮肤感染、肌肉坏死或在深部有脓肿者。

（3）有心、脑、肾脏器官衰竭者。

（4）患有糖尿病、皮肤破溃不易愈合者。

（5）高血压病血压不易控制者。

（6）严重代谢性疾病，如肝硬化、活动性结核患者。

（7）施术部位有重要神经血管或者重要脏器而施术时无法避开者。

（8）出血性疾病，如血友病等。

（9）身体极度虚弱者。

（10）妊娠期。

当施术部位的皮肤感染，全身急性感染性疾病者得到有效控制，内脏疾病及高血压得到有效控制，机体状态得到恢复，可以实施内热针治疗。

## 六、内热针操作的基本步骤

### （一）术前准备

（1）询问患者的身体情况，了解病史，如患者有无发热或病毒感染；

（2）有心脑血管疾病者，针刺前应按时口服相关药物；

（3）避免空腹治疗，以免造成晕针；

（4）术前排便；

（5）妥善安排好患者的体位。

### （二）术中过程

1.定点　一般用甲紫定点笔，也可用手术专用记号笔定点。定点是针刺成功与否的重要前提，定点准确与否和针刺效果息息相关。

2.术前皮肤常规消毒。

3.麻醉

（1）皮肤麻醉：标记点用0.5%的利多卡因作皮肤麻醉。

（2）深层麻醉：肩胛骨背面、膝、肘、腕及踝关节处治疗可做深层麻醉，一般用0.5%的利多卡因。

（3）麻醉枪麻醉：可实现麻药无痛注射，减少进针痛苦。

（4）针刺操作：医师用双手的拇、示、中指执针，如不好掌握，可用双手的拇、示指执针，避免错误用力导致针身弯曲。根据针刺部位的不同采取直刺、斜刺和平刺。钻刺只在变性特别严重的筋膜使用，其他部位不用钻刺方法。

（5）连接内热式针灸治疗仪：一只手固定内热针，另一只手安装连接线，以免针体移动伤及重要器官。

（6）起针和术后消毒：加热完毕后，轻巧撤掉连接线，一只手持无菌纱布压住进针处皮肤，另一只手将内热针快速拔出，然后用力按压针刺部位5分钟，以免局部血肿形成。常规皮肤消毒，一般无须包扎。

4. *疗程*　内热针疗法在同一部位治疗时间间隔为5~7天，下次治疗点在两个进针点之间选取。不同部位针刺，如身体条件允许，可连续进行针刺，一天中可以刺2~3个部位。

## 七、内热针术后反应及并发症的防治

### （一）常见术后反应

1. *术后局部肿胀疼痛无力*　通常情况下，内热针术后因解除了病变部位的疼痛，术后即可有轻松方便、征象缓解之感。但因施针部位、针数、手法、个体差异也必然会出现不同程度的肿胀疼痛反应，一般隔日即可减轻，三日后针感渐消失。但在肩胛部三肌、髂外三肌等肌肉肥厚处，通常布针数多，术后针感反应较强，且伴明显无力感，影响关节功能。尤其是髋外侧针刺后即使主被动活动后仍可呈跛行步态，要求患者术后常规步行10~20分钟，可明显恢复，但无力感可持续1~3天，且局部可见饱满肿胀感，3天后一般即消，但如术后肿胀明显，疼痛渐加重，要考虑严重出血或感染的可能性，应及时采取相关处理。有些关节部位如髌下脂肪垫或肱骨外上髁、股骨外侧髁等关节敏感部位术后反应可能较重，肿痛持续时间较长，容易误以为感染或其他，需加以鉴别并和患者做好术前、术后沟通工作，以便患者有足够的心理准备，避免产生不良情绪。

2. *对称或远端部位不适或疼痛*　这是内热针治疗时的一个特殊临床现象，与内热针治疗后软组织病变的补偿调节机制有关（对应补偿调节和系列补偿调节）。比如，主诉左侧腰痛，治疗后减轻，随后出现右侧腰痛，处理右侧腰后症状即消失；主诉腰臀痛，处理腰骶部后减轻，小腿外侧疼痛加重，处理髋外侧后消失；处理髋外侧后小腿外侧减轻，大腿内侧疼痛牵拉感加重，针刺大腿根部后减轻；针刺腰骶部后头痛，强刺激推拿颈项部后减轻，针刺后消失（但需与脑脊漏相鉴别）等，诸如此类临床现象，均属机体调节和主次要矛盾的变化所致。这就需要我们充分掌握软组织病变规律，术前做好专科检查，对患者的病情进行全面评估，并告知患者可能发生的情况，并做好防范工作，才能让患者配合医师顺利完成治疗，从而取得最佳的疗效。

3. *术后头晕乏力*　内热针治疗相对其他非手术疗法，强度和痛苦较大，这就导致患者常有心理恐惧感，尤其是初次治疗或空腹饥饿术后有时会出现头晕乏力甚至发生晕针反应。另外大多数部位操作时为俯卧位，时间较长，如果过快起床亦常有头晕乏力感。一般建议术后常规仰卧位休息3~5分钟，起床后在诊室内观察10~20分钟，稳定后方可让患者离去。有明显晕针反应者及时给予温开水送服并去枕平卧，即可迅速恢复。因内热针治疗过程中所用麻药为低浓度0.5%以下的利多卡因，且用量极少，中毒或过敏反应罕见，但超浓度或超量用药者不在此范围。

4. *治疗胸脊柱段时出现胸闷*　在胸脊术段施针时胸闷感较强，一般术后即缓解，但有时持续时间较长，属正常反应，需与气胸相鉴别。有时为减轻术中反应，也可单侧针刺后再治疗对侧，避免患者因无法耐受而放弃治疗。

5. 术后发热　内热针术（尤其是多针密刺）后有时会出现体温偏高的类手术后反应，但均属低热，可不做处理自行消失。但如果出现高热，则不属此范畴。需考虑术后感染或外感或其他疾病的可能性，可对症处理或请相关科室会诊。

### （二）术后并发症的处理和预防

**1. 出血及血肿**

（1）原因分析及处理：内热针布针的原则均要求避开重要的血管，但内热针操作时常需行不同程度的小幅度提插，仍不可避免出现出血的情况，且慢性软组织损害病患者常有血小板减小致凝血机制变差，更增加了出血的可能性。但一般往外出血，直接压迫止血（最好用拇指或小鱼际底部豌豆骨处对准出血部位压迫，效果更佳）即可，应无问题。即使形成小血肿，一般不做特殊处理也可自行消失。如患者有出血倾向的，酌情增加压迫的时间，或用大冰袋加压压迫。但有些深在部位存在内出血的可能性，需特别小心。避免注意了重要的血管，而忽视了那些较大的或变异的血管。如在腰三横突外侧就有较大的静脉存在，在髂嵴处也有非常丰富的静脉丛，髂骨上有较大的滋养孔，内有较大的血管穿出。如果手法粗暴，又未及时压迫或压迫强度不够，就可能造成深部血肿，术后24小时内静观，如发现疼痛渐加剧难忍者，就要考虑深部血肿存在的可能性，尤其是腰部，还需排除腹膜后血肿，及时排查，对症处理。其余部位如见局部明显肿大，建议用冰袋加压外敷，镇痛24小时后及时热敷以尽快让血肿吸收。

（2）预防对策：选择好适应证，血友病及严重出血倾向者禁用内热针。术前可疑出血倾向者检查凝血机制，有口服抗凝药者停服3天后再行治疗。布针要规范不要随意更改，操作认真细腻，在可疑易出血的部位术后常规压迫。术后3天内禁止体力劳动或大强度运动。

**2. 神经损伤**

（1）原因分析及处理：经过正规培训的疼痛专科医师按照标准操作规程一般不易损伤神经，但在颈段小关节处操作时患者常会有不同程度的窜麻感至上肢或手指，视术者手法的轻重，术后可出现轻重不同的麻痛，一般可自行消失。但如手法粗暴，当时感觉即感痛麻强烈，同时病上肢有明显抽动，术后痛麻感可持续较长时间，严重者可予以镇痛药或脱水剂（20%甘露醇250mL，30分钟内滴完）或糖皮质激素及营养神经药局部注射（地塞米松5mg和弥可保1mL混合），有利于神经的恢复。

（2）预防措施：熟练掌握神经走行方向及体表投影，尽量避免在重要神经处布针，操作手法轻巧避免粗暴，即使触碰到损伤也较轻，神经可自行恢复。在一些神经浅在的部位如尺神经或踝管处如触碰到神经，需将针避开，避免加热时再次造成神经损伤。

**3. 重要脏器或组织损伤原因及处理**

（1）最常见的就是气胸。最容易出现的部位是肩胛背处，选择体位不当或操作不当均可能刺破肺表面形成气胸。一般为闭合性气胸，拍胸片显示肺压缩30%以内，可无须特殊治疗，卧床休息 1～2 周可自行吸收。但如患者肺功能不佳，也可能出现超 30% 的大量气胸，此时需排气治疗或请相关专科医师会诊。

（2）精索损伤。在处理男性耻骨上支时，手法不慎可损伤精索，严重者可肿痛数周，但一般均可自行恢复。

（3）预防措施：前者只要选择合适的体位并加以固定，尽量显现骨性标志，并用定点笔画出，扎针时，不断触摸骨性标志，标志不清晰时不盲目进针即可避免。后者只要熟悉解剖，操作时手法轻巧，按操作规程操作，很难扎中精索，但如不小心扎到精索，手法轻巧的话，也不会造成大的损伤。

4. 术后感染

（1）原因分析处理：内热针有其严格的适应证和禁忌证，施术正确，严格医嘱，术后感染极少。但适应证选择不当或患者身体状态不佳，抗病力弱或患者未遵医嘱，术后针口污染，亦可出现感染。表现为施术部位 3～4 天后，局部红肿热痛，可伴体温升高。最常出现的部位是膝关节髌下脂肪垫和足踝部（尤其是跗骨窦），需全身抗菌消炎处理及局部理疗。

（2）预防措施：严格无菌操作，术后严格遵守医嘱，禁用手指触摸针眼，3 天内禁止局部洗涤，亦不许从事体力活动或剧烈运动。易感染部位如足踝部常规术后无菌纱布包扎。

5. 脑脊液漏

（1）原因分析和处理：这在硬膜外穿刺、针刀椎管内松解时较常出现，而内热针在椎旁进针时如果操作不当同样也可以误入椎管而出现脑脊漏。临床表现主要是术后 48 小时之内头胀、头痛，坐起或站立时症状明显，平卧时症状减轻或消失，可以持续数天，最长可达 20 余天。可伴有颈强及后背疼痛、视物模糊、耳鸣和呕吐等。头痛为钝痛或搏动性痛，与体位有明确关系，需与代偿性头痛头晕相鉴别（后者在相关部位行强刺激推拿后可明显减轻）一般在 1～3 周内缓解。主要原因是针具刺破硬脊膜，导致脑脊液溢出，使其容量减少，脑组织膨胀，痛觉敏感的静脉窦紧张而致疼痛。

（2）预防措施：①进针选择在正中线旁开 0.5cm 处，垂直向下不要向内斜刺（尤其是在椎间隙旁），达骨面后小幅度提插至整个椎板及关节突关节。因为椎管内脊髓最膨大处不超过 1cm，如果进针在之外且不向内斜刺就绝不会刺破硬脊膜，当然也就不存在脑脊漏的问题。②可在脊柱段操作可疑误入椎管时可术后卧床休息 4～6 小时；即使出现症状也不必惊慌，先排除是否属失代偿，确诊后嘱患者卧床休息 1 周后大多可以自行缓解，如果症状不能缓解或严重者可予以生理盐水 2000～3000mL 静滴，并大量口服电解质溶液。

6. 烫伤

（1）原因分析和处理：这是内热针临床最需要注意的问题，且是完全可以预防的。通常因医者或护理人员不小心、疏忽大意而发生。主要原因有：①一般使用 42℃，患者感觉不到温度，继续加温，患者说热时为时已晚（人体感觉细胞在表皮深层时感觉不到温度，只有胀感）；②布针太密，局部热度太高；③麻醉下操作，患者不能正确感知温度，使用高温度治疗易烫伤。轻度者针口有小水泡，可毋须特殊处理，或外用烧伤膏。重者则需请烧伤科处理。

（2）预防措施：建议使用42℃，特殊区域需根据病情或监护下治疗，布针距离至少超过1cm。

**（三）内热针临床风险防范**

1.严格把握适应证、禁忌证

（1）适应证：凡明确诊断为椎管外软组织损害性慢性头、颈、背、肩、臂、腰、骶、臀、腿痛和伴随全身各系统相关征象，如头痛、眩晕、眼胀、视力减退、耳鸣、吞咽不适、口张不大、胸闷、心悸、腹胀、腹痛、腹泻、尿急、尿频、痛经等。

（2）禁忌证：严重的心脑血管病、血友病、严重出血倾向性疾病（凝血机制障碍）、严重糖尿病、癫痫或不能配合者、精神过度紧张或疑心病患者、局部区域皮肤或感染性疾病以及发热者、妊娠妇女，另女性经期在耻骨处禁施针。

（3）慎用：高龄患者、体弱患者、心智不健全或心理有障碍者、因心血管疾病或其他长期口服阿司匹林患者。

2.熟练掌握针刺技术和操作流程　内热针疗法是在软组织松解术的基础上发展起来的，因其盲视下操作，所以更复杂。但若要真正精准地掌握其技术仍需进一步学习，而要成为一名真正合格的软组织疼痛专科医师，不仅需要经过专业培训及扎实的基本功，还必须掌握精细的解剖并经过多年大量的临床实践，才能更好地解决临床中大量顽固的慢性软组织损害性疼痛及相关疾病。

3.不断学习积累精细的人体解剖知识　精细的解剖知识是提高内热针技术和预防意外发生的前提和保证。医者在施术前需对施治部位有清晰的解剖概念，尤其是局部重要组织、血管、神经在体表上的投影，更需了然于心，做到心到、眼到、手到、针到。

4.术前告知及术后医嘱　术前必须与患者或家属做好沟通工作，既要让患者建立战胜疾病的信心，又不能让患者产生不切合实际的期望值。不仅要确保疗程有效地完成，还要预防在发生并发症时得到理解并配合治疗，减少误解和不必要的纠纷。可酌情与患者签订内热针术知情同意书。术后医嘱最好有成文的书面资料，以备患者查询。并告知患者有不明反应或不适时及时反馈，不要延误等。

（于彦忠　史计月）

# 第六节　小针刀

## 一、技术原理

1.针的作用　中医学认为，人体在正常的情况下处于一种经络畅通、脏腑协调、阴阳平衡的状态。而在病理情况下，机体会出现经络壅滞、脏腑失调、阴阳失衡。针灸针治疗时就是通过针刺腧穴来调节脏腑阴阳失衡，使机体恢复正常状态。

2. 刀的作用 小针刀在临床治疗中首先发挥的是刀的作用，但是不完全等同于普通的手术刀，不需要切开皮肤；小针刀刺入病灶位置，到达病灶后进行切开、分离、铲剥、割断等操作，起到刀的作用。

3. 针和刀的综合作用 小针刀在临床治疗的过程中，往往起到针和刀的综合作用。例如，在治疗某些慢性软组织损伤疾病的时候，若小针刀刺入的部位正好有瘢痕或者结节，将瘢痕或结节纵向切开是发挥刀的作用；若瘢痕或结节所在的部位正好是经络循行所过之处，则在切开瘢痕或结节治疗慢性软组织损伤的同时也达到疏通经络的作用。另外，如果在治疗其他一些内外杂症的时候，进针部位正好有瘢痕或结节，用针刀治疗则是既发挥了针的作用也发挥了刀的作用，因为瘢痕或结节就是阻滞经络而致病的因素。

小针刀在临床治疗中把针和刀的作用相结合是非常有意义的，可以解决单独用针或单独用刀都无法解决的临床问题。

## 二、适应证

1. 各种因慢性软组织损伤而引起四肢躯干各处的一些顽固性疼痛点 根据针刀医学的研究，慢性软组织损伤性疾病的主要病理变化是粘连、挛缩、瘢痕、堵塞。

2. 骨刺（或骨质增生） 骨刺的生成，有的是关节本身压应力过高引起，有的是软组织拉应力过高引起。主要是肌肉和韧带紧张、挛缩引起，应用针刀可将紧张和挛缩的肌肉和韧带松解。在所有骨关节附近的肌肉和韧带附着点处的骨质增生（或骨刺）大多是软组织的原因，针刀有很好的疗效。

3. 滑囊炎 人体的滑液囊非常多，是肌肉和关节活动所需润滑液的供给器官。滑液囊受到急、慢性损伤之后，就会引起滑液囊闭锁，而使囊内的滑液排泄障碍，造成滑囊膨胀，而出现酸、胀、疼痛、运动障碍等症状；或者由于过度膨胀而挤压周围的神经、血管，出现麻木、肌肉萎缩等症状。此种病变用常规的治疗方法，难以奏效，应用针刀闭合性将滑囊从深面十字切开，针刀术后用手指迅速将滑液囊压扁，可立见成效。

4. 四肢躯干因损伤而引起的后遗症 损伤后遗症，包括四肢、躯干损伤，经治疗急性症状已解除，尚残留的功能障碍或肌肉萎缩，无其他骨断筋伤并发症时，均可用针刀疗法来治疗，但有时需要配合其他疗法，若肌肉已经萎缩到没有再生能力的情况下，针刀疗法并不理想。

5. 骨化性肌炎初期（包括肌肉韧带钙化） 对于骨化性肌炎，针刀治疗适应在骨化还没有完全僵硬之前，就是说肌肉还有弹性的情况下，才适应针刀治疗，不过疗程比较长，一般要 60 天左右。骨化性肌炎的病因和骨质增生一样，是肌肉和韧带拉应力过高引起，限制了人体的正常功能。

6. 各种腱鞘炎 针刀治疗各种腱鞘炎，有时疗效极快，尤其对狭窄性腱鞘炎、跖管综合征、腕管综合征之类，有特殊的疗效，但有时也必须配合一些药物。

7.肌肉和韧带积累性损伤　针刀治疗肌肉和韧带积累性损伤，对病损较久的疗效显著，对病损时间较短的疗效较差。

8.外伤性肌痉挛和肌紧张（非脑源性的）　外伤性肌痉挛和肌紧张在临床上表现极为复杂。有的单独构成一种疾病，有的夹杂在其他疾病当中表现为一种症状，有的表现比较隐蔽。而由于肌痉挛和肌紧张继发出一种突出的临床症状。但只要搞清原因，是肌肉痉挛和肌紧张者，应用针刀治疗，都能取得立竿见影的效果。

9.手术损伤后遗症　四肢手术特别是在关节附近容易造成腱鞘狭窄，筋膜、肌肉韧带、关节囊挛缩，瘢痕粘连，导致功能障碍。针刀对此施行闭合性松解术，有很理想的疗效。

10.病理性损伤后遗症　病理性损伤是指由于某种疾病导致软组织变性挛缩、瘢痕、粘连这一类疾病，如骨髓炎愈合后，类风湿关节炎导致的关节伸屈受限，软组织变性挛缩、瘢痕、粘连，针刀也有很好的疗效。特别是类风湿关节炎中期、晚期这种变化导致肢体畸形，一直是无法解决的难题，针刀就可以解决。

11.骨干骨折畸形愈合　骨干骨折畸形愈合影响功能或有肿胀不消，肌肉萎缩麻木疼痛无法解除者，必须在愈合处折断，再行复位，重新固定，纠正畸形。通常要做切开手术，创伤大，软组织损伤重，容易造成肢体无力等后遗症。传统中医治法用三角木垫于畸形愈合处，手法将其强行折断，再复位治疗。此法亦易损伤软组织，更易将健骨折断，不易在需要折断的部位截断而造成新的骨折创伤，应用针刀闭合性折骨，可完全避免上述两种方法的不足，准确无误地在需要折断的地方折断，又不损伤周围的软组织，保证这些软组织形态的完整性，有利于功能的恢复。关节附近骨折及关节内骨折畸形愈合，也可以应用针刀闭合性折骨，但成功率不到60%，所以不列为适应证。

12.针刀治疗关节内骨折　可以避免关节功能障碍等后遗症。

13.针刀治疗用于整形外科疗效　如矫正部分五官不正、消除皱纹、矫正小儿"O"型腿、"K"型腿、"X"型腿及成人肢体畸形等。

## 三、禁忌证

针刀手术虽然是一种微创手术，但它毕竟还是手术，有较大刺激和反应，所以在有上述广泛的治疗范围的同时，也有其相对应的禁忌证范围。包括：

（1）全身发热，严重的内脏疾病的发作期。

（2）施术部位有红肿、热痛或深部有脓肿，坏死者。

（3）血友病、血小板减少症等凝血功能性不健全者。

（4）施术部位有重要的神经、血管或主要的脏器，进针刀时无法避免，有可能造成损伤者。

（5）急性软组织损伤。慢性损伤急性发作除外。

（6）风湿性肌炎、关节炎，以及类风湿关节炎的检验显示为阳性结果的活动期（但在静止期内针刀疗法可以缓解局部症状和恢复部分功能）。

（7）脑源性疾病所致的运动神经系统症状，部分内脏性病变，反射到体表的反射性疼痛、非针刀适应证所为。

（8）诊断不清或损伤部位不清，不能进行针刀治疗。

（9）精神紧张或晕针严重，应慎用针刀治疗。重度高血压、冠心病、心肌梗死、严重肝肾功能障碍、虚脱和严重传染病活动期、精神疾病禁用于针刀治疗。

（10）中、晚期恶性肿瘤、机体严重衰竭，不用针刀治疗。

（11）脑出血、失血性疾病或机体难以耐受者，不用针刀治疗。

（12）婴幼儿及孕妇慎用或不用针刀治疗。

## 四、操作规范

### （一）操作方法

1.体位　根据不同疾病采用相应的体位。原则上是以患者舒适，局部软组织自然放松，施术部位便于消毒，术者便于操作为宜。

2.寻找痛点　结合临床症状、体征及 X 线片、MRI 片等检查，在局部寻找最敏感的穴位或痛点，并做好标记。

3.术区常规碘酒、酒精消毒，铺无菌洞巾。

4.麻醉　用 0.5%～1% 的利多卡因对病变部位进行局部麻醉，局部麻醉药可加复方倍他米松 5mg 或曲安奈德 20～40mg 或泼尼松龙 1～2mL，利用激素非特异性消炎作用减轻因针刀切割刺激引起的局部组织炎性反应，并减少局部瘢痕组织的形成。

5.针刀治疗　取长短合适的小针刀，在标记好的进针点处垂直于皮面刺入，刀口线与肌肉、肌腱、神经和血管走向平行。针刀刺入皮肤、皮下组织后到达要切割的组织表面，根据组织对针刀的阻力不同及针刀刺入的深度判断确认拟切割的组织，然后从拟切割组织的远侧向近侧级邮票边孔样切割，即切割一针后将针拔到要切割的组织表面，向近端移一个针位进行第二针的切割，如此反复进行切割，形成一条邮票边孔样的切割线，直至将要切割的组织切开为止。达到了松解的目的后，出针，压迫针眼止血后，用创可贴或敷料覆盖包扎。术毕。

### （二）注意事项

（1）在行针刀治疗前，必须诊断明确，符合针刀治疗的适应证。

（2）应询问有关病史，了解是否有针刀治疗的禁忌证。

（3）术者应严格遵守无菌操作技术，要戴口罩、帽子和无菌手套，术区应常规消毒、铺无菌洞巾。操作应在消毒的治疗室内进行。

（4）针刀应用前，要仔细检查、核对药品是否正确，特别是针刀的针柄和针体连接处是否牢固，防止折刀。使用一次性针刀应检查有效期、外包装有无破损。

（5）术后针眼应用无菌敷料或创可贴覆盖保护至少 3～5 天，期间勿着水和污染，以免感染。

（6）术后 3～7 天内可能病变处疼痛加重，多属正常反应，应向患者交代清楚，疼痛难忍者，可口服非甾体类抗炎药，必要时嘱患者及时复诊，发现情况应及时处理。

## 五、并发症及防治

从针刀手术结束时开始，到治愈康复的全过程称为术后观察阶段。这一时段内会出现正常反应和并发症。针刀手术有其特殊性，故术后处理的方法也有其自身的特点。

针刀手术后，仍须密切观察术后反应，有无并发症等新问题，同时，为继续治疗做准备。即使治疗已经结束，还有一个远期效果随访的工作要做。

从技术上来说，术后处理比术前准备要复杂得多。针刀闭合型手术后各种各样的反应都可能出现，可能是心率较快，可能是有点发晕；还有出血、血肿问题；有无刀口反应、针眼感染、脓肿形成；甚至出现精神、神经方面的反应等。这些问题，不仅要仔细观察，还要能及时而准确的判断，更要不失时机地早期处理，以求达到满意的结果。例如，某些抢救性手术（如气管切开等）是有时效限制的，错过了时机，恢复的希望就丢失了，只能遗憾终生。所以，希望医师能多多掌握这方面的知识与技能，为患者的康复创造良好的条件。

针刀治疗操作是手术，它必然具有一般手术后的普遍规律。手术操作的刺激会引起心血管等系统的一系列变化，如心率加快，代谢增加，某些器官的功能处于抑制状态；然后进入紊乱期，而后才进入恢复期，逐渐恢复到原来正常功能状态。针刀闭合型手术也完全符合这些规律。针刀手术由于切口微小，对正常组织侵袭轻微，对病变组织的切割剥离也不大，因而总体来说对患者的干扰很小。所以，绝大多数患者的术后反应很小，有的几乎没有什么不适症状。只有那些剥离范围较大、对刺激极为敏感的部位才会有较大的反应。有些术后所产生的血肿、感染、神经卡压等严重症状，则属术后并发症。在此将术后观察与并发症的原因、表现、处理和预防一并讨论。

### （一）疼痛的处理及预防

手术切口，无论大小都是损伤。有损伤，就会有不同程度的疼痛反应，这是机体对损伤的正常应答。对不同程度的疼痛，应该有分析，区别对待，处理方法也不尽相同。

1. 轻微疼痛

原因：绝大多数的针刀术后的患者，只有针刀口轻微的疼痛，对活动毫无影响。因为治疗点少，松解、剥离面较小，组织的敏感性又低，故疼痛极轻微。

表现：这样的疼痛多产生于本来对疼痛不大敏感的部位，如项部、腰背部等处。痛处无红、热的表现，即无炎症表现。

处理：这种疼痛不超过3天，3天后则应基本恢复正常。对于这样的疼痛，自然无须处理。

2. 较重的疼痛

原因：少数人对疼痛比较敏感，针刀手术的某些部位对刺激反应较大，或者手术剥离面大，损伤组织较多，因而疼痛反应强烈。

表现：此种疼痛多发生于对疼痛较敏感的部位，如膝关节、手足等部位。这种疼痛从局麻药物作用消失起，一般可达3～5天，甚至有的达到7天。检查局部无红、肿、热等表现。

处理：对于四肢部位针刀手术后的患者可给予一般镇痛药、片剂、注射剂均可，无须应用麻醉药品。疼痛应在 3 天后逐渐减轻。如有增重现象，则应考虑有其他并发症。

3. 炎症性疼痛

原因：多由于无菌观念不强、不按无菌要求办事、消毒不严格、操作有污染，或根本不讲无菌技术等原因所致。

表现：炎症的第一个表现便是疼痛。此种疼痛，应该在术后 2 ～ 3 天以后发生和逐渐加重，而无缓解趋向，且局部可发现红、肿、热等。体温相应升高，血象也应有所反应。

处理：这种疼痛的处理请见感染相关内容。

4. 预防

（1）定点数目要适当，不可一次定点过多。操作点多，反应可能就大些。

（2）操作要轻柔，对切开、剥离的操作要以达到目的的最少操作为标准。初学者往往总觉得剥离得不够。总而言之，时时刻刻要注意针刀手术是微侵袭为原则。

（3）针刀操作中应注意所有的疏通、剥离操作都应在骨膜外进行。如果伤及骨膜则易引发疼痛。

（4）做好患者的思想工作，让患者了解针刀松解的优越性，增强患者的治疗信心。这样，可以减少患者的思想负担，也就可以减轻患者的疼痛。

**（二）眩晕乏力的处理及预防**

1. 原因与表现

（1）如为心情紧张所致，应多做解释。说明针刀手术的操作比较简单，不会造成不良影响等、解除思想顾虑，则可消除不适症状。

（2）为避免由于眩晕，乏力，进而发生晕倒以致跌伤的事件，一定要在针刀手术后休息或卧床观察 15 分钟，经测血压、脉搏正常后再离开医院。一般在颈椎病、腰椎间盘突出症等针刀术后都要做牵引，因此患者在 15 分钟内是不能离开医院的。所以，并未遇到由此而晕倒的患者。

（3）少部分人症状持续时间较长者，应嘱患者休息 1 ～ 2 天，症状重者应卧床休息，一般无须给予药物处理。

（4）局麻药中毒和过敏反应及其处理已讨论，这里不再赘述。

2. 预防

（1）做好患者的思想工作，消除对针刀手术的恐惧心理，打消对施术疼痛的顾虑，减轻思想负担。

（2）局麻药物的浓度和剂量要适当。局麻药不是浓度越高越好，更不是用量越多越好。应当以达到麻醉效果的最低的浓度、最少的药量为最佳组合。

（3）绝对不能将局麻药注入血管内，在注射麻药时要不时回吸，保证麻醉正确无误。

**（三）出血、血肿的处理及预防**

针刀闭合型手术的创口出血很少。Ⅰ型针刀操作，一般无出血，有出血也只几滴而已，经压迫止血即可。据了解，也有发生针刀手术后血肿的情况。因此不能认为针刀的刀刃小，而忽略了切割血管而发生出血、血肿的问题。

1. 出血和血肿的原因

（1）血友病患者和未确诊的血友病患者这类患者应特别注意，绝不可漏诊。这是最易发生出血的患者，而且一旦有出血发生，将较难处理。

（2）出凝血时间、血小板计数术前应做常规检查，不能忽视。

（3）女性经期全身血管均处轻度扩张充血状态，应避免做针刀操作。这一点，只要注意询问就不会遗漏。

（4）对针刀手术部位较大血管解剖不熟悉，针刀切破较大血管，因而产生出血或血肿；较大范围的针刀松解术，特别是瘢痕大、粘连多、涉及面广的关节松解术（使用Ⅱ、Ⅲ型针刀者），往往刀口处渗血较多。即使外渗不多，手术部位的肿胀，除水肿外也有血肿的原因。

（5）针刀操作粗暴切割、剥离过多，损伤了某组织的小血管造成血肿。

（6）针刀操作不当，特别是在肌腹中的操作较大、较多。针刀操作，绝大部分是在肌腱、韧带、关节囊等部位。这些部位，特别是有粘连、瘢痕的部位的血管较少，血液循环状态应较差。

2. 出血和血肿的临床表现

（1）由刀口向外渗血，但绝不是动脉性的喷射式的出血，一般都是渗几滴血，这是正常现象。

（2）渗血较多，如从针刀切口向外渗出在30mL以下。

（3）针刀松解术部位有肿胀或包块。其肿胀的程度、包块的大小视内出血的多少不等。肿胀部位较硬韧，肢体可增粗，腹背腰部可扪及包块，并有压痛。

（4）注意血压、脉搏、血色素检查，一般应无大变化，但大量出血者，可影响到生命体征。

（5）1～2天后，如出血为浅表部位，可表现为皮下瘀斑；有的还可顺肌间隙向下流注，相邻部位出现瘀斑。

3. 处理和预防

（1）一般出（渗）血，可以压迫止血，应无问题。

（2）四肢较多出血，可患肢抬高，用枕垫起肢体至少达30°，即达到高于心脏的水平。

（3）对关节强直针刀松解术后的患者要做好关节的屈曲固定。如果关节松解比较充分，固定的角度足够，只要度过几个小时的时间，那么，内出血肢体肿胀将大幅减轻，会大大促进肢体功能的恢复。在固定时，一定要注意不能环形缠绕肢体，保证肢体的血供和神经功能不受影响。应特别注意肢体远端的毛细血管恢复时间、疼痛程度，有无麻木感觉、足背屈、足趾活动障碍等症状的观察，如有改变要及时处理。

（4）对于已经发生肢体严重肿胀、血运不良或有麻木等神经功能障碍者，要不失时机地及时松解对肢体的固定，包括绷带、夹板等。如果等到已出现严重麻痹症状（如足下垂等）时才发现和处理，则为时已晚。

（5）重大针刀松解术的术后，医护人员一定要密切观察伤口渗血、肿胀及有无异常感觉等情况。术后医嘱应明示各项观察项目，按时测量血压、脉搏等生命特征，以免发生意外。对确有较多渗（出）血、血肿的患者则应及时给予止血、补充液体及输血等处理。

（6）事先考虑有出血可能者，术前可给予止血剂，术后继续给予。但应注意的是，止血药的效果是有限的，单靠止血药来止血往往是靠不住的。

（7）防止和减少出血的最重要办法是针刀操作要轻柔，应做到对正常组织损伤最小，不损伤较大血管，出血、血肿自然就可避免。这就必须对针刀手术部位的血管走行、体表投影等有深入的了解，对针刀入路作合理的设计，避免损伤血管，造成出血。

（8）不可在肌腹做针刀的无效剥离操作。

**（四）神经损伤的处理及预防**

1.原因

（1）针刀入路选择不当：由于对针刀治疗处的解剖不够熟悉，没有弄清治疗部位的神经、血管投影情况就盲目定点，或者将压痛点一律视为针刀手术的治疗点，不加区别的一律"以痛为俞"，把本是神经本身的压痛点也做为治疗点，容易造成神经损伤，如坐骨神经、腓总神经、桡神经浅支等的损伤等。或者由于误把针刀当作"带刃的针"而做针刺治疗，往往没有考虑治疗点处有无神经通过。

（2）控刀技术掌握不佳：在做颈椎后路关节突关节针刀治疗时，没有按规范沿椎板的上缘只切开关节囊的要求而切入过深造成神经根损伤。

（3）误刺颈神经根：在神经根处针刀治疗，而这又是术者有意选择的施术部位，但因施术方法不当而误刺伤神经根。

2.表现　针刀对神经根的损伤可能出现如下情况：

（1）刀锋刚压在神经根上，还没有切到神经根的实质。在颈椎关节突关节囊的操作中患者会感到程度不同的窜麻感，患者的手或上肢可能有轻微的反应；腰椎间管外口操作中，可能出现下肢至足趾的轻微窜麻感。术后3天内可能仍有轻微的麻窜感，日后不治而愈。一般不必处理。

（2）刀锋切到了神经根的实质，但很轻微，对神经的切伤很小，因此，当时的感觉是又痛又麻，比较强烈，同时，患者的上肢或下肢会有明显的抽动。敏感的患者，可将手臂缩回或下肢抽动，甚至全身都有活动。术后，可能痛麻1～2周，有的无须特殊处理即可痊愈；有的则要给予镇痛药物或脱水剂。其处理如下：向患者讲清道理，给予患者必要的安慰；给予安定、镇痛药，减轻患者疼痛，可以使患者得到适当的休息；可适当给予脱水剂治疗。20%甘露醇250mL，静脉快速输入（30分钟内输完），1～2次/天，连续3天，视病情再予以处理；适当给予神经营养药物，有利于神经的恢复。

（3）刀锋确实切在了神经根上，对神经已经形成切割伤。患者手术当时的反应可能是极其强烈的窜麻和剧烈的疼痛。有的患者可能会立刻抽回手臂或下肢，甚至从床上跳起来，疼痛十分严重，其症状可能持续几周、几个月或一年。处理除上述针对第二种情况的处理外，更要加强肢体的功能训练，争取肢体功能得到良好的康复。

（4）针刀确实切割在神经干上，损伤了神经的功能。如果这种损伤出现在腓总神经干上，其后果比较严重，有时会造成麻痹性尖足。神经损伤的后果不容乐观。此种情况就更难处理。这种失误是不应该出现的。因为针刀本来就不是"毫针"，更不能当成"针灸针"来用。

3.预防

（1）多学习相关解剖知识，对针刀操作部位的解剖要了如指掌，尤其是要熟悉神经根、神经干的所在部位和走行的投影等。这是理论知识基础。有了正确的理论指导，才会有成功的实践。

（2）学习针刀的基本理论，理解针刀的实质，而不是简单地从字面上去理解、去解释。这是从根本上解决这一问题的关键。

（3）苦练基本功，包括疾病的诊断、针刀入路点的设计，以及针刀操作的技法等基本功。针刀操作中有许多是极其精细的，要求有较高超的操作技能。

（4）对患者要有认真负责的态度，不做自己做不到的事。如果自己确实没有掌握针刀治疗颈椎病、腰椎间盘突出症、侧隐窝松解术等操作本领，那就要认认真真地学。每一个做针刀操作的医师都能这样做，就会减少或避免医疗差错和事故。

**（五）颅内压降低的处理及预防**

1.原因

（1）棘间韧带针刀操作误入椎管穿破蛛网膜。行棘间韧带松解术拔出针刀后切口渗出无色透明的液体。这种情况，为脑脊液外溢，如有颅压降低则可能出现症状。

（2）寰枕后膜针刀松解术后手法操作失误，造成蛛网膜撕裂，脑脊液外溢。例如，在给一位老年女患者做寰枕后膜松解术后，予以颈椎屈曲松解手法。由于用力较大，听到撕裂声。术后，患者头痛、头晕，不能起床，起床时便有恶心、呕吐等症状。经对症治疗，卧床一个月后症状方消失。估计是由于手法用力过大（或是患者的寰枕后膜太脆弱）导致蛛网膜撕裂，造成脑脊液外溢、脑压降低而导致一系列症状的出现。

（3）颈椎关节突关节囊和椎板间黄韧带松解术失误，切破蛛网膜所致。这种情况很少见，主要见于一些初学者。由于控刀的基本功未能掌握，在针刀操作中误将蛛网膜穿破所致。

（4）腰椎侧隐窝针刀操作时，切破蛛网膜。这种可能性是存在的。黄韧带与硬脊膜之间仅有较短的距离。经测量，硬脊膜与蛛网膜之间（硬膜外间隙）约有 4mm 的距离。在此处做针刀闭合型手术操作应该是安全的，但并非没有风险，关键在于要具备良好的控刀技能。对这些部位的解剖不熟悉，对这种十分精细的操作不予重视，手术操作不正规，控刀技术不过硬时，自然容易造成失误，切入过深而致蛛网膜穿破，造成脑脊液外溢。

（5）患者对脱水剂敏感或脱水剂过量所致。有的患者对甘露醇静脉输入十分敏感，可以造成脑脊液压力明显降低；或由于脱水剂用量过大，脱水过多造成脑脊液压力下降。

2.表现

（1）颅压低性头痛：头痛为持续性，有的比较轻微，有的则疼痛较重，呈胀痛或为撕裂性疼痛。

（2）头晕：多为直立时表现明显，而平时卧时则缓解。

（3）恶心：尤其是坐起或直立时明显。

（4）呕吐：开始时可能有呕出物，后来则是欲呕无物，俗称"干呕"。

（5）乏力：患者不能进食，休息不好，自然体力虚弱；有时则是思想负担过重所致。

3.处理

（1）绝对卧床：如确诊为颅低压症，就要绝对卧床，大小便都不应下床活动。这样可以明显减轻症状。

（2）停用脱水剂。

（3）静脉补液：应及时补充盐水以尽快恢复脑脊液正常压力。如果患者不能进食，应每天给予足够量的水和电解质，亦要给予补充适量的能量。

（4）争取早期进食与饮水：足够的水供应是恢复脑脊液量的最好方法。

（5）对症处理：必要时可给予镇静药、镇痛药，可给予针灸、中药等治疗。

4.预防

（1）一定要按规范操作，不可马虎大意，苦练基本功是最根本的解决方法。

（2）做针刀操作一定要一丝不苟地按规程办事。其实，精细的针刀操作的根本在于过硬的基本功。如果每一步操作都是按规范操作就不易造成失误。

（3）脱水剂不可随意给予，一定要有指征。药物的用量要在观察中调整。

**（六）发热的处理及预防**

针刀闭合型手术后发热，可能是吸收热，这是一般手术后的正常反应。有的术后发热可能不仅仅是吸收热，而是切口感染的表现，或者合并其他疾病所致。所以，对术后发热的患者要进行密切观察，根据不同情况，分别处理。

1.吸收热　针刀侵袭轻微，故一般无吸收热现象发生。但少数患者针刀术后确有发热者。吸收热大多在38℃以下。这些发热患者，没有上呼吸道感染、病毒性感冒等疾病或切口处感染的症状。一般持续时间为3天左右，且体温会一天天逐渐下降，直到正常，故无须处理。

2.切口感染致发热　这是针刀术后发热患者的一个重要方面，应密切观察，下面有专节论述。

3.其他原因发热　最重要的原因可能是病毒性感冒或上呼吸道感染。这是在针刀手术的过程中，由于治疗室的温度不合适，过冷或过热，患者对环境不大适应，故而发生感冒。这种患者自然应具备普通感冒、上呼吸道感染等疾病的症状和体征，一般病程3～5天，对症治疗有效。

**（七）感染的处理及预防**

1.针刀手术后切口感染　肯定是较深层组织的感染，所以处理起来比较麻烦。其处理方法，可分以下几个方面：

（1）全身处理：给予敏感的抗菌药物，用量要足够，时间也要足够。

（2）局部热敷或理疗。

（3）必要时做脓肿试穿，有脓者予以及时切开引流。凡切开引流者，引流口一定要足够大，而且要"底小口大"才能引流充分。如果只切小口，则引流不畅，不但拖延病程，而且对组织的破坏会更大。

（4）如对感染的处理经验不足，应请专业医师来处理。

2.预防　切口感染最根本的是预防，而不是治疗。要从杜绝污染着手。针刀手术切口小，几乎不见裂痕，所以不易发生感染。但是针刀手术后确有感染者，必须认真对待，并要注意下列各点：

（1）必须提高医护人员对无菌技术操作的认识，树立无菌观念，提高思想认识。

（2）必须严格按无菌技术要求办事。不管是器械、敷料、手套、棉球、钳镊、器械液等，必须按规定的消毒、灭菌和更换。

（3）术者、助手、配合的护士等医护人员的技术操作都必须严格执行无菌技术规范，有不符合操作规范的就要相互提醒、相互监督、马上纠正，绝不可马虎大意。

**（八）硬脊膜外血肿的处理及预防**

硬脊膜外血肿是针刀术后所有并发症中后果最为严重，需当机立断、迅速处理的一种并发症。因此，应对此种并发症有深刻了解，并时刻警惕。

1.处理

（1）早期表现者立即进行 CT、MRI 检查为最好，如有血肿则以 CT 检查最为确切。

（2）虽然 CT 检查最为确切，但更要重视临床表现。若术后 1 小时肢体运动、感觉尚未恢复，或恢复后又消失，或伴有大小便失禁表现者应尽早进行手术探查，不可犹豫不决，贻误治疗时机。

（3）对于部分肢体运动障碍者，要努力给予中、西药物和有关治疗，争取最好的治疗效果。

2.预防

（1）选择好适应证：对于有出血性疾病、出血倾向的患者应视为针刀手术禁忌证。对高血压动脉硬化等患者应视为相对禁忌证。

（2）做好术前检查：术前要检查血常规、出凝血时、血小板或凝血酶等，应在正常范围。不正常者，视为禁忌证。

（3）重视基本功训练：开展针刀手术治疗项目要循序渐进，暂不能操作的项目应从缓操作，以免造成失误。术后要密切观察患者的一切表现，及时发现患者出现的临床症状。要有敏锐的警觉意识，发现蛛丝马迹就要绝不放过。

（4）目前，治疗硬脊膜外血肿的最有效的办法是及时手术探查，清除血肿。据统计，6～8 小时内行椎管减压、清除血肿的患者多能恢复。也有统计表明，在 1 小时内做手术处理，彻底止血、清除血肿，也仅能有一少半患者康复。所以，不可耽误时间。

### （九）术后固定的观察和处理

一些肢体关节矫形的针刀术后要给予固定。如膝关节、踝关节、肘关节等关节的针刀松解术后，为保证畸形的矫正，需要用绷带、夹板等物对肢体关节做不同体位的固定。膝关节往往是屈曲位固定，肘关节往往是伸直位的固定。当做这些固定时，肯定都会注意到对神经、血管的压迫问题，甚至也做了相应的处理。但在固定的过程中，由于麻醉的消失，疼痛的加重，肿胀的出现等原因，患者则可产生不自觉的活动以缓解疼痛，使原来的固定位置窜动；或本来松紧适当的固定物变得固定过紧，从而压迫了某些神经、血管。比如，下肢可压迫走行最表浅的腓总神经，肘关节可压迫肱动脉或正中神经、尺神经、桡神经等，若不及时发现和处理易酿成严重后果。又如，上肢的缺血性挛缩（Volkmann 挛缩）、下肢的垂足等，这种教训是严重的。

### （十）术后腹胀的处理及预防

如出现腹胀，可给予胃肠蠕动增强剂，中西药物很多，可选用。如出现肠麻痹，则应请普外医师协助处理。

### （十一）气胸的处理和预防

气胸，是许多治疗操作时易于产生的并发症。针刀是金属器械，有锋利的刀刃；而针刀的操作又往往是一些与胸壁、肺脏相关联之处。冈上、冈下，肩胛间区、腋下等处，都与胸膜腔相邻近，如将刀锋刺入过深，则可造成气胸。

气胸，可分为闭合性、开放性与张力性气胸三种。针刀手术所致之气胸应为闭合性气胸，很少会出现高压性气胸，但一定要高度警惕。

1. 气胸的处理

小量气胸：此类气胸即指肺萎陷在 30% 以下者，一般无须治疗，其气体于 1～2 周内可自行吸收。

大量气胸：此类气胸即指肺萎陷在 30% 以上者，这些患者需进行排气治疗。其方法如下：

胸膜腔穿刺排气：有两种形式：

1）胸膜腔穿刺排气法：在患侧前胸锁骨中线第 2 肋间，以大注射器、胸腔穿刺针刺入胸膜腔，针头通过皮肤、皮下组织、肋间肌和壁层胸膜，有落空感即进入胸膜腔，回吸有气体抽出。继续抽出气体直到不能再吸出为止。病情轻者，一次穿刺排气即可治愈；一次不能排尽者可多次穿刺，直到病愈为止。

2）粗针头穿刺排气法：在高压气胸危急情况下的急救处理是立即排气，降低胸膜腔内压力。最简便的方法是：在患侧前胸锁骨中线第 2～3 肋间正中处插入粗针头至胸膜腔中，高压气体顺利排出，使患者得到急救。这样可以争取到宝贵的时间，以便做后续处理。

2. 气胸的预防　气胸并发症是比较严重的并发症，应极力加以预防。首先，必须了解胸壁解剖，肺在体表的投影，尤其是肺尖（肺裸区）在体表的投影。不仅要了解正常的肺胸壁解剖，还应了解异常状态下的解剖。如患者在精神紧张的状态下屏住呼吸时，肺会膨胀，有如肺气肿一样，肺的投影将比正常时要扩大许多。如不注意这一情况，也会出现问题。

（程　芳　于彦忠）

# 第七节　钩活术

## 一、定义

钩活术是利用巨钩针在颈腰椎旁或脊椎旁钩治一定部位，用于治疗相应脊柱病的一种无痛微创闭合式小手术。治疗颈椎病、腰椎间盘突出症、颈腰椎骨质增生症（骨质退行性改变）、椎管狭窄症、手术失败综合征。

## 二、治疗原理

张力和压力是形成腰椎病产生症状的病因和病机，不通则痛，其根源于肾，肾主骨生髓通于脑，肾虚必然早退变，退变快，易突出，易骨质增生，久则椎管狭窄，对狭窄后手术切除者又会再狭窄，所以要治颈腰病要治"肾"治本。腰为肾之府，肾虚是根本，不通是关键，颈三穴位于 $C_5$、$C_6$、$C_7$ 椎体周围，且颈 5、6、7 下的神经根是形成臂丛神经的主干，腰三穴位于 $L_3$、$L_4$、$L_5$ 椎体周围，腰三穴与气海俞、大肠俞、关元俞相邻，针刺气海俞、关元俞可以扶正补肾，针刺大肠俞可以畅通气机，活血通络。腰三穴配合可以补肾扶正、活血通络，调节细胞免疫和体液免疫，使自身免疫反应性炎症引起的疼痛得到缓解，标本兼治，理应有效。

## 三、适应证

钩活术的治疗范围如下。

### （一）颈椎病

1.颈部症状　颈项部疼痛，颈部僵硬感，颈部强直，活动受限，颈部肌痉挛，颈活动困难，有捆绑感，颈部胀筋感、"落枕"等。头部常偏向一侧，抬头、低头困难，旋转困难。

2.上肢症状　肩部、手臂、背部的麻木、疼痛、运动和感觉障碍，痛觉过敏，有触电感，手指麻木或蚁行感，手部无力，沉重感，持物不稳，震颤麻痹等症状，上肢肌萎缩，肩周活动受限。

3.下肢症状　下肢可出现放射性痛、冷、麻、凉或热窜痛，无力、不能站立、不能行走、不能下蹲，活动后加重，休息后减轻，或休息后刚起来加重，少有活动后好转，再活动后又加重。与天气变化有关，遇冷加重，遇热减轻，或不明显等。重则肌萎缩，跛行，功能下降。

### （二）腰椎病

1.腰腿痛　坐骨神经痛、下肢发凉、麻木、行走不稳、无力、间歇性跛行等。

2.椎管病　肌无力、肌萎缩、肢体瘫痪等症状。

3.脊神经症状　小腹有束带感、排尿困难、大小便功能障碍等。咳痛、持物痛、弯腰痛、大小便异常、腹部束带感。可出现腰背痛、坐骨神经痛，活动后加重，不能久坐、不能久站、不能长期保持一个姿势，疼痛不能入睡，疼痛区肌肉萎缩，严重者或者晚期出现二便障碍和痉挛性瘫痪，卧床不起，随着病情的发展可逐渐加重并转为持续性。如不及时治疗会发生不同类型的瘫痪。

## 四、禁忌证

（1）脊柱感染性疾病患者。

（2）出血性疾病及凝血障碍性疾病患者。

（3）脊柱及脊髓肿瘤患者。

（4）局部皮肤有破损及感染者。

（5）孕期、哺乳期妇女。

## 五、并发症及注意事项

（1）一人次一消毒，规范灭菌。

（2）注意保护钩尖，防卷刃及变形，如果变形，切忌再用。

（3）钩治的方向与神经、肌腱、肌肉、经络的走行一致。

（4）手法轻柔，切忌用蛮力，以免损伤正常组织和钩针折断。

（5）应该严格掌握钩治在筋膜层。

（6）排除针眼里的渗血，并进行有效止血后，方可包扎。

（7）用无菌棉球放在针孔上，加盖无菌敷料或敷贴4天。

（黄亚运　于彦忠）

# 第八节　浮　　针

## 一、浮针简介

浮针疗法是用一次性使用浮针在非病痛区域的浅筋膜层（主要是皮下疏松结缔组织）进行扫散手法的针刺疗法，具有见效快、适应证广等特点。

新近研究表明：传统针刺方面起作用的正是浅筋膜中的主要组织——皮下疏松结缔组织。浮针疗法不像传统针刺一样深入多层组织，仅仅作用在浅筋膜。

浮针疗法仅刺激非病变部位的浅表皮下组织，比传统针灸、推拿还要安全。

## 二、适应证

慢性头痛、颈椎病、肩周炎、网球肘、腱鞘炎、腕管综合征、腰椎间盘突出症、腰肌劳损、膝关节炎、踝关节陈旧性损伤、带状疱疹后遗痛、胆囊炎胆石症、慢性胃痛（慢性胃炎胃溃疡）、泌尿道结石、慢性附件炎、宫颈炎、痛经等。

## 三、禁忌证

患者在过于饥饿、疲劳、精神紧张时，不宜立即针刺。常有自发性出血或损伤后出血不止者，不宜针刺。皮肤有感染、溃疡、瘢痕或肿瘤的部位，不宜针刺。浮针疗法留针时间长，相对传统针刺疗法而言，较易感染。对于容易感染的患者，如糖尿病患者，当加倍小心，慎防感染。

## 四、浮针疗法操作规程

### （一）针刺体位

如体位选择不当，在施术过程中患者紧张，医师进针、行针不便，给患者造成痛苦。因此，治疗时必须根据治疗所选进针点的具体部位，选择适当的体位，使患者放松，同时便于施术操作。

### （二）明确病痛点

病痛点在软组织伤痛的临床上，指的是筋膜激痛点，不仅是病痛的所在，多数情况下也是病痛的原因。

### （三）确定进针点

进针点的选择关系到进针顺利与否，关系到疗效的好坏。在选择进针点的过程中，要明确以下四点原则：

（1）小范围病痛进针点近，大范围、多痛点的进针点远。

（2）多数情况下，选择在病痛部位上下左右处特殊的如在肋间，不必拘泥上下左右，可以斜取进针点。

（3）避开皮肤上的瘢痕、结节、破损、凹陷、突起等处，尽量避开浅表血管，以免针刺时出血。

（4）进针点与病痛处之间不要有关节。

### （四）针刺前必须做好消毒工作

包括进针部位的消毒和医者手指的消毒。

### （五）针刺操作

操作分两步进行，第一步进针，第二步运针。

第一步：进针时局部皮肤要松紧适度。临床上一般用右手持针操作，主要是以拇指、示指、中指三指挟持针柄，状如斜持毛笔。初学者可以用左手拇指、示指挟持辅助针身，采用类似毫针刺法中的挟持进针法。熟练者可以直接斜刺入皮。进针发力时针尖搁置于皮肤上，不要离开皮肤。进针时针体与皮肤呈 15～25 度角刺入，用力要适中，透皮速度要快，不要刺入太深，略达肌层即可，然后松开左手，右手轻轻提拉，便针身离开肌层，退于皮下，再放倒针身，做好运针准备。

第二步：运针，是指针入皮下后到针刺完毕之间的一段操作过程。运针时，单用右手，沿皮下向前推进。推进时稍稍提起，使针尖勿深入。运针时可见皮肤呈线状隆起。在整个运针过程中，右手感觉松软易进，患者没有酸胀麻等感觉，不然就是针刺太深或太浅。对范围大、病程长的病痛，运针深度可长，反之则短。

### （六）扫散动作

以进针点为支点，手握针座，便针尖作扇形运动。扫散动作是浮针疗法区别于以往所有疗法的重要特色。临床疗效显著。操作时以右手中指抵住患者皮肤，使针座微微脱离皮肤，医者稍稍平抬浮针，使埋藏于皮下的针体微微隆起皮肤。操作时要柔和，有节律，操作时间和次数视病痛的情况而定。也就是说，如果疼痛已经消失或不再减轻，则停止作此动作。扫散是浮针疗法的核心，每一个动作都必须用心去完成；另外一手一定要密切配合，使进针点和病痛处之间的范围内完全放松；扫散时间一般为 2 分钟，次数为 200 次左右。如果扫散后，疼痛依旧存在，可再选更靠近病痛点的进针点，重新进针。进针完毕，抽出针芯弃于安全处，务必放于人不易触摸的地方，防止刺伤。然后把胶布贴附于针座，以固定留于皮下的软套管。在进针点处，用一个小干棉球盖住针孔，再用胶布贴附，以防感染。

### （七）留针和出针

留针的目的是为了保持镇痛效应。因为，临床上常常发现运针完毕疼痛即减或消失，也就是说，浮针疗法有较好的即刻疗效，但若随即起针，病痛会复作。留针可维持即刻疗效。在留针时多用胶布贴敷，把软套管的针座固定于皮肤表面即可，为安全起见，进针点处可用消毒干棉球覆盖一薄层后用胶布贴敷。有人对针座放置于皮肤上反应过敏，可以在其间铺置薄层棉垫。留针时间的长短还要根据天气情况、患者的反应和病情的性质决定。若气候炎热，易出汗，或患者因为胶布过敏等因素造成针孔口或局部皮肤瘙痒，时间不宜过长。若气候凉爽，不易出汗，患者没有反映不适感，时间可长些。

### （八）医嘱

（1）留针期间勿打湿针刺局部，防止感染。

（2）不要剧烈运动。

（3）局部有异常感觉时，不要紧张，大多为胶布过敏所致，医师可用其他类型的物件固定，如止血贴等。

（4）若因为针体移动，引起局部刺痛，旁边没有医师，可自行起针。

（5）告诉患者起针时可能出血。

## 五、针刺常见并发症

针体仅入皮下，没有较长时间的酸胀麻等感觉，只是在透皮时很短时间的刺痛，所以浮针疗法比传统针刺疗法更为安全，一般不会出现滞针、弯针、断针等异常情况。但如果操作不慎，疏忽大意，或针刺手法不当，或对人体解剖部位缺乏全面的了解，也会出现一些不利于治疗的情况，常见者有皮下出血及晕针。

1.皮下出血　若微量的皮下出血而局部小块青紫时，一般不必处理，可以自行消退，只要告知患者，消除其顾虑情绪及恐惧心理即可，不必立即起针。若局部肿胀疼痛较剧，青紫面积大而影响到功能活动时，可先起针，冷敷止血 24 小时后，再热敷或在局部轻轻揉按，以促使局部瘀血消散吸收。有人认为，针刺引起的皮下瘀血，不一定待 24 小时后才热敷，在 1 小时后即可热敷或按摩，这种提法可供参考。

2.晕针　晕针是在针刺过程中患者发生晕厥现象。晕针时，患者出现精神疲倦、头晕目眩，面色苍白，恶心欲吐，多汗、心慌、四肢发冷，血压下降，或神志昏迷，仆倒在地，唇甲青紫，二便失禁。相比传统针灸，浮针疗法的临床更少发生晕针。但也可发生于个别敏感者，以青年女性较多见，尤其是在体质虚弱，精神紧张，或疲劳、饥饿等情况下容易发生。对于晕针应着重预防。

（程　芳　于彦忠）

# 第九章 骨质疏松疼痛病的临床护理

骨质疏松疼痛病（OPD）护理与国际护理前沿理论相融合，在传统的护理评估、基础与专科疾病护理基础上阐述了疼痛护理与护理保健等内容，力求体现 OPD 防控的基本内涵与健康管理服务理论及技能。

## 第一节 骨质疏松疼痛患者的护理评估

### 一、护理评估进展

1. 概念 护理评估是指由注册护士有目的、有计划、系统性地对患者信息的收集与分析，是护理程序的第一步。随着生态医学模式的推广，护理工作的重心渐渐地从对疾病的护理，转向对患者整体健康的护理。在以患者健康为中心的护理中，护理评估是首要的关键环节。运用正确且标准的方法和操作规程，全面、准确地收集患者的病史信息和身体状况等资料，并通过不失真的传递方式，将护理评估的信息运用至接下来的医学诊疗和照护中，是日益受到护理工作者重视的有效评估流程。

2. 内容 首先应该是全面的。除了一般情况评估、基础评估、跌倒风险评估和压力性损伤风险评估外，符合国际医疗机制认证的护理评估还应包括专科评估、生活自理能力评估、疼痛评估、社会心理评估、患者营养筛查、康复功能筛查评估、出院计划评估，以及学习能力和愿望的评估等。对于特殊患者，还应该进行关于其特殊状况和需求的评估。

一般情况评估涉及患者的社会状况、宗教信仰、入院的时间和方式、过敏史等；基础评估包括患者的生命体征、意识与交流能力等；专科评估可以运用从头到脚（head-to-toe）或以系统为划分的方式，由表及里地对患者的身体状况和精神状况进行评估，需要注意阳性症状和体征，并为接下来的医疗照护行为提供客观的依据；生活自理能力评估可以运用患者日常生活活动能力量表（ADL）对患者穿衣、排便、行走、进食等生活能力进行评估，并为接下来制订护理计划提供依据；患者跌倒风险评估可以使用 Morse 跌倒评估量表（MFS），通过对跌倒病史的采集、视力及听力评估，并综合其他医学影响因素，对患者的跌倒风险进行提前预判，并放置特殊标识，加强对患者及其照顾者的宣教，防止跌倒意外事件的发生；运用 Branden 压力性损伤评估量表对发生压力性损伤的危险性进行评估，并及时给予相应的压力性损伤预防措施；各专科可分别运用 Wong-Baker 面部疼痛量表、重症监护疼痛观察工具（CPOT）、新生儿疼痛程度量表（NIPS）、中文版儿童疼痛行为量表（FLACC）等工具对常见的疼痛症状进行筛查、评估；社会心理评估常不被重视，但实际上也是护理评估的重要一环，通过评估可以了解患者目前的心理状况、家庭支持情况，以及是否有特殊的需求；患者营养筛查评估可以筛查出营养状况受损的患者，并请营养师及时介入，并确定患者营养风险、制订营养干预计划、提供必要的营养治疗计划；康复功能筛查评估可以筛查出需要进行康复治疗的患者，并请康复医师及早参与制订和落实功能康复计划，尽力改善患者的生活质量；出院评估包括出院去处和方式，便于护理团队制订基于患者需求的出院计划。在护理评估的过程中，量表的应用并不是必需的，但对于不知道或记不住从哪些方面评估特定问题或状况的人员来说，已经是很好的提醒和帮助。量表、核查表及其他工具的运用除了帮助护士相对全面地对患者状况进行评估，还能将评估的过程和内容进行标准化，保证每一次护理评估的质量。

3. 实践　护理评估应做到全面、及时、有针对性。例如，JCI 医院认证标准推荐所有的入院后护理评估应在患者入院后 24 小时内完成并记录在案，以便及时了解患者医疗和护理的需求。住院过程中适时地再评估可以了解患者对照护和治疗的反应，对确认照护和治疗效果至关重要。护理评估除了需对患者生命体征、疼痛、社会、心理等不同维度进行评估，对于特殊人群，如吸毒人群、临终患者、长期疼痛患者、受歧视或虐待的人群，其护理评估应有所侧重，应预估可能存在的风险并加以预防。此外，不同的护理评估，需要由受过专业培训并具备专业知识和技能的人员完成，以尽量避免由于评估人员主观判断造成的偏差。

4. 问题

（1）将护理评估等同于完成评估表：很多医院和护理人员把护理评估等同于完成评估表，而不去理解评估表背后的原因和意义。作为一名护士，一个有意义的护理评估首先应该理解每个评估的内涵和目的，才能更好地运用评估结果，为下一步医疗、护理计划提供信息与依据，应避免为了填表而填表。例如，很多医院在入院护理评估中包含 ADL 量表，并将其单纯地用于患者的功能评估，以判断患者是否需要康复护理。ADL 虽然也可以用于评估功能，但 ADL 量表的本质是评估患者生活的依赖性、生活护理需求、家庭照护需求，以及在照护期间依赖性的变化，单纯的 ADL 评分不一定能直接反应患者的康复需求。因此，只有正确理解评估表每一项内容背后的原因和意义，才能帮助护理工作者更灵活地使用评估工具，更好地利用表单填写结果并得出评估结论，从而制订有针对性的护理计划，实施有效的护理措施。

（2）护理人员缺乏批判性思维能力：护理人员在完成评估的过程中，缺乏批判性思维和独立分析判断能力，而单纯地完成评估或将评估结果报告给医师。其实除了使用上述这些工具进行评估，参与护理活动的人员还应该有批判性思考的能力。优秀的护理人员在遇到问题时一直都在进行独立的护理行为。完整的护理行为至少应该包括评估（access）、诊断（diagnose）、护理计划（plan）、执行（implement）和再评价（evaluation）5 个部分，而非机械地执行医嘱。在护理评估的过程中，护士作为第一个发现问题的人，应该具备分析问题原因、预料可能的应对措施并提前做出反应的能力。如果套用评估模板而缺少整理分析和综合判断的批判性思维，会让护理评估流于形式而不能发挥反映病情的功效，变成程序性的填写步骤。同时，机械性的重复非但减少了护理操作的边际价值，更容易让思考和判断缺失。缺少了批判性思维的人与机器无异，而批判性思维不单单只能靠临床经验的积累，更是一种需要鼓励和培养的护理能力和素质。

护理评估和批判性思维的培养首先应该在护理学院学习过程中加以重视。在美国的护理学教育体系中，护理评估作为单独的一门重要课程，一般会用一学期的时间，通过理论与实践结合的方式进行授课，并让护理专业的学生亲身实践护理评估，最终将其培养成为有独立思考及解决问题能力的专业人员。其次，在职的岗位培训也应该持续进行护理评估和批判性思维的培养。然而，由于很多国家医护分工的限制、等级和教育背景的差异、信息化程度不足，护士通常都是作为医嘱的执行者在工作。

（3）护理评估与医疗评估分割：医师在进行诊断和治疗时很少应用护理评估的结果做出综合判断，导致护理评估与医疗评估的分割。除体温单外，很多医师根本不知道如何查找或引用护理评估的内容和结果，也不认同护理评估的价值。造成这一现象的原因有很多，与护理评估内容的相关性、结果获取的便捷性、问题呈现的有效性高度关联，也与医院管理架构、医护之间的沟通模式有关。护理评估信息的不全面或缺失，会导致医师无法掌握患者全面地信息，从而无法做出最全面、及时的诊断。

5.医院信息化建设与护理评估　医院信息化体系的建设可以给予护理评估很好的支持。护理评估获得的数据应及时、准确地记录在护理系统中，并可以高效、准确地被需要的医师及其他临床工作者调取。数字化的量表和操作表单、自动生成或导入的患者信息、采用下拉框结构化地录入项目，可以减少护士文字录入的随意性，缩短录入时间，降低护理评估中的疏漏和主观偏差，可用于营养评估、疼痛评估在内的全部护理评估，实现高效、高质量的护理评估。医院信息化建设评级（HIMSS）基于住院（含急诊）和门诊信息化水平制定了电子病历成熟度评级标准，为医院信息化建设提供了有效的建设目标和体系指导。很多医院对标 HIMSS 成熟度模型，以电子病历为核心，对护理系统进行了需求分析，在护理知识库的基础上，设计和编写相关程序，建立了护理评估异常值提醒功能、高危值预警功能，并在护理表单输入后自动生成护理问题，推荐护理计划和护理措施，并将护理措施自动生成护理任务清单，提醒护理人员及时执行护理任务。由此建立一套规范、科学的临床评估决策系统，提高了护理评估的准确性和有效性。在 HIMSS评审和咨询过程中发现，通过利用信息化整合医院护士依据护理评估和分析做出的护理诊断（或护理问题），以及医师收集的患者问题清单，将其制作成医护问题清单统一模块，可以帮助医护团队对患者的情况得以同步、全面地了解，从而使医护团队更好地做出诊断、治疗和照护。

护理评估是护理角色的核心价值之一。标准化护理评估内容和填报方式，可以减少因个人能力不同而导致的评估内容差异。同时，医师与护士采集信息的互联、互通，可以使信息的传递方式不单单靠护士个人与医师进行沟通，降低沟通不及时、不稳定造成延误治疗的风险。优秀的护理评估，更是对缓解医师现有的工作压力、提高整体医疗工作效率有非常大的帮助。从护士教育的角度看，将原本只能由时间积累的经验，系统化地总结并上移至护理教育阶段，并在毕业后长期、持续地进行再教育，鼓励批判性思维和独立思考的能力，是培养护士有效地完成护理评估的方法。通过以上这些方式方法，相信真正以患者为中心的诊疗照护理念可以得到进一步地推广和实践。

## 二、骨质疏松疼痛病（OPD）的护理评估

OPD 住院患者病情较为复杂、多样，且年龄、文化程度跨越大，临床对护理要求较高，若护理工作不到位、不规范，极易发生不良事件，如跌伤、坠床等，使患者造成二次伤害，导致其治疗时间延长、治疗费用增加，严重影响其治疗安全性、有效性，严重影响着患者的住院安全。通过相应、有效的护理管理，可避免护理不良事件的发生，以更好地为患者服务，促使其及早康复，在一定程度上还可提高医院护理管理质量，进一步推进医疗服务发展。因此，临床需重视 OPD 患者护理的管理，不断增强、优化护理各项环节或操作，有效地降低风险因素，进而减少不良事件发生，以更好地为患者服务。在实际操作应用当中，由于涉及较大范围的人工操作，因此，任何不同的医疗护理活动均存在着不同程度的潜在风险，医护人员自身需要具有敏锐的洞察意识，只有其认知到了风险的实际存在性，才能够根据风险的应对政策进行不同的评估抢救，做好不同的环节把控，有效避免风险实施的范围扩大。医院内部要加大提高护理人员的安全防范意识，通过建立专业的风险防范措施，有效的提升医院的安全保障水平。

护理管理中包括病区环境、护理操作及患者个体因素三大风险因素。

1. 病区环境护理管理中　其清洁消毒、物品摆放、防滑措施等，均影响着 OPD 患者的住院治疗情况。科学优化病区环境，为患者提供一个舒适、干净、安全的住院环境，定期清洁消毒病房、床单元，并将病房颜色设置为暖色调。科学合理放置病区各物品，并将各类危险物品贴上警告识别标记，交由专人集中统一管理，尽量避免患者接触。另外，在危险位置如厕所、洗手台等张贴上警示、危险提醒等标记，以增加患者自我防护意识。

医院人流量大，病症繁杂，应加强病房的安全性管理。如定时对病房进行消毒盒清洁，对床单和地板等进行消毒清洁处理。对病房内的物品进行有序摆放，床单元之间应留有适当缝隙，便于患者活动。护理人员应严格按照无菌操作要求对患者进行护理，遵医嘱使用药物，并做好患者的皮肤清洁。定时帮助患者翻身以防压疮的发生。为了保障患者的安全，为患者的病床加固护栏，以防意外。根据不同病情的患者采取不同部位的减压护理以避免患者受压皮肤出现压疮等并发症。术后加强对患者病房的巡视，观察患者的手术刀口处有无感染及愈合情况，给予患者人性化的护理干预。在患者后期康复训练阶段，护理人员应循序渐进地加强康复训练难度，保证康复训练力度在患者的承受范围内，促进患者早日康复。

2. 护理操作风险　在护理操作中，存在着诸多风险环节，护理人员若缺乏一定护理经验或风险预见意识较弱，护理操作不规范、不标准，极易发生护理不良事件，影响患

者的病情。据观察，尤其是护理人员对 OPD 患者翻身时，应注意相关护理技巧，以避免患者出现二次伤害。严格规范化护理操作，并加强护理人员培训，以提高护理操作质量、效率。应依据 OPD 患者护理管理标准，健全完善一系列护理操作相关的规章制度，并加强护理管理监督力度，以使护理管理切实落实到位。

3. 个体患者风险 在患者个体因素中，其年龄、文化程度、阅历的跨越较大，在相应的护理干预时应注重其针对性开展，尤其是药物指导、安全管理及健康宣教，以增强其自我管理与能力健康培育意识。医院或科室定期组织护理人员培训学习专科护理知识、技能，并要求考核优秀；还需要定期总结分析护理危险因素情况，以便及时改进护理操作或环节。另外，还需加强其安全风险意识、预见能力，以提高护理人员各项护理综合能力。患者入院后，护理人员应对 OPD 患者进行系统健康风险评估，要注意 OPD 患者及其相关疾病风险评估，以及对是否有高血压、冠心病、糖尿病等病史进行评估，并评估其皮肤状况，再详细了解患者的文化程度、年龄、情感状态等情况，开展针对性健康宣教、风险预防等护理干预。另外，利用调查问卷收集患者健康认知、自我管理与能力健康的水平状况，适当对其进行安全防护讲座，以增强其自我防护、管理意识。

## 三、OPD 患者流程风险评估

1. 入院评估 入院评估是指患者入院 24 小时内的评估。新入院的患者在接诊之后，相关责任的接诊护理人员要依照患者的相关病情进行患者身体机能运行的初步探测与评估，包括患者的显性病状及用药种类等相关信息。患者在入院的 24 小时之内，相关责任的护理人员及医务人员应当依照病情的原理对患者予以双重评估，次日在观察患者的病情发展基础上，再对患者进行二次的双向评估。如若患者的病情发展不受控制，则相关责任护理人员要在评估的基础上对其进行实时检测，以确保不同的发病因素都在护理人员的评估范围之内，对患者的生命安全进行必要的保障。如若根据初级的评估认定患者自身处于高风险，则各班责任护理人员在对班交接过程中需要依照针对性的评估措施，对高风险的患者予以实时监察，以此确保其没有出现潜在病例。在患者出院后风险评估单的相关内容会由医院妥善保存 3 个月。

所有患者在入院或转入院过程中都应根据医院规定的跌倒相关风险评估进行必要的初次评估，并根据相应表格内容对不同的患者予以记分。如若跌倒风险分数处于 12 ~ 24 分，在入院后的 24 小时内需要责任护士对其进行二次评估；如若患者的分数处于 25 ~ 50 分，需要患者及其家属与医院双方签订必要的风险告知书，以此对患者实施全方位的安全预防。如若患者的评分处于 50 分以上，且年龄大于 75 岁，则说明患者处于高度危险状态，在实施基础的动态评估基础上，还需要相关责任人对患者进行重点交接，如若出现病情变化，需要转换病床或病房时需及时做出相关措施防护。在患者住院后，相关责任的护理人员要对患者及其家属确认介绍医院的相关公共配套设施环境，通过合理有效的沟通，打消患者内心存在的抵触心理与不熟悉感，使其能够快速融入医院的治疗氛围当中，并配合主治医师进行相应的护理治疗。护理人员也要对患者及其家属嘱咐必要的注意事项，叮嘱患者外出走动时要穿防滑鞋，活动及处于外部环境当中身边要有旁人陪伴，并且呼叫系统需实时保持流畅，避免出现紧急情况而无法联系相关责任护理人员。

在患者入院之后，相关负责的护理人员需要根据患者自身的身体状况及外部生理特征进行综合评估，以此来定义患者处于各种评估阶段内，处于 41～60 分的患者具有轻微中度的功能障碍，日常的生活作息需要护理人员予以辅助才能完成；处于 40 分以下的患者具有重度功能障碍，需要护理人员对其进行综合性的照顾才能够满足正常的生活作息标准。

2.护理肌骨功能评估　护理肌骨功能评估是 OPD 患者护理评估的基础，浏览相关文献从目前广泛应用的简易健康问卷（SF-36）、西麦骨关节指数（WOMAC）至简易机体功能评估法（SPPB）等有 30 余种，公认的肌骨功能评估量表也有 20 余种，均为当下 OPD 患者相关疾病研究常用的评估工作。从实用临床护理角度仅介绍 SPPB 如下。

SPPB 测试侧重于下肢功能的评估，包括步速测试、平衡测试和重复站立测试。具体流程为：①步速测试，嘱患者以日常速度行走 4 M，重复 2 次，取较短的时间＜ 4.82 秒为 4 分，4.82～6.20 秒为 3 分，6.21～8.70 秒为 2 分，≥8.71 秒为 1 分，不能完成为 0 分；②平衡测试，护士向患者演示 3 个难度逐渐升级的姿势（并脚站立、前脚脚后跟内侧紧贴后脚蹞趾站立、双脚前后并联站立），患者效仿这 3 个动作，秒表计时，当患者姿势不稳时结束计时，第 1 和第 2 种姿势站立 ≥ 10 秒为 1 分，＜ 10 秒为 0 分，第 3 种姿势站立＞ 10 秒为 2 分，3～10 秒为 1 分，＜ 3 秒为 0 分；③重复站立测试，患者尽量连续起立坐下 5 次，起立时身体直立，坐下时双臂于胸前交叉，全程秒表计时，≤ 11.19 秒为 4 分，11.20～13.69 秒为 3 分，13.70～16.69 秒为 2 分，16.70～60.0 秒为 1 分，＞ 60.0 秒或不能完成为 0 分。总分为 12 分，每项测试评分为 0～4 分，测试时间大约为 10 分钟。总评分 0～6 分为肌少症，7～9 分为肌少症前期，10～12 分为正常。该测试对场地和配备有所要求，运用此法时需结合当地社区或医疗机构的情况

3.护理风险评估单的使用　压疮风险评估表项目分为 6 项：①感知能力：完全丧失（1 分），严重丧失（2 分），轻度丧失（3 分），不受损坏（4 分）；②潮湿度：持续潮湿（1 分），非常潮湿（2 分），偶尔潮湿（3 分），罕见潮湿（4 分）；③活动度：卧床不起（1 分），局限于椅上（2 分），偶然步行（3 分），经常步行（4 分）；④移动能力：完全不能（1 分），严重限制（2 分），轻度限制（3 分），无限制（4 分）；⑤营养摄取能力：非常差（1 分），可能不足（2 分），充足（3 分），良好（4 分）；⑥摩擦力和剪切力：有危险（1 分），潜在危险（2 分），无（3 分）。患者入院后，责任护士在 8 小时内根据评估表的项目进行评估，将 6 个项目所得的分值进行累计，累计分值达到中度及高度的患者，建立《压疮预防措施护理记录单》，高度及其及上危险患者需要使用"防压疮"标识；中度危险患者每周评估 1 次，高度危险及以上患者每 3 天评估 1 次，全麻手术当天，术后第 1、第 2 天的患者每天进行评估，患者转科室，此表随病历移交新科室继续填写，出院时随病历归档保存。累计分值在 15～18 分提示轻度，13～14 分提示中度危险，10～12 分

提示高度危险，分值在9分下提示极度危险。累计分值越低，发生压疮的危险性越高。

首次接待的责任护理人员通过对患者压疮的受损程度及可能潜藏的并发症予以综合性评估，如若患者处于12～14分，则患者需被定性为处于中度危险状态，需要责任护理人员对其予以动态评估，在患者的生活作息方面多加重视，例如，帮患者翻身、擦洗，以及保证床面和患者所处环境的干净和平整。如若患者的压疮面较为严重，医院可视具体情况对患者安置气垫床，以此有效预防压疮；如若患者处于12分以下，则患者需被定性为处于严重危险状态，除却实施常规护理评估外，还要进行责任状态的动态评估，以确保患者不会出现相应的并发症状。

依据评估结果采用相对应的护理措施，具体如下：①翻身。翻身是间歇性解除压力的很好方式，也是有效预防压疮的措施，一般每2小时翻身1次，必要时每30分钟翻身1次，建立翻身卡，注意翻身的体位，进行30°翻身，动作应轻柔，不可拖拉硬拽。②使用气垫床。气垫床是有无数根充气管组成，每根交替性的充气，可间断性减轻局部组织受压，每根充气管表面含有微孔，散出的气流可保持皮肤干燥，减少翻身次数及护理工作量。适用于禁止翻身和不宜多翻身的骨科患者。③背部垫R形垫。R形垫设计更符合人体的曲线，在给患者翻身时可放在后背。患者长时间平躺会对臀部、背部及突出部位造成长时间压迫，以致血液循环不良，极易形成压疮。定时的侧卧位能分散这些部位的压力，但并不是侧卧位的角度越大越好，正确的角度是30°左右，R形垫角度是比较合适的。④骶尾部垫海绵垫、脚圈。在压疮好发部位如骶尾部垫海绵垫，脚后跟垫气垫以减轻局部受压，从而降低压疮的发生。⑤更换衣裤、被服。清洁皮肤，保持患者皮肤和床单元被服清洁干燥，是预防压疮的重要措施，对于大小便失禁、出汗及分泌物多的患者，应及时洗净擦干，局部皮肤涂凡士林软膏。⑥执行主动、被动肢体运动。对于长期卧床的患者，每日进行主动或被动的全身范围关节运动，以维持关节活动性和肌肉张力，防止关节僵硬和肌肉萎缩。

护士长对危重患者的评估。护士长要在监察评估环节当中对各个责任护理人员的动态评估予以追踪评价，并检查责任护理人员是否能依照制订的评估方针对患者的病情进行实疼痛护理患者安全得到保证。

通过实施风险评估单，患者的生命安全得到保障，责任护理人员在进行日常工作当中以坚持预防为主要工作任务，对于处于各个阶段环节的患者均予以实施个性化的动态评估，通过对其健康发展的预判来有效得知患者的潜在并发症状，以此护理工作才能够得到有效地开展。在患者入院之后，护理人员应当将其可能涉及的多类潜在因素，以及并发症及时的与患者和家属进行沟通交流，通过多元化的技术水准有效提升护理的服务质量。

护士风险安全管理能力增强。通过实施风险评估单，护士个人的预判能力得到了巩固和加强，由传统的害怕患者出问题到如今的能够有效把握患者可能在哪方面出现问题的有效转变，使护士个人专业能力得到有效地巩固和提升。在患者入院后，相关的责任护理人员需对患者进行初次的身体体能指标评估，通过多方面的数据指标，来综合考虑患者当下所处的护理状态，并根据患者的个人实际情况来为其制订必要的针对性护理措施，在后续护理过程当中，各个阶段的接班护士都要根据不同的护理方案进行不同的动态监护评估，有效保障患者的个人生命安全，提高护士工作效率和服务质量。通过实施风险评估单，使护士能够充分认知到患者的交接是护理治疗的核心，在进行工作交接过程中应当对当下可能存在的风险，以及需要及时进行应用更改的实际措施进行必要操控，当下的问题予以最快实际的解决才能够有效避免出现多重因素的风险。在护理过程当中通过一次次的巡视监察，增进了护士与患者之间的沟通交流，由此有效提升患者对于治疗护理的满意度。

实施风险评估能够有效提升患者对于病症的认知以及增强护理人员的专业技能水平，有效防止出现各类护理安全隐患问题，因此，此类评估实施方案能够予以临床的推广使用。

4. 护理敏感指标　护理敏感指标主要指是结构、过程与结果指标。其中结构指标主要是指护理人员结构，是保证护理质量的条件；过程指标是护理质量敏感指标的核心，通过全面、正确的数据评估，可保障高质量的护理水平。结果指标是衡量骨科护理工作结果的最终指标。护理敏感指标以监测数据为基础，根据数据对护理工作评估，护理小组会定期讨论发现的问题，并提出相应的改进方法。这就可以及时纠正护理缺陷，降低不良事件的发生。

（1）肺部感染指标：由于大多数骨科患者平均年龄较大，同时手术后需要卧床休息，各脏器功能下降，呼吸道肌肉张力下降，加之手术期间使用了多种抗菌药物，导致鼻咽部菌群失调，容易引发肺部感染。针对此情况，护理人员需要做好预防肺部感染的措施。护理人员要调整好患者的体位，常将患者半卧位与卧位进行变化；按时的对患者进行拍背，有利于患者肺部痰液易于排出；对于咳嗽及排痰功能下降的患者，必要时采用吸痰的方法排出痰液，以防止肺部感染；病房要做好按时消毒、定期通风等工作。

（2）疼痛敏感管理指标：大多数骨科疾病为创伤性疾病，疼痛为大多数骨科疾病的首要症状，患者不仅生理上痛苦，也常产生许多心理上的负担。疾病的康复与患者的心理状态及其他因素是密不可分的，骨科患者极容易产生焦虑及抑郁等负面情绪。因此，护理人员要格外注重患者的疼痛敏感管理指标。首先，护理人员应每日对骨科患者的疼痛指数做评估，指导患者舒适体位、调节呼吸。其次，对患者进行心理疏导，积极地与患者进行沟通，了解患者的疑虑，让患者能够正确认识疼痛。最后，还要为患者营造安静的环境，这样有助于患者的休息，减少患者的痛苦。

（3）压力性损伤敏感管理指标：由于骨科患者长期卧床，身体局部组织血液循环受阻，发生缺血、缺氧及营养不良现象，导致局部组织坏死，出现压疮。因此，护理人员要定期帮助患者翻身，并做翻身记录；定期对患者皮肤进行清洁，保持患者皮肤清洁干燥；加强患者的营养，提高患者的机体抵抗力，减少压力性损伤的发生。

（4）泌尿感染的风险规避：因患者长期卧床，活动运动和体位受到严重地限制，患者大多数时间卧床，大小便要在床上进行。在这一过程中，由于女性尿道短粗的生理特点，导致在进行床上排尿和排便时如果没有注意卫生问题，极容易发生泌尿系统感染。在这一过程中，需要督促患者多饮水、多排尿，清洁床单位和会阴部卫生，如有留置导尿管的患者，需每日进行会阴护理和膀胱冲洗。

（5）坠床和跌倒风险规避：因患者进行手术或保守治疗后，活动能力受限，病情严重，需要长期进行卧床。然而正是因为这样的特点，患者发生坠床和摔倒的概率不断提高。在风险规避方面，应该有较好的健康宣教，告知患者如需起床、翻身或下地行走可求助于护理人员。在这基础上，要加设床旁扶手，以便患者起身、翻身或下床，增加床档的牢固性，提醒患者和家属在起身和更换体位时要加强防护。

## 四、老年综合评估的应用

骨质疏松的发生与年龄、性别、生活方式、遗传、内分泌等因素有关。因此，明确评估危险因素及是否可控，对是否采取骨密度测量及针对性干预治疗具有重要意义。老年综合评估是一项用于评估老年人健康水平的新型评估工具，包括多方面评估内容，如躯体功能、认知及心理、医疗、社会及环境等，是国外老年医学的研究重点。同时发现此方法能全面掌握老年骨质疏松症患者生活质量方面存在的问题，如住房环境、个人关系、医疗手段及药物依赖性等。所以，需要对其治疗、护理予以足够的认识。有研究指出，在老年综合评估基础上，制订切实可行的干预路径，为患者提供系统、连续的护理服务，利于优化患者生活质量。

骨质疏松的发生与多种因素有关，且以老年人群为高发群体，典型症状为骨骼疼痛、易于发生骨折，据报道，有 70% ~ 80% 的患者伴有腰背疼痛，直接影响其生活质量，如果治疗不及时，就会导致椎体压缩变形，严重时危及患者呼吸功能。因此，做好老年骨质疏松患者的临床护理工作尤为重要。老年骨质疏松患者的常规护理，是在医嘱指导下完成的，存在一定的片面性、被动性等，加上护理人员配置不足，导致患者整个住院期间护理工作的完成需要多个护士共同参与，从而造成遗漏、重复等不良现象，无法满足患者多方面的需求及护理上的要求。加上老年人固有的特殊性及复杂性的特点，往往忽视了普遍存在的问题，如行动不便、认知障碍、医源性损害等。

目前，综合老年评估已在国外普遍运用，即通过全面评估老年患者社会、经济、疾病、认知等，有助于患者得到针对性的干预措施，优化治疗、改善预后。在此基础上，结合相关文献资料，认为在以时间框架为纵轴、以健康教育为横轴的基础上，制订路径式护理模式，能有效解决常规护理实施过程中存在的问题，即护理人员在每日工作中，按照护理路径，对患者提供有计划性、预见性的标准化治疗及护理处置，有效落实"定人、定时、定质、定量"原则，从而避免护理差错及其导致的不良事件，保证患者获取连续性护理服务，提升临床护理整体质量水平。路径式老年综合评估护理，是在一切活动以患者为中心的基础上，主动为其提供护理服务，即患者自入院到出院及随访整个过程中，护理人员利用自身专业水平，根据影响疾病发生、发展的相关因素（环境、人际关系、疾病），依照标准化工作程序，为其提供一系列具有科学性、连续性、系统性等特点的护理服务，如护理评估、护理诊断、护理计划、护理实施、效果评价等，使其生理、心理及社会得到满足，继而提高治疗依从性，缓解病情，改善骨密度，降低骨折等不良事件发生率。路径式老年综合评估护理能及时发现老年骨质疏松患者存在或潜在的临床问题，深入了解患者及其家庭状况，从患者角度出发，为其制订切实可行的干预策略，由此满足患者实际需求，促进患者的认可与配合，进而提高满意度，提升生活质量。

老年综合评估的路径式护理模式具体如下：①护理前，评估老年综合评估内容（情绪状态、日常营养、个人生活能力等），以评估结果为依据，制订护理计划，填写老年综合评估手册，开展老年综合评估培训，以老年综合评估的发展及研究现状、流程、应用为主要内容，成员为科室主任、护士长及护士，明确分工。②内容：a.入院当日，对患者进行常规护理评估，加以施行老年综合评估筛查，收集初步数据，并将数据准确填写在老年综合评估手册，而后将手册放在病历内。b.术前1～3天，即术前1天、术日、术晨，筛查评估时，发现老年综合评估结果阳性者，需在护理站一览表张贴老年综合评估标签，提示此患者有老年问题，给予高度重视，并做好床头交接班；另外，将筛查出的老年综合评估阳性问题，列入护理计划，确定护理问题，制订护理目标和干预方案，如疼痛，指导患者根据自身疼痛的部位、程度及规律进行正确阐述/表达，并教会患者根据视觉模拟评分法，准确判断疼痛强度；伴发并发症者，重新调整老年综合评估，适当加入针对性干预处方，如营养不良、抑郁、认知障碍等内容，在实施期间，及时反馈病史收集中未发现的问题，必要情况下，邀请其他科室进行会诊，注意追踪评价干预落实效果。c.确定出院时，指导患者在路径式护理记录单签字，保存在住院病历内，并向患者发放爱心复诊卡，交代出院后相关注意事项及就诊复查时间。

（杜淑芳　刘月梅）

# 第二节　骨质疏松疼痛病的疼痛护理

## 一、疼痛护理

慢性疼痛明确为 OPD 患者主要临床表现，间断与持续的疼痛感，不但对肌骨运动功能造成影响，会导致患者多系统功能影响如血压持续升高、心跳加快，诱发心脑血管病加重甚至导致严重并发症发生，对病情康复不利影响较大。传统的基础护理管理，并不能够有效缓解患者疼痛感，很难达到最佳护理的满意度。疼痛管理，为21世纪倡导的一种镇痛护理全新概念及模式，它能够通过建立起疼痛管理实施小组，为患者制订针对性的疼痛护理干预实施方案，并结合患者实际需求及病情，持续优化及改进该整体护理方案，以便于达到最佳疼痛缓解作用。

1.疼痛管理实施小组的建立　疼痛管理小组目前有专科、一级科室及多学科模式，一般组内成员以责任组长及护士为主，组长组织本组成员做好系统化培训，内容以疼痛管理基本原则、具体方法与注意事项等为主；经培训过后，开展综合考核评价，经考核评价合格后才可上岗开展相应工作。责任护士组织组内成员，管理病患疼痛状况，结合每日查房结果开展组内研究与讨论工作，对不同病患病历资料与病情进行细致分析，组内开展疼痛管理相关知识交流活动，逐步完善监督指导各项工作，及时反馈与交流各种问题状况，逐步提高护理方案的完善性。

2.疼痛管理具体流程的制订　评估疼痛：在病患入院2小时以内，护士需初次评估病患疼痛状况，依据患者疼痛反应与表述，结合数字平定的量表、面部表情的疼痛量表或综合疼痛评估等来对患者疼痛状况做细致评估，详细记录疼痛原因、时间与部位，汇报给主治医师，每间隔4小时重复评估一次。疼痛干预：以非药物式干预为主。非药物护理干预为基于患者整体健康风险因素评估基础上，针对性健康教育与保健技术指导，重点包括指导患者按时更换体位，保证体位摆放正确性，以缓解疼痛感；被动与主动功能锻炼如患肢自主或被动活动，健康肢体功能锻炼，辅助冷敷、热敷、按摩等物理方式缓解疼痛部位的疼痛，促进身体的血液循环，起到消肿镇痛作用；多种方法心理疏导或角色关爱，并采取诸如播放舒缓音乐、聊感兴趣的话题等，尽可能地采用心理疗法转移患者的注意力，缓解患者不良心理或角色失独诱发的疼痛感，以达到良好疼痛管理的效果。

3.评价及改进疼痛管理实施方案　结合疼痛管理具体进展情况做出细致地评价分析，了解不足之处，结合病患实际需求加以改进及优化，以达到最佳疼痛管理的实施效果。疼痛常易引发其产生较大的心理波动，不仅会加重患者身心负担，也不利于其预后，因此，临床在治疗期间还应采取必要的人文关怀护理措施对患者进行干预，人文关怀护理是一种以人为本的护理模式，其不仅要求护理人员尊重患者的实际护理需求，同时还需关注其心理和生理变化，再给予患者施行人性化的护理服务以促进其身心均获得舒适的体验。

## 二、急性疼痛护理

急性疼痛为OPD患者意外伤害与手术治疗诱发的病情演变与治疗性痛苦症状，一般多发于急性疾病或术后7天内，具有持续时间短、疼痛感强烈等特点，是急需处理的护理问题之一。OPD中晚期手术治疗者自身创伤相对较大，加上手术期间影响因素较多，所以患者术后急性疼痛问题比其他手术更为明显，处理不及时会在转化为慢性疼痛的同时增加患者身体、心理负担，并延长患者住院时间，不利于患者术后康复。当前，随着医疗科技水平的发展、人们健康意识的提高，对健康管理服务的质量提出了更为严苛的要求，"无痛管理"成为发展趋势。疼痛规范管理是以疼痛评估、个体化镇痛及健康教育为中心的护理模式，弥补了传统护理的不足，维持患者身心舒适状态预见性护理。根据患者诊断、CT结果建立疼痛管理档案，完成相关资料填写，并对患者进行镇痛评估，实施针对性镇痛处理。以骨关节手术患者为例，患者术后疼痛情况明显，影响身心健康和舒适度、康复效果。规范化镇痛护理干预就是在满足患者身心需求的基础上围绕患者个体所开展的护理模式，护理人员担任着疼痛教育者、规范化的疼痛管理者、疼痛评估者、疼痛预防者及治疗者等角色，通过对患者进行规范化地疼痛管理，降低患者术后疼痛感受，并利于和谐护患关系的建立。

1. 建立档案　对患者的基本资料，如治疗方式、疾病描述、基础护理项目和术后治疗情况等进行档案建立。还需对患者的镇痛方式、疼痛部位、疼痛时长，以及每次镇痛前后的不良反应等进行详细记录。不但可实施个体患者全程动态疼痛管理，预防慢性疼痛的发生，而且可丰富健康管理服务评估资料，为住院期间与出院后延伸护理提供重要的评估资料。个体疼痛管理档案的积累为专业科室乃至行业临床流行病学调研真实的资料，为流行病学或健康大数据基本资料。

2. 疼痛评估　患者在院期间持续对其进行疼痛评估，特别在患者术前术后 2 ~ 3 天内进行连续评估，同时分析患者疼痛程度并进行镇痛方案的计划制订。疼痛评估多以单一疼痛程度评估为主，如视觉模拟评分、疼痛数字评分或脸谱疼痛评分等，而 OPD 患者不但需要疼痛程度的评估，还需对其躯体或责任病变如脊椎或肢体关节功能评估。同时，疼痛—失眠—疲劳综合征为 OPD 患者最常见的健康损害表现，需要对其睡眠质量及影响睡眠多因素进行评估，以明确护理诊断实施针对性护理管理。

3. 疼痛护理措施　①认知干预；②教育干预；③行为干预；④药物干预；⑤心理护理；⑥营养指导。

## 三、慢性疼痛的护理

慢性疼痛为 OPD 患者的主要临床表现，必然是 OPD 护理的主要内容。然而，住院患者慢性疼痛识别、评价与管理尚未引起临床医护人员的关注。而慢性疼痛诱发的认知障碍、疼痛管理与心理痛苦管理等为近年国外研究的重点。

### （一）慢性疼痛的认知护理

慢性疼痛为 OPD 患者主要临床表现，具有多部位、长期、反复疼痛的特点，是一种很不愉快的主观感受和情感体验，导致患者难以维持良好的心理状态。随着人们对疼痛认知的不断深入，相关治疗技术的不断发展，控制疼痛的方法多样化，但实际操作中大部分患者的术后疼痛仍无法得到控制，导致产生更严重的并发症。因此，有效地降低疼痛程度对促进患者康复具有重要的临床意义。认知疗法是 20 世纪 60 ~ 70 年代美国心理治疗领域发展起来的一种新的理论和技术。认知疗法不同于传统行为疗法，其不仅重视矫正不良行为，也重视改变患者认知方式，使认知—情感—行为三者和谐，认知疗法的目标是改变认知过程，而不是某些行为。认知疗法能使意识形态积极、乐观地发展，促进患者康复。

认知疗法是根据认知过程影响情感和行为的理论假设，通过认知和行为技术来改变患者不良认知的一类心理治疗方法的总称。通过对 OPD 患者施行认知护理可纠正其对疾病的错误认识，建立正确的认知观念，改善患者心理状况，有利于患者康复。

### （二）OP 患者同质化护理

同质化管理是现代医疗服务方法和手段，使用同一种相同管理模式和内容作为日常护理工作的规范要求，将其原本存在的差异性减小。医疗机构进行同质化管理，必须明确以患者健康为中心的核心工作管理理念，医护人员要对自身专业技术及岗位素养进行强化，将其积极性和特长充分发挥展现，切实达到护理服务工作要求，以保证患者护理满意程度。使用同质化管理干预核心思想是以人为本，将医护人员个人专业技术、岗位素养及岗位要求相互集合，保证患者护理满意度，缓解日趋紧张的护患关系，对医院整体护理水平的提升起到一定推动作用。

OPD 患者慢性疼痛患者生活现状并不理想，主要因为大多数患者长时间伴随慢性疼痛，对日常生活造成一定影响；另外，患者因疼痛程度不同，接受干预后还会面临复发，对其身心造成严重影响，睡眠质量不理想。同质化管理模式可有效缓解患者身体疼痛，使患者焦虑、抑郁等不良心情得到舒缓，从根本上保证患者日常生活质量及睡眠质量，以达到一个良性循环。

### （三）OPD 患者心理痛苦管理

心理痛苦是一种多因素所致的不愉快的情感体验，包括心理（认知、行为、情感）、社会、精神和 / 或生理层面。心理痛苦是一个连续的概念，从常见的脆弱、悲伤、害怕，到能够使患者丧失能力的问题，如抑郁、焦虑、恐慌、社交孤立、存在危机和精神危机。其可能出现在疾病的任何阶段，并与 OPD 患者确诊、疾病状况和 OPD 患者治疗等有关。

1. 正确识别　患者心理痛苦是医务人员给予恰当处理的基础。在临床实践中，由于时间的限制，患者通常不会与医务人员讨论心理痛苦的问题。筛查工具能够较好地帮助医务人员有效识别患者的心理痛苦，并尽早处理。

2. 评估　如果患者的心理痛苦水平为中、重度（DT 得分 I > 4 分），则需要提供进一步地临床访谈和 / 或专业的焦虑、抑郁评估。

3. 危险因素　许多因素都可能加重患者的心理痛苦，如精神病史、药物滥用、抑郁史、自杀倾向、认知损害、沟通障碍、严重并发症、社会问题、信仰困扰、其他无法控制的症状。

4. 医患沟通　OPD 患者慢性疼痛管理医务人员处于应对患者心理痛苦问题的第一线，医师、护士、社会工作者各自承担着重要的角色。良好的医患沟通是心理痛苦治疗中至关重要的第一步。医患双方应在相互尊重的情况下进行充分沟通，以便患者能够较好地知悉诊断，并理解治疗选择及其不良反应。

5. 心理社会干预　能够有效缓解 OPD 患者的心理痛苦，并提高患者的整体生活质量。许多研究探讨了不同心理社会干预措施对患者生活质量、症状、生存时间的影响，包括心理干预措施、社会干预措施和药物干预措施等。心理、社会干预必须融入 OPD 患者日常护理常规中，为患者提供优质护理。相较于个人面对面干预，患者更倾向于接受电话干预；干预类型包括认知行为疗法（CBT）、支持性心理治疗、家庭和伴侣疗法等；干预应在确诊后尽快开始。

6. 社会活动能力培育　建议在患者出现心理或实际问题时提供社会工作和咨询服务。实际问题包括疾病相关困扰；物质需要（如住房、食物、经济援助、生活自理、交通）；就业、上学、职业困扰；文化或语言问题；照顾者缺乏等。心理问题主要来自于疾病、家庭冲突、社会孤立、决策困难、生活质量问题、预立遗嘱事宜、家庭暴力或忽视、应对或沟通技能不佳、功能变化（如身体形象、性行为）问题、临终和身后事宜等。社会工作者可以通过健康教育、小组支持、性健康或悲伤咨询等对患者和家属轻度心理问题进行干预，并为其转介可用的资源。对于中度、重度心理问题，应开展咨询和心理治疗，包括性健康和悲伤咨询；提供社区资源；教授问题解决方法，并且给予建议、教育和保护服务。

7.信仰相关的照护 慢性疼痛患者的信仰和心理健康呈正相关关系，积极参与精神健康相关活动能够降低肿瘤相关的病死率。许多患者借助他们的信仰应对疾病，并且认为祈祷给予了他们最大的帮助。恶性肿瘤的确诊会引起患者的生存危机，从而强化了信仰支持的重要性。信仰支持能够提高患者的生活质量、医疗服务满意度，改善患者的情感健康，并且有助于形成良好的医患关系。如果患者面临的是信仰相关的困扰，或者患者要求接受信仰相关的服务，则建议将患者转介至宗教专业人士，评估患者的问题，必要时提供相关阅读材料、建议或指导、祈祷和／或仪式。对于困扰未缓解的患者，应进一步接受精神卫生评估。对于内疚或无望的患者，应由精神卫生专家进行专业评估，以发现潜在的重度抑郁或自杀倾向。对于无望的患者而言，舒缓照护／支持性照护具有重要的意义。

## 四、无痛病房建设与管理

无痛病房是指通过多学科合作，实施多模式镇痛与健康管理服务措施，使住院患者住院期间无显著的疾病或诊疗痛苦，获得舒适化健康管理服务的医疗单元管理模式。创建"无痛病房"，建立完善疼痛制度和疼痛管理工作程序，制订个体化、多模式、分阶梯的镇痛方案，规范了疼痛管理同时实施规范的健康管理服务。

## 五、OPD 的预见护理

预见性护理是以患者健康为中心的护理理念，有效帮助患者及时发现护理工作中可能存在或潜在的风险事件，并做出相应的预防措施，从而做到防患于未然的护理模式。OPD 患者在住院治疗期间极易出现共病并发症、院内感染、二次伤害等不良现象，对此护理人员应做好相关不良现象的预防工作。侧重于对患者进行心理干预，以帮助其减轻心理压力，增强自信心，从而有助于确保各项护理操作的顺利实施。并且，此法还能针对患者治疗期间的常见并发症，及时采取个体化的措施进行预防，以便有效降低患者在住院诊疗期间发生以疼痛为主的各种并发症的风险，促进病情恢复。

预见性护理实际是在患者提出需求之前，对患者可能遇到的问题和困扰提前做好防护和处理，从而能够对患者实施准确有效地护理。如向患者主动介绍医院的设施、空间布局、收费水平、专业技术力量及相关情况，从而消除患者对医院的陌生感。如有些患者可能在输液的时候想要上洗手间或就餐，但是由于没有家人、朋友陪护在旁，自己无法取下输液瓶走动，就要求护理人员在工作中善于观察患者对疾病以外的需求及时给予帮助。

1.围术期预见护理　入院后护理人员应对患者病情进行详细了解，包括合并伤、骨折位置，密切监测患者凝血功能、血常规及肝肾功能等疾病，从而对患者治疗期间可能出现的并发症进行评估，并做好相应的预防工作。

（1）术前教育：很多患者在手术前因担心手术疼痛及危险都会感到紧张和焦虑，此时就需要护理人员做好积极的术前教育工作，要求做到能够站在患者的角度去看待和思考问题，将手术前的一些注意事项详细讲解于患者，如禁食、禁水、戒烟、戒酒等，同时告知患者进行术前药物过敏试验和抽血检查的必要性，帮助患者能够初步了解整个手术治疗的过程；此外，护理人员还要善于利用自己的专业知识和经验来开导患者，帮助患者做好心理准备，缓解其恐惧和紧张等不良心理；对于骨折患者，护理人员还要特别注重教育患者要加强营养摄入，特别是蛋白质和高热量的摄入，指导患者讲究个人卫生，防止术后感染。

（2）术后指导：麻醉重症监护后加强病房患者，护理人员要指导患者去掉针头，采取平卧位，同时结合患者的病情选择最佳体位，并将术后的一些注意事项如进食时间和忌口明确告知患者，指导患者如何去排出排泄物；密切关注患者手术切口情况，督促患者保持个人卫生。如骨折患者在治疗期间经常会用石膏、夹板和牵引固定器等来固定患肢，因此当患者在翻身时要特别注重观察其末梢循环情况，采取平卧位减轻患者局部受压情况，防止骶骨皮肤长时间与床单的摩擦，避免压疮发生；此外，对于需要长期静脉输液的患者还要注重加强对患者静脉的保护，输液过程中尽量选择不同部位进行穿刺，如果在注射对血管刺激较大的药物时，要适当减缓输注速度，避免下肢血管损伤和下肢深静脉血栓的发生。

（3）体能训练：对于围术期患者，在术后卧床静养期间进行适当的运动康复训练是十分必要的，首先，护理人员要向患者及其家属讲解术后运动康复训练的必要性和重要性，并强化监督作用，督导患者康复训练的执行及效果。其次，需要指出运动康复训练是一个持久的过程，要指导患者能够保持一种积极自我管理的心态，并持之以恒。

2.病房环境预见护理　在病房环境管理中融入预见性护理模式，为降低患者住院期间出现感染现象，对此护理人员应定期对病房进行清理、消毒，并维持室内温度在22℃左右，湿度控制在55%左右，保持患者病服、床单等干燥和整洁，防止潮湿增加压疮和感染发生。加强保暖护理，防止低体温现象影响血液循环；患者以老年人居多，患者本来就对医院环境比较陌生，再加上术后行动不便，因此医护人员更要做好安全护理方面的工作。对于可能出现的潜在风险进行排查，如保持地面的清洁卫生，减少细菌的滋生，避免患者坠床、跌倒。年龄在60岁以上的老年人要通过增加床栏的方式防止坠床发生。在床头也要张贴坠床跌倒的警示牌，提高患者及家属的安全意识。大多数患者要保持一定的姿势不能移动，以此减少疼痛。但是长时间的不变换体位容易发生压疮，导致大面积的皮肤损伤。因此，医护人员提前做好压疮管理，提醒患者及家属，每天定时帮助患者翻身，并做好皮肤清洁工作，保持床单衣物干净、干燥。以减免压疮的产生。加强对患者的按摩，从而有效促进患者血液循环，降低局部皮肤长期受压，避免出现压力性损伤。

同时还应合理使用气垫床和海绵垫等，按时协助患者进行翻身或改变体位，减缓局部皮肤受压。为了降低患者静脉血栓发生，护理人员还应在患者早期协助其进行肢体主动或被动运动，促进血液循环，在患者病情稳定后应鼓励其下床活动，以此降低患者卧床相关并发症发生。

3. 预见性疼痛护理　预先镇痛是指以疼痛刺激发生前使用相应的镇痛药物，提升机体或相应感觉神经对疼痛的敏感，进而降低疼痛刺激时疼痛的强度及引发的应激反应，减缓疼痛对健康生命的影响。多通过规范疼痛管理，预先用镇痛或镇静药物，对于存在中度和轻度疼痛的患者可采用注意力转移法、音乐疗法和镇痛药等缓解疼痛等。

4. 深静脉血栓的防控　OPD 住院诊疗患者必然有不同程度的运动功能障碍，肢体制动和长期卧床现象较普遍，是深静脉血栓形成并诱发肺动脉栓塞高危人群。护理人员应对 OPD 患者相关危险因素进行分析，并对其进行危险分度，提前制订预防方案。加强患者健康教育力度，通过针对性健康教育与保健技术指导，详细向患者及其亲属讲解下肢静脉血栓相关知识，如下肢静脉血栓形成原因、危害及预防对策，引导患者养成良好的生活习惯，通过足踝被动运动方法、腓肠肌挤压方法、间歇性充气加压装置、药物防治等方式，减少患者治疗期间并发症；对于患者存在的错误认知需及时进行纠正；改变以往被动护理观念，转为主动护理，不断提高护理质量。

5. 营养膳食干预　加强对患者的营养饮食干预，对此营养师应根据患者病情及自身状态为其制订相应的饮食方案，告知患者注意饮食均衡，以富含维生素、纤维素等食物为主，多食用水果、蔬菜及富含蛋白质食物，并对患者进行腹部按摩，以此促进患者排气和排便，降低便秘发生。为了降低患者住院期间泌尿系统感染，应鼓励患者多喝水，促进排尿。

6. 心理干预的预见护理　急、慢性疼痛均伴有不同程度的心理障碍，手术患者对手术未知进一步加重心理障碍。责任护士和患者保持良好的沟通，注意观察患者情绪变化，指导患者采取音乐疗法、深呼吸与倾诉等方式转移注意力，消除其焦虑与紧张等不良情绪。利用激励性的语言关心并鼓励患者，加强对患者进行健康教育的力度，及时纠正患者对自身疾病知识的错误认知，让患者能够以一种正确的态度面对疾病，从而有助于改善其治疗依从性。心理护理大多数的患者由于缺乏专业知识，对于手术治疗存在一定的恐惧现象，针对患者因为病情需要住院治疗可能产生的焦虑、烦躁、不安等不良情绪，在进行手术之前医护人员可以通过加强与患者的沟通向其介绍手术的一些注意事项及相关事宜，同时加强与患者的沟通，使患者及其家属感到亲切和信任，产生归属感，获得精神支持和安全感，增强治愈疾病的信心，避免患者产生不良情绪。

## 六、医护一体化分层管理

随着生活水平的提升人们对医疗服务的要求也逐渐提升，OPD 患者涉及的疾病种类较为繁杂，且患者的资料、科室内相关医疗器械、治疗药物等均较为复杂，在实施护理服务工作过程中极可能出现由于缺乏沟通，以及医护人员之间能力存在差异、医护人员配合失误等情况的影响而导致护理效果下降，甚至导致医患纠纷。医护一体化分层管理为目前临床中的新型管理模式，具有连续、高效、专业、全面及系统等特征，因此广泛应用于临床中。临床相关研究指出，医护一体化分层管理可依据护理人员的角色与素质分组，可以提升人力资源分配的合理性，且有利于明确医护人员之间的分工，确保医护人员的自我职能可以充分发挥出，与此同时，医护人员之间长时间合作可以进一步加深彼此的了解，进而提升配合度。

美国护理协会将医护合作定义为：医师与护士之间的一种可靠的合作过程，医护双方都能认可并接受各自的行为和责任范围，能保护双方的利益和有共同实现的目标。医护一体化管理模式是重新建立了医、护、患三位一体的全新工作模式，是指医师和护士在平等自主、相互尊重和信任且具有一定专业知识与能力的前提下通过沟通和协调共同决策，分担责任为患者提供医疗护理服务的过程。以往的医护工作模式主要弊端为医护各自诊断治疗的片面性、不统一性或个别治疗护理存在矛盾，医护人员对相互之间的治疗或护理措施不了解，延误治疗或护理措施的实施医护沟通共同制订准确的健康教育方式。研究结果显示，通过医护一体化工作模式的实施，可以促进医师和护士之间的沟通、交流与合作，增强医护整体的学术氛围，实现患者住院过程的闭环化管理，使患者能得到个体化、团队化、全程化的服务。

其主要内容有以下几方面：

1.遵循自愿的原则　由主治医师、康复医师、器械护士和巡回护士组建护理小组，针对疾病机制、影像学知识、手术方式、康复方式及注意事项等内容由主治医师和康复医师制订培训方案，并且组织小组护理人员接受培训，采用情景模拟的方式使护理人员相互适应。

2.组织小组成员讨论　依据组员的习惯制订护理路径，并且由组员之间相互监督，以确保将各项护理管理措施严格开展。小组成员于患者入院以后，对患者的情况展开评估，对患者的资料进行收集并且完善记录，小组护理人员为负责的患者开展查房工作，由主治医师与康复医师结合患者的病情指导护理人员给予患者相应的护理措施。

3.针对护理评价准则由护理专家修改并且加以完善　在传统护理质量评价要求条件之下，将患者的常规护理、安全监管和生活干预内容优化。在护理工作质量项目当中将基础护理比例提升，护士长每天上班、下班之前均需要对基础护理开展情况、完成情况进行认真的检查，并且保证基础护理执行到位。护士长与护理部对护理工作开展情况应随时展开检查，并且及时反馈检查的结果。针对出院患者，要求护理人员给予患者电话咨询和回访服务，以掌握患者的身体恢复状况，同时针对运动锻炼相关注意事项、饮食搭配注意事项等积极展开指导。

4.明确医护一体化工作理念　全体医护人员明确医护一体化工作模式的理念，明确各自职责，医师分组查房，护士依据级别分管患者，固定长期责任，方便动态掌握患者病情。

5.建构医护一体化记录日志　在 OPD 住院患者入院治疗时，医师和护士即全面评估患者的临床症状，采集既往病史，在完成基本体格检查后，医师为患者填写详细的住院日志，护士为患者建立护理日志，在护理日志中详细准确地标示患者的一般资料、既往病史、具体接受的护理和治疗项目，以及住院治疗期间的主要疾病症状和生理指标表现信息，为临床医师对患者进行下一步治疗方案提供依据。

6.医护一体化交班　每天早晨全体医护人员集体交班，由夜班医师、护士汇报昨天整天新入、病危、病情变化、抢救情况和出院情况。所属管床医师和管床护士能对自己所管患者有一个系统、无缝隙的认知，同时能知晓今日工作所需重点观察的内容。

7.医护联合查房　在患者住院治疗期间，责任医师和护士每日清晨实施一次系统查房，观察和记录观察组患者的疾病临床症状表现。在查房过程中，护士要向主管医师全面汇报每位患者的饮食、睡眠、排泄状况、患者的心理情绪状态变化情况、各类临床检查项目的预约状态，已完成临床检查项目的结果等信息，并结合在医嘱实施过程中遭遇的具体问题和困惑与主管医师展开针对性交流，听取并记录主管医师的解决方案或反馈意见，并注意做好查房记录。护士要重点关注主管医师在查房过程中提出的修正性医嘱及后续治疗过程中的注意事项，并尽快将其落实到患者后续的临床治疗中去。

8.建立医护一体化交流平台　科内组建微信群，医师、护士歇班不在岗时，可在群内了解、确定患者目前情况，从而加强医护之间的沟通交流。

## 七、OPD 的睡眠护理

睡眠对于人类来说是一项不可或缺的生理运动，如果人体想保持正常运作，就需要进行良好的睡眠保持正常的生活习惯。值得注意的是，由于 OPD 患者在生活中往往机体功能有明显的退化，所以也容易出现睡眠障碍的情况，会对老年人的正常睡眠造成极大的影响，严重时甚至可能出现失眠的症状，对于老年患者的身心都会造成不利的影响。OPD 患者的睡眠障碍，多表现为入睡困难、易醒、睡眠时间不足、睡眠颠倒、不能睡熟等，其中多以入睡困难为主。OPD 睡眠质量下降，容易使患者产生烦躁、焦虑等不良情绪，影响伤口愈合，延长住院时间，增加伤口感染概率。

1.日常生活护理

（1）心理干预：对失眠症患者提供情感支持和心理支持，护理人员要与失眠患者建立良好的沟通和交流关系，尤其是对于长期失眠的患者，在交流过程中要表现出同情、关心和理解，注意患者心理情绪变化，多与患者沟通交流，使患者保持良好的心理状态，提高其依从性。

（2）禁止饮用咖啡、浓茶等不利于睡眠的饮品。睡前用热水泡脚，睡前禁止饮水或少量饮水，以免起夜，在睡前可饮牛奶以利于睡眠。

（3）饮食干预：指导患者晚餐以清淡饮食为主，不宜过饱，饭后禁止饮用浓茶、咖啡。根据患者的饮食习惯制订饮食方案，多食用新鲜的瓜果蔬菜，多食用含高蛋白的食物，保证机体摄入充足的能量与营养。

（4）生活干预：为患者提供安静的住院环境，病房内光线不宜过强，保持温度适中。在夜晚查房过程中护理人员应轻手轻脚，该做的检查尽量在白天集中完成，避免在夜晚做检查，以免影响患者的睡眠。充实患者的业余生活，白天指导患者散步、下棋、打牌，适当增加活动量。

2.住院患者睡眠护理

（1）环境干预：护理人员在对OPD患者进行环境干预时，应当做好患者的病房清洁，并且保持病房通风，如果患者在睡眠过程中，护理人员需要对患者进行相应的病房处理或环境干预，应当尽可能减轻动作幅度，减少在患者睡眠时对患者进行的干预，如果患者存在睡眠障碍，护理人员也可以采用音乐助眠或其他方式帮助患者进入睡眠，使患者有较好的居住环境。但值得注意的是，如果患者存在高血压或糖尿病等疾病，应做好报警器的连接，但不可为了保证患者的睡眠质量，降低报警器的声音，这样能够有助于保证患者的生命安全。

（2）用药干预：在对患者进行用药干预时，应当根据医师要求，对患者的用药进行调整，在医师的同意下，给予患者助眠药物。但在患者用药过程中，护理人员应当注意用药类型，并记录每次的用药时间和用药量。同时，如果患者由于睡眠困难而出现心理焦虑，护理人员应当在医师的允许下，为患者应用部分镇静安神药，如地西泮，以保证其心理状态良好。

（3）睡眠方式干预：护理人员应当在患者入眠前做好相应的睡眠准备，要求患者按时就寝，养成规律的习惯，在睡前应当尽可能避免兴奋因素对患者造成的干扰。如果患者存在冠心病，则应当告知患者采用头高脚低位睡眠姿势，可减少回心血量、减轻心脏负荷。

（4）康复训练：鼓励支持适合的患者到康复科进行文娱活动2次/天，参加有氧运动、作业疗法、职业功能训练，各种知识讲座、参加社工组织的恢复社会功能的培训，以促进患者的社会功能恢复，丰富患者的住院生活，使其保持愉悦的心情，促进睡眠。

研究发现实施睡眠护理干预后患者入睡潜伏期更短，睡眠时间更长，睡中觉醒次数更少，觉醒时间更短，使用催眠药物的次数更少，负面情绪均得到改善，可提高患者的睡眠质量，充分体现了睡眠护理干预在失眠症患者干预中的重要性。并且，实施睡眠护理干预的患者对护理工作的满意度更高，有利于医、护、患关系的健康、可持续发展。

（梁　涛　刘月梅）

# 第三节　骨质疏松疼痛病的护理保健

骨质疏松疼痛病（OPD）以中老年人为主，OPD主要以慢性疼痛为主要表现，加之心脑血管病、糖尿病、慢性肺病等共病的影响，可产生不同的生理和心理的变化，如各脏器功能的减退，以及伴随而来的退休、丧偶、收入减少、社会关系减少等变化，可能带来的心理社会需求，由于生理、心理和社会需要相互影响，使他们成为疾病的高危人群，有目的、有计划地进行健康教育，制订健康保健对策，是老年人健康愉快地度过晚年的重要措施。

## 一、中老年人基本保健知识

### （一）心理保健

人到中老年，衰老是一种不可抗拒的自然规律，由于工作繁忙，家庭拖累，现实生活中许多矛盾得不到解决，致使情绪处于紧张焦虑、忧郁状态，加之生理功能逐渐衰退，内分泌失调，不但导致 OPD 相关疾病及其他慢性病，心理与社会健康疾病也容易发生。因此应讲究心理卫生，保持愉快的情绪，可防止衰老，增进健康。

通过收集患者的心理信息，特别要重视那些与疾病有关的心理社会因素，找出患者现存的或潜在的心理问题，然后确立心理护理诊断，制订心理护理计划，最后实施心理护理计划，使患者能有效地应对疾病，改变影响认知的心态和行为，以及由此引起各种躯体症状，帮助患者消除心理危机，解除疑虑，坚定信心，使患者主动接受和配合治疗。总之，拥有健康的心理是拥有高品质生活的前提。

纵览国内外有关心理健康的研究成果，心理健康标准应包括：智力状况正常；情绪、情绪稳定乐观；意志坚定，能够自制；人际关系协调、和谐；具有适度的反应力；自我悦纳；心理行为符合年龄的特征。

### （二）营养保健

中老年人许多慢性病，尤其是 OPD 与营养饮食有密切关系，如果饮食搭配不科学，热量供给大于消耗，不但会促进动脉粥样硬化，导致高血压、冠心病等心脑血管病疾病，而且会诱发 OPD 的发生、发展。反之有些人担心自己发胖，限制饮食营养摄入，造成消瘦、贫血等疾病，同时伴有不同程度的肌少症，进而加快 OPD 的发生、发展。因此，讲究合理饮食是中老年人保持身体健康的重要条件之一。

1.营养平衡与饮食合理搭配。

2.合理烹调，应色、香、味俱全，以促进食欲，同时注意烹调的时间和温度，尽量减少营养成分的损失，且容易消化吸收，可提高对营养的利用率。

3.少食多餐，一日三餐合理安排。

4.老年人要强调饮食定时定量，饮食勿过饱，要有规律和节制。

5.注意饮食卫生，不吃烟熏、烧焦、腌制、发霉、过烫、过期变质的食物，以防疾病发生。减少或避免饮用功能、高能与含糖饮料，咖啡过多饮用证实为导致 OPD 的危险因素。

### （三）生活要有规律

中老年人日常生活应有规律，养成良好的生活习惯，提倡早睡早起、午睡的习惯。中年人每日睡眠 7 ~ 8 小时，老年人每日睡眠需 6 小时，养成每日定时排便、睡眠、热水洗脚、早晚刷牙、饭后漱口的良好习惯，多参加社区活动，如书法、绘画、编织、合唱等，以增加乐趣，保持愉快的情绪。戒烟、限酒，适当饮茶。

### （四）体育锻炼

运动失当为骨质疏松疼痛病基础性危险因素。人体肌肉、骨骼（简称肌骨）为身体运动的组织器官,肌骨运动可改善心肌的营养代谢,防治心脑血管疾病;增强呼吸功能,减慢肺组织纤维化过程,促进机体的消化与吸收,改善肝功能,改善尿失禁,预防尿路感染等作用,且肌骨组织细胞感受肌骨运动质量,产生不同的应力,为肌骨细胞代谢的原动力。肌骨表面的筋膜为肌骨细胞代谢内环境,有规律的运动,使筋膜产生规律的拉伸,是肌骨细胞内环境血氧供应与营养代谢的原动力,以维护内环境稳定(内稳态)的保障。适当运动对机体各个系统都有促进作用,是良好的抗衰老对策之一,参加适当的体育锻炼,如散步、打太极拳、做保健操、跳舞、参加球类运动等,以巩固身体健康,保持体力充沛,从而获得优质生活。详细内容参考骨质疏松疼痛病的运动康复。

## 二、合理用药

众所周知,老年人一体多病,通常要同时服用多种药物,而且由于老年人生理功能减退、免疫力低下等多种因素,使得药物的吸收、疗效和不良反应等问题也较为复杂,合理用药依然成为我国老年人医疗保障的急需解决的问题。尤其是 OPD 防控中从既往单一非甾体抗炎药到当下多复合抗骨质疏松药、抗抑郁药、镇静安眠等,加上常见慢性病药物的使用,门诊问询显示 70 岁及以上老年人每天服用 6 种及以上药物,甚至高达 40 种药物,是中老年 OPD 护理保健中必要关注与指导的基础性项目。

## 三、运动保健

老年人了解自身运动机能特征,通过运动保健延年益寿,提高生活质量也是非常必要的。老年人的运动机能特征是随着年龄的增长,运动机能的减弱而发生整体机能衰退的迹象,而运动机能的减弱程度开始时的反映及运动能力的要素、任务、部位等因人而异。运动能力的要素是指肌肉的力量,身体的敏捷性、平衡性、协调性及全身的持久力等,一般情况下,以上要素下降的主要原因是肌肉萎缩,肌肉力量减弱所造成的。为了避免老年人过早发生日常生活障碍,探索肌肉力量下降的原因,对肌肉力量的维持、增强是非常必要的。老年人机体的器官组织老化和活动机能降低时,可以用运动的方法,使机体器官的衰老和运动延缓。因为人到 30 岁以后,每过 10 年心脏的泵血能力就会降低 6% ~ 8%,血压升高 5% ~ 6%,肌肉组织减少 3% ~ 4%,人脑细胞每年死亡 10 万个,血管逐渐失去弹性,肺回弹力下降,皮肤的通透性减弱,从机体的各方面都能观察到衰老现象。生命在于运动,运动对于维持人体健康、保证机体器官的生理功能正常运行、延缓衰老的进程是至关重要的,因此老年人更应该认识到运动的重要性。

### (一)老年人的肌肉代谢

老年人肌肉的最大特征是肌肉本身及神经系统机能随着年龄的增长而发生变化,即肌纤维数的减少和萎缩。如大腿外侧的横断面积,20 多岁时肌纤维数最大,之后随着年龄增长而逐年减少。从神经系统疾病的变化来看,老年人的肌肉组织也就是人们常说的肌肉类型,即快肌纤维比慢肌纤维萎缩的速度要快,造成老年人快速行动能力发生障碍,同时运动神经的灵活性及均衡性产生障碍,脂肪组织的增加和运动机能单位数的减少等都不同程度的影响着老年人的生活。由于以上生理因素的影响，造成老年人的运动量逐年减少，疾病、外伤及长期卧床使得机体出现二次肌肉萎缩，肌力减弱即失用性肌肉萎缩。

30岁以前肌肉力量的发挥可以达到巅峰状态，之后逐年减退，但因身体部位的不同，其反映程度各异。年轻男性比女性力量要强，而老年时二者的差异却很小，且一般情况下下肢力量比上肢减弱的程度要大。国外对老年人仰卧位时一侧大腿等迟性伸展力进行测定，结果下肢伸展力的膝关节在15°时力量最大，70°时最小，全角度时老年人比年轻人肌肉力量明显下降，特别是老年女性下肢伸展肌肉力量的体重比是年轻女性的50% ~ 70%。另外，握力30岁时最大，40岁以后逐渐减弱，80岁时会损失最大握力的37%。除此之外，老年人的足肌、背肌、腹肌等都会因年龄的增长而减弱。

**（二）老年运动保健的方法**

随着人们物质生活水平的提高和医疗保健条件的改善，人的寿命逐渐延长，也越来越重视老年运动保健。一些老年人的运动保健项目与日俱兴。但这其中也有不少老年人由于对自己的生理、病理等方面了解得不够，步入了运动保健的误区。以下为运动保健方法：

（1）肌肉力量练习：肌肉力量练习包括5 ~ 10个部位，它们的最大负荷强度是最大肌肉力量的1/3 ~ 2/3，每回5 ~ 10次，每周3次最为理想。从年龄中可以推算出最大心率增加比率10% ~ 20%为目标。为了保持自己的兴趣及遵守保健的原则，保健的方法可以随时改变。如两人以上的朋友或亲属、夫妇一同保健练习，散步、登山、家庭跑步机和自行车练习机等都是很好的保健方法。另外，家庭条件较差或家庭中有偏瘫者和行走障碍者的，为了防止失用性肌肉力量的减弱，可利用椅子或床头进行半蹲（全蹲）站起训练，以增加下肢的肌肉力量。如有疼痛感出现则用身体的自重进行等张性运动，运动前后使用肌群要充分做好伸展运动，以免受伤。

（2）步行训练：下肢肌肉力量的保健最简单的方法之一就是有氧代谢的步行、上台阶等，这样既能增强肌肉力量，提高神经对肌肉的支配能力，又能防止OPD的发生、发展。运动强度以心率增加值不超过30%为最佳。一次的步行时间在30分钟以内，1日以8000步为目标，1周休息2 ~ 3次为宜。

（3）器械保健：目前商业与医院运动保健设备众多，使用中认真评估其安全性与可靠性，避免意外伤害。最好能够就近咨询专业医师，并在医师指导下使用。提倡在疼痛科、康复科和骨科医师指导下进行设备的运动保健。

（4）强化训练的注意事项：注意的是心脏病患者不要运动过量，否则会诱发血压升高或急性心肌梗死；如果在清晨锻炼则更加注意，因为清晨是心血管疾病最危险的时刻。

（杜淑芳　刘月梅）

## 第四节　骨质疏松疼痛病的疾病护理

### 一、肌筋膜疼痛综合征

肌筋膜疼痛综合征（MPS）特点为局部肌筋膜疼痛，可全身多个部分发作，常见部位包括腰肩部、腰背部、面部等，发病诱因包括长期劳作、长时间保持同一个姿势、精神压力、肌肉处于长期紧绷状态等，发生后可包含一处或多处激痛点（MTrPs），激痛点存在于骨骼肌纤维中，是可触及的紧张索条上高度局限及易激惹的位点，存在全身各处肌肉中，疼痛发作可反复出现，持续伴随，对患者日常生活、学习、工作、活动等均造成严重影响。且该疾病发病逐渐呈现年轻化趋势，发病后腰肩部、腰背部疼痛表现以酸、疼、麻等为主。MTrPs能引起特征性的疼痛、牵涉痛、运动功能障碍及自发放电现象。目前对于许多新开展的治疗方法仍缺少足够的研究和充分的证据支持，主要原因与MPS本身的复杂性和临床表现多变，以及其中枢和外周神经机制尚存在争议有一定的关系。尽管如此，一些治疗方法如冲击波治疗、干针治疗、意大利手法治疗等已有较充分的证据来支持其使用。"未病先防""防大于治"，健康的生活方式、积极的心态、适度的休息、规律的锻炼、均衡的营养饮食、基于人体工效学的生活、工作姿势习惯的养成更为重要，以免潜在MTrPs活化。

### 二、骨性关节炎的护理

骨性关节炎是一种老年人常见性疾病，对中老年人的健康生活质量构成严重影响。研究表明，引起骨性关节炎的原因有很多，常见的有外伤、长时间缺乏锻炼、体质量偏高、遗传与骨密度差等。对于该种疾病，如单纯应用药物展开治疗难以取得较好的效果，近年护理重点内容有以下几个方面：

（1）疾病认知教育：患者入院接受治疗后，责任护士进行健康风险评估基础上便对其展开健康教育，针对患者提出的疑问，护理人员应予以正面、肯定的回答，同时护理人员还应向患者说明疾病产生的原因、临床表现、治疗方式、护理操作与目的。为方便患者随时了解自身病情，可发放健康教育资料，方便其随时翻阅。

（2）用药教育：在患者用药前，护理人员向患者详细说明治疗用药物使用方法、禁忌，并告知其使用药物后可能出现的不良反应和处理方法。告知患者药物机制与疗效，以提高患者药物治疗依从性。

（3）营养饮食教育：体重是诱发骨性关节的重要原因。护理人员可通过控制日常饮食、调整饮食结构改善患者的体质量。针对患者的日常饮食习惯，护理人员应结合个人喜好指导其正确、科学的营养膳食方案，指引患者养成良好的饮食习惯，提高患者日常生活自我管理能力。并促使患者了解并认识到日常饮食对疾病康复的重要性。鼓励患者加强高钙、优质蛋白食物的摄入，告知患者多食用维生素含量丰富的水果或蔬菜，以此减轻关节疼痛。

（4）功能锻炼教育：护理人员指导患者功能锻炼时，可向其说明功能锻炼的重要性，增强患者主动性锻炼的积极性，同时护理人员还应注意指导患者正确的功能锻炼方法，讲解锻炼的意义，督促并鼓励患者坚持锻炼。如 KOA 患者实行膝关节等长、等张锻炼，告知患者坐在床边，保持膝关节伸直状态，直至患者感觉酸胀，随后便可屈膝；患者保持仰卧位，将其患肢抬高 10°～15°，维持伸直状态，直至患者自觉酸胀。护理人员指导患者每天锻炼 3 次；指导患者仰卧位膝关节低载荷屈伸训练，即蹬车训练每天 10 分钟左右；滑动跟骨训练时，需将患肢足跟放置在健侧的髌骨上。通过跟骨沿着胫骨棘滑动到足踝，每天锻炼 15 次左右。护理人员可告知患者，各类功能锻炼，对锻炼患肢关节肌肉力量具有非常重要的意义，可显著提高患者关节的耐受力。

（5）自我日常护理教育：在各类健康教育实施期间，护理人员应指导患者实施正确的日常护理，同时详细说明日常护理对疾病康复的重要性，指导患者学会关节日常护理方法。护理人员还需提醒患者，季节变化期间加强对膝关节保护，严格控制体质量，减轻膝关节的负荷，避免关节软骨及韧带的负荷过大引发的损伤。

### 三、腰椎间盘突出症的护理

腰椎间盘突出症是 OPD 的主要疾病，目前临床以退行性椎间盘突出症为主，临床表现主要有腰部疼痛、下肢麻木、疼痛等，病情严重的患者还会出现严重的行动障碍，使患者日常生活受到极大影响，大幅降低生活质量。给予患者有效治疗的同时实施良好的护理措施，有助于促进疗效，改善患者生活质量。优质护理的腰椎间盘突出症患者生活质量可以得到显著提升，腰椎功能能够得到显著改善，且疼痛明显缓解，都说明优质护理在腰椎间盘突出症患者中的应用效果良好。

1.优质护理

（1）心理护理：椎间盘突出症具有病程长、难以彻底治愈、病情容易反复等特点，且患者长期经受病痛困扰，因此容易产生较多不良情绪，如焦虑、烦躁、抑郁等，使患者的生活质量进一步降低。护理人员在与患者接触过程中应当多注意观察患者的情绪，了解患者的心理及内心顾虑等，多向患者进行椎间盘突出知识的讲解，尤其应当重点讲解患者较为关心的问题，对患者提出的各种疑问进行积极耐心的解答。注意进行知识讲解过程中尽量避免使用专业术语，用通俗易懂、较为简化的语言向患者进行宣教，提升患者的理解力及接受度，让患者对治疗方式、效果有更好的认同感。着重向患者强调负性情绪对于疗效及预后可能造成的不良影响，教会患者进行情绪调节的方法，并可通过认知、接纳、行为（如音乐或放松疗法）心理治疗与自我管理方法等缓解患者紧张、焦虑、担忧的情绪。

（2）环境护理：患者的住院环境是医院整体医疗服务水平的一个重要体现，良好的环境有助于提升患者对医疗服务的满意度、依从性。实际护理工作中，应当保持患者病房温湿度处于体感最舒适状态，病房及病区垃圾、杂物及时清理，保持患者住院环境的整洁，空气清新，病房光线柔和，环境安静，使患者有更好的休息空间。且安静、整洁、舒适的环境也有助于缓解患者不安情绪。注意床单位、房间、楼道乃至厕所地面防滑，适时排除各种障碍物，配备良好扶手等预防患者跌倒。

（3）体位护理：在病情允许的范围内，指导患者尽量保持舒适体位。护理人员应当定时协助患者翻身，并对受压部位采取相应的手法进行按摩，促进局部血液循环。翻身时保持臀部和腰椎部同步翻转，以防影响脊柱稳定性。对患者的床单被罩及时更换，保持床单清洁干燥，床单平整，每天更换干净衣物，保持个人卫生，以防发生压疮。

（4）疼痛护理：疼痛感在影响患者舒适感受的同时，还会加重患者的不良情绪，影响患者生活质量。护理人员应当主动询问患者感受，进行患者面部表情、动作等的观察，对患者疼痛程度进行合理评估。通过鼓励患者多与家属及病友聊天、交流，或是听一些轻松舒缓的音乐，多回忆愉快的事情，转移患者的注意力。另外，有条件的情况下也可为患者播放一些轻松的视频、提供患者感兴趣的书籍等，从而使其放松情绪。对于痛感强烈的患者遵医嘱给予镇痛药物。推进疼痛组织管理，开展疼痛心理治疗与运动康复指导；全程监督指导药物合理使用与并发症的防控。

（5）排便及排尿护理：对于排尿困难的患者，可通过诱导排尿或是导尿管导尿的方法促进排尿，如果患者排便困难，可以给予缓泻剂，并加强下腹部按摩，促进胃肠蠕动，从而帮助其排便。手术患者或需要较长时间卧床者，训练患者卧床排便习惯，同时防控卧床合并泌尿系感染。

（6）健康教育与指导：患者通常对自身病情及治疗、保健方法等缺乏了解，甚至存在错误的认知。为此，加强对患者的健康教育与健康生活行为指导十分必要。护理人员在对患者进行腰椎间盘突出症知识讲解的基础上，引导患者自己进行相关书籍、健康手册的阅读，让患者对疾病发生原因、治疗方式方法、效果等有更加全面正确的了解，了解各种注意事项，养成良好的生活方式、行为习惯等。指导锻炼的正确方法，使患者的腰椎功能得到更快、更好的改善。

2. 椎间盘突出症患者的运动康复指导　由于椎间盘需要反复承受来自脊柱的挤压、屈曲和扭转等负荷，长期在非正常状态下可导致局部缺血、缺氧而退变，最后突出影响周围组织，使血液循环障碍，产生相应肢体放射性疼痛，最终导致腰椎间盘突出，引发脊椎的疼痛乃至慢性疼痛症状。治疗本病的关键在于缓解椎间盘对脊神经根的压迫，消除脊神经根周围炎症，目前临床多采用牵引、推拿等保守治疗，但治疗效果并不理想，原因可能是患者仍存在不良生活习惯，如弯腰搬重物时姿势不当等，增加椎管内压力，发生纤维环破裂髓核突出引起神经根激惹，使腰痛反复发作，而这主要与患者未接受专业良好的功能锻炼指导有关。因此，运动康复指导成为其护理的重要内容。

3. 椎间盘突出症的手术护理

（1）术前护理：引导患者完成术前各项常规检查，依据不同手术方法与术后康复要求，指导患者手术前夜开始禁食禁水2~8小时，于手术前1小时留置导尿管，对于部分有长期吸烟史的患者应当术前48小时戒烟；在心理护理方面，由于大多数患者病程较长，且反复发作，长期经受病痛的折磨，而对于手术方式又缺乏了解，故而容易产生焦虑、不安等负面心理，对治疗结果产生一定的影响。宜应用心理认知与自我管理护理方法，应当与患者进行积极的交流沟通，针对患者具体状况，设计具有针对性的心理管理方案，以开释患者内心的疑虑，确保患者能够保持稳定的心态，积极接受治疗；于术前数日对患者进行体位训练，指导患者掌握正确的腰背肌锻炼方法；于术前做好各项手术器械的准备工作。

（2）术中护理：护理人员应当对手术室的温度及湿度进行控制，并帮助患者保持俯卧位，于手术过程之中对患者的各项生命体征进行严密监测，一旦发现任何情况状况，应当在第一时间向医师报告并从遵循医嘱协助处理。手术室巡回护士宜配合病房责任护士，共同实施认知疗法或暗示护理方法，注意细节护理观察与动态人文关怀，尽量消除患者手术恐惧、紧张或焦虑心理，配合麻醉与手术的正常进行。

（3）术后护理：术后将患者平稳送至病房，并叮嘱患者保持平卧，不必翻身，以此对切口形成压迫，有利于止血。护理人员应当对患者的手术切口、下肢感觉、大小便状况进行观察，同时监测患者的血压、脉搏、血氧饱和度等。指导患者进行健康饮食，加大高蛋白、高热量食物的摄入，同时多食用富含维生素及膳食纤维的食物，以此促进手术切口的愈合。护理人员还需告知患者如何正确佩戴腰围，详细说明如何进行轴线翻身与非重力下床动作，以避免患者因翻身过快而引发出血、血肿等问题。在康复指导上，术后如果患者自觉并无不适症状，可指导患者进行双足踝泵运动。术后4小时或麻醉作用完全消失后，即可指导患者进行康复锻炼，以腰背功能锻炼为主，并叮嘱患者于术后6个月以内不可进行剧烈运动或提重物，但宜早期下床主动进行康复锻炼。关键是指导患者正确使用护腰或颈托，采取健康的姿势与循序渐进的针对性康复运动锻炼。

4.椎间盘突出症椎管内注射治疗的护理　椎间盘突出症患者普通保守治疗常效果不佳，经硬膜外置管微创神经介入术治疗颈椎间盘突出症具有效果好、创伤小和并发症少的优点，有利于患者早期康复，提高生活质量。

### 四、骨质疏松症的护理

1.整体护理　近年骨质疏松性胸腰椎压缩性骨折发病率升高，成为骨科、疼痛科的主要手术。临床常用经皮椎体成形手术（PVP）治疗，能增加椎体的稳定性，但术后易产生压疮等并发症，影响患者身心健康。护理程序是以评估、计划、实施、诊断、评价为步骤的一种护理工作程序，能逐渐完善整体护理方案，提高护理质量；护理程序属于连续、全面、整体的实践模式及护理理论，能针对性实施护理方案，及时总结分析护理效果，从而改善护理质量。基于护理程序理论的整体护理干预根据评估内容结合临床经验分析出患者需求，通过诊断确认护理工作主次内容，制订并实施心理护理、康复护理、皮肤护理、疼痛护理等针对性、可行性方案，提高患者的满意度。

（1）评估：收集患者资料，包括健康情况、一般情况、护理体验等，通过与患者交流，评估其心理状态，对收集的材料进行分析、整理。

（2）护理诊断与计划：根据临床情况判断患者是否具有潜在或存在健康问题；根据资料分析整理存在问题，制订护理方案。

（3）实施：①健康教育：与老年人沟通选择通俗易懂语言，先对家属进行健康教育，住院期间建议患者采取健康的生活、饮食方式。②心理护理：积极与患者沟通，了解其心理状态，评估其康复情况。③疼痛护理：合理采用药物、物理、针灸等镇痛方式缓解疼痛，通过聊天、播放音乐、视频等方法转移注意力，放松心情。④皮肤护理：及时协助患者体位变换，采用50%红花酒精擦拭受压处，2小时/次。⑤康复训练：术后6小时指导患者锻炼，双下肢抬高运动，取平卧位，伸直双膝关节抬腿，根据患者情况增加抬腿幅度、次数，以轻度疼痛为宜；于术后6~12小时指导抗阻力伸膝锻炼，提高四肢运动功能；手术后2天协助患者佩戴夹克式背架，指导其离床活动，逐渐适度增加活动量，以避免跌倒。

（4）评价：患者实际健康情况与预期目标对比，判断预期目标是否实现，反思并改善护理方案。

2.舒适护理　骨质疏松压缩性骨折患者在术后多伴有脊椎疼痛的情况，患者本身年龄较大，对疼痛更为敏感，加上患者卧床休息，使得身体和心理都经受较大的压力，而负性情绪会延缓术后的恢复。有研究表明舒适护理应用于胸腰椎压缩性骨折患者中能改善患者心理情绪，降低并发症，提高生活质量，促进疾病康复，患者对护理服务满意度显著提高。

（1）心理舒适护理：患者发病后，往往会出现消极情绪，老年人群本身抵抗力较差，对疾病的认知不足，发病后易产生焦虑、抑郁等负性情绪，甚至以为自己会变成残疾，长期卧床休息，不能够独立进行日常生活，因此患者发病后心理压力增大。护理人员要对患者进行针对性的心理引导，宣泄其心理压力，改善其心理状态。通过了解患者的基本情况，让患者表达自身内心的想法，从而根据患者的想法进行指导，让患者能够心情愉悦、积极地配合治疗。若患者术后出现疼痛，护理人员要向患者进行解释，让其了解到术后疼痛可以通过心理舒缓而得到改善等。

（2）体位舒适护理：患者手术后，需要调整体位，在辅助患者调整体位过程中，要保证患者颈椎位置的绝对安全，让患者以舒适的姿势休息。在为患者翻身的时候，要缓慢、轻巧，避免伤到患者伤口。对于剧烈疼痛的患者，要及时了解患者的疼痛情况，适当地为患者进行按摩等，以改善患者的疼痛情况。

（3）环境舒适护理：为患者创造良好的住院环境，病房内及时通风，保证病房空气的流通性。患者的病房尽量清洁自然、干净整齐，减轻患者的烦躁心理；定期为患者清理床单、被褥等，定时为患者打扫卫生。

（4）康复舒适护理：患者病情稳定以后，护理人员可以根据患者的康复情况，对患者进行指导，辅助患者进行适当的早期功能锻炼，利于术后的恢复。在锻炼过程中，要帮助患者循序渐进地提高活动量。

（5）其他护理：通过转移注意力，让患者得到新的关注点，包括听音乐、听故事等，使患者全身放松，提高对疼痛的耐受性。还可以指导患者放松心情，利于缓解疼痛。因此，护理人员可以指导患者放松肌肉，进行深呼吸训练，使患者得到放松，注意力转移，从而忘记疼痛。

3. 渐进性康复护理　渐进式康复护理以循序渐进康复功能锻炼为主要原则，围术期不同阶段实施不同强度、不同方式的功能训练，且训练强度根据患者恢复情况调整，系统、科学地实施胸腰椎功能恢复训练，提高康复质量。有研究表明骨质疏松脊椎骨折患者实施渐进式康复护理6周后腰椎功能、自理能力、心理功能、躯体功能、社会功能评分均高于对照组，疼痛程度评分低于对照组，提示在骨科常规护理基础上渐进式康复护理模式干预效果更佳，利于促进患者功能恢复，改善其生活质量。渐进式康复护理模式通过术前指导患者进行肺功能训练，胸腰椎骨折所引起的肺活量降低可得到明显的改善；卧位练习、排便练习可促进患者更好地适应围术期体位改变，提高患者对手术的了解和心理接受度，减少对疼痛的关注；术后训练强度由低强度逐步过渡到高强度，为患者提供康复帮助，可防止运动强度过大所引起的剧烈疼痛，贯彻人文关怀理念，减轻对患者身心的影响，提高患者的康复适应性和积极性。术后逐步实施方式、踝关节运动、下肢屈伸运动、直腿抬高训练、腰背肌功能训练与挺腹训练等，利于受损神经功能的恢复，增强患者康复信心，从而保证患者锻炼的持续性和有效性，逐渐改善腰背与肢体功能，提升康复效果。具体护理措施有以下几个方面：

（1）常规护理：入院后，护理人员耐心告知患者胸腰椎骨折相关知识，消除其不良情绪；指导患者平卧于硬板床上，将厚垫垫于伤处，保持脊柱水平状态，减轻受损部位疼痛；叮嘱患者多食用易消化、清淡、高纤维的食物，禁食刺激、辛辣、油腻的食物，进食后及时对口腔进行清洁，引导患者有效咳嗽，利于气道中分泌物排出；术后禁食，补液支持，密切关注患者术后生命体征，如有异常情况及时告知医师，给予针对性处理；术后根据患者情况佩戴腰围并在护理人员陪护下下床进行适当活动。

（2）观察指标：①采用胸腰椎 JOA 评分评估两组干预前、后腰椎功能，包括临床体征、主观症状、膀胱功能、日常活动受限等，满分为29分，分值高低与胸腰椎功能呈正比；②采用 Barthel 指数评分评估两组干预前、后自理能力，共10项，分别为用厕、穿衣进食、大便、个人卫生、转移、平地步行、上下楼梯、洗澡等，每项分值为 0～10分，分值高度与自理能力呈正比；③参考视觉模拟评分法评估两组干预前、后疼痛程度，分值为 0～10分，分值越高则疼痛越严重；④使用生命质量综合评定问卷（GQOLI-74）对两组干预前、后生活质量进行评估，包括躯体功能、心理功能、社会功能等，每项分值为 0～100分，分值越高则生活质量越好。根据观察指标动态评估病情恢复与健康生活质量，适时矫正护理方案，使患者顺利恢复健康生活。

## 五、OPD 护理进展

1. 疼痛护理　疼痛是 OPD 患者最常见、最主要的临床症状。从肌筋膜疼痛到 OPD，慢性疼痛及慢性疼痛急性发作始终是 OPD 患者的主要痛苦。不同时段不同主诊疾病药物选择不同。降钙素和双膦酸盐是临床治疗 OPD 患者疼痛的常用药物，疗效显著，虽存在一些禁忌证和不良反应，但已经拓展应用于骨性关节炎、椎间盘突出症的治疗。近年来国内在 OPD 疼痛方面强调非药物治疗。疼痛综合护理方案对 OPD 腰背痛患者进行干预，方法包括护患谈话、疼痛曲线识别和功能锻炼等，重视患者自身感受，调动患者的积极性，让患者主动参与到疼痛管理中。对老年女性骨质疏松性腰背痛患者进行护理时，将人文关怀与护理技术相结合，该方法能有效缓解疼痛、改善不良情绪。此外，中医技术在 OPD 患者疼痛护理中的应用也越来越受到重视。中医技术在 OPD 疼痛中的应用方法包括中药内服、针灸、推拿、中药熏蒸、中药外敷、中药离子导入、穴位注射和手法复位等，这些方法均具有"简""便""廉""验"的特点，疗效显著且易于被患者接受。营养饮食矫正、运动康复指导、心理评估管理与自我管理等在 OPD 疼痛中的应用不断推广，健康管理服务模式初步形成。

2. OPD 患者的健康教育及自我管理　OPD 明确为肌骨营养代谢性疾病，从幼儿时的肌肉损伤、青少年时期不良生活习惯与行为至中老年时期逐渐加重的退行性病变，健康危险因素始终是 OPD 发生、发展的基础因素。区域流行病调研显示，OPD 患病率显著高于心脑血管病、糖尿病，为当下民众最主要的痛苦与健康影响因素，有充足的流行病与基础证据支持 OPD 为心脑血管病、慢性肺病、糖尿病甚至肿瘤的基础病因与主要并发疾病。由于在疾病干预的经济性和有效性方面的优势，健康教育已被国内外学者广泛用于 OPD 的预防和治疗。目前，国内 OPD 健康教育的内容主要以预防（饮食和锻炼）知识学习、运动康复、依从性培养、疾病相关知识学习和健康信念培养为主，实施方式推荐个体化健康教育，但由于实施过程复杂，故对于护理人员个人知识储备及沟通能力要求极高，难以普及。

3. 骨质疏松性骨折围术期护理　骨质疏松性骨折中最常见的是椎体骨折，最严重的是髋部骨折。手术治疗是闭合复位固定失败后的首选治疗方案。骨质疏松性骨折不同于其他骨折，除了常规围术期护理外，术后尽早康复锻炼等抗骨质疏松护理对于保证手术疗效至关重要。运动康复与护理保健管理的重要日渐突出，预期将成为临床护理或护理社会化中护理人员最基本的职业技能。

4. 延续性护理　OPD 的防治效果与患者的日常行为习惯、饮食结构、治疗依从性、运动锻炼等密切相关，患者常因缺乏疾病知识、用药及锻炼方法不当等造成二次或多次骨折，因此院外延续性护理对于 OPD 患者的管理尤为重要。延续性护理的内容包括疼痛管理、长期抗骨质疏松管理、饮食指导、用药指导、运动康复指导、预防跌倒、疼痛心理管理、自我管理预防再骨折等。相比于日本、欧美国家完善的 OPD 健康管理服务流程，目前国内尚未形成系统、完善的延续性护理模式，多由医院通过电话、网络等手段进行远程指导。

5. 综合护理干预　强调以患者健康为中心，通过系统性地干预，在关注机体健康功能康复的同时关注心理健康。OPD 患者由于病程长、治疗起效慢、易再发灾害性疼痛或骨折等原因，易产生焦虑、恐惧等消极情绪，而常规护理方式护理形式单一，缺乏对患者的心理护理，患者的负面情绪难以得到缓解，影响治疗依从性，不利于疾病控制和康复。综合护理干预顺应现代生态医学模式的转变，在了解 OPD 患者病情的同时，关注其心理和社会需求，并据此制订护理方案，但对护理人员数量及各方面素质要求高，目前在国内开展难度大。

6. 护理研究热点　对 2014—2018 年各年份 OPD 相关疾病护理文献中的关键词进行以下几方面分析：

（1）"疾病知识知晓情况""健康管理""健康行为""认知水平"等关键词频频出现，表明 OPD 患者健康教育研究一直处于较高的热度。

（2）2016 年"生活质量"这一关键词数量激增，提示生活质量研究成为新近研究热点。

（3）对 OPD 患者骨性关节炎与骨质疏松骨折的研究一直是 OPD 相关疾病护理研究领域的热点之一，这一领域的研究主要集中在骨质疏松性骨折、椎体压缩性骨折、围术期护理、骨密度、骨性关节炎、椎间盘突出症、肌少症或衰弱综合征等方面，OPD 相关疾病的共性研究与整体护理逐渐增多，尤其是相关健康危险因素、疼痛评估与自我管理、心理评估与护理等基本形成 OPD 归类证据与系统防控理论与实用技能，相信随着健康管理服务共识形成与推广，OPD 将成为慢性病防控的焦点，践行健康中国策略的重要途径。

（杜淑芳　刘月梅）

## 参考文献

［1］SUHM N, SEBASTIAN MÜLLER, KUNGLER E, et al. Der Osteoporosis Care Gap bei Altersfrakturpatienten kann durch osteologische Begleitung entlang des Behandlungspfads minimiert werden[J]. Osteologie/Osteology, 2019, 28（2）: 140-144.

［2］MACINTYRE J, DRAKE P, LISA GARLAND AIRD, et al. Optimizing osteoporosis care in a rural primary health care center: Findings of a research study aimed to support seniors[J]. Nursing Forum, 2019, 54（4）: 611-618.

［3］李帅. 优质护理在腰椎间盘突出症护理中的应用分析 [J]. 世界最新医学信息文摘, 2019, 19（10）: 293, 297.

［4］郝世杰, 李琳琳, 毕鸿雁, 等. 六字诀联合吸气肌训练对脑卒中偏瘫患者肺功能的影响[J]. 中国康复, 2018, 33（2）: 107-110.

［5］张康梅, 朱芳, 卢燕娟. 骨科护理中康复锻炼的应用研究 [J]. 中国实用医药, 2016, 11（18）: 270-271.

［6］黄勇丽, 应瑛. 医护一体化模式在骨科护理中的应用研究 [J]. 中华全科医学, 2017, 15（5）: 887-889.

［7］DUNLOP W C N, MASON N, KENWORTHY J, et al. Benefits, challenges and potential strategies of open source health economic models[J].Pharmacoeconomics, 2017, 35: 125-128.

［8］蔡英贤. 不同护理模式对老年患者睡眠障碍改善的效果研究 [J]. 世界睡眠医学杂志, 2018, 5（9）: 1038-1040.

［9］李素云, 王培红, 喻姣花, 等. 脊柱骨科护理质量评价指标体系的构建 [J]. 护理学杂志, 2018,

33（23）：62-64.

［10］张洋洋，侯春影．骨科个性化护患比的探索与实践［J］．中华老年骨科与康复电子杂志，2019，5（2）：50-53.

［11］SZEKANECZ, ZOLTÁN, RATERMAN H G, et al. Common mechanisms and holistic care in atherosclerosis and osteoporosis[J]. Arthritis research & therapy, 2019, 21（1）：9-17.

［12］GOKHALE C, SIMON S, HADAYE R, et al. A cross-sectional study to screen community health volunteers for hip/knee-osteoarthritis and osteoporosis[J]. Journal of Family Medicine and Primary Care, 2019, 8（6）：2101.

［13］韦翠花，蔡真真，李玉娟．同质化管理在老年慢性疼痛护理中的应用［J］．中华现代护理杂志，2018, 24（27）：3310-3313.

［14］纪泉，易端，王建业，等．老年患者慢性肌肉骨骼疼痛管理中国专家共识（2019）［J］．中华老年医学杂志，2019, 38（5）：500-507.

［15］TREEDE R D, RIEF W, BARKE A, et al. Chronic pain as a symptom or a disease: the IASP classification of chronic pain for the international classification of diseases（ICD-11）[J]. Pain, 2019, 160（1）：19-27.

# 第十章　肌筋膜疼痛的中西医防控

## 第一节　概　述

### 一、筋膜概念

筋膜是致密、不规则的结缔组织片状物或带状物，它遍布全身，存在于所有结构中。关节囊、腱膜（如腹部腱膜和胸腰筋膜）及韧带和肌肉表面都有组织排列良好的筋膜。筋膜，不同于韧带被认为是一种在肌肉和器官之间起着简单连接作用的惰性结缔组织。最近的研究表明，筋膜不只是简单的结缔组织结构，它实际上包含对机械刺激有反应的收缩纤维。事实上，这些弹性纤维细胞不仅在筋膜中被发现，而且在通常被认为是被动结构的韧带中也可发现。研究已经发现，这些弹性纤维细胞在强直肌中比时相肌中更加密集，以增加这些肌肉的刚性。这表明增加强直肌的刚性在关节稳定和姿势维持中起重要作用。激活这些纤维能短期内改善反射性肌肉活动，从而改善关节僵硬。肌筋膜的收缩的功能障碍被认为是慢性疼痛的原因之一。已有研究证明，韧带机械感受器被抑制，会减少肌肉的激活反应，虽然这种反应只对猫进行了测试。据推测，类似的反应可能存在于人类身上，并且解释了关节软组织损伤后的肌肉抑制的原因。

慢性腰痛患者的机械感受器密度下降，可改变本体感觉和理想的肌肉激活协调。韧带和筋膜的这些机械感受器密度下降，影响形成组织适宜水平的能力，因此导致关节僵硬，以及减少从这些组织到中枢神经系统的本体感觉反馈。

### 二、筋膜的功能

1.整体张拉结构——提供一种整体诊疗的思路　筋膜提供人体所有组成之间的互联，包括从肌肉到肌肉（形成连续的肌肉链）、肌腱到骨，肌腱到韧带或关节囊（从而改善动态关节支撑），骨到骨、内脏到骨及内脏到内脏的连接。总的来说，这些连接形成了一个相互依存的系统，负责支撑、稳定和移动身体。这种相互依存有助于发展和控制身体的张拉整体结构。

"张拉整体结构"描述了肌筋膜系统处理张力和维持系统完整性的能力。这一概念最初由巴克明斯特·富勒（Buckminster Fuller）于1961年提出。

张拉整体结构模型基于一种建筑设计–具有连续的抗张力连接系统和非连续的抗压

杆或梁（骨）。例如，帐篷的拉线作为非收缩张力调节器，而帐篷的中央和支撑梁则作为抗压梁。在人体中，当骨骼对抗重力、自身体重和外加负荷及肌肉收缩力时，肌筋膜韧带系统作为张力调节器起作用。

张拉整体结构使肌肉骨骼系统能够提供重要的、富有弹性的支撑，不会被外部或内部产生的力压垮。由于急性创伤(手术或机动车辆事故)或重复性创伤(习惯性运动模式)，破坏了这种张拉整体结构的功能，患者将采取代偿性稳定和运动策略。由于张拉整体结构的相互关联性，运动链上任何地方的筋膜张力的改变都会在整个系统中产生影响。

2.肌筋膜链—提供了一种生物力学整体诊疗思路　Thomas W. Myers 提出了最具有代表性的肌筋膜链理论和临床诊疗思路。常见肌筋膜链有后表线、前表线、体侧线、螺旋线、手臂线、功能线、前深线等。

## 三、筋膜类型

1.浅筋膜　浅筋膜有助于支持皮肤、肌肉附属物和足部脂肪垫等。有学者认为这些筋膜的增厚，形成"支持带"，有助于防止手指和脚趾屈曲时的肌腱弯曲。类似的，胸腰筋膜用于限制腰部竖脊肌的收缩以帮助其加固躯干。

2.深筋膜　深筋膜支持肌肉和内脏，并为血管和神经提供通路。

3.内脏筋膜　包括胸膜壁层和脏层、心包膜、腹膜壁层和脏层、大网膜、小网膜、脏腑膜等。

4.筋膜类型　筋膜虽然分散在身体的所有组织中，但在活动更多并需要额外支持的区域，例如，腰部、髋部和足部，筋膜厚度增加。此外，这些区域已被证明含有的肌成纤维细胞的密度增加。虽然筋膜增厚在整个身体是显而易见的，但是有四个明显的增厚区，包括背部的胸腰筋膜、腹部筋膜、阔筋膜和足底筋膜，这些肌筋膜网络直接帮助支撑下背部、髋部和足部。

（1）胸腰筋膜：胸腰筋膜有三层，其功能是维持胸腔骨盆三维复合体（TPC）的完整性。

内层连接腰方肌和横突间韧带。膈肌和腰大肌与该层具有广泛的筋膜连接，其功能是同步激活和稳定 TPC 的胸腰段。中层与内层混合并提供与腹横肌的连接。外层与其他两层混合，包裹竖脊肌的肌肉，还连接对侧背阔肌和臀大肌，形成后斜线。

胸腰筋膜对稳定 TPC 和骶髂关节很重要，并增加对肩部和髋部复合体的支持，在躯干和脊柱的旋转控制中也很重要。因此，四肢的位置和运动控制的改变会影响 TPC 的稳定性，反之亦然。

（2）腹部筋膜：腹部筋膜也被称为"腹腱膜"，包括提供腹肌附着部位的多个交互层。腹部肌肉及其连接的筋膜形成了几个交互层（形成"X"形的交互模式），其与 TPC 的稳定性合成一体，因此稳定髋部和肩部复合体。

腹部肌肉中最深的腹横肌，与腹部筋膜和胸腰筋膜都有连接组织。其纤维是身体中唯一纯水平向的纤维，在稳定和保持 TPC 完整性方面非常重要。

　　腹部最大的肌肉腹外斜肌与前锯肌在前外侧肋缘处相互交织，并插入前腹部筋膜。它们与对侧腹内斜肌融合，形成围绕胸部和腹部前方的肌肉链。腹直肌远端与腹横肌、腹内斜肌、锥状肌和长收肌在耻骨联合处以筋膜相融合，从而帮助稳定关节。

　　经常被遗忘的腹肌—锥状肌也负责牵拉腹白线，这可能为其他腹肌创造更好的筋膜连接。临床上，此肌肉通常会在失去髋内旋功能的患者中表现出抑制，因此在尝试恢复髋关节运动范围时，需要对锥状肌行特定的纠正干预。

　　（3）阔筋膜：阔筋膜也称为"髂胫束"，是体内最厚的扩展的筋膜之一，为臀大肌和阔筋膜张肌提供远端连接组织，其名称来自插入点。

　　髂胫束位于股外侧肌的外侧，并连接在胫骨外侧髁上。股外侧肌的收缩将其横向推入髂胫筋膜，在髂胫束上形成液压放大器效应，随着臀大肌和阔筋膜张肌的同步激活、收缩，帮助将下肢转变成刚性杠杆，在下肢闭链运动时支撑体重。

　　（4）足底筋膜：足底筋膜本质上是跟腱的延续，起于跟骨的底部，覆盖足的底部，并附着在足的五个脚趾上。该筋膜作为足底肌肉的支撑物，有助于足部的稳定，以及身体的减震。

　　它还被认为是主要的稳定组织，因为在步态的支撑中期，当人的体重越过的支撑结构时，它有助于防止足弓的塌陷。通过与跟腱、腓肠肌、腘绳肌、骶结节韧带、竖脊肌和颅顶筋膜等的连接，足底筋膜与整个身体直接连通。

　　足底固有肌的抑制通常可导致足底筋膜的结构完整性的损失，增加髋膝踝复合体的内旋应力，影响骨盆稳定性。同样，TPC 或下肢近端控制内旋的功能不良，会使足底筋膜过载，造成许多常见的下肢筋膜间室综合征和过度使用综合征。

## 四、创伤和损伤的筋膜反应

　　研究证明，创伤和损伤会降低筋膜基质（如Ⅰ型胶原纤维和透明质酸）的浓度。这会导致筋膜组织的改变，并易于导致炎症产生和瘢痕形成，同时阻碍肌肉恢复（Lindsay，2008）。这是髋部和肩部复合体运动功能障碍的另一个起因和根源。

## 五、筋膜和水合作用

　　肌筋膜系统对身体的水合作用水平很敏感。脱水的早期症状是痉挛和疲劳，随着脱水程度的加重则会产生关节和肌肉痛。

　　外源性水合不当（不消耗足够的水合液体或消耗过多的非水合液体）以及制动（损伤后或慢性的关节活动范围受限）可导致组织流动性降低，造成粘连，并促使筋膜内的瘢痕组织形成。除了保持适当的细胞内液和血容量外，充足的水合作用也是改善筋膜内组织流动的一种手段。

## 第二节　基于筋膜功能的精准诊疗技术

### 一、基于筋膜功能的精准诊疗技术的基本概念和原理

1.诊疗整体观：区域相互依赖

（1）骨关节链、肌肉链、筋膜链、神经链、血管淋巴链：各链的各部位互相作用、互相影响（图10-1）。

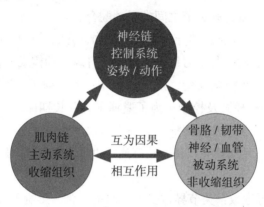

**图 10-1　筋膜链关系**

例如，骨关节链－全身各关节灵活性和稳定性相间并交互作用，才能维持正确的姿势（行走坐卧）和正确运动的模式。某关节疼痛或功能障碍，既有可能是局部病变，也可能是远处病变代偿的结果。

①稳定关节：足关节、膝关节、骨盆腰骶椎复合体、肩胛胸廓、下颈椎。灵活关节：踝关节、髋关节、胸椎、上颈椎。②胸椎是稳定关节，久坐会导致胸椎稳定性下降或丧失，下颈椎和腰骶椎会丧失一部分稳定性，来代偿胸椎稳定性的缺失，导致久治不愈的颈椎病和腰椎病。③踝关节或髋关节的灵活性下降，膝关节会丧失一部分稳定性，来代偿踝关节和膝关节的灵活性，导致膝关节各种结构病变。

（2）链之间互相影响，互为因果，一个链中某一个部位病变，不但可导致本链其他部位的病变，也可引起其他链的病变。

2.动作模式及控制　动作改变与疼痛、损伤的关系

（1）核心概念—动作（姿势）模式和动作控制

1）动作模式：大脑动作程序，保证精准协同完成某个动作。姿势也是一种动作，通过一定时间的条件反射和学习，永久地保持在大脑中。错误姿势和动作是长期错误习惯或者不会做正确的姿势或动作所造成的。例如，没有教练和运动医师，自学打羽毛球，自学开车，自学游泳，可能会有一些不良习惯和错误关节运动模式和控制，久了就会出现某关节疼痛或功能障碍和结构上的改变，所以有些人越锻炼疼痛越重。

日常的错误姿势模式（头前伸、圆肩驼背、单脚负重站姿等）或错误动作模式（错

误弯腰、抬胳膊等），大脑只记忆动作模式，不记忆某块肌肉动作，而且几乎一辈子也不会忘记，如很多年不骑自行车或开车或游泳，照样能做这些运动。错误的姿势或动作模式，一旦形成，就会一辈子在大脑中存储，除非重新给大脑输入正确的动作模式。

所以，疼痛的远期疗效，从某种程度上讲，就是纠正大脑错误的姿势模式和动作模式。

2）动作控制：某一动作骨关节和肌肉的启动和激活顺序不同，并且要协调配合才能完成。例如，肌肉的角色，有稳定肌、主动肌、协同肌和拮抗肌。如果启动和激活顺序或角色紊乱，可能导致某个关节或肌肉受力过大，引起功能障碍和疼痛。

例如，蹲下站起、走路等，需要头颈躯干骨盆、上肢和下肢之间的协调配合。下肢动作也需骨盆腰骶椎和髋膝足踝关节之间的联动配合。

3）动作模式及程序远比神经传导速度快。例如，开始学打乒乓球或网球，眼睛看到球，球拍接不到球，随着动作的学习练习，建立了打球运动模式，就能很轻松地接球。

（2）动作模式和动作控制改变、疼痛和损伤：互为病因、互相促进、恶性循环。①疼痛可导致错误的动作模式及控制（为了避痛），并长期保持和使用。②错误的动作模式和动作控制，也可引发或加重疼痛。③引发错误动作模式主要因素是既往损伤。

3.稳定性（平衡）不足或缺失　是导致疼痛、功能障碍和结构病变（如增生、骨刺等）的重要病因

（1）稳定性不足可导致：关节异常受力、肌肉紧张，影响关节的灵活性，导致错误的姿势模式和动作模式。

（2）稳定功能（平衡）的概念和分类

1）概念：人体所处的一种姿势或稳定状态，以及在运动或受到外力作用时，能自动地调整并维持姿势的一种能力。

2）分类：静态稳定（姿势：骨关节韧带）和动态稳定（肌肉和神经控制）。

（3）稳定功能（平衡）维持机制：最主要的是本体感觉不足缺失和深层稳定肌无力，加上不良姿势和错误动作模式，不管是短缩的肌肉，还是被拉长的肌肉，都是紧张而无力的，可引起的头颈肩背痛和腰腿痛及关节活动障碍。

## 二、基于筋膜功能的精准诊疗核心思想

1.诊断和治疗原则　局部和整体相结合，功能和结构相结合，短期和远期相结合。

（1）评估诊断原则：没有解剖，就没有医学；没有精细解剖，就没有精准定位；没有功能解剖，就没有临床治愈。评估功能模式，不评估结构病变；针对功能模式，不针对疾病。

（2）治疗原则：能以非手术方式解决疼痛症状尽量不采用手术方式。多种技术组合，疗效更好、更持久。

2.纠正错误姿势和错误动作模式　①结构病变：大多是功能代偿乃至失代偿后形成的。②结构始终服从于功能。

### 三、基于筋膜功能的精准诊疗技术筛查流程

某个姿势或动作引起的疼痛和（或）功能障碍，必须从局部和整体功能上分析这一姿势或动作，筛查出疼痛的真正根源。

（1）第1步：从头到脚筛查出引起疼痛真正的病变部位。

如头颈痛，可能是足踝下肢骨盆腰椎胸椎肩臂引起的，也可能是头颈局部引起的，还可能是内脏引起的。

筛查原理：移除法、祛除负重法、假设法、专项测试法等。如坐位移除下肢参与，祛除下肢负重，头颈肩背痛消失，头颈肩背痛的原因就与下肢病变和下肢负重有关，再通过假设法进行验证性治疗，确认诊断。

（2）第2步：功能性病变和结构性病变的筛查。

筛查原理：主动动作和被动动作、祛除负重法、稳定性筛查、姿势动作模式筛查、假设法等。

（3）第3步：精准到某一功能或某一结构。

1）精准到某一功能（表10-1）：稳定性问题和错误姿势模式或动作模式（控制）。

**表10-1　功能性病变主要评估内容**

| 局部功能评估 | 稳定性评估 | 前庭、视觉、本体感觉、核心稳定、呼吸等<br>1. 静态稳定：坐姿、站姿稳定，不同平面站姿稳定<br>2. 动态稳定：局部动作或步行 / 上下楼 / 跑跳 / 锻炼运动 / 日常动作 |
| --- | --- | --- |
| | 错误姿势或动作模式 | 1. 骨关节排列问题、肌肉失衡等<br>2. 骨关节动作先后顺序和配合问题<br>3. 肌肉募集和激活顺序问题 |
| 整体评估内容 | | 1. 呼吸评估<br>2. 步态评估<br>3. 整体功能链评估：骨关节链、筋膜链、肌肉链、神经链 |

2）精准到某一结构：精准到某一关节、肌肉、神经、血管、内脏。

筛查原理：移除法、假设法、抗阻动作、肌力测试、肌肉长度测试、特殊或专项测试，脊髓、神经根、神经张力测试等；内脏功能测试等（表10-2）。

**表10-2　结构性病变主要评估内容**

| 1 | 皮肤问题 | 瘢痕、挛缩、粘连等 |
| --- | --- | --- |
| 2 | 筋膜病变 | 浅筋膜、深筋膜、肌间隔、内脏筋膜等，粘连还是挛缩等 |
| 3 | 肌肉问题 | ● 稳定肌、主动肌 / 协同肌，还是拮抗肌问题<br>● 哪一块或哪几块肌肉问题<br>● 是短缩，还是拉长？是高张力，还是低张力<br>● 肌力问题：肌肉问题，还是神经或其他结构抑制肌力 |
| 4 | 关节韧带 | 增生、骨性关节炎、滑膜炎、滑囊炎等；韧带损伤、断裂 |
| 5 | 神经检查 | 椎管问题，脊髓问题：哪节椎间盘、椎间孔、神经根、哪个神经丛、神经 |

续表

| 6 | 血管问题 | 动脉问题、静脉问题 |
|---|---|---|
| 7 | 内脏问题 | 肝胆、胃、十二指肠、小肠、大肠、乙状结肠问题<br>肾脏胰腺脾脏问题、前列腺问题、子宫卵巢问题 |

# 第三节　下蹲动作模式评估

## 一、下蹲动作模式评估标准（骨关节和肌肉效率最高，损伤风险最小）

1.下蹲动作正确的启动顺序　首先启动髋关节屈曲，带动膝关节前移并屈膝，踝关节背屈和头颈躯干（中立位）略前倾。

很多患者首先启动膝关节屈曲，膝关节过度前移，超过脚尖，膝关节承载了过多过大的力，导致膝痛和不可下蹲。

有些患者首先启动躯干屈曲，身体过度前倾，弓腰或塌腰，导致腰骶椎受力过大。

坐下站起动作每天重复频率很高，日积月累，导致腰椎结构改变和腰痛。

2.下蹲过程中动态评估标准　躯干中立位、股骨外旋＋胫骨内旋＋足踝旋后、髋膝踝对位对线（股骨头、髌骨中心和第2脚趾，在一条线上），没有过度用力，不稳定、不对称和代偿动作。

3.经常用到的下蹲动作　半蹲、深蹲到底。①经常用到半蹲的动作：如坐到椅子上（床上或马桶上等）；②经常用到深蹲的动作：如坐到小板凳上（马扎上或大小便蹲坑等）；③上肢和头颈上背部对下蹲动作也会有影响，所以，一般以"高举深蹲"为下蹲动作整体评估动作。

4.高举深蹲终止位置的观察标准

（1）胫骨与躯干平行（躯干中立位，没有塌腰和弓腰）。

（2）深蹲：大腿低于水平面。

（3）髋膝踝矢状面关节对位对线（股骨头、髌骨中心和第2脚趾，在一条线上）。①膝关节与足踝在一条线上；②两脚平行，没有内八字或外八字；③膝关节没有内扣或向两侧打开；④无过度用力、不对称（屁股偏向一侧）；⑤没有代偿动作，如过度屈膝、躯干后弓、身体过度前倾、用手扶着腰或大腿、踮起脚跟等。

## 二、下蹲膝痛或不可下蹲——髋膝踝联动精准评估流程

1.下蹲动作——髋膝踝动作分解　下蹲动作模式包括髋关节屈曲、膝关节屈曲和踝关节背屈，三个关节屈曲障碍都会导致下蹲膝痛或不可下蹲。目前在很多临床医师认为是膝关节的问题，如果患者正好又有膝关节结构性的病变，会更加确定诊断，其实大多膝痛或功能障碍，是踝关节和髋关节出了问题，而与膝关节无关。

根据"关节稳定性和灵活性相间理论"，膝关节是稳定关节，膝关节的病症，更多时候，

是由于踝关节背屈不足或髋关节屈曲障碍导致，还有很多是功能病变（稳定性和错误的下蹲模式）导致的。因此，有些患者一直在膝关节局部治痛，却反复发作，甚至加重畸形（如"O"形腿、"X"形腿，膝关节僵直挛缩在膝屈曲位置，不能蹲也不能伸）。膝关节置换术后，如不考虑下肢髋膝踝生物力学重建，疗效往往也不理想。

2. 移除负重　屈髋、屈膝、踝背屈均正常且无痛：稳定性不足所致下蹲膝痛或不可下蹲。

（1）站立（全身负重）下蹲痛或不可下蹲，如果移除负重（仰卧—被动—屈髋、屈膝、踝背屈），膝可触及胸部，说明髋关节屈曲活动度正常；屈膝小腿可触及大腿，说明膝关节屈曲活动度正常；被动踝背屈达 20° ~ 25°，说明踝背屈活动度正常。

仰卧—被动—屈髋、屈膝、踝背屈和站立下蹲，主要区别是不用负重，不需稳定下肢躯干，在排除视觉、前庭和动作控制原因，即可确诊：稳定性不足导致下蹲痛或不可下蹲。

（2）辅助稳定下蹲或深蹲正常，可帮助评估：如拉着患者的手下蹲，或让患者扶着桌子、柱子或栏杆等下蹲。

（3）治疗性诊断：稳定性治疗后，再让患者做站立下蹲动作正常，也可帮助诊断。

初步评估诊断为：稳定性不足导致的下蹲膝痛或不可下蹲，即可进入"稳定性评估筛查流程"，确定是本体感觉输入问题，足踝稳定、骨盆稳定、躯干核心肌无力，还是呼吸问题，再做相应的稳定性治疗，症状马上可缓解或消失。例如，足底本体感觉激活或输入（足底爪形贴功能贴扎）、骨盆前后侧倾 / 旋转 – 动态正骨矫正，躯干核心稳定肌群激活或本体感觉输入（腹横肌和多裂肌回旋肌的功能贴扎技术）等。多角度评估诊断和治疗，尽可能地保证诊断的可靠性。

3. 下蹲痛或不可下蹲功能筛查评估原理的临床运用　排除法（移除法）、主动动作和被动动作、抗阻动作等。

（1）站立下蹲痛或不可下蹲：首先排除踝关节背屈不足。

（2）踝背屈功能评估：主动踝背屈和被动踝背屈。

被动—踝背屈不足 25° ~ 30°，说明踝关节灵活度有问题，进入"踝关节灵活度"评估流程：踝关节问题（胫腓骨错位、距上关节错位）用动态正骨，确认是韧带损伤还是跖屈肌长度不足（精准到某一块肌肉，进行松解、拉伸、离心肌力激活和强化治疗）。

被动—踝背屈达到 25° ~ 30°，说明踝关节灵活度正常，进入"髋膝关节灵活度"评估流程。

（3）髋膝关节屈曲活动度评估：仰卧 – 双手抱小腿膝触胸测试。

膝能触胸说明髋关节活动度正常，小腿后侧和大腿后侧能贴上，说明膝关节屈曲正常。

膝不能触胸说明髋膝联合屈曲活动度异常，移除小腿做单独屈髋测试 – 双手抱大腿膝触胸测试。如膝能触胸，说明髋关节屈曲活动度正常，反之，说明髋关节屈曲活动度不足，再进入"髋关节屈曲活动度评估测试流程"，以确定是髋关节韧带问题，还是伸髋肌紧张（进入"伸髋肌精准评估流程"，精准到某一块肌肉）。

小腿后侧和大腿后侧不能靠近贴合，进入"膝关节屈曲活动度评估测试流程"，以确定是膝关节韧带问题，还是伸膝肌紧张（进入"伸膝肌精准评估流程"，精准到某一块肌肉）。

4.躯干上肢和下肢髋膝踝联动问题　错误的运动模式评估（骨关节和肌肉的启动顺序和协调配合）。

（1）下蹲动作正确的启动顺序：首先启动髋关节屈曲，其次带动膝关节前移，最后踝关节背屈和头颈躯干（中立位）略前倾。

如果患者先启动膝关节屈曲或躯干前屈前倾，需通过"动态正骨"和"肌肉募集激活顺序治疗"，唤醒大脑，建立正确的下蹲启动顺序，并通过功能贴扎技术，把医师的手带回家，持续给大脑输入正确的下蹲启动顺序，以保证每天每刻都在治疗。

（2）下蹲过程中下肢的对位对线（股骨头、髌骨中心和第2脚趾，在一条线上）：

1）髌骨脱位脱轨：髌股关节功能障碍。

2）髋膝踝关节滚动与滑动机制障碍：①髋臼绕股骨：屈髋运动障碍，如股骨头向后上滚动，向前下滑动障碍。②股骨绕胫骨：屈膝运动障碍，如股骨髁向前滚动，向后滑动障碍。③胫腓骨绕距骨：踝背屈运动障碍，如胫腓骨向后滚动，向前滑动障碍。

5.股骨和胫骨的螺旋归位机制　下蹲屈膝"股骨外旋＋胫骨内旋"障碍，如股骨不能外旋、过度内旋，导致下肢不能对位对线，致使膝关节过度受力。

# 第四节　针　灸

针灸疗法是刺法和灸法的总称。刺法是采用不同的针具，机械性刺激人体；灸法是采用燃着的艾柱或艾卷，直接或间接地烧灼或熏熨皮肤，温热性刺激人体。两者都是通过腧穴，作用于经络脏腑，以调节人体营卫气血，从而达到扶正祛邪、治愈疾病的目的。

刺法和灸法在临床的应用，比较而论，刺法偏于泻而灸法偏于补。所以，实证热证，用针刺治疗取效较捷；虚证寒证，以灸法治疗，易于奏功。但也不能截然划分，针刺通过手法，也有补有泻。针与灸可单独使用或综合运用，总以针对病机，灵活运用为宜。至于处方内容，除考虑刺灸的补泻外，必须重视腧穴的配伍。按照经络的循行和腧穴主治作用，运用本经取穴、异经取穴的基本准则，进一步了解经与经、穴与穴之间的相互关系和协同作用，将针灸的补泻和腧穴的作用统一起来，才能处理各科的复杂病症，达到预期的效果。

从丰富的针灸学文献及近代大量的临床实践总结资料来看，针灸具有良好的镇痛效果，如常见的偏头痛、牙痛或坐骨神经痛等应用针刺治疗。现代研究认为，针刺促使脑内吗啡样物质的释放和炎症的消除，从而起到镇痛作用。

## 一、针刺法

### （一）针具、针刺前准备、体位

1.针具　"工欲善其事，必先利其器"，为了尽量减少针法刺入的皮肉的疼痛，针具上必须认真考究。《素问》中要求针具"针耀而匀"，这是对针具质量的要求。

针具的种类很多。现代临床常用的主要是毫针、三棱针、皮肤针、针刀和揿针等。

2.针刺前准备

（1）定位：可按照"骨度分寸"和"自然标志"等方法进行取穴。

为了求得穴位的准确，还可用左手拇指爪切，以探求患者的感觉反应，一般酸胀感应较明显处，即为穴之所在（肌肤麻木无感应的患者例外）。穴位确定后，可于穴上掐一十字形爪痕，以十字交叉点作为针刺的标志。

（2）消毒：医者于施刺前，应先将针具煮沸消毒，或浸于乙醇内半小时，并将手洗净，然后用棉球浸蘸 75% 的乙醇，在穴位上由内向外做螺旋形的涂擦。如遇刺血，需将刺部用碘酒消毒，并以乙醇棉球将所涂之碘酒拭净后进行针刺。

3.患者体位的选择 体位选择的原则，一是便于医师的操作，二是尽量采取患者既舒适又能耐久的体位。针刺时或留针期间，如果患者体位不舒适，容易移动肢体或体位，引起针体弯曲等意外。

针刺时的体位分卧位和坐位两种。常用的有以下几个体位：

（1）仰卧位：宜针刺头面部、胸腹部、四肢的穴位。

（2）俯卧位：宜针刺背部、下肢后面的穴位。

（3）侧卧位：宜针刺臀部侧面的穴位。

（4）坐（仰靠）位：宜针刺头面部、四肢的穴位。

（5）坐（俯伏）位：宜针刺项部、肩背腰骶部穴位。

（6）坐（屈肘拱手）位：宜针刺肩部、上肢背面的穴位。

**（二）针刺的基本手法**

针刺的基本手法，主要由进针、插针、提针、捻针、捣针、留针、出针 7 种手法组成。简称进、插、提、捻、捣、留、出。

1.进针法 针刺疼与不疼和进针关系最大。因为感觉神经在真皮内分布最多，达到皮下，进入深层组织就少了，也就不是很疼了。因此透过皮肤进入皮下这一步是进针疼痛与否的关键。常用的进针方法是"扶持刺入捻进法"，分三层进针。

在一切准备工作做好之后，先用左手拇指或示指找准穴位，用拇指反复重切穴位中心，使局部感觉神经暂时麻痹，将手指消毒后，再用右手拇、示、中三指如握毛笔状，将针尖放在切痕上，左手拇、示二指捏住针体下端，使着力点集中在针尖上，保持一定的直轴然后左右手同时向下轻巧用力，快速直接刺入真皮下，稍停，此时不加捻转，以免过多地刺激感觉神经，这是第一层，也就是浅层。

稍候待患者感觉恢复，再用右手捻转向下进针，左手轻按穴位附近，达到皮下组织内再稍停，右手略松，看针柄和原来预定的方向一致，则证明针尖方向正确，这是第二层，也就是中层。

然后再徐徐捻转向下进针，达到预期的深度时，放手，把针留下，这是第三层，也就是深层。

　　无论长短粗细的毫针都可以用这种方法。不过短而粗的针只用右手直接刺入即可。当然刺破皮肤血管放血就不必分层次了。以上所讲的就是用左手当押手，右手当刺手的双手协作进针的方法，因为左手扶持，第一层是直刺，第二层是捻进，所以叫"扶持刺入捻进法"。

　　古代进针法也多主张用双手，例如，《灵枢·九针十二原》篇记载："左主推之，右持而御之"，《难经·七十二难》上说："知为针者信其左，不知为针者信其右"，《标幽赋》中指出："左手重而多按，欲令气散；右手轻而徐入，不痛之因"，《流注指微论》说："针入为速，除进"，以上这几种说法，都是左右手同时使用的双手协作进针法。进针时要快速透过皮肤，既入皮下，则须慢慢进针，以达到所需要的深度。

　　进针的角度分为直刺、斜刺和横刺3种。

　　直刺：将针体垂直刺入穴位内，多用于针刺皮肉丰厚部位穴位，如合谷、足三里等。

　　斜刺：将针体倾斜（针体与体表约呈45°角）刺入。多用皮肉比较薄的穴位，如头面部穴、胸、背部等穴位。

　　横刺：又叫沿皮刺或平刺。针体横卧，几乎沿着皮肤（约呈15°角）刺入。多用于皮肉较薄的穴位和某些重要脏器所在的穴位（如头面部穴、胸背部穴），以及某些特殊刺法，如透针法（一针透二穴、三穴）等。

　　2.插针法　将针刺入穴位皮下或由穴位深部提至皮下，再向深部刺入的方法。操作时，可以边捻转边插进，或不捻转而直接插进至一定深度。

　　此法常用于激发针感，或加强针感。古代叫作"催气""行气"。

　　3.提针法　将刺入穴位深部的针向上提至浅部（如由肌肉层提至皮下）的方法。多用于准备激发针感或针感过强发生疼痛时。此法可缓和针感，消除疼痛，古代称"散气"。

　　4.捻针法　将针刺入穴位的适当深度后，做顺时针或逆时针方向捻转。可在原位捻转或边提边捻，边插边捻。捻转的速度和幅度可根据病情及患者体质酌情施用，以患者能耐受的针感程度为限。

　　此法主要用于激发针感或加强针感，如针感过大或发生疼痛时，用此法（向相反方面）可缓和针感和消除疼痛。

　　5.捣针法　即连续地提、插动作。提、插的幅度一般不超过0.5cm。

　　此法多用于激发针感、维持针感。但有时因刺激过强，容易引起疼痛，影响效果，故捣针的幅度和速度要适宜。

　　6.留针法　针刺入穴位出现针感后，不应立即拔出，而是要将针体留放在穴位里一定时间，也叫"行针"。通常留10～30分钟，在特殊情况下，如治疗疼痛性病症，可留1小时或更长一些时间。留针与否，可根据病情和选用的穴位来决定。

　　提、插、捻、捣、留5种手法是用于激发或加强针感以及维持针感的主要方法，是取得针刺治病和针刺麻醉效果的常用基本手法。

　　7.出针法　行针或留针后，待患者感觉消失，针下松缓，便可出针。将针活动后，由深层轻轻捻转提至中层，稍停；再轻轻捻转提至浅层，稍停；然后直接拔出，不加捻转，以免过重地刺激感觉神经，使患者发生痛感。

出针后用干棉球按压针孔也可，按压穴位周围也可，不按也可。一般不至于出血。万一出血，即用棉球擦去，出血多时，可以按压片刻。

**（三）得气（针感）**

针刺经络穴位后，患者在针刺部位出现酸、麻、胀、重、沉、痛、凉、热、抽、触电及虫行蚁走等感觉，医师手下有轻微沉、紧、涩、重及吸引力等感觉，这种现象称为得气（针感），又名气至。日本医学家称其为针之响。在外观上有时也可以看见针尾轻轻摆动，或患者肢体震颤或不由自主地抽动，或者穴位附近肌肉阵缩，即谓之"得气"。

**（四）针刺的深浅**

《素问·刺要论》中："病有浮沉，刺有深浅，各致其理，无过其道……深浅不得，反为大贼。"是说针刺深浅要适度，如果深浅不恰当，反而有害。针刺深浅，各有分寸，书上颇不一致，为了便于掌握，达到执简驭繁的目的，必须根据腧穴的部位和患者的年龄、体形、经脉循行的深浅等情况全面考虑。

1.年龄　年老气血衰退及小儿脏腑娇嫩、稚阴稚阳之体，不宜深刺。

2.体形　人体有肥瘦强弱之分，如形盛体强者针刺宜适当深些，形瘦体弱者针刺宜相应浅些。

3.经脉循行的深浅　由于循行肘臂、腿膝部的经脉较深，故刺之宜深；循行于手足指、趾部的经脉较浅，故刺之宜浅。

4.部位　要结合腧穴部位的实际情况而决定。

一般来说，头部的穴位不宜直刺，可用五分长的毫针，沿皮向后刺入3～4分深；胸、背部穴位因较近重要内脏，不可深刺，在胸肋部的穴位可用1寸长的毫针向外斜刺3～5分深；在脊背部的穴位可用1寸长的毫针刺3～5分深。腹部穴位因肌肉较厚，可用1.5寸长的毫针直刺0.6～1分深；四肢肘、膝部腧穴，可用1.5寸长的毫针直刺0.8～1.2分深；股髋关节部的穴位，可用3寸长的毫针，直刺1.5～2.5分深；手指与足部的穴位，可用五分长的毫针，向上斜刺1～3分深。这些针刺分寸，又需根据临床时的具体情况灵活应用。

**（五）针刺补泻的基本方法**

凡通过针刺施行一定的手法之后，能促使人体内各种功能的恢复和旺盛的方法，叫作补法；通过针刺运用一定的手法之后，能疏泻病邪，使其恢复正常生理状态的方法，叫作泻法。

所讲补泻方法均是根据《内经》上所说原则，加以充实简化应用于临床的。《灵枢·九针十二原》言："凡用针者，虚则实之，满则泻之，菀陈则除之，邪盛则虚之。"《灵枢·经脉》又云："盛则泻之，虚则补之，热则疾之，寒则留之，陷下则灸之，不盛不虚以经取之。"基于以上原则，兹将临床常用的针刺补泻的基本方法介绍如下。

1.疾徐补泻　进针时慢慢地刺入，略予捻转；出针时将针退至皮下，稍停，较快的出针为补。反之，进针时迅速刺入，多加转动；出针时较缓慢地退出为泻。

2. 捻转补泻　在行针时，以捻转较重，角度较大者为泻法；反之捻转较轻，角度较小者为补法。也有以在左转时角度较大，用力较重的为补；右转时角度较大，用力较重的为泻。

3. 提插补泻　针下得气后，将针上下提插，先浅部后深部，反复重插轻提为补；反之，先深部后浅部，反复重提轻插为泻。

4. 开阖补泻　出针后于穴位上速加揉按，促使针孔闭塞，不令经气外泄为补；反之，出针时摇大针孔，不加揉按而令邪气外泄为泻。

5. 迎随补泻　进针时将针尖迎着经脉来的方向斜刺为泻法；将针尖沿着经脉去的方向斜刺为补法。顺着经脉取穴，依次而针的为补法；逆着经脉取穴，依次而针的为泻法。

6. 呼吸补泻　呼气时进针，吸气时出针为补；吸气时进针，呼气时出针为泻。

7. 平补平泻　将针刺入穴位后，再做均匀地提插捻针，使针下得气，然后根据情况，将针退出体外。这种方法主要用于虚实不太显著或虚实兼有的病证。

上述各法，在运用时，可单独使用，也可结合使用。其他一些复式手法，均不能离开这几种基本操作方法，须根据具体情况灵活掌握。

### （六）刺针方向

1. 向空虚的方向刺　选准穴位，将针刺过皮下以后，再往下刺就向空虚的方向刺。要找缝隙、空洞、松软之处，方可进针。如碰到坚硬、柔韧、滞涩或患者保护性地躲避、抽动、叫疼时，即应改换方向，不可强刺。

2. 向组织肥厚的地方刺　进针到达皮下以后，针尖应向组织丰满的地方刺，如针三间、后溪，应俯掌轻握拳，横针直刺；针鱼际穴，应仰掌微曲指，从赤白肉际下针向第2掌骨方向刺。这些地方组织肥厚又松软，易于进针。又如针环跳，则应向膝部内侧髁的方向刺；针曲池、中脘，则应直刺，针头维则应沿皮向上，针丝竹空则应向眉中刺。总之向肥厚丰满之处刺，不能把针尖透出皮外。

3. 向病灶方向刺　病灶在何处，针尖宜向何方，要运气至病痛之所。如胸痛刺内关穴，针尖宜向上方，手指麻木刺内关穴，针尖宜向下方手指处。《针灸大成》上记载："病有远道者，必先使气达病所。"是说在病灶远距离取穴时，要让针感传至病灶处。因此针尖就应该向病灶方向刺。

4. 向经脉循行线上刺　根据循经取穴的原则，在取穴时"宁失其穴，勿失其经"，可见经脉是重要的。所以针尖应循经脉通路刺，不可离开经脉，因为"经不舍穴，穴不离经"。穴道和经脉是有密切关联的。针刺时要看经脉走向，知其上下曲折。不讲迎随补泻，直刺经脉，或顺经脉或逆经脉刺均可，只要不离开经线即可。当然也有例外，如有的皮内针是横着经脉刺的，就是由经脉上横贯过去的，但实际也没离开经脉。

5. 向有针感的方向刺　刺针的目的是为了找到针感，找不到针感，则要适当变换方向、深浅，在上下左右之间，灵活机动，探索感觉，以能够得气，使针感传导、扩散，尽可能达到预期目的为原则。

6. 向安全的方向刺　凡刺针首先要考虑安全，要保证安全。针过皮下后，要缓慢进针，针尖要避开大血管、神经干、骨骼、韧带、重要组织器官等，以防发生医疗事故。千万不能一味要求针感，只管向空虚、病灶方向刺，而不顾安全。例如，心、肺有病，心、肺是病灶，在胸部取穴时，穴位下面是胸腔，很空虚，但是不能刺透胸腔找病灶。

7.根据穴道部位决定针刺方向　有些穴道因其部位特征而有特定的方向，如风池穴应向内针刺成八字形；阳陵泉穴，针尖宜向下；内外膝眼穴，针尖应斜向上方，也成八字形；风府穴要平刺；中脘穴应直刺等。

### （七）异常现象的处理

1.晕针　由于患者体质虚弱，或饥饿疲劳，或初次接受针刺，精神紧张，或针刺手法过重等原因所造成。晕针的症状多为面色苍白、头晕、目眩、心烦欲呕。严重的可有昏厥、肢冷汗出、脉象沉伏等虚脱症状。医师发现晕针证状时，应立即停针安慰患者，嘱其躺卧，轻者给予热开水饮之，片刻即可恢复；重者用指掐或针刺水沟、中冲等穴，再灸百会、足三里，便能使其苏醒。

2.滞针　针刺入后，针下异常紧涩，不能作捻转和提插动作的叫作滞针。遇有这种情况，应根据不同的原因进行处理；如因肌肉一时性紧张，应留针一段时间，然后再行捻转出针。或在所刺腧穴的上下重掐或再刺一针，以缓解局部紧张状态，即可顺利出针。如因针身有细微的剥蚀瘢痕，受肌纤维缠绕而不能退出时，应或左或右的轻轻捻转，将缠绕的肌纤维回释，再行轻度提、插，等待松弛后，针身便可退出。

3.弯针　弯针的发生，多由于针刺时用力过猛，手法过重，患者突然产生强烈针感或剧痛，引起肌肉强烈收缩或移动肢体，或由外力碰撞造成。轻度弯针时，可按一般起针法慢慢将针拔出；针体弯度较大时，应轻轻摇动针柄，顺其倾斜方向徐缓地拔出，切不可捻转。

4.折针　由于针具检查的不严，误用了已有锈蚀、伤损的针或是针的材料不纯，针刺时用力太猛，或移动体位等都容易引起折针。一旦发生折针，医师要沉着，首先应嘱咐患者不要移动体位。如针体露在穴位外面，可用镊子取出；如断在皮肤内，可用示、中二指在针孔周围挤压，使针体露出，再用镊子取出；如针体陷入比较深，则须经手术取出。

### （八）针刺禁忌

1.凡大怒、大惊、过饥、过饱、酒醉、劳累过度时，不宜针刺，身体极度虚弱的患者，亦宜慎用。

2.孕3个月以下者，少腹部禁针；孕3月以上者，上腹部，腰尻部以及其他一些能引起剧烈感应的腧穴如合谷、三阴交、昆仑、至阴等均禁针。如孕妇体质衰弱或有流产史的忌针。

3.根据文献记载，人体上有部分禁针和禁深刺的腧穴。

这些腧穴的分布，绝大部分在接近重要脏器或重要器官及大血管所在处。如承泣位于眼球下缘，鸠尾接近内脏主要器官，箕门接近股动脉等。这些腧穴，一般应禁刺或慎用，以免发生医疗事故。也有某些腧穴，可斜刺或浅刺。

## 二、灸法

清代吴亦鼎在《神灸经纶》上说："夫灸取于火，以火性热而至速体柔而用刚能消荫翳，走而不守，善入脏腑。取艾之辛香作炷，能通十二经，入三阴、理气血，以治百病效如反掌。"概括地说明了灸法治病的特性和效果。

灸法的特点是既能使亢进的功能得到抑制，也能使衰退的功能兴奋而趋向正常生理的平衡状态。因此灸法对人体是一种良性刺激，对增强体质大有裨益，不论病体、健体都可以使用，所以灸法的使用范围是很广泛的。

### （一）常用灸法

灸法可分为艾条灸法、艾炷灸法和温针灸法三类。

1.艾条灸法　艾条灸法是临床上最常用的一种灸法。按照其灸法的方式不同又可分为 3 种。

（1）温和灸：将艾条一端点燃后，对准穴位（距穴位皮肤 2cm 高左右）进行熏烤，使穴位处产生温热而不感到灼痛为度。

（2）雀啄灸：将燃着的艾条对准穴位，像鸟啄食一样，有节奏的一起一落，出现热烫感觉就抬起。如此反复多次，给予穴位以多次短暂的热刺激。

（3）熨热灸：将点燃着的艾条对准穴位或患部熏烤，患者感觉温热后，就将艾条缓慢地来回移动或作环形移动，扩大热温刺激的范围。

2.艾炷灸法　燃烧一个艾炷，叫作一壮，每灸一次少则 3～5 壮，多则可灸数十壮、数百壮。艾炷灸又分直接灸与间接灸两类。直接灸是将艾炷直接放在皮肤上施灸。需将皮肤灼伤化脓，愈后留有瘢痕的，称为"瘢痕灸"；施灸时不使皮肤灼伤的为"无瘢痕灸"。间接灸的艾炷并不直接放在皮肤上，而用其他药物间隔，其名称由间隔的药物不同而异，如隔姜灸、隔盐灸等。

（1）直接灸

1）瘢痕灸：施灸体位，背腰部腧穴采用坐位俯伏或俯卧，胸腹部腧穴则采用仰卧位。操作时，两侧对称施灸，每壮艾炷，必待全部燃尽，除去灰烬，易炷再灸，将规定壮数灸完为止。施灸中产生剧烈疼痛，可用手在施灸周围轻拍，借以缓解灼痛。灸后 1 周左右化脓，从施灸到灸疮结瘢，一般在 6 周左右。瘢痕灸对哮喘、肺痨、瘰疬等慢性疾患有一定的疗效。

2）无瘢痕灸：用中等艾炷，施灸时艾炷燃剩 1/4～2/5 而患者感到灼痛时，立即更换艾炷再灸；如用麦粒灸时，当患者感觉灼痛，医者立即用手指甲将艾炷压熄，继续易炷施灸。这两种灸法，都不会使皮肤灼伤，可适用于一般虚寒性疾患。

（2）间接灸

1）隔姜灸：用鲜生姜切成半分厚的薄片，中间以针刺数孔，置于腧穴或患部，上置艾炷灸之，感觉灼痛时则易炷再灸，以局部皮肤红润为度。因生姜性温，故可用于风寒湿痹、麻木酸痛、肢体痿软无力等。

2）隔盐灸：用细净食盐敷于脐部，上置大艾炷施灸。隔盐灸对伤寒阴证或霍乱吐泻，中风脱证等，有回阳、救逆、固脱作用。但须连续施灸，无论壮数，直至脉起、肢体回温、证候改善为止。

3）附子饼灸：用附子末和酒做成小硬币大的附子饼，中间穿孔，上置艾炷施灸。可以治疗外科术后或疮疡溃后久不收口、肉芽增生及臁疮等。

4）隔蒜灸：用鲜蒜头切片，中间以针刺数孔，置于腧穴部位或患处，上放艾炷灸之，一般施灸 5 ~ 7 壮，大蒜辛温有毒，性热喜散，有消肿化结、拔毒镇痛之功，故可治疗瘰疬、疮毒、痛疽、无名肿毒等外科病证，也可以治疗肺痨。

3. 温针灸法 温针灸又叫"针上加灸"或"针柄灸"，是针刺与艾灸合并使用的一种方法，适用于既宜留针又须施灸的疾患。操作时，先按疾病虚实施行补泻方法，然后在适当深度留针，将艾绒搓团捻于针柄上点燃，或取 2 ~ 3cm 长的一段艾条，套在针柄上，点燃其下端，通过针体将热力传入穴位，产生治疗作用。温针适应范围较广，多用于治疗寒性的风湿疾患，关节酸痛、凉麻不仁及痿证等病证。

**（二）施灸的注意事项**

1. 施灸禁忌 大致有三个方面。

（1）一是临时禁忌，基本上和刺法禁忌一致，不宜在过饥、过饱、酒醉等情况下施灸。

（2）二是特殊病证的禁忌，无论外感还是阴虚发热，凡脉象数疾者，均不宜灸。

（3）三是部位的禁忌，颜面部不宜用瘢痕灸，如妇女在妊娠期内下腹部和腰部不灸。其他如文献记载的禁灸腧穴，大多是邻近重要器官或动脉，如晴明、丝竹空、瞳子髎等接近眼球，人迎、经渠位于动脉上。这些腧穴均不宜施灸。

2. 施灸程序 一般临床操作可以先灸上部，后灸下部，先背后腹，先头身后四肢，但在特殊情况下，必须灵活运用。

3. 灸后处理 施灸后局部皮肤仅有微红灼热现象的，很快就可消失，无须处理；如因施灸过重，皮肤出现小水泡，只需注意不擦破，可任其自然痊愈；如水泡较大，可用经过消毒的针刺破放出水液；如有化脓现象，要保持清洁，可用敷料保护灸疮，待其吸收愈合。

## 三、针灸补泻的应用

针灸补泻必须依据八纲辨证，即阴、阳、表、里、寒、热、虚、实。

"阴阳"是八纲中的总纲。一般说，阳证多为实热，故宜针宜泻；阴证多为虚寒，故宜灸宜补。其具体应用，阳证多针少灸，刺浅而不留，出针宜快；阴证多灸少针，刺较深而久留，出针宜缓。

"表里"是指疾病部位的浅深。皮肉病宜浅刺，筋骨病宜深刺；表病宜浅刺疾出，里证宜深刺久留。

"寒热"是指疾病的属性。寒证宜留针、多灸；热证宜浅刺疾出，或刺出血，不灸。

但因临床既有单纯的寒证与热证，也有真寒假热、真热假寒或寒热错杂的病证，又宜分别对待。如真寒假热，应从寒治；真热假寒，应从热治；寒热错杂，则应根据病机而综合施用针灸。

"虚实"是指正邪的强弱消长，是决定针灸补泻的关键。虚证宜补宜灸，故多灸、少针；实证宜针宜泻，故少灸、多针。然而由于阴阳虚实的不同，又当具体分析。如阴虚发热，虽宜于补法，但忌用灸；阴盛寒实，则既宜泻法，又宜施灸。此外，如虚实相兼，应补泻并施；虚实不显著，应平补平泻。

总之，针灸补泻，必须以八纲分证为依据，再结合人体的胖瘦、强弱等具体情况而灵活运用。

## 四、配穴原则

经穴处方的基本准则是"循经取穴"，即是以脏腑经络理论为指导，根据病机和证候，在其所属或相关的经脉上选取腧穴配伍成方。在具体运用时有本经取穴和异经取穴之分。

1. 本经取穴　病在某经即取某经腧穴治疗，按"经脉所通，主治所及"取穴。

在本经距离病所远隔部位取穴，一般头面躯干部的疾病用四肢肘膝以下腧穴治疗，如属手太阴经的咳嗽取列缺，属手少阳经的偏头痛取外关等。或在本经距离病所较近部位取穴，如属足阳明经的鼻衄取巨髎，肝气横逆所致的胁痛取章门等。或在本经病所取穴，如肩痛取肩髃、腰痛取肾俞等。

2. 异经取穴　即病在某经，而取与该经有关经脉的腧穴治疗。一般是取其互为表里经脉的四肢肘膝以下腧穴，如属于膀胱虚的遗尿取足少阴经的太溪，属于足阳明经的胃脘痛取足太阴经的公孙等。或根据经脉的交会关系取穴，如属于任脉的崩漏病，取关元，配隐白，即是足三阴经与任脉交会的缘故。

上述本经取穴和异经取穴，在临床上既可配合应用，也可单独使用，一般以二、三穴或三、五穴为宜。

此外还有上病下取、下病高取，左病右取、右病左取，以及随证取穴，经验取穴等，也须按照脏腑经络的理论适当采用。

## 五、针灸治疗骨关节类疾病几则

### （一）颈椎病

初起，颈肩部一侧酸痛，继而出现上肢麻痛，放散到手指、头部，上肢关节一般活动均不受影响。但活动过度时，可加重症状。手握力、皮肤感觉有些减退，肱二头肌腱和肱三头肌腱反射较健侧敏感或减退。本病是由于颈椎肥大或颈椎间盘后突压迫颈神经根引起的一种综合征。

【治则】舒筋镇痛。

【处方】天柱、天宗、肩髃、合谷。

【针灸法】坐位针刺天柱、天宗，出现针感后持续运针 1 分钟，出针。再针刺肩髃、合谷，得气后运针 1 分钟，留针 10 ～ 20 分钟。

【方义】天柱、天宗和肩髃具有疏通颈肩部经络之气血作用，配远位穴合谷则可起到舒筋镇痛之效。

### （二）腰痛

腰痛是很多疾病常见的症状之一，如急性腰扭伤、腰肌劳损等都可出现腰痛。急性腰扭伤、挫伤，古称"闪腰"。常发生在弯腰劳动或抬重物用力不当，或倾滑未倒，或外力撞击之后。受伤后，一侧或两侧腰部出现疼痛。腰部活动受限，甚至不能弯腰、直腰。检查时，可见腰部肌肉紧张，有明显压痛和牵引痛，腰部脊柱偏斜，活动受限。是由于腰部软组织（腰肌、筋膜、韧带和骶髂关节等）在突然超过正常生理负荷的过度牵拉作用下，引起肌肉的起止端和韧带的撕裂伤及局部出血等急性局部损伤造成的。

因感受风寒湿邪引起的腰痛，多为腰背重痛，肌肉痉挛不能俯仰；或臀部下肢常觉寒冷，遇阴雨天气有加重感。

【治则】行气活血，舒筋镇痛。

【处方】人中、肾俞、夹脊（腰部）腰眼、阿是穴、委中、然谷。

【针灸法】针刺人中、肾俞、夹脊和腰眼穴时，得气后持续运针 1 分钟左右，出针。委中得气后运针 1 分钟，留针 10 ～ 20 分钟。也可点刺浅静脉出血，然谷可刺出血。

【方义】肾俞以补益肾气，夹脊、腰眼、阿是穴是治腰背痛的常用要穴，能舒筋活络，然谷是肾经之荥穴，以补肾益精，人中是"下病上取"之法，委中是治疗腰背疼痛常用的有效穴。

### （三）关节疼痛

关节疼痛多由于着凉或感受风寒潮湿所致，也有因过劳扭挫伤或局部发炎引起的。

初起时，患部多感不适或酸胀，继而疼痛，或伴有运动障碍。疼痛时轻时重，或呈持续性疼痛，并在运动时加剧。如因风寒湿引起的疼痛，遇热或天气暖和时即减轻或消失，每遇寒冷或阴雨天气，病情加重。疼痛可局限于一定部位或痛无定处。

如因劳累或扭伤所引起，疼痛部位固定，患部每见红肿、增大等异常改变。

祖国医学叫作"痹症"，认为是由于汗出当风，坐卧湿地，涉水受寒等风寒湿邪客于经络，气血运行不畅引起的。风邪重者为行痹，寒邪重者为痛痹，湿邪重者为著痹。

【治则】温通经络，舒筋镇痛。

【处方】肩部疼痛（肩周炎）：天宗、肩髎、肩髃、曲池、阿是穴。

膝部疼痛：梁丘、血海、鹤顶、足三里、阳陵泉、阴陵泉、犊鼻、内膝眼、阿是穴。

肘部疼痛：肩髃、臂臑、曲池、手三里、外关、阿是穴。

腕部疼痛：曲池、手三里、外关、合谷、中渚、阳池、腕骨、阿是穴。

髋部疼痛：肾俞、次髎、环跳、髀关、委中、承山、阿是穴。

踝部疼痛：足三里、绝骨、三阴交、昆仑、太冲、丘墟、阿是穴。

【针灸法】坐位或俯卧位针刺肺俞、肾俞、次髎穴，侧卧位针刺环跳穴，俯卧位针刺委中、承山穴。其余穴位都可坐位或仰卧位针刺。犊鼻、内膝眼、肾俞（坐位）、次髎（坐位）一般不留针，针刺得气后，持续运针半分钟左右即出针。针刺其余穴位时，得气后可留针 10 ～ 20 分钟。

【方义】天宗、肩髃、曲池、外关、合谷等穴，皆能通经活络，治疗局部肿痛。肾俞为五脏的重要俞穴之一，能补益肾气，治疗腰部和下肢疼痛。环跳是疏通胆经气血之要穴，阳陵泉为八会穴中之"筋会"穴，绝骨为八会穴中之"髓会"穴。可以通经络，壮筋骨。足三里、阴陵泉、三阴交具有健脾化湿作用。其余穴位都有治疗局部病症，调和气血，舒筋镇痛作用。

### （四）坐骨神经痛

主要症状为一侧腰骶部疼痛，并沿大腿后部、小腿外侧足外侧放散。呈钝痛、胀痛、刺痛、烧灼痛不等。咳嗽，打喷嚏时加重。患肢不能高抬，高抬或用力时疼痛加重。腰旁肌肉紧张，腰椎活动受限制，以下部位可能有明显压痛点：四五腰椎棘突旁 3cm 处，委中上 2cm 处，以及环跳、承扶、昆仑穴。引起坐骨神经痛的原因很多，如坐骨神经炎、腰椎间盘脱出、增生性脊椎炎等。祖国医学认为由于风寒湿邪客于足三阳经脉所致。

【治则】温通经络，疏风散寒。

【处方】肾俞、八髎、环跳、承扶、委中、足三里、阳陵泉、悬钟、昆仑、阿是穴。

【针灸法】针刺肾俞、八髎穴，得气后持续运针 1 分钟，出针。其余穴得气后运针 1 分钟，留针 10 ～ 20 分钟。

【方义】肾俞、八髎、承扶、委中、昆仑是疏通膀胱经气之要穴，环跳、风市、阳陵泉、悬钟是疏通胆经之常用穴。足三里是胃经之合穴，配阿是穴是以痛为输的取穴法，能通畅患部经气而镇痛。

### （五）腱鞘炎

腱鞘炎常见于手拇指、示指和中指的掌指关节掌面和桡骨茎突处的腱鞘部位。前者叫屈肌腱腱鞘炎，后者叫桡骨茎突腱鞘炎。主要症状是患指屈伸活动不方便，晨起尤为明显，稍活动后即好转。掌指关节掌面或桡骨茎突处疼痛，有明显压痛，并可摸到硬结（即腱鞘增厚的部分），偶有弹响。患指活动时弹响更为清楚。且能感觉出肌腱通过狭窄区的滑动情况。有时能看到患指弹跳。有的患指屈伸不能自如。桡骨茎突腱鞘炎试验阳性，有助于确诊。方法是在患者拇指屈于掌心的握拳条件下，做内收运动（即腕向尺侧屈）时，桡骨茎突处疼痛。即表示有腱鞘炎存在。

【治则】温通经络，消结散聚。

【处方】合谷、列缺、偏历、外关、八邪、阿是穴。

【针灸法】针刺合谷、列缺（或偏历）、外关、八邪穴，得气后运针半分钟左右，留针 10 ～ 20 分钟，艾卷温和灸患部，将艾卷点燃后，放在距患部皮肤 1cm 高度左右施灸，以患者感到皮肤温热发痒而不灼痛为度，每次灸 10 ～ 20 分钟，一日 2 ～ 3 次。

【方义】针刺合谷、列缺、偏历、外关等穴，可以疏通经络，消散结聚。灸之则可以促进病灶处血液循环，起到活血化瘀散结的作用。

**（六）腱鞘囊肿**

腱鞘囊肿好发于腕关节背面或足背面。初起在手腕或脚腕处皮下鼓起一小圆形或椭圆形状物，无疼痛感觉，其后逐渐增大，按之发硬（张力很大），推之能动，与皮肤无粘连，并有酸胀不适或压迫疼痛感觉。多见于青壮年。

【治则】温通经络，散结消肿。

【处方】合谷、阳溪、列缺、外关、阿是穴。

【针灸法】依次针刺合谷、阳溪、列缺、外关，得气后运针半分钟。留针 10 ~ 20 分钟。针刺阿是穴时，可于患部前后左右刺 1 针，运针半分钟左右出针。

【方义】合谷为大肠经原穴，阳溪为大肠经经穴，列缺为肺经络穴，外关为三焦经络穴，针刺灸疗能温通经络，消肿散结。

# 第五节　推拿技术

## 一、推拿的概念及其作用原理

推拿按摩属于中医特色外治疗法，是指在中医理论指导下，在人体一定的部位或穴位上，运用各种手法和进行特定的肢体活动来防治疾病的一种医疗方法。一般分为被动按摩和主动按摩两种。

关于手法作用原理的闸门控制理论，最初由 Malzack 和 Wal 于 1965 年提出。该学说认为在脊髓后角存在有疼痛的闸门控制系统。粗感觉神经纤维、细感觉神经纤维投射至神经胶质细胞（SG）及高级中枢传递细胞。神经胶质细胞通过突触前抑制的形式对脊髓感觉神经元发挥抑制作用。SG 对传入纤维末梢的抑制效应因粗纤维的活动而加强，并因细纤维的活动而减弱。细神经纤维兴奋能打开"闸门"，让疼痛信息通过；粗神经纤维兴奋可关闭"闸门"，阻止疼痛信息通过。粗纤维的活动可以抑制细纤维的活动已成为神经生理学的一般原则。按照这一学说，推拿的镇痛原理可能在于手法刺激激发了大量外周粗神经纤维所传导的兴奋信号的传递，关闭了"闸门"，阻止了疼痛信号的经过，从而达到镇痛的目的。这已为推拿的基础实验和大量临床实践所证明。

## 二、骨关节疼痛病的常用手法

推拿按摩种类很多，因学派不同，手法有别，说法不一。有的名称相同，动作不同；有的动作相同，而名称不同。有些施治起来比较复杂，手法的技巧要求也很高。为了便于掌握，应用方便，这里介绍 10 种简单易学、临床常用的手法，但切不要因其简单易学而马虎从事。推拿按摩时要取穴准确、动作柔和有力、轻而不浮、快而不乱、平稳扎实、作用深透，这样才能做到机触于外，巧生于内，产生"外呼内应"的效果。

**（一）揉法**

用手指或手掌，贴在患者有关部位、压痛点或穴位处不移开，进行左右、前后的内旋或外旋揉动，使该处的皮下组织随着转动的方法，叫作揉法。分为掌揉法、指揉法、鱼际揉法和肘揉法等。

本法有舒筋活络、活血祛瘀、消肿镇痛等作用，多用于放松患椎椎间内的软组织及四肢软组织损伤。鱼际揉法多用于颈椎、胸椎及四肢部软组织急性扭伤所致的局促肿痛处；掌揉法和肘揉法多用于腰椎、髋骨部及四肢肌肉丰厚处；指揉法用于全身各部经穴及需要做点状刺激的部位。

**（二）点法**

用手指端、肘尖或屈指骨突部，着力于施治部位或穴位处，戳而点之，按而压之，叫作点法。分为拇指端点法、屈示指点法、肘点法和点穴棒点法等。

本法有通瘀痹、消结肿、通经镇痛、调整脏腑的作用。多用于肌肉或骨缝深处的陈伤或宿痹之顽痛点，主要适用于四肢部、胸腰臀部及下肢后侧，主要作用于患椎、骨节旁的软组织硬结、索状硬结等痉挛的肌肉（肌腱）处。指点法多用于穴位上，而肘点法则多用于肌肉丰厚的深部组织，或用于循经治疗等。

**（三）滚法**

滚法以小鱼际及手背尺侧为着力面，沉肩、垂肘、立臂、竖掌，肘关节做周期性的伸屈与前臂内、外旋转的联合运动，并带动腕关节屈伸与手掌内外摆动，使弓成半圆形的手背在施术部位上做来回滚动的手法即滚法。其分为立滚法和侧滚法。

本法有舒筋通络、活血化瘀、解痉镇痛、松解粘连、滑利关节等作用。可用于对棘突、横突附着的肌腱疼痛敏感区的放松。多用于颈椎病、肩周炎、腰椎间盘突出症、腰肌劳损、偏瘫等病证。主要适用于颈、肩、腰、背及四肢肌肉丰厚处。

**（四）揉捏法**

手指或手掌呈半握拳状，掌心向下，分为拇指一组，其他四指一组，相对捏住施治部位，揉而合之，捏以提之，此种揉捏相济的复式手法，叫作揉捏法。

本法有舒筋活络、行气活血、缓解肌肉痉挛等作用。可用于治疗脊椎部，四肢、头部、肩部、胸腹部疼痛麻木区（即神经、血管继发性损害而出现症状的部位）。多用于颈椎病、肩周炎、四肢酸痛等病证。主要适用于颈项部及四肢。

**（五）弹拨法**

以拇指、手掌或肘深按于治疗部位，进行单向或往返的移动，来回揉拨，状如弹拨琴弦的手法称为弹拨法，又称"拨络法""指拨法""拨法"等。其包括拇指拨法、掌指拨法、肘拨法三种。拨法力量沉实，拨动有力，临床有"以痛为输，不痛用力"之说。

本法有松解粘连、调理筋膜、消散结聚、解痉镇痛的作用。主要适用于颈、肩、背、腰、臀、四肢等部位的肌肉、肌腱、韧带、痛性筋索等生理病理性条索状组织。不能提拿的肌肉（如多裂肌、斜角肌、菱形肌、腰方肌等）可用此法，其多用于治疗腰背筋膜炎、肥大性脊椎炎、肩周炎、梨状肌损伤综合征、$L_3$横突综合征、颈椎病、肩峰下滑囊炎等病证，也可用于治疗各种风寒湿痹之证。

## （六）按法

用手指螺纹面手掌面、掌根、鱼际或肘部等，在患者身体的有关部位或压痛点处，均匀地有节奏地按压的手法，叫作按法。分为指按法和掌按法两种。其常与揉法结合运用，组成"按揉"复合手法。

本法有舒筋活血、开通闭塞、解痉镇痛、蠲痹通络、壮筋养肌、理筋整骨等作用。指按法适用于全身各部的经穴及痛点，对软组织损伤、各种退行性病变可辨证取穴治疗；掌按法适用于面积大而又较为平坦的部位，如腰背部、臀部等，临床常配合治疗急慢性腰背肌纤维炎、脊柱生理曲度变直或后弓畸形等病证。

## （七）拿法

用拇指与示、中二指，或其余四指相对用力，提捏或揉捏肌肤，称为拿法即"捏而提起谓之拿"。其分为二指拿法、三指拿法、五指拿法和握拿法。

本法有舒经通络、行气活血、祛风散寒、软坚化结等作用。主要用于颈项、肩背、侧腹部和四肢部肌束、肌腱、痛性筋索等各种生理、病理性条索状软组织部位。常用于治疗颈椎病、落枕、软组织损伤、骨化性肌炎、肩周炎、运动性疲劳等病证。

## （八）摇法

沿关节运动轴的方向，在起始位至最大病理位或至功能位的运动区位（即摇动区位）之间，所进行的使四肢关节前后屈伸、内收外展、内旋外旋，脊柱俯仰、侧屈、左右旋转，以及环转等被动运动的一类手法称摇法，又称关节摇动类手法。

摇法包括颈项部、腰部、肩部、前臂部、腕部、髋部、膝部和踝部等摇法，其具有舒筋解痉、解除疲劳、滑利关节的作用。

## （九）扳法

医师双手握住受术关节两端，沿着关节运动轴的方向，在病理位或功能位之后的"激痛点"处，做瞬间、快速、有控制的相反方向用力，将受术关节从最大病理位扳至功能位；或从功能位扳到生理位，即在扳动区位之间进行的一类被动运动手法，称为扳法。

## （十）拔伸法

沿组成关节相邻肢体环节的纵轴方向，术者在受术关节两端施以相反方向的拉伸力，使关节的相对面做分离运动，从而使关节间隙增宽的一类被动运动手法，称关节拔伸牵引类手法。通常又可称为拔伸法、牵引法、拉伸法、牵拉法、拽法等。

拔伸法包括颈部、肩部、腰部、腕部、踝部和指间关节部等拔伸法。适用于脊柱与四肢关节，有理筋、整复、增宽关节间隙、解除神经挤压、松解粘连等作用。

## 三、推拿发生的异常情况及其处理

推拿是一种安全、有效而基本无不良反应的物理医疗方法，但是如果手法运用不当，患者体位不适或精神过于紧张，也可以出现一些异常情况。下面简要介绍五种常见的异常情况及其有效处理。

## （一）瘀斑

瘀斑是指患者在接受推拿手法治疗中或治疗后，治疗部位的皮下出血，局部皮肤出现青紫、瘀斑现象。

处理：

1.局部小块瘀斑一般不必处理，经过3天左右可以自然吸收而消失。

2.局部青紫严重，可先制动、冷敷；待出血停止后，再在局部及其周围使用轻柔的按揉、按摩等手法治疗，并配合湿热敷，以消肿、镇痛，促进局部瘀血消散、吸收。

## （二）晕厥

晕厥是指患者在接受推拿手法治疗过程中，突然出现头晕目眩、胸闷恶心、心慌气短等表现。严重者，发生四肢厥冷，出冷汗，甚至出现昏厥、晕倒等症状。

处理：

1.立即停止手法操作。

2.使患者平卧于空气流通处，采取头低足高位，并让患者精神放松、配合深呼吸。轻者静卧片刻，饮温开水或糖水后即可恢复。

## （三）骨折

骨折是指医师在推拿操作过程中，特别是在做运动关节类手法或较强刺激的按压手法时，因手法运用不当引起患者骨折的现象。

处理：

1.立即停止手法操作。

2.制动、固定，并做X线、CT或MRI检查等以明确诊断。

3.请骨科医师会诊，做必要的针对性处理，及时进行整复和固定。

## （四）疼痛

疼痛是指患者经推拿手法操作后，特别是初次接受推拿手法治疗的患者，局部组织出现疼痛的感觉，拒按，夜间尤甚，疼痛加重。

处理：

1.一般不需要做特别处理，停止推拿1~2天后疼痛症状即可自行消失。

2.若疼痛较为剧烈，可在局部施行红外线治疗或配合揉法等轻柔手法操作，也可以配合湿热敷等。

## （五）皮肤破损

皮肤破损是指患者在接受手法治疗时出现局部皮肤发红、疼痛、起泡等皮肤表面擦伤、出血、破损的现象。

处理：

1.损伤处立即停止手法操作。

2.做好局部皮肤的消毒，必要时请皮肤科医师会诊。

（高　成　赵泰然）

## 参考文献

［1］DONALD A, NEUMANN. 骨骼肌肉功能解剖学 [M]. 刘颖，师玉涛，闫琪，译. 北京：人民军医出版社，2014.

［2］CRAIG LIEBENSON. 脊柱康复医学：高级理论与临床实践 [M]. 2 版. 洪毅，海涌，李建军，译. 北京：人民军医出版社，2014.

［3］THOMAS W, MYERS. 解剖列车 [M]. 3 版. 关玲，周维金，译. 北京：北京科学技术出版社，2016.

# 第十一章　骨质疏松疼痛病的疼痛管理

骨质疏松疼痛病（OPD）约占肌骨疼痛的 70%，占成年人肌骨疼痛的 80%。人一生中至少 3 次感受到 OPD 疼痛，流行病学调查 40 岁及以上成年人 OPD 整体患病率为 40.3%，90% 的 80 岁及以上的老年人确诊 OPD。随机抽取 600 份 60 岁及以上住院患者病案，通过病历分析及相关影像资料专家阅片认为 53.8% 确诊 OPD，其中骨科、疼痛科、康复科等专科 80% 为 OPD 患者，其他临床专科中 41.8% 的患者主诊疾病。可惜，临床上 OPD 完整诊断率仅为 13.8%，其中专业科室正确诊断率 49.15%、非专业科室 4.92%；而骨质疏松识别率整体不足 8%，应用双能 X 线骨密度检查比率不足 3%。100 名专业科室 OPD 确诊患者和 100 名非专业科室确诊患者电话回访调查，86.7% 的患者诉说有慢性疼痛，其中专业科室 48.7%、非专业科室 71.8% 未能获取满意的控制，27.6% 的患者明确为严重慢性疼痛，基本是以药物调控为主。骨科 60 例、疼痛科 20 例手术治疗 OPD，围术期应用患者自控镇痛泵治疗者分别为 9 例和 3 例；实施运动康复指导为 7 例和 12 例。显示目前临床 OPD 整体诊断与疼痛管理还有很大的空间。

## 第一节　骨质疏松疼痛病的疼痛研究进展

疼痛是一种受多种因素影响的复杂主观体验。慢性疼痛为 OPD 主要表现，但其机制尚无共识。检索文献从全身性肌骨慢性疼痛到 OPD 相关疾病局部慢性疼痛，并与纤维肌痛、疲劳性肌痛、感染性肌痛与免疫性肌痛等鉴别，从而明晰 OPD 相关疾病疼痛强度和感觉变化的主要病理生理变化，方能明确 OPD 慢性疼痛的机制。

### 一、OPD 疼痛机制研究进展

1. 中枢与外周肌骨疼痛的动物模型　有许多肌肉骨骼疼痛的动物模型是为了模拟不同的疼痛条件而建立的。这些模型包括肌肉或关节炎急性和慢性疼痛、非炎症性中枢维持疼痛、过度使用综合征和运动引起的疼痛等。通过将适当的模型与临床疼痛条件相匹配，逐渐明晰慢性肌肉骨骼疼痛的周边和中心机制。例如，支配肌肉和关节的外周痛觉感受器中的酸感觉离子通道在维持炎症性疼痛方面发挥了重要作用，但在维持中枢疼痛方面却没有作用。另外，在由重复酸注射引起的非炎症性模型中，一旦痛觉过敏发生，它就独立于痛觉输入，并由中枢神经系统中的神经元敏化来维持。明确的肌骨细胞代谢酸性环境与痛觉感受器对酸感觉离子通道的敏感性关系，进而可推论肌骨细胞内环境缺血缺氧,乏氧代谢增加局部酸性物质增加。而改善肌骨细胞缺血缺氧自然避免酸性物质的产生。了解这些外周神经系统和中枢神经系统的机制,以及OPD疼痛模型之间的差异,将有助于改善对慢性肌肉骨骼疼痛的管理,并防止从急性疼痛向慢性疼痛的过渡。

2. 肌筋膜炎性反应诱发肌骨细胞缺血缺氧是OPD发病的关键 几乎每个人在一生中的某个时候都会经历肌筋膜炎引发的肌肉或关节的疼痛,其中,慢性肌肉骨骼疼痛影响20%～50%的人群。一般来说,女性比男性经历更多的慢性肌肉骨骼疼痛。OPD不同疾病的慢性肌肉骨骼疼痛的发生率不同,整体上分别有15%、28%和30%的患者出现背部、颈部和关节疼痛,这些肌骨疼痛均有明确有激痛点为中心的肌筋膜炎表现,且均有明晰的健康危险因素。职业或生活中不良姿势,责任肌群中部分肌束过度牵拉自然有相应的肌束过度收缩,均可影响局部血氧供应而产生酸性物质并诱发肌筋膜炎症反应,导致局部肌骨组织疼痛。尽管慢性肌肉骨骼疼痛普遍存在,但治疗的目的是控制疼痛病发展,而不是治愈疼痛。在药理学上,抗炎药、抗抑郁药和抗惊厥药常常用于控制疼痛的不同方面。非药理学上,心理和物理管理技术都是有效的。对慢性肌肉骨骼疼痛最有效的治疗方法之一是运动康复,可以是步行、骑自行车、游泳,也可以只是增加身体活动水平。尽管运动康复有显著的有效性,但真实临床遵守一个有规律的运动康复计划较难,关键是锻炼最初因增加疼痛而影响后续的运动。因而,疼痛管理应该致力于提高依从性的技术和减少运动引起的疼痛的治疗。

3. 疼痛管理需要更好地研究与认知OPD的周边和中心机制 神经生物学技术很容易被用于研究动物的疼痛模型,以及人体的疼痛。通常,这些技术用于验证外围和中心病理生理机制。在动物中,常用的结果测量方法包括旨在理解简单和复杂疼痛行为的行为技术或直接记录痛觉感受器的神经元活动,即背根神经节或中枢神经元的胞体活动。这些方法和电生理技术常与药理学和遗传学技术结合使用,研究治疗慢性肌骨疼痛的潜在新靶点。为了检测潜在的神经递质和受体,或涉及痛苦信息传递的细胞内通路,研究者使用了药物封锁或激活技术,并对目标基因进行了修改。药理学封锁允许研究者测试责任病灶特定的通路或在沿中央疼痛通路任何部位。利用药理学方法,通过在痛觉过敏发生前或痛觉过敏发生后的某个时间段阻断来检查特定靶点参与的时间过程。利用基因技术,如基因敲除小鼠,研究者可以明确特定靶点的作用。基因敲除小鼠从整个身体中移除该基因,使研究者难以激活的责任病灶。然而,条件敲除或微干扰核酸的病毒载体传递,可以敲除特定位点或细胞类型的基因。总之,这些技术为提出的神经递质、受体或细胞内通路提供了强有力的证据,使研究者能够识别新的潜在药理靶点。这些技术还允许研究者检查现有治疗的作用机制,如运动,以制订更好的疼痛管理方案来提高疗效。

4. OPD疼痛的检测检查 通常通过实时mRNA聚合酶链反应(PCR)、蛋白印迹或蛋白组化等来确认靶基因或蛋白的损伤变化。研究者可以直接从孤立的背根神经节神经元或沿疼痛通路的中枢神经元记录下来,直接检测神经元活动或特定受体的变化。细胞外活性因子也可以通过检测细胞内离子浓度(如钙)的变化来测量。利用相同的药理学和遗传学操作,可以分析特定的靶基因或蛋白在修饰神经元活动中的作用。因此,在肌肉骨骼疼痛的动物模型中，可以使用各种技术更好地理解疼痛机制。

在人体试验中，许多平行的心理物理测量方法被用来将动物数据转化为人体试验数据。此外，人类受试者可以被直接要求评估他们在各种情况下的疼痛。测量静息痛、伴随运动的痛、痛阈值、痛耐受性和对固定的有害刺激的痛分级常被使用。利用人体的试验疼痛模型来控制有害输入，可以检查疼痛的可变性和引起疼痛可变性的潜在结构。试验疼痛模型已被证明对理解肌肉骨骼疼痛发展的遗传和心理构造是有用的。在健康的人和患有慢性疼痛的人身上进行一系列的心理物理测试，使科学家能够更好地理解与慢性疼痛的发展，以及慢性疼痛的持续有关的构念。

5. 如何区分中枢与外周疼痛敏化机制是疼痛管理的核心内容　OPD 明显涉及周围和中心疼痛通路的激活。在一些患者中，疼痛主要由周围输入维持，而在另一些患者中，疼痛主要由中枢变化维持。然而，大多数患者可能同时伴有周围和中枢敏化问题。此外，中枢神经系统的改变会引起周围神经系统的改变，反之亦然。因此，理解个体 OPD 疼痛机制是非常困难的。越来越清楚的是，损伤部位以外的疼痛，即痛觉过敏和继发性痛觉过敏，反映了中枢神经系统的改变；在某些情况下，症状是由痛觉感受器的持续输入驱动的。另外，损伤部位的疼痛一般反映周围神经系统的变化；然而，在某些情况下，这些症状会因中枢神经系统的改变而增强。

对于 OPD 相关疾病疼痛，其机制取决于疾病或综合征，骨关节炎不同于纤维肌痛，后者不同于类风湿关节炎。因此，OPD 外周和中枢疼痛通路的参与可能是疼痛状态所特有的。例如，在类风湿关节炎中观察到的炎症性关节痛具有很强的外周成分，包括炎症导致的炎性细胞因子（如白细胞介素和 TNF）对痛觉受器的致敏；而骨性关节炎的非炎症性肌肉疼痛不表现为局部炎症，而具有较强的中枢疼痛成分，与周围传入无关。约有 20% 的受试者的疼痛具有很强的中枢成分，关节置换术（＞1 年）后，患者的颞叶总和增强，中枢抑制消失。了解在手术后完全恢复到无痛关节的患者和有明显疼痛和残疾的患者之间的潜在机制的差异，我们能够针对同样情况的患者制订治疗方案，以改善结果。

疼痛管理的个体差异导致对特定刺激反应的显著差异。在相同条件下，一些人会报道很轻的疼痛，而另一些人则报道很重的疼痛。这种个体差异是多种因素共同作用的结果，包括遗传、心理、生物、性别、年龄、环境和社会文化因素。所有这些因素都能直接影响痛觉感受器或中枢神经元对有害刺激或疾病过程的反应。不管潜在的疾病过程如何，这些因素对疼痛和治疗结果有显著的影响。其中，心理、生物、环境和社会文化健康危险因素是可以改变的，遗传、性别和年龄则不可改变。可变因素为设计个体化治疗策略提供了一个新的潜在目标。疼痛管理应集中在导致疼痛的个体差异的因素，以及如何根据这些可改变的因素进行调整治疗，以改善疼痛和生活质量。

6. 慢性疲劳是 OPD 疼痛重要的临床信息　身心疲劳是 OPD 慢性疼痛患者常见的症状，会显著影响一个人的身体活动水平和生活质量。因此，了解身体疲劳的作用及其与疼痛的相互作用对于更好地治疗是至关重要的。全身生理疲劳的动物模型研究显示，当结合阈下肌肉损伤时，会导致持久的广泛疼痛。疲劳和疼痛相互作用的潜在机制研究发现疲劳和肌肉损伤都会更具体地激活脑干中的神经元。在疲劳信息传导通路中阻断脑干中的谷氨酸受体可以防止这种由疲劳引起的痛觉过敏。有趣的是，伴随肌肉疲劳和肌肉损伤的痛觉过敏只出现在久坐不动的动物身上，而在运动的动物身上则不会发生。在体力活动的动物中，通过疲劳因子激活脑干中的神经元是不会发生的。在纤维肌痛症患者身上测试了生理疲劳反馈的效果，并与健康对照组的进行比较，结果发现纤维肌痛症患者在疲劳因子传导时疼痛和身体疲劳明显增加，健康对照组和纤维肌痛症患者在疲劳测试中表现得一样好。总之，这些数据指向一个共同的中枢途径和机制，介导疼痛和疲劳因子的途径与 OPD 疼痛相关。

7. OPD 疼痛的生物—心理—社会机制　急性和慢性疼痛受身体、情感、心理和社会因素的影响，并与之相互作用，生物心理社会框架越来越多地应用于临床实践。生物—心理—社会框架被视为增加了开发更好的治疗和干预措施的潜力。然而，基于激活的神经生物学疼痛机制的评估程序仍然缺乏（即生物—心理—社会疼痛模型的生物部分），这些对于进一步优化慢性疼痛患者的改善是必要的。

## 二、OPD 相关疾病共识与诊断

确诊 OPD 患者疼痛症状的描述多有广泛的负面后果：显著的疼痛强度、抑郁症状、行为弱点、与睡眠有关的问题、请病假及失去对生活的享受等。国际上，残疾生活是衡量疾病和伤害带来的非致命性健康结果的标准。OPD 与导致全球 21% 的残疾有关，其中，下腰痛是导致多年残疾的主要原因，其次是重度抑郁症、缺铁性贫血和颈部疼痛。虽然最近的医学研究在减轻疼痛方面取得了巨大的进展，但卫生保健人员却没有充分利用现有的丰富知识和技术。疼痛管理不足被认为是一个广泛的问题，以至于国际医疗组织认证联合委员会（JCAHO）定期发布新的疼痛评估和管理标准。所有的卫生保健组织都必须遵守这些准则，这些准则承认患者有权进行适当的疼痛管理。总的目标是减轻疼痛和痛苦，维护患者的尊严，提高生活质量。其中，健康教育被认为是当下实施疼痛管理的基础性措施。

一个临床医师健康教育工具箱，包括口袋疼痛参考指南，自我评估调查，针对性健康教育。疼痛管理表现改善数据反映了医师处方习惯的显著变化，以及疼痛管理作为第五个生命体征的意识。疼痛管理组织的完善需要多方面的协调配合，团队化健康管理则是当下 OPD 防控实践的基础。对此，需要从 OPD 诊断、共病与健康危险因素三个基础性问题形成有效的共识。

1. 明确 OPD 诊断标准　在实施 DRGs 付费管理背景下，在临床工作中，医师有义务根据《国际疾病分类》第十版（ICD-10：2）对慢性疼痛进行分类。疼痛领域的诊断是模糊的，主要反映持续时间和部队方面，如慢性颈部疼痛。一些研究试图根据 ICD-10：2 对诊断标准进行标准化，一些学者呼吁关注基于激活疼痛机制的诊断的必要性，以改善治疗结果。为了满足这一需求，第一步可能是将伤害性疼痛、神经病理性疼痛、心因性疼痛或特发性疼痛进行分类，尽管缺乏明确有效的标准，尤其是慢性疼痛。

一般来说，OPD诊断是通过仔细的回忆和临床检查来确定的，这些检查显示触诊时肌肉有压痛，与报告的疼痛区域相对应。对于慢性咀嚼肌痛的诊断，临床医师依赖于患者报告、问卷调查和半客观的发现。在最新的慢性咀嚼肌痛分类——颞下颌关节紊乱病的诊断标准研究中，只有两种慢性咀嚼肌痛被诊断为肌痛和肌筋膜痛。两个诊断使用相同的标准，但肌筋膜疼痛作为一个额外的标准转确诊疼痛。

2. 共病常见于慢性广泛性疼痛　目前OPD相关疾病的慢性疼痛很少有人关注研究。针对传统上被忽视或排除在研究之外的人群向慢性疼痛过渡的研究可能对慢性疼痛的流行产生很大影响。尽管最近取得了一些进展，但人们在很大程度上仍不知道早期生活经历是如何影响慢性疼痛的。最近的研究表明，在某些关键时期，个体受到相对保护，不受伤害或疾病引起的慢性疼痛的影响。例如，骨质疏松疼痛通常发生在老年人明确骨质疏松病理改变之后，很少发生在儿童身上。针对年龄依赖性差异的机制进行研究，对于发现新的疼痛解决机制和治疗策略具有很大的潜力。女性的慢性疼痛机制几乎完全被忽视了，慢性疼痛在女性中比男性更普遍，临床研究越来越多地表明，在促进慢性疼痛的分子途径方面存在着机械性差异。事实上，期望对女性有效的治疗方法对男性同样有效可能是错误的，反之亦然。很明显，激素和神经内分泌水平的变化在人的一生中以性别依赖的方式发生，并且可能是急性疼痛向慢性疼痛转变的重要因素。这些机制很少被了解，也没有被广泛研究。扩大这一领域的研究工作可以促进个性化疼痛药物开发的目标。

3. 健康危险因素的认知　针对性的临床试验横断面研究记录了慢性疼痛的发生率，但要确定向慢性疼痛转变的原因，必须进行前瞻性纵向研究。目标应该是研究临床人群，在这些人群中，保护因素可以被识别，并与已知的危险因素（如更严重的急性疼痛）相结合。这些前瞻性研究还应该利用新技术和新的基础科学知识（如对已定义的细胞群进行排序）确定患者急性疼痛向慢性疼痛过渡的机制。以危险和/或内源性疼痛解决因素为目标的机械性临床试验是研究假定的预防干预措施的最有用的方法。例如，高度急性疼痛或中枢敏化的药理学或非药理学减弱，或下行抑制增强，是否会降低患者发生慢性疼痛的风险？对患者有意义的结果，如功能恢复，应在此类机械试验中进行评估，仅仅测量疼痛是不够的。大量临床流行病学数据与相应的基础研究阐述了相应健康危险因素诱发肌骨细胞老化乃至导致骨质疏松的病理机制。关键是当下临床相对独立的OPD相关疾病诊疗体系尚未从疾病诊疗为基础的医疗服务体系中跳出，需要多方协调明确慢性病防控迫切形势下，采取切实的措施营造健康管理服务环境，切实明确"预防第一"的慢性病防控理念，方可推进各方对健康危险因素的认知与有效干预管理。

（程　芳　史计月）

## 第二节　骨质疏松疼痛病的疼痛评估

OPD患者慢性疼痛即为老年疼痛的主要疾病及就医诊疗的第一因素，而且涉及的心理、共病、睡眠与社会健康问题更加繁杂。汇总近年国内外相关文献，重点宜关注以下问题。

## 一、失眠问题

在 OPD 患者中，尤其是中晚期患者失眠非常普遍，与 OPD 疼痛的中枢敏化机制密切相关，以轻度神经系统炎症为特征，通常与压力或焦虑心理相关；此外，失眠通常对药物治疗没有有效的反应。OPD 是世界范围的一个主要公共卫生问题，与高水平的残疾、高社会经济影响和高成本及低生活质量密切相关。虽然科学进步在 OPD 的诊疗取得显著进展，目前的治疗没有解决普遍的主要并发症即是失眠。如果存在，失眠增加 OPD 严重程度和相关残疾。临床观察显示睡眠障碍与 OPD 的双向关系，睡眠问题可能成为 OPD 病情发展的诱发和保持因素，并发失眠症的 OPD 患者提高夜间睡眠质量可增加成功率；如果不及时治疗，失眠则是一个显著的 OPD 防控管理的主要障碍。严重的疼痛与许多睡眠障碍有关，称为疼痛相关的睡眠障碍，疼痛患者的五个最常见的睡眠问题为延迟性睡眠、频繁的觉醒、睡眠持续时间减少、日间嗜睡和疲倦和非恢复性睡眠。

目前国内外用于评估 OPD 患者睡眠障碍的主观工具以量表为主。

（1）匹兹堡睡眠日志（PSD）：是在健康成人对照慢性疼痛患者和老年人参与的调查研究基础上发展而来的，用来量化受试者主观的睡眠和觉醒行为的工具，分成两个问卷：睡觉时间和觉醒时间，睡觉时间由以下条目组成：用餐时间，咖啡、酒精及烟草的使用情况，安眠药的使用，日常锻炼及持续时间和午睡；觉醒时间包括 11 个条目：就寝时间，关灯时间，睡眠潜伏期，最终觉醒时间，最终觉醒方式，夜间觉醒频率，觉醒后睡眠发生时间，夜间觉醒原因，睡眠质量，最终觉醒原因，最终警觉醒来。该量表内部一致性系数为 0.59 ~ 0.81，重测信效度显著。平均睡眠潜伏期和 / 或觉醒后睡眠发生时间＞ 30 分钟，意味着睡眠障碍严重。

（2）视觉模拟评分（VAS）：是最简单、花费时间最少的主观测量量表。以一条 10cm 的水平直线，0 分一端标最差睡眠状态，10 分一端标最佳睡眠状态，受试者根据前一晚的睡眠状态自行判断并标注，此表多配合其他量表使用。众多研究已经证明此量表在自我测量睡眠质量时是实用且有效的。

（3）维辛哈式睡眠量表（VSH）：是美国学者 1987 年为睡眠障碍患者研究设计的。VSH 是一个有效的测量睡眠患者认知的临床工具，该量表包括 15 个项目，分为 3 个主要的睡眠量表：障碍，用于测量延迟和中断的睡眠；有效性，衡量患者睡眠恢复情况；补充，衡量是否需要午睡。每个项目得分 0 ~ 100 分。得分越高，表明存在越高的睡眠障碍。

（4）匹兹堡睡眠质量指数（PSQI）：是美国学者 1989 年为睡眠障碍患者和精神障碍患者研究设计的，也适用于一般人睡眠质量的评估。PSQI 用于评定被试者最近一个月的睡眠品质及量。PSQO 包含 19 个自评和 5 个他评条目，其中 5 个他评条目不参与计分，19 个自评条目组成 7 个成分：睡眠质量，入睡时间，睡眠时间，睡眠效率，睡眠障碍，催眠药物和日间功能障碍。每个成分按 0 ~ 3 个等级计分，累计各成分得分为 PSQI 总分，总分范围为 0 ~ 21 分，总分＞5 分表示睡眠质量不良，≤5 分表示睡眠质量良好，也就是说分数越高，表示睡眠质量越差。被试者完成问询需要 5 ~ 10 分钟。

（5）一般睡眠障碍量表（GSDS）：该量表包括以下条目，内容包括入睡时间、睡眠质量、睡眠数量、睡眠维持、觉醒次数、早醒、白天过度嗜睡和药物的使用项目。每一个条目上的数字评定量表 0 ~ 7，0 表示"从不"，7 表示"每天"，累计各条目得分为总分，总分范围 0 ~ 147 分，0 表示"无睡眠障碍"，147 表示"有严重的睡眠障碍"，得分越高意味着睡眠质量越差。

（6）慢性疼痛睡眠量表（CPSI）：为评价中度至重度疼痛患者的睡眠特点而研究设计的。使用 100mm 的视觉模拟量表，标注从 0 ~ 100，0 表示"从不"，100 表示"始终"，这些问题包括是否经常因为疼痛而入睡困难，使用安眠药来帮助入睡的频率，有多少次在夜间因疼痛而觉醒，多少次在早上痛醒，并评价整体睡眠质量。

（7）医疗结果研究睡眠测量（MOS）：用于一般成年人和临床试验者的睡眠评估。测量前 4 周睡眠相关参数。评估睡眠障碍内容为入睡困难，入睡时间，安静的睡眠，睡眠时间的觉醒，再次入睡困难。评估睡眠充足，患者感觉是否已经得到足够的睡眠和休息后醒来，以及是否已经得到需要的睡眠量。评估白天嗜睡，患者报告他们白天是否嗜睡，是否难以在白天保持清醒及采取小睡。睡眠问题指数得分和六个量表评分相加即为总分，睡眠的量得分为评价每晚睡眠小时数，其他量表和睡眠问题指数均得分 0 ~ 100 分，分数越高表示睡眠质量越好。韩国学者在致痛性糖尿病神经病变的睡眠障碍研究中，测得量表内部一致性系数为 0.80。

这些评估疼痛患者睡眠障碍的量表，给临床工作人员和研究人员的疼痛管理和睡眠障碍的评估提供了依据。但是这些量表还存在着一些问题：量表都是结构式问卷，因而无法测量患者具有的量表之外的睡眠障碍的相关信息；有些量表研发时未介绍患者填写所用时间及难易度。这涉及选择量表时应答率的判断。未来关于疼痛信念量表的研制应详细介绍量表的编制过程、所用理论依据、信效度、填写时间、适用人群等，以便于后续使用者可以择优选择适合自己研究的量表；使用者需注意加强工具信度、效度的检验，尤其是敏感性和反应性的检验，它们被认为是判断量表是否优良的重要标准之一，也是效度评价的重要组成部分。

## 二、OPD 患者的疲劳

疲劳在 OPD 相关疾病防控中受到越来越多的关注。OPD 发病以中老年人为主，通过自我报告主观测量的疲劳多有较差的身体功能和日常生活活动能力下降，流行病学数据显示疲劳是一个独立的死亡预测因子。虽然 OPD 老年患者疲劳是个问题，但真实临床仍不清楚如何解决疲劳，主要原因是医护人员对疲劳的病因知之甚少。文献通常以主观体验或表现下降的形式表达疲劳或在实验室研究中诱发的肌肉疲劳，但疲劳如何影响日常生活活动的尚没有共识。

确诊 OPD 的老年人中，疲劳是常见的问题。OPD 的疲劳通常被视为疼痛的结果，而不是一个独立的症状,治疗的主要目的是减轻疼痛。然而,研究发现成人骨性关节炎(OA)患者的疲劳感比疼痛更严重,在家庭监测期间,疲劳感与客观体育活动的联系比疼痛更强。在青壮年肌筋膜疼痛综合征者中约35%存在显著的疲劳感;而确诊椎间盘突出症老年患者中70%伴有颈腰部肌疲劳或显著的疼痛—失眠—疲劳综合征。回顾分析200例绝经后骨质疏松门诊诊疗者,以游走性肌骨疼痛就医,除外纤维肌痛或肌筋膜疼痛,针对性影像检查确诊者70%存在显著的疲劳感。

1.疲劳概念　包括三个层次:①在持久体力活动或单位时间内工作过度时所产生的一种主观不适的感受,客观上在继续从事活动或工作时失去完成工作的能力;②个人精神上的主观感觉是正常人躯体和精神健康时所具有的一种良好感觉的丧失;③主诉虽以疲劳为中心但具体所指表现形式多种多样如乏力、工作能力下降和肌肉活动困难等。在长时间的工作和身体运动及脑力活动之后,或当睡眠不足和/或饮食不当时出现上述症状是正常的。OPD患者疲劳多数伴有不同程度的肌骨慢性疼痛,工作或生活性疲劳感更加显著,甚至轻微体力活动即出现显著的疲劳。

2.疲劳常见原因　长时间的体力或脑力劳动;睡眠不足(每天至少睡8小时);滥用通便药、镇静药和利尿药;在阳光下长时间地曝晒;疾病或外科手术的恢复期;老年人身体抵抗力及各种能力逐步下降;服用抗组胺药;缺乏维生素;没有按时进食,摄入的热量急剧减少,没有饮用足够的水和只吃精细粮;妊娠;长途旅行等健康危险因素可导致细胞不能正常发挥其作用而出现疲劳。此外,感染性疾病;吸烟造成肌体的含氧量下降;肠胃吸收过程紊乱、慢性腹泻、癌症或艾滋病而引起的营养不良;贫血或血红蛋白携氧能力下降;机体水分减少或脱水等病理因素也容易并发病理性疲劳。肌骨功能下降或OPD相关疾病引发疲劳多与体质量过高或过低(如肥胖或肌少症)、肌骨老化诱发的无菌性炎症及骨质疏松病理改变出现的显著的肌骨慢性疼痛或肌骨退行性病变出现肌骨内环境酸性改变,代谢产物积聚诱发的局部或全身酸胀不适等有关。

3.疲劳的分类

(1)按病程和表现形式可分为:①急性疲劳:由于用了力气或做了某种常规运动,突然出现疲劳;②慢性疲劳:精力缓慢地下降并持续了数周或数月;③精神疲劳:集中精力困难、记忆力减退和工作效率下降。

(2)按病因可分为:生理性疲劳和病理性疲劳。生理性疲劳是指:①全身性疲劳(全身性活动产生)和局部疲劳(局部活动产生);②中间代谢产生乳酸堆积;③有主观感觉,也有客观证据;④只要经过一定时间的休息,所有不适可在一定时间内完全消失;⑤通过锻炼和加强营养等可提高对疲劳的耐受性。病理性疲劳是由于疾病原因引起的疲劳。疲劳可以是疾病的突出表现,也可以是伴随表现。可伴随疲劳的疾病有:①病毒感染:流感、普通感冒、病毒性上呼吸道感染、病毒性肝炎、脊髓灰质炎早期。一旦中枢神经系统感染发生意识障碍,则可掩盖疲劳的出现。②化学物质作用:铅中毒中期、急性锌中毒。

4.OPD疲劳的评估　疲劳临床观察指标和缓解指标是OPD患者慢性疼痛评估中最重

要的内容，OPD 患者有时有一种压倒性、持续性的疲劳感，休息后不能缓解，极大降低了个体体力和脑力工作的能力。疲劳表现出的不可控性、不可预测性等特点给患者的生活、身心、认知、工作等造成了严重损害。如何根据临床医疗、教学、科研需要的科学选择疲劳评估量表是疲劳评估首先遇到的问题。目前，国外用于评估 OPD 患者疲劳的工具较多，常用的有单维度的疲劳 – 视觉模拟评分量表（VAS）、慢性病治疗功能评估 – 疲劳量表（FACIT-F）、Bristol 类风湿关节炎患者疲劳多维度问卷（BRAF-MDQ），以及多维疲劳量表（MAF）、北京中医药大学疲劳评估量表（FS）。

肌肉衰减综合征是一种与年龄增长相关的，进展性、广泛性的全身骨骼肌质量与功能丧失，合并体能下降、生存质量降低及跌倒与死亡等不良事件风险增加的临床综合征。受累肌肉以四肢骨骼肌为主，表现为渐进性肌肉质量下降与功能丧失。为 OPD 患者疲劳的重要原因，更是加剧 OPD 进程的主要因素。相关理论知识可参考第十四章运动康复中的描述。

### 三、OPD 患者的认知衰弱

认知衰弱定义为在老年个体中发生认知障碍的临床综合征（CDR ≤ 0.5 分），其由生理因素（包括生理衰弱和生理衰弱前阶段）引起认知障碍，并且排除阿尔茨海默病（AD）等其他病症。临床痴呆评定（CDR）评分为 0.5 分（即轻度认知功能障碍）；同时存在生理衰弱的证据。生理衰弱需要具有疲劳感、握力降低、步速减慢、体能降低和不明原因的体重减轻中的三项及以上，存在五项中的一项或两项时可以诊断为衰弱前状态。

认知衰弱的老年人由于认知、记忆和抽象思维能力降低很难进行准确、可靠的自我报告，使用常规疼痛评估工具对其进行评估有困难。有研究认为 33% 的认知衰弱老年患者不能完成 3 种疼痛量表、67% 的老年患者不能完成任何 1 种。认知功能健全的老年人能够完成 1 种以上的疼痛评估工具，但是重度认知损害的老年人中只有 30% 能够完成 1 种以上疼痛评估工具。认知衰弱老年人由于不能充分地与护理人员交流以及记忆问题、听觉、视觉和感知障碍等原因导致对疼痛的报告率下降得到数量化的疼痛自我报告经常变得不可能。随着认知功能降低，完成量表数减少所需时间增加并需要他人的指导。认知衰弱患者的疼痛发生率减少，是此类患者所经历的疼痛程度降低还是因为患者主诉疼痛的能力降低而产生的现象无法肯定。医护人员也无法区分患者的特殊表现是由疼痛引起还是由其他不舒适引起。

1.疼痛自我评估报告　最合适的疼痛评估工具应该适合于知觉丧失的老年人在评估过程中不会引起疲劳、时间短，而且由于认知衰弱老年人记忆力下降，因此应对现在正在经历的疼痛进行评估，而不是对疼痛进行回忆性评估。词语描述量表（VDS）和数字评定量表（NRS）由于使用简单，便于理解对于老年人是较好的选择。面部表情疼痛量表（FRS）不要求读写或表达能力，对语言和表达能力有障碍的老年人可能特别有用。认知衰弱的老年人容易思想不集中，因此疼痛评估应该为患者提供安静的环境及充分的时间。此外，由于认知损害的老年人用工具评估疼痛有更大困难，需要将各种量表结合起来评估其疼痛。

2.疼痛行为评估　仔细观察处于疼痛中的认知衰弱老年人的行为是很重要的一种疼痛评估方法。中重度认知衰弱的患者的不舒适经常用非语言行为来表现。美国老年医学会（AGS）提出6种与老年人疼痛相关的行为，即：①面部表情：包括皱眉、伤心的表情、惊恐面容、做鬼脸、前额皱纹、闭眼、扭曲的表情、快速眨眼等；②语言和发音：包括叹气、呻吟、哼哼声、叫喊、呼吸粗重、寻求帮助等；③身体运动：包括身体僵硬、姿势紧张、惊恐、活动受限、步态或活动度改变；④人际交往的改变：包括攻击性、抵制护理、社交减少、社会不适应、孤僻、辱骂他人等；⑤活动方式和日常行为的改变：包括拒绝进食、食欲改变、休息时间增加、休息方式改变、日常活动突然停止等；⑥精神状态改变：包括哭喊、流泪、易怒、抑郁等。

由于认知衰弱患者的疼痛相关行为缺乏评估标准，保健机构应该制订出相应的方案，这需要观察认知衰弱患者的基础行为和活动方式，并监测行为的细微变化，寻找可能的疼痛原因（如感染、骨折、皮肤溃疡等）。只有找到引起疼痛的原因才可以确定疼痛的存在。

3.疼痛代理评估　与患者的家庭成员和看护者沟通是评估认知衰弱老年人疼痛的重要手段。由于认知衰弱患者疼痛表现的个体差异，家庭成员和健康照顾者发挥着至关重要的作用，他们可以提供患者过去重要的疼痛相关信息。进行疼痛评估时一定要咨询熟悉患者情况的家属，了解患者生理上或社会行为上的细微改变，以及疼痛对其日常活动的影响。家庭成员能帮助辨认出表示疼痛及其严重度的表情或行为。当患者因病重或有认知、感知或运动改变而不能报告其疼痛时，家庭成员可以在行为或情感改变征象的基础上，用量表估计患者的疼痛强度，从而提供代理疼痛评估。为了充分发挥家庭成员的作用，应对患者家属进行疼痛知识的健康教育，使其充分认识到控制疼痛的重要性及评估疼痛的方法。

## 四、OPD 患者的疼痛信念

疼痛信念是指个体对自己疼痛经历的感受及认识，表现个体对疼痛的概念及疼痛对个人的意义。个体对疼痛的信念及态度会影响其对疼痛的反应、应对方式，反之也会影响个体对待疼痛的态度及镇痛措施的选择。OPD 慢性疼痛患者，不仅需要了解患者的疼痛程度，还需要了解患者对自己疼痛体验的描述，包括疼痛对其生理和功能的影响、使用的应对策略，以判断患者对待疼痛及其治疗的态度或信念，它会影响患者管理疼痛的能力。

疼痛信念属于疼痛认知的范畴。疼痛认知对疼痛的发展起着调节作用，其过程中包括学习、预期、疼痛信念、疼痛态度等改变。疼痛信念是患者对自己疼痛经历的感受、认识及预期；疼痛态度是患者关于疼痛程度对自身行为影响的认识。国外有关疼痛信念的研究常以疼痛信念和态度并列出现。疼痛信念是患者理解自身疼痛体验的基础，积极的信念与治疗依从性呈正相关，对疼痛持有积极的正性信念的患者会有高水平的生命质量和低程度的抑郁。

患者疼痛信念被认为在疼痛感知、功能和治疗反应中起作用。患者可能不愿意告诉医师有疼痛，可能会试图最小化其严重性；可能不知道他们可以期待疼痛缓解；可能会担心服用镇痛药的有害影响等。疼痛信念评估需要回顾对镇痛的常见误解，需要与患者讨论：

（1）痛苦是生活的一部分。我只是需要忍受。

（2）我是否应该在真正需要的时候才服用镇痛药，否则以后就不管用了。

（3）我不想成为一个瘾君子。

（4）我不想便秘，所以我最好不要吃镇痛药。

（5）我不想打扰医师或护士；他们忙着照顾其他患者。

（6）如果是吗啡，我肯定快不行了。

（7）我的家人认为我对镇痛药感到困惑，我最好不要吃等。

在疼痛评估过程中讨论这些误区不仅使患者的担忧合法化，而且为患者和其家属提供了一个了解镇痛药及其工作原理的机会。患者和家属有时认为，诸如抱怨疼痛或疼痛缓解不足的行为可能导致不合格的治疗。意识到自己与医疗服务提供者相处的时间有限，患者可能会优先考虑他们可以利用的时间。假设好患者会得到更多的时间和关注，患者自己决定不适不是好患者角色的一部分。这些均需要通过疼痛信念评估获取防控的措施。

（1）疼痛信念与感知量表（PBPI）：目前临床应用 PBPI 为多次修订后应用最多的评估量表，包括 4 个维度：认为疼痛很神秘、认为疼痛会持续、认为疼痛不可消除以及感到自责，共计 16 个条目。各条目的赋值方式均为："非常不同意"为 –2 分，"不同意"为 –1 分，"同意"为 1 分，"非常同意"为 2 分，维度得分越高代表患者相应维度的疼痛信念越强。该量表适用于评估 OPD 相关疾病慢性疼痛以及癌症患者的疼痛信念，内部一致性系数为 0.65 ~ 0.80，信度、效度良好。

（2）疼痛信念问卷（PBQ）：包含 2 个维度：生理信念和心理信念，共计 12 个条目，主要用于测量慢性疼痛患者对疼痛原因及治疗方式的信念。该问卷采用 Likert 5 级评分法，将"从不这样认为"到"总是这样认为"依次赋值为 0 ~ 4 分，得分越高，代表患者认为疼痛难控制的程度越高，疼痛信念越强。内部一致性信度为 0.75 ~ 0.76，各条目一致性良好。该量表条目数较少，更易于被患者所接受。关节炎患者的疼痛信念调查研究中，该量表的生理和心理维度均表现出较好的一致性，系数为 0.73 和 0.70，结果表明疼痛信念会影响患者的肢体功能，主要为生理信念的作用。但是由于该量表的维度较少，仅用于测评疼痛相关的部分生理及心理因素。

（3）疼痛态度问卷（SOPA）：包含 5 个维度 14 个条目：控制信念、情绪信念、药物信念、失能信念及耐受信念，用于评估长期疼痛患者的疼痛信念和疼痛态度情况。该问卷采用 Likert 5 级评分法，将"完全不符"到"完全相符"依次计 0 ~ 4 分，根据患者实际情况，得分越高，表示患者相应维度的信念越强。该问卷的重测信度为 0.81 ~ 0.91，信度和效度良好。观察慢性疼痛患者行心理干预前后疼痛信念的变化。结果表明，心理干预能够在一定程度上对患者的疼痛信念及认知水平产生影响。由于问卷的条目数较少，信念分类明确，近几年使用频率逐渐增多。

## 五、OPD 患者疼痛的综合评估

### （一）单一元素疼痛评估评价

1. 视觉模拟评分法（VAS）　无论在临床实践还是治疗实验中，VAS 是在有效的疼痛评估中应用最广泛的，是各种痛觉评分法中最敏感的方法。在一条直线约的两端分别用文字注明"不痛"和"剧痛"，让患者根据自己的痛觉在线上标记出疼痛程度。简单、快速、易操作。它不仅用来测定疼痛的强弱程度，也可测定疼痛的缓解程度。

2. 数字评定法（NRS）　此法简便、直观，在国际上也较为通用。将一条直线平均分成九份，两端分别标明 0 和 10 的字样。代表无痛或剧痛，由患者在直线上标明相应位置，分值越高表示疼痛程度越重。大部分患者，甚至老年人都可以用这个量表。

3. 语言描述评分法（VRS）　患者自主描述自身感受的疼痛状态，一般将疼痛分为四级：①无痛；②轻微疼痛；③中度疼痛；④剧烈疼痛。多因素对比发现 VRS 分值的改变和单项分值的改变存在线性相关。词语描述量表不仅可以测量疼痛强度，还可以看出患者的疼痛感觉变化：应用于老年人时有较好的信度和效度，容易使用，是许多老年人的首选。

4. 面部表情疼痛量表（FPS）　用于评估认知轻至中度受损老年人的疼痛强度，具有较好的效度和信度。该方法对语言和表达能力受损的患者可能特别有用。FRS 从微笑至抽泣来表达疼痛程度，特别适用于急性疼痛者、老人、小儿、表达能力丧失者。

5. 长海痛尺　为国内学者研发，将 0 ~ 10 数字的 NRS 和 0 ~ 5 描述 VRS 进行组合制定了长海痛尺，用 VRS 对 NRS 的刻度进行解释、限定，这样可以综合两者的优点，既有比较精确的刻度来评分，文字的描述又便于患者理解，医师对患者进行宣教也相对比较容易。

6. 五指法　用 5 个手指来表示疼痛强度，大拇指代表剧痛，小指为无痛，示指为重度痛，中指为中度痛，无名指为轻度痛。与 NRS、VAS、FPS 比较，五指法具有首选率高、评估费时少、准确度高、适用范广的特点。

### （二）OPD 慢性疼痛的综合评估

只有综合评估疼痛的生物学病因，结合患者的具体心理和行为表现，包括他们的情绪状态（如焦虑、抑郁和愤怒），对症状的感知和理解，以及重要的相关人员对这些症状的反应，才能得到令人满意的治疗。一个重要的前提是，有多种因素影响 OPD 慢性疼痛患者的症状和功能限制。因此，需要对生物医学、社会心理和行为领域进行全面评估，因为这些领域都会导致 OPD 慢性疼痛和相关残疾。

对报告疼痛的 OPD 患者应该评估三个中心问题：患者的疾病、疼度的严重程度、病理生理改变。

1. OPD 患者的疾病　OPD 本身明确为全身肌骨代谢障碍性疾病，包括肌筋膜疼痛综合征、慢性肌劳损、骨性关节炎、椎间盘突出症、椎源性疼痛病与骨质疏松症等疾病。

2. OPD 疼痛的严重程度　OPD 明确为全身主要的慢性疼痛病，慢性疼痛为疾病的主要表现，疼痛程度、部位、性质与预期自然是评估的重点。其中，疼痛程度及其相关风险为评估的核心。

3. OPD 疼痛的病理生理改变　OPD 患者的行为是否与疾病或损伤相适应，或者是否有相应的病理生理改变证据。由于各种心理或社会原因（如积极关注、改变情绪的药物治疗等益处），患者的症状是否有所放大。

为了回答这些问题，应通过病史和体格检查，结合临床访谈，并通过标准化的综合疼痛评估工具，从患者那里收集信息。健康管理服务提供者需要通过身体检查和诊断测试寻找引起疼痛的原因，同时评估患者的情绪、恐惧、期望、应对努力、资源、重要关系人的反应，以及疼痛对患者生活的影响。简而言之，健康管理服务提供者必须评估整个人，而不仅仅是疼痛。

由于没有"疼痛温度计"可以客观量化患者所经历的疼痛程度或严重程度，因此只能间接评估基于患者的公开交流，包括语言交流和非语言交流的各种信息。无论痛苦的生物学基础可以疾病诊断，还是社会心理问题造成的或引起疼痛，评估过程可以帮助识别生物医学、心理和行为因素相互影响的性质、严重程度、持续疼痛和残疾和对治疗的反应。值得注意的是针对有慢性疼痛的 OPD 患者进行评估时，可能需要修改评估程序。

病史和医学评估的总体目标是：①确定额外诊断检测的必要性；②确定医疗数据是否能够解释患者的症状、症状严重程度和功能限制级别等；③做出医学诊断，评价是否有适当的治疗；④制订治疗目标；⑤如果无法完全治愈，则确定以症状管理为主的康复方案。

仅仅依靠医学检查来诊断 OPD 慢性疼痛是有风险的。虽然在对慢性疼痛患者进行常规临床评估时常常依赖临床判断，但即使在使用标准的机械设备时，医师之间的一致性也低得惊人。额外的复杂性是患者报告的疼痛严重程度往往与客观的物理和实验室检查结果有一定的相关性；可检测到的物理病理学的数量与报告的疼痛强度之间没有直接的线性关系。慢性疼痛患者大量文献显示物理评估、影像学和实验室评估来确定疼痛的病理基础，如初步使用的 DR、CT 或肌电图等可能报告没有生理病理学或做出准确的病理诊断有困难或不可能的。尽管存在这些局限性，但患者的病史和体格检查仍是医学诊断的基础，防止诊断性影像学检查结果的过度解释，且这些结果在临床上是存在的。

（1）病史问询：除了标准的医学评估方法外，还需要评估社会心理和行为因素，这些因素影响疼痛特征的主观报告，可以通过访谈来完成。活动、应对、思考、沮丧、反应（ACT-UP）等 OPD 表现中的突出问题，可以作为临床医师简短筛选面谈的指南。问询要点：①活动：你的疼痛如何影响你的生活（即睡眠、食欲、身体活动和人际关系）？②应对：你如何处理你的痛苦（什么使它更好/更糟）？③思考：你认为你的疼痛会好转吗？④沮丧：你是否感到担心（焦虑）/沮丧（沮丧、忧郁）？⑤反应：当你感到疼痛时，相关关系人是如何反应的？

患者可以参考更广泛的心理访谈获得评估结果。在进行筛选或更详细地访谈时，除了收集事实信息外，医护专业人员还应观察患者的行为，同时关注患者及其他人的想法和感受。具体来说，患者坚持治疗干预的程度可能取决于他们的情绪状态、对疼痛原因的信念及治疗途径。因为害怕会放大疼痛并造成额外的组织损伤，一种习惯性的不适应思维模式可能会导致一种绝望感、烦躁和不愿参与活动。因此，采访者应该确定患者和如果可能的重要关系人对治疗的期望和目标，并意识到这些因素之间的任何不一致都可能导致不同的结果。关注这些认知、情感和行为事件之间的时间关联，它们在不同情况下的特异性和普遍性，以及它们与疼痛体验相关的出现频率，将有助于为患者的情况提供背景，并可能识别触发事件或疼痛缓和因子。

此外，OPD 有慢性疼痛问题的患者经常服用各种药物。在面谈中讨论患者目前服用的药物是很重要的，因为许多镇痛药都有不良反应，可能会导致或类似情绪困扰。健康管理服务提供者不仅要熟悉用于治疗慢性疼痛的药物，还要熟悉这些药物的不良反应，这些不良反应会导致疲劳、睡眠困难和情绪变化，以避免误诊为抑郁症。

（2）标准化的疼痛评估：从面谈中获得的信息是非常宝贵的，可以用来决定应进行哪些与特定患者特别相关的进一步评估。最重要的是它们可以评估信度和效度。标准化工具不应取代访谈，而应作为访谈的补充，因为调查结果可能会建议在后续访谈中更详细地处理问题或用其他方法进行调查，表 11-1 提供了目前可用于疼痛标准化评估各种工具对比信息。

表 11-1　OPD 患者慢性疼痛评估标准工具简介

| 项目名称 | 参数量 | 项目评价简介 |
| --- | --- | --- |
| 一维的疼痛的措施 | | |
| 数字评定量表（NRS） | 1 | 疼痛强度用数量表（如 0～10，0～100） |
| 语言评定量表（VRS） | 1 | 用语言描述疼痛强度（如轻微、中等、严重） |
| 视觉模拟量表（VAS） | 1 | 疼痛强度采用 10mm 或 100mm 线，描述无疼痛和最严重的可能疼痛 |
| 面部疼痛量表（FPS） | 1 | 使用一系列面部表情的疼痛强度 |
| 疼痛温度计 | 1 | 疼痛强度使用描述的温度计来评估疼痛 |
| 疼痛质量和位置 | | |
| 麦吉尔疼痛问卷（MPQ） | 20 | 疼痛的性质、部位、加重和改善因素 |
| 简明麦吉尔疼痛问卷（SF-MPQ-2） | 22 | 疼痛的性质、部位、加重和改善因素 |
| 神经性疼痛量表（NPS） | 10 | 神经性疼痛的品质 |
| 区域疼痛量表（RPS） | 19 站点 | 身体疼痛程度 |
| 疼痛干扰与一般功能 | | |
| 疼痛及伤残指数（PDI） | 7 | 疼痛障碍和疼痛在功能、家庭和社会领域的干扰 |
| 短暂性疼痛量表（BPI） | 32 | 疼痛强度和疼痛对功能活动的干扰 |
| PROMIS 疼痛干预和疼痛行为 | 干涉管束 41 行为管束 39 | 疼痛的干扰和行为与疼痛的影响有关 |
| 独立性功能评定 | 18 | 身体和认知能力，照顾的负担 |

续表

| 项目名称 | 参数量 | 项目评价简介 |
| --- | --- | --- |
| 疼痛干扰和功能：疾病特异性 | | |
| 西麦关节炎指数（WOMAC） | 24 | 骨关节炎患者的疼痛和功能 |
| 纤维肌痛影响问卷（FIQ） | 20 | 纤维肌痛症患者的健康状况 |
| 罗兰 - 莫里斯残疾问卷（RDQ） | 24 | 背痛患者的疼痛和残疾 |
| 健康相关生命质量 | | |
| 简明健康问卷（SF-36） | 36 | 心理和身体健康 |
| 耶鲁大学的多维痛苦报告（MPI） | 53 | 疼痛严重程度、干扰、情绪、活动、控制感、支持、生活质量 |
| 欧洲生存质量调查表 | 5 | 健康状况、疼痛和情绪 |
| 疾病影响概况（SIP） | 136 | 生理和心理社会功能障碍 |
| 社会心理的措施 | | |
| 贝克抑郁量表（BDI） | 21 | 抑郁心境 |
| 情绪状态概况（POMS） | 65 | 情绪和情绪功能 |
| 症状检查表 -90 修订（SCL-90R） | 90 | 心理功能的多个领域 |
| 疼痛灾害化量表（PCS） | 13 | 与疼痛相关的灾难性想法 |
| 应对策略问卷（CSQ） | 10 | 应对慢性疼痛的策略 |
| 疼痛观察评估 | | |
| 疼痛行为检查表（PBC） | 16 个类别 | 观察性措施，以评估患者的疼痛行为 |
| 瞬间疼痛评估量表 | 5 个 | 疼痛行为的实时评估与标准化评估相结合 |

（3）疼痛质量和疼痛部位：除了强度，疼痛还有不同的感觉和情感特征。通过评估了解患者疼痛的质量可以确定对某些类型的疼痛有效的治疗方法，而与疼痛的严重程度无关。疼痛的特征（如酸痛和刺痛）也很重要，因为它们可能有助于治疗的选择。此外，可以通过使用简单的疼痛图来增强评估，这些疼痛图要求患者在人体图上指出他们疼痛的位置。例如，McGill 疼痛问卷（MPQ）评估了三类描述疼痛质量的词语（感觉、情感和可评估），并为患者提供了一张身体图，以识别他们的疼痛区域。该量表的修订和扩展版本［简式 McGill 疼痛问卷修订（SF-MPQ-2）］也被开发出来，是最常用的评估疼痛特征的方法之一。

（4）疼痛功能干扰和生活质量：慢性疼痛对功能的影响可以细分为患者的身体能力、患者进行日常生活活动的能力及患者在就业等成人角色中的功能能力。持续疼痛的重点人群表明，整体身体功能因为疼痛而退化，支持了功能评估应成为疼痛评估的一个组成部分的建议。研究表明，除了评估慢性疼痛患者的功能外，评估其整体健康相关生活质量（HRQOL）的重要性。有许多已经建立的、心理测量学支持 HRQOL 测量方法（如 SF-36））、身体功能的一般测量方法（如 PDI）和疾病特异性评估措施（WOMAC 与 RDQ）评估功能和生活质量。疾病特异性测量的目的是评估特定条件的影响（如骨关节炎患者的疼痛和僵硬），而一般性测量使比较与特定疾病相关的生理功能及其与各种其他条件的治疗成为可能。在使用通用测量方法时，可能无法检测到疾病的具体影响。因此，疾病特异性措施更有可能揭示治疗导致临床重要的改善或特定功能的恶化。一般功能测量可能有助于比较患者与各种痛苦的条件。疾病特异性和一般性措施的联合使用有助于实现这两个目标。

（5）情绪困扰与应对：慢性疼痛通常与情绪困扰有关，尤其是抑郁、焦虑、愤怒和易怒。贝克抑郁量表（BDI）和情绪状态的评估（POMS）通过心理测量的方法来评估抑郁情绪症状。情感压抑和情绪干扰被推荐用于慢性疼痛的所有临床试验，但是，对这些分数的解释必须谨慎，而且情绪痛苦程度的标准可能需要修改，以防止出现假阳性。

（6）疼痛的公开表达：患者通过自我报告和非语言表达疼痛行为来表达疼痛，疼痛行为是表达疼痛、痛苦和痛苦经历的可控和不可控的行为和面部表情。这些行为很重要，因为它们具有交流功能，能够引起相关关系人（包括健康管理服务提供者）的响应。

鉴于OPD慢性疼痛的多维性，有效的评估和治疗需要一个全面的、多轴的方法。传统的生物医学方法只能作为评估的起点，并应与访谈和标准化评估工具一起揭示潜在的社会、情感、认知、环境和行为因素，疼痛评估与慢性疼痛体验。成功地治疗慢性疼痛患者只有当我们的评估工作聚焦于整个人，而不仅是器官时才能完成。

## 六、OPD 患者的共病

目前进一步明确共病为个体同时存在病因病理密切相关的两种及以上的疾病。进入老龄化社会，共病现象成为业内外共同关注的焦点问题。OPD本身即源于既往相对独立的骨性关节炎、椎间盘突出症与骨质疏松症等肌骨退行性疼痛病流行病学、病理生理与临床防控中具有密切相关性理论确定的创新概念，进而从全身肌骨代谢障碍诱因、病因、病理与预后，乃至心理、社会、环境等生态医学角度荟萃分析，明确定义为"诸多健康危险因素侵扰肌骨细胞代谢，导致以肌骨细胞老化为主要病因、骨质疏松为主要病理、慢性疼痛为主要表现的一类全身肌骨代谢性疾病"。同时，检索文献发现健康危险因素诱发生理内环境无菌性炎性反应，产生局部乃至全身致炎与抗炎反应失平衡，诱发的局部乃至全身炎症反应为当下心脑血管病、糖尿病、慢性肺病乃至肿瘤尤其是癌症的共同基础病因，炎症诱发细胞老化及细胞老化会加剧组织炎性反应造成退行性慢性病如OPD、心脑血管病、糖尿病、慢性肺病等；炎性因子刺激组织细胞异常增生则为肿瘤。因而，当下慢性病共病称为营养代谢性疾病，其中OPD应当为其基础性疾病。

1. 共病评估　欧美学者针对共病问题多利用完善的医学资料登记系统，以医院登记资料和专病报告系统等为基础开展研究及多国合作项目。目前国内涉及并发症的研究多限于小样本的研究，少有涉及大范围大样本的研究项目，可能也与难以获得系统性和高质量的资料有关。总体来说，目前国内对于共病的重视尚不够，部分对于共病的研究将其与多病共病等同看待，将这两个概念混淆使用，弱化了共病对于临床治疗决策的重要性，尤其需注意共病与多病共存及并发症的区别与联系。其次，目前共病评估多为临床视角，已有的研究分析了共病对于患病个体生存年限、病死率、健康相关生活质量，以及治疗依从性、卫生服务利用等的影响，而从公共卫生视角对于人群共病的研究较少，有必要重视共病评估与考察在公共卫生中的应用。

2. OPD 患者的共病评估　OPD 作为创新慢性病类别概念与防控体系，本身即融合了既往共病存在的骨性关节炎、椎间盘突出症和骨质疏松症及其相关疾病，基于健康危险因素识别、评估、干预为基础的共病现象分析不但拓展了肌筋膜疼痛综合征、肌少症与肌衰弱综合征、慢性肌劳损、脊源性疼痛病等防控体系内疾病，重要的是将具有典型肌骨代谢障碍的心脑血管病、糖尿病、慢性肺病、癌症及诸多需要激素治疗的免疫性疼痛病等视为共病。相关理论与临床研究数据显示出充足的肌骨代谢障碍及慢性无菌性为性反应为基础共病现象。因而慢性疼痛与骨质疏松的单一因素或综合因素评估应当是 OPD 共病评估的重要工具。

3. OPD 共病的识别　虽然共病定义为同时患有两种以上慢性疾病，但部分老年共病患者一般情况良好，同时多个疾病可理想控制并未引起明显的生活质量下降，故识别哪些老年病患者需要进行共病的综合管理是防控的第一步。如何识别需要进行共病综合管理的老年病患者，参照相关指南，结合真实临床情况，认为以下几点可作为参考：①需要多种治疗或日常活动有困难的老年病患者，尤其是明确存在慢性疼痛患者生活质量更差；②在多种医疗机构寻求治疗的老年病患者；③存在非预期住院的合并有多种疾病老年病患者；④常规服用 ≥ 10 种处方药，或常规服用处方药种类 < 10 种但特定不良反应风险增高的老年病患者；⑤同时患有慢性生理及心理疾病的老年病患者；⑥易疲劳或易跌倒的老年病患者。

4. OPD 共病处理原则　共病管理是以患者健康为中心的健康管理服务，需要尊重患者及其家属的意愿，在平衡治疗负担与潜在获益的同时兼顾心理健康、社会问题和医疗状况。因此，对于老年共病患者需要树立以患者意愿为中心的治疗理念。具体而言，需要因地制宜、因人而异的辨证对待不同地区、不同民族及社会阶层老年共病患者。共病管理需要从老年病患者的意愿出发，做好以下几点：①明确对于每位患者来说什么因素是最重要的，如遇到治疗可改善一种状况但会使另一种状况恶化，或治疗可带来远期获益却有短期伤害，抑或使用多种药物各有利弊，需要权衡时适合考虑患者意愿做出决策。②确保患者充分了解治疗方案的利弊。需考虑治疗和干预的效果及患者对不良反应的接受程度。评估患者对信息的理解程度，尽可能使用数字化、可视化等的直观手段告知患者结局、风险及相关信息。③使用恰当的方法，使患者充分知情后才能考虑患者的意愿。由患者从诸多结局中进行选择，确定什么结局是重要的，如延长生命、减轻疼痛、维持功能等，依据其优先选择的结局选择治疗方案。④按照患者知情理解后的决定制订最终的决策。决策模式包括患者自己制订决策、照护者决定及共同决策。对于认知功能障碍的患者需要依赖其直系亲属及健康照护者共同制订治疗方案。同时需要明白患者的意愿会随着时间的变化而改变，遇到健康状况改变等新的情况时需要再次评估。如果患者的选择是不合理的，可能导致不良预后的话，则不允许患者采取这样的治疗。

5. OPD 共病的药物管理　OPD 药物治疗即需要消炎镇痛、抗骨质疏松、抑郁调控甚至阿片类药物的选择应用，相关共病进一步增加多种药物，真实临床中同时服用 5 种及以上药物者高达60%，对此宜遵循下述用药建议：

（1）从整体性和个体化角度出发，优先解决对患者健康、生活质量有重大影响和患者所关注的问题。由于老年综合征对老年共病患者的生活质量影响更大，用药时优先选择获益最大、损害最小且可以改善生活质量的药物方案。

（2）优先考虑非药物治疗的方式，如营养饮食矫正、运动康复锻炼、物理治疗或中医适宜技术，以及慢性疼痛认知疗法为基础的心理治疗等。

（3）强化安全用药意识，应用如 Beers 标准、老年人不恰当处方工具（IPET）、老年人潜在不恰当处方筛选工具（STOPP）、中国 PIM 目录等老年合理用药辅助工具，进行适当的"减法"，避免不合理用药及药物滥用。

（4）加强对药物不良反应的监测和辨别，减少药物不良反应对老年共病患者机体的影响。

（5）避免无谓的干预用药。由于预防性的治疗往往需要一定的年限才能有所获益，用药前预先评估患者的预期寿命，如果患者的预期寿命不足以从干预用药措施获益的，避免无谓的干预用药。

（6）考虑社会经济层面的影响。制订治疗用药方案时要全面评估老年共病患者的年龄、经济条件、受教育程度、具体病情等特点，从不同的侧重点进行相应的健康指导宣教，提高患者的依从性。

（乔国勇　史计月）

## 第三节　骨质疏松疼痛病的疼痛管理

荟萃分析相关文献，OPD 患者慢性疼痛管理总体原则：评估和治疗过程应以患者健康为中心，需要从身体、心理、社会与环境角度整体评估慢性疼痛性质、程度、部位、时间，尤其是注意慢性疼痛暴发痛或疼痛加重时的"瞬间健康评估"，方能够确定适宜患者的针对性疼痛管理方案。疼痛管理应当是 OPD 健康管理服务的核心内容，需要明确任何类型的痛苦均包括多个相互交互的生物、心理和社会因素，包括但不限于严重疼痛。炎症和关节损伤为主的外周疼痛和中枢神经病理生理学疼痛过程，均包含身体体质能力、适应力的影响，情感、认知、行为和生活方式等相关心理改变，工作、支持、设施、经济等社会因素的扰乱，以及睡眠质量、肥胖和其他健康风险（如吸烟、酗酒）等健康问题的认知与管理。专业人员应具备 OPD 整体防控所需系统理论，尤其是肌骨一体的细胞老化、骨质疏松与慢性疼痛为核心的病理演变与系统防控知识，应当从健康危险因素的识别、评估与干预入手，在整体健康管理服务框架内实施整体的疼痛管理。专业人员应当具备慢性疼痛局部与全身影响的识别、评估与管理能力，明确多学科为基础，药物、物理、营养、运动、认知与能力管理共用的原则。

### 一、OPD 慢性疼痛的组织化管理

疼痛是多种疾病的症状，在我国门诊中，以疼痛为主诉的患者占 60% 以上。OPD 慢性疼痛本身就是一类疾病，是临床多学科面临的医学难题之一。疼痛涉及的解剖学、生理学、病理学和其他相关学科的知识范畴很广，治疗方法有理疗、药物、神经阻滞、介入、手术等，多数慢性疼痛患者均经多科诊断或治疗过，采取多学科协作综合诊治的组织化管理可提高疗效，为国内外诊治慢性疼痛值得推荐的模式。

1. 组织化管理的概念　组织化是一种治疗模式，是指多学科的、合作的和整合的医疗计划，目的是提供给患者最佳医疗服务。最佳医疗服务包括高质量、标准化、有效和"成本－效果"合适的措施。在脑血管疾病和重型颅脑损伤的诊治中已经证实，组织化医疗模式较传统医疗模式住院时间缩短、患者预后改善致残率和死亡率降低。目前各个学科都在探索组织化医疗的模式，慢性疼痛的治疗也应借鉴这样一个主流和科学的治疗思路与形式，探索和尝试建立慢性疼痛的组织化医疗模式，进一步提高慢性疼痛的治疗效果。

2. 组织化疼痛管理内涵　慢性疼痛组织化管理实质是建立完善的多学科一体化治疗的组织化医疗网络。通过优化组织医疗机构内各种诊断、治疗资源，将各种经过循证医学研究证明有效的方法、实践经验整合成最有效的规范化健康管理系统。多学科综合诊治理论上可提高慢性疼痛诊治的整体水平，利于选择最佳治疗方式，提高慢性疼痛的治愈率、降低伤残率。

组织化医疗模式要求在接诊、诊断、治疗、康复、预后等各方面做到及时、合理、确切、规范，涉及医、护、技各部门多学科的密切配合与合作，除常规治疗外，根据患者情况开展整体健康管理服务，患者入院后，相关科室即参与共同查房，对病情进行评估。简而言之，组织化医疗也就是多学科协作健康管理模式，是将个体困难疼痛患者相关疾病的相关科室医师集中起来，通过系统以慢性疼痛健康危险因素评估及整体化病情检查评估，共同确立疾病诊断与健康管理方案。疼痛疾病诊疗仅是健康矫正的基础，需要从慢性疼痛相关风险因素防控全方位确定健康管理方案。能够将个体患者能够利用的健康医疗资源整合利用，包括患者自身与亲属在内，搭建以患者健康为中心的健康管理服务平台。

3. OPD 的组织化管理　OPD 将既往相对独立的慢性肌肉疼痛、骨性关节炎、椎间盘突出症与骨质疏松症等肌骨退行性疼痛病归为一类慢性疼痛疾病，明确符合慢性防控的健康管理服务体系，其中慢性疼痛组织化管理为 OPD 防控的核心。骨质疏松为基础病理，慢性疼痛为基础表现，防控疼痛自然成为组织化管理职责与任务的主轴。

（1）明确一个中心：即以患者健康为中心的团队管理。明确当今疼痛新定义"感觉、情绪、认知与社会的痛苦体验"为整体健康概念，单一药物难以达到预防与控制的目的，自然需要包含患者亲属在内的多学科医护人员与志愿者参与其中实施团队管理。

（2）确立二个轴线：即以患者疼痛相关责任病灶病理改变为基础的健康危险因素预防与病情进展控制的"来龙去脉"的两个轴线整合管理，识别与评估日常生活行为的危险因素，确定健康生活矫正方案；识别与评估可能的病情发展风险因素，确定检查、诊断、

治疗、康复整体方案，共同构成以慢性疼痛防控为核心的整体健康管理服务方案。

（3）构建三个一体化管理体系：OPD 慢性疼痛防控涉及医患、医护与医管三个密不可分的关系者，医患一体化共同提升健康素养，明辨 OPD 慢性疼痛健康危险因素并系统评估，确认慢性疼痛诱因、病因与病理关系，明确慢性疼痛防控重点与基本途径；医护为 OPD 防控的主体，医护一体化是组织化管理的组织构成基础，应当搭建共同防控 OPD 的伙伴关系，而非医嘱下达与执行，共同为防控 OPD 慢性疼痛实施健康管理服务；医管一体化是医护人员需要职能部门尤其领导的支持、协调与管理，尤其是基于慢性病防控的健康中国行动方案全面推进背景下，以医疗集团为主的医疗联合体全面推进，初步奠定实施 OPD 三级防控体系的基础，医管一体化是其基本保障。

（4）需要四项技能的有效融合：疼痛明确为感觉、情绪、认知与社会的痛苦体验，防控疼痛自然需要身体疼痛感觉神经功能的调控技能、患者心理障碍疏导为主的情绪调控技能、诱发疼痛及疼痛病健康风险因素识别、评估及相应的健康教育技能和患者社会角色适应的社会关爱技能的共同实施。当下，疾病诊疗为基础的医疗服务转型迟缓，虽然心理指导、健康教育与人文关爱等在临床应用日渐增多，但并未形成基于疾病防控的健康管理服务模式及其体系，需要探索四项健康管理服务技能的有机融合方可提供满足患者健康需要的健康管理服务。

（5）实施慢性疼痛"五早"防控：OPD 相关疾病共同存在的慢性肌骨疼痛存在的疼痛识别迟缓、基本检查滞后、精准诊断拖延、综合治疗落后和疼痛康复缺乏的现象。需要以 OPD 慢性疼痛防控肌骨一体化理念的确立采取肌骨疼痛早识别、明确病因早检查、确定病理早诊断、综合治疗早实施、整体康复早落实的"五早"防控原则。尤其是针对骨骼肌疼痛病，如肌筋膜炎、急慢性肌劳损、纤维肌痛和骨骼肌疲劳衰弱等诱发与伴随 OPD 相关疾病发生发展的基础病因病理及防控，需要切实的"五早"防控措施实施有效地健康管理。

针对 OPD 慢性疼痛的"12345"组织管理职责，需要探讨搭建区域性三级预防为基础的三级健康管理服务体系及相应的多学科管理团队。2016 年北京中日友好医院疼痛科牵头组建了基于疼痛病整体诊疗体系为重点的"疼痛专科医联体"，近 5 年参与运行体会实质仍是疑难疼痛病诊疗的医疗服务体系，虽然带动了我国疼痛学科快速发展与疼痛病诊疗技术的快速提升，在多学科诊疗（MDT）团队建设与管理也有较好尝试。对此，学习国际慢性疼痛组织化管理理论，结合当下健康中国行动计划方案与疾病诊断相关组（DRGs）和 MDT 实施要求，从 OPD 防控体系建设与规范化健康管理服务角色，提出 OPD 慢性疼痛管理组织建设的意见。

1. 疼痛康复专科联盟　OPD 防控体系明确为以社区乡镇为基础的家庭健康管理与三级医院为龙头的疼痛康复学术引领。建立二级医院为枢纽的整体健康管理服务体系。传统临床诊疗涉及骨科、疼痛科、内分泌科、老年医学科等，疼痛康复理念与技术体系初步形成，但肌骨一体骨质疏松防控理念与技术仍有显著差距，尤其是基于慢性病防控的健康危险因素评估与干预意识与技术尚未纳入各级医院的视野。以区域三甲医院为龙头的区域性疼痛康复专科联盟可以从学术角度推广健康管理服务，推进疼痛组织管理相关职责任务的实施。若能够挂靠相应的医院医疗集团或医联体，承担一定的医院帮扶职责，可能更好地加快 OPD 疼痛管理强化进程。

2. 以医联体为基础的疼痛康复体系建设　从 DRGs 与 MDT 政策制度实施及 OPD 在慢性病防控中的基础作用，理应发挥当下各地以三甲医院医联体尤其是医疗集团建设作用，搭建基于慢性疼痛的健康管理服务体系。可惜，各地疼痛科、康复科均为相对年轻的学科，医患双方对肌骨疼痛的认知与颈肩腰腿痛防控的理念相对滞后，面对如雨后春笋增加的"颈肩腰腿痛门诊"或"疼痛康复专科"，切实需要进行学术与管理整合，重点是明确肌骨一体的 OPD 防控理论与全人生、全方位的健康管理服务，深刻理解 OPD 组织管理"12345"的内涵基础上搭建符合患者健康需要的双向转诊、分级诊疗体系需要同时切实推进健康中国行动计划的落地实施。

3. 拓展无痛病房或规范化癌痛示范病房管理范围　以围术期急性疼痛组织管理的外科系统无痛病房建设或以癌痛三阶梯规范化示范病房建设为近 10 年各地医院加强住院患者疼痛管理的重要举措，两者虽然针对疼痛患者对象不同，但基本是以镇痛药物优化选择、规范使用与法规管理等为重点，搭建较好的多学科参与的组织管理团队，明确舒适化医疗服务目标，融合一定的心理、角色与运动康复护理技术。在原有基础上，通过理论培训，让医护人员学习掌握 OPD 防控理论与健康管理服务基本技能，仍以原有组织成员规范管理即可提升无痛病房建设质量水平。关键是确认基于医患双方能力健康培育的自我管理与应激应对能力的认知与培育；基于营养饮食、体能运动、心理疏导和角色适应等健康危险因素干预与患者参与患者安全的临床健康管理技能为双轴的健康管理服务的实施。

4. 多学科诊疗与护理疼痛组织管理　2018 年国家卫健委将 MDT 纳入医院医疗质量安全持续改进的重要管理内容，同时基于疼痛护理概念的护理疼痛组织管理也获得广泛地推广，医护一体化、唤醒教育、延伸护理与自我效能等健康信念理论与技术广泛应用。然而，真实临床中这些管理措施基本仍是以疼痛疾病诊疗尤其是局限于药物选择与应用的优化，即使是多模式镇痛也是基于镇痛药物复合应用或不同用药途径的整合，最多融合一定的心理疏导与针对性健康宣教。对此，针对慢性病防控新时代，健康管理服务替代传统医疗服务的必然趋势，尤其是国际医学教育最低标准确定的七个方面 60 种技能为基础职业能力培训教育的推进，需要深刻理解 OPD 防控理论的内涵，尤其是医患双方健康素养培育基础上能力健康提升的重要性，有效拓展多学科诊疗与医护一体的护理疼痛组织管理职能，推广应用全人生、全方位的健康管理服务模式，践行健康中国策略。

5. 搭建基于健康家庭的 OPD 防控组织管理体系　目前各地均在落实三甲医院中高级职称专家为牵头、各级医院临床骨干医师为重点、社区乡镇医师为基础的家庭医师签约管理，目的是推进慢性病防控为基础的基本医疗服务与保健技术培训为重点的健康扶贫工作。OPD 防控理论中健康危险因素识别、评估与干预很大成分是参考了近年西方国家基于家庭医师管理的健康管理理论。对此倡议各级医院临床医护人员应以自己及亲朋好友的健康家庭建设为模板，将 OPD 健康危险因素及疼痛的识别、评估、干预为重点的能力健康培育作为健康家庭建设基本内容，将 OPD、心脑血管病、糖尿病、肿瘤与慢性肺病等重点关注慢性病的"五早"防控作为慢性病防控的重点，感受能力健康培育为目标的自我管理能力提升对家庭生活质量的效果，进而推进国家家庭医师签约制度的有效落地与管理。

6.充分发挥互联网＋健康的组织功能拓展作用　信息化社会，医院信息化建设成为慢性病防控新时代推进健康管理服务的基础性措施。互联网＋健康更成为 5G 时代我国新"基建"的重点发展项目。OPD 慢性疼痛组织化管理中网络学术推广、云医院或门诊、健康大数据采集与应用、流行病调研与针对性患者健康管理等成为内部管理与患者健康管理服务的基本途径。从 OPD 慢性病防控角度看，疼痛组织化管理中应用信息网络管理宜注意：

（1）健康理念共识："健康是壹，其他为零"为21世纪人类社会发展的最基本理念，理应成为医患双方共同遵循的健康生活与行为理念。OPD 慢性疼痛管理不单是传统的诊疗问题，更多的是人的整体健康问题，作为健康维护的指导者或引领者，需要确立最基本的健康理念，从网络信息数据资料的科学性、实用性与经济性等角色均须符合健康理念要求。

（2）继续专业发展（CPD）：是21世纪专业教育理念与管理措施拓展概念，不同于现行的继续教育管理，CPD 明确为职业环境与服务管理基础上职业人自身职业能力发展。网络开发与应用是当代职业人继续专业发展的基础技能，理应成为疼痛组织管理的基础工具与 CPD 的重要途径。关键是包括患者在内的以患者健康为中心的管理团队能力健康培育所需的整体健康管理理论与技术的抉择。专业人员宜明确学术、信息、能力、沟通的内涵与培育需要网络信息展示并且成为同事与患者 CPD 重要信息源与交流提升平台。

（3）信息数据开发与应用：精准医学时代，并非是针对性基因检测指导疾病诊疗，基于流行病与健康大数据的采集、统计分析与科学应用同样是精准医学的关键内容。疼痛组织管理不但需要为医患双方维护健康生活质量提供前沿数据资料，共同实施整体慢性疼痛疾病的规范化管理，而且需要应用临床流行病技术开发更多适宜医患双方防控慢性疼痛疾病所需的流行病与健康数据，指导个体针对性健康教育与促进，实现慢性疼痛病的整体健康管理服务。

## 二、OPD 综合药物治疗

OPD 药物治疗的一般性原则包括：①优先使用不良反应最小的药物（从外用开始），遵循按阶梯给药镇痛原则；②从低剂量开始，根据情况逐渐加量，合理用药；③考虑共病和药物相互作用以保证用药安全性；④选择给药时机和剂型，重度反复发作的疼痛选用快速起效和作用短效药物，持续性疼痛需要规律给予缓释或控释药物；⑤作用机制互补的药物联合应用有协同效应，与高剂量单药治疗相比可减少不良反应；⑥药物疗法可与非药物治疗方法如认知行为疗法、康复锻炼等相结合；⑦对治疗效果进行反复动态评估，全程规律监控，随时调整方案以提高疗效并减少不良反应。

1. 抗骨质疏松药物　OPD 明确骨质疏松为主要病理改变，自然抗骨质疏松药物治疗成为 OPD 全程重要药物治疗的选择。目前临床常用抗骨质疏松药物可分为骨吸收抑制剂、骨形成刺激剂及骨矿化药物。选择性雌激素受体调节剂（SERMs）作为一种新型骨吸收抑制剂，于骨骼系统表现为雌激素激动剂作用，于乳腺等组织表现为雌激素拮抗剂作用，从而不增加致癌风险。骨保护素（OPG）及抗 RANKL 单克隆抗体可与核因子 κB 受体活化因子（RANK）竞争结合其配体（RANKL），从而抑制破骨细胞骨重吸收作用。C-src 激酶抑制剂可阻断破骨细胞的细胞内信号转导通路，从而不能形成完整的细胞骨架，氯离子通道阻滞剂可破坏破骨细胞骨吸收酸性微环境，$\alpha V\beta 3$ 整合素抗体及其受体拮抗剂可减弱破骨细胞与骨组织黏附，组织蛋白酶 K 抑制剂可减少骨胶原裂解，从而均有待于成为新一代骨吸收抑制剂。新型骨形成刺激剂主要包括 PTH 片段制剂、钙离子敏感受体激动剂、骨硬化蛋白中和抗体、他汀类药物等。其中钙离子敏感受体激动剂于成骨细胞可通过促分裂原活化蛋白激酶（MAPK）通路来促进成骨细胞的骨形成作用，于破骨细胞可能通过 RANKL 信号通路以诱导破骨细胞凋亡。骨硬化蛋白中和抗体可抑制骨硬化蛋白与低密度脂蛋白受体相关蛋白（LRP）5/6 结合，从而保证 Wnt 信号通路在骨形成及重建中发挥作用。他汀类药物则通过增强机体内骨形态发生蛋白 -2 基因表达以增加骨强度，减少骨折发生。

OPD 明确是一种多因素相关的肌骨代谢性疾病，除药物治疗外，也可通过适当增加户外运动、进食钙磷丰富的食物、戒除烟酒等得以改善。目前临床骨吸收抑制剂的应用远胜于骨形成刺激剂，但检测临床骨质疏松患者的骨生化指标提示，成骨细胞功能和数量减低及破骨细胞功能和数量增加在个体骨质疏松的发病机制中占有不同的主导地位，因此，骨质疏松的个体化治疗及用药的合理搭配仍有待进一步研究。目前新型抗骨质疏松药物种类繁多，但大多还处于实验阶段，不良反应仍不确定，故未来仍需深入研究出高疗效、低不良反应的抗骨质疏松药以应用于临床。

2. 对乙酰氨基酚　对乙酰氨基酚是临床广泛应用的解热镇痛药物，抗炎作用较弱，其镇痛作用稍弱于 NSAIDs 类药物，主要适用于轻、中度疼痛，尤其对控制 OPD 效果更佳，包括骨关节炎和腰背痛等。对乙酰氨基酚在老年人群中应用的文献较少，但对乙酰氨基酚相较于 NSAIDs 药物而言不良反应少见，极少导致胃肠道、肾脏、心血管及中枢神经系统损伤，不影响凝血功能，药物清除率不会随年龄增加而下降。因此，对乙酰氨基酚适用于 OPD 治疗，欧美学会的专家指南及共识均推荐对乙酰氨基酚作为治疗骨关节炎和腰背痛的首选一线治疗药物。对乙酰氨基酚主要在肝脏代谢，需要注意长期大量应用可产生肝毒性，甚至导致肝衰竭，总量不宜超过 2g/d，需要定期监测肝功能。

3. 非甾体抗炎药（NSAIDs）　口服 NSAIDs 是目前 OPD 镇痛治疗最为常用的药物，主要有解热、镇痛、抗炎和抗风湿作用，主要包括传统 NSAIDs（洛索洛芬、双氯芬酸等）及选择性环氧化酶抑制剂（塞来昔布）。NSAIDs 对各类肌肉骨骼疼痛均有效，且镇痛效果要强于对乙酰氨基酚。NSAIDs 通过抑制环氧化酶活性起到防止花生四烯酸转化成前列环素、前列环素及血栓素 A2，起到减轻疼痛程度及炎性反应的目的。传统 NSAIDs 缺点在于常有胃肠道不良反应,而COX-2抑制剂虽然具有镇痛效果较明显、不影响血小板功能、无阿片类药物相关不良反应、对于轻中度疼痛有确切的抗炎镇痛作用等优点,但存在"封顶效应",可增加心血管事件发生率。有研究证实,NSAIDs有抑制TKA术后异位骨化的作用,而动物实验发现,NSAIDs会影响骨愈合等不良反应。使用过程中应遵循剂量最小化、时间最短及定期监测的原则。建议尽量使用最小的有效剂量、最短的疗程以减少相关风险,禁止同时使用两种NSAIDs药物,注意个体化用药,密切监测药物不良反应、药物间相互作用及药物与疾病的交互作用。

4. 外用药物 外用NSAIDs通过改变用药途径,在不降低镇痛效果的同时,可显著减少药物系统暴露量,提高NSAIDs的用药安全性,因此被广泛用于肌肉骨骼系统疾病所致的急、慢性疼痛的管理。

外用镇痛药的种类很多,包括外用中药膏药与贴剂、发红剂、外用辣椒碱、外用麻醉剂和外用NSAIDs。相比于口服途径,局部外用制剂直接用于病变部位皮肤,经皮肤渗透到达病痛组织而发挥镇痛作用,具有起效快、局部浓度高、系统暴露量少及全身不良反应少等优势,更适合肌肉骨骼系统急、慢性疼痛的治疗。在所有外用镇痛药中,外用NSAIDs的疗效最为显著。目前已经上市的外用NSAIDs包括双氯芬酸、酮洛芬、布洛芬等,尽管这些外用NSAIDs用机制相似,但剂型有所不同(如凝胶剂、乳剂/膏、溶液剂、贴剂、喷雾剂等),临床疗效也存在一定差异。

中、重度疼痛患者可联合使用外用NSAIDs与口服NSAIDs。尽管外用NSAIDs主要在局部起效,不具有口服NSAIDs的全身疗效,不可能成为其替代品,但外用NSAIDs可作为口服NSAIDs的局部增效剂。一方面,可通过减少口服NSAIDs降低胃肠道等不良反应的发生风险;另一方面,对口服NSAIDs疗效不佳的部位可加用外用NSAIDs以增强局部镇痛效果,达到最佳的治疗效果。

5. 阿片类药 目前对于阿片类药在OPD中的应用仍存在一定争议,但是美国老年病学会、美国疼痛医师学会等相关指南均已经将阿片类药物纳入老年人慢性非癌性疼痛的常用药物。阿片类药主要适用于使用NSAIDs类等药物疗效较差的中、重度慢性疼痛患者,但不应作为一线用药使用。阿片类药在控制慢性持续性肌肉骨骼疼痛中具备较好的短期疗效,如骨关节炎及腰背痛等,但是其远期疗效及安全性仍不明确。弱阿片类药(可待因、双氢可待因)由于其明显的不良反应(特别是便秘),临床应用受到限制。强阿片类药(吗啡、羟考酮、芬太尼等)镇痛效果确切,但不良反应也较为常见,因此老年患者应用时要注意开具最低有效剂量,尽量选用缓释剂型或透皮贴剂。阿片类药常见不良反应包括恶心和呕吐、嗜睡、呼吸抑制、瘙痒和便秘等,长期使用阿片类药还会导致成瘾等,造成严重的个人和社会问题,但研究发现老年人阿片类药滥用和成瘾的概率要显著低于年轻人。临床医师在处方阿片类药前应反复评估,仔细权衡利弊,只有在缓解疼痛和改善功能的益处大于风险时才考虑应用,并且密切监管处方,重视不良反应及其治疗效果。

6. 其他药物 主要包括如下几类。①抗抑郁药:慢性疼痛常伴随焦虑、抑郁状态。目前在慢性疼痛治疗中常用的抗抑郁药主要包括5-HT及NE再摄取抑制剂(度洛西汀等)、三环类抗抑郁药（阿米替林等）等，度洛西汀于 2018 年被批准用于治疗肌骨疼痛病，且有成为一线用药的趋势。抗抑郁药的不良反应主要有口干、便秘、视物模糊及心血管反应等，为减少不良反应，一般推荐从小剂量开始，逐渐增加到有效剂量并维持。②抗惊厥药：常用的为钙离子通道阻断剂（如加巴喷丁和普瑞巴林），主要作为神经病理性疼痛的一线用药，但目前也用于治疗纤维肌痛等。近年药物研究效能优于非甾体抗炎药，多个专家共识已经列入一线用药。③肌肉松弛剂：缓解骨骼肌痉挛、改善血液微循环，常用于慢性腰背痛（如乙哌立松）。

需要注意，近年研究明确 OPD 患者慢性疼痛虽然以伤害感受性疼痛为主，神经病理性疼痛较少见，但其疼痛机制繁杂，尤其是从基础病理生理角度，多需要复合药物综合管理治疗。临床应用中需要综合分析考虑，尤其是从肌骨一体药物治疗角度，需要切实从骨质疏松防控角度提升抗骨质疏松治疗药物的比重。当然，药物治疗须明确在充分的疼痛评估基础上精准选择，且须有效地营养饮食矫正与运动指导措施为保障方可能取得预期效果。

### 三、OPD 慢性疼痛心理管理

IASP 疼痛的定义为"机体现实与潜在伤害性刺激导致的一种感觉、情感、认知与社会的痛苦体验"，其中感觉明确为身体感觉神经系统损伤与疾病导致的疼痛感觉异常兴奋，而情绪、认知与社会则为心理社会异常体验。心理体验是指疼痛引起的情绪情感等，如疼痛刺激所引发的焦虑、恐惧等负面情绪。疼痛刺激的信号从外周感受器传到大脑皮层的传导通路主要有两条：外侧通路和内侧通路。外侧通路的神经传导从脊髓和延髓背角出发，经丘脑的腹后外侧核投射到大脑皮层的初级感觉皮层和次级感觉皮层，被称为外侧疼痛系统，主要负责传递疼痛刺激的物理信息，与疼痛的感觉成分密切相关；内侧通路的神经传导从脊髓和延髓背角出发，经过内侧丘脑/髓板内核群，下丘脑、杏仁核，到达前扣带回和脑岛，被称为内侧疼痛系统，主要负责传递疼痛的情绪反应和相关的记忆信息等，与疼痛的情绪情感成分密切相关。慢性疼痛患者长期遭受疼痛的折磨，疼痛对个体心理的影响在慢性疼痛患者的身上体现得比较明显。研究发现，长期的疼痛经历会对慢性疼痛患者的认知和情绪情感方面产生显著影响。

#### 1.慢性疼痛心理障碍机制

（1）慢性疼痛与情绪反应：疼痛作为个体受到伤害的信号，会引起个体对自身健康的焦虑和担心情绪。疼痛与抑郁之间的关系通过个体对疼痛影响的评估和个体对疼痛的控制感调节。疼痛与抑郁之间的关系可能比疼痛和焦虑的关系要更加密切，慢性致残性患者中 56% 存在重度抑郁障碍，14% 存在物质使用障碍和 11% 存在焦虑障碍。慢性疼痛患者中普遍存在愤怒和敌对情绪。慢性疼痛患者的疼痛感觉反复出现并且不能够通过药物治疗有效地减轻，长期的疼痛折磨会使患者体验到强烈的挫折感，变得更容易愤怒。愤怒和挫折感与疼痛感知之间存在很大程度的相关，疼痛作为一种提示患者有伤害刺激的信号，往往会引起患者对疼痛的恐惧反应，即疼痛恐惧。疼痛恐惧是指患者对疼痛刺激所产生的害怕和紧张的情绪反应，会使患者产生恐惧相关的行为，其原因是患者对疼痛的灾难化解释和把疼痛看作是伤害的不正确信念。

运动恐惧同样是慢性疼痛患者主要的情绪异常。肌骨运动的刺激病灶收缩或舒张，诱发疼痛感受器甚至脊神经疼痛感觉神经兴奋而导致疼痛，导致肌骨细胞老化，加剧局部炎性反应与股骨代谢异常，成为 OPD 患者骨质疏松病理演变与慢性疼痛的基础病因。负性情绪较多的患者会经常抱怨自己的健康问题，并且对物理刺激的评价存在负性偏差，容易把躯体感受当作健康问题受到威胁的信号。焦虑也会影响患者的疼痛感知，临床上疼痛相关的焦虑水平会影响慢性疼痛患者的疼痛水平和治疗效果。显示疼痛与焦虑水平的关系是双向的，二者互为因果、相互促进。

（2）慢性疼痛的认知障碍：疼痛感知是患者对外界刺激进行认知－评估的过程，需要患者学习或提取已有的知识经验对当前的刺激或情景进行评估，并做出相应的反应。疼痛感知是患者对感受到的刺激进行认知－评估的过程，认知在疼痛感知中扮演着十分重要的角色。

疼痛的灾难化信念与患者的疼痛恐惧联系密切，可能通过恐惧情绪来影响疼痛感知。疼痛灾难化会引起患者对疼痛的其他不恰当的信念，进而影响患者对疼痛的感知。疼痛控制感会影响患者对疼痛刺激的评估，进而影响患者对疼痛强度、不愉悦度的评价和患者的疼痛耐受性。疼痛控制感的缺失会引起焦虑、生气等不愉悦情绪，使患者知觉到的疼痛强度升高。在慢性疼痛患者的研究中也发现自我效能感可以有效提高患者的身体和心理状态。改变自我效能感可以有效地减轻慢性疼痛患者的疼痛强度，因为高自我效能感的患者对减轻疼痛的活动表现出更高的积极性，当遇到障碍时也不会轻易放弃；而且高自我效能感的患者的心境会更积极。

（3）慢性疼痛与社会角色：上述理论与实验数据显示恐惧与愤怒是慢性疼痛的两个重要的心理异常症状，然而，社会角色障碍对情绪功能影响更大。与他人的压力或冲突性互动会导致更高水平的抑郁、愤怒、负面影响和疼痛强度。疼痛和社会角色之间的关系可能是双向的，然而，有问题的社会角色在慢性疼痛中更常见。患有慢性疼痛的人更容易受到与他人的冲突性互动的影响，对持续的人际关系压力更有反应，并表现出一种从积极的社会参与来源中撤退的倾向，特别是当疼痛更强烈时。这一现象因现存的情绪状态而变得更加复杂；重度抑郁的存在使生理和心理社会角色恶化，超出了疼痛的体验。同样，在消极情绪或压力的情况下，社会角色可能被视为更消极，从而忽略了它们的积极方面。因此，不仅存在实际的社会冲突，而且对社会角色的评估也对慢性疼痛情绪状态有影响。

从能力健康角度来看，患者面临慢性疼痛生理与心理的持续挑战，若要维护其参与社会生活、实现自身潜能和履行社会义务的角色适应能力，最低限度要有体力参与基本的社会生活并维护社会角色。患者若能正确认知慢性疼痛对情绪的影响，并在医师指导下明辨慢性疼痛对身体—心理—社会的影响诱因、病因与病理特点，学习掌握针对性保健技术，从矫正不良健康生活与行为入手，并坚持科学、合理的营养饮食、体能活动及角色适应的疼痛管理，激发自身健康维护潜能，减缓乃至消除诱发慢性疼痛的诱因，进而逆转慢性疼痛的病理生理改变，可获得超预期的慢性疼痛管理效能。

2.慢性疼痛患者的心理评估　疼痛既是一种感觉异常，也是一种情感体验，如抑郁、焦虑或愤怒。慢性疼痛可以说是典型的生物、心理、社会异常表现。由于有压倒性的证据表明疼痛的生物、心理、社会和心理评估的价值，大多数慢性疼痛指南建议将心理评估作为诊断工作的一个组成部分。

对慢性疼痛的心理干预已被证明是安全有效的疼痛治疗方法，但通常未被充分利用。心理治疗与运动相结合可以改善功能，其效果与手术治疗背痛相当。在一项历时 15 年、对 2900 万名患者的纵向研究整合健康心理服务治疗模式的经济效益中得到了验证，该研究提供了证据，证明生物—心理—社会模型治疗疼痛和损伤能够以更低的成本提供更好的护理。这个模型严重依赖心理评估来制订治疗计划。

大多数慢性疼痛指南建议将心理评估作为诊断工作的一个组成部分。这些指南要求对慢性疼痛进行临床和法医心理评估。

（1）整体疼痛评估量表（GPS）：包括日常行为、临床表现、情绪感受、疼痛 4 个部分共 20 个和慢性疼痛感受相关的条目。

（2）巴特里健康改善评估量表（Battery for Health Improvement 2，BHI 2）：由 6 个条目组成：防御力、疼痛抱怨、躯体抱怨、功能抱怨、抑郁和焦虑。

（3）疼痛信念测量量表（SOPA）：是测量患者慢性疼痛信念的问卷式量表，由 14 个条目组成，分为 5 个子条目：控制信念、情绪信念、药物信念、失能信念和耐受信念，其在国外慢性疼痛研究中具有较高的信度及效度。对疼痛的控制信念强烈地影响患者疼痛应对方式的选择、行为和情感反应有较好的评估作用。

（4）心理灵性量表（PIPS）：设计编制 20 个条目，包含价值行动和疼痛抗阻两个维度，条目采用 0～6 分的 Likert 7 级评分法，总分为 0～20 分，其中价值行动维度总分为 0～54 分，疼痛抗阻维度总分为 0～66 分，得分越高，表示心理接纳越好。量表信效度良好，内部一致性系数为 0.78。为慢性疼痛接纳管理的主要评估工具。

3. OPD 慢性疼痛的心理治疗

（1）慢性疼痛的认知疗法：影响患者认知和行为的干预措施多种多样，一般包括教育、安慰、应对策略训练、压力管理、认知重组、注意力分散、问题解决、改变疼痛行为、增加体育活动、目标设定和节奏。认知疗法的技术和组成部分经常被用来作为各种慢性疾病的心理社会诊疗和康复的一部分。定期对患者进行教育，教授自我管理技能，并将心理社会方面的治疗作为管理各种慢性疾病患者的一部分。

1）教育：明确关于疼痛的教学及心理和行为因素的重要性，是使患者参与项目战略的基础。

2）目标设定：包括针对所有患者的特定领域，如工作或家庭职责，为个性化和迭代的目标设定。

3）放松和 / 或生物反馈：可以使用单一的技术来教授患者，如膈肌呼吸法或渐进式肌肉放松，或在不同的环境中应用一套不同的技术。

4）分级活动和活动节奏：针对运动锻炼结合患者体力、预期目标和与他们的个人目标，制订锻炼流程，通过包括书面或口头建议的姿势、身体力学、人体工程学相关特定的练习和技巧，达到运动康复的目的。

5）管理原则：需要对问题进行详细的功能分析，以确定相关因素与协调方法，例如，利益相关者的存在、社会互动的类型、行为最可能发生的地方，以及可能的强化识别物质等。

6）行为实验：是主流认知疗法的组成部分，也是产生认知和行为改变的主要手段。行为实验是为了测试一个人对参与或不参与特定行为的后果（情感、行为和认知）的信念。最简单的注意力管理建议就包括一种或多种方法，如使用注意力分散或图像控制技术。

7）应该使用经验方法来教授这些技巧：包括各种旨在改变思维内容和过程的方法。解决问题包括识别问题，生成一系列可能的解决方案，根据机会、资源和风险对这些解决方案进行优先排序，然后进行尝试。

8）推广和维护策略：一个完整的项目将关注推广治疗的收益和开发维护策略等。

（2）第三波治疗：除了认知疗法外，从事慢性疼痛研究的心理学家还开发了被统称为第三波治疗的方法。这一波指的是治疗的哲学，相关的传统医学方法的应用，如气功、瑜伽、普拉提、太极拳等和正念相关的运动锻炼被重新设计并映射到当代的心理思维。

疼痛心理管理的关键技能包括运用有效的沟通、评估、计划、干预和评估患者的生理、心理、社会和精神需求，并参与跨专业的工作。医护人员能够很好地运用心理学方法，使患者更有效地应对疼痛、相关的残疾及由此导致的生活质量下降，因为他们已经在其他领域使用了许多这种技术。

## 四、慢性疼痛患者的自我管理

1. 自我管理理论依据　社会认知理论是疼痛自我管理的重要理论基础。个体的活动是认知、行为和环境三个变量不断相互作用的函数。个体对外在影响的反应有消极的也有积极的，而且外在环境也会因为个体的反应而发生改变，自我管理的实践使个体通过调节环境对外在刺激进行管理，以促使其诱发适当的行为；通过应用认知策略和自我强化的方法来形成并保持理想行为，并最终将活动引向有价值的目标；同时，个体对外部环境的影响可以进行主动调节，外部环境也会因为个体的行为而发生改变；个体能够对外界环境施加影响，同时也能对自身施加影响；个体具有主动地选择信息、决策判断并做出目标导向行为以达到既定目标的能力；行为的目的性、前瞻性思维、对自身活动的自我调节及自我反思是个体自理性的四大特征。

2. 疼痛自我管理的评估

（1）疼痛管理量表（PMI）：是用来评估个人当前进行疼痛自我管理的具体方法和感知的效果。

PMI 的中文版修订成 15 个条目，四大类别的中文版疼痛管理量表（CPMI）。四大类别包括：物理方法，如使用辅助设备、运动、休息、冷/热疗法、按摩；认知方法，如分散注意力、放松、自我暗示、祷告、忽略；药物方法，如处方或非处方镇痛药；辅助疗法，如改变饮食、草药等民间疗法。6个等级计分法被修改成4个等级计分法（使用的频率自从不使用到每天使用，依次计1～4分；使用的效果自无效到非常有效，依次计1～4分）。

（2）疼痛阶段变化问卷（PSOCQ）：疼痛认知理论显示，个体自我管理思维经历思考前期、思考期与行动期。思考前期为以自身健康知识熟悉与抉择基础上，对自身健康问题及可能的防控行为预期知识有一定的积累；思考期是对健康事件相关知识与预期结果的思考分析，尤其是绩效评估与接纳许可的评价，核心的利益相关方的评估与自身利益的平衡判断；行动期明确自我管理绩效可接纳许可基础，以自身能力实施相应的措施并动态评价的过程。PSOCQ用于判断慢性疼痛患者所属阶段的工具。包括30个条目，将患者疼痛过程和形态分为思考前期（1～7条目）、思考期（8～17条目）、行动期（18～23条目）和维持期（24～30条目）四部分。采用Likert 5级评分法：完全不赞同、不赞同、中立、赞同、完全赞同分别赋值1～5分。中文版验证认为效度与信度均较好，未对内容与格式修改。

3. OPD慢性疼痛的自我管理

（1）老年骨质疏松的自我管理：OPD疼痛患者100例，并随机等分为观察组和对照组，两组患者均给予药物与脉冲电磁场治疗，其中对照组给予常规健康教育；观察组给予多元化健康教育，比较两组患者治疗有效率，干预前、干预3个月疼痛、骨密度情况、自我效能量表评分及简易健康问卷（SF-36）评分。观察组在常规健康教育的基础上，给予多元化健康教育，具体方法如下：①采取院外持续性干预，由进行专业培训的护理人员进行，每2周至少1次，连续干预3个月以上。②采取图片、宣传册、PPT、视频等相结合的方法，向老年患者集体讲解OPD病因危害性、预防方法等相关知识。③给予患者个性化的饮食与生活习惯健康指导。根据老年患者的具体情况，设计个性化的健康营养饮食，改善其不良生活习惯，如戒酒、戒烟、多食奶、豆制品、绿色蔬菜、精瘦肉、海产品等高钙食物；适当增加户外活动，气温、空气质量允许情况下多接受日光照射。④强化体育锻炼。根据患者个体情况制定适合其自身的体育锻炼课程，每天锻炼3～5次，每次15～30分钟，以慢跑、太极拳、室内自由活动为主。⑤强化用药依从性。一方面，定期提醒患者坚持服药；另一方面，告知患者各种药物的不良反应，注意事项，做好积极地预防，及时做好调整。⑥持续有效的心理健康干预，根据患者不同的心理状态，制订不同的心理干预方案，包括详细告知负性心理的危害，进行正面病例展示、心理疏导等。⑦建立微信平台，将观察组患者纳入群内，或由其家属代为定期浏览微信群，管理组通过微信群集中推送健康教育信息、提醒通知、名师讲座等，同时为护患、患者间交流提供便利。结果显示观察组各项指标较对照差异有统计学意义（$P < 0.05$）。

（2）椎间盘突出症患者疼痛自我管理：确诊腰椎间盘突出症患者各56例，采取前后对比分组法，对照组常规疼痛自我健康教育与临床诊疗，观察组采用基于阶段转变模型进行疼痛自我管理教育。成立管理小组，由1名社区医师5名社区护理及医院研究人员组成，组员均进行专业培训，熟悉腰椎间盘突出症治疗、护理及转变模型各阶段内涵，最后通过考核。首先通过疼痛阶段变化问卷（PSOCQ）划分患者疼痛自我管理阶段，进行相应干预。以电话、微信等随访形式，每隔2周再次评估，以了解患者管理现状及阶段变化，并及时改变相关干预措施，结果提示基于阶段转变模型的疼痛自我管理教育应用于腰椎间盘突出症患者可有效减轻其疼痛程度。显示基于阶段转变模型的疼痛自我管理教育，应用于腰椎间盘突出症患者可有效减轻其疼痛程度，提高自我效能及临床满意度。

（史计月）

## 参考文献

[ 1 ] 崔晓，王德强，高勇，等.慢性疼痛自我管理的研究进展 [J]. 实用疼痛学杂志，2017, 13（1）: 55-61.

[ 2 ] 陈志琦，郭彤，郭红，等.加拿大安大略护士学会2013年第三版《疼痛评估与管理》临床实践指南解读 [J]. 中华现代护理杂志，2018, 24（34）: 4098-4101.

[ 3 ] 马超，冯君凤，张猛.疼痛与心理关系的探究 [J]. 心理学进展，2016, 6（12）: 1280-1288.

[ 4 ] 严飞.老年患者慢性疼痛管理的研究进展 [J]. 基层医学论坛，2019, 23（12）: 1750-1751.

[ 5 ] 刘宇，史铁英，姜桐桐.慢性疼痛患者疼痛信念的研究进展 [J]. 中国护理管理，2018, 18（11）: 116-120.

[ 6 ] STURGEON J A, DIXON E A, DARNALL B D, et al. Contributions of physical function and satisfaction with social roles to emotional distress in chronic pain[J]. Pain, 2015, 156（12）: 2627-2633.

[ 7 ] BRUNS D, DISORBIO J M. The Psychological Evaluation of Patients with Chronic Pain: a Review of BHI 2 Clinical and Forensic Interpretive Considerations[J]. Psychological Injury & Law, 2014, 7（4）: 335-361.

[ 8 ] 仓静，孔繁荣，莫永珍，等.多元化健康教育对老年骨质疏松物理治疗患者自我管理能力及生活质量的影响 [J]. 护理实践与研究，2017, 14（14）: 45-47.

[ 9 ] TINGMIN, QIAN HONG. Effect of self-management and education based on the transtheoretical model on pain control and self-efficacy of patients with lumbar disc herniation[J]. Nursing of Integrated Traditional Chinese and Western Medicine, 2019, 5（3）: 148-151.

[10] 邱贵兴，裴福兴，唐佩福，等.骨科常见疼痛管理临床实践指南（2018版）[J]. 中华骨与关节外科杂志，2019, 12（3）: 161-167.

[11] DIIULIO J, MILITELLO L G, ANDRAKA-CHRISTOU B T, et al. Factors That Influence Changes to Existing Chronic Pain Management Plans[J]. The Journal of the American Board of Family Medicine, 2020, 33（1）: 42-50.

[12] STROEMEL-SCHEDER C, KARMANN A J, ZIEGLER E, et al. Sleep, Experimental Pain and Clinical Pain in Patients with Chronic Musculoskeletal Pain and Healthy Controls[J]. Journal of Pain Research, 2019, 12: 3381-3393.

# 第十二章　骨质疏松疼痛病的营养防控

随着人类寿命的不断延长，人口老龄化进程加快，骨质疏松症的发病率逐年增加。世界卫生组织的统计资料显示，目前全球骨质疏松患者已经2亿多人，发病率排在世界常见病、多发病的第7位，被公认为"无声无息的流行病"。有研究表明，OPD相关疾病的发生、发展与膳食结构、营养素密切相关，在OPD诸多相关影响因素中，膳食结构是最易采取预防治疗措施的因素之一。本章对患者进行营养教育及膳食指导干预，为OPD的预防和该人群的营养健康干预方案提供理论依据，改善患者营养状况，提高OPD治疗效果。

## 第一节　营养学概述

### 一、营养学

营养学是研究关于食物、食物中营养素及其他成分对人体的作用，或彼此之间产生的交互作用，以及其与健康和疾病之间发生平衡的学科。包括生物体对食物中成分的摄取、消化、吸收、运送、利用和排出。

### 二、营养素的定义、种类与功能

#### （一）营养素定义

营养素是指存在于饮食中的一些化学营养物质，这些物质为维持生命、维护生理正常功能的运作、组织细胞新陈代谢及修补、提供婴幼儿及青春发育期的生长所需。这些营养素中有些能提供热量，有些虽不能提供热量，但具有调节生理的功能，有些则为建造身体组成的成分。有些营养素可由身体自行合成，有些则无法合成或合成的量不足以维持身体所需，因此必须从食物中获取。

#### （二）营养素种类

营养素包括糖类、蛋白质、脂肪、维生素、矿物质、水和膳食纤维七大类。这七大类营养素中又可以再细分成一些特定的成分，有些成分是身体无法合成的，称为必需营养素。例如，蛋白质是由氨基酸组成的，其中8种是人体无法合成，必须从食物中获取，称为必需氨基酸。脂肪酸也是一样，有2种脂肪酸身体无法合成，必须从食物中获取，称为必需脂肪酸。目前已知必须由食物中提供的必需营养素有40余种，若人体无法从食物中获取这些营养素，则人类的健康或生命将无法维持。

### 三、食物中各类营养素对人体的重要性

维持生命与保持健康是两回事，摄取某些食物或许可以维持生命，但并不一定能保持健康，长期食用甚至可能致病，因为每种食物中所含的营养素不尽相同，单一的食物摄取只能使人获得某些营养素，而无法获得其他人体所需的营养素，例如，蛋类是营养价值很高的食物，但每天光靠吃鸡蛋是无法维持生命，因为鸡蛋虽然富含高质量的蛋白质，但是它不含糖类也没有维生素 C，长期食用将造成营养素缺乏症。这也是我们需要均衡饮食的原因，因为每种食物所能提供的营养素不同，必须搭配不同的食物才能满足人体对各种营养素的需求，从而维持身体的健康。另外，人体的各生命周期对营养素的需求也不同，例如，儿童和成人的营养需求不同，孕妇和成年女性的营养需求也不一样，所以有必要制定可供各年龄层男女参考的营养素需要量。但是这样的参考数据对一般人而言可能太过专业，不易了解如何应用在食物的选择和分量的控制上，因此各国都有针对其国民饮食习惯及食物喜好所设计的饮食指南和指标，以教导人们如何正确地选择食物及健康的饮食，希望能借助营养教育来使人们获得他（她）所需要的、不仅能维持生命还能促进健康的饮食。

### 四、营养问题

营养问题是指热量或营养素摄取不足无法满足身体的需求，常发生在粮食不足的国家或地区，因贫穷无力购买动物性食品，也容易导致蛋白质热量营养不良。另外，一些微量元素广泛存在于各种食物之中，当食物摄取不足时也会造成微量营养素摄取不足而出现营养素缺乏症，例如：维生素 A 缺乏会造成角膜软化症引起失明，或维生素 C 缺乏会造成坏血病等，此类因营养素摄取不足而造成的营养不良为原发性的营养不良。

**（一）营养素缺乏**

由于膳食营养素的供给与组织需要之间的不平衡可造成营养素缺乏。在这种情况下，应当首先进行膳食调查和体格检查，并询问生活方式和日常习惯，以查明营养素缺乏的基本原因，以及重点缺乏的营养素，从而进行补充。

**（二）营养过剩／失衡**

营养过剩是一种营养失衡，当热量或脂肪摄取过量时常会导致肥胖，因肥胖而衍生出来的许多慢性疾病，如糖尿病、心血管疾病及癌症等的发生率也因此提高。

**（三）不良加工方法对食物营养素的影响**

在加工过程中，如果不认真考虑加工方法对食物营养素的影响，会导致食物中营养素的流失和破坏。

1.精深加工对食物营养素的影响　随着生活水平提高，人们对食物的要求愈加挑剔，精细粮食备受推崇。但一些食物材料经过精深加工后，营养素会大量流失。如精深加工后的大米比普通大米多损失蛋白质 16%，脂肪 6%，B 族维生素 75%，维生素 E 86%，叶

酸 67%，钙、铁等矿物元素几乎全部损失。另外，小麦的深加工也是如此。

2.清洗加工对食物营养素的影响　大部分人认为食材烹饪前要多次整理和清洗才会卫生，其实不然。例如，芹菜等大部分蔬菜的叶子和外皮所含的营养素往往高于菜心。蔬菜先切完再泡的时间若超过 10 分钟，维生素 C 损失达 16.0% ~ 18.5%，浸泡时间越长，维生素损失越多。淘米次数越多，营养素流失也就越大。

3.不合理的烹调方法会造成食物营养素的损失　很多人在烹制时会导致食物营养素损失。例如，蔬菜先烫后炒，易造成水溶性营养素的损失，并影响菜色；炒菜过早放食盐，易使蔬菜水分和水溶性物质析出，受到氧化破坏或流失；原料高温过油会使其含有的维生素遭到严重破坏，特别是会造成蛋白质过度变性，影响口感；煎炸会使食物中产生含丙烯酰胺的强烈致癌物等。

4.贮藏方式对食物营养素的影响　大部分人愿意大量采购食物在家备用，这种观念有失偏颇，因为食物贮藏的时间越长，受空气和光照的影响就越大，造成抗氧化维生素损失严重。如新鲜马铃薯中维生素 C 含量为 30mg/100g，贮藏 1 ~ 3 个月后其含量为 20mg/100g，贮藏 4 ~ 5 个月后含量降至 15mg/100g。

### 五、营养新趋势

现代人因营养知识的逐渐普及，尤其注重养生的观念，使许多有机食品应运而生。有机食品是指在动植物的生产或养殖过程中没有使用农药、化学肥料、化学添加剂的食品；也有些人会为了宗教、健康或环保的因素改吃素食，只要搭配适宜仍可以供给人体所需的所有营养素，但不吃任何动物性食物的完全素食者，则可能会造成维生素 $B_{12}$ 的缺乏。因为维生素 $B_{12}$ 只存在于动物性的食品当中，植物中过多的植酸也可能会抑制钙或铁的吸收，长期吃全素食者必须要广泛摄取多样化的植物性食品，尽量少吃加工过的食品并补充维生素 $B_{12}$。如果只随意地摄取几种蔬菜、水果及谷类，没有计划性地将足量豆类、坚果类食物纳入饮食中，容易造成蛋白质或某些必需氨基酸的缺乏，进而导致营养不均衡或身体免疫功能低下。

其实，无论是何种饮食形态和方式，只要是崇尚简单清淡，多样化地摄取各种天然无污染的食材，都可以达到营养均衡的目标，不仅可以减轻身体代谢的负担，也可以提升身体的免疫力。

# 第二节　营养失衡与肌骨代谢

随着全面建成小康社会和健康中国战略的逐步推进，人们越来越重视身体健康，健康长寿成为人们日常谈论的话题。有数据调查显示，近几年中国人的平均寿命为 71.8 岁，而根据细胞学中细胞分裂次数推算人类可以活到 150 岁。世界卫生组织（WHO）对影响人类健康的因素调查评估显示：除遗传因素外，饮食营养因素占比最大，远远高于社会因素和气候因素。由此可见，饮食营养作为后天影响因素，对人体健康至关重要。另外，还有许多人同时存在某些营养过剩而另一些营养缺乏的现象，这就需要我们认真审视饮食营养观念，发现自身和家庭饮食存在的问题，积极学习营养知识，防止营养失调对身体的危害。

## 一、代谢性骨病

代谢性骨病是指机体因先天或后天性因素破坏或干扰了正常骨代谢和生化状态，导致骨生化代谢障碍而发生的骨疾患。代谢性骨病的发病机制包括骨吸收、骨生长和矿物质沉积三个方面的异常，而引起的 X 线改变主要是骨质疏松、骨质软化和骨质硬化等，典型性病症为佝偻病。其中骨质疏松是最常见的全身性代谢性疾病，骨质疏松的发病率位列世界常见多发病第七位，是继心血管疾病后第二大医疗问题。

代谢性骨病又称骨矿疾病或钙磷代谢疾病，是一种伴有钙、磷、维生素 D 代谢和甲状旁腺功能异常的全身骨骼病。代谢性骨病一般临床表现为骨痛、骨折、肌无力、畸形，有的还可以出现手足搐搦症（tetany of vitamin deficiency）。治疗上主要是应用维生素 D 及调节钙磷代谢的药物。

代谢性骨病的分类

（1）骨质疏松症。

（2）佝偻——软骨病。

（3）肾性骨病。

（4）原发性甲状旁腺功能亢进症。

（5）原发性甲状旁腺功能减退症。

（6）中毒性骨病（维生素 D、氟、镉、铅、磷等中毒）。

（7）黏多糖代谢异常，如马方综合征、佩吉特病。

## 二、营养失衡与肌骨代谢疾病

### （一）蛋白质摄入不足或过量对肌骨代谢的影响

1. 蛋白质摄入不足对肌骨代谢病的影响　蛋白质和氨基酸是骨有机质合成的重要原料，长期蛋白质摄入缺乏，可引起骨基质合成不足，骨形成减少，导致骨质疏松的发生。因此，蛋白质摄入过低对骨骼有不利的影响。有动物实验表明低蛋白饲料喂大鼠 3 个月，可诱导胫骨上段松质骨丢失，骨形成抑制骨吸收有增加的趋势。

2. 蛋白质摄入过量对肌骨代谢的影响　传统观点认为蛋白质摄入过高可增加尿钙排出，因为高蛋白饮食使肾小管对钙的重吸收率降低，尿钙排出增多。蛋白质中含硫氨基酸如蛋氨酸和胱氨酸分解产物硫酸根的排出与钙的排出呈正相关。近期的许多研究有不同的观点，有学者提出饮食中蛋白质的增加可以提高肠道对钙离子的吸收，从而抑制甲状旁腺激素（PTH）的分泌，达到抑制骨吸收的作用。也有研究认为高蛋白饮食时，尿中钙排泄的增多是由于肠道对钙的吸收多，血钙增多，尿钙亦增多，但并不能导致骨骼钙的负平衡。

骨骼是代谢活跃的组织，其代谢方式主要表现在不断发生骨吸收和骨形成的过程。多种因素或单独作用或协同作用使骨代谢发生改变。饮食中的蛋白质摄入量的高低对骨的作用仍存在争议。动物蛋白与植物蛋白对骨的影响也存在不同的观点。近年来，植物大豆蛋白已经引起人们的高度重视，大豆制品可缓解妇女更年期后骨质疏松，但机制还不十分清楚。蛋白质对骨代谢的作用需要更长期和系统的调查和研究。

**（二）钙的失衡与肌骨代谢**

钙是人体内含量最多的元素之一，占体重的 1.5% ~ 2%。钙不仅是构成骨骼组织的重要矿物质元素，而且在机体各种生理学和生物化学过程中起着重要作用。一般情况下成人体内含钙量约 1200g，其中 99% 是与磷形成骨盐沉积于骨骼和牙齿中，其余则以游离或结合形式存在于体液和软组织中，这部分钙统称为混溶钙池。血清钙的正常浓度比较恒定，平均为 2 ~ 5mmol/L（9 ~ 11mg/dl）。

1. 钙缺乏与肌骨代谢　膳食调查表明我国不同年龄人群日钙摄入量普遍低于推荐的日供给量（RDA），其中成年人每日平均钙摄入量约为 400mg，而农村居民钙摄入量仅为 350mg，妇女更低一些，总的来看成人钙摄入量不及 RDA 的一半。全国托幼机构中儿童钙摄入量平均为 RDA 的 42.3%，中学生约为 RDA 的 50%。可见，钙缺乏在我国居民中是个普遍的问题。

有两个主要因素制约中国人膳食中钙的含量，一方面，在传统膳食基础上，我国人民食物结构中含钙量丰富的食物并不多，因此，每日摄食的总钙量偏低。另一方面，妨碍钙吸收的植酸盐、草酸盐、磷酸盐及植物纤维等却很高，阻碍钙的吸收。我国居民以谷类为主要能量来源，谷物中磷含量比钙高出很多，很难达到有利于机体吸收和利用的 2∶1 甚至 1∶1 的钙磷比例。因此，造成钙的缺乏。

（1）儿童缺钙：常伴随蛋白质和维生素 D 缺乏，可引起生长迟缓，新骨结构异常，骨钙化不良，骨骼变形，发生佝偻病，常表现有"O"型或"X"型腿、肋骨串珠、鸡胸、方颅、枕秃，同时伴有多汗、抽搐、夜啼、厌食、烦躁等症状。我国南方地区发病率在 20% 左右，北方有些地区可高达 50%，该病多见于 2 岁以下婴幼儿，特别是早产儿和孪生儿。

（2）成年人缺钙：膳食缺钙骨骼逐渐脱钙，可发生骨质软化，特别是随年龄增加而钙质丢失现象普遍存在，女性 40 岁以后，男性 60 岁以后都会发生。

（3）妇女绝经以后缺钙：由于雌激素分泌减少，骨质丢失速度加快，骨密度降低到一定程度时就不能保持骨骼结构的完整，甚至压缩变形，以及在很小外力下即可发生骨折，即为骨质疏松症。

2. 钙过量与肌骨代谢　随着强化钙的食品越来越普遍，钙补充剂越来越多，体内可能出现高钙，已知乙酸钙和碳酸钙在肠腔中是有效的磷结合剂，高钙可减少膳食中磷的吸收，但尚未见有高钙与磷耗竭或影响磷营养状况的证据。

3. 钙的需要量、供给量及膳食来源　不同的生理条件下对钙的需要量是不同的，如婴幼儿、儿童及青春期、孕妇、乳母等对钙的需要量增加。中国营养学会提出膳食钙参考摄入量（DRIs）详见表 12-1。

表 12-1　中国居民膳食钙参考摄入量（DRIs）　　　　　　　　单位：mg/d

| 年龄 / 岁 | 推荐摄入量（RNI） | 可耐受最高摄入量（UL） |
|---|---|---|
| 0 ~ | 200 | 1000 |
| 0.5 ~ | 250 | 1500 |
| 1 ~ | 600 | 1500 |
| 4 ~ | 800 | 2000 |
| 7 ~ | 1000 | 2000 |
| 11 ~ | 1200 | 2000 |
| 14 ~ | 1000 | 2000 |
| 18 ~ | 800 | 2000 |
| 50 ~ | 1000 | 2000 |
| 65 ~ | 1000 | 2000 |
| 80 ~ | 1000 | 2000 |

注：资料来源：中国居民膳食营养素参考摄入量（2018 版中国营养学会）.

钙的食物来源应考虑钙含量及吸收利用率。奶与奶制品含钙丰富，吸收率也高，是婴幼儿理想的钙来源。水产品中小虾皮含钙特别多，其次是海带。豆和豆制品及油料种子和蔬菜含钙也不少。

**（三）磷的失衡与肌骨代谢**

磷也是人体含量较多的元素之一，稍次于钙排列为第六位。约占人体重的 1%，成人体内可含有 600 ~ 900g 的磷，它不但构成人体成分，且参与生命活动中非常重要的代谢过程。

1. **磷的缺乏症**　一般不会由于膳食的原因而引起磷的缺乏，只有在一些特殊情况下才会出现。

（1）早产儿若仅喂以母乳，因为人乳含磷量较低，不足以满足早产儿骨磷沉积的需要，就会发生磷缺乏，出现佝偻病样骨骼异常。

（2）磷缺乏还可见于使用静脉营养过度而未补充磷的患者，在严重磷缺乏和磷耗竭时，可发生低磷血症，其影响包括厌食、贫血、肌无力、骨痛、佝偻病和骨软化、全身虚弱、对传染病的易感性增加、感觉异常、共济失调、精神错乱甚至死亡，这些严重症状常限于血清无机磷降至 0.29mmol/L 以下才出现。

2. **磷的过量危害**　摄入磷过多时，可发生细胞外液磷浓度过高，而表现为高磷血症，可能造成一些相应的危害。

（1）对骨骼的不良作用：细胞外液无机磷浓度上升的结果，会减少尿钙丢失，降低 $1, 25-(OH)_2D_3$（1, 25- 二羟基维生素 $D_3$）的肾合成，从而减少血清中钙离子，导致甲状旁腺素释放增加，形成继发性甲状旁腺素的升高，由此可引起骨骼中骨细胞与破骨细胞的吸收，称为肾性骨萎缩性损害。但有的观察结果认为这种影响并不严重。

（2）转移性钙化作用：高磷血症最明显的危害作用是引起非骨组织的钙化，当细胞外液中钙、磷浓度超过磷酸氢钙（$CaHPO_4$）溶解度的极限时，这种情况便可能发生。虽然钙和磷都参与这种异位钙化，但钙的水平因受着强有力的调节作用，故影响不大，而细胞外液中磷的浓度升高，则成为浓度趋饱和的主要原因。当肾功能衰竭导致肾小球滤过障碍时，磷的清除率降低，血磷升高，使磷与血清钙结合而在组织中沉积。在人类主要是在肾疾病晚期的患者或在维生素 D 中毒的状态下发生，未见单纯由高磷摄入而造成异位钙化者。

（3）骨骼多孔性病变：与高磷摄入有关的骨骼多孔性病变只在动物身上进行过观察，缺乏对人有直接关系的证据。

（4）干扰钙吸收：在高磷摄入时，由于食糜与钙形成复合物，可降低其吸收，从而干扰钙的营养。但这种理论上的推论，在试验观察中并未得到证实。但必须强调钙的摄入应该是适宜的。因为钙的摄入水平对于高磷摄入的生理耐受性有决定作用。理论上膳食中的钙磷比值宜在 1 ~ 1.5 较好。

3.磷的需要量、供给量及膳食来源　膳食中能量与蛋白质供给量充足时，磷不会缺乏，且含磷食物广泛，一般不规定供给量，但要保持适当钙磷比例，对需要高钙磷食物的人，膳食 Ca/P 比值以 1：1 较为合适。

磷在食物中分布很广，瘦肉、蛋、鱼、干酪、蛤蜊，以及动物的肝、肾含量很高。海带、芝麻酱、花生、干豆类、坚果、粗粮含磷也很高，不过谷类中磷为植酸磷，如果不经过处理加工，吸收和利用率较低。

**（四）氟的失衡与肌骨代谢**

氟是机体生命活动所必需的微量元素，机体内适量的氟对哺乳类动物的生长发育和繁殖十分必要。氟已被证实是唯一能降低儿童和成年人龋齿患病率和减轻龋齿病情的营养素。

1. 生理功能

（1）防治龋齿：氟具有防龋作用，适量的氟能维持人的牙齿健康。氟在牙齿表面形成氟磷灰石保护层，提高牙齿的坚硬度和抗酸能力，降低其渗透性；氟还能抑制牙齿表面附着的细菌和酶的活性，降低口腔残留糖类分解产生的酸度；氟也能加速唾液内矿物质的再矿化。因此，人体获得适量的氟可防治龋齿。

（2）防治骨质疏松：氟可以维持机体正常的钙磷代谢，有助于钙和磷形成羟基磷灰石，羟基磷灰石即骨盐，是骨骼固体的主要成分。骨盐中的氟多时，骨质坚硬，而且适量的氟还有利于钙和磷的利用及在骨骼中的沉积，加速骨骼成长，促进生长，并维护骨骼的健康。老年人缺氟时，钙磷代谢障碍，可导致骨质疏松，因此氟有一定预防作用。但给予氟剂治疗时，易发生血钙降低、甲状旁腺功能亢进等不良反应，所以在进行氟剂治疗的同时给予钙和维生素 D 可帮助克服氟的不良反应。

2.氟失衡与疾病

（1）氟缺乏：低氟地区的居民自饮水及食物中摄入氟不足，可有骨、牙发育不全，龋齿发病率高等。

（2）氟的毒性作用

1）对钙、磷代谢的影响：适量的氟有利于钙和磷的利用及在骨骼中沉积，维持骨骼健康，过量的氟可与钙结合成难溶的氟化钙，沉积在骨和骨周围组织中，氟化钙的沉积可使骨质硬化，而血中大量钙与氟结合后破坏了正常的钙代谢，继而引起磷代谢紊乱，阻碍正常的骨质代谢。

2）地方性氟病：氟化物也是一种积累性毒素，其毒性效应不仅与摄入的水平有关，而且与时间长短有关。由于长期摄入过多氟（＞5mg/d）可引起人体代谢障碍，出现中毒症状，多见的是高氟地区居民的地方性氟中毒，又称为地方性氟病。主要病变在牙齿和骨骼。氟斑牙是最早出现的体征，主要是对牙齿的牙釉质造成损害，临床表现为牙齿无光泽，凹凸不平，表面有深浅不一的斑点，质地松脆易折。氟骨症是地方性氟病最严重的病理改变，是由于长时间的摄入高水平的氟化物导致氟在骨组织的网架结构中大量沉积，干扰正常的骨代谢引起的骨病。氟骨症发展缓慢，无明显的特异性症状，疼痛为最常见的自觉症状，其临床表现因接触氟量的不同及其他一些全身因素影响而具有多样性，随病情的发展，最终出现关节功能障碍，肢体畸形，严重可致瘫痪。

3. 氟的主要食物来源　动物性食品中氟含量高于植物性食品，海洋动物中氟含量高于淡水及陆地食品，鱼和茶叶中氟含量也很高。

### （五）维生素A的失衡与健康

维生素A是指一组为视觉、生长、细胞分化与增殖、生殖及免疫系统的完整性所必需的化合物。维生素A醇即视黄醇、维生素A醛即脱氢视黄醛、维生素A酸即视黄酸是天然存在的具有一定程度维生素A活性的化合物，它们和其他一系列具有或不具有维生素A活性的合成类似物统称为类视黄素。维生素A是脂溶性维生素。维生素A有两种：一种是视黄醇，是最初的维生素A形态，只存在于动物性食物中，另一种是β胡萝卜素，β胡萝卜素是维生素A的前体，吸收后在人体肝脏内转变为视黄醇。自然界中有600多种类胡萝卜素，但只有50多种在体内能转化生成视黄醇，其中最重要的是β胡萝卜素。它主要存在于一些植物性食物中，并且具有维生素A同样的生理作用。

1. 维生素A的生理功能

（1）对骨骼发育的作用：维生素A缺乏能影响发育，使儿童发育延缓，首先影响骨骼发育，其中骨组织停止生长，同时齿龈发生增生与角化，影响牙釉质细胞发育，使牙齿停止生长。成长中的儿童可发生生长迟滞，长骨增长慢。这是因为维生素A缺乏影响食欲及感染性疾病的频繁发生。动物实验发现，缺乏维生素A时骨骼粗而短，牙齿釉质易剥脱，失去光泽，易发生龋齿。由于颅骨、脊椎骨发育受阻而神经系统发育照常，使二者不相称，可使脑和脊髓受压，发育受影响，可出现颅压增高。近来研究又发现，身材矮小的维生素A缺乏的儿童夜间生长激素分泌减少。

（2）对骨骼和神经系统的影响：维生素A缺乏时，可使破骨细胞数目减少，成骨细胞的功能失调，导致骨膜骨质过度增生，骨髓腔变小，并压迫周围的组织，产生神经压迫症状，使脑脊液的压力增加，并压迫神经系统如坐骨神经与脊椎神经，使骨和神经系统的正常生理功能受到影响。

2.维生素A失衡与疾病

（1）过量维生素A妨碍维生素D的作用，引起钙、磷代谢紊乱。

（2）维生素A以视黄醇的形式储存在肝脏和脂肪组织中，以视黄醇的形式从肝中动员，在靶器官中释放并转化为视黄酸，视黄酸可以抑制成骨细胞活性而刺激破骨细胞的形成，从而破坏骨骼的正常代谢。

3.参考摄入量与食物来源　中国营养学会推荐（2018年），我国成年男性（RNI）为800μgRAE/d，女性为700μgRAE/d，最高可耐受摄入量（UL）为3000μgRAE/d。

4.主要食物来源　维生素A在动物性食物中含量丰富，良好的来源是动物肝脏、鱼肝油、全奶、蛋黄等，植物性食物含有β胡萝卜素，最好的来源是绿叶蔬菜，如菠菜、胡萝卜、韭菜、雪里蕻，水果中有柿子、杏、香蕉、橙子等。

**（六）维生素D的失衡与肌骨代谢**

天然的维生素D有维生素$D_2$和维生素$D_3$，分别由植物中的麦角固醇、人体皮肤内的7-脱氢胆固醇经紫外线照射后转化而来，其中维生素$D_2$的含量较少。维生素$D_2$和维生素$D_3$的生理作用基本相同。维生素D是钙磷代谢的最重要调节因子之一，维持钙和磷的正常水平，这对正常骨骼的矿化、肌肉收缩、神经传导及体内所有细胞的功能都是必需的。所以，维生素D是维持生命所必需的营养素之一。

1.维生素D的生理功能

（1）促进钙和磷的吸收，维持血钙和血磷的水平：维生素D是调节钙磷代谢的主要物质。动物实验发现，在缺乏维生素D的情况下，即使在饲料中给予很高含量的钙和磷，钙和磷也不易被动物吸收，而动物在足够维生素D的条件下，即使饲料中钙和磷含量较低，动物也能得到充分的吸收和利用，这是因为维生素D可促进小肠对钙和磷的吸收，并使钙沉积于骨基质中。维生素D还可以刺激储存于骨骼中的钙和磷的再吸收，也就是当膳食中钙的摄入量很低时，为维持血浆中的钙水平，只有将骨骼中的钙动员出来，才能保证钙的充足来源，以维持机体血钙水平。动物实验显示，对缺乏维生素D的动物进行低钙饲料的喂饲，会出现严重的低血钙症；如果给予动物喂饲维生素$D_3$，则其血钙浓度可恢复到正常水平。

维生素D在直接促进钙、磷吸收的同时，它还可维持神经系统的稳定及正常的心脏活动，而这些功能均与人体供给及利用钙和磷有关。因此，维生素D在维持和调节人体钙、磷的正常代谢方面起着十分重要的作用。

（2）促进骨骼与牙齿的生长：维生素D在维持血液中良好的膦酸盐水平和钙、磷间的平衡，对于骨骼的钙化是一种十分重要的营养物质。骨骼的钙化不好，不仅仅是因为钙的供应不足，更重要的原因在于磷酸盐的缺乏。通过维生素D的作用，机体可充分吸收钙和磷，促进骨骼的正常生长和钙化。骨骼是身体钙和磷的储存库，而骨骼中储存的钙和磷又经常不断地与血液和组织液中的钙和磷进行着交换，使血中磷浓度保持恒定。

当血钙浓度降低时，骨骼中储存的钙就会释放出来使血钙浓度升高。维生素D的活性物 $1,25-(OH)_2D_3$ 能刺激骨细胞和破骨细胞的活动，促进骨质中储存的钙溶解，于是骨骼中储存的钙盐释放入血液中。维生素D之所以能促进新生骨质的钙化，是因为它能在血液中提供钙和磷的高浓度。由于骨细胞的代谢活动是利用钙和磷而成骨的，所以新生骨质逐步趋于钙化，这就是成骨作用。

2.维生素D失衡对健康的危害　维生素D缺乏导致肠道吸收钙和磷减少，肾小管对钙和磷的吸收减少，影响骨钙化，造成骨骼和牙齿的矿化异常。缺乏维生素D对婴儿将引起佝偻病；对成人尤其是孕妇、乳母和老年人，可使已成熟的骨骼脱钙而发生骨质软化症和骨质疏松症。

（1）佝偻病：维生素D缺乏时，由于骨骼不能正常钙化，易引起骨骼变软和弯曲变形。如幼儿刚学会走路时，身体重量使下肢骨弯曲，形成"X"型或"O"型腿，胸骨外凸（"鸡胸"）。肋骨与肋软骨连接处形成"肋骨串珠"。囟门闭合延迟、骨盆变窄和脊柱弯曲。由于腹部肌肉发育不好，易使腹部膨出。牙齿方面，出牙推迟，恒牙稀疏、凹陷，容易发生龋齿。佝偻病发病程度各地不一，我国北方较南方高，与婴幼儿日照不足有关。

（2）骨质软化症：成人尤其是孕妇、乳母在缺乏维生素D和钙、磷时容易发生骨质软化症，主要表现为骨质软化、容易变形，其中孕妇骨盆变形可致难产。

（3）骨质疏松症：老年人由于肝肾功能降低、胃肠吸收欠佳、户外活动减少，故体内维生素D水平常常低于年轻人。骨质疏松症及其引起的骨折是威胁老年人健康的主要疾病之一。

（4）手足痉挛症：缺乏维生素D、钙吸收不足、甲状旁腺功能失调或其他原因造成血清钙水平降低时可引起手足痉挛症，表现为肌肉痉挛、小腿抽筋、惊厥等。

一般认为，由膳食提供的维生素D不会引起中毒，但摄入过量的维生素D补充剂和强化维生素D的乳制品可引起中毒。长期摄入25g/d的维生素D可引起中毒。

3.参考摄入量与食物来源　维生素D的供给量必须与钙、磷的供给量一起来考虑，在钙和磷的供给量充足的条件下，儿童、少年、孕妇、乳母、成人维生素D的RNI均为：10μg/d，65岁以上老年人的RNI为15μg/d。

经常晒太阳是人体廉价获得充足有效维生素 $D_3$ 的最好来源。成年人只要经常接触阳光，在一般膳食条件下就不会发生维生素D缺乏病。

维生素D主要存在于海鱼（如沙丁鱼、鱼）、肝、蛋黄等动物性食品及鱼肝油制剂中，我国不少地区使用维生素A、维生素D强化牛奶，使维生素D缺乏症得到了有效地控制。

膳食参考摄入量（DRIs）见表12-2。

（七）维生素K的失衡与肌骨代谢

维生素K是脂溶性维生素中含有2甲基-1，4萘醌的一族同系物，甲萘醌为一种合成的不含侧链的脂溶性化合物，它的衍生物可溶于水。作为"抗出血维生素"的维生素K是肝脏中凝血酶原和其他凝血因子合成必不可少的。

表 12-2　中国居民膳食维生素 D 参考摄入量（DRIs）　　　单位：μg/d

| 年龄 / 岁 | 推荐摄入量（RNI） | 可耐受最高摄入量（UL） |
| --- | --- | --- |
| 0 ~ | 10 | 20 |
| 0.5 ~ | 10 | 20 |
| 1 ~ | 10 | 20 |
| 4 ~ | 10 | 30 |
| 7 ~ | 10 | 45 |
| 11 ~ | 10 | 50 |
| 14 ~ | 10 | 50 |
| 18 ~ | 10 | 50 |
| 50 ~ | 10 | 50 |
| 65 ~ | 15 | 50 |
| 80 ~ | 15 | 50 |

注：资料来源：中国居民膳食营养素参考摄入量（2018 版中国营养学会）.

1. 维生素 K 与肌骨代谢

（1）参与维生素 K 依赖性骨蛋白的羧化：骨钙素（osteocalcin，OC）是由成骨细胞、成牙本质细胞和肥大的软骨细胞合成并分泌的蛋白质，大部分存在于上述细胞外的骨基质中，小部分释放入血液循环，血清骨钙素是骨形成的一个重要指标。经 mRNA 翻译直接合成的 OC 经过谷氨酸羧化转变成有生物学活性的羧化 OC，具有吸附钙的能力。骨组织具有促使这一反应发生的羧化系统，而羧化系统依赖于维生素 K。

（2）维生素 K 调节成骨细胞和破骨细胞的功能：维生素 K 不仅作为营养因素参与骨代谢，而且调节成骨细胞和破骨细胞的分化和功能。Koshihara 在人类骨肉瘤细胞和大鼠成骨细胞培养液中加甲萘醌 -4（MK-4），发现成骨细胞分泌碱性磷酸酶和骨钙素增多，钙沉积加速，促进骨形成。甲萘醌 -7（MK-7）增加传代培养成骨细胞的蛋白质含量、DNA 含量以及碱性磷酸酶活性和骨钙素，证明维生素 K 增加成骨细胞的合成代谢。

（3）维生素 K 间接影响骨代谢：前列环素 $E_2$ 能促进骨吸收，维生素 $K_2$ 通过抑制前列环素合成酶来抑制前列环素 $E_2$ 的产生。维生素 K 还影响白介素 -6（IL-6）等骨代谢因子，此外，也有学者认为维生素 K 通过肾钙分泌间接影响骨代谢。

2. 膳食参考摄取量　成人维生素 K 的 AI 均为 80μg/d，哺乳期为 85μg/d。

3. 食物来源　以植物性食物来源为主（维生素 $K_1$），存在于深绿色蔬菜（菠菜、绿花椰菜）、白花椰菜、豌豆、植物油（大豆油、橄榄油）、蓝莓、苹果中，动物性来源（维生素 $K_2$）如肝脏等皆含维生素 K。

人体缺乏肌骨代谢的营养素，营养素摄入不足或质量不好，都会影响人的健康，容易感染疾病，严重营养缺乏还会危及生命。但是，摄入过量也会给人体带来伤害，因此，均衡摄入各种营养素，确保肌骨代谢的正常需要，才能预防肌骨代谢性疾病。

## 第三节　肌骨疼痛患者的居家营养指导

近年来，随着对营养促进机体健康的认识不断增加，人们发现营养干预在亚健康状态及慢性非传染性疾病中有着积极的作用，越来越多的研究开始运用营养干预治疗慢性肌肉骨骼疼痛。

### 一、OPD 与营养

1.骨性关节炎　骨性关节炎是一种常见的关节软骨退行性变，无菌性炎症所致，与中医所说的风湿性关节炎即风湿寒冷导致的关节疼痛一致，临床以关节和肌肉酸胀疼痛、活动相关的刺激样疼痛及功能障碍为主。对于关节疼痛的（除非那些外伤等极明显的病因），目前明确为营养代谢性疾病之一，且为 OPD 早期病变，大多数患者来就诊时，关节已经受到不同程度的损伤。修复关节时，蛋白质、维生素 C 和钙等是最重要的营养素。

2.骨质增生　骨质增生的形成和消退为我们提示了重塑人体的无限可能。从疾病病理生理角度，目前明确骨质增生是骨质疏松的不同表现形式，同样是肌骨代谢疾病。

长骨刺的根本原因是缺钙，而不是像很多人认为的身体里的钙太多了。我们身体里有各种各样的仓库，比如钙库、蛋白库、能量库等，各种库的重要任务之一就是供给生命器官营养物。生命器官包括脑、肺、心、肝、肾，这些器官出问题就会危及生命，所以身体会不惜一切代价保护这五大生命器官。当营养素缺乏时，身体就会从库里、从非生命器官调动各种营养素供给生命器官。以钙为例，即使身体里的钙已经严重缺乏，但血液中的钙也会保持在正常水平，因为血中钙的水平直接影响到心脏的功能，是不能出现偏差的，身体会不惜一切代价来维持它们的正常需求，对于其他的很多营养素也是如此。所以不要认为血中各项成分正常就是正常。

3.股骨头坏死　医师已经意识到股骨头坏死与股骨头的血液循环障碍有直接关系，故采用手术的方法将血流较好的血管与向股骨头输血的原有血管吻合，以改善股骨头血液循环，这样可以起到一定的疗效。但股骨头坏死与两个因素直接有关：缺钙和股骨头循环障碍，故只有在改善股骨头的循环障碍的同时，补充足够的钙和其他营养素，才会达到很好的疗效。使用营养素干预治疗股骨头坏死，尤其是早期的病例，也就是骨股头还没有明显变形之前的病例，100% 可以治愈，早期股骨头坏死的患者使用营养素，2 周内临床症状就可完全消失。即使有一定的变形，营养素治疗后，也可以使用。

### 二、肌骨疼痛患者居家营养指导

#### （一）中国居民膳示指南（2016）核心推荐

1.食物多样，谷类为主。

2.吃动平衡，健康体重。

3.多吃蔬菜、奶类、大豆。

4. 适量吃鱼、禽、蛋、瘦肉。

5. 少盐少油，控糖限酒。

6. 杜绝浪费，兴新食尚。

### （二）中国居民平衡膳食宝塔

中国居民平衡膳食宝塔（Chinese Food Guide Pagoda）形象化的组合，遵循了平衡膳食的原则，体现了一个在营养上比较理想的基本构成。平衡膳食宝塔共分 5 层，各层面积大小不同，体现了 5 类食物和食物量的多少；5 类食物包括谷薯类、蔬菜水果，畜禽鱼蛋类、奶类、大豆和坚果类及烹饪用油盐，其食物数量是根据不同能量需要而设计，宝塔旁边的文字注释，标明了在能量 1600 ~ 2400kcal 时，一段时间内成人每人每天各类食物摄入量的平均范围。

### （三）肌骨疼痛患者膳食营养素补充

1. 适量优质的蛋白质供给有利于肌骨疼痛者的康复　蛋白质是骨骼的主要成分（即骨胶原蛋白），大约是骨骼体积的一半，同时蛋白质能增加血清中的胰岛素样生长因子 -1（insulin like growth factor-1，IGF-1）含量，IGF-1 对骨骼具有营养作用。现在的流行病学研究发现，绝经后妇女年龄相关性骨丢失随蛋白质摄入的增多而减少，同时还发现高蛋白的摄入可能减少髋部骨折的风险。蛋白质的摄入量表现在骨骼的物理特性中，儿童摔倒不易骨折。

奶类是一种营养丰富、组成比例适宜、易消化吸收、营养价值高的天然食品，奶类提供优质蛋白质、钙、维生素 $B_2$。牛奶中蛋白质含量平均为 3%，其必需氨基酸比例符合人体需要，属于优质蛋白质。奶中的乳糖能促进钙、铁、锌等矿物质的吸收。

（1）如何达到每天 300g 牛奶

1）选择多种奶制品：常见奶源有牛奶、羊奶、马奶等，其中以牛奶的消费量最大。鲜奶经加工后可制成各种奶制品，市场上常见的如液态奶、奶粉、酸奶、奶酪和炼乳等。与液态奶相比，酸奶、奶酪、奶粉有不同风味，又有不同蛋白质浓度，可以多品尝，丰富饮食多样性。

2）把牛奶当作膳食组成的必需品：达到每天相当于 300g 液态奶，实际并不难。例如，早餐饮用牛奶一杯（200 ~ 250mL），在午饭加一杯酸奶（100 ~ 125mL）即可。对于儿童来说，早餐可以食用奶酪 2 ~ 3 片，或者课间饮一瓶牛奶或酸奶。

3）乳糖不耐受：对于乳糖不耐受的人，可首选酸奶或低乳糖奶产品，如低乳糖牛奶、酸奶、奶酪等。也可通过查看产品的标签，了解乳糖（碳水化合物）的含量高低。

对于确认了牛奶蛋白过敏的人，应避免食用牛奶。

（2）常吃大豆和豆制品：大豆富含异黄酮，综合研究结果显示大豆异黄酮摄入可以降低骨质疏松的发病风险。

豆制品发酵后蛋白质部分分解，较易消化吸收，某些营养素（如微生物在发酵过中合成的维生素 $B_{12}$）含量有所增加。大豆制成豆芽后，除含有原有的营养素外，还含有较多的维生素 C。因此，当新鲜蔬菜缺乏时，豆芽是维生素 C 的良好来源。

2. 适量吃鱼、禽、蛋和瘦肉　鱼、禽、蛋和瘦肉均属于动物性食物，富含优质蛋白质、脂类、脂溶性维生素、B族维生素和矿物质等，是平衡膳食的重要组成部分。此类食物蛋白质的含量普遍较高，其氨基酸组成更适合人体需要，利用率高，但脂肪含量较多，能量高，有些含有较多的饱和脂肪酸和胆固醇，摄入过多可增加肥胖和心血管疾病等的发病风险，应当适量摄入。

水产品类脂肪含量相对较低，且含有较多的不饱和脂肪酸，对预防血脂异常和心血管疾病等有一定作用，可首选。Omega-3脂肪酸可以降低体内炎症信使分子的数量，从而达到减轻关节炎的炎症反应的功效。饮食来源：建议1周最少吃两顿鱼，特别是像三文鱼、鲭鱼和沙丁鱼这些脂肪含量较高的鱼类。

禽类脂肪含量也相对较低，其脂肪酸组成优于畜类脂肪，选择应先于畜肉。蛋类各种营养成分比较齐全，营养价值高，但胆固醇含量也高，摄入量不宜过多。畜肉类脂肪含量较多，但瘦肉中脂肪含量较低，因此吃畜肉应当选瘦肉。烟熏和腌制肉类在加工过程中易遭受一些致癌物污染，过多食用可增加肿瘤发生的风险，应当少吃或不吃。

目前我国多数居民摄入畜肉较多，禽和鱼类较少，对居民营养健康不利，需要调整比例。建议成人每天平均摄入水产类40～75g，畜禽肉类40～75g，蛋类40～50g，平均每天摄入总量120～200g。每周吃鱼280～525g，畜禽肉280～525g，蛋类280～350g。

3. 补充维生素C有利于肌骨疼痛者的康复　羟脯氨酸和羟赖氨酸是细胞间质胶原蛋白的重要组成成分，而这二者的羟基化过程需要维生素C的参与。多数新鲜水果（猕猴桃、沙棘、黑加仑、草莓、刺梨）含有维生素C。枣类（鲜枣、酸枣）、柑橘类（橘、柑、橙、柚）和坚果类中维生素C含量较高。

4. 科学喝水　关节软骨含水量很高，软骨"含的水量"具有润滑作用，在脱水的状态下，软骨的"磨损"率会大幅增加。运动时由于体内水的丢失加快，如果不及时补充可引起水不足。在运动强度较大时，要注意运动中水和电解质的同时补充，运动后，应根据需要及时补充足量的饮水。

# 第四节　骨质疏松疼痛病的营养治疗

## 一、炎性关节炎与骨质疏松

### （一）类风湿关节炎与骨质疏松症的联系

类风湿关节炎（rheumatoid arthritis，RA）是一种慢性自身免疫性疾病，以对称性滑膜炎为特征，可导致患者出现骨破坏、残疾，甚至丧失劳动能力。RA的主要并发症是对骨骼的影响，包括炎症和肿胀关节的周围骨质流失、关节骨侵蚀及全身性骨质疏松症。RA患者，无论男女，无论中轴骨还是四肢骨，其骨密度（bone mineral density，BMD）普遍降低，因此，RA患者是骨质疏松症的高危人群，炎症主要影响骨代谢，导致骨吸收的增加。

### （二）强直性脊柱炎与骨质疏松症的联系

强直性脊柱炎（ankylosing spondylitis，AS）是一种主要侵犯中轴关节的自身免疫性疾病，AS 疾病的主要特征是脊柱的肌腱和韧带骨赘形成，导致脊柱强直。AS 出现骨质疏松症可以是其早期的临床表现，尽管 AS 也为炎性疾病，但其骨质疏松症的主要机制为过量骨吸收和过量骨形成并存。炎症因素增加了骨质疏松的危险性，AS 的病情越严重，骨质疏松越显著。

### （三）营养干预与治疗

维生素 D 参与内源性免疫反应，它可通过抑制活性 T 细胞和细胞增殖而下调炎症反应。增加维生素 D 的摄入量，不仅可有效控制病情，也可改善骨质疏松症。

## 二、肌肉减少症与骨质疏松症

### （一）肌肉减少症与骨质疏松症的联系

肌肉减少症（sarcopenia）的英文是由希腊文中"sarc"和"penia"构成。Rosenberg 首先注意到了年龄相关的肌肉量减少会对健康产生广泛的不良影响，并于 1997 年提议使用肌肉减少症，即"肌少症"这一术语。

人体的骨骼和肌肉组织是密切相关的，而衰老过程是骨骼和肌肉功能丧失的一个主要因素。肌肉减少症和骨质疏松症从生物学和功能角度都是紧密相连的，并且都与老年人骨折风险增加有着密切的相关性。肌肉质量和肌肉力量下降，骨密度下降及活动能力受限，是造成肌肉减少症和骨质疏松症患者骨折风险增加的主要因素。

### （二）营养干预与治疗

1.肌肉减少症与营养　运动结合足量的蛋白质、能量摄入是预防肌肉减少症的关键措施。《肿瘤与营养电子杂志》2015 年发布的《肌肉减少症营养治疗指南》提出，足量的蛋白质（富含亮氨酸的平衡氨基酸和肌酸）摄入可增强肌力。

2.肌肉减少症的营养治疗　氨基酸是组成蛋白质的基本单位，可分为必需氨基酸和非必需氨基酸两大类，其中机体不能合成的称为必需氨基酸，它们必须由食物或者补剂摄入。必需氨基酸中的亮氨酸、缬氨酸和异亮氨酸统称为支链氨基酸（BCAA），肌肉中 30% 以上的蛋白质由支链氨基酸组成，这类氨基酸可减缓肌肉疲劳，加速恢复，降低运动时其他氨基酸从肌肉中丢失，并有助于吸收蛋白质。

基柔（HMB）是亮氨酸代谢过程中的天然产物，有 5% 的亮氨酸代谢成 HMB。HMB 可以增加老年人的肌肉含量，预防肌肉消耗，由于肌肉可以通过应力系统影响骨密度、硬度，因此 HMB 也间接预防了老年人骨折，促进骨折康复。亮氨酸食物来源：存在于动物蛋白质和奶制品中，如牛奶、乳制品、蛋、猪肉、牛肉、鸡肉、豆类等。

## 三、腰椎间盘突出与骨质疏松症

### （一）腰椎间盘突出症和骨质疏松症的联系

腰椎间盘突出症（lambardischerniation，LDH）是较为常见的疾患之一，主要是因为腰椎间盘各部分（髓核、纤维环及软骨板），尤其是髓核，有不同程度的退行性改变后，在外力因素的作用下，椎间盘的纤维环破裂，髓核组织从破裂之处突出（或脱出）于后方或椎管内，导致相邻脊神经根遭受刺激或压迫，从而产生腰部疼痛，一侧下肢或双下肢麻木、疼痛等一系列临床症状。

腰椎间盘突出症是引起老年人腰腿疼痛常见的病因，但是老年腰椎间盘突出患者往往合并有骨质疏松。对于老年腰椎间盘突出症合并骨质疏松患者，如果只针对腰椎间盘突出进行治疗，往往疗效不佳，在临床中发现，骨质疏松症可视为腰椎间盘突出症的高危因素，在老年腰椎间盘突出症合并骨质疏松的治疗中，如果能同时配合抗骨质疏松治疗，能明显提高治疗效果。

### （二）营养干预与治疗

腰椎间盘突出患者要加强营养，适当补充钙、维生素、蛋白质等物质能达到增强腰椎骨骼的强度、提高肌肉的力量的效果。

钙不仅是骨的主要成分，还具有安神的作用，对腰椎间盘突出患者可以起到缓解疼痛的作用。含钙多的食物有：鱼、奶以及奶制品、芝麻、浓绿蔬菜、海藻类。

蛋白质是肌肉、韧带不可缺少的营养素。含蛋白质多的食物有：猪肉、鸡肉、牛肉、肝脏、鱼类、鸡蛋、豆类及其豆制品等。

维生素E有扩张血管、促进血液循环、消除肌肉紧张的作用，能缓解腰椎间盘突出的疼痛症状。含维生素E多的食物有：鳝鱼、大豆、花生米、芝麻、杏仁等。

维生素C能增强腰椎间盘的纤维环的强度，适量补充维生素C能达到缓解腰椎间盘突出的症状的效果。含维生素C多的食物有：红薯、马铃薯、油菜花、青椒、卷心菜、芹菜、草莓、甜柿子、柠檬、橘子等。

## 四、糖尿病性骨质疏松症

### （一）糖尿病和骨质疏松症的联系

Albright和Reifenstein在1948年发现糖尿病与骨量丢失、骨质疏松症相关，并首次提出"糖尿病性骨质疏松症"一词。糖尿病性骨质疏松是指糖尿病并发单位体积内骨量减少、骨组织微结构改变，骨强度减低、脆性增加等易发生骨折的全身性代谢性骨病，是糖尿病在骨骼系统出现的严重慢性并发症，并成为长期严重疼痛和功能障碍的主要原因，也是致残率最高的疾病之一。糖尿病患者骨质疏松症的患病率高于非糖尿病患者，且骨折发生率、致残率与致死率更高。

糖尿病患者一旦发生骨质疏松症，目前仍无有效的医疗手段使骨质疏松症得到逆转，而糖尿病骨质疏松症易导致病理性骨折，致残、致死率高，可加重糖尿病患者的治疗和康复困难。所以对糖尿病并发骨质疏松症的危险因素进行有效预防和早期干预是十分必要的。

### （二）营养干预与治疗

1.补充钙剂和维生素D　糖尿病患者应当在使用抗骨质疏松药物之前补充钙剂和维

生素 D，适当的钙摄入可减缓骨的丢失，改善骨矿化。维生素 D 促进钙的吸收、对骨骼健康、保持肌力、改善身体稳定性、降低骨折风险有益。维生素 D 缺乏可导致继发性甲状旁腺功能亢进，增加骨吸收，从而引起或加重骨质疏松。

我国营养学会制定成人每日钙摄入推荐量 800mg（元素钙）是获得理想骨峰值，维护骨骼健康的适宜剂量，绝经后妇女和老年人每日钙摄入推荐量 1000mg，如果饮食中钙供给不足可选用钙剂补充。目前的膳食营养调查显示我国老年人平均每日从饮食中获钙约 400mg，故平均每日应补充的元素钙量为 500～600mg。建议适当户外活动和日照，有助于钙的吸收。钙剂选择要考虑其安全性和有效性，高钙血症时应该避免使用钙剂。此外，应注意避免超大剂量补充钙剂潜在增加肾结石和心血管病的风险。

2. 补充维生素 D　成年人维生素 D 推荐剂量为 200U/d（5μg/d），老年人因缺乏日照及摄入和吸收障碍常有维生素 D 缺乏，故推荐剂量为 400～800U/d（10～20μg/d）。维生素 D 用于治疗骨质疏松症时，剂量可为 800～1200U，还可与其他药物联合使用。合并糖尿病肾病或肝功能障碍者，因维生素 $D_3$ 羟化过程受损，建议补充活性维生素 $D_3$，如补充骨化三醇。此外，临床应用维生素 D 制剂时应注意个体差异和安全性，定期监测血钙和尿钙，酌情调整剂量。

3. 补充维生素 K　维生素 K 除了具有强效血液凝固作用外，还具有促进骨形成和抑制骨质吸收的作用，可改善骨组织代谢不均衡的骨质疏松症。

## 五、心血管疾病与骨质疏松症

### （一）心血管疾病和骨质疏松症的联系

心血管疾病（cardiovasculardisease，CVD）和骨质疏松症（osteoporosis，OP）都是老年人常见的慢性生活方式疾病，随着人们寿命的延长、社会的老龄化，其发病率明显上升，且它们的致残率、致死率都很高，给患者及其家庭和社会带来沉重的负担。近年来的有关研究表明，CVD 与 OP 有相似的病理生理机制，两者存在一定的相关性，动脉粥样硬化病变程度和骨密度呈负相关，患有心血管疾病的患者常伴有骨质疏松症，流行病学显示心血管疾病与骨质疏松症有密切关系。

冠状动脉疾病与 OP 有关联的机制是骨质疏松时由于作用于破骨细胞并使破骨细胞向成骨细胞转化减少的甲状旁腺激素（parathyroidhormone，PTH）逐渐上升，导致骨溶解增加，使骨钙动员入血，体循环中的钙可沉积在动脉壁内膜中，造成血管壁粥样硬化、钙化。

### （二）营养干预与治疗

日常饮食钙离子和镁离子的缺乏也是高血压发病的一个因素，而钙离子和镁离子的缺乏也是骨质疏松症的因素。患有高血压病心脑血管疾病的老年患者，同时伴有骨质疏松症的患者居多，培养健康良好的生活习惯，提倡低钠、高钙（每日钙摄入量应在800～1200mg）、高钾和高非饱和脂肪酸饮食，戒烟限酒，多从事户外运动，全面系统治疗这两种常见慢性疾病，增加老年人健康水平，生活质量，延年益寿，提高幸福指数。

## 六、癌痛疾病与骨质疏松症

### （一）癌痛与骨质疏松症的联系

癌痛是指癌症、癌症相关性病变及抗癌治疗所致的疼痛，是多因素相互作用的最终结果，癌痛是肿瘤患者最常见的症状之一。

癌症疼痛中有一种疼痛是由于患者的其他并发症、并发症及社会心理因素等非肿瘤因素所致的疼痛。如患有痛风、椎间盘突出、关节炎、风湿痛、骨质疏松症等所引起的疼痛及糖尿病性末梢神经痛等。上述疼痛均与骨质疏松有关，因此，可以用治疗骨质疏松缓解癌痛。

有关恶性肿瘤引起骨质疏松发生的原因认为可能与细胞因子有关，细胞因子是强有力的骨吸收因子，在其家族中白细胞介素 -6（IL-6）尤受关注。Roodma 等佩吉特病患者血清和骨髓中发现 IL-6 水平增高，同时肿瘤细胞也可分泌 IL-6。体内外大量实验证实，IL-6 可刺激破骨细胞的增殖和功能表达，同时也可抑制成骨细胞功能，从而促进骨质疏松的发生。另外，恶性肿瘤直接影响患者的食欲，特别是消化道肿瘤，使钙摄入不足。因此，在治疗肿瘤同时，应注意及时补钙，预防骨质疏松的发生。

### （二）营养干预与治疗

均衡膳食，增加营养。应适量补充蛋白质，钙质，同时补充维生素 A、D 等各种维生素。因为癌症对机体消耗的能量非常多，必须使机体长期处于高能量的情况下，才能控制住癌症的扩散。可以食用鸡蛋、牛奶、豆制品等含有较高蛋白质的食物，有效提高癌症患者的抵抗力。

补充维生素 C 有利于钙的吸收和向骨骼中沉积和提高免疫力，可多吃一些富含维生素 C 的蔬菜和水果。

对于骨质疏松症患者的饮食烹调，要防止蛋白质及矿物质成分被破坏。尽量选择清淡易消化的食物；烹调方法上，尽量采用水煮、蒸、焖等方法，少使用煎、炸、烤的方法。

在患者膳食供应上，追求色香味俱佳，以增进患者食欲。

## 七、骨质疏松症疼痛患者的营养需求

骨胶原呈纤维状，具有很强的压缩性，每条骨胶原纤维之间和每个胶原分子之间有"洞"和"孔"，是钙磷结晶体的存留处。骨丢失时，有机基质与钙都丢失，如果只补充钙，而不补充有机基质，则势必造成有机基质丢失后，钙将无处栖身。所以片面地强调补钙，实际上不可能有良好效果；此外，钙与磷必须以 2∶1 的比例同时补充，才能使钙被人体充分吸收。牡蛎壳、矿石粉等的钙含量虽然很高，但吸收很差，并难以形成骨钙留存于体内。因此全面的骨营养除了钙之外，还包括骨胶原蛋白，骨生长因子等和蛋白多糖、磷、镁、钾、钠、锌、锰、铜等营养元素，称为全骨营养。

### （一）在饮食中添加骨骼所需的营养

1.首选含钙高的食品　排骨、蛋、豆类及豆制品、虾皮、奶制品、海带、海菜、乳酪、木耳、芹菜等（表 12-3）。

表 12-3　常见食物中的维生素 D 含量 [μg（U）/100g 可食部 ]

| 食物 | 含量 | 食物 | 含量 |
|---|---|---|---|
| 鱼干(虹鳟鱼、大马哈鱼) | 15.6（623） | 黄油 | 1.4（56） |
| 奶酪 | 7.4（296） | 香肠 | 1.2（48） |
| 蛋黄（生鲜） | 5.4（217） | 牛内脏 | 1.2（48） |
| 沙丁鱼（罐头） | 4.8（193） | 猪肉（熟） | 1.1（44） |
| 香菇（干） | 3.9（154） | 海鲈鱼干 | 0.8（32） |
| 猪油 | 2.3（92） | 干酪 | 0.7（28） |
| 全蛋（煮、煎） | 2.2（88） | 奶油（液态） | 0.7（28） |
| 全蛋（生鲜） | 2.0（80） | 牛肉干 | 0.5（20） |

注：资料来源：中国居民膳食营养素参考摄入量（2018 版中国营养学会）.

为了促进钙质吸收，除胃溃疡、反流性胃病、溃疡性结肠炎等患者外，普通人平时应多喝酸奶，因为酸奶中的乳酸菌有助于钙、磷等在体内的吸收。但要注意在饮食中适当控制磷的摄入，而且全谷类食物和钙不宜同时摄取。有些因素可促进肠道钙的吸收：维生素 D 可促进小肠对钙的吸收；蛋白质消化过程中释放的某些氨基酸，如赖氨酸、色氨酸、组氨酸、精氨酸等可与钙形成可溶性钙盐而促进钙的吸收；乳糖经肠道菌发酵产酸，与钙形成乳酸钙复合物可增强钙的吸收。

2.适当补充维生素 D，或增加日光照射及运动量。

目前大多数研究认为，为了提高体能、预防跌倒和骨折，每天至少应该补充700～800U 的维生素 D，且最好是补充维生素 $D_3$。

一般在早晨6～10点，下午4～5点晒太阳比较好，应该暴露皮肤，直接照射效果更好。对于肤色较白的人每天只需将手臂、双手和脸部暴露在阳光下5～10分钟即可，肤色较深的人可略长。

3.适量蛋白质　蛋白质摄入量应占总能量的15%，避免过高或不足。适量食用大豆及其制品，可补充蛋白质和钙，同时大豆异黄酮可减少骨钙丢失。

4.多吃蔬菜、水果　保证丰富的矿物质（如钙、钾、镁）、维生素（如维生素 C 和维生素 K、植物化学物质（如植物雌激素）的摄入。

5.多吃鱼　根据美国《家庭医师》的一篇研究表明，每天 3g 或更大剂量的 ω-3 脂肪酸对风湿性关节炎有效果，能减少晨僵和疼痛、敏感、水肿关节的数量。建议 1 周最少吃两顿鱼，特别是像三文鱼、鲭鱼和沙丁鱼这些脂肪含量较高的鱼类。

（二）膳食营养原则

（1）适当减少脂肪的摄入量。

（2）增加钾、镁、锌、铜的摄入。

（3）减少酒类和碳酸软饮料的摄入。

（4）减少钠、铅、铝的摄入。

（5）忌吃精制糖和甜食。

（6）合理饮食：多吃蔬菜水果，补充维生素。控制能量，保持适宜的体重。

（7）科学烹调：食物应新鲜、清淡、少油腻，避免太咸或过多的植物纤维。谷类含有植酸，某些蔬菜富含草酸，它们与钙结合成不溶性钙盐而降低钙的吸收，故在烹调上应采取适当措施去除干扰钙吸收的因素。如植酸酶在 55℃ 环境下活性较高，可以加适量水浸泡大米后再洗，以增加大米中植酸酶的活性。可在面粉、豆粉、玉米面中先加入发酵剂发酵一段时间，均可使植酸水解，增加钙游离。对含草酸高的蔬菜，可以先在沸水中焯一下，部分草酸溶于水后，再烹调。英国科学家在对食盐的研究中发现，盐的摄入量越多，尿中排出钙的量越多，钙的吸收也就越差。也就是说，日常生活中减少盐的摄入量，就能起到增加食物中钙质吸收的作用。这是最经济、实惠的补钙方式，也是对健康最有益的方法。每日 6g 食盐。

### （三）骨质疏松的食谱举例

**1.食谱举例一**

早餐：豆浆 30mL，鸡蛋 50g，麻酱花卷（面粉 50g），腐竹芹菜（腐竹 10g，芹菜 50g）。

午餐：米饭（大米 100g），海带排骨汤（浸海带 100g，排骨 75g），虾皮小白菜（虾皮 10g，小白菜 200g）。

加餐：酸奶 100g，草莓 100g。

晚餐：丝糕（面粉 70g），什锦豆粥（豆类 10g，米类 20g），红烧鲫鱼（100g），素炒西葫芦木耳（西葫芦 200g，干木耳 5g）。

加餐：柑橘 100g，低脂牛奶 200g。

营养成分：能量 1662kcal，蛋白质 68g（16.8%），脂肪 50g（27%），糖类 235g（56%），钙 820mg（不包括粮食和蔬菜）。

**2.食谱举例二**

早餐：米仁粥（粳米 20g，薏米仁 10g），茶叶蛋 1 只（50g），拌蓬蒿菜（100g，油 3g）。

上午点心：高钙牛奶 200mL，面包 1 片（面粉 25g）。

中餐：粳米 125g，红烧青鱼（青鱼 150g），香菇青菜（青菜 200g，鲜香菇 50g，油 15g）。

下午点心：猕猴桃 1 只（100g）。

晚餐：燕麦饭（粳米 100g，燕麦 25g），西葫芦肉片（牛肉 50g，西葫芦 150g），香菜拌豆干（香菜 50g，豆干 50g），虾皮紫菜汤（虾皮 5g，紫菜 10g），油 10g。

## 八、骨质疏松的营养补充剂治疗

### （一）骨膳食营养补充剂

1.全骨营养素类骨营养补充剂　骨髓壮骨粉。

2.氨基葡萄糖和硫酸软骨素类骨营养补充剂　硫酸氨基葡萄糖（glucosamine，GS，简称氨糖）、硫酸软骨素（chondroitin sulfate，CS，简称软骨素）和透明质酸（hyaluronic acid，HA）是一类广泛存在于人和动物软骨、肌腱和韧带中的天然糖胺多糖（glucosaminoglycans，GAG），同时也是构成关节软骨的主要成分，由软骨细胞和滑膜细胞合成。GAG能够预防和改善OA，对受损的软骨组织进行修复。

3.胶原蛋白肽类骨营养补充剂

4.其他骨营养补充剂　鱼油、橄榄油、蛋氨酸、未变性Ⅱ型胶原蛋白。

5.植物提取物　鳄梨和姜黄素、植物黄酮和生物黄酮、菠萝蛋白酶、姜。

6.补钙。

## （二）改变生活习惯

（1）减少动物蛋白、盐、糖的摄入量，尽量少食含太多镁、磷的饮料和加工食品。

（2）不吸烟；饮酒要适量。骨质疏松的发生和发展与人们的生活方式也有着密切的关系，不良的生活方式能加速其发生与发展，对于年轻人尤其是年轻的女士，特别需注意纠正偏食、挑食、节食等不良习惯，做到营养搭配合理；避免酗酒、嗜烟、饮过量的浓茶、浓咖啡及碳酸饮料；保证充足的睡眠；增加户外活动，适当日晒。骨质疏松是一种常见的代谢性骨病，适量规律的运动、适当补充钙及维生素D营养、饮食调节等良好的生活方式是预防骨质疏松有效、安全、经济的措施。

（李海芹　常世敏）

## 参考文献

［1］LAU E M. The epidemiology of osteoporosis in Asia [J]. IBMS Bone Key, 2009, 6（5）: 190–193.

［2］石瑞.食品营养学 [M].北京：化学工业出版社，2012.

［3］姜培珍.营养失衡与健康 [M].北京：化学工业出版社，2004.

［4］雷.D.斯全德.别让不懂营养学的医师害了你 [M].吴卉，译.北京：北京联合出版公司，2010.

［5］范志红.食品营养与配餐 [M].北京：中国农业大学出版社，2017.

［6］CLIFFORD J. ROSEN.美国骨矿研究学会骨矿盐疾病与代谢性骨病学 [M].8版.邓伟民，刘丰，译.北京：北京大学医学出版社，2014.

［7］王涛.失传的营养学远离疾病 [M].南昌：江西科学技术出版社，2015.

［8］亨利.G.比勒.食物、营养与疾病 [M].梁惠明，译.武汉：湖北科学技术出版社，2018.

［9］蔡美琴.医学营养学 [M].2版.上海：上海科学技术文献出版社，2009.

［10］中国营养学会，编著.中国居民膳示指南 [M].北京：人民卫生出版社，2016.

［11］叶松岭.营养学 [M].北京：中国工人出版社，2017.

［12］弗朗西斯.显凯维奇.赛泽.营养学–概念与争论 [M].王希成，主译.北京：清华大学出版社，2017.

［13］刘定梅.营养学基础 [M].3版.北京：科学出版社，2016.

［14］马文领.中国家庭营养指导手册 [M].北京：中国协和医科大学出版社，2010.

［15］叶伟胜.骨质疏松防治手册 [M].北京：科学出版社，2018.

［16］薛延，吴树勋，黄任，等.骨膳食营养补充剂研究进展 [J].食品科学技术学报，2017, 35（3）: 25–29.

［17］于涛．我国慢性肌肉骨骼疼痛现状与运动疗法［J］.中国体育科技，2016, 52（6）: 58-61.

［18］黄琪仁．钙、维生素 D 与原发性骨质疏松症［J］.中国实用妇科与产科杂志，2014, 30（5）: 336-339.

［19］龚敏，汪德华，邓霞杰．预防骨质疏松症的膳食营养因素［J］.现代预防医学，2007, 34（15）: 2858-2859.

［20］赵春燕，周瑞华，田永芝，等．营养教育与膳食干预对中老年骨质疏松患者营养状况和骨密度的影响［J］.卫生研究，2016, 45（2）: 230-235.

［21］李秀霞，宋志雪，陈长香．老年骨质疏松患者营养状况及影响因素分析［J］.中国骨质疏松杂志，2016, 22（7）: 893-898.

［22］杨雪，汤玉萌，王春．中老年骨质疏松女性饮食行为及综合营养评价［J］.中国食物与营养，2018, 24（12）: 76-78.

［23］欧怡，肖冬梅，谢勇丽，等．钙磷比例均衡糖尿病饮食对 2 型糖尿病性骨质疏松症患者的影响［J］.临床合理用药，2014, 7,（3）: 98-99.

［24］梁健，康文婷，黄亚生，等．骨质疏松的影响因素及预防措施［J］.临床医学，2019, 39（4）: 123-126.

［25］徐筠媛，谢小丽．骨质疏松患者的饮食与运动［J］.世界最新医学信息文摘，2017, 17（51）: 94-97.

［26］徐红，杨丽秋，庄春艳．骨质疏松症的饮食营养指导［J］.中国现代药物应用 2012, 6（24）: 129.

［27］洪翌翎，江芬儿，金霞，等．国内外居民膳食营养研究现状与展望［J］.农产品加工，2019（1）: 66-69.

［28］卢晓靖，连福治．膳食模式与骨质疏松［J］.中国骨质疏松杂志，2015, 21（11）: 1389-1392.

［29］周鑫．膳食营养素和运动干预对骨质疏松的研究进展［J］.食品与发酵科技，2019, 55（4）: 96-99.

［30］郭朝霞，汪君民．膳食营养因素对中老年人骨质疏松的影响［J］.山东教育学院学报，2010（3）: 69-72.

［31］李新民，宋艳．合理营养与骨质疏松症的预防［J］.中国现代药物应用，2007, 1（1）: 52-53.

［32］张月雷，丁浩，高悠水．维生素 K 参与骨代谢研究进展［J］.中华骨质疏松和骨矿盐疾病杂志，2015, 3（12）: 116-117.

［33］孙雪萍．营养配餐与设计［M］.北京：人民卫生出版社，2015.

［34］张光武．骨质疏松和骨质增生诊断与治疗［M］.4 版．郑州：河南科学技术出版社，2018.

［35］OMER ELMA, SEVILAY, TOM DELIENS, et al. Do Nutritional Factors Interact with Chronic Musculoskeletal Pain? A Systematic Review[J]. Clinical MeDicine, 2020（2）: 702-724.

［36］PAM TOWERY, J. STEPHEN GUFFEY, CODY DOERFLEIN, et al. Chronic musculoskeletal pain and function improve with a plant-baseD Diet [J]. Complementary Therapies in MeDicine, 2018（40）: 64-69.

［37］OMER ELMA, MSC, SEVILAY, et al. Chronic Musculoskeletal Pain and Nutrition: Where Are We and Where Are We HeaDing To? [J]. PM&R, 2020（2）: 45-67.

［38］方丽慧，闫素梅．过量维生 A 对骨骼代谢影响的研究进展［J］.饲料与畜牧，2008（6）: 39-41.

［39］张伟，许卫东．老年心血管疾病伴有骨质疏松症的相关机制［J］.中国地方病防治杂志，2013, 28（6）: 478-479.

［40］张君芳．浅谈烹饪对原料营养的影响及对策［J］.农产品加工，2020（4）: 7-8.

［41］田鹏，马信龙，王涛．骨质疏松症对腰椎间盘突出症的症状时间的影响［J］.实用医学杂志，2014, 30（24）: 3941-3942.

# 第十三章　骨质疏松疼痛病的康复治疗

骨质疏松疼痛病（OPD）综合治疗偏重于住院期间的整体治疗，OPD 综合康复治疗则偏重于社区健康管理背景下的居家康复治疗。两者只有场所与时间的不同，而没有治疗原则与管理理念的差异，以患者健康为中心的团队治疗仍是最基本的理念，不过综合康复治疗更加突出患者自我管理与能力健康维护的重要性，更加突出医师指导下的运动康复的安全性与重要性；更加突显营养—心理—角色—环境健康的整合与管理的重要性。

## 第一节　骨质疏松疼痛病康复治疗概述

### 一、OPD 综合康复治疗的基本内涵

1. OPD 防控需要整体康复治疗　整体康复观认为，人体各部分的康复相统一，人体康复与自然环境相统一，人体康复与社会环境相统一。强调人体康复的主要途径是指导和帮助康复对象依据上述原理，以顺应自然，适应社会，使整个机体协调统一从而达到整体康复。基于生态医学的健康管理服务更加强调身体、心理、社会与环境的协调统一，明确整合医学理念与理论为健康管理服务的基础。OPD 防控体系是基于慢性病防控新时代健康管理、循证医学、流行病学与预防医学前沿理论与技能，遵循"通识、融合、标准、沟通"原则确立的概念与防控体系，明确整体康复治疗是确诊 OPD 患者疾病进展与身体残疾防控的基石，不但需要门诊与住院时的规范化综合治疗，而且更加需要将分叉健康危险因素识别、评估、干预为基础的疾病预防与肌骨功能风险识别、评估与诊疗的疾病控制相融合，将整体康复理论技术与临床综合诊疗、保健技术培训与能力健康培育等重要环节健康管理服务相融合，搭建全人生、全方位与全过程的健康管理服务。

2. 基于生理能力健康的身体稳态保健　生理能力健康是指面临身体挑战时能够通过自我管理来维护自身生理功能稳态的能力。OPD 明确为全身肌骨代谢性疾病，说明 OPD 患者均有不同程度影响肌骨代谢的危险因素，其中营养饮食失衡与运动失当明确为 OPD 的主要危险因素，营养运动保健应明确为当下民众保健技术培训的重点内容。对此，OPD 综合康复须将个体患者不良生活习惯矫正为主营养矫正、科学合理膳食，体能活动及运动保健，健康认知与心理疏导及角色适应等视为综合康复治疗的基础。大量研究文献均认为，营养素供应充足、营养成分均衡是肌骨代谢的基石，而适度的体能活动与科学合理的运动锻炼是提升肌骨质量的保障。临床医师宜从自身健康维护出发，学习创新

营养运动保健技术,选择适宜个体患者的方法并从首诊开始给予全程、全方位的指导培训,提升患者营养运动的健康认知,主动矫正不良生活行为习惯,采纳健康生活方式并应用营养保健技术维护健康生活质量,促进 OPD 的康复。

3. 基于运动康复的全程疼痛管理　OPD 明确为全身肌骨代谢性疾病,营养矫正基础上的运动康复则为当世公认的骨质疏松与慢性疼痛防控措施。应当承认营养运动康复治疗是目前 OPD 相关疾病临床诊疗的弱项,甚至 OPD 住院患者综合治疗中缺乏基本的康复治疗理念,将必要的康复治疗等同于手术与介入治疗并发症的防控措施,基于当代预防医学与健康管理的慢性病防控中,康复治疗是临床综合治疗的基础,且远远超出医院康复理疗的内涵,尤其是疼痛管理中的运动康复与疼痛认知管理融合,自我管理与营养治疗整合,突显心理、角色、环境健康管理与疼痛病防控的密切相关性与基础性作用。在当今慢性病尚不能治愈背景下,OPD 患者慢性疼痛同样难以真正地消除或治愈,慢性疼痛将是相当多的患者日常生活中难以回避的。传统药物手术与当下疼痛调理治疗可能减缓慢性疼痛的程度,但难以消除诱发肌骨慢性疼痛的病因,局部责任病灶的清除并不意味着身体慢性疼痛的消除。这就需要明确以运动康复为基础的整体疼痛管理为轴线,通过针对性整体健康教育、促进与指导,以提升患者对 OPD 慢性疼痛的健康认知,通过自我管理能力的提升,防控不良姿势与运动失当诱发疼痛的风险。

4. 中西并重辨证康复的全程个体管理　中医中药占据 OPD 防控的半壁江山,尤其是在综合康复治疗中,从营养运动保健与 OPD 相关疾病及其共病的康复均需要明确的个体化方案。与中医临床各科强调辨证论治一样,中医康复学中亦贯穿着辨证康复思想。辨证是决定康复的前提和依据,康复则是辨证的结果。在中医康复过程中,辨证包含有对内在生理功能障碍的辨识,而生理功能障碍的改善与外在形体及行为障碍的改善有因果关系。因此,通过辨证论治改善引起各种功能障碍的内在原因,体现了中医学治病求本和整体康复的原则。如当代康复推拿技术以中西医理论为基石,是中西医结合模式的基本表现形式;将康复评定、功能判断与推拿手法相结合,朝向精准康复治疗;着重功能观,以功能为导向,提升功能为目标,使推拿按摩成为居家保健的基本方法。

5. 明晰心理角色健康的能力健康培育　心理疾病与角色失常是 OPD 患者主要共病,疼痛认知教育与管理、心理疏导与治疗、角色适应与社会关爱等整体健康管理为当下健康管理服务或临床人文关怀服务的核心内容。OPD 患者均有不同程度心理与社会能力健康低下现象,尤其是许多既往在家庭与社会中具有较高声誉的老年人,OPD 慢性疼痛折磨与躯体功能衰弱甚至残疾,不但产生显著的心理疾病,而且有极显著的角色依赖现象,使自我管理能力显著不足。

## 二、综合康复治疗的基本内容

1. 均衡营养保健能力　OPD 患者均存在不同程度的营养饮食失衡问题,甚至是导致骨质疏松发生发展的关键性因素。前期调研显示,所有确诊 OPD 患者均有明显的营养失衡,尤其是绝经期 OPD 高发患者,几乎均有蔬菜水果、硬壳豆类、瘦肉蛋类等 OPD 饮食均衡评价三要素的偏差，许多患者高度自信"饮食完全正常"，且外观体质也相当地"健康"，然而日常饮食食谱分析尤其是食材选择会发现，患者长年存在"偏食或挑食"。对此，应明确"饮食多样、营养均衡、维护功能与适应体能"原则的自主选择为主的营养保健指导方法，明确适度控制"高糖、高脂、高盐"三高、保障"蔬菜水果、硬壳豆类、瘦肉蛋类"三均衡和严控"功能饮料、烟酒零食、暴饮暴食"三危险的营养保健"三三营养保健"法。

2. 运动保健康复指导　运动康复对身体功能的影响是显著而长远的，针对 OPD 患者的身体状况和心理情绪特征，在科学理念的指导下对其实施运动康复指导，能够促进老年人身体功能的优化和心理健康状态的提升。康复运动指导模式下 OPD 患者合理地开展有氧训练、抗阻力训练及柔韧性和平衡性训练，能够明显提升机体的肌肉力量，改善骨密度，促进 OPD 患者活动能力的提升，有助于住院手术与特异治疗后身体衰弱状态的改善，同时有氧运动能够使心肺储备能力得到强化，提升机体胰岛素敏感性，改善血压和血糖状况，为衰弱状态的改善提供巨大助力。

3. 慢性疼痛管理　慢性疼痛为 OPD 的主要表现，住院手术与特异性治疗的目的同样是缓解或控制慢性疼痛的程度，最大限度地消除诱发慢性疼痛的病因病理。鉴于 OPD 机制，多数 OPD 手术或特异治疗虽然可摘除或减缓责任病灶病理损害，但全身肌骨代谢障碍的机制并未消除或逆转，加之手术与特异治疗创伤，若术后以运动康复为基础的整体康复管理不到位，局部组织炎性渗出、粘连、纤维化致瘢痕形成，甚至直接卡压相邻的神经，可导致手术慢性疼痛，严重者超越术前的慢性疼痛程度。因而，OPD 患者慢性疼痛管理应当是综合康复的基础内容。

4. 骨质疏松的综合康复　骨质疏松为 OPD 的核心病理生理机制，应当是 OPD 综合康复的基础。现有文献资料显示，自妊娠期骨质疏松症到老年骨质疏松压缩性骨折，从骨骼间质干细胞（MSC）功能演变、肌肉卫星细胞确认到肌骨细胞内分泌功能的深入研究与临床应用，肌骨运动系统这一全身最大的组织体系与代谢体系在慢性病中的基础作用日渐突显，OPD 防控体系明确其与常见慢性病互为因果、相互作用相互影响的密切关系，因而骨质疏松综合康复需要拓展为慢性病的综合康复。

5. 身体姿势的矫正与指导　姿势是个体日常生活中不良行为习惯导致肌骨功能损害的重要危险因素。包括睡眠、休息、娱乐与进食等所有环节的姿势习惯均有健康与非健康之别。职业工作姿势不良已经成为当代人职业病的重要诱因。出租车司机、电信文秘人员与教师成为 OPD 的高发群体。

## 三、OPD 的中医康复

1. OPD 通过疏通经络、调整脏腑，可起到活血化瘀、镇痛的效果。筋膜学说进一步明确中医经络与筋骨力学相关性，同病异治或异病同治随机选择。因而，多需要中医医师的指导。

2. 中医推拿按摩可以改善肌肉的工作能力，以降低肌张力，从而减少和消除肌肉酸痛，增加韧带和关节关节的灵活性及对关节功能的保护作用。

3. OPD 中医保健指导，会减少患者的心理阴影。

### 四、OPD 心理与角色健康康复指导

近年诸多文献均明确，负面心理因素会干扰机体功能康复，而正面心理因素则会加速机体功能康复。心理准备是影响 OPD 术后功能康复的最主要因素，负面心理加剧在患者术后和康复期间均可能出现，疼痛恐惧、害怕再损伤、运动恐惧症是影响患者术后治疗及康复的重要因素。负面心理因素包括心理准备不佳、缺乏信心、焦虑、抑郁、疼痛、再受伤恐惧和运动能力丧失的担忧等，而且这些负面心理在康复功能锻炼期间均可出现，从而影响整个康复过程和康复质量。研究发现，积极的心理反应可以改善肌肉功能，缓解骨关节症状，提高体育活动能力，进而促进恢复，使患者更好地恢复患病前的身体功能水平。

心理社会健康危险因素多难以区分，国外近年来多使用心理角色健康进行整体评估，国内仍以人文服务进行研究。现有文献心理角色多以护理研究为主，心理角色与治疗康复的相关性研究相对较少。真实临床护士接触与管理患者的时间与效能确实优于医师，但患者的信任度仍以医师尤其是中高级医师为高。因而，心理角色康复治疗与管理宜医护一体，特别是高级职称者更应关注患者的心理角色康复，能够制订与指导整体心理角色康复。在前期 OPD 营养运动康复验证研究中，主任医师亲自确定心理角色康复方案，并与营养运动康复融合管理，指导一线医护人员注重流程与环节管理，强调患者亲属的心理角色辅助，搭建适宜个体患者健康的健康管理服务团队效果更佳。

（史计月　高红旗）

## 第二节　骨质疏松疼痛病的物理康复

现代物理疗法主要包括两大类，第一类是利用大自然的物理能源，有日光疗法、大气疗法、气候疗法、海水浴疗法和矿泉疗法等；第二类是利用人工的物理因素，有电疗法包括直流电疗法、直流电离子导入疗法、低频电流疗法、中频电流疗法、电水浴疗法、静电疗法、电离空气疗法、长波电疗法、中波电疗法、短波电疗法、超短波电疗法和微波电疗法等；光线疗法包括红外线疗法、可见光线疗法、紫外线疗法和激光疗法；超声波疗法；磁疗法包括静磁场疗法、脉动磁场疗法及磁化水疗法等；蜡疗法及各种水疗法、各种温热疗法、冷冻疗法、各种运动疗法；真空负压抽吸疗法如中医拔火罐及中药外用等。

### 一、物理疗法的作用

1.预防作用　理疗、体疗、疗养具有锻炼作用，合理而适量地应用可促进各种生理活动，增强机体的调节功能，提高对外界各种刺激因素的适应能力。包括：预防因气候

急剧变化或新的气候条件所带来的不良反应；预防某些职业病，如矿井、坑道、地铁及潜艇等作业人员的紫外线缺乏症；预防和减轻手术并发症和后遗症，如污染手术或术后伤口有炎症反应，应及时采用紫外线、超短波疗法可预防感染；预防术后粘连及关节功能障碍可用音频电、电磁灯、蜡疗、超声波疗法等。

2. 治疗作用　理疗涉及所有临床科室，治疗病种在 260 种以上，与药物、手术等综合治疗可缩短病程，优势有：一种物理因子有多种治疗作用，如紫外线有消炎、镇痛、促进维生素 D 形成及加强免疫功能等作用；用于一般疾病的物理治疗剂量，对人体一般无明显不良反应；与药物联合应用时可改善局部药物浓度及促进局部炎症吸收有较好的疗效；与药物、放疗、化疗及手术等有协同作用，如直流电药物离子导入治疗伤口感染比单一用直流电疗法或单一用药物治疗效果好；射频疗法与化疗、放疗联合应用可减轻化疗、放疗剂量，提高治疗效果等。

3. 肌骨物理治疗　所有物理疗法均通过体表，经皮肤介导作用于肌肉及其神经、血管。因而物理疗法最直接的作用是改善肌肉微循环，增加肌骨血氧供应，预防、减缓或消除局部炎性反应；松解局部筋膜、肌肉及肌骨间的组织粘连，预防与治疗组织纤维化甚至瘢痕，减缓或消除感觉神经的卡压或损害，达到减缓或消除疼痛的目的。OPD 患者就医过程环境优化本身即包含日光、大气、气候等自然物理因素；手术患者不同时段采取不同的人工物理方法，如冰敷、电磁、红外光、低能量激光、紫外线和电疗法等可达到预防感染、促进切口愈合，减缓疼痛。

## 二、常用物理疗法简介

### （一）电疗法

包括直流电、低频电刺激、中频电疗法、高频电疗法等。主要作用有以下几个方面：

1. 各种电疗因子　因其性质不同，其作用机制也各有特性。例如：直流电对组织细胞内的电离、极化，去极化状态等的影响较显著，而高频电疗时，组织细胞基于共振原理吸收物理能量。

2. 电疗的共性作用　如生理和治疗作用是以理论学变化为基础的神经—体液调节途径实现的。电疗具有镇痛、消肿、消炎、脱敏、缓解肌肉痉挛、加强组织张力、促进恢复正常的神经传导和调节功能等治疗作用。

3. 电疗的特异性作用　如直流电优先作用于末梢神经感受器和周围神经纤维；不定频率低频电优先作用于肌肉—神经结构；超短波优先作用于结缔组织、单核巨细胞系统。电疗的特异性作用在使用小剂量时最明显。

4. 电疗的效果与其作用的组织器官有关　如微波作用于肾上腺区可增加皮质固醇激素的产生，作用于甲状腺区可降低糖皮质激素的活性，加强免疫功能。

### （二）电磁理疗

人体的某个部位发生了疾患，该部位的内部环境就会发生变化，生物磁场及经络就会发生紊乱。将该部位置于一定强度的磁场中，就会调整该部位的内部环境，使该部位的生物磁场及经络达到新的平衡，达到治疗人体疾病的作用。电磁波治疗仪具有：提高机体内各种酶的活性，促进机体对各种缺乏元素的吸收，修复和疏通微循环通道；激发机体自身的免疫功能和抗病能力；促进机体脑啡肽的分泌，达到持续镇痛的目的等作用。

电磁理疗为 OPD 应用最为广泛的理疗设备，更是目前家庭康复必备设备。单独使用即有较好保健与康复治疗作用。近年有辅助中药粉溻渍、中药汤剂涂擦、泥灸或姜片贴敷等联合应用研究报告。笔者 60 例 KOA 患者单用或隔姜理疗，后者显著优于前者。

### （三）蜡疗

蜡疗的作用原理：温热、机械压迫和其他因素综合作用的结果。贴近皮肤的蜡层可迅速凝结，阻止热向皮肤迅速传导；气体和水分透不过蜂蜡，热量不易向四周放散，蜡饼上虽只有薄薄的一层蜂蜡，但温度仍能保持很久；蜂蜡具有良好的可塑性与黏滞性，能密贴于体表各部皮肤，随着热能的放散和冷却，蜂蜡逐渐变硬，其体积可缩小10% ~ 20%，因而对机体组织产生轻度机械压迫作用；蜂蜡成分中除酯类外，还包括具有生理活性的游离酸类、游离醇类和烃类，每 100g 蜂蜡中含维生素 A 4096 国际单位，对于润泽皮肤和促进创面上皮再生有良好效果。

## 三、OPD 的冲击波治疗

冲击波是一种通过振动、高速运动等导致介质快速或极速压缩而聚集产生能量的具有力学特性的声波，可引起介质的压强、温度、密度等物理性质发生跳跃式改变从而产生相应的生物学效应。冲击波生物学效应包括：组织损伤修复重建作用；组织粘连松解作用；扩张血管和血管再生作用；镇痛及神经末梢封闭作用；高密度组织裂解作用；炎症及感染控制作用。体外冲击波治疗（ESWT）技术具有非侵入性、组织损伤小、并发症少、治疗风险低、治愈率高、疼痛缓解迅速、治疗周期短、费用低廉等诸多优势，已成为一种全新的非手术治疗方法，其临床应用已经深受骨科、运动医学科、疼痛科和康复科等科室的广泛关注。随着 ESWT 基础和临床研究的不断深入，ESWT 将为 OPD 开辟更为广阔的治疗空间，从而成为该领域内不可或缺的治疗手段。

### （一）ESWT 作用机制

ESWT 是一种通过物理学机制介质（空气或气体）传导的机械性高聚能声波。模拟子弹射击高聚能气动产生的脉冲声波转换成精确的放射或弹道式冲击波，通过治疗探头的定位和移动，对疼痛广泛的人体组织产生良好的治疗效果。ESWT 是一种不连续压力峰在介质中的传播，这个峰导致介质的压强、温度、密度等物理性质的跳跃式改变。ESWT 的机制目前尚未完全明确，主要有机械效应、空化效应、压电效应以及镇痛效应。利用 ESWT 刺激促使血管内皮细胞生成，从而达到消炎镇痛、松解粘连、改善局部微循环的作用。

1.机械应力效应　体外冲击波作用于机体后，其机械刺激由于接触介质的不同，产生不同程度的生物学效应，具有促进细胞增殖和代谢、刺激血管再生和组织修复的能力。

2.空化效应　气体在体外冲击波的应力作用下，产生自由基造成细胞膜破坏，激活

mRNA 表达的 TGF-$\beta_1$ 及胶原蛋白细胞增殖，在病灶区域内修复损伤。

3. 压电效应　ESWT 增加了骨组织的应力，产生极化电位，引起压电效应。这种压电效应对骨组织的影响与冲击波的能量大小有关。许多动物实验都发现高能量的冲击波可以引起动物的骨骼微骨折，刺激新骨的生成。

4. 镇痛效应　镇痛效应主要表现在以下两个方面：影响神经元受体电位，阻断传导通路，从而起到镇痛作用；通过改变微循环内皮细胞完整性，增加黏附白细胞，并形成自由基，释放血管内皮生长因子及 P 物质等镇痛物质，从而达到镇痛的目的。动物实验研究报道 ESWT 能降低脊髓背根神经节神经元的降钙素基因相关肽（CGRP）的表达，迅速缓解膝骨关节炎的关节疼痛症状。

## （二）适应证与禁忌证

1. 适应证　肩关节钙化性肌腱炎、肱骨外上髁炎（网球肘）、大转子疼痛综合征、髌腱末端病、慢性跟腱病、足底筋膜炎（有或无跟骨骨刺）、骨折延迟愈合、骨不连（假关节形成）、应力性骨折、股骨头坏死（无关节破坏）、剥脱性骨软骨炎（无关节破坏）。

2. 禁忌证　①出血性疾病：凝血功能障碍患者可能引起局部组织出血，未治疗、未治愈或不能治愈的出血性疾病患者不宜行 ESWT；②治疗区域存在血栓：该类患者禁止使用 ESWT，以免造成血栓栓子脱落，从而引起严重后果；③严重认知障碍和精神疾病患者。

相对禁忌证：下列疾病在使用高能聚焦式冲击波治疗机时为相对禁忌证，而低能量冲击波治疗机不完全受下列禁忌证限制：①严重心律失常患者；②严重高血压且血压控制不佳患者；③安装心脏起搏器患者；④恶性肿瘤已多处转移患者；⑤妊娠女性；⑥感觉功能障碍患者；⑦痛风急性发作患者。

局部因素禁忌证：①肌腱、筋膜断裂及严重损伤患者；②体外冲击波焦点位于脑及脊髓组织者、位于大血管及重要神经干走行者、位于肺组织者；③关节液渗漏患者：易引起关节液渗出加重；④治疗部位存在骺板。

## （三）ESWT 能量选择

波疗法能量选择：ESWT 的关键是将适宜的能量作用于准确的部位。采用的能量和选择的部位直接决定治疗效果。能量过低达不到治疗效果，而能量过高则产生不良反应。按能量等级将冲击波划分为低、中、高 3 个能级：低能量范围为 0.06 ~ 0.11mJ/mm$^2$，中能量范围为 0.12 ~ 0.25mJ/mm$^2$，高能量范围为 0.26 ~ 0.39mJ/mm$^2$，可根据设备制造商提供的不同能量参数范围、换算方式换算为能流密度。

按照 ESWT 能量划分，低能量和中能量多用于治疗慢性软组织损伤性疾病、软骨损伤性疾病及位置浅表的骨不连；高能量多用于治疗位置较深的骨不连及骨折延迟愈合和股骨头坏死等成骨障碍性疾病。

## （四）常见 OPD 疾病的 ESWT 治疗

1. 骨不连及骨折延迟愈合　适用于大多数骨不连及骨折延迟愈合。除全身禁忌证外，急性感染性骨不连、病理性骨不连、骨折断端严重营养不良性骨不连、内固定不稳定者也不适宜 ESWT。定位方法：推荐使用 X 线定位，也可结合彩色多普勒超声定位。使用聚焦式冲击波治疗时，通过 X 线机将治疗点与聚焦式冲击波治疗机第二焦点耦合；使用发散式冲击波治疗浅表部位骨不连时，根据超声或 X 线定位结果于体表做好标记。选择治疗点时，如有内固定物应避开。每次治疗的治疗点最好不重复，以免损伤皮肤。每更换一个治疗点前应进行 X 线定位。

治疗方法：患者体位以舒适、方便治疗为原则，一般采取坐位或卧位。反射体或治疗头一般放置在肢体血管神经较少的一侧，同时应避开内固定物，如病变特殊，可根据病变部位及临床经验选择反射体或治疗头的位置，以有利于病变部位吸收最大能量冲击波为原则。治疗区域必须涂抹耦合剂，不能有空气存在，以免损伤皮肤。通常采取适量多次法，根据骨折部位不同，选择不同的能流密度，疼痛敏感者可从低能量冲击波开始、以患者能够耐受为原则，在后续治疗过程中逐步增强冲击波能量。位置较深的骨不连多采用聚焦式冲击波治疗机，治疗参数设定为中、高能量；位置较浅的骨不连也可采用发散式冲击波治疗机，治疗参数为中、高能量。每次治疗选择 2 ~ 4 个治疗点，共冲击 2000 ~ 4000 次，每次治疗间隔 1 ~ 7 天，5 ~ 10 次为一个疗程。建议治疗 3 ~ 5 个疗程，间隔 2 ~ 3 个月，分别于治疗前及治疗后 3、6、12 个月，摄正侧位 X 线片或行 CT 检查，了解骨折愈合情况。

2. 股骨头坏死　适用于成人早中期股骨头坏死（ARCO Ⅰ 期、Ⅱ 期、Ⅲ a 期）。有选择的适用于 ARCO Ⅲ b 期及部分Ⅳ期股骨头坏死，不愿或不能手术者；股骨头坏死伴有髋关节创伤性关节炎者；髋臼骨折、股骨头骨折可能发生股骨头血运障碍者。除全身禁忌证外，局部治疗区域有急性软组织感染或皮肤破损也不适宜 ESWT。

定位：采用 X 线及超声定位，但需结合 MRI 检查所示坏死区域确定治疗部位，要求 ESWT 治疗点与 X 线及 MRI 检查显示的股骨头坏死部位准确耦合。在治疗中应随时监视定位，及时纠正治疗点漂移。通常采用适量多次法，以股骨头坏死部及其边缘为治疗点，每次治疗一般选 3 ~ 5 个治疗点，每个点冲击 500 ~ 1000 次，每天或隔 1 天治疗 1 次，5 次为一个疗程，冲击总量为 8000 ~ 15000 次。可根据病情适量增加。患髋 3 个月内不负重，6 个月内减少负重。建议治疗 5 ~ 8 个疗程，间隔 2 ~ 3 个月，分别于治疗前及治疗后 3、6、12 个月，摄股骨头颈正侧位 X 线片及双髋 MRI 检查，了解股骨头坏死变化情况。

3. 膝骨关节炎　适用于成年人早中期膝骨关节炎，K-L 分期 Ⅰ 期、Ⅱ 期及Ⅲ期患者。除全身禁忌证外，局部治疗区域有急性软组织感染或皮肤破损、既往膝关节手术史、既往 3 个月有膝关节腔注射史也不适宜使用。定位：预先在患膝伸直和屈曲位确定并标记痛点，包括膝关节屈伸活动时、韧带被动牵拉时及按压时的痛点，并结合 X 线及 MRI 影响确诊病理生理改变点。治疗方法：将治疗头按压至标记的痛点，避开重要的血管和神经，能流密度为低、中级。单侧膝关节冲击 4000 次，每次治疗间隔 1 ~ 7 天，共 4 次。治疗时可同时兼顾解除膝关节周围肌肉痉挛。

4. 钙化性冈上肌腱炎　适用于确诊为钙化性冈上肌腱炎者。局部明显肩袖肌腱断裂、上盂唇撕裂、骨折、感染、肿瘤及全身禁忌证者不适用。定位：患者可取坐位或仰卧位，上臂中立位或轻度内旋，使冈上肌腱朝向肩关节上方，采用体表解剖标志结合痛点定位或超声定位，有明显钙化者可结合X线定位。以触痛点为中心作为治疗点，避开重要的血管和神经。治疗方法：按冲击能量由低到高微调，以患者能够耐受为宜，能流密度为低、中级。每次治疗选定1个中心治疗点，冲击1500～3000次，有钙化灶者，可选择较高的能流密度和冲击次数，每次治疗间隔1～7天，3～5次为一个疗程，可行多疗程治疗。

5.肱骨外上髁炎　适应证为肱骨外上髁炎确诊者。定位：一般用体表解剖标志结合痛点定位，患侧肘关节屈曲，臂部旋前，触诊肱骨外上髁压痛点及前臂激痛点并标记治疗区。治疗方法：患者取坐位，按冲击能量由低到高微调，以患者能够耐受为宜，能流密度为低、中级，至少冲击1500次，在ESWT后一定要注意休息，疼痛得到缓解后方能再次进行治疗。

6.跖筋膜炎　适应证为跖筋膜炎确诊者。定位：采用体表解剖标志结合痛点定位或超声定位，在足跟部触摸压痛点，以压痛点为治疗点，如有2个以上痛点，则分别给予治疗。治疗方法：患者取下肢伸直坐位或俯卧位，能流密度为中级，每次冲击1500～3500次，每次治疗间隔1～7天，3～6次为一个疗程。

7.慢性跟腱炎　适应证为确诊为慢性跟腱炎者，以腱上部位炎症为主。禁忌证为肌腱体部曾用激素治疗患者。定位：一般用体表解剖标志结合痛点定位；也可用肌骨超声，对压痛点进行标记，应用肌骨超声在痛点寻找病灶区，并探测病变深度、范围及是否有钙化。治疗方法：患者取俯卧位，膝关节伸直位，踝关节放松位，能流密度为中、高级，每次冲击1500～2000次，每次治疗间隔1～7天，3～5次为一个疗程。

8.肱二头肌长头肌腱炎　适应证为确诊为肱二头肌长头肌腱炎者。禁忌证为局部明显肌腱断裂、严重肩袖损伤、骨折、感染、肿瘤患者。定位：患者取坐位或仰卧位，通过屈肘及外旋上臂，使肱骨结节间沟及其内的肱二头肌长头肌腱朝向肩关节前方，采用体表解剖标志结合痛点定位或超声定位。以触痛点为中心作为治疗点，避开重要的血管和神经。治疗方法：按冲击能量由低到高微调，以患者能够耐受为宜，能流密度为低、中级。每次治疗选定1个中心治疗点，冲击1000～2000次，每次治疗间隔1～7天，3～5次为一个疗程，可行多疗程治疗。

9.股骨大转子疼痛综合征　适应证为股骨大转子疼痛综合征确诊者。禁忌证为局部明显肌腱断裂、骨折、感染、肿瘤及全身禁忌证者。定位：患者取侧卧位，患侧在上，采用体表解剖标志结合痛点定位或超声定位。避开重要的血管和神经。治疗方法：按冲击能量由低到高微调，以患者能够耐受为宜，能流密度为低、中级。每次治疗选定1个中心治疗点，冲击1000～2000次，每次治疗间隔1～7天，3～5次为一个疗程，可行多疗程治疗。

10.髌腱炎　适应证为确诊髌腱炎者。定位一般用体表解剖标志结合痛点定位；也可用超声定位，在痛点寻找胫骨结节处，探测病变深度和范围，并进行标记。治疗时患者取坐位，患肢屈曲，能流密度为中级，每次冲击1000～2000次，冲击次数可根据病情增减，每次治疗间隔 1 ~ 7 天，3 ~ 5 次为一个疗程。

11. 腱鞘炎　适应证为确诊手（指）屈肌腱鞘炎、桡骨茎突狭窄性腱鞘炎、尺侧腕屈肌腱鞘炎等。定位一般用体表解剖标志结合痛点定位。治疗采用能流密度为低、中级，每次冲击 1000 ~ 2000 次，每次治疗间隔 1 ~ 7 天，3 ~ 5 次为一个疗程。

12. 骨髓水肿　根据 MRI 影像结合体表标志确定水肿区域，同时注意避开重要的血管和神经。治疗宜根据水肿区域大小，选取 2 ~ 5 个治疗点，根据患者对疼痛的敏感度，由低能级逐渐增加至所需能级，能流密度为中级，每个点冲击 800 ~ 1500 次。间隔 3 ~ 5 天治疗 1 次，5 次为一个疗程。疗程结束后 3 个月行 MRI 检查，了解病变进展，可行多疗程治疗。治疗期间避免其他可能导致骨髓水肿加重的因素刺激。

13. 距骨骨软骨损伤　适应证为踝关节疼痛及其功能障碍，MRI 诊断为尚未发生距骨塌陷，Hepple Ⅰ ~ Ⅲ期的距骨骨软骨损伤，软骨下骨局限性水肿和 / 或坏死，无巨大囊性变患者。禁忌证：除全身禁忌证外，距骨急性损伤、感染或巨大骨囊性变。定位采用 MRI 结合解剖标志定位，患者取坐位或仰卧位，患足固定于支架或枕头上，充分暴露治疗部位。以 MRI 所示损伤区域在体表对应部位为定位点，压痛点作为附加定位点。治疗应以定位点为中心，根据患者对疼痛的敏感度，由低能级逐渐增加至所需能级，能流密度为中级。通常采用多次治疗法，每次治疗选择 2 ~ 3 个治疗点，每个点冲击 1000 次，共冲击 2000 ~ 3000 次。间隔 1 天，5 次为一个疗程。建议治疗 3 ~ 5 个疗程，间隔 2 个月。分别于治疗前及治疗后 6、12 个月，行踝关节 MRI 检查，了解病变情况。

14. 应力性骨折　适应证为诊断应力性骨折，或存在明确过度劳损病史，出现明显骨痛患者，经 MRI 检查发现有局部骨膜反应者也可适用。禁忌证为病理性骨折、骨折明显移位、局部软组织损伤。定位根据 X 线或 MRI 检查结果，结合痛点定位确定体表治疗位置。使用发散式冲击波治疗时，治疗前根据 X 线定位结果于体表做好标记；使用聚焦式冲击波治疗时，通过 X 线机将治疗点与聚焦式冲击波治疗机第二焦点耦合。患者体位以舒适且方便治疗为原则，一般采取坐位或卧位。治疗头一般应放置在肢体血管神经较少的一侧。治疗区域涂抹耦合剂，避免损伤皮肤。治疗参数为低、中级。每次治疗选择 2 ~ 3 个治疗点，每个点冲击 800 ~ 1000 次，共冲击 2000 ~ 3000 次，每次治疗间隔 1 天，4 ~ 6 次为一个疗程。治疗后 2 个月行 X 线或 MRI 检查，观察骨折愈合情况，必要时可行多疗程治疗。治疗期间避免骨折部位过度负重。

## 四、超声波疼痛疗法

超声波是指频率在 2000Hz 以上，不能引起正常人听觉反应的机械振动波。将超声波作用于人体以达到治疗目的的方法被称为超声波疗法。发挥主要治疗作用的是频率 500 ~ 2500kHz 的超声波。

超声的主要适应证及禁忌证：

（1）适应证：运动支撑器官创伤性疾病，如腰痛、肌痛，挫伤，扭伤，肩关节周围炎，增生性脊柱炎，颞颌关节炎，腱鞘炎等。瘢痕，粘连，注射后硬结，硬皮症，血肿机化。

作用于局部及相应的神经节段时可治疗神经炎、神经痛、幻肢痛、慢性荨麻疹、带状疱疹、湿疹、瘙痒症、消化性溃疡、支气管哮喘、胃肠功能紊乱，其他脑血管病偏瘫，冠状动脉供血不足，眼视网膜炎，玻璃体混浊，营养不良性溃疡。

（2）禁忌证：凡恶性肿瘤（大剂量聚集可治），活动性肺结核，严重心脏病的心区和星状神经节，出血倾向，静脉血栓之病区均禁用。孕妇（早期）腹部及小儿骨骼处最好选用其他疗法。在头部、眼睛、心脏、生殖器部位治疗时剂量要严格掌握。

### 五、高能量激光疼痛治疗

高能量激光疗法是一种特殊的人造光，是工作物质中原子发出的"受激"光，可产生特定的波长和定向的光。高能量激光疗法能够快速有效地覆盖大面积的治疗靶点，有效地刺激深层的组织，可起到良好的抗炎、抗痛、消肿等治疗作用。高能量激光疗法使用特定的波形，以减少热积累现象，更有利于穿透更深层次的组织，且热效应引起血管舒张，使更多代谢物被吸收，促使氧气和代谢物的快速交换，使更多的氧原子到达线粒体，增加线粒体氧化反应，更快地合成 ATP。大量的 ATP 有利于 RNA 和 DNA 快速合成，促进组织快速恢复及愈合，缓解治疗区域水肿。同时，高能量激光疗法治疗还可增加微循环，促进内因子分泌，并开启免疫反应和神经再生，帮助恢复组织结构和缓解疼痛，还能在深层组织中快速诱导光化学和光热效应，可刺激肌腱内的胶原产生增加血流量、血管通透性和细胞代谢，起到镇痛作用、消除炎症反应和水肿的作用。此外，带有高能量激光束的高能量激光疗法通过发色团吸收小且缓慢的光已经得到更广泛地应用，这种吸收不是通过光的强度，而是通过传播到各个方向，增加线粒体氧化反应，三磷腺苷、RNA 及DNA 的产生。高能量激光疗法治疗的镇痛作用基于多种作用机制，包括其减缓疼痛刺激物传播的能力和增加体内类似吗啡的产生。

临床应用时功率选择不同，不同疾病的治疗效果不同。退行性疾病的功率适用范围为 10.5 ~ 12.0W；慢性肌肉软组织损伤的功率适用范围为 6 ~ 10W；脊柱疾病的功率适用范围为 3.8 ~ 12.0W；骨质疏松症选用的功率为 0.75W；急性肌肉软组织损伤选用的功率为 7W。在剂量方面，退行性疾病剂量的使用范围为 510 ~ 1780mJ/cm$^2$；慢性肌肉软组织损伤剂量的使用范围为 360 ~ 1780mJ/cm$^2$；脊柱疾病剂量的使用范围为 360 ~ 1378mJ/cm$^2$；骨质疏松症剂量的使用范围为 510 ~ 710mJ/cm$^2$；急性肌肉软组织损伤剂量的选择是 10J/cm$^2$。应对相同的疾病时，高能量激光疗法的参数也有不同的选择。疾病的病程、病情的严重程度等都有可能影响治疗方法的调整。严格筛选患者，把握治疗的时机，并注意与其他治疗方式的联合应用，才能够正确地使用高能量激光疗法。

### 六、全身振动训练或全身振动疗法（WBVT）

WBVT 是一种通过振动仪器产生振动波并作用于人体，使神经系统、肌肉 – 骨骼系统及心血管系统产生适应性反应进而提高部分身体功能的训练方法。主要机制包括：在肌肉骨骼功能的影响测定显示全身振动训练导致下肢肌力增加，能够在增强下肢肌力的基础上提高克服重心偏移的能力进而改善平衡功能；增加膝关节稳定性，提高机体稳定性上的作用；在神经肌肉协同方面在进行全身振动训练时，肌梭会被反复牵伸，使振动后肌肉感知牵伸的敏感度提升，长期训练后老年人能够对身体重心的偏移快速做出反应，进而提高平衡能力；全身振动训练可以增强老年人的跖屈肌力，因此步速提高的机制可能在于振动刺激使跖屈肌力增强，让老年人在行走过程中能够快速地蹬离地面，进而提高步速；在提高平衡的前提下，移动时站立相时间增加，老年人有更多的时间进行异侧腿的摆动，步长也就因此而得到提高。

## 七、生物反馈物理治疗

肌电生物反馈疗法可使肌肉启动收缩更加容易，将肌电信号和生物反馈巧妙结合，当采集的肌电信号达到或超过基线时，仪器就会给提示以指导患者肌肉正常收缩，充分调动患者积极配合。在国内外临床研究中，综合康复手段辅以肌电生物反馈疗法治疗KOA均取得不错的疗效。临床上，常用表面肌电参数 IEMG 和等速肌力参数峰力矩（PT）和总做功量（TW）分析评价目标肌肉肌力的大小。一般而言，IEMG 针对单一肌肉的肌力情况，PT 和 TW 体现为整体肌群的肌力和做功能力。因此，表面肌电图和等速肌力测试联合更能精确评估股四头肌肌力的变化，弥补徒手肌力测试具有的天花板效应。

以 KOA 为例，肌电生物反馈康复仪刺激辅助股四头肌收缩的同时进行登梯训练。登梯训练对于 KOA 患者而言是一项挑战性的日常功能活动，多数老年人摔倒是由于在登梯或上路基时踏空或绊倒所致。与平地步行相比，登梯训练需要更大的伸膝力矩；强化登梯训练，对改善膝关节日常功能、增强肌力更具有优势。KOA 患者膝痛缓解后，能承受更接近正常的膝屈伸力矩，机体能立刻采用更接近正常的控制策略，改善下肢力学传导，使膝关节对轴向负荷的承受能力改善，进一步减轻疼痛。KOA 患者膝关节长时间疼痛，坐姿相对固定，股四头肌处于低负荷持续收缩过程，使其缺血、缺氧，导致肌肉疲劳。临床上常用等速肌力参数 WF 和表面肌电参数 MPFs 评价肌肉疲劳。WF 反映测试过程中后 1/3 做功量与前 1/3 做功量的比值，体现肌肉的抗疲劳能力，其值越接近说明耐力越好，反之说明耐力较差。MPFs 作为表面肌电信号中频域分析的特征性指标，当肌肉疲劳时其成线性下降，斜率绝对值越大说明疲劳程度越明显。肌电生物反馈疗法是患者在登梯训练时予肌电刺激股四头肌收缩辅助登梯。该动作包括了股四头肌的向心收缩（上台阶）和离心收缩（下台阶）。上台阶时，股四头肌对抗自身重力向上；下台阶时，股四头肌对抗自身重力减速向下。该动作的顺利完成对膝关节本体感觉和稳定训练具有重要意义。登梯训练属于闭链运动，与开链运动相比，其对肢体远端进行固定，增加了远端承重，着重于对关节肌肉的功能性锻炼，激活躯体原动肌、协调肌及拮抗肌共同维持动态稳定。

近年来，肌电反馈治疗电刺激与超声联合治疗模块将电刺激和超声治疗同时作用于肌骨损伤部位，并可同时反馈收集数据，更好地达到消肿镇痛、修复损伤的目的。电刺激和超声波机械、温热、理化效应可提高代谢、刺激神经系统，提高生物膜的通透性，加快损伤组织的修复愈合。表面肌电生物反馈治疗能放大收到的微弱肌电信号，并以光或声的形式反馈给患者，患者可依据这种反馈信号来操纵肌肉活动，进而收缩或放松肌肉，具有操作简便、安全、无创等特点，目前已广泛应用于临床。应用表面肌电生物反馈治疗颈肩腰腿痛，不仅能有效强化肌肉力量、刺激肌肉运动、促进分离运动出现，有利于颈肩腰腿功能恢复，还可使患者直观、及时地看到自主运动的变化，提高患者依从性，强化治疗效果。

## 八、OPD康复的作业疗法

作业疗法（OT）的核心是活动。人类的活动包括日常生活活动、工作或生产性活动和娱乐与休闲活动3个方面，OT的治疗目的是通过活动提高患者上述3个方面的能力。完成活动的要素有感觉、运动、认知、社会技能与心理因素等。因此OPD患者多有不同程度的认知障碍，会在各种各样的活动中表现出异常行为。因临床上单一、典型的认知障碍病例较少，通常多种症状混杂存在，通过观察患者的作业活动情况，可以更详细而全面地发现、了解其在各种活动中表现出的不能用单纯的运动障碍、感觉障碍及精神心理状态来解释的动作及学习困难、精力分散、动作反应异常等。因此OT被广泛应用于各种OPD认知障碍的康复训练中。

1. OT在OPD康复中的作用

（1）通过作业活动能够提高健康认知功能，间接提高活动质量。如让单侧空间忽略患者进行绘画练习，不仅可以提高绘画水平，还可以改善视空间统合功能。如早期老年痴呆伴脊椎退行病变患者除注意力改善外其他成绩变化不明显，但在实际生活方面却发生了明显变化，某些依赖家属照顾者开始能独居。

（2）通过代偿手段可以使患者重新获得类似的活动能力、对于读书时有漏读的空间忽略患者在书页的左侧画一红线进行阅读训练，使患者重新获得阅读能力。

（3）通过环境调整提高活动质量。如使用带有报警装置的计算机使智力一般的重度记忆力障碍者学习管理自己的生活时间，结果生活能力提高。提高患者对障碍的认识，以代偿障碍、减少日常生活中的问题。

（4）作业锻炼方案：专业医护和亲属针对个体老年OPD患者制订针对性营养、运动、心理与环境康复方案，明晰一周内每天相应的时点康复项目内容，并在家人的监督提醒下定时活动，康复活动日常生活化，日常生活作业化，调控身体生理生物钟，提升整体健康质量。

2. 作业疗法的实施

（1）评价：准确的评价是有效训练的前提。OT对OPD伴认知障碍的评价包括功能障碍、能力障碍、社会方面的问题及转归等。在进行OT训练前，既要评价患者受损的认知功能，还应明确其残存的认知功能、把书面评价结果与观察到的异常生活行为进行综合分析，才能正确把握患者的实际情况，为其选择适当的训练内容，使训练具有针对性，这一点非常重要。如单侧空间忽略的患者在日常生活中表现出坐位时头（视线）偏向健侧，忽略位于其左侧的人，在转移时遗忘患肢或忘记患侧的轮椅手轮，在驾驶轮椅或步行中撞到左侧的人或障碍物，不使用左侧的餐具或漏吃餐具左侧的食物，通过指导矫正并作业锻炼可显著改善生活质量。

（2）作业活动的设计与实施：设计作业活动要综合考虑患者的时间背景（年龄、发育阶段、生命周期、疾病的经过）、环境背景（物理的、化学的、文化的），并能帮助患者把训练效果泛化到日常生活中，真正改善和提高患者的活动能力。适应法也称功能性作业治疗，不是针对性的认知训练，而是利用患者的残存功能，促进日常生活活动的自我适应；纠正法是以中枢神经系统重组为目标，利用感觉训练、运动训练、感觉整合、神经发育学等治疗手段促进脑功能恢复。

（3）实施中应注意的问题：①尽可能在实际生活和工作环境中进行评价，在训练过程中治疗与评价并行。②在进行认知训练时，首先选出主要的认知功能缺陷，以注意力、眼手协调和手指的灵巧度、构造行为、视觉信息加工、逻辑推理等排定训练的先后顺序，尽量让其自己发现并找出解决问题方法。③在训练中使患者保持在最佳注意水平，采取饱和提示或逐步撤除提示，由简单到复杂的顺序进行，经过反复练习提高速度。④在安排作业活动时要让患者有成功感、结束感。⑤临床上，由于各种认知障碍混杂存在并相互影响，从逐一评价中找出各种障碍着手训练，但并不一定能促进其自立和适应社会。因此，不能仅针对各种功能障碍进行治疗或训练，必须从情感、动机、自尊心着手，进行整体的综合训练。⑥小组训练能够使患者了解具有相同障碍者的表现从而理解自身的障碍，向别人学习并促进相互间的交流和鼓励。

（杜淑芳　史计月）

## 第三节　肌肉退行疼痛病的康复治疗

### 一、肌筋膜疼痛综合征的康复治疗

肌筋膜疼痛综合征（MPS）是一种常见的由肌筋膜激痛点（MTrPs）引起的疼痛综合征。MTrPs能引起特征性的疼痛、牵涉痛、运动功能障碍及自发放电现象。目前，对于许多新开展的治疗方法仍缺少足够的研究和充分的证据支持，主要原因与MPS本身的复杂性和临床表现多变，以及其中枢和外周神经机制尚存在争议有一定的关系。尽管如此，一些康复方法如冲击波治疗、针刺治疗、FM手法治疗等已有较充分的证据来支持其使用。"未病先防""防大于治"，健康的生活方式、积极的心态、适度的休息、规律的锻炼、均衡的营养饮食、基于人体工效学的生活、工作姿势习惯的养成更为重要，以免潜在MTrPs活化。

1. 肌肉牵伸结合冷喷（SS）治疗　牵伸是指利用外力（人工、机械或电动设备）对有肌筋膜激痛点的目标肌肉进行持续拉伸，皮肤、筋膜、肌肉间相对滑动，肌肉被拉长的过程。冷喷是指通过对表面皮肤进行快速冷却的方法达到神经反馈性阵痛效果。方法是让患者练习放松数次，喷上具有冷疗效果的喷剂，帮助患者做渐进性的被动伸展。

2. 肌肉能量技术（MET）治疗　是针对软组织、肌肉骨骼系统紊乱，以软组织整骨疗法为载体，操作者精确控制方向和施力大小，通过患者主动参与，利用肌肉等长抗阻-收缩的方式，改善肌肉骨骼系统功能和减轻疼痛的一种治疗技术。主要采用交互抑制（RI）和等长收缩后放松（PIR）两种方式。通过随机对照实验证明肌肉能量技术缓解下背痛，降低疼痛评分具有显著效果。在一项临床研究中用 PIR 治疗髂腰肌激痛点疼痛发现患者髋和脊柱伸展范围增大，疼痛显著降低。

3. 体外冲击波治疗（ESWT）　是肌肉-骨骼系统疾病中推广最快的治疗技术。冲击波是一种机械声波，具有高压强性、瞬时性和宽频性的特点，在穿越人体组织时其能量不易被表浅组织吸收，可直达人体深部组织。多项关于冲击波治疗 MPS 的长期观察显示，在远期疗效方面，应用冲击波治疗的患者疗效显著。

4. 超声波（UW）治疗　超声波通过应用压电晶体来将电能转化成机械振动能，以热能与机械能增强组织局部代谢循环，加速肌筋膜组织重生和延伸，达到缓解疼痛的治疗效果。UW 更能降低上斜方肌的电活动，并且可以提高疼痛阈值高强度超声，局部注射一样能显著减轻疼痛，增加关节活动范围，但两种治疗方法间没有显著性差异。

5. 针刺治疗　临床试验证明针刺肌筋膜激痛点与经络穴位治疗对腰背肌筋膜疼痛综合征都有明确疗效，二者合用提高治疗效果，值得临床进一步研究和推广。

6. 意式筋膜手法治疗（FM）　基于筋膜体系的解剖和生理及其遍布全身和其他组织相联系的特性，将人体筋膜分为矢状面、冠状面、额状面3个面，14条筋膜链，并将人体分为14个运动节段，是一种从整体观评估和治疗疾病的方法，尤其是针对肌筋膜功能紊乱相关的疾病。基于筋膜解剖和临床应用的研究证明筋膜手法处理慢性肩痛的效果显著，FM 筋膜手法治疗比单纯的手法治疗慢性非特异性下背痛在短期和中期缓解疼痛、提高生活质量等方面具有显著的统计学意义。

7. 肌内效贴布（KT）治疗　肌内效贴布是一种带有极佳弹性的超薄透气胶带，它的厚度与透气性均类似于人体的皮肤，可用来减轻水肿、改善循环、支持训练、放松软组织、减少发炎反应、减轻疼痛。肌内效贴布具有持续的自然弹性，可提供持续有益的感觉输入的一种非侵入性治疗技术。对于肌内效贴布提高痛点作用的研究解释主要集中在两个方面：①可能是由于肌内效贴布可以促进痛点处的血液循环，同时减少疼痛递质在痛点处的堆积，以达到"痛点提高"的作用。②可能是由于肌内效贴布的张力导致皮肤痛觉感受器产生的冲动使得脊髓后角神经胶质细胞兴奋，形成关闭闸门效应，导致疼痛感降低（痛阈提高）。在对膝骨关节炎和踝关节扭伤的患者进行治疗后发现，X 形贴法能够有效提高患者对疼痛的耐受度，降低患者在治疗过程中的疼痛感。

8. 缺血性按压法　大多数学者认为在激痛点局部加压会增强副交感神经的兴奋性，减少运动终板处乙酰胆碱的释放；在压力释放后，可见激痛点处的血流量上升，而血流量的上升则意味着氧气及能源物质的补充，这从某种程度上缓解了该处的能量危机；按压后的反应性充血则会改善酸性环境，提升乙酰胆碱酯酶浓度，保证乙酰胆碱的正常水解。

同时血流量的上升一定程度上稀释了各种血管反应物质的浓度，并且随着血流的趋于正常，因缺血而产生这些物质的过程也会随之终止，对组织内的伤害性感受器的刺激也减小，最终表现为患处疼痛的减弱。目前激痛点的缺血性按压多用单手大拇指或双手叠指对激痛点持续垂直加压，待指端触碰到紧张带后保持这一压力，在压力的作用下紧张带逐渐松软，在感知到紧张带张力明显下降后治疗师在原有压力的基础上加大压力，直到手指感受到新的紧张带的存在，连续操作 3 ~ 5 次后停止试压，作为一组治疗。从中医经络的角度来治疗激痛点，其施力部位不局限于激痛点处，具体的操作包括指压、指揉、弹拨等技术，且结合有效的辨证施治思维方法可更加有效地进行整体治疗。

9.健康教育及健康生活方式的引导式治疗  由于 MPS 主要由长期姿势不正确、用力不当所造成，姿势不当也是 MTrPs 长时间存在和持久不愈的原因之一。因此要宣教患者从人体工效学的角度纠正学习、工作姿势，并定时调整姿势，注意休息，劳逸结合，避免过度负重。并且倡导健康的生活方式，每周适度体育锻炼，治疗后适度地锻炼可以巩固治疗效果，促进肌肉正常长度和弹性的恢复。

10.其他治疗  其他针对 MPS 的常规治疗有热疗、推拿、肌电生物反馈疗法、热凝射频疗法、中药熏蒸治疗、低频激光治疗、经皮电刺激治疗等均有一定的治疗效果，虽然缺少全面显著效果的循证支持，但也有部分证据显示其治疗 MPS 的疗效应用。

## 二、肌筋膜炎的康复治疗

肌筋膜炎（MF）是指由于外伤、劳损或外感风寒等原因，从而引起人体富有白色纤维组织（如筋膜、肌膜、肌腱、韧带）的一种非特异性炎症变化，又称肌纤维组织炎。MF 被视为 OPD 的基础疾病与全程伴随的疾病，为 OPD 基础康复疾病。肌筋膜炎属中医"痹证"范畴，是临床上的常见病。近年来，中西医康复疗法治疗本病进展迅速，通过对大量临床病例的观察，临床疗效已获肯定，各种疗法也各有所长。常用康复疗法有：

1.中医治疗肌筋膜炎的康复疗法较多，如针灸、推拿、拔罐、小针刀、穴位埋线、穴位注射、中药外治等，其中又以针刺、推拿、拔罐、中药外用等在临床上应用更为普遍。重点技术有：

（1）针刺疗法：针刺疗法近年来已成为中医康复治疗肌筋膜炎的主要方法之一。针刺治疗肌筋膜炎既可采用现代的电针疗法，又可使用传统的针刺法。但单纯针刺较少用，多与其他疗法综合使用。以"祛寒除湿、疏通经络、活血化瘀"为原则，以责任病灶的辨证诊断合理取穴，视疼痛程度、性质与规律确定适宜的手法或辅助治疗措施。另外，艾灸疗法、温针疗法、电针及穴位注射也有不少应用。治疗时注重以局部反应点和局部取穴为主，多施以平刺、浅刺、刺络等手法，加强针感，可明显提高疗效。

（2）推拿手法：推拿手法可使痉挛的肌肉及筋膜松解、改善局部血液循环、理顺颈背部肌纤维，从而改善背肌的营养，达到活血消肿、舒筋祛瘀、解痉镇痛的目的；推拿理筋能温养筋脉、散瘀消肿、舒筋解痉，临床上多与其他疗法相互配合，且多数医家认为疗效显著。综合应用滚法、弹拨法、点穴法、揉法、擦法治疗，注意患者的耐受度与反应，不同于 MPS，MF 压痛点范围较大，以局部酸胀度为主，少数有神经病理性疼痛者说明有感觉神经的卡压，易辅助运动疗法、中药外治与热疗法等。

（3）拔罐疗法：以中医认为颈胸腰背督脉为"阳脉之海"，足太阳膀胱经主一身之表，拔罐能激发阳气，祛邪外出，以达温经通络、行气活血之功。以患者督脉上自大椎，下至缩筋及足太阳膀胱经循行背部的二经脉线上，运用闪罐法治疗此病，关键在于找准压痛点（阿是穴），掌握其大小、深浅，每次取 2 ~ 3 个为宜，但须消除全部痛点，以免复发。拔罐能活血化瘀、舒筋通络，改善局部微循环，增强组织新陈代谢，促进损伤组织的修复，尤其对顽固性腰背肌筋膜炎，治疗效果明显。

2. 物理疗法　主要有调制中频脉冲电疗法、超短波疗法、红外线照射、微波疗法和电磁疗法等。临床上多将数种方法综合使用，以提高临床疗效。

（1）调制中频脉冲电流含有低频电流和中频电流，其中低频电流有不同的频率与波形（正弦波、方波、三角波、锯齿波等）、有不同的调制方式（连调、间调、断调等）、不同的调幅度（0 ~ 100%），使调制中频脉冲电流兼有低频电和中频电各自的特点及治疗作用，因此治疗肌筋膜炎疗效显著。

（2）超短波疗法应用的电磁波频率在 30 ~ 300MHz，相对于短波具有穿透性强、可达骨组织、在脂肪层中产热较多等优点，能促使局部血管扩张，增强血液循环，改善组织血供及降低感觉神经的兴奋性而镇痛，同时还可加速局部病理产物的吸收，解除局部肌肉的痉挛和粘连，使损伤组织得以修复。

（3）红外线照射与电磁疗法均有显著的温热效应，可使局部组织温度升高、血管扩张、血流加速，并降低神经的兴奋性，因而有改善组织血液循环，增强组织代谢，促进炎症消散、镇痛和解痉的作用。

3. 运动疗法

（1）持续式动态关节松动术（SNAG）：是基于椎小关节面的解剖特点设计的运动康复技术，在不引起或加重疼痛的前提下沿关节面活动方向使小关节产生最大范围的滑动。在负重体位下，将棘突向患者眼部方向推动，可产生与小关节面平行的自然滑动。同时，它是一种在主动运动中进行的关节松动技术，称为运动中的关节松动术。相对于其他的关节松动技术，具有负重体位、不产生疼痛、安全效优的特点。SNAG 用于腰背肌筋膜炎的治疗，是基于骨骼与软组织肌肉、筋膜、肌腱、韧带相互作用的理论。腰背肌群、筋膜及韧带广泛附着于脊柱、骨盆及股骨上半部分的各个骨突处，控制着骨骼的运动，而骨骼的运动也可反作用于其附着的软组织，通过牵伸运动使其被动活动，以对抗关节周围软组织的张力，达到调整患者局部软组织的痉挛状态。

（2）抗阻力训练：近年来许多研究资料中均对肌筋膜炎康复训练中引入抗阻力训练方法的优势进行了分析，如采用异侧对拉训练方法，在帮助收缩与放松腰方肌方面效果理想，再如跪撑伸展训练方法，有助于脊柱平衡能力、回旋肌力量的增加。这些训练方法对帮助患者快速康复均有积极意义。研究发现，训练前两组患者在无痛、轻度、中度与重度例数上基本相仿无明显差异，康复训练后观察组无痛与轻度疼痛患者例数相比对照组较多，组间差异较为显著。训练前观察组患者腰背功能评分如指尖触底、穿袜、拾物、上举与翻身坐起等评分与对照组相近，训练后观察组评分结果相比对照组较低，差异较为明显。这些均能够反映出腰背肌肉筋膜炎患者康复训练给予抗阻力训练方式，取得的康复效果理想。

（3）肌肉能量技术（MET）：一般认为，采用 MET 联合其他物理治疗方法能够起到良好的治疗效果。MET 强调患者在康复治疗师的引导下，通过训练的方式，恢复原有的生物力学平衡。它要求患者在康复治疗师的指导下，进行肌肉的科学收缩、舒张处理，并依据实际情况来调整相应的训练时间、强度。在收缩、舒张肌肉时，通过有效操作使其与周边软组织产生螺旋与解螺旋效应，从而加速代谢产物的消除效果。MET 的治疗技术能够加速合成新生细胞，在有效恢复组织功能的基础上，重排结缔组织纤维，放松肌群，从而达到调整生物力学平衡的目的。

### 三、肌少症的康复治疗

肌少症为骨骼肌质量的流失及肌力或耐力的下降并可引发相关慢性病的一种临床衰弱综合征。肌少症是一种肌肉衰竭性疾病，根源于终生累积的不良肌肉变化，常见于老年人，也可发生于年轻者。发病过程可分为 3 个阶段：①若只有肌肉量下降，则为前期肌少症；②若再加上肌力衰减或生理功能下降这二者之一，则可称为肌少症；③若肌肉量下降、肌力衰竭、生理表现下降三者同时存在，则可定为严重肌少症。肌少症评估测量切点标准略有差异，亚太肌少症事务委员会在欧盟肌少症工作小组基础上按照亚洲人的肌肉构造特点提出的评估标准更贴近于亚洲人。老年肌少症患病率与人口老龄化密切相关，年龄增长实为肌少症根源，身体活动量不足则为直接原因，缺乏营养、激素分泌、疾病困扰等是相关诱因，肌少症对老人影响表现为降低生活舒适度，易引发相关慢性疾病，甚至引起残疾或死亡；身体活动中抗阻性运动结合有氧运动训练是降低老年肌少症发生率的重要举措。蛋白质、维生素 D 等营养物质的有效摄入，对缓解老年人肌肉量、肌力及肌功能的流失至关重要。

#### （一）基本康复方法

1.肌少症的营养康复治疗　口服营养补充是以增加能量和营养为目的，将能够提供多种宏量营养素和微量营养素的营养液体、半固体或粉剂的制剂作为饮料或加入饮品和食物中经口服用。口服营养补充剂（ONS）为液态、半固体或粉状的肠内营养制剂，俗称营养粉/营养液。ONS 既可作为三餐以外的营养补充，也可作为人体唯一的营养来源满足机体需要，适用人群广泛，尤其适合院外患者使用。越来越多的证据表明，老年人的营养与肌肉质量、力量和功能间存在联系，老年人的饮食模式应确保足够的蛋白质、维生素 D、抗氧化剂营养素和长链多不饱和脂肪酸的摄入。ONS 制剂含有蛋白质、氨基酸、碳水化合物、脂肪、各类维生素、矿物质及微量元素等成分，使用方便、安全，符合生理需求，适合经口进食的老年肌少症患者，包括肌少症前期患者。

2.运动康复（见第十三章相关内容）　相关共识不推荐任何药物治疗肌少症。能力健康培育为笔者推荐的整体康复方法。明确营养、运动康复基础上，需要指导患者及其亲属提升对肌少症相关知识的认知，明确肌少症并非是"老年特有表现"，科学、合理地运动与营养维护中能够减缓或避免其发生发展。

### （二）肌少症的中医康复

中医学并无肌少症的病名，但根据肌少症增龄性骨骼肌衰退的表现，其应属"痿症"范畴，肌少症的发生主要与肝脾肾关系最为密切，病位在筋脉肌肉。心肺耐力是指在进行持续体力活动时机体所表现出来的循环、呼吸及骨骼肌系统的供氧能力，通过长时间对大规模研究对象的追踪研究发现，心肺耐力与死亡率呈负相关，人的心肺耐力会随着年龄的增长而呈现下降趋势，心肺耐力低的人群具有较高的死亡率。肌少症与骨质疏松是两种紧密相关的复杂疾病，老年阶段骨量流失和肌肉力量的改变显著相关，骨组织和肌肉组织表现出并行的衰退现象，有研究表明，这种情况可能存在着共同的遗传控制因素，且已发现很多骨骼和肌肉相互作用的候选基因。

收集肌少症患者的一般中医症状及舌脉资料，参照《中药新药临床研究指导原则》中骨质疏松的肝肾不足和脾胃虚弱证型的临床表现进行分组。①肝肾不足证：主症：肌肉萎缩，腰酸腿软。次症：不能持重，目眩，耳鸣，舌质或偏红或淡。②脾胃虚弱证：主症：肌肉枯萎瘦削，神疲倦怠。次症：肢体软弱乏力，渐致缓纵不收；食少便溏，或久泻不止；面色白，虚浮无华；心悸失眠；甚者畏寒肢冷，面色白；舌质淡，脉细弱无力。

中医将肌少症归属于"痿证""虚劳""体惰"范畴，病位在筋脉肌肉，主要与脾胃脏腑虚弱相关，《素问·本神篇》"脾藏营，营舍意，脾气虚则四肢不用，五脏不安"，《素问·脏气法时论》"脾病者，身重，善肌肉痿，足不收引"，《四圣心源》"肌肉者，脾土之所生也，脾气盛则肌肉丰满而充实"。当前，肌少症的中医治疗形式主要包括内治法、针刺推拿、穴位贴敷等，均取得了良好的疗效。

（周慧杰　史计月）

# 第四节　骨性关节炎的康复治疗

## 一、OA 的运动康复

骨性关节炎（OA）的主要症状是疼痛，而疼痛因人而异。对于运动的个体，由于疼痛常被认为是运动的一部分，诊断可能会被延迟。然而，临床观察发现可能更早出现轻微的 OA，高活动水平和负重频率比久坐的人更高。OA 疼痛往往加重负重和影响休息。其他症状包括晨僵（持续时间小于 30 分钟）、捻痛、骨压痛和活动度下降（ROM）。对于热爱运动的人来说，确定可能导致 OA（或 OA 引起的疼痛）的原因是很重要的，例如关节错位、运动参与和先前的损伤。体格检查可出现捻痛、积液和关节周围组织压痛。影像检查是动态诊断与病情评估的主要途径。对于个体患者来说，OA 的管理必须在短期内平衡对工作或休闲活动的需求，同时促进关节和个人的长期体能和健康。

1. 明确健康运动理念　改善或保持身体健康是治疗 OA 的主要目标之一，将其纳入治疗计划可以降低疼痛水平，改善功能，延缓残疾。OA 患者每周至少 5 天，进行至少 30 分钟的适度运动。这些也是一般人群健康的建议。没有 OA，经常运动（游泳、骑自行车、跑步），不太可能随着年龄的增长改变关节退行性改变的进程，确立运动对肌骨健康维护的理念相当重要。相比之下，不能保持适度运动已被证明是与身体功能衰退相关。对于 OA 患者，无论其活动水平如何，运动治疗都应个体化，以患者为中心，考虑患者的年龄、活动能力、活动水平、共病和偏好。应该对个体的肌骨损伤进行评估，包括力量、ROM、估计的有氧适能性和平衡性，以确定个体具体运动处方。

一般来说，对 OA 的运动是可以耐受的，并且从肌肉骨骼的角度来看，除确诊明确的心脑血管病极高危外很少有禁忌证。在运动过程中，运动可引起骨关节不适，患者应被告知这可能是正常的，而不是疾病恶化的迹象。持续超过 2 小时的关节肿胀和疼痛可能表明至少需要对运动计划进行暂时地修改。其他潜在的安全考虑包括合适的鞋子、热身、冷却时间和逐步增加运动强度或频率。对于一般的 OA 患者，治疗模式（或算法）最重要的方面是减肥。如肥胖被证实与膝关节内收肌力矩增加（膝关节内侧 OA 的公认危险因素）密切相关。对于最初诊断为膝关节 OA 的患者来说，减肥是改善功能和减轻疼痛的主要治疗重点。虽然肥胖通常与个体体能无关，但大多数患者确实需要解决肥胖问题。在 OA 人群中，减少关节接触力的策略也被使用，包括有氧运动、力量训练和改进 ROM。然而，对于高体力者特别是运动员来说，这些建议需要更个性化，因为功能性目标可能在更高的水平上。

2. 有氧运动　几乎所有的 OA 指南都提倡一般有氧运动对 OA 患者康复治疗有效，尽管对于早期膝 OA 的运动个体还没有形成共识。在诊断的最初阶段，大多数患者被鼓励参加低强度的有氧运动，即散步、骑自行车、游泳或其他水上运动。就运动方式来说，很少有不同类型有氧运动的直接比较。水中运动似乎最适合肥胖患者，可以减少关节负荷，尤其是在治疗的早期。骑自行车是一种低强度有氧运动，已被证明有有利减少疼痛和改善功能，但骑自行车需要最小化压缩髌股关节协调性，存在骑行困难者宜谨慎。

3. 抗阻训练　OA 康复阻力训练须要明确阻力负荷、重复的次数、运动速度和频率的计划与患者有效沟通，应该对患者的力量和全关节进行评估。阻力应用可以通过体重、自由重量、器械或阻力带的量化评估。如在进行膝关节阻力训练时，四头肌、髋关节外展肌、髋关节伸肌、腿肌筋膜筋和小腿肌肉对负重功能要进行量化评估。一般人群的建议是每周运动 3 天，每次运动 2 ~ 3 组，每组 8 ~ 15 次重复。

4. 连续负重训练　在 OA 中，关节重复负重可导致肢体代偿运动和异常的肌肉兴奋模式。在运动康复的个体中，关节负荷的频率比久坐的个体要高，步态力学的这些变化可能更明显。在预先确定的步态速度下，KOA 患者的步态运动学与年龄匹配的健康无 KOA 患者的步态运动学有显著差异。这些活动包括突然停止步行、转弯、穿越障碍物和不同的地面，11% ~ 44% 的 KOA 患者在进行日常生活活动时，会出现关节不稳定或屈曲的机械症状。在前交叉韧带（ACL）断裂的个体中也有类似的机械症状。ACL 缺乏患者的振动训练已被证明对个体的功能提升有益。

5.关节活动度（ROM） 关节内和关节周围组织持续炎症导致的软组织活动受限和粘连可能导致 OA 患者症状。由此产生的粘连会导致关节表面生物力学力的改变，限制关节的运动，从而导致进一步的症状。

运动疗法和减重能缓解 OA 患者的疼痛，并改善其运动功能的结论有很高的临床依据；激光和电疗缓解疼痛、心理干预对心理学某些指标的改善有中等水平的临床依据。运动疗法是最常用的治疗方法，大多数情况下会合并使用包括冷、热疗，手法，电疗及针灸等方法。肌肉力量和关节活动度训练是常用的运动疗法。

6.运动康复患者的健康教育 患有 OA 的活动者应该放心，只要在活动结束后 2 小时内疼痛不会延长，就可以继续进行有规律的体育活动。

## 二、OA 的物理康复

物理治疗具有适应证广、患者接受程度高、治疗过程舒适、安全的优点，主要包括温热疗法、水浴疗法、超短波和微波疗法和中频等。在以关节疼痛肿胀为主的急性期可用温热疗法、水浴疗法和超短波改善关节局部血液循环，以促进渗出物的吸收，降低关节周围及韧带的张力。以疼痛和功能障碍为主的慢性期，采用低频可改变膜电位使离子和胶体通透性增强，软化组织，刺激细胞功能，加强新陈代谢，影响酶的功能和生物活性物质含量，提高痛阈；使用中频，中频电疗本身可有效改善膝关节局部血液循环，降低骨内压力，增加局部组织氧离子和营养成分的供给。两者缓解关节周围肌肉、韧带的紧张痉挛疼痛，在一定程度上能改善关节活动度。但是单纯的物理治疗不能增强肌力和膝关节的稳定性，关节活动度也改善较小，故一般多在运动疗法和传统的中医推拿疗法时配合物理治疗。

由于 OA 的病程较慢，在治疗层面上，患者总是希望尽早治疗，预后更佳。然而，大多数患者可能无法接受常规治疗或治疗不足。修复退化的关节软骨目前尚未能达到，通过早期和频繁的物理治疗，可以延缓关节的恶化，并改善患者的活动。60 ~ 80 岁的患者在接受 OA 诊断后一年内接受＞ 24 次物理治疗，可以降低 TKA 和全髋关节置换术的风险。老年关节退行性病变患者应在常规运动康复治疗之外，尽早和频繁地接受物理治疗可显著提升健康生活质量，从而延缓或降低关节残疾的发生率。

## 三、中医药康复

针灸推拿治疗主要是对 OA 相应关节局部穴位和阿是穴进行治疗。通过经络和气血的调整作用，能够使膝关节周围肌肉松弛，促进局部血液循环，从而消除膝关节炎症和水肿，使膝关节疼痛和粘连症状得以缓解。

传统运动治疗：古时称导引，强调意念锻炼与意念引导呼吸，引导肢体活动相结合。常用的运动方法有太极拳、八段锦、五禽戏、太极剑等，可有效改善社区 OA 患者疼痛、僵直等症状，增强膝屈伸肌肌力，增大关节活动度，提高平衡能力，改善步态及活动能力，明显改善患者肌肉力量。近年来传统康复疗法治疗 KOA 的优越性在众多研究中得到体现：采用针灸推拿治疗配合给予休息制动，口服布洛芬缓释胶囊同时外用风湿骨痛膏治疗 KOA，结果观察临床症状缓解程度、膝关节活动度及膝关节评分等均显著优于药物治疗组。诸多传统运动养生辅助中医适宜技术治疗 OA，说明传统康复疗法可通过疏经通络、祛邪扶正及温经散寒等治疗疏通膝关节气血，标本兼治，从而有效改善关节功能及关节活动度，并可在一定程度上提高 OA 患者的生存质量。

　　OA 是一种慢性终身性疾病，疾病康复治疗离不开家庭成员及护理人员的监督与支持。基于家庭的康复干预，是由医院或社区的护理人员制订康复运动治疗计划，家庭成员负责监督与支持，患者在家中进行的运动治疗方案。随着 OA 患病率的持续增长，基于家庭的护理干预方案日益重要。从患者角度理解运动障碍，制订适合个体的独特运动对于促进运动依从性非常重要，护理人员围绕运动治疗满意度、运动治疗经验及将运动治疗整合到日常生活中等主题，结构化访谈深入了解患者对运动的看法及日常生活中的运动经验，并针对性地制订家庭运动方案，运动治疗依从性及身体功能各项指标可明显改善。基于家庭的护理方案，应聚焦在家庭中提供的医疗和支持性医疗服务，而非更昂贵和限制性更强的医院。护理干预模式得到越来越多的关注，现阶段，基于家庭的护理干预主要集中于北美及欧洲等国家，国内学者对患者和家属进行了心理辅导、生活训练等相关辅导，并告知家属关心与支持对患者康复的重要性，观察结果显示，患者遵医行为显著提高，生活质量得到极大改善。

（周慧杰　史计月）

## 第五节　椎间盘突出症的康复治疗

　　椎间盘突出症（DH）是导致肌骨慢性疼痛最常见的原因之一。它是因椎间盘变性、纤维环破裂、髓核组织突出压迫和刺激相应脊神经根、马尾神经所引起的一种综合征。DH 常发生既往青壮年为主、年近中老年比率显著增加，男性多于女性。好发部位为以 $C_{5/6}$、$C_{6/7}$ 和 $L_{4/5}$、$L_5S_1$，占 90% 以上。DH 发病的基础是椎间盘的退行性变，颈腰部外伤或工作、生活中反复的轻微损伤导致髓核突出产生症状。职业、体育运动、遗传与 DH 的发生相关；肥胖、吸烟等是易发因素。DH 的预后较好，绝大多数经过康复治疗可达到临床症状的缓解及功能的改善，但可能复发。致残性 DH 少见，仅 10%～20% 的患者需手术治疗。椎旁肌群和直立棘肌群由同一水平的脊神经背根支配，椎间盘突出对根部造成的长期压力会导致该肌肉群的萎缩和退变。因而基于"五早"康复原则的全程、全方位的康复治疗是 DH 康复治疗的基础。相关文献认为，中国医师协会康复医师分会骨骼肌肉专委会 2017 年版《腰椎间盘突出症的康复治疗专家共识》内容翔实全面且有很好的实用性，虽然是针对 LDH，但对颈椎 DH 也有很好的参考意义。现转录如下：

## 一、健康教育

对于 LDH 患者，给予正确的健康教育，对预防复发、防止加重、缓解症状都具有一定作用。所有的患者均应掌握这方面的技术。

1. 维持活动和卧床　应向患者强调在耐受范围内维持规律的日常活动并进行一定强度锻炼的重要性。适当运动可以帮助缓解肌肉痉挛，防止肌力下降。患者维持活动与标准化物理治疗对腰痛患者的功能改善同样有效。数十年来，卧床休息被认为是急性腰痛患者的标准治疗。然而，近年来多项随机对照研究均证实，不卧床休息，并不会影响患者疼痛的恢复速度和程度。一项关于急性腰痛和坐骨神经痛的系统评价认为，相较维持活动的患者，卧床休息的患者甚至疼痛程度更高且功能恢复更差。研究将存在腰骶神经根症状的患者随机分入卧床休息组和对照组，持续 2 周后，70% 的卧床患者和 65% 的对照组出现改善，差异无统计学意义。12 周后，两组均有 87% 的患者报道改善，无论是疼痛强度、功能状态还是工作缺勤情况均无差异（1B 级证据）。卧床休息并不能改善坐骨神经痛患者的疼痛情况和功能状态（1A 级证据）。对于需要卧床休息以缓解严重症状的患者，应在症状好转后，鼓励其尽早回归适度的正常活动。较舒适的卧床姿势是仰卧位，在膝关节和头下各放置一个枕头，将肩部抬高。或者侧卧位，位于上方的膝关节屈曲，在两侧膝关节之间放置一个枕头。

2. 活动方式调整　活动的调整对急性腰骶神经根病患者十分重要，目的是减轻对神经根的进一步损伤，避免疼痛的加剧。患者应避免进行会增加脊柱应力的高冲击性运动，避免反复旋转和弯腰的运动。如某一特定的活动会引起严重的腰痛，或使疼痛明显加重，则应避免进行该活动，而尝试其他活动方式。理想的运动方案应结合可以改善心血管功能的规律锻炼及针对躯干和臀部的肌力训练，其中腹肌的训练尤为重要。步行、游泳、低冲击性的有氧运动都是较好的体育锻炼方式。

3. 正确的姿势　久坐，腰部长时间呈微屈体位，频繁弯腰的活动均是不利的（5 级证据）。不正确的搬动重物方式，频繁搬动重物或搬动过重的物体都可能导致腰痛的加重。患者应学会正确的弯腰和搬动重物的技巧。搬动重物时，应下蹲，膝关节屈曲，将物体尽量靠近身体，并使腹肌维持紧张以保护腰部较弱的肌肉，防止其拉伤。使用符合人体工学设计的腰垫和坐垫以辅助维持正确的坐姿。

4. 床垫的选择　中等硬度的床垫应是首选，与使用中等硬度床垫相比较，睡硬床的患者在 90 天时的疼痛相关功能改善较小。中等硬度床垫对卧床时疼痛的改善及疼痛相关功能障碍的改善均要优于硬质床垫。比较具有背部顺应性的床垫（如水床、泡沫床垫）及硬质床垫，结果发现使用前者的疼痛强度更低、睡眠质量更好，而使用后者的患者常难以坚持，导致失访率较高。比较硬弹簧床垫，独立袋装弹簧床垫对承托腰部有较好的作用，可维持腰部正常生理曲线。床垫的硬度可直接影响睡眠质量，与硬质的木板床和软质的海绵床垫相比，中等硬度的弹簧床垫较利于获得良好的睡眠。

5. 护具的使用　腰部的护具可通过限制脊柱活动起到缓解疼痛，预防急性加重的作用。然而其使用可能会强化患者对腰部问题的心理负担，从而产生躲避行为及活动限制，阻碍患者参与运动。因此，通常不作为常规推荐，而对于那些可以积极保持运动的亚急性腰痛患者，护具的使用仍是有益的。一项研究表明，30 天及 90 天使用弹性腰围的亚急性腰痛患者对止疼药物的需求适度减少，功能状态也得到改善。腰椎护具作为预防手段仅有很小的获益（1A 级证据）。故仅建议患者在持续工作时或一些特殊的会加重脊柱负荷的情况下佩戴使用，并注意需要定时放松。

6. 其他　建议患者避免过长时间开车，建议 BMI 超标患者进行减肥，建议吸烟患者戒烟。

## 二、运动疗法

运动治疗应在康复医学专业人员的指导下，基于康复评定结果，按照运动处方正确执行。不正确的运动可能会加重症状，甚至会使病情进一步恶化。

中等强度的运动可对脊柱产生保护作用。运动过程产生的脊柱动力载荷可促进营养物质的弥散，影响椎间盘基质代谢，减缓基质退变，运动疗法可缓解疼痛并改善功能。对于轻中度持续性症状的腰骶神经根病患者，可尝试进行运动疗法治疗。对于存在膝关节以下严重放射痛的患者，根据不同症状进行运动疗法治疗对疼痛的缓解和功能的改善要优于假治疗组（1B 级证据）。

关于运动疗法的介入时机，因急性腰骶神经根病和急性腰痛往往具有良好的自然转归，症状较轻的患者大部分可以自愈，而症状过重的患者又无法耐受，故不推荐在发病最初的 1 ~ 2 周内进行运动疗法治疗，如症状不再随时间加重，将治疗推迟至症状持续3 周时开始是较合理的安排，尤其是针对腰部的运动和牵伸不应在发病初期即刻进行。而对于亚急性或慢性病程的患者，如果没有危险信号，应鼓励尽早开始运动治疗。

运动疗法既可以预防腰痛的初次发生，也可以防止复发。

1. 核心肌力训练　核心肌力训练可通过协调的方式训练核心肌群以促进腰椎稳定性。4 周的核心肌力训练可以减少腰椎间盘突出症患者的疼痛，并改善其功能（2B 级证据）。

2. 方向特异性训练与麦肯基（McKenzie）疗法　所谓方向特异性训练，指根据患者的个体情况，在特定方向的关节活动范围末端进行反复地屈伸牵拉，其中最常见的就是麦肯基疗法。

3. 身心训练　身心训练可促进患者肌力、柔韧性及平衡能力的改善，还包含大量的放松技术，符合多个腰痛康复目标。常见的身心训练方法包括：①瑜伽。瑜伽训练包含特殊体位训练、呼吸技术及精神集中训练。对于缓解腰痛和改善腰部功能，瑜伽要优于自我护理及常规治疗，但与腰部运动效果相似。②普拉提。普拉提技术侧重于核心的稳定训练。对于慢性腰痛患者，普拉提对疼痛的缓解要优于无治疗及最小量运动。③太极。太极主要包括缓慢动作、呼吸技术及冥想。慢性腰痛患者的随机对照研究提示，接受太极训练的患者在 10 周时疼痛缓解和功能改善要优于常规治疗患者。

4. 腰痛学校　通常以小组的方式进行授课，在职业机构内进行的高强度方案（基于原始瑞典腰痛学校方案）可获得更好的效果，这类方案为患者提供解剖学、生物力学、最佳姿势及人体工学的相关信息，并进行连续超过 2 周的腰部运动训练。有证据显示，对于急性腰痛患者，腰痛学校在短期恢复及重返工作方面的作用要优于接受热疗的患者，但在缓解疼痛和预防复发方面差异无统计学意义。对于慢性腰痛患者，腰痛学校也有一定的积极作用。

### 三、牵引治疗

腰椎牵引是目前我国常用的保守治疗手段之一，可减轻椎间盘内压、牵伸粘连组织、松弛韧带、解除肌肉痉挛、改善局部血液循环并纠正小关节紊乱。临床上常用的牵引方式为持续牵引和间歇牵引。

### 四、物理因子治疗

1. 热疗　多种热疗法可通过改善局部血液循环、缓解肌肉痉挛改善腰痛。3 个月以内的腰痛患者，热裹治疗可有效缓解疼痛并改善功能，但这种获益较小且不持续。

2. 低中频电疗　低中频电刺激可在一定程度上有效缓解 LDH 患者的腰痛症状。其中较常使用的是经皮神经电刺激（TENS）及干扰电治疗。两项针对慢性腰痛的研究，其中一项认为 TENS 的效果要优于安慰剂，而另一项则认为 TENS 和假 TENS 治疗在结局上差异无统计学意义（2B 级证据）。一项研究将急性腰痛患者随机分入干扰电治疗组、手法治疗组和联合治疗组，结果发现三组患者在治疗后，疼痛指数、功能状态和生活质量均有显著提高，且可持续至 6 个月和 12 个月随访时 3 组患者之间差异无统计学意义。

3. 弱激光治疗　利用 632～904nm 的单波长光，直接作用于身体表面不适区域。弱激光治疗可在 3 个月后显著改善 LDH 患者的疼痛和残疾状况，且这一效果与 35%～50% 体重机械牵引及超声治疗相当。

4. 超声治疗效果　与 50% 体重机械牵引及弱激光治疗相当。连续性超声波治疗对改善腰痛患者的功能显著有效。

5. 针灸治疗　针灸对慢性腰痛有效，而对急性腰痛，其结果呈阳性但不明确。针刺疗法对于那些有较高期望的患者表现出更好的获益，故如果患者对其有较高的兴趣，可推荐使用。有系统评价发现，对比无治疗，针刺疗法可在短期内中等程度缓解疼痛并改善功能；而对比假治疗，针刺可有效缓解疼痛，但无法有效改善功能；对比非甾体抗炎药、手法及推拿治疗，其效果相当。

### 五、肌骨一体康复治疗

笔者回顾 DH 诊疗经验教训，尤其是连续 5 年 OPD 研究与临床验证研究，认为从康复治疗角度在上述基本内容基础上宜关注：

1. 肌骨一体康复　近年基础与临床研究明确退行性 DH 的基础病理生理是相应椎体骨质疏松，而相邻软组织退行改变，肌肉、韧带、肌腱、筋膜等硬化、钙化与椎体骨质疏松同步发生肌骨细胞老化、炎性反应与细胞重建异常，共同或同步发生终板缺血缺氧性炎性反应，进而诱发纤维环功能退化与硬化，脆性增加；髓核摄取营养素缺乏，炎性反应致组织水肿。近年来的 MRI、CT 影像检查病理生理分析，包括青壮年期椎间盘突出症患者，90% 均存在责任椎间盘为核心的椎体、软组织的退行性病变，真正外力性 DH 不足 10%。以骨质疏松病理生理病变为基础的退行性肌骨病变是 DH 的核心病理改变，以脊椎密切相关肌肉、韧带、肌腱与筋膜运动康复为基础的肌骨一体化康复应当是康复治疗的基础。

2. 抗骨质疏松治疗 基于 OPD 基础病理生理与真实临床影像、检测数据，宜摒弃既往单一椎间盘髓核、终板及纤维环为核心的病理分析，确立骨质疏松核心病理生理为主的肌骨代谢性疾病概念，将骨质疏松防控视为 DH 防控的核心。自然需要将骨质疏松康复理念与技能应用 DH 的康复治疗，抗骨质疏松营养矫正、运动康复与心理康复成为核心内容，自然抗骨质疏松药物为药物治疗的基础。

3. 康复治疗的时机 包括基于"五早"的疾病早期康复与术后早期康复，"早"应当是当下 DH 康复治疗的核心理念。包括 LDH 在内的 DH 康复治疗较骨性关节炎、骨质疏松甚至与肌少症等 OPD 相关疾病相比，康复治疗研究与经验文献要少得多，尤其是康复时机的把握相对滞后。如 KOA 患者膝关节置换术后 4 小时或麻醉作用消失后即启动术后康复治疗、脊椎椎体压缩性骨折开放矫正术也倡议术后 24 小时启动运动康复等。相对椎间盘突出症椎间盘摘除术后 6 ~ 8 周开始运动康复显然要滞后得多。前期临床验证实施椎间盘突出症患者围术期运动康复指导研究，患者入院 4 小时实施患者运动康复指导，术前核心肌群抗阻力、牵拉伸展与物理能量训练基础上，术后 4 小时上肢功能锻炼、8 小时下肢运动耐受锻炼、24 小时静态腰肌训练等，显著提升术后早期下床与生活自理能力。

4. 角色适应与社会关爱 DH 为 OPD 相关疾病中影响患者社会角色功能最显著的疾病，特别是青壮年期 LDH 患者多为家庭经济收入的支柱人，慢性疼痛对身体功能的损害导致患者家庭与工作中角色地位的改变伴随家庭经济生活能力的下降，自然会加重患者的心理压力，是诱发焦虑、抑郁甚至恐惧心理的重要因素。DH 导致慢性疼痛不但使患者不能参与社会生活，也难以发挥自身潜能，为家庭与社会作出有意义的事情，反而因心理障碍会做出许多难以想象的行为动作甚至出现自杀行为。需要亲属乃至社会的关爱，给予针对性心理治疗。经济支付仅是社会关爱的部分内容，更多的是对患者体力角色与心理角色的差异认可，特别是家庭角色的关爱，需要家人更多的关爱。需要注意角色关爱并非全身心的照顾特别是生活行为的替代，需要从提升患者自我管理能力入手，在专业医护人员的指导下，学习应用适宜的保健技术，协助患者主动锻炼。如既往 DH 早期康复强调绝对卧床 3 周时间，当下明确非重力锻炼与护具支撑下生活自理，全程、全方位核心肌群训练与手法康复、物理治疗等。

（于彦忠 史计月）

## 第六节　骨质疏松症的康复治疗

根据 ICD-11 疾病分类标准，骨质疏松有 8 种分型，包括骨质疏松（FB83.1）、绝经前特发性骨质疏松（FB83.10）、绝经后骨质疏松（FB83.11）、失用性骨质疏松（FB83.12）、药物性骨质疏松（FB83.13）、吸收障碍导致的骨质疏松（FB83.14），以及其他特指骨质疏松（FB83.1Y）和未特指的骨质疏松（FB83.1Z）。骨质疏松症最大的危害是骨质疏松性骨折。中国国家卫生健康委员会 2018 年 10 月 19 日在北京发布的首个中国骨质疏松症流行病学调查结果显示：我国 50 岁以上人群骨质疏松症患病率为 19.2%，其中男性为 6.0%，患病率水平与各国差异不大（美国为 5.1%，加拿大为 6.6%，韩国为 7.3%）；女性为 32.1%，患病率水平与日韩等亚洲国家相近（韩国为 38%），但显著高于欧美国家（美国为 16.5%，加拿大为 15.8%）；65 岁以上人群骨质疏松症患病率达到 32.0%，其中男性为 10.7%，女性为 51.6%。骨质疏松症致残率较高、治疗周期较长、治疗费用高昂，给患者家庭和社会带来沉重的负担，所以，骨质疏松症的康复治疗就显得特别重要。

OPD 明确骨质疏松为其核心病理生理的终生肌骨代谢性疾病，从妊娠期 OP 到老年原发性 OP，整体患病率、伤残率特别是生产安全事故诱发比率显著高于其他慢性病。尤其是明确 OA、DH、VP 等常见肌骨疼痛病为统一的 OPD，显著拓展骨质疏松病理生理内涵，提升 OPD 相关健康危险因素的认知。中国康复医学会牵头制定的首个符合 WHO 指南要求的《骨质疏松症康复指南》为国内内容最为翔实、循证依据最为明确、临床实用性最佳的 OP 康复指南。下面结合真实临床，从 OPD 康复治疗的角色，以《骨质疏松症康复指南》为基础阐述如下：

### 一、骨质疏松症康复治疗原则

（1）遵循相关学会发布指南中关于骨质疏松康复治疗的建议。除了目前的医疗状况、营养状况和药物使用情况外，评估和考虑患者的身体、功能、心理和社会地位，再确定康复方案。

（2）理解并实践相关指南中定义的治疗性锻炼的一般原则。为骨质疏松症患者或高危人群提供安全移动和安全日常生活活动的培训，包括接送、搬运和移动。

（3）从童年开始的终身运动和锻炼生活方式，有助于建立尽可能高的骨量，并减少以后生活中骨量的损失。只要遵守安全运动的原则，散步和日常活动，如家务和园艺，是老年人和任何年龄的人保持健康和骨量的实际方法低骨量。此外，在个人当前健康状况的参数范围内，循序渐进地持续训练和增加负重练习，对肌肉和骨骼力量都是有益的。行走辅助装置有助于弥补生理缺陷。

（4）在可能的情况下，采取措施纠正潜在的肌骨代谢障碍。如增强股四头肌改善平衡和力量，使人能独立地从椅子上站起来。避免不安全的动作，包括任何涉及扭转脊柱或伸直双腿向前弯曲腰部的运动或活动，如仰卧起坐、仰卧起坐或触碰脚趾。对齐是姿势和良好身体力学最重要的概念之一。它指的是头、肩、脊柱和臀部之间的关系。正确的姿势可以减少对脊柱的压力，并确保良好的姿势。

（5）根据患者的初始情况，提供完整的运动建议，包括骨骼负重有氧运动、姿势训练、肌肉和骨骼增强的渐进式阻力训练、紧绷的软组织和关节的拉伸及平衡训练。

（6）适当的运动可以改善身体机能/功能，骨量，肌肉力量和平衡，以及减少跌倒的风险。保持适当的医疗治疗，为患者提供营养指导和推荐的运动。

（7）避免长期固定，建议只有在需要时才进行部分卧床休息（包括定期坐着和走动），而且时间尽可能短。对于急性椎体骨折或多次椎体骨折后出现慢性疼痛的患者，如果可以忍受的话，使用躯干矫形器（如背部支撑、胸衣、姿势训练支持）可以减少骨折部位的负荷，帮助脊柱更好地对齐，从而减轻疼痛。然而，长期的支撑可能会导致肌肉无力和进一步的不适应。

（8）有效的疼痛处理是椎体骨折康复的基础。减轻疼痛可以通过使用各种物理、药理和行为技术来获得，但要注意，减轻疼痛的好处不应超过不良反应的风险，如定向障碍或镇静可能导致摔倒。对于椎体骨折疼痛且保守治疗失败的患者，可以采用新的手术方法，如后凸成形术或椎体成形术，由经验丰富的医师进行。

（9）评估患者目前服用的药物（考虑可能的相互作用）和家庭环境，以确定跌倒的主要危险因素。适当的干预及髋护具可减少老年人髋部骨折的发生，老年人有跌倒的高风险（先前跌倒、平衡障碍、视力低下）。对所有髋部骨折患者进行协调、连续的护理将会改善预后。改善髋部骨折患者护理连续性。

针对此原则，结合骨质疏松类型，确定针对性康复治疗方案。如针对绝经后骨质疏松症的康复治疗建议为：

（1）评估所有有骨折症状的绝经后妇女的骨质疏松症，并通过骨密度（BMD）测试确诊。

（2）建议65岁以下有一个或多个额外危险因素（骨折、低体重、吸烟）的绝经后妇女进行骨密度评估。

（3）建议65岁以上绝经后妇女进行骨密度评估。

（4）建议所有患者获得足够的膳食钙（至少1200mg/d，包括必要的补充剂）和维生素D（有缺乏风险的个体400～800U/d）。

（5）建议患者避免吸烟，并保持适量饮酒（每天两杯或更少）。

（6）考虑所有有椎体或髋部骨折的患者都可以接受骨质疏松症的治疗。

（7）对于骨密度低的患者，开始治疗以减少骨折的风险。

（8）年龄超过70岁且有多种危险因素的患者（特别是那些有非髋关节、非脊柱骨折史的患者）骨质疏松症的风险很高，因此无须进行骨密度测试就可以进行治疗。

（9）骨密度测量可用于建立或巩固骨质疏松症的诊断，预测未来裂缝风险，并监测由于医疗条件或治疗引起的骨密度变化。

（10）药物选择包括二膦酸盐，如阿仑膦酸盐和利塞膦酸盐，降钙素，雌激素或激素治疗（ET/HT），甲状旁腺激素和选择性雌激素受体调节剂（SERM），雷洛昔芬。

## 二、骨质疏松症康复指南证据要点

限于本书篇幅，尤其是相关内容与相关章节的重叠，摘录《骨质疏松症康复指南》主要内容如下：

1. 疾病诊断类

推荐意见 1：骨质疏松症的诊断推荐使用 WHO 诊断标准，即基于双能 X 线吸收测定法测量，骨密度值下降等于或超过同性别、同种族健康成人的骨峰值 2.5 个标准差为骨质疏松；此外，发生了脆性骨折在临床上即可诊断为骨质疏松症。（1A）

2. 功能诊断与评定类

推荐意见 2：推荐采用胸腰椎 X 线侧位平片和 DXA 侧位椎体骨折评估评定椎体骨折。（1A）

推荐意见 3：推荐对骨质疏松症患者进行疼痛、关节活动范围、肌力、平衡功能、心理状态五项身体功能的评定。疼痛评定推荐使用视觉模拟评分进行；关节活动范围评定建议使用量角器进行；肌力评定建议使用徒手肌力检查法进行；平衡功能的评定推荐使用 Berg 平衡量表进行；心理状况评定建议使用汉密尔顿焦虑量表和 / 或汉密尔顿抑郁量表进行。（1D）

推荐意见 4：推荐采用改良 Barthel 指数评定量表评定患者日常生活活动能力。（1C）

推荐意见 5：推荐使用中国人骨质疏松症简明生存质量量表评定患者生活质量。（1C）

3. 康复干预类

推荐意见 6：低频脉冲电磁场可有效改善骨质疏松症患者的疼痛，提高患者的生活质量，可作为骨质疏松症的辅助康复治疗措施。（2D）

推荐意见 7：推荐骨质疏松症患者进行有氧运动。对于高龄老年人，推荐低强度日常活动及体育运动；对慢性腰背疼痛的患者，开展对脊柱不增加负重和前屈负荷的伸展运动。（1D）

推荐意见 8：建议引导骨质疏松症患者进行抗阻训练，具体训练强度由康复治疗师根据患者评定状况而定。（2D）

推荐意见 9：全身振动训练可作为改善骨质疏松症患者骨密度、运动能力和相关功能参数的治疗手段。（2D）

推荐意见 10：推荐骨质疏松症患者进行平衡训练以改善平衡能力，预防跌倒和骨折。（1C）

4. 环境干预

推荐意见 11：建议对跌倒风险较高的患者使用拐杖或髋部保护器；对急性或亚急性骨质疏松性椎体骨折的患者使用脊柱支架。（2D）

推荐意见 12：建议改善骨质疏松症患者的家居环境，以预防跌倒。（2D）

5. 行为习惯和健康促进干预

推荐意见 13：推荐骨质疏松症患者合理进行户外活动，保证充足的阳光照射，照射时间 > 30 分钟 / 天，但并非时间越长效果越好。（1C）

推荐意见 14：建议对骨质疏松症患者实行早期营养干预，调整饮食结构，摄入优质蛋白、高钙膳食，限制酒精、咖啡及碳酸饮料的摄入，戒烟，并且尽量避免或少用影响骨代谢的药物。（2D）

推荐意见 15：推荐对骨质疏松症患者进行健康宣传教育，包括告知骨质疏松症的危险因素、危害，用药常识及饮食结构。（1B）

推荐意见 16：推荐采用 MORSE 跌倒评估量表评定患者跌倒风险，同时应该评定患者的居住环境。（1C）

推荐意见 17：推荐采用骨折风险预测工具评定患者的骨折风险。（1A）

推荐意见 18：推荐对骨质疏松症患者进行有针对性的心理干预，帮助患者缓解焦虑，以良好的心理状态面对疾病，提高生活质量。（1C）

推荐意见 19：推荐骨质疏松症患者进行太极拳、八段锦和五禽戏锻炼，具体应以患者评定状况和兴趣决定。（1C）

### 三、住院患者的骨质疏松症康复治疗

1. 骨质疏松症的识别与诊断　文献与真实临床均显示，OPD 诊疗专业临床医师对骨质疏松症的规范识别与诊断率不到 10%，而非密切相关专业的规范识别与诊断率不到 3%。对此建议从慢性病防控新时代健康中国行动计划方案落地角度，各级各类医院均宜实施规范的 OPD 理论技术培训，从医护人员自身及贫困人员 OP 防控开始，提升对 OP 的正确认知，进而建立 OPD 诊疗康复常规，有效提升 OP 识别与诊断率。

2. 明确治疗与康复一体化理念　慢性病防控新时代，医院疾病防控模式的建立与提升已经超出专业理论技术范围，明确为医院践行健康中国策略的两个关键性要素：疾病防控与保健技术培训。两者正是慢性病防控的核心内容。慢性病住院诊疗基本为疾病的中晚期，针对患者控制病情进一步发展，维护相对健康的生活质量，传统的以治疗为主的医疗行为难以满足患者的健康需求，而在治疗同时实施规范的康复治疗并针对性培训患者掌握的保健技术，确立并掌握相应的康复治疗理论与技能对疾病的防控相关重要。前期临床验证研究也证实，OPD 规范治疗同时给予营养、运动、心理、环境与社会健康危险因素识别、评估、干预及针对性康复技术培训，将适宜的康复治疗措施与多学科诊疗相整合，形成治疗康复一体的整体性疾病防控方案，可取得事半功倍的住院疾病防控效果。

3. 明确入院康复评估与全程康复治疗原则　康复评估与慢性病患者健康危险因素评估同步，识别、评价、干预 OPD 相关疾病的健康危险因素既是康复治疗的基础。需要住院患者入院第一时间进行相应的评估，且需要对住院疾病诊疗手术与关键性治疗后的康复进行预评估，关键性治疗技术实施前即应给予患者相应的康复治疗配合的指导，同时

从营养、运动、心理、疼痛、角色与环境角色给予针对性保健技术培训，引导患者切实实施"患者参与患者安全"管理，达到以患者健康为中心的团队健康管理服务目的。

4. 医护一体多学科诊疗 "术有专长"是医学专业细化形成的临床诊疗现实，真实临床"全才"者极少，且受专业技术与职责限制，住院患者主管医护也难以全程、全面且优质地给予患者整体疾病防控管理。这就需要明确的医护一体为基础的多学科诊疗理念与基本职业操守。从健康经济角度，任何医院难以为任何专科配备个体患者疾病诊疗与整体康复的所有设备、耗材与药材，尚须发挥各自专业理论技术优势。特别是应注意疾病防控新时代，临床护理要求显著提升，需要培育更多的专科护士实施专科治疗与康复操作与护理；需要摒弃传统临床护理"执行医嘱"理念，切实发挥临床护理作用，以专科护理专长提供给患者更多的健康医疗服务。专科医师同样需要将治疗与康复融合一体，将康复治疗融入所有临床治疗操作，任何诊疗操作均需要有明确的康复措施来提升诊疗质量。

（贺靖澜　史计月）

## 第七节　骨质疏松疼痛病居家—社区康复治疗

骨质疏松疼痛病（OPD）是指诸多健康危险因素侵扰肌骨细胞代谢，导致以肌骨细胞老化为主要病因、骨质疏松为主要病理改变、慢性疼痛为主要表现的全身性肌骨代谢疾病。为荟萃分析慢性肌劳损、肌筋膜炎、骨性关节炎、椎间盘突出症和骨质疏松症等既往相对独立的肌骨慢性退行性疼痛病流行病、基础研究与临床诊疗研究文献明确的国际性慢性病新概念。OPD防控理论与真实临床验证研究明确其为全人生、全过程、全方位的肌骨代谢性疾病，是心脑血管病、糖尿病、慢性肺病及肿瘤等常见慢性病的基础疾病与主要并发病。2018年10月19日，国家卫健委公开发布了首个中国骨质疏松症流行病学调查结果。结果显示，骨质疏松症已成为我国中老年人群的重要健康问题，50岁以上人群骨质疏松症患病率为19.2%，中老年女性骨质疏松问题尤甚，50岁以上女性患病率达32.1%，远高于同龄男性的6%，而65岁以上女性骨质疏松症患病率更是达到了51.6%。同期中国中老年人膝骨关节炎的流行状况荟萃报告，中国40岁以上中老年人膝骨关节炎总患病率为17.0%（95% $CI$：16.7% ~ 17.4%）。OPD前期验证研究区域流行病学调研数据显示40岁及以上人群整体患病率76.3%，显著高于同期心脑血管病、糖尿病和慢性肺病的患病率总和。

康复医学是以消除和减轻人的功能障碍，弥补和重建人的功能缺失，设法改善和提高人的各方面功能的医学学科，也就是功能障碍的预防、诊断、评估、治疗、训练和处理的医学学科。康复医学与保健医学、预防医学、临床医学共同构成现代医学体系，它们之间既有区别又有联系。保健、预防医学侧重于研究健康保健锻炼、合理营养，如流行病学、卫生学、环境保护、安全保护等；采用社会措施、健康教育与医学卫生方面等预防疾病、提高体质，也包括残疾的预防，减少各种病、伤、残的发生，属于一级预防。临床医学侧重于研究疾病的诊断、治疗技术和处理方法，如手术、药物及其他治疗方法。临床医师也应该掌握该科疾病康复知识和处理技能，包括病、伤、残的早期诊断、合理治疗，限制或逆转由病、伤、残造成的残疾，此为二级预防。康复医学不是医疗的延续，也不是临床医疗的重复，它不是只满足作出疾病的诊断和处理，而是侧重于研究病、伤、残所致原因、性质、程度、后果与恢复的可能性及康复的方法、措施。其目的是消除或减少病、伤、残带来的功能障碍，最大限度地恢复其生活和劳动能力，达到整体康复，防止残疾转化为残障，是二级和三级预防的组织者和执行者。慢性病防控新时代，基于生态医学的整合医学概念与理论体系明确四大医学体系的融合统一，预防医学三级预防为基础，临床、康复、保健相融合，形成以患者健康为中心的健康医疗服务体系。家庭是指婚姻关系、血缘关系或收养关系基础上产生的，以情感为纽带，亲属之间所构成的社会生活单位或社会有机体的细胞；社区是若干社会群体或社会组织聚集在某一个领域里所形成的一个生活上相互关联的大集体，是社会有机体最基本的内容，是宏观社会的缩影。家庭—社区被视为慢性病防控的基石，为当代健康管理服务的基础，自然被纳入《"健康中国 2030"规划纲要》的重要内容。

当今家庭—社区康复（FCR）治疗被 WHO 明确为一个国家疾病防控系统基础，视为世界卫生健康体系的核心保障，只有夯实家庭—社区预防—保健—康复—治疗一体化管理，使每位居民均获得有保障的维护健康的理论认知与基本的保健技能，方能有效提升疾病防控与突发卫生事件的管理质量。近年国际 FCR 研究提出以家庭成员健康教育与保健培训为基础，以家庭康复为导向，明确提高慢性病防控能力而非依赖卫生健康服务系统的理论框架。该框架要求以社区家庭医师为基础，搭建区域医疗中心（三级医院）为龙头，市—县（区）—社区医院为一体的三级健康医疗服务体系，形成慢性病三级指导三级预防的"三三防控"体系。以家庭为导向的 FCR 模型为教育和培训家庭成员作为管理过程中的促进者提供了一个理论框架：提高能力而不是依赖服务系统。指导建议鼓励专业人员思考其治疗关系的重要性及其在保健和治疗的技术方面以外积极影响康复结果的能力。建议对作为康复过程促进者的家庭成员进行康复培训，以减少对服务系统的依赖，解决家庭未得到满足的健康需求，并优化创伤或慢性病患者的康复结果；以家庭为导向的 FCR 模型被建议用于指导家庭作为积极成员更多地参与康复小组，并确定这一过程中潜在的有效成分。

如何搭建 OPD "三三防控"体系，实现基于患者健康为中心的全程、全方位的健康医疗服务自然盛成为 OPD 康复治疗的重点。汇总国内外相关研究，尤其是 WHO 慢性病灶区防控研究与我国慢性病整体防控试验区建设成果，笔者提出 OPD "三三防控"体系建设意见：

## 一、疼痛康复专科医联体

自 2016 年 10 月 13 日中日友好医院牵头成立疼痛专科医联体，发挥国家级医院疼痛科和各协作单位的学科优势，围绕慢性疼痛疾病的诊治、人才培养及临床研究，广泛开展业务合作，形成多方共赢的局面；促进慢性疼痛疾病的分级诊疗、提升专科疾病诊断和治疗水平，建立系统化、规范化的疼痛专科医师人才培养体系，推动学科发展；有效解决我国慢性疼痛疾病患者的就医问题，探索慢性疼痛疾病的规范化治疗模式，为推动国家疼痛学科的建设与发展发挥了重大作用。如今，以各地三级医院为牵头单位的各种模式的专科医联体广泛建立，极大地促进了各级医院学术水平的提升与民众慢性病诊疗水平。然而，疼痛或康复专科医联体基本局限于二级及以上医院，虽然部分地市级疼痛或康复专科医联体包含了社区乡镇医院，因疼痛与康复专科化协作，难以适应真实临床FCR的需要。

疼痛康复专科医联体原则上仍是由区域三甲医院疼痛科或康复科牵头，包含骨科、神经内科、内分泌科与老年病科等相关专业的专家，形成以FCR为核心的多学科健康医疗服务专家指导团队，同时依据相关政策明确"三三防控"体系要点纳入疼痛康复专科医联体建设与管理的重点。

1.基于FCR的预防保健指导与基础康复治疗　目前FCR基础以社区全科医师为主，虽然依据国家政策实施家庭医师签约、健康小屋与县域医共体及基层医疗服务提升措施，特别是不断加强管理的慢性病健康管理与公共卫生推进计划，均对夯实社区乡镇基本医疗服务能力有显著的促进作用，但现实实施中重点关注在心脑血管病、糖尿病、慢性肺病、精神病与癌症等慢性病的管理，OPD及相关疾病尚未纳入基层慢性病管理的范围。尤其是近年WHO高度关注的营养、运动、心理、职业与环境健康管理并未真实地纳入FCR，仍局限于疾病诊疗为核心医疗服务。对此，需要将基于FCR为基础的OPD整体健康管理服务纳入疼痛康复专科医联体预防、医疗、康复、教学、科研与管理的重要内容，明确基于FCR的慢性病预防理念与管理基础，特别强化基于能力健康的自我管理为基础的整体健康管理，提升以家庭为核心的慢性病防控能力。同时，从预防医学、健康管理、整合医学等全科医学密切相关的专科理论与实际技能角度，制订实施基于OPD基础防控的基本诊疗与康复实用技术，突出基于家庭保健的营养、运动、心理、环境与角色等整体健康维护能力的提升。多数学者认为城市社区将承担80%的基本健康医疗服务，社区卫生服务机构不断增强的技术水平和不断增加的健康医疗服务量使其在基本医疗服务体系中占有绝对主体地位。

实施医疗—卫生—体化管理应是FCR的基本制度保障与高质量健康管理基础。当下社区乡镇疾病控制、卫生、医疗三者管理相对独立，甚至不少社区乡镇医院以卫生为医院运动的支撑，而公共卫生多流于形式，并未使民众获得幸福感受。实施真实的健康管理服务，需要夯实基于家庭的整体健康教育、促进与管理，这就需要疾病控制、公共卫生与医疗三者的整合，共同实施定期的以家庭为单元的健康危险因素及流行病学调研，明确所有家庭成员健康危险因素及慢性病发病、患病、诊疗与康复等问题，制订针对性健康管理计划，明晰针对性保健技术与健康维护措施，尤其是基于确诊患者健康认知与自我管理的整体能力健康培育方案，在患者康复治疗基础上提升家庭所有成员的健康认知与保健技能水平，特别是强化基于家庭的营养、运动、环境、心理与角色健康的能力健康培育管理。

OPD 明确为全人生、全方位与全过程的全身性肌骨代谢疾病。从健康经济学角度健康管理服务投入 1 元钱相当于疾病诊疗花销 9 元钱。在当下慢性病防控新时代，应当明确家庭健康经济概念，引导每个家庭提升疾病的健康认知。以 OPD、心脑血管病、癌症、糖尿病、慢性病等为主的常见慢性病均明确为营养代谢性疾病。几乎所有慢性病均可通过切实有效的健康管理进行防控。笔者临床实践与切身体会，任何年龄、任何时间明晰"营养代谢疾病"的内涵与能力健康培育的重要性均不为晚，针对性康复治疗均需要以营养、运动、心理、环境与角色健康的自我管理为基础，而 FCR 则是实现整体健康维护能力的保障。

2. 基于 OPD 防控的基本健康医疗能力建设　疾病高危或早期确诊"早诊断、早治疗、早康复"为特征的二级防控为疾病三级预防的核心。基本健康医疗服务则为二级防控的基础。从国家及患者层面，基本健康医疗服务应具备公平性、必需性、可及性和经济性。公平性取决于政府政策制度与社会管理体系；必需性是慢性病防控尽然要采取预防与控制措施，也是家庭健康管理服务中必须采取的健康教育、促进与管理措施，即慢性病防控基石性能力健康培育措施；可及性是指基本健康医疗服务应当与国家及本地区经济发展状况、医疗技术水平和群众收入情况相适应，普通民众能够切实有效地享受到的健康医疗服务；经济性是指基本医疗服务不仅应具备成熟的医疗技术，而且这种医疗技术是有效的、可靠的和经济的，能产生最大的成本效益。现阶段，我国政府新医改明确建设以县级医院为纽带的基本健康医疗服务体系。

3. 基于健康中国策略的健康医疗服务模式的确立　疾病三级预防是指疾病确诊患者中晚期患者控制病情进展，预防躯体残疾，维护健康生活质量。随着我国经济的快速发展，特别是国家医保政策的提升与新医改深入推进，各级医院规模与质量均获得快速提升，同时因民众健康需要与医疗服务能力的差距，医患矛盾不断激化；医疗技术快速提升同时医疗费用快速增长，患者与国家医疗负担显著加剧。对此，党与政府明确以人民健康为中心的慢性病防控原则基础上确认健康中国策略，明确提出以疾病防控为基础的健康医疗服务要求，特别强调不断提升民众的保健技术水平。2019 年健康中国行动计划方案全面落地，基于慢性病防控的十大项目全面实施，同时加大相关立法，规范医患沟通与纠纷管理，缓解医患矛盾。在此背景下，作为疼痛康复专科医联体牵头单位的三级医院须要适时转变管理与服务模式，切实实施以疾病防控为基础的健康医疗服务。

基于慢性病防控的 OPD 健康医疗服务，应当是基于患者健康危险因素识别、评估、干预基础上责任病灶诊疗为重点的整体健康医疗服务，不但需要从 OPD 防控视角，采取综合治疗与整体康复措施实施诊疗，而且要同步实施基于营养、运动、心理、角色与心理的健康危险因素干预为重点的健康教育与保健技术培训，明确医患双方能力健康培育与中远期健康生活质量为评估目标的三级防控管理。

## 二、基于 FCR 的 OPD 防控

疼痛康复专科医联体建设实施的目的是创建并实施基于 FCR 的 OPD 防控。这就需要明确 FCR 的定义、特征与内涵基础上确认各级各类医务人员及社会工作者的职责任务。

1. FCR 的定义　居家康复为新世纪疾病康复焦点与热点，FCR 定义应当是基于现实需要，以适宜个体患者居家康复的技能并按以相应的标准，以社区医师指导下的康复治疗过程。重点是所有的康复治疗计划与技术，均应符合个体患者疾病康复、居家环境、健康认知与家庭文化经济的现实情况；制订康复计划需要是整体健康教育与保健技术相结合，且有明确的评价标准的方案，尤其是明晰全程、全方位的家人与社区医师的监督指导。

2. FCR 的特征　从慢性病防控角度来评价 OPD 防控技术，认为 FCR 的基本特征为：

（1）居家康复：明确康复治疗的场所为个体患者的家庭，即患者日常生活的基本固定的场所，并非任何医疗单位。因而，从一级预防到质控管理均宜明确立足点是家庭，且受个体经济、文化、理念与行为等健康危险因素的影响，不同患者的家庭环境与个体健康需求会有显著的差异。

（2）基于一级预防的基本康复：从 OPD 防控角度，FCR 对象是确诊 OPD 且多为经历各级医院诊疗康复后的患者，理论上应当是三级康复治疗。但基于 FCR 真实性及可及性，居家康复主要以营养、运动、心理、角色与环境健康的矫正与能力健康的提升，辅助必要的居家康复治疗设备或适宜的药物，且明确为非医疗场所，因而，居家康复需要社区医师的指导及家人的监督，确保居家康复的安全。

（3）基于能力健康的保健康复：从 6σ 理论分析，FCR 需要有符合个体患者真实需要的、明确的预期目标，而 OPD 防控为基础的居家康复直接目标是防控疼痛与运动功能障碍导致的跌倒或意外伤害，若预防跌倒则需要有明确的激励机制。能力健康为当下健康新定义，且有明确内涵与行为要求，宜明确为个体患者最基本的康复目标与评价数据。

（4）基于健康管理团队的社会关爱：OPD 居家康复重点是针对个体患者切实存在的健康危险因素的识别、评价与干预，现实生活中以家庭成员为核心，包括疼痛康复专科医联体相接相关地专家、医院诊疗的医护人员与社区提供服务的全科医师等的健康管理服务团队的保健技能指导、心理疏导与角色的社会关爱。

（5）基于三级预防的分级诊疗保障：OPD 与所有慢性营养代谢性疾病均明确为难以治愈性疾病，居家康复可能对可改变的健康危险因素如营养、运动、心理与环境等获得有效地改善与切实的控制，但对年龄、性别、遗传等不可改变因素是难以改变的。居家康复可最大限度减缓或控制病情的发展，但不能逆转病情，甚至切实不能控制病情的发展。这就需要有顺畅的"分级诊疗，双向转诊"机制与符合患者健康需求的疾病诊疗通道。疼痛康复专科医联体应为所有居家康复的患者明晰就医与康复指导通道。

3. FCR 的基本内涵　汇总本书相关章节内容，从 OPD 在慢性病防控中地位及民众健康管理服务基本内容评价，认为 FCR 的基本内涵有：

（1）能力健康观：能力健康为 OPD 防控体系中重要的创新理念。FCR 对象为确诊 OPD 的患者，康复治疗的疾病自然是 OPD。然而，OPD 明确为一类全身肌骨代谢性疾病，狭义概念包含既往相对独立的肌筋膜炎、肌少症、骨性关节炎、椎间盘突出症、椎源性疼痛与骨质疏松症等常见肌骨疼痛病，广义概念尚包含药物性、失用性、免疫性与感染性等最终结局为骨质疏松症的相关疾病，它们共同病理为骨质疏松，主要表现为慢性疼痛与运动功能障碍。从能力健康概念分析，OPD 不但存在显著的身体生理功能内稳态失衡，而且慢性疼痛与运动功能障碍诱发的意识统合能力不足及社会角色适应缺陷等整体健康损害，使患者面对社会生活挑战时的自我管理能力与应对能力显著下降。能力健康观即是唤醒健康教育的焦点问题，也是激励患者通过自我管理能力提升防控 OPD 病情演变的关键措施。

（2）健康管理服务：是应用健康管理理念与基本技术，为就医者提供整体健康医疗服务的慢性病防控服务模式。不同于目前实施的以疾病诊疗为基础的医疗服务，住院诊疗期间即应有效问询患者主诊疾病相关的健康危险因素，进而在医患沟通交流中全面评价患者整体健康观与健康生活缺陷，明确患者能力健康主要缺陷特别是应对生活挑战时自我管理与应对能力情况，将全程、全方位的健康教育、促进与管理纳入整体健康医疗服务中。重点是以既往病史、现病史、家族史、传染病史、系统与重点查体、针对性辅助检查等资料为基础，结合家庭及社区生活环境、社会关爱与健康医疗水平情况，制订适宜患者实际健康需求的健康促进方案；通过住院期间专家针对性健康教育、指导与保健技术培训，明确针对性能力健康培育关键内容；责任护士在护理专家的指导下，明确营养、运动、心理与角色健康教育与针对性保健技术培训方案。

（3）公共卫生医疗相融合：是指社区健康管理服务过程中，需要将基于家庭"健康管理"的疾病控制与公共卫生服务项目获取的数据资料与基于 FCR 的医疗服务项目整合为一体，互相补充相互促进。目前政策制度下，FCR 治疗产生的医疗费用尚难以纳入国家医保项目，尤其是居家治疗配备的设备、使用的耗材与药品基本为自费，即使各级医院住院带药或慢性病管理门诊治疗报销部分费用也难以补偿患者 FCR 的医疗支出。而疾病控制或公共卫生服务实施的流行病调查与健康体检项目，可在一定程度上补偿 FCR 过程中动态健康评估与针对性检查费用。关键是医疗公共卫生融合能够真正地体现社区健康医疗服务，提升患者健康管理服务的感受度与幸福感，使医患关系密切。

### 三、OPD 患者 FCR 基本内容

1.健康危险因素的识别　OPD 防控的基础内容，贯穿疼痛康复专科医联体管理与服务全程的服务内容。从三级医院住院到社区动态识别、评估患者及其家庭的健康危险因素，明确 OPD 及共病的基础病因与主要病理，不但是疾病诊断的基础，也是实施高质量的 FCR 的基础。文献与现实均明确不同家庭与个体居民，因不同的社会经历、经济水平与文化道德对疾病尤其是健康认知有极显著的差异，但均可通过针对性评估明晰一个对个体或家庭健康认知的"清醒剂"。20 例贫困 OPD 患者健康指导观察显示，中老年人角

色责任为唤醒教育的靶点；而富余家庭 OPD 患者健康生活质量甚至慢性疼痛的折磨为靶点；而多数患者当下经济社会背景下家庭支出为主要的靶点。这些均需要从健康危险因素的识别与评估中获得。需要学习与掌握的是受传统医学教育的影响，医护人员对社会、心理、伦理、经济、职业与环境等健康密切相关的理论与技能不足，是健康危险因素整体识别与评估及后续全程实施健康管理服务的主要阻碍。

2. 健康评估与临床流行病技能　健康评估是实施健康管理服务的基础，临床流行病技术则为实施健康评估的基本工具。文献分析与数据统计均是临床流行病学的基本内容，各级医护人员、疼痛康复专科医联体专家，尤其是公共卫生或疾病控制医师宜掌握并熟练应用临床流行病学工具设计适宜不同疾病、不同家庭与不同个体的健康问卷、健康危险因素调研方案或某种疾病或技术的流行病学调查方案，获得真实的数据并科学地评估，方能明确个体患者或家庭真实的健康危险因素或疾病的病因。

3. 危险因素干预与唤醒教育　针对群体、家庭乃至个体患者健康评估确认的健康危险因素给予健康教育、促进与管理，使家庭及其成员均能够尽可能多地采取符合自身健康需要的健康生活行为方式，并应用保健技术维护身体健康为健康管理服务的核心，同样是 FCR 的焦点与难点。德国著名教育学家斯普朗格曾说过："教育的最终目的不是传授已有的东西，而是要把人的创造力量诱导出来，将生命感、价值感唤醒"。马克思也说："教育绝非单纯的文化传递，教育之为教育，正是在于它是一种人格心灵的唤醒。"因此，教育的核心所在就是唤醒。健康教育、促进、管理同样需要唤醒，使居民特别是患者正确认知疾病与健康的内涵，明确"健康是一，其他为零"的健康理念。相对个体患者，健康唤醒教育的激痛点千差万别，需要在健康评估过程中从不同侧面洞察分析确认，明确其真实的关切点，并以此深入分析指导，以提升患者自身保健能力，同时提高家人、家庭医师、社区整体健康管理服务能力。

前期临床验证实践显示，能力健康是唤醒教育的主要抓手。人生存于社会必然时刻面对各种各样的生活挑战，不同的应对挑战的自我管理能力决定着其社会生活的质量。医患双方均应将 FCR 过程中的各种挑战的应对能力视为唤醒教育的激痛点。其实，矫正传统日常生活中和不良生活与行为习惯即面临许多挑战，如吸烟明确为骨质疏松症的直接高危因素，包括二、三手烟的危害均有明确的研究成果，中老年人为家庭的支柱，戒烟不但需要自身自我管理能力，同样需要家人的监督与关爱；同样，高盐饮食不但为 OPD 的主要危险因素，而且是所有慢性病的危险因素，限盐需要所有家人形成共识，不但需要居家饮食逐渐改善其"口味"，而且所有人家庭外饮食也应选择低盐饮食方能获得健康效益。而这些健康生活习惯往往均需要以家庭成员住院治疗为激痛点，唤醒每个家人的重视。而医护人员适时地针对性健康教育是关键。

4. 自我管理能力与社会关爱　自我管理能力为 OPD 康复治疗的基石，即包括个体患者自身疾病康复健康认知与保健技术转化为保健技能，适应与防控疾病对身体健康的影响，也包括维护与改善患者健康生活质量的所有团队成员。即 OPD 康复治疗过程中需要切实形成以患者健康为中心的健康医疗团队，所有团队成员均须要明确自我管理能力培育的重要性同时明确社会关爱对自我管理的影响。"人人为我，我为人人"为当今社会文明的基本共识，唯有全心全意帮助别人，才能获得他们无条件的信任和支持，建立坚若磐石的人际关系，这就是"共赢"！医护人员宜从自身社会基本道德培育与健康管理做起，学习践行自我管理，培育患者的健康自我管理能力。

5. 营养保健与药物治疗　营养保健是 FCR 患者的基石，药物治疗是 OPD 基础治疗内容，而 OPD 治疗用药基本均具有胃肠不良反应，同时炎性胃肠功能障碍明确为骨质疏松基础病因。因而，营养膳食保健、膳食结构与饮食习惯矫正成为不可或缺的内容。OPD 患者住院期间应给予系统营养评价，尤其是由营养医师给予专业和营养评估与指导，明确中长期营养保健方案；社区确诊 OPD 或高危患者也应进行系统的营养评估与营养保健方案的制订实施。OPD 药物治疗应纳入营养保健方案的核心内容，尤其是应关注营养饮食中矿物质—维生素—优质蛋白的均衡摄入达标与相应保健或治疗用药的相关性，尽力以膳食营养素均衡摄入为主保障肌骨代谢所需营养素。

6. 运动康复与物理治疗　运动康复公认为慢性病的基础性康复治疗措施，而物理康复治疗为 OPD 运动康复的重要的辅助措施。两者相互补充、相互协同，应当是 FCR 的基础性技术。肌骨退行性病变致骨质疏松明确为 OPD 主要病理生理改变，肌筋膜炎、慢性肌劳损、肌腱炎或肌腱损伤等软组织病变致责任病灶肌骨组织缺血缺氧及炎症反应，肌骨细胞内环境酸性物质积聚，产生致痛细胞因子刺激疼痛感受器而出现临床主要的表现——慢性疼痛。因而，改善责任病灶及相邻肌骨组织微循环，恢复正常的组织血氧供应，维护肌骨细胞基质充足营养素供应与有效地组织代谢为 OPD 康复治疗的主要机制。

自主运动康复与物理运动治疗是 OPD 患者运动康复最佳路径。牵引、抗阻力、推拿按摩、缺血性按压结合相应的物理治疗为 OPD 患者 FCR 适宜技术，也是由医护人员实施操作的常用运动康复技术，这些运动康复治疗均宜同步指导患者学习应用静脉拉伸、屈曲与抗阻力锻炼；动静转换效能与速率提升培训；非重力运动训练与有氧运动相结合的运动康复方案实施。稳定性与平衡能力训练始终是 OPD 患者运动康复的基础，所有运动康复项目培训与实施前均应选进行相应的身体稳定与平衡技巧训练，确保患者防控跌倒与意外运动伤害的发生。

（杜淑芳　刘月梅）

## 参考文献

［1］中华医学会物理医学与康复学分会，中国老年学和老年医学学会骨质疏松康复分会. 原发性骨质疏松症康复干预中国专家共识［J］. 中华物理医学与康复杂志，2019, 41（1）：1-7.

［2］BUILOVA T V, MARCHENKOVA L A. Multidisciplinary approach to the rehabilitation of patients with osteoporosis[J]. Voprosy kurortologii, fizioterapii, i lechebnoi fizicheskoi kultury, 2020, 97（2）：58-64.

［3］ANDRÉA SENAY, FERNANDES J C, JOSÉE DELISLE, et al. Persistence and compliance to osteoporosis therapy in a fracture liaison service: a prospective cohort study[J]. Archives of Osteoporosis, 2019, 14（1）：14-23.

［4］苏兰，袁丽，卢春燕，等.基于简易体能测试的健康教育对老年骨质疏松患者出院准备度及指导质量的影响研究［J］.中国康复，2020，35（1）：39–42.

［5］BAN J K, HAO B B, MCCARTHY L, et al. Denosumab utilization among older adults in Ontario: patient characteristics, persistence with therapy, and return to therapy after an extended gap[J]. Osteoporosis International, 2019, 30（10）: 1865–1872.

［6］相中，史建华，段朝辉，等.高龄老年患者出院后居家康复一体化综合干预策略与体会［J］.中华保健医学杂志，2017，19（6）：528–530.

［7］侯世伦，张新，王安利，等.老年人膝骨关节炎的运动康复：机制、方法与进展［J］.成都体育学院学报，2018（1）：110–115.

［8］刘刚.医学运动康复训练要素和基本方法［J］.康复学报，2018，（6）：7–10.

［9］冯宪煊，施慧鹏，白跃宏.老年骨质疏松性骨折的康复治疗［J］.中华老年骨科与康复电子杂志，2018，4（1）：48–51.

［10］张伟.老年膝骨关节炎伴骨质疏松症的整体康复治疗研究［J］.影像研究与医学应用，2018，2（20）：245–247.

# 第十四章　骨质疏松疼痛病的运动康复

运动康复是根据组织愈合病理分期和个体机能状态，以差异性运动训练为主要手段，使患者受损的结构及功能获得全面康复的技术，医学运动康复（MTT）是建立在科学循证基础上的运动康复体系，是一套系统化、规范化的治疗程序，强调患者主动参与平衡协调、肌肉力量、耐力、关节灵活性训练，有利于神经肌肉传导系统、本体感觉、关节活动度改善，促进患者功能恢复。MTT 目前已经成为慢性病防控的关键性技术，尤其是在心脑血管病、糖尿病、慢性肺病乃至肿瘤防控中发挥难以替代的作用。MTT 为骨质疏松疼痛病（OPD）防控体系中的关键技术，对维护身体肌骨代谢，减缓或消除肌骨疼痛，提升健康生活质量水平具有基础性作用。

## 第一节　医学运动康复概述

### 一、定义

MTT 是多学科医护人员共同对患者进行综合评估，并制订个性化的运动疗法方案，使患者在科学的指导下运动锻炼，达到减轻疾病，恢复健康的目的的运动治疗技术体系。运动疗法是 1954 年提出的一项科学的运动处方，以有氧训练、抗阻训练及柔韧性训练为主，主要对患者运动频率、时间、强度等方面做规范化指导，在进行运动康复前，患者需在护士和康复医师的指导下做热身运动，并根据运动处方开展运动康复。

MTT 包含 3 个层次：利用医学对人体生理及病理结构和功能的认识，准确判断发病原因，给予针对性治疗；科学、系统、精准控制的运动（尤其是主动运动），以功能锻炼和形态适应为目的，实现机体功能的康复和改善；运用多种手段，标本兼治，达到把患者受损的身体机能和运动功能部分或全部重塑的目的。MTT 强调合理、准确、规范地应用各项治疗技术，提高临床疗效，降低医疗风险。

需要强调的是 MTT 并不是一项康复治疗技术，而是一个框架和思路，类似于指导临床工作的临床路径。MTT 体系中有许多种具体的物理治疗技术和训练方法，如关节松动治疗、核心肌群训练等。同时，真实临床 MTT 应用多与针对性治疗技术相融合，如 OPD 中医适宜技术、神经阻滞与调理治疗、冲击波疼痛治疗等肌骨疼痛治疗间隙给予患者针对性运动康复指导，由患者自主、主动与规范的运动康复锻炼，可使相应的治疗技术取得事半功倍的效果。

## 二、MTT 分期

按照疾病病理康复周期，OPD 手术治疗的康复通常分为四期：手术前期、急性炎症期、组织再生机化期、功能结构重塑期。但因就医条件、患者身体素质等差异，OPD 手术患者病理愈合的各个分期时间不尽相同。在临床实际工作中，要结合不同患者的情况针对各期需求的功能评价结果开展工作，切不可强行照搬病理愈合周期执行康复方案。以前交叉韧带重建术（ACLR）患者为例，ACLR 患者手术前期时间为 ACL 断裂到手术前 1 天，急性炎症期时间为手术后 1～2 周，组织再生机化期时间为手术后 3～6 周，功能结构重塑期时间为手术后 7～24 周。在功能结构重塑期的时间范围内，较早阶段时韧带开始血管重建，移植体的强度降到最低，是 ACLR 后康复最危险阶段。此后随着时间的推移，胶原蛋白合成增加，韧带强度逐渐回升。因此，功能结构重塑期可分为功能结构重塑前期（7～12 周）和功能结构重塑后期（13～24 周），分别制订适合且安全的 MTT 方案，避免出现再损伤，同时促使患者功能更快恢复。以此分期明确 MTT 是以疾病病理变化分期为基础，对此，主管医师、护士与康复指导医师均应熟悉 OPD 主要病理分期，并能够通过影像资料判断肌骨病理特点，以肌骨炎性反应程度、强度、耐力与弹力等制订适宜的运动康复方案。

真实临床尚须掌握 MTT 实施前健康风险评估与肌骨功能评价。目前临床常用的有简易健康问卷（SF-36）、骨关节功能评价简表如西麦骨关节功能指数（WOMAC）等国际公认的评估技术进行评估。非科研患者诊疗通过患者行走态、速度、姿势及近期体力、睡眠与疲劳感受等进行评价。其中，代谢当量问询法（MET）依据相应表格核实近日日常生活体能活动情况即可确定个体体能水平；运动康复指导时多指导患者按顺序完成卧位坐起、坐位站起、蹲立时间和快速步行 60m 时间等方法进行评价，进而确定针对性运动康复方案。

## 三、MTT 训练基本原则

根据 MTT 理念，康复训练主要强调由患者主动完成，通过评定患者的具体情况，有针对性地制订个体化训练方案，遵循训练从易到难、时间从短到长的原则。MTT 在术后的康复训练更多强调主动因素。首先，尽量遵循无痛原则。患者对疼痛的感受相对准确和敏感，个性化方案的制订更应该遵循无痛的原则，疼痛视觉模拟评分法（VAS）在制订 MTT 方案时就常被应用。其次，训练强度以不影响下一次的训练为原则。MTT 训练的强度往往以患者能够接受，不引起责任病灶部位严重的肿胀和疼痛，或者肿胀和疼痛可以通过外用药物、休息等得到缓解。在实际临床工作中，一定强度的早期干预，往往具有比较好的临床疗效，但也可能存在一定的风险，这就要求在开展 MTT 训练时要及时和患者沟通治疗感受，在 MTT 训练基本原则指导下根据患者可耐受程度开展治疗和训练。再次，注意安全性。OPD 以中老年为主，MTT 实施与患者文化、职业、经历、认知与病情等密切相关，同时会合并多种共病，整体健康评估需要对 MTT 实施的环境、应激反应与体能水平来进行，避免发生跌倒、摔伤与意外伤害。伴有重要脏器慢性病和 / 或急性发作康复者的运动康复需要由相应的专业医师进行评估，以有益身体功能与健康为原则。

## 四、MTT 技术核心要素

关节灵活性、协调性、耐力、肌肉力量是 MTT 技术关注的四大核心要素。在疾病的不同阶段，根据 MTT 技术核心要素选择相应的评估和治疗方法。

1.关节灵活性　关节灵活性受骨性结构（包括骨、关节囊、软骨）、神经结构、肌筋膜结构、生物力学和神经生理等因素影响，根据受限原因进行针对性治疗。

（1）小范围活动：在关节活动小范围内，进行无痛的主动或被动活动，注意受累组织没有被牵拉的感觉。

（2）低强度牵拉：在关节活动允许范围内进行低强度的关节活动或牵拉，在感觉到关节周围软组织紧张时停止训练，时间 20 秒 ~ 4 分钟，牵拉持续 4 分钟以上效果更好。

（3）高强度牵拉：在关节活动允许范围内进行较高强度（达到痛点）的关节活动或牵拉，在感觉到关节周围软组织紧张后进一步用力，在患者可耐受范围内使关节周围软组织达到最紧张状态，每次牵拉时间为 20 秒 ~ 4 分钟。

2.协调性　是指人体产生平滑、准确、有控制的运动能力，通过一定的姿势及动态运动过程控制，维持关节的稳定而形成神经肌肉的协调互动。动作完成注重高质量、无疲劳、无痛。

（1）局部稳定肌和本体感觉训练：局部稳定肌是指在运动发生时首先被激活的、靠近关节轴的、单关节的小肌肉，通常具备较多耐力型肌纤维而非力量型肌纤维。本体感觉包括位置觉、运动觉和震动觉。在无痛、无肿胀或有较小的关节肿胀的情况下，尽可能多次进行重复训练，但应保证协调性训练动作的质量。训练内容：靶肌肉单独进行收缩训练，每组 10 次，每次肌肉收缩持续 10 秒，主观感觉轻松不费力。在靶肌肉收缩训练的同时，其他关键肌群可增加神经肌肉电刺激或压力刺激，增强肌肉的主动及被动收缩，促进动作的发展。本体感觉训练中关节位置重现训练作为本体感训练和测试的方法之一，训练强度较小，根据患者情况可通过关节挤压、主动或被动关节位置重现、角度重现等方法进行本体感觉训练。随着患者功能逐渐改善，训练强度、频次可逐渐增大。

（2）静态稳定下的反馈训练：人体静态平衡能力是人体处于某种特定姿势保持稳定状态的能力。闭眼单脚站立测试是静态稳定反馈训练方式之一。患者在不稳定支撑面上行单腿站立训练，每组训练 1 ~ 20 次，每次训练 1 ~ 2 组，1 次 / 天，闭眼单脚站立时间越长，静态平衡能力越好。训练强度在低强度至中等强度之间，应注意保证训练动作质量，当运动质量下降时立刻停止。随着患者功能改善，训练强度、频次逐渐增大。

（3）动态稳定下的反馈训练：人体动态平衡能力指在运动状态下，对人体重心和姿势的调整和控制的能力。平衡木行走时间测试法是主动运动过程受干扰时平衡控制能力测试方法之一，受试者在平衡木上往返时间越短，动态平衡能力越好。每组训练 10 ~ 15 次，每次训练 2 ~ 3 组，1 次 / 天。训练强度在低强度至中等强度之间，随着患者功能改善，训练强度、频次逐渐增大。

（4）前馈训练：前馈训练是指以起始输入运动信号或振动扰动肌骨功能信息的调控锻炼肌骨功能。肌骨动态稳定性的维持包括肌肉预准备活动、反应性活动。在起跳落地活动中，落地前后肌肉激活情况反映中枢神经系统对关节稳定性的神经肌肉控制作用，决定落地方式的选择。落地前靶肌肉动员率和激活时序反映神经肌肉控制的前反馈机制，落地后靶肌肉动员率反映神经肌肉控制的反馈机制。前馈动作的完成需动态稳定性的维持，保证动作发生之前神经肌肉系统预准备过程完成。以单/双腿跳跃测试为例，前馈训练内容：每组 10 次，每次训练 10 ~ 12 组，1 次/天，训练节律可根据患者的具体情况变化。以患者主观感觉良好，完全没有疲劳感为宜。

3. 耐力　耐力指肌肉持续性维持一定强度的等长收缩或做多次一定强度等张（速）收缩的能力。训练项目要结合患者的伤病情况、治疗情况、恢复阶段、兴趣爱好等选择不同的训练动作和模式。

（1）低强度局部有氧耐力训练：训练强度为最大力量的 30%，重复训练 40 ~ 50 次/组，训练 3 ~ 4 组，训练节律可为 1-0-1 或 2-0-2，组间休息 1 分钟，训练 20 ~ 30 分钟/天，持续 3 ~ 4 周。

（2）中等强度全身有氧耐力训练：靶心率为最大心率的 60% ~ 65%，训练持续时间为 30 分钟 ~ 1 小时，每周 2 ~ 3 次。

（3）中—高强度全身有氧耐力/无氧耐力训练：靶心率为最大心率的 65% ~ 80%，训练持续时间为 30 分钟 ~ 1 小时，每周 2 ~ 3 次，持续或间歇训练模式。

（4）高强度间歇无氧耐力训练：靶心率为最大心率的 80% ~ 95%，训练持续时间为 20 ~ 30 分钟，2 ~ 3 次/天，大多采用间歇训练模式。

4. 肌肉力量　肌肉力量是指肌肉收缩产生的最大的力量，为人体活动的基础。

（1）肌耐力训练：通过评估，测试患者重复 15 ~ 20 次靶肌肉收缩达力竭的负荷，此负荷为肌耐力训练负荷。专项训练前，以肌耐力训练负荷的一半进行热身训练。休息后进行专项训练，每组 15 ~ 20 次，每次训练 3 ~ 4 组，训练节律选择 2-0-2 或 1-0-1，即 2 秒或 1 秒离心性收缩，无停顿，再 2 秒或 1 秒向心性收缩。组间休息时间：无运动训练经历的普通患者休息 1 ~ 2 分钟，运动员休息 < 1 分钟，2 ~ 3 次/周，间隔 24 小时休息，持续训练 4 周后强度可进阶到肌肥大训练。训练期间根据患者的实际情况来调整训练的负荷量及运动训练模式，达到在有限时间内产生最大可能刺激总量的目的。

（2）肌肥大训练：通过评估，测试患者重复 8 ~ 12 次靶肌肉收缩达力竭的负荷，此负荷为肌肥大训练负荷。训练前，以肌肥大训练负荷的一半进行热身训练。休息后进行专项训练，每组 8 ~ 12 次，每次训练 3 ~ 5 组，普通患者训练节律为 1-0-1 或 2-0-2，运动员训练节律 3-0-1，运动形式分别为离心性收缩 – 休息 – 向心性收缩。组间休息时间：普通患者 2 ~ 3 分钟，运动员 30 ~ 60 秒，每周 2 ~ 3 次，间隔 48 小时休息。训练后第 2 天有肌肉酸痛属正常反应。肌肥大训练持续 10 ~ 12 周。训练期间根据患者的实际情况来调整训练负荷量及运动训练模式，从而达到在有限时间内增加肌肉生理横切面积的目的。

（3）最大力量训练：通过评估，测试患者重复 3 ~ 5 次靶肌肉收缩达力竭的负荷，此负荷为肌肉最大力量训练负荷。专项训练前，以 1/2 肌肉最大力量训练负荷进行热身训练。休息后进行专项训练，每组 1 ~ 3 次，每次训练 3 ~ 6 组，节奏为 1-0-1，尽全力快速完成，组间休息 5 分钟，每周 2 ~ 3 次，间隔 48 ~ 72 小时，肌肉最大力量训练持续 6 ~ 8 周。训练期间根据患者的实际情况调整训练负荷量及运动训练模式，优化肌纤维的募集能力，提高肌肉间协调性。

（4）快速力量训练：通过评估，测试患者重复 6 次训练后速度出现下降的负荷，此负荷为快速力量训练负荷。快速力量训练时，训练动作应尽可能快速地完成，每组 6 次，每次训练 1 ~ 5 组，组间休息 1 ~ 3 分钟，每周 2 ~ 3 次，间隔 48 小时休息，快速力量训练持续 4 周。训练期间根据患者的实际情况调整训练负荷量及运动训练模式，从而达到在最短时间内最大限度动员肌肉力量的目的。

（5）反应力量训练：通过评估，测试患者重复 12 次训练后速度出现下降的负荷，此负荷为反应力量训练负荷。在该负荷下训练，每组 10 ~ 12 次，每次训练 3 ~ 5 组，组间休息 10 分钟，快速运动，每周 2 ~ 3 次，反应力量训练持续 4 周。训练期间根据患者实际情况来调整训练负荷量及运动训练模式，本训练肌群由离心性拉伸到向心性收缩，利用弹性能量在肌肉中的储存、再释放及神经反射性调节所爆发出的力量，从而达到提升反应速度的目的。

一般患者康复训练无须进阶到快速力量训练和反应力量训练阶段，这 2 个阶段主要为运动员或康复目标为回归运动场所的患者进行康复训练使用。

## 五、康复评定

有研究显示，80% 以上的医院疼痛科、康复中心（科）都在使用 MTT 方法进行康复治疗，骨科康复更常以 MTT 作为主导。MTT 根据患者的病情或者手术情况，从运动科学中的关节稳定、平衡协调、耐力、肌肉力量等基本要素中，分析和评价哪些功能受到限制，然后制订较为完善的康复训练方案。实时动态的康复评定，可对康复训练过程进行监控，这样就可以根据临床需要及实际情况，及时调整康复治疗方案，判断疾病的预后。如通过观察机体皮肤颜色、皮肤温度、疼痛情况等评价机体的炎症状态；运用肌骨彩超测量肌围度评价机体的形态结构；检测关节活动度、肌肉力量、本体感觉、反馈、前馈等评估肢体的协调能力及运动功能障碍等。康复评定是康复医学的基础，全面、系统、准确、有针对性地康复评定有助于明确患者功能障碍的性质、程度，有助于 MTT 提供量化的、标准化的康复效果评估，帮助患者更快地恢复正常的工作、生活能力，使患者早日回归家庭和社会。

（张海旭　梁　涛）

# 第二节 肌骨运动功能评估

## 一、肌骨运动功能概述

1.骨骼肌的功能 肌肉是构成人体的重要组织，分布在各组织器官和骨骼的周围，其功能为产生收缩并引导运动。人体总共有六百多块肌肉，根据分布和功能，肌肉可以分为骨骼肌、心肌和平滑肌三种。心肌和平滑肌又被称为非随意肌，其收缩不由意识控制且为生存所必需。骨骼肌通称肌肉又称为随意肌，其收缩受到大脑神经系统自主控制，用来引导身体的运动。在运动中扮演着至关重要的作用，其构成又十分复杂，功能、形态与定量分析和评估肌肉的功能作用是运动康复的适应证、康复安全保障与效果评价的基础。

肌肉功能不仅在关节运动中，而且在关节保护中起关键作用，肌肉参与应力吸收、本体感觉和关节稳定等功能。肌肉功能的衰退不仅表现在运动功能方面，也同时表现为肌肉的关节保护方面。从反面的例子也可以看出，在关节功能障碍的康复治疗中，相关肌肉抗阻训练成为了关节功能康复的有效手段。所以，很多老年性关节疾病的发病原因很可能在于关节周围肌肉功能的衰退。老年人下肢不稳与摔倒很可能就是肌肉、小脑、前庭器官、关节等运动平衡功能链中的一个或几个环节出现问题所致，而肌肉功能的衰退被认为是最重要可能因素。事实上，肌肉功能就是神经－肌肉整体功能的外在表现。肌肉功能衰退与年龄密切相关，如腰大肌肌纤维横断面积在 20 岁时达到最大，之后便开始稳定地下降，到 60 岁以后下降速度开始加剧。股四头肌肌纤维横断面积和总质量是从 40 岁便开始逐渐下降，而在 20 ~ 79 岁期间并没有一个下降突增期，表明人体侧重维持性功能的肌肉和侧重运动性功能的肌肉的随龄变化规律有所不同，但这种不同是由于肌纤维类型或肌肉的神经、酶学特征的不同，还是由于运动活动方式不同造成的有待进一步研究。

2.骨骼与关节功能 人体骨骼是有生命的活组织，其结构和形态在不断地发生着变化。骨骼的形态主要由基因决定，而结构却在很大程度上受到力学因素的影响和调控，以便用最优的结构形式加以承载，即以最优的结构材料获得最大的结构强度，并会产生骨组织成分、弹性模量、强度或密度的变化。骨的这种性能被称为功能适应性，这种自适应调整过程被称为骨重建。研究骨骼的重建机制，掌握各种骨骼系统在外力作用下的行为和变化规律是理解与把握运动康复操作指导的重要内容。骨的重建过程是由破骨细胞吸收骨产生，同时由成骨细胞形成新的骨组织。一般认为，骨吸收和骨生成总是相继出现在同一位点，但是骨吸收需要数周的时间，而骨生成却需要数月的时间，这个时间差会使因骨吸收产生的空腔在成骨细胞将其修复之前可能由于承受力学载荷而产生进一步地扩大，导致骨结构的变化。

代谢重建由骨内表面上的破骨细胞和成骨细胞体现。开始是破骨细胞激活和骨吸收，继而是成骨细胞的激活和骨形成，两个过程相耦联，实现骨对体重和体力活动的机械力做出的重塑反应。骨的内、外表面的活动性骨吸收表面被称为骨重建表面。皮质骨的代谢、骨重建速率，不仅远远低于非骨组织，也低于小梁骨。骨皮质的微循环在含毛细血管的两个中央管之间，有多达十层或更多层骨细胞，营养和代谢物的物质交换依赖骨小管中的淋巴液。这比小梁骨的血液供给要差。此外，骨代谢重建细胞即破骨与成骨细胞所定位的骨表面，同一体积小梁骨骨表面的面积是皮质骨的 6 倍。因而，骨质疏松多从骨小梁微细结构改变开始，影像检查呈现骨纹理均一度的改变。运动康复改善肌骨微循环，增加肌骨营养素供应与内稳态稳定，维护正常的肌骨代谢，达到防控 OPD 相关疾病的目的。

3. 骨的微骨折　骨骼是人体支撑与传导力的器官，运动中骨承受着负荷力的抗拉、抗压、剪切等大量周期性载荷，这些载荷过量可引起骨的疲劳、微损伤及微损伤的积累。微损伤可以引起骨基质特性的改变，微损伤的积累还参与应力性骨折的发生和发展。微损伤的发生和骨细胞的应激过程被认为是骨重建启动和调节的重要因素。骨微损伤是指因骨疲劳而继发骨的显微结构的改变。从形态学上可将骨微损伤分为 3 种：①线性微损伤，多出现于皮质骨，裂纹长度通常大于 100μm；②弥散性微损伤多出现于骨小梁，长度小于 10μm；③束状微损伤，出现在板层间束状或条索状的染色涂层。由疲劳性载荷过量所导致的微损伤，在活体骨内多见于弥散性和线性微损伤。大众人群中，与老年人相比，青年人更容易发生弥散性微损伤，由于老年人骨质密度疏松多发生线性微损伤；竞技体育超负荷运动所发生的应力性骨折则与骨疲劳积累而引起的线性微损伤有密切关系。

## 二、简明运动功能评估

简易机体功能评估法（SPPB）、日常步速评估法（UGS）、计时起走测试（TUG）及爬楼试验（SCPT）等为目前常用的躯体综合能力评估工具，主要用于老年人身体虚弱程度、日常生活能力、运动能力、预测跌倒风险等综合能力的评估，但对肌肉功能、肌力及肌量的评估尚需要结合相应辅助检查进行评估。

1. 简易机体功能评估法　SPPB 适宜于 OPD 相关疾病及慢性病共病患者肌骨体能运动能力评估，不适宜的有：①有服用影响肌肉功能药物的病史；②有严重认知功能障碍；③有脑卒中、帕金森及其他神经系统疾病病史；④有严重脊柱及四肢畸形；⑤有类风湿关节炎、严重肝肾功能不全及肿瘤病史等患者。

（1）平衡试验：该试验要求受试者用 3 种姿势站立，分别为双足并拢站立（坚持 10 秒以上）、半串联站立（1 只脚的足跟放在另 1 只脚的趾旁边坚持 10 秒以上）、串联站立（1 只脚的足跟直接放在另 1 只脚的前边坚持 10 秒以上）、单脚站立（1 只脚抬起坚持 5 秒以上）。受试者可用手臂或其他方式保持平衡，但不能移动足底。当受试者移动足底、抓外物以保持平衡或者时间超过 10 秒时，停止计时。评分标准：第 1、第 2 种姿势站立超过 10 秒得 1 分，少于 10 秒得 0 分；第 3 种姿势站立超过 10 秒得 2 分，3 ~ 10 秒得 1 分，3 秒以内得 0 分。

（2）4m 定时行走试验：该测试要求用胶带或其他任何方法在地面标注 4m 的直线距离，测试区域前后保留 0.6m 的无障碍空间。受试者可借助拐杖等工具完成 4m 行走，要求受试者用平常步速，每人走 2 次，以快的一次为准计时。评分标准：≤ 4.82 秒得 4 分；4.82 ~ 6.20 秒得 3 分；6.21 ~ 8.70 秒得 2 分；> 8.71 秒得 1 分；不能完成得 0 分。

（3）定时端坐起立试验：定时端坐起立测试可反映受试者的下肢力量、协调性及平衡能力。受试者坐在距地面约 40cm 的椅子上，椅子后背靠墙。要求受试者双手交叉放在胸部，以最快的速度反复起立 / 坐下 5 次，直立与坐下过程要求患者躯体保持直立，最低前倾角不能大于 30°，明确不能出现身体不适感觉或跌倒风险。记录所需时间。评分标准：≤ 11.19 秒得 4 分；11.20 ~ 13.69 秒得 3 分；13.70 ~ 16.69 秒得 2 分；> 16.7 秒得 1 分；> 60 秒或不能完成得 0 分。

SPPB 是一种肌肉功能的复合测验方法，无论是在研究还是在临床实际应用中都是一种标准方法。SPPB 三个组合中的每一个单项测试最高分值为 4 分，满分为 12 分。为提高测试的精度，每项测试通常重复测量 2 ~ 3 次，取最短时间值记分。

2. 日常步速评估法　UGS 能很好地反映机体功能，它属于 SPPB，但是也能作为临床实践和研究中的独立参数，步速低于 0.8m/s 为机体功能下降。广泛用于评价步速最简单的方法是计时步行特定的距离，通常为 6 ~ 20m。腿部力量与步速之间有非线性关系，此关系解释了生理能力的极小变化如何对虚弱成年人的机体功能有如此大的影响，而极大的生理能力的改变对健康的人群没有或者只有较小的影响，提出日常步速的测定能够预测残疾的发生。日常步速是健康不良事件（严重的运动限制和死亡率）的预测因素，在其他下肢功能测试（平衡试验和定时端坐起立试验）中表现不佳者也有类似的预后价值。

计时起走测试（TUG）是一种快速定量评定功能性步行能力的方法，TUG 评定方法很简单，只需要一张有扶手的椅子和一个秒表（没有秒表时可用普通带有秒针的手表）。评定时受试者穿平常用鞋，坐在有扶手的靠背椅上（椅子座高约 46cm，扶手高约 20cm），身体背靠椅背，双手平放扶手。如果使用助行器（如手杖、助行架），则将助行具握在手中。要求受试者从高度约 46cm 的座椅起立，向前直线行走 3m，然后转身走回座椅，转身坐下，计算总时间（以秒为单位）。正式测试前，允许患者练习 1 ~ 2 次，以确保患者理解整个测试过程。

3. 6 分钟步行试验（6-MWT）　是一项简单易行、安全、方便的运动试验，可以综合评估 OPD 患者的全身功能状态，也是生活质量评估的一项重要内容。6-MWT 具体方法如下：在平坦地面上划出一段 30.5m 的直线距离，两端各置一椅作为标志，受试者在其间往返走动，步履缓急根据自己的体能决定，以尽可能快的速度行走。受试者测试前 2 小时内避免剧烈运动。监测人员每 2 分钟报时 1 次，并记录受试者可能发生的气促、胸痛等不适。当其体力难以支撑时可暂时休息或终止试验。行走 6 分钟后试验结束，监测人员计算受试者步行距离，评估结果。由于 6-MWT 易于实施，具有较好的耐受性，并且可以更贴切地反映日常生活中的活动，目前被广泛应用于临床评估或研究测试。

4. 爬楼试验（SCPT）　SCPT 是临床用来测试 OPD 患者下肢肌肉力量、功率及移动能力的方法，受试者用自己感觉舒服的步伐不停顿地攀爬楼梯，以完成任务的时间作为评价指标。让受试者爬上一定标准的楼梯，通常为 6 ~ 15 个阶梯，楼梯高度为 15 ~ 20cm。听到开始口令之后，一步一阶尽快爬完，攀爬期间不允许使用扶手，当双脚踏上最后一个阶梯时，停止计时。测试两次，取时间较短的一次成绩。为追求评价标准的统一，楼梯攀爬功率（SCP）逐渐被应用，计算公式如下：

SCP（W）= 体重（kg）× 重力加速度（m/s）× 台阶高度（m）× 台阶数 / 时间（s）

5. 功能伸展测试（FRT）　　FRT 是评估 OPD 患者或者残疾患者摔倒风险的临床指标，能较好地反映 OPD 患者的躯干肌肉力量，控制能力及身体动态平衡能力。FRT 所需器材为一面墙和一条直尺，直尺高度与肩峰平齐。受试者赤脚以舒服姿势站立，以优利手（国人绝大多数为右利手）手臂靠近带刻度的平衡尺，优利侧手臂抬高平伸，紧握拳头，以第 3 掌骨为测量点，记录长度；令其在保持身体平衡的情况下尽力向前伸手，并在双脚不移动，足底不抬起及保持身体平衡的前提下测量手臂前伸的距离。记录这两次第 3 掌骨位置的差值，共测 3 组，取平均值。整个过程中若失去平衡，则该组成绩无效并重测。笔者建议将紧握拳头、第 3 掌骨为测量点改为手掌平伸、以中指尖端位置为测量点，比较身体直立及身体前倾两种情况下中指尖端位置的差值。以前伸距离 ≥ 25.4cm 的老年人为正常对照组，将 6 个月内跌倒次数 ≥ 2 次定义为跌倒可能，发现前伸距离在 15.2 ~ 25.4cm、< 15.2cm、完全不能前伸者，跌倒的可能性分别为对照组的 2、4、8 倍。FRT 应用到青少年，分别采用单臂或双臂前伸法、测量手指到手指或脚趾到手指的距离，发现身高是最重要影响因素。试验可以综合评估受试者的全身功能状态，也是生活质量评估的一项重要内容。

6. 搬运测试（IR）　　IR 测试要求受试者将一个边长为 22.5cm 的立方形盒子（男性重 4kg，女性 2kg），从桌子上抬起放置在高于 32cm 的一个架子上（架子放置在桌面上），然后再将盒子从架子上取下放回原位置（桌子）。持续 30 秒，计算动作重复次数。搬运测试属于一种较新的测试手段，使用较少，主要用来反映老年人的上肢肌肉力量、功率及协调性。

## 三、肌肉力学评估

肌肉的生物力学特性研究已经有几十年的历史，但由于人体活体研究的困难和肌肉本身结构的复杂，许多问题至今尚不十分清楚，造成了有关理论在实践中应用的困境。虽然近年运动医学、临床医学与法医学等均对肌肉力学评估有很多基础与测定方法研究，但尚无适宜的临床推广方法。目前临床常用方法仍以简易临床肌力分级为主。

经典临床肌力分级主要适用于神经肌肉功能评价，以肌肉收缩征象及肌力强度大小分为 0 ~ V 级，为临床神经肌肉疾病患者最常用的评估方法：

0 级：肌肉完全麻痹，触诊肌肉完全无收缩力；患者肢体用力观察不到任何肌肉收缩迹象。不能做任何随意活动。

Ⅰ级：肌肉有主动收缩力，但不能带动关节活动。患者肢体用力时可观察到明显的肌肉收缩反应，仍不能做任意的随意活动。

Ⅱ级：肌肉收缩可带动相应的关节水平活动，不能对抗重力。患者肢体用力时可观察在床面的平行移动，不能抬高。

Ⅲ级：肌肉收缩力能够对抗地球引力做关节的主动运动，但不能对抗外界阻力。患者肢体肌肉收缩带动关节可抬高大于300°，不能对抗他人给予的任何阻力。

Ⅳ级：肌肉收缩力能够对抗外界阻力完成一般性活动，仍不能随意负重活动，仍存在一定功能障碍。

Ⅴ级：肢体功能正常，可随意活动。

真实临床实践中，此肌力分级多数专家不能更好地反映患者真实地病理生理变化，因而倡导进一步地细化，每一个级别均可分3个不同的功能标准，即不足、标准与稍强，不足用"-"代表，稍强用"+"代表。如肌力Ⅰ级，嘱患者用力时仅观察到局部或某一肌群的收缩，即为Ⅰ-，而患者用力可带动关节轻微活动，并无明显移位表现则为Ⅰ+。运动康复实践中，有学者将被动活动时肢体出现阻力感觉，但观察不到肌群的明显收缩也认定为肌力Ⅰ级。甚至有学者将偏瘫患者肢体软瘫转化为痉挛性瘫痪视为肌力恢复征象。

握力评估：握力是指手部等长收缩的肌肉力量。握力通常被用于评价儿童和青少年的健康和发育状况；近年已经成为各地国民体质评估基本项目。临床运动康复不同群体握力的平均测试结果可以作为运动康复患者的重要参考标准；握力还反映衰老对于老年人身体机能的影响，研究发现握力不仅可以反映老年人上肢的功能状态，还可以反映老年人全身的肌肉力量；握力评估尚是特殊职业评估内容。

测量工具：目前握力检查设备有多种，多选择最大可以测试90kg握力，分辨率为0.1kg，有自动归零和用户资料存储、查询功能的设备。手握握力器持续用力时，显示屏显示即时数据，松开后显示此次测量的最高握力值。握力器手柄位置可以调整，有不同类型长度和不同的抓握距离。OPD患者因疼痛因素宜从长度与握距，检查前试验性检查2～3次，体验检查且熟悉方法休息2分钟再规范检查，避免疼痛刺激影响正常检查或增加新的肌劳损。

测量体位：采用标准化握力测量指南体位为坐位，双足自然踏于地面，屈膝屈髋90°，肩内收中立位，屈肘90°，上臂与胸部平贴，前臂处于中立位，伸腕0～30°，并保持0～15°尺侧偏。无法坐位测量者，采用仰卧位测试，上臂外展、肘伸直与身体呈30°，前臂呈中立位，手腕呈30°伸展，虎口向上握住握力器，握力器下端支撑在床上，用力时整个上肢关节不能屈曲、移动，握力器不能靠近身体或下压。

测量方法：多采用快速用力法，同时避免视觉反馈及言语激励。测量员应有规范的培训，按标准化的指示口令进行。先向受试者介绍检查的目的、测试步骤和握力器的使用方法，给予1～3次轻中度施力练习以熟悉如何用力，并测量受试者血压和心率，对受试者健康状况作一评估，保证受试者能够安全地接受测试。正式测试前有1～2秒的准备时间，待发出指令后，受试者即以个人最大努力快速将力量加至最大，再努力持续施力，测量 2 次，中间休息 5 分钟，取最大值为握力值。

适应证：握力测试具有测试难度较小和效费比较高，以及容易统一标准等优点。然而握力测试结果受测试仪器、测试环境、受试者的身体状况、姿势和心理等众多因素的影响。所有测量患者应行重要脏器功能评估，尤其是合并有心脑血管病者注意排除急性心肌梗死、不稳定性冠心病和严重血压高。宜在检查前进行心电图检查。

解剖力线的测量：从物理力学角度，肌肉收缩带动骨骼移位产生运动过程，即有解剖力线的变换，也有肌骨细胞运动力的转化。解剖力线取决肢体与脊椎"塔吊杠杆"力线的稳定。筋膜链为基础身体"七轴十二经线"，确认了基本生物力学技术。同时，生物力学基础研究，明确骨细胞感受骨骼肌收缩产生的压力即骨细胞应力为骨细胞代谢源动力，骨骼肌肌力与肌骨细胞代谢有显著正相关性。健康风险因素复合作用，尤其是不良姿势为基础的解剖力线失衡持续作用，骨骼形态会发生相应的改变，进而进一步影响正常的解剖力线。骨关节实质是为适应人体社会功能，不同骨骼、骨骼肌、韧带、肌腱等组织共同构成的"力传导站"，解剖力线失衡首先损害骨关节结构与功能，而骨关节解剖结构的病理改变进一步使身体解剖力线出现改变，进而影响全身肌骨细胞。而脊椎力线传导的重点病理改变，直接影响相应交感—感觉神经功能，诱发重要脏器功能的功能；同理，重要脏器功能异常，反馈性影响相应解剖力线平衡，而出现相应部位的肌骨病理改变。因而，筋膜链为基础的身体力线评估是运动康复的基础。OPD 运动康复涉及几乎所有筋膜链力线，从目前临床多学科共识角度，仅简述下肢力线与脊椎力线的评估。

1. 下肢力线　是相对于耻骨联合垂直中线而言的，正常下肢力线是从股骨头中心至踝关节中心，此线经过膝关节中心或者稍偏向内侧。对于股骨和胫骨等长骨，机械轴为连接近端与远端关节中心的直线。股骨头中心及股骨髁顶点是股骨的中心，胫骨机械轴是胫骨髁间嵴中点与踝关节中心的连线。内踝及外踝的中心位置就是踝关节的中心。解剖轴是股骨干的中线。股骨机械轴相对于人体中线大约外翻 3°，股骨解剖轴相对于重心线有 9° 外翻，因此股骨机械轴与解剖轴之间存在夹角。股骨和胫骨机械轴的夹角即为下肢力线，其中股骨机械轴的外翻角度与胫骨机械轴的内翻角度分别为 3°，这就导致 MFT 角为 0，也就是所谓的中立位对线。

2. 下肢力线测量　有重点查体体外测量和影像检查电脑测量。重点查体下肢力线测量为疼痛科、骨科与康复医师基本功，系统与重点查体技术请参阅运动系统查体。随着人工智能技术的快速发展，除传统 X 线平片下肢骨下肢力线测量外，MR、CT 与 DR 电脑扫描自动解剖力线测量技术逐渐成熟。然而，真实临床推广相对迟缓，相对县乡镇医院仍以下肢 X 线平片测量为主。普通 X 线下肢平片下肢力线测量首先需要好的拍摄质量，需要影像医师掌握下肢力线测量的原理与患者体位摆放，并能够对个体患者选择适宜个体的拍摄参数，使骨盆—髋关节—膝关节与踝关节符合下肢力线测量要求。

下肢全长 DR 拍摄时，患者双足并拢，处于"立正"的姿势，如果患者存在胫骨外旋或者内旋，这样的姿势会使髌骨位置偏向内侧或偏向外侧，纠正方法是将髌骨指向前方，而不必考虑足部的位置。采取这一措施可以规避数据的重复性，同时提高数据的可靠性，为临床手术治疗提供科学有效的数据参照。在测量下肢力线时,需要明确膝关节、踝关节及髋关节的中心点。髋关节的中心点位于股骨头圆形的中心点,最好采用 Mose 圆来确定股骨头的中心点,在实际操作过程中,可以使用量角器的中心来确定该点,具体方法为测量股骨头的纵径,并将其等分为两部分,以该距离从股骨头内侧缘测量,中心点位于股骨头内侧缘相距该纵径 1/2 处。可以通过多种方式确认膝关节的中心点,例如膝关节周围软组织中点、胫骨平台中点、股骨踝间窝定点,后两种方法确认效率最高。踝关节的中点测量距离为距骨宽度的中点,在胫骨下端水平腓骨和腓骨宽度的中点,或者软组织轮廓的中点,3 种测量结果相同,在实际测量中使用距骨宽度的中点和胫骨下端宽度的中心点最方便。

3. 脊椎力线测量  由于脊椎结构的复杂性,通常的力学方法无法直接对脊椎进行力学研究,随着科学的发展,有限元分析法成为研究脊椎力学行为的重要手段之一。陈阳国等对脊椎腰段模型的三维重建及有限元模拟,得出的荷载位移曲线与相关试验所得出的荷载位移曲线相似,证明了该模型的有效性。并得出了以下结论:①脊椎腰段在压缩荷载作用下因偏心作用会伴随小幅度的后仰,椎间盘应力应变分布较为均匀,在纤维环和髓核的腹侧和背侧区域会分别出现拉、压应力和拉、压应变。②脊椎腰段在弯曲荷载作用下各椎体由下往上出现幅度逐渐增大的前倾。椎间盘应力应变分布较为复杂,最大应力应变在 $L_3 \sim L_4$ 椎间盘纤维环外侧。③脊椎腰段在扭转荷载作用下,各椎体呈现大幅度扭转,$L_1$ 椎体和 $L_5$ 椎体扭转角度相差很大。椎间盘应力应变主要分布在纤维环和髓核的外侧,左右两侧较大,内侧较小。④脊椎腰段在压缩、弯曲和扭转荷载作用下,整个模型的位移都较大。

脊椎矫正为运动康复的重要内容,在理论上能够影响脊柱的生物力学功能及其相关的软组织,特别是增加关节活动范围和调节肌肉活动。虽然临床实践常常发现脊椎矫正能够改善活动范围和肌肉力量,但是就脊椎而言相关的证据很少。脊椎矫正被认为通过刺激关节机械感受器而对腰部机械性功能障碍患者有益。这些感受器被认为通过相关结构中的伤害性感受纤维的突触前抑制及抑制高张力肌肉而改变了疼痛—痉挛循环,最终改善了功能性能力。脊椎矫正强调恢复关节间活动性,因此也可预防由于制动引起的肌肉萎缩。脊椎矫正降低疼痛的同时增强肌肉力量的能力可能表明其在脊柱可动节段的反射弧再适应中发挥作用。对此,脊椎力线测量已经引起运动医学、临床医学与生物工程研究者的关注。

脊椎活动范围测量:倾角计是一种评估患者关节活动功能障碍的简易设备。使用倾角计测量是脊椎整个的活动范围力线评估常用方法。如下腰痛患者测量腰椎活动度、骨盆活动度和软组织伸展性需要评估腰部活动范围时患者取站立位,髋、膝关节伸直,背部保持挺直。每个方向测量 3 次,取平均值用于分析。测量腰部屈曲和伸展活动范围时,患者保持直立位,把倾角计上端放在 $T_{1 \sim 2}$ 棘突上,并把倾角计刻度设定为 0。然后让患者尽可能最大限度地做前屈和后伸,记录刻度值。测量腰部侧屈活动范围时,让患者直立。把倾角计下端放置在身体外侧中线第 12 肋骨上,并把刻度设定到 0。然后让患者尽最大可能向对侧做侧屈，记录刻度值。测量完一侧再测另一侧。

## 四、肌电检查

表面肌电图（sEMG）（简称肌电图）是一种常见的神经肌肉功能评价指标，它主要通过专用设备引导肌肉表面和记录神经肌肉系统在活动状态下生物电的变化情况，得到时间序列电信号再经计算机处理，从而显示出一系列对肌肉功能状态具有依赖性的时、频变化值。sEMG 不仅可在静止状态测定肌肉活动，而且可在各种运动过程中持续观察肌肉活动的变化；不仅是一种对运动功能有意义的诊断评价方法，而且也是一种较好的生物反馈治疗技术。因此，sEMG 在神经肌肉疾病的诊断、功能评价等方面具有重要临床实用价值。

1. 表面肌电图测试方法　测试房间温度恒定在 25 ~ 28℃，以保证所测定肌肉温度恒定。充分暴露腰背部，用 75% 乙醇棉球充分擦试局部皮肤脱脂。待干后，放置电极于选择确定的核心肌群（如腰部肌筋膜疼痛选择多裂肌、髂肋肌、最长肌），每块肌肉贴 2 个测试电极片，2 极片中心间距为 2cm，并与所测试肌肉纤维的长轴方向平行。每个电极均用医用胶布固定于皮肤表面，参考电极粘贴在测试电极外侧 10cm 范围内。电极间按要求用导线连接，保证电极紧密固定在皮肤表面，并用医用护腰带固定，以防止在运动过程中电极松脱造成人为的干扰。测试静息状态下肌电值，< 5μV 为理想状态。然后嘱受试者改为功能的体位(如腰部肌群选择俯卧在治疗床上，双臂置于体侧或者抱于后脑，依靠背部伸肌的作用使躯干与地面保持平行位) 30 秒，记录负荷 30 秒时背伸肌耐力水平的评价指标。测试过程全程摄像记录，利用软件自带的标准表面肌电报告分析相应的检查结果（如腰背肌 MF，用频谱 / 疲劳报告分析肌肉 MFs）。

2. sEMG 临床应用

（1）纤维肌痛与肌筋膜疼痛的评估：肌肉在抗阻负荷过程中，平均功率频率值的变化特征与 I 型肌纤维比例呈负相关，而与 II 型纤维比例呈正相关，所以快肌纤维成分高的肌肉平均功率频率值较高，疲劳时下降明显，而慢肌纤维成分高者刚好相反，由此可以根据肌电值的大小及变化情况来无损的预测肌纤维的类型及比例大小。

（2）腰椎间盘突出症：其发病原因与腰部肌肉肌力下降及疲劳均有不同程度的因果关系。在运动负荷试验过程中发现，腰椎间盘突出症患者腰部肌肉表面肌电图中出现许多特异性的信号特征，这些信号特征有望进一步成为诊断和评价腰椎间盘突出症疗效的指标。在等长运动早期，对腰痛者中竖脊肌和臀大肌的频域斜率值进行分析，发现其明显高于正常值，而 RMS 却出现下降，故可推测这与 I 型纤维的募集数量增加具有一定关系。

（3）非特异性腰痛：sEMG 通过记录腰部肌肉的肌电信号，可以更好地用于诊断腰部疾病，进一步区分是肌肉疲劳问题还是肌肉收缩协调性的问题，从而来指导患者训练特定肌肉或者肌肉群。屈曲 – 放松现象可在大部分无腰痛症状的正常人群的腰部记录到，存在明显腰痛的人群中，屈曲 – 放松出现的概率则明显下降。屈曲 – 放松现象缺失可以作为腰痛患者和正常人的筛选指标之一。

（4）颈肩痛：sEMG 可以对颈肩部肌肉功能进行评价，为颈肩疼痛患者合理防治与康复提供理论依据。颈痛患者胸锁乳头肌和斜方肌的平均频率、平均校正值、传导速率等指标，与健康者对比，平均频率最初值大于正常人，且在 25% 肌肉最大主动收缩 /50% 最大主动收缩的疲劳实验中也表现出同样的显著性，说明慢性颈痛与肌肉活动模式存在密切联系。单侧颈肩疼痛的患者进行低头、头后伸、双手上举时颈竖脊肌、斜方肌上支的检测，比较受试者颈肩部疼痛侧与非疼痛侧测试肌肉的肌电活动，具体应用指标为：肌电原始信号、平均振幅、平均频率斜率，结果显示，疼痛侧的颈肩肌肉的活动能力下降，所以长期伏案工作和计算机工作者要定期进行颈肩部肌肉的功能锻炼。

（5）膝关节功能障碍：sEMG 能够定量地评价膝部损伤后膝关节功能障碍患者的肌肉功能。膝骨关节炎患者倾向于逐渐减少体能活动而致生活质量下降，对膝骨关节炎患者在坐 – 站活动时股外侧肌、股内侧肌和股二头肌进行 sEMG 测试，显示膝骨关节炎主要影响腘绳肌而非股四头肌。腘绳肌激活增加可能对膝骨关节炎患者增加整个膝关节的稳定性起着重要作用。因而，膝骨关节炎患者训练股四头肌力量转为训练股四头肌和腘绳肌肌肉激活协调性，对改善膝关节疼痛和减少患者功能限制更有好处。

## 五、骨关节功能的评估

美国肩肘外科医师评分（ASES）分为两部分，每部分各占 50 分，满分为 100 分；其中疼痛评分采用视觉模拟评分法（VAS）；生活功能评分为 10 个项目，每项根据完成情况分为 4 级（不能完成为 0 分，非常困难为 1 分，有点困难为 2 分，顺利完成为 3 分）。ASES 评分 =（10–VAS 评分）×5+ 生活功能评定总分 ×5/3。加州大学肩关节评分（UCLA）均以 VAS 评分为基础，肩关节疼痛 10 分、功能 10 分、主动前屈活动度 5 分、前屈力量 5 分及患者主观满意度 5 分，最高分 35 分，优 35 ~ 34 分，良 33 ~ 28 分，可 27 ~ 21 分，差 ≤ 20 分。

Cooney 腕关节评分评估患者腕关节功能，包括疼痛、功能状态、活动度（正常的百分数）、背伸 / 掌屈活动度（仅受伤手）、握力（与支持一侧比）等维度，总分 100 分，90 ~ 100 分评定为优，80 ~ 89 分评定为良，65 ~ 79 分评定为可，65 分以下评定为差。

Harris 量表评估三组髋关节功能，该量表包括疼痛、畸形、关节活动度及功能等方面。判定标准：90 ~ 100 分，优秀，即髋关节功能恢复正常，且无疼痛感；80 ~ 89 分，良好，即髋关节功能基本恢复正常，基本无疼痛感；70 ~ 79 分，中，即髋关节功能轻度受损，且伴有轻微疼痛；< 70 分，差，即髋关节功能严重受限，伴有重度疼痛感。

## 六、心率变异性在运动功能评估的应用

心率变异性（HRV）是指窦性心率在一定时间内周期性改变的现象，是反映交感神经与副交感神经（迷走神经）张力及其平衡的重要指标，是近年来学者较为关注的准确、无创且易行的心电监测指标，可用于评价心脏自主神经系统功能活动。从自主神经均衡性角度看，运动的过程即自主神经原有均衡性的打破和新平衡再形成的过程，由于 HRV

能够反映自主神经活性，已成为在运动领域的一种研究工具和评估技术。

1. 检查方法　HRV 检查多应用 24 小时心电图连续记录 24 小时的数据。检测过程中患者要保证规律生活、睡眠充足、避免剧烈运动和情绪波动等，检查前停用影响交感和副交感神经药物，如糖皮质激素、β 受体阻滞剂、阿托品等。计算机统计 24 小时平均心率、心律失常发生情况（包括偶发期前收缩、短阵心动过速、Ⅰ 度房室传导阻滞或束支传导阻滞、缓慢心律失常）、ST-T 改变情况和 HRV 时域和频域参数。时域参数包括：平均正常 R-R 间期标准差（SDNN）、相邻 R-R 间期的均方根（RMSSD）、大于 50 毫秒相邻 R-R 间期占窦性心搏总数的百分比（pNN50）。频域参数包括：总功率（TP）、低频功率（LF）、高频功率（HF）。SDNN、TP 为反映自主神经总体活性指标；RMSSD、pNN50 为反映迷走神经活性指标；HF 为反映迷走神经活性指标；LF 为反映交感神经和迷走神经共同作用指标，其中交感神经活性占优势。

2. OPD 患者 HRV 变化　随着病情进展 OPD 引发的身体衰弱状态逐渐加重，整体自主神经调节功能减弱，尤其是副交感系统中迷走神经活性减弱明显，交感神经在衰弱进程中也逐渐减弱，但交感神经在与副交感神经的相对平衡中占优势，交感神经张力相对增高，副交感神经对心血管系统的保护作用减弱，HRV 水平呈逐渐降低的趋势。HRV 降低与 OPD 患者衰弱程度有关，衰弱程度越重的 OPD 患者 HRV 水平越低。OPD 衰弱患者多合并有心脏本身器质性病变，导致心脏自主神经功能紊乱，HRV 下降。在剔除有器质性心脏病的老年人群，衰弱程度仍然与 HRV 水平有关，且 OPD 衰弱程度越重，越容易出现更多的脏器功能受损，除心脏外，还包括神经系统、肾脏、肺脏、外周血管等。这些组织器官均受到自主神经系统的高度支配。另外 OPD 中的老年人低氧、贫血、营养不良、运动减少、失眠、抑郁等状态也会影响 HRV 水平。

## 七、肌骨超声在运动康复评估中的应用

肌骨超声技术（MSUS）可清晰地显示肌肉、肌腱、滑囊、皮肤及皮下组织、外周神经、筋膜、血管、韧带和其周围的结缔与脂肪组织等软组织结构，是一种应用于肌肉骨骼系统骨骼的超声，其操作简单、重复性高及准确性较高，综合临床适用性更高，已经成为运动康复中肌骨功能评估的基础性技术。

1. 检查方法　MSUS 多使用彩色多普勒超声诊断仪，频率 8 ～ 18MHz，检查时嘱患者放松身体并充分暴露受检部位，探头置于患处，根据患处骨骼的解剖位置标志，分别行纵向、横向及斜向扫查，观察骨骼表面骨皮质是否连续、光滑，表面线状回声是否中断，局部有无骨皮质凹陷或碎片隆起，局部骨表面是否与骨骼分离，骨折端是否移位，骨骼周围软组织是否形成血肿及水肿等情况；膝关节 MSUS 患者取平卧位或俯卧位，膝关节自然屈曲或伸直，按前、后、内、外 4 个区域依次进行膝关节的检查，并由两名有经验的超声科医师做出诊断。具体观察内容包括：①关节软骨表面连续性是否好、光滑程度如何，内部回声强度及其分布范围；②关节滑膜有无增厚及其形态改变，滑膜内部血流信号是否丰富及其分布情况；③关节腔内及其周围关节囊内是否有积液，并观察积液的

范围和性状；④关节周围的肌腱、韧带及半月板有无断裂和损伤等。

2.适应证　MSUS 的临床应用极为广泛：①在关节方面可应用于关节肿瘤、关节损伤性或炎性病变等且可用超声图像讲解肱三头肌肌腱、肱四头肌肌腱、跟腱、内外侧副韧带等部位。②超声图像能清楚展示肌肉的形态及走向等，可判断肌肉或肌腱病变的具体情况。③主要外周神经的走向、粗细、分布可在 MSUS 使用的高频线阵探头下清晰显示，有助于因神经束膜、神经束、神经外膜、神经粗细的改变及其周围组织病变对外周神经损伤做出判断。④在治疗肩痛、偏瘫肩等疾病的康复治疗其已得到广泛认可并应用。

3.技术优势　MSUS 的主要优势在于：①可实时动态显像，有利于观测和发现如肩峰撞击综合征、肌腱与神经脱位等仅在特殊体位或运动时才出现的病变或异常。②操作简单、检查时间短也无明确禁忌证，能快速获得检查结果。③介入性的操作引导可显著提高穿刺成功率和治疗效果。④无痛苦且患者经济负担较小。MSUS 的成像清晰度虽稍逊于 MRI，其不足仅在于：①由于超声是声波部分骨头会遮挡其内部病变，应用部分受限；②对操作者相关知识储备有较高要求。

4.临床应用

（1）在肌肉与肌腱损伤诊断中的应用：肌肉的结构可清晰地通过高频超声显现，在声像图上其纹理由纤维脂肪间隔的高回声和肌实质的低回声构成。

（2）在关节疾病诊疗中的应用：肌骨超声在关节疾病诊疗中的重要作用已被临床广泛接受和认可，欧洲骨关节诊疗最新指南中将肌骨超声推荐作为关节炎诊断和疗效评估的影像学手段。

（3）在神经损伤诊断中的应用：目前腰丛、臂丛、坐骨神经等粗大神经临床多使用 MRI 直接观察，且效果理想。

## 八、X 线数码摄像（DR）检查

X 线肌骨检查目前仍为最基本的影像检查方法，多种因素影响，真实临床中肌骨 X 线检查实际是骨与骨关节的检查，基本对骨骼肌、肌腱、韧带的缺乏基本的评价。这是因为一般情况下，普通 X 线难以清晰地显示软组织影像信息，加之教材与技术传承中的习惯。膝骨关节炎防控研究中，基于骨质疏松评价研究，对比股骨与胫骨膝关节端骨密度，采取以膝关节前后交叉韧带为中心，站立位膝关节平片检查后，将整体膝关节均分 9 个方格进行肌骨一体综合分析（表 14-1）。

通过相同部位的标准双能骨密度检查对比，规范膝关节 X 线拍片参数与操作规程基础，采取标准阅片评分，其中评分小于 15 分为 KOA 早期病变，骨质疏松高危状态；16 ～ 29 分为 KOA 中期病变，骨质疏松早期病变；30 ～ 40 分为 KOA 晚期病变，确诊骨质疏松。依此标准指导确诊 KOA 患者运动康复，KOA 早期患者以有氧运动为主，必要的针对性乏氧运动，可控制甚至逆转 KOA 的病情发展；KOA 中期患者有氧运动结合辅助理疗同样可控制甚至逆转 KOA 的病情发展；KOA 早期患者物理治疗配合运动康复可减缓膝关节置换术，有效控制疼痛，改善睡眠质量，其中对比观察 1 年预期实施膝关节置换术患者 200 例患者中 132 例未手术，且生活质量显著改善，其中 16 例患者 KOA 病情分级由 V 级下降为 IV 级。

表 14-1 膝关节 X 线正侧位片评分标准

| 序号 | 指标名称 | | 2 | 3 | 4 | 5 |
|---|---|---|---|---|---|---|
| 1 | 正位关节间隙 | 正常 | 内外间隙有差异 | 内外间隙显著差异 | 一侧间隙消失 | 整体间隙消失 |
| 2 | 骨纹理均一度 | 正常 | 部分稀疏 | 50% 左右稀释疏松 | 3 个以下空洞 | 4 个以上空洞 |
| 3 | 骨皮质厚度 | 正常 | 股骨下段变薄 | 胫骨上段变薄 | 股胫骨均变薄 | 股胫骨变形 |
| 4 | 骨赘大小与范围 | 没有 | 骨端有唇样改变 | 关节间隙小骨赘 | 3 个以上骨赘 | 骨性畸形 |
| 5 | 软骨下骨硬化 | 没有 | 可分辨骨硬化 | 线状骨硬化 | 条块硬化 | 并空洞硬化 |
| 6 | 髌骨软化程度 | 没有 | 髌骨下端 | 髌骨上端 | 上下端软化 | 整体软化 |
| 7 | 相邻肌肉硬化 | 没有 | 单一肌硬化 | 股骨端肌硬化 | 胫骨端肌硬化 | 整体肌硬化 |
| 8 | 肌骨间隙水肿 | 没有 | 膑下水肿 | 膑上水肿 | 肌骨间水肿 | 膝周水肿 |

## 九、CT 在 OPD 运动康复患者中的应用

螺旋 CT 对隐匿性骨折分辨率高，可以通过三维骨重建来表现 X 线不易发现的骨纹理或骨皮质中断。但是，CT 对软组织的分辨率较低，若仅有骨小梁骨折、水肿，椎体内出血，而无骨皮质断裂，则 CT 检查无法诊断。MRI 则利用磁共振现象从人体中获得电磁信号重建人体信息，具有良好的组织分辨率，对骨髓水肿的信号也非常敏感，且能任选方位扫描，使检查更为全面、准确。早期 OVCF 以轻微骨折和骨髓水肿为主要表现，而 MRI 可以清楚显示骨小梁的骨折线及骨髓水肿，能有效显示病灶区域软组织损伤情况，对隐匿性的 OPD 诊出率更高。

中国 QCT 骨质疏松症诊断指南（2018）明确指出：多排螺旋 QCT 腰椎扫描采用 50mA 低剂量扫描技术与 250mA 的常规剂量扫描技术相比，其测得的椎体松质骨 BMD 值差异无统计学意义，能够保证临床工作中 BMD 测量的准确性，而同时使患者的受辐射剂量常规扫描降低近 1/12。还可以通过降低管电压、采用自动曝光控制等方法降低患者的辐射剂量。如果患者因临床疾患诊治或健康体检需要行胸、腹部或腰椎、髋部等部位的 CT 检查，则可以将 QCT 检查与临床常规 CT 检查相结合，患者无须接受额外的辐射，一次检查所采集到的图像既可满足临床常规影像诊断的需要，又可在 QCT 工作站上对其进行骨密度测量分析。例如髋部 CT 扫描可以用于 QCT，其测量的骨密度结果与 DXA 的面积骨密度等效。髋部 QCT 骨质疏松诊断标准沿用 DXA 的诊断标准，同样需要根据中国人群的正常参考值计算 $T$ 值。由于髋部 QCT 扫描辐射剂量较大，高于 DXA 和腰椎 QCT，因此，不建议首选髋部 QCT 骨密度测量进行骨质疏松诊断，推荐与临床检查所需的髋关节常规 CT 检查同时进行以避免额外增加辐射剂量。

CT 检查骨骼肌的诊断阈值范围多用骨骼肌指数（SMI）：女性 $\leq 39.5 \sim 42.1 cm^2/m^2$；男性 $\leq 42.2 \sim 43.0 cm^2/m^2$（体质指数 $< 25 kg/m^2$），$\leq 52.0 \sim 55.4 cm^2/m^2$（体质指

数 ≥ 25kg/m²）。如通过大型多中心研究推荐使用男性 SMI ≤ 50cm²/m²，女性 SMI ≤ 39cm²/m² 作为诊断终末期肝病患者肌少症的标准，由此可见针对不同疾病。肌肉减少症诊断的阈值也可能存在差异，这也需要更多临床试验或循证方法来验证不同疾病肌少症诊断阈值的可靠性及结局预测的准确性。CT 在量化脂肪及评估脂肪浸润的肌肉方面是非常可靠的。然而 CT 的骨骼肌测量需要高度专业化的研究人员、专业的软件和相对较长的时间，在广泛应用的过程中也受到高昂成本的阻碍；虽然图像采集所需的时间比 MRI 更短，但也应该考虑到 CT 涉及的辐射暴露问题。

## 十、磁共振在 OPD 运动康复评估的应用

磁共振（MR）具有良好的软组织分辨率和多轴位成像能力，对骨髓信号变化极为敏感，医师可根据骨髓信号发现早期病变，评估骨髓损伤，已成为 OPD 病因诊断的主要方法。然而由于多种病变信号变化相似，对疾病的鉴别诊断造成一定影响。有时需要应用不同的影像检查方法综合分析评估。

OPD 患者 MR 检查需要注意评估软组织病变。MR 可清晰地观察骨骼肌、筋膜、肌腱、韧带及脊髓等组织信号。需要双侧对比观察分析其形态、压脂信号变化，分辨肌筋膜与肌骨间隙有无水肿信号。CT 与 MR 目前被认为是评估身体成分的金标准，二者的扫描可提供精确的解剖细节，特别是可用于评估骨骼肌体积。此外，它们是唯一可以直接评估内脏和皮下脂肪含量的检查方法。且临床实践中患者进行 CT、MR 检查的同时即可观察骨骼肌情况，并不增加辐射量及费用。MR 检查肌肉与脂肪组织有清晰区别，形成明确的肌肉轮廓，测量简单且准确；测量重复性好，对组织结构和成分变化较敏感，适用于长期随访和疗效监测。

MR 图像还可显示软组织水肿、炎性病变、脂肪浸润、纤维化等改变，这是其他影像方法难以做到的。故 MR 可作为骨骼肌形态学测量及成分评估的金标准。评估影像的序列常用 $T_1WI$，因为该序列图像可清楚区分肌肉和脂肪，使肌肉量化测量更精确。与 CT 相比，MR 对骨骼肌的测量多应用于四肢肌肉，也用于部分头颈部肌肉测量。以股骨近端至远端为大腿全长测量范围，其中间 1/3 段的测量在目前绝大多数文献中都是可实现的，其中间 50% 层面测量的肌肉面积，最能代表整个大腿肌肉体积，且与肌少症的临床标准关系最密切。MR 常规图像即可对颞肌厚度进行测量，结果与乳腺癌及非小细胞肺癌脑转移患者的生存率息息相关。除常规 MR 对肌肉进行测量或评估外，其余 MR 技术也可用于肌肉的评估，弥散张量成像、弹性成像、超短回波时间成像等，有望在影像学层面解释骨骼肌解剖和功能之间关系；血氧水平依赖成像可对肌肉微循环进行评估，$T_2$ mapping 可测评肌萎缩状况；高分辨率磁共振光谱可以检测小鼠骨骼肌代谢物与年龄的相关变化，从而为未来骨骼肌的代谢组学调查铺平了道路。但这些先进的 MR 技术均较为复杂，就目前大多数临床机构来讲应用有限，其前景需要进一步验证。

虽然 MR 不涉及放射线暴露并具有优良的定量测量精度，同时能更精确地对脂肪成分进行识别及评估，但由于其成本高，技术困难和空间需求限制了其在临床和研究中的

应用，为获取高质量扫描所需的后期处理时间进一步阻碍了大规模应用。另外，心脏起搏器、金属假体等检查禁忌缩小了 MR 的应用范围，不同的数据采集协议也影响了 MR 肌量评估的统一及标准化。MR 目前更适合于小规模研究中肌肉数量和质量的准确测量。

## 十一、心肺运动试验在 OPD 运动康复中的应用

心肺运动试验（CPET）是一种通过把人看作一个整体，监测从静息期到热身期、极限运动期及最后恢复期时肺通气、二氧化碳排出量、最大摄氧量、无氧阈（AT）值等指标变化，同时连续动态监测全导联心电图、血压、脉搏、氧饱和度等的客观、定量、无创的临床检测技术，客观评价心肺储备功能及运动耐力等，可用于临床疾病诊断及鉴别，评估疾病进展，治疗效果评价及康复锻炼等。

1. CPET 检查方法　各医院 CPET 设备不同，检查方法类同。患者在医师监护下，首先坐位完成静息心电图和肺功能测定，然后在功率自行车上静息 3 分钟，以 60r/min 速率进行 3 分钟无负荷热身，根据性别、年龄选择合适的递增功率（10 ~ 30W/min），使患者在 6 ~ 10 分钟内达到症状限制性极限运动，然后恢复 5 ~ 10 分钟，试验结束。无氧阈值通过 V-slope 法计算得出，即运动过程中二氧化碳排出量显著高于摄氧量时的摄氧量 10 秒平均值。

2. CPET 的主要指标

（1）最大摄氧量（$VO_{2max}$）：反映人体负荷递增运动过程中循环和呼吸系统发挥最大作用时每分钟所能摄取的氧量，摄氧量（$VO_2$）不再随着功率增加而形成一个平台，体现了人体最大有氧代谢和心肺储备能力，是评价有氧运动的金指标，不同年龄、性别及日常活动能力存在差异。

（2）二氧化碳通气当量（$VE/VCO_2$）：反映肺通气 / 血流匹配情况，通常随着运动负荷递增而增加。如慢性阻塞性肺病、肺血管疾病、心力衰竭的患者常出现 $VE/VCO_2$ 异常，值越高代表疾病越严重，AT 时 < 34，最大运动量时 < 36。

（3）呼吸储备（BR）：反映人体最大运动时肺的储备能力，一般用静态肺最大通气量与极限负荷运动时最大分钟通气量的差值来表示，BR 降低是肺通气受限的表现。

（4）氧脉搏：指氧耗量与心率的比值，贫血、严重低氧血症、肺血管疾病的患者动脉携氧能力差，每搏的氧耗量下降，但需排除药物作用影响的心率变化导致氧脉搏异常。

3. CPET 在 OPD 患者的应用

（1）运用 CPET 制订运动处方明显优于心电图负荷试验。CPET 测定的气体代谢指标不受影响心率的药物如 β 受体阻滞剂及房颤的影响，且可以直接测得 AT 值，作为指导有氧运动处方的"金指标"在指导高危患者方面优势尤为明显。值得注意的是，评估方式和运动训练方式的不同对运动训练的影响。采用功率计踏车进行 CPET 测试，对于高危人群运动训练也采用相同功率计踏车进行训练，以保障患者治疗的安全性和有效性。

（2）CPET 测试的参数是制订运动处方的依据，同时也是高危人群运动训练设备的首选。患者在 CPET 上进行运动治疗，不仅可以得到全面的 ECG 和血压的监护，同时也

可以获取运动中气体代谢的指标，且代谢指标改变常常先于 ECG 的变化。因此，对于高危人群的训练更安全。此外，患者在普通心电监护下运动发作可疑心绞痛而监护心电图显示无异常时，改用在 CPET 上训练，所得的代谢指标可以帮助鉴别。

有氧运动为基础的全面运动康复，实践证明患者获益更大。此外，单一指导患者运动还不够，根据 CPET 所测的代谢当量指导患者日常活动也是必不可少的。

（乔国勇　史计月）

## 第三节　骨质疏松疼痛病运动康复常用技术与指导

### 一、运动康复技术原理

（1）运动有益于人体组织器官状态的改善，加强发挥组织器官功能。在有伤痛或者疾病出现后，患者肯定有很多器官出现了部分退化状况。通过运动康复技术进行锻炼后将会显著改善患者身体素质，并能够正常维持身体器官及身体素养形态，缓解出现的肌肉粘连状况，改善身体关节活动幅度，保证能够正常发挥人体组织器官功能。

（2）人体机能代偿功能有效改善。人体一旦有疾病出现就会影响着身体生产功能的发挥，而体育疗法及运动康复有助于发挥出机体的代偿功能，从而恢复疾病患者的身体健康和改善患者心理状态。

（3）运动能够推动人体内部血液的良性循环，改善患者因为有疾病而出现的血液循环不通畅这一情况。患者通过体育治疗以及运动康复有助于优化人体内部神经系统，改善人体呼吸及血液循环状况，让患者获得身体所需的营养。实践调查发现，运动康复技术可以使很多种疾病得到有效改善。

### 二、早期运动康复技术

OPD 早期运动康复主要针对诱发 OPD 的急性疼痛的肌骨疾病如急性肌扭伤、急性肌筋膜炎、创伤与手术后肌骨疼痛或围术期疼痛等，尤其是门诊 OPD 治疗患者，指导患者采取相应的早期运动康复技术，可显著减少微创疼痛治疗并发症，提升预期康复技术。

1.冰敷的应用　目的是减少创伤或治疗损伤破裂的血管出血，降低组织液的渗出，促进致痛物质的吸收，降低神经敏感性，从而起到减轻患者疼痛肿胀的目的。疼痛微创介入实际操作过程局部也有显著软组织损伤，30% 左右的患者术后 1 周内会出现局部肿胀甚至瘀血现象。术后 1 ～ 72 小时内间断冰敷可显著减少局部组织早期渗出与局部血肿的风险。在康复过程中，每次运动康复锻炼后即刻局部冰敷可减轻肌肉牵拉引发组织渗出，降低锻炼后疼痛程度，促进组织愈合。

冰敷的疗效主要取决于肌肉内的温度变化。冰敷的方法及持续时间对肌肉内温度变化的影响尤为重要。当皮肤表面温度达到 12.5℃时神经传导速（度）下降 10%，

10 ～ 11℃时细胞新陈代谢下降 50%，15℃时开始出现细胞代谢减退。大多数学者认为，冰敷至皮肤的表面温度达到 10 ～ 15℃，就可以起到临床治疗作用。

患者冰敷治疗超过 30 分钟会使反射活动和运动功能受损。冰敷疗法可以减少伤者的疼痛，但是，由于神经损伤的风险，冰敷不应该长时间作用于表面神经。因而，临床多采用间歇性的冰敷疗法。具体操作是先冰敷 10 分钟，然后在室温下休息 10 分钟，再冰敷 10 分钟。间歇性治疗每 2 小时重复一次。

2. 局部包扎与体位　急性肌劳损、围术期管理或微创介入治疗后多进行责任病灶为中心的局部组织进行包扎，同时采取相应的体位。抬高患肢，即创伤、术后或微创治疗后 24 ～ 72 小时内将患肢置于高于心脏的位置，以促进血液回流，降低损伤部位的体液压力，同时可以促进淋巴循环及静脉回流，加速循环，减轻损伤部位的肿胀，促进瘀血的吸收。但是由于血流有自动调节效应，当患肢抬高到距心脏水平 30cm 以上，才可以有效地减少血流；当患肢抬高到距心脏水平 70cm 以上时，血流量仍保持为正常水平的 65%。因此，只有将抬高患肢和加压包扎结合才能有效地降低损伤部位的血流量。加压包扎和抬高患肢联合应用时，一定要注意观察远端的神经及血运情况，保证损伤部位的血液灌注。

护腰带作为一种腰背支架，临床上一般用于腰椎术后、牵引与微创介入治疗之后腰椎的固定、保护。佩戴护腰带可以减少腰椎活动范围，防止腰椎过度前突，使重心后移，对后伸、前屈运动有制约作用，从而使腰椎周围组织得以充分休息，减少肌肉劳损及韧带的负担，促进血液循环，减少致痛因子的释放，使神经根周围及椎间关节炎症反应减轻，同时在很大程度上也缓解和改善了椎间隙内的压力。近年有学者根据人体工程学重新设计护腰带，达到既符合人体力学，又能减轻腰背部损伤。加大护腰带的受力面积，护腰带从髋部一直到肩胛下；增加脊柱的支撑，在脊柱两旁增加硬物（铝合金板）来支撑腰背部，长度从髂棘顶点上 2cm 到肩胛下角下 2cm；将受力点分散，护腰带的受力点分布在整个髋部；降低护腰带自重。

颈托与护腰带原理相同，在保护颈椎的基础上，通过牵引及有阻抗力的前屈、后伸自主运动达到对颈部肌肉进行等长和等张收缩相结合的功能锻炼，从而提高颈部肌肉的肌力、改善颈椎活动度、恢复颈椎动态功能稳定并维持颈椎良好的生理曲度，以达到治疗的目的。

3. 功能负荷管理　由于肌骨组织的力学特性，当长时间的卧床休息会使肌骨组织处于失负荷状态，对疾病康复产生不利的影响。由于缺少适当的力学刺激时，伤口的胶原组织排列呈不规则状，也就无法恢复到原来的有序的状态。因此，在肌骨组织损伤恢复的早期即可有计划地实施运动康复治疗，促进组织恢复。临床实践表明在急性踝关节扭伤后，早期提前介入运动的康复治疗对患者的恢复有很好的促进作用。踝关节扭伤患者在外力支持下早期负重的康复训练其临床疗效均优于长时间应用石膏固定的患者。因此，康复训练的介入时间应该是在急性期之后越早越好，且所有的治疗方法均是一个有机的整体，应合理地将康复训练与其他治疗方法结合起来，促进患者早日康复。

早期康复不仅是一种治疗方案的更新，更是对运动医学或运动康复工作者的挑战。为了更好地促进损伤的软组织结构及生物力学特性恢复正常，早期治疗应介入安全、有效、最佳的功能训练负荷。最佳功能负荷训练计划的制订具有针对性、特殊性。临床中最佳功能负荷标准的界定是工作的要点、难点，主要内容包括针对不同的损伤疾病特点所采取康复介入的时间、康复训练的负荷量及递增的标准、康复训练方式等方面。最佳负荷是软组织损伤早期处理方案的核心内容，是实现个性化的康复方案的难点所在，也是每个运动医学及康复工作者都需要去思考和实践的一个问题。

4.生物反馈治疗　生物反馈放松训练可以调节脑皮质和内脏功能，尤其是调节自主神经的功能。既往仅根据患者主观感受反应调节功能的效果，没有相对客观的标准衡量自主神经功能，因此难以确知自主神经功能状况及改善情况，尤其是感知及调节能力差的患者。生物反馈技术可进行放松训练来改善自主神经活性。生物反馈疗法具体方案如下：训练分为入门、进阶、高级及专家4个等级，入门训练激发患者积极情绪并释放压力；进阶训练辅助患者摆脱环境干扰及焦虑情绪；高阶训练运用自主训练提升认知能力；专家阶段训练调节呼吸，放松肌肉。每天训练半小时，每周5次。

生物反馈放松训练可以通过调节患者自主神经活性，提高患者HRV，改善脑卒中患者的症状。一般来说，内脏活动信号很弱，不易察觉，HRV利用电子仪器将自主神经活性转变为可测量的信息。生物反馈疗法放松训练可调节机体自主神经的活性，使患者放松并主动地随意调节机体的生理心理活动。生物反馈放松训练激发患者积极情绪并释放压力；摆脱环境干扰及焦虑情绪；运用自主训练提升认知能力，调节呼吸，放松躯体，改善自主神经的功能。

5.早期运动康复技术　OPD住院患者常规的康复训练多是在患者责任病灶功能状态基本稳定或者患者能够接受之后才进行，这就会使其训练时机延迟，干预效果会存在一定的差异。临床调研中发现，多数OPD手术患者在手术后半年内都会卧床休养，并且禁止负重。这虽有利于责任病灶病理的愈合，却也会因为身体的制动而带来一系列的并发症。近年运动康复研究提出了早期运动康复的理念。这种康复训练是以患者的具体状况为前提，根据其耐受性与医师的评估所制订的恢复方案，能够尽早地对患者进行系统合理的功能锻炼，从而促进责任病灶的血运，加快病理损害的愈合。同时，还能降低肌肉粘连的可能性，使OPD病灶组织功能得到最大的恢复。

早期运动康复可提高患者骨密度水平及关节活动度，减少并发症的发生。OPD手术患者或晚期患者长期卧床，易出现功能障碍，故指导患者在床上进行被动及主动运动尤为重要。踝泵运动目的是促进肌肉等长收缩，加快血液流动，防止肌肉萎缩及下肢静脉血栓的形成。患肢处于功能位，有利于康复后肢体的活动，避免出现功能性废用。肌张力是肢体活动的基础，因此恢复肌张力是进行主动运动的前提条件。功能训练目的就是恢复膝关节及周围肌肉的功能。坐位及行走训练可恢复患者日常生活功能及自理能力。关节活动度训练可恢复膝关节及髋关节的活动度，从而恢复关节的功能。患者恢复关节功能后，家庭也可增加劳动力，提高患者生活质量，增加患者对生活的信心。

（1）主动运动：OPD 围术期患者躯体与肢体多被固定，只能够进行简单的肌肉拉伸收缩训练。在一段时间后，患者的下肢不用被固定时，可以结合其耐受程度来进行抗阻力训练。以平衡牵引的方式，来对患者进行下肢关节练习，每个关节 20 次。在整个康复过程中，要保证锻炼幅度与患者当前的状况一致，避免造成关节受损。指导患者进行坐立，并对其进行健康教育，让患者能够意识到早期锻炼的重要性。同时，积极地参与其中，提高其主动运动的意识。在患者肢体达到一定的承受能力后，可引导其进行负重练习，让患者能够下床独立行走，每次训练时间在 15 分钟即可，1 次 / 天。随着康复进度的改善，可适当地延长运动时间。

（2）被动运动：多数患者在围术期，还会存在一定的疼痛感，从而会使之下意识的规避运动。在这种状况下，需要针对患者的肌肉损伤与骨折状况来进行按摩与针灸，从而被动改善患者的肢体运动状态。对于一些缺乏自主锻炼的患者，可辅助患者进行肢体屈伸等，来保证其肌肉运动能力，促进血液循环。

1）卧床期间：踝泵运动，为患者床上按摩，按摩下肢肌肉，从下到上、从里到外环形按摩腿部肌肉，被动活动双脚，如脚踝内旋、外旋、屈伸脚背，膝盖弯曲使足跟尽量靠近臀部，双腿均需按摩。功能位制动，卧床期间使肢体处于功能位，如髋关节下垫一软枕，下肢保持轻度屈曲，足背曲位，防止足下垂。肌张力训练，指导患者做肌力对抗训练，恢复肌张力。如医务人员用力将患者肢体向下压，患者则向上对抗来训练肌张力。待肌张力恢复后可进行行走训练。

2）坐立及行走训练：可逐渐抬高床头，让患者向坐位过渡。患者病情平稳可下床活动后，可使用助步器协助患者行走，训练强度因人而异，根据患者病情调整训练方法。情况允许可做伸展、独立床旁移动、坐位移动等，如保持双足平放地面，腿与髋部成直角，座椅要有足够硬度承托体质量，且不能太软，每日 1 次，每次 30 分钟，逐渐延长坐位时间，待患者可独立行走后，指导患者进行跨步训练，负重训练及站立平衡训练。

3）关节活动度训练：膝关节训练，患肢平放于床上，膝关节伸直，抬至空中，尽量延长滞留时间。髋关节训练，患者仰卧位，双下肢交替屈髋屈膝，使小腿悬于空中，像蹬自行车一样运动 5 ~ 10 分钟，时间、次数逐渐增加。

## 三、运动康复处方

运动康复处方是指实施运动康复治疗的医师，对从事体育锻炼者或患者，根据医学检查资料包括运动试验和体力测试，按其健康、体力及心肺与运动功能状况，用处方的形式规定运动种类、强度、时间、频率，并提出注意事项，达到指导运动康复对象有目的、有计划和科学地锻炼的一种方法。

体质是人体对不同环境适应能力与对疾病抵抗力的综合表现，是建立在躯体健康层面之上的，健康的人不一定都有强健的体质。实施运动处方要克服两种倾向，一是为求速成而"疯练"，二是因暂未到达自己的预期而热情大减。在坚持练习的同时，注意"四要"：练习前后要重视热身与放松运动；运动着装要舒适、方便、安全，不要追求时装化；

练习时出现身体不适，要立即终止运动干预，并及时就医；运动前、中、后，要注意运动营养与水分的补充。运动干预是周而复始的。这时候应重新进行体质测试，并结合自身主观感受，对运动方案进行相应的调整，呈一个良性循环。

1. 运动康复处方制订的具体原则

（1）可接受性：所制订的运动方式应当让 OPD 患者拥有参与性，方便其长久坚持运动。针对不同个体文化、经历尤其是运动康复兴趣规划主动或被动运动方式路线和内容。运动计划最好能够做到顺其自然、自行其乐，不要用固定的标准与行为准则要求个体患者，所需费用也用低廉，要求所有患者可以承受。

（2）安全性：在进行运动康复过程中，所利用的运动强度或者负荷必须依照 OPD 患者的自身疾病对健康损害情况及心脏肺部功能而设定。应当因人而异、区别对待，必须在不损害机体健康或者加重病情的情况下开展运动康复，具体形式以有氧运动为主，辅助针对性物理治疗与被动康复运动。

（3）预后效果：OPD 患者不同疾病与病情程度，预期恢复目标差异显著。需要针对个体患者整体健康风险因素评估结果及预试验数据进行判断。减缓疼痛、消除疲劳、有益睡眠等为基本的目标。体力改善、病情控制或恢复，减少药物用量等为主要预期后果目标。

（4）循序渐进、因材施教：不同人群理解、完成运动康复的水平也存在一定差异，因此要结合个体患者的年龄段制订出科学运动处方。每个运动处方的制订必须遵循因材施教及循序渐进的原则，不可一味要求强度，导致运动失败。开具运动处方的对象可能罹患疾病或是转归身体健康，运动时应当循序渐进，只有这样才能有利于坚持长期运动。

2. 运动处方制订标准　　运动处方主要包含 3 个内容，即热身、锻炼及恢复。在制订任意一个运动处时，其项目均应依照上述 3 个步骤开始。有氧运动为 OPD 患者常用的康复治疗方式。但值得说明的是，有氧运动也应依照具体患者情况而定，且需要测定患者心率情况，查看处方强度核实性。治疗性的运动处方应当遵循各类疾病的情况加以制定。从恢复性方面来看，指导者应当首先了解需要恢复的项目，同时予以选择。

（1）使用当前国际通用标准为：运动强度心率 =（220– 实际年龄）×（70.00% ~ 80.00%）。

（2）年龄减算法：通常来讲，每个人合适运动心率 = 年龄 –180（或 170）。

（3）COOPER 提出的方式：运动最佳心率 =（机体最高心率 – 安静心率）× 70.00%。

（4）卡尔森运动强度心率测定法：持续性耐力训练的适合心率 =（受试者最高心率 – 受试者个体运动前安静心率）/2。

（5）卡沃男提出的方式：认为心率为依照年龄预计最大心率减去受试者个体安静时心率后乘以 60.00%，最后加上安静时心率。

真实临床运动康复指导务必要让患者或亲属掌握脉搏测量方法，触摸桡动脉进行准确计数，原则应该计数 1 分钟，确定准确的数值。运动前、热身后、正式运动后三次计数。以运动前脉搏计数为基础值，有氧运动为运动前后脉搏次数增加值小于基础值的 30%；

乏氧运动的增加值小于 50%。有心脑血管病、慢性肺病患者需要咨询专科医师确定适宜的心率增加值。并存显著心律失常或显著身体虚弱者则宜进行心率变异指数进行针对性评估进行指导康复。

3. 运动处方内容范围

（1）关节活动：全身状态不良、不能从坐位开始训练的患者，在卧位进行关节活动训练，健康肢体协助患肢肢位摆放和保持、体位变换；定时实施被动关节屈曲、拉伸或振动。能够起卧者训练静止—动态转换关节运动，如仰卧起坐、蹲立练习、坐立步行等训练到靠墙下蹲锻炼等。

（2）肌力训练：对轻度至重度手臂无力的患者，可被动或用机械辅助手臂训练（如机器人技术）可改善上肢功能；对于坐着困难的患者，应在监督 / 协助下练习伸展手臂或伸展下肢运动。疼痛肢体活动前宜局部按摩热身，逐渐增加运动力量，以个体患者对疼痛的耐受为度。对四肢肌力差的患者，应提供力量训练或给予适当的渐进式抗阻训练，进行肌力强化训练有氧耐力训练和力量训练结合，提高选择性运动能力、肌肉力量、步行速度、步行距离、最大耗氧量、收缩期心率、平衡能力、身体活动水平和生活质量。

（3）导向训练：对于难以从椅子上站起来的患者，应进行站立练习，应让下肢活动障碍的患者尽可能地进行强化—重复性—移动任务训练（下肢坐—站、转位、行走及上下楼梯之训练）；上肢活动障碍的患者，重复性的特定任务训练（如上肢拿取、抓握、指向及功能性之物品操作）可用于改善手臂和手功能的导向训练。OPD 患者有显著的病理性畸形者或患肢肌肉萎缩者，宜通过肌电图评估明确责任肌群，针对性体位引导训练。必要时结合肌内效贴实施导向训练。

（4）约束诱导运动：患者肢体、脊椎尤其是手（足）指疼痛恢复展现肢体出至少 20° 的主动伸展和 10° 的活动手指伸展，应提供强化约束诱导运动（每天至少 2 小时的主动治疗，加上限制性活动每天应至少活动 6 小时，每周 5 天，持续 2 周），躯干抑制也可纳入 OPD 中后期任何阶段的积极治疗或改良的强制性运动治疗方案有利于改善患者运动功能，但是否可以转化为日常生活活动的改善目前尚不清楚。

（5）心肺训练：运动康复应包括心肺健康训练，以改善心肺健康。所有运动康复均应有心肺训练的内容，且须明确动态心肺功能评估。心肺功能适应度是个体患者运动康复运动强度与频率平衡训练。有平衡障碍的患者，每周至少 2 次的平衡与协调训练。

（6）夹板使用：不应将手和矫形器（夹板）用作日常练习的一部分，因其对功能、疼痛或运动范围没有影响；对罹患挛缩风险的患者，不推荐常规使用夹板或延长上肢或下肢肌肉在延长位置（伸展）的长时间定位。

（7）步行训练：推荐减重步行训练用于 OPD 确诊有轻到中度步行障碍的患者，可以作为传统康复治疗的辅助方法；（有或无减重的）跑步机训练可用来提高步行速度但不建议作为常规步态训练；地面步行训练较（无减重的）步行训练更能改善患者的步行距离、减轻焦虑症状，但是对患者的有氧耐力有不利的影响，减重步行训练则有利于改善患者的有氧耐力。

（8）运动再学习：主要针对有心脑血管病、老年痴呆与记忆功能衰退者，给予针对性运动技术再学习训练，恢复日常生活基本运动能力，提高健康生活质量。

（9）音乐辅助运动：能够通过音乐节奏性听觉刺激对步行速度和协调性辅助提升作用。同时音乐播放背景下运动康复可使患者情绪放松，提高左右大脑的协调性，而适宜的音乐节奏性刺激相一致的运动机械刺激可提高肌骨细胞应力感受水平，提高肌骨细胞代谢效能。

（10）神经运动疗法：主要针对伴有确诊神经病理性改变的OPD患者，运动功能障碍与神经功能障碍密切相关，运动康复多需要辅助针对的神经电刺激。同时，因神经功能障碍失去自主运动康复活动能力，多需要健康肢体或他人协助被动运动。近年来，被动运动康复设备尤其是在体外骨支架基础上计算机调控运动器械的推广，神经运动疗法应用显著增多。

（11）心理疗法：心理疗法为常规运动康复治疗的基础性技术；在医师的指导下，家属给予患者更多的关心和支持，加强康复护理，以提高患者的生活质量；对轻、中度OPD患者多给予激励支持；晚期患者则需要针对性心理治疗。运动康复本身即为最佳的心理疗法，宜不断提升患者的心理预期，引导患者规范训练优化心理疗法。

（12）健康指导：为OPD运动康复过程核心性方案，动态健康风险评估基础上，教育与指导同行，明确患者体能缺陷与针对性运动技巧，以预期效能激励患者更好地运动锻炼。

4.运动处方的预期的客观评价　OPD明确为肌骨退行性疼痛病类疾病，明确诊断多到中老年期，慢性疼痛与肌骨功能衰退使身体运动能力显著降低，不但骨关节骨性畸形导致相应关节软组织疼痛，而且可因椎体骨质增生或椎间盘突出症诱发不同程度的神经痛，进一步使运动能力受影响。运动不足自然并发骨骼肌质量的减少而导致肌少症；同时疼痛—失眠—疲劳综合征发生比率增加，使健康生活质量进一步下降。在医师指导下针对性运动康复辅助相应的临床药物或非药物治疗技术，降低疼痛—失眠—疲劳综合征发生率。近年基础与临床研究均明确，运动康复是OPD相关疾病最基础性、长久性防控措施，应用运动处方指导患者科学、高效、安全地运动康复过程需要采取有效地即时与动态的运动效能评价措施，稳步提高个体患者的运动保健技能。

（1）灵敏素质：主要表现在身体改变体位、转换动作的速度、大脑随机应变能力的强弱。如起立行走计时测试的成绩可以反映出受试者的易跌倒风险，起立行走所用的时间越长，跌倒风险就越大。测量包括体位变化，行走及转向，体现受试者对能否有效控制身体，主要测试虚弱老年人的灵敏素质和平衡素质。肌肉活动刺激将有效调节大脑皮层神经活动过程的强度、均衡性和反应速度，缩短反应潜伏期，改善多个分析器的功能，以此提高平衡能力。如弓步及弓步走和各类平衡垫运动。弓步走过程中身体重心将不断转换，需要腿部肌肉的协调性，肌肉的控制能力，和控制髋、膝、踝关节的稳定性，因此，练习时将会增加OPD老年人在移动过程中的平衡能力。平衡垫属于不稳定表面，为了保持身体的平稳需要协调全身肌肉，肌肉力量与耐力不断增强，也提高了肌肉的协调能力，进而提升身体的灵敏素质。

（2）速度素质：是指身体最大移位或运动能力，多以 10my 计时评估。身体虚弱的 OPD 老年人身体平衡控制能力与大脑的认知能力逐渐不协调，速度素质训练使患者提升运动康复治疗的效能。有研究表明，对患认知障碍的老年人进行相对应的力量、平衡素质、速度素质、灵敏素质与柔韧素质测试后发现，速度素质对预防患认知障碍老年人跌倒的影响最大。OPD 老年患者运动康复过程安全保障与康复效能均需要稳步提升患者的速度素质。太极拳为中国特色运动康复项目，大量研究显示，太极拳通过增强臀腿部位的力量和耐力，能够提高下肢关节的稳定性；通过下肢运动方向经常性的变换，踝关节持续活动，且大幅度运动有助于促进踝关节本体感觉的提高，平衡能力随之提高；通过手眼配合能力，以及前庭功能的锻炼提升环境适应与观察；通过肌肉活动刺激，调整大脑皮层神经功能，缩短反应潜伏期，增强各分析器功能，提高平衡能力等奠定运动速度锻炼的基础。

（3）柔韧素质：是指人体各关节的活动幅度、肌肉或韧带的伸展能力，为人体重要的体质与健康能力评价指标。OPD 患者多为老年，肌肉和韧带有一定程度上的松弛、力量减弱，柔韧性降低，加之肌骨退行性病变，肌肉柔韧性显著不足，适当地运动对提升肌力、肌肉协调能力有正面的效果。运动康复中采取克服自身体重进行蹲起运动，是下肢肌肉在负荷状态下进行持续性力量练习，并且可以克服双腿蹬伸肌力不均衡的问题，对于增强下肢肌力与肌肉耐力有良好的效果。提踵运动（自重）需要将脚跟缓慢抬起与落下，虚弱老年人克服自身重量的同时，锻炼了小腿与大腿各肌群的协同合作能力，提高了腿部肌肉的力量，并且加强了踝关节稳定性；踝关节背屈、膝关节伸及髋关节屈和外展的程度更大，锻炼了髋关节灵活性，增强髋部肌肉力量，从而使 OPD 髋、膝、踝关节炎的老年人行走时伸髋充分，柔韧性增加，不至于行走拖拉，降低跌倒风险。

（杜淑芳　梁　涛）

# 第四节　骨质疏松疼痛病患者常用运动保健技术

严格地评价运动康复并不是一种针对性治疗技术，而是慢性病康复治疗的辅助方法，且是不可或缺的方法。教育患者宜循序渐进，逐步适应；持之以恒，切忌操之过急或中途停止；及时调整，根据评定的结果，及时调整方案。通过运用主动的运动锻炼方法，克服了理疗的被动锻炼的复发率高的缺点，复发率低。每天所需的时间短，不需要场地，家庭和办公室均可；简单易行，易推广；不影响工作；不需要支付医疗费用，因而常称为运动保健技术。

## 一、运动保健指导中的注意事项

1.患者心理压力和心理参数　OPD 患者普遍存在由疾病而产生的严重心理压力，由此对运动方式的选择上呈现明显的个体化特征。运动康复的效果可能与这些特殊的心理参数相关，建议制订运动康复项目规划时要充分考虑个体间心理参数的不同。必要时应有针对性心理评估及给予药物治疗，避免心理障碍而导致运动康复风险事件发生。

2. 运动强度的适应性　从低强度开始渐进性增加强度，从低于正常年龄组强度的标准开始，当出现过度的疼痛或疲劳时，运动的持续时间和强度应当降低。可使用数学模型预测相关年龄段在有氧运动条件下心率变化范围目标，以此评价运动强度对心肺功能状况的需求。应用公式（208-0.7×年龄）或（220-年龄）预测心率的最大值，指导OPD患者进行运动锻炼时可以达到52%～60%的心率储备或75%～85%最大预测心率。

3. 运动类型的个体化　目前多数研究并未明确哪种运动康复技术好或不好，关键是通过针对性评估，尽量明确责任病灶、责任肌肉肌群的生理—病理状况，制订针对性个体运动康复方案。有较多的运动康复方法显示对OPD有积极效果的前提下，仍然指导患者应用适合个体的运动康复方法。患者的选择和可开展的运动项目安排应当成为运动处方制订的指导的基础。患者积极、主动与坚持是运动康复达标的关键。

4. 疾病管理的应用　指导运动康复应与常规的慢性疾病管理模式相结合，重视促进整体健康水平的优化，运动康复的目标是改善身体的机能、减轻症状进而优化整体健康水平。此类患者常见的共患病、睡眠困扰、自主性功能障碍和平衡机能损伤应当得到评价和治疗。

5. 自我效能评价的促进作用　"自我效能"指一个人在特定情景中从事某种行为并取得预期结果的能力，简单来说就是个体对自己能够取得成功的信念，即"我能行"。建议自我效能评价作为制订适用于OPD个体的运动处方原则之一，这有助于患者提高对运动康复的接受认可度。

## 二、骨骼肌退行疼痛疾病

1. 肌少症　治疗的关键在于增加肌量和改善机体活动能力，方法有药物、营养和运动康复，而运动康复被视为所有疗法的基础和关键之一。肌少症患者不仅会出现肌肉力量下降，还会出现功能状态、移动、灵活性、平衡能力的下降，导致患肌少症的老年人在运动过程中更易出现跌倒，最终导致肌少症患者病死率的升高。对于肌少症患者来说，主要采取的运动干预方式是抗阻训练和有氧运动。

（1）抗阻训练：是肌肉在克服外来阻力时进行的主动运动，并且随着运动能力的提升对运动强度需求逐步加大。

（2）有氧运动：是指人体在氧气充分供应的情况下进行的体育锻炼，并以大肌群节律性、重复性运动为特征。

（3）抗阻力与有氧运动相结合：近年多个研究认为有氧运动联合抗阻训练对肌少症的防治有积极意义。在一般情况下，推荐进行的有氧运动是强度适中的健步走训练，抗阻运动需运用哑铃。其中，健步走的前5分钟作为热身速度稍慢，哑铃训练做两组，组间间隔1分钟。前4周作为适应期，每周进行两次训练（隔3天1次），健步走30分钟，各个大肌群的哑铃辅助训练，重量以 15 ~ 20 的最大重复次数（RM）为宜；4 ~ 8 周，每周进行 3 次训练（隔天 1 次），运动强度不变；8 ~ 12 周，健步走时间提升至 40 分钟，哑铃重量调整至 12 ~ 15RM；12 周以后，健步走时间大致为 50 ~ 60 分钟，哑铃训练调整至 8 ~ 10RM。此外，老年人参与运动训练的自主性和依从性较差，在无人监督的情况下并不能规范且完整地完成训练，因此在训练的时候应该相应地进行监督，以保证能完成训练任务和目的并保证安全性。

2. 肌筋膜疼痛综合征（MPS）　目前尚无根治方法。治疗上有一种过度依赖药物和理疗的倾向。常用运动康复技术有：

（1）肌肉的抗阻等长收缩力量锻炼。如颈部 MPS 患者可利用自体的手、臂力量来对抗颈部，颈部保持在中立位，进行前屈、后伸、左右侧曲、左右旋转 6 个方向。每次收缩 5 秒后，放松 5 秒，每组 5 次，每天 3 组。2 周为 1 个疗程。2 周后改为隔日锻炼。

（2）肌肉振动训练：以责任病灶肌肉为中心，以相邻关节有规律的收缩—舒张运动为基础，带动肌筋膜疼痛病灶密切相关的肌群有规律的振动，起到局部或全身肌肉拉伸作用。如颈 MPS 振动运动以每组耸肩 20 次，每天 3 组。2 周为 1 个疗程。2 周后改为隔日锻炼。

（3）关节的活动度训练：以 MPS 密切相关骨关节的多方位屈伸活动，如颈部进行前屈、后伸、左右侧曲、左右旋转 6 个方向。每个方向 5 次，每天 3 组。2 周为 1 个疗程。2 周后改为隔日锻炼。

（4）耐力性锻炼：医疗健步行走、健身跑、骑自行车、游泳、登山、羽毛球等耐力性运动项目均可，运动耐力项目一般包括准备活动、练习和整理活动。肌力锻炼是治疗的主要部分，至少应维持 20 分钟。耐力锻炼宜每周 3 次。

3. 纤维肌痛综合征（FS）　是目前临床最难诊治的慢性疼痛性疾病之一，目前认为药物和非药物治疗手段联合应用的效果明显高于单纯药物治疗者，常用的非药物治疗手段有认知行为治疗、水浴疗法、功能锻炼、针灸、按摩等，有助于缓解症状，调节情绪和机体功能，提高生活质量。FS 的运动康复涉及在水中和地面不同的环境下，包括有氧运动、力量训练、柔韧性训练和多种运动形式的组合等，在减轻疼痛、疲劳、抑郁和改善生活质量、身体机能状况方面均显示了较好的应用价值。目前研究成果较多的方法有：

（1）低强度有氧运动：包括日常快步走、太极拳、普拉提和五禽戏等，可放松受累的肌肉、增强肌肉柔韧性和力量、改善患者的生活质量和心理情绪，在 OPD 并存慢性疾病患者和老年人日常康复与锻炼有良好的效果。一般依据体质水平，每周 3 次，每次 30 分钟左右即可。

（2）振动负荷训练：包括自主与机械振动两种，自主振动训练需要在专业医护人员指导下有选择地抖动肢体或躯体，使相应肌群获得有效肌肉振动；机械振动多附加外在抗阻负荷刺激机体，均可增强神经递质分泌，促进新陈代谢，延缓肌肉疲劳，进而营养肌肉，代表了一种相对新颖的运动方法，成为纤维肌痛患者康复的一种选择。多采取蹲姿站立在振动平台上，每次持续 45 ~ 60 秒，3 次 / 周，振动参数频率为 12.5Hz，垂直振幅 3mm，治疗后 12 周后，机体的动态平衡机能改善良好，在 FIQ 评分和下肢力量输出方面显示出了改善，提示振动疗法与传统性的综合性训练结合可产生有益的叠加效应。

（3）日常体能活动：通过鼓励增加以家庭生活为基础的日常化的体育活动成为促进患者体育运动锻炼状况的一种辅助手段。在一项为期 12 周的观察中，患者被随机分为生活方式化体育活动组和运动健康教育课组，体育活动组采用计步器计数并增加平均日常活动步数的 50% 以上，两组在 FIQ 评分中报告的全身症状改善和疼痛水平降低无明显的区别。提示 FS 患者应当在医师指导下通过日常家务活动即可获得有益的康复治疗。

### 三、骨性关节炎（OA）

目前临床上仍无治愈 OA 的方法。OA 治疗的目的在于缓解疼痛、阻止和延缓疾病的进展、保护关节功能、改善生活质量。随着循证医学的发展，近年来全球范围内多个学术组织有关 OA 治疗的指南，运动疗法因其操作方便、无不良反应、能缓解疼痛、改善关节功能等特点成为 OA 首选治疗方法。相比于国外，国内对 OA 的运动康复的重视程度相对不足，有关运动康复的分类尚不统一，核心技术与评价也无共识。汇总相关文献，OA 运动康复主要技术有：

1.肌力训练　首先明确部位，明晰关节周围肌肉力量的改变是造成关节功能下降的最直接和最初的因素，肌力下降在 OA 病程的开始和进展中有着重要的意义。如维持膝关节功能的肌肉主要包括：以伸膝功能为主的股四头肌及以屈膝功能为主的腘绳肌。临床上，多采用股四头肌的力量训练缓解症状，提高膝关节的功能状态。KOA 患者股四头肌肌力、肌肉动员能力及肌力储备的改变，发现 KOA 患者存在股四头肌肌力低下、股四头肌动员能力不足，可能是神经肌肉控制能力较差所致，提示需训练股四头肌肌力。肌力训练方式应重视关节周围肌肉力量的训练。常用肌力练习方法包括等长、等张和等速肌力训练。

（1）等长收缩是一种静力性肌力训练方法，训练时不伴关节活动，适用于高龄、关节活动受限、关节周围肌力较弱或关节肿胀、积液、疼痛明显的患者。常规等长肌肉训练缺乏关节活动，对改善肌肉的神经控制作用较少。现在临床上除了使用一般的核心肌等长收缩外，还有多点间歇等长收缩训练。采取关节于 10°、30°、60°、90°、100° 时各做 1 组屈伸关节的间歇等长抗阻练习（髋关节位于 90°）。复合训练 3～6 周，屈伸膝肌群的峰力矩、单次最佳做功、爆发力等肌肉功能明显增强。在肌肉功能增强的同时，平地行走、登楼梯、坐位立起等下肢功能性行为能力也明显到改善。目前多点间歇等长训练的应用逐渐普及，其优于一般等长练习，由于不产生关节运动，又可以避免等张收缩或等速收缩所导致的髌股关节的磨损，适用于因疼痛而不能活动关节的 OA 患者康复运动治疗。

（2）等张收缩：单一的等长训练在提高肌力、改善肌肉功能方面有一定的局限性。因此结合等张训练进行全幅度地练习是必要的。等张收缩是在恒定阻力负荷下进行的肌肉运动，完成这种运动包含有肌肉的短缩，但肌肉张力不变。等张训练可使肌纤维增粗，萎缩的肌肉逐渐肥大，使肌力和耐力得到增强和恢复，从而改善关节的功能，多安排在等长收缩训练后。多采用60°等长肌力训练及屈膝90°位等张主动运动，训练时间各10分钟，1次/天，总疗程为30天，并配合药物穴位注射或超短波治疗，结果显示关节的活动痛和关节痛都有显著改善，关节功能也获得有效恢复。等张肌力训练是一种动力性肌力训练方法，可增强全关节活动范围内的肌力，改善肌肉运动的神经控制，改善局部循环和关节软骨营养，价格低廉；但其不适用于急性期，训练过程中较强的肌群可能替代较弱肌群进行收缩，肌力训练不均衡。

（3）等速肌力训练：常需在功能锻炼仪器下辅助进行，可提供不同速度训练，允许肌肉在整个活动范围内始终承受最大阻力，产生最大肌力，适应日常功能的需要。仪器所提供的阻力根据患者肌力改变，当肌力较弱时，阻力相应减少，安全性较好。等速运动按照肌肉收缩方式的不同，可分为向心性等速运动和离心性等速运动。等速运动比等张和等长运动能更显著地提高肌肉力量。向心—离心结合等速运动对肌力的改善稍优于单纯向心等速运动，尤其在上、下楼梯测试中更明显。等速训练时应注意运动弧度的大小，在"疼痛弧"的两侧进行等速肌力训练，避开疼痛部位，有助于减轻症状。

（4）其他肌力训练方式。除了以上3种常用的肌力训练方式外出现了其他肌力训练方式。变速变负荷运动训练或将等长、等张、等速3种训练方法有机结合形成量化运动康复法，结果发现量化运动疗法治疗可以有效提高膝关节周围肌力，并提高步幅、步速、WOMAC评分等指标，提示其可显著改善OA患者的肌肉功能对改善OA患者的关节稳定性有一定的治疗效果。

2. 有氧运动　可以增强全身有氧代谢能力及身体的耐力，简便易行，容易为广大患者所接受。常用的训练方法包括步行、慢跑、游泳、骑车、太极拳等。随着全民健身运动的兴起，有氧训练在我国也开始被广泛接受。OA有氧运动需要注意个体化，切忌不能从众。宜在医师指导下，依据OA病情特点与病理生理机制采取适宜自身体能的方式方法。如急性疼痛期以游泳为主、功能康复期以步行为主。步行为OA患者运动康复的主要方法，宜依据OA分期确定步行时机、时间、距离及质量，原则是以运动后感受到关节轻微酸胀或疲劳感为宜，切忌避免出现疼痛情况下强行锻炼。

3. 水中运动　具有运动康复及温热治疗的双重作用，利用水对人体所产生的浮力及流体阻力可以进行不同的运动训练，可减轻关节所受负担及压力，促进血液循环，缓解粘连，软化组织，修复损伤关节，并具有强大的镇痛作用。OA患者在温热水中进行站立、下蹲、行走等运动，能显著缓解疼痛，改善膝关节功能。

4. 其他　神经肌肉关节促进法是从运动学角度出发集肌肉关节及关节囊内运动为一体的新型运动疗法，治疗后发现明显提高膝关节功能。此外，太极拳、瑜伽等运动模式也在引起研究者的关注。总之，运动康复可维持、改善关节周围的软组织，即韧带、肌肉等的柔韧性，避免软组织挛缩，从而维持、增加关节活动度，增强关节稳定性。

### 四、脊椎源性疼痛

正常人体脊椎活动有相应的活动范围，如腰椎为前屈约 45°、后伸约 30°。已有研究证实，脊椎过度屈伸活动会牵拉椎管内外软组织如黄韧带产生损伤，在损伤修复过程中产生瘢痕反应，形成椎体外肌肉、韧带、肌腱或椎管内黄韧带增生、肥厚而导致脊椎活动范围降低、局部伤害感受性或神经病理性疼痛。OPD 中的椎源性疼痛、椎间盘突出症、椎管狭窄及强直性脊椎炎等均为脊椎源性疼痛疾病。脊椎源性疼痛病运动康复主要是脊部肌群的力量练习和牵拉训练，脊背部的练习是患者最容易忽视的，但是又是极其重要的，特别是患有椎间盘突出症后，更应该科学地训练而不是单纯的休息。

#### （一）颈椎病的运动康复

防治颈椎病的运动疗法很多，但都不外乎颈椎静力性运动疗法和颈椎动力性运动疗法两种。颈椎静力性运动疗法要求颈椎在基本静止不运动的状态下椎旁肌肉进行收缩运动、抗阻运动或牵伸运动等，例如，耸肩缩颈、保持颈椎不运动的颈椎前后左右抗阻练习、颈椎运动到极限时保持数秒钟以对拮抗肌群进行牵伸的运动。此法对颈椎椎旁肌肉力量及弹性的恢复有益，且不会加重颈椎病的病损状态；颈椎动力性运动疗法要求通过颈椎的各方向的主动运动来锻炼颈椎的各个关节，包括椎间盘关节、椎间上下关节突关节、寰枢关节等。该法能够改善颈椎活动度，调整椎间孔与脊神经空间位置的关系，端正椎间小关节的微小错缝及解除滑膜卡压等。笔者认为在颈椎病急性期，以颈椎静力性运动疗法为主。即使病情需要进行颈椎动力性运动也应在医务人员的指导下进行，否则会加重颈椎病的病损状态，同理，在颈椎病恢复期，随着颈椎病损状态的改善，稳定性提高，椎旁肌肉力量增强及弹性恢复，此时应该在保持颈椎静力性运动的基础上增加颈椎动力性运动，以恢复颈椎的活动度，从而逐渐恢复颈椎正常的生理功能。颈椎运动康复技术应用时宜注意：

1. 对身体不良姿势进行矫正　坐姿、站姿不当及久坐均会引发患者出现交叉综合征情况，最为明显的便是肌肉出现严重的不平衡情况。患有颈型颈椎病的患者颈竖脊肌、斜角肌、方肌等部位均会出现肌力不足情况。通过矫正身体的不良姿势，更有助于帮助患者早日恢复健康。

2. 情绪反应适度　在诊疗过程中，经常会出现忽视肌体自身感受等情况，肌筋膜、肌肉会出现不顺从情况，进而出现明显的僵硬感。患者由于长期含胸探颈，使肌筋膜和肌肉变得更加坚硬。应教会患者踝关节、手腕关节、膝关节的活动方法，以提升肌肉的弹性和耐，以便能够更快地适应剧烈运动要求。

3. 对运动负荷进行合理安排　患者在运动时，应循序渐进进行，不可进行高强度及连续不间断的运动。需有选择性地进行辅助练习，以防止患者的身体出现严重的负担和疲劳感。

4. 加强易伤部位训练　在初期运动训练期间，应先进行腿部训练，再进行上肢训练。若腿部训练较为薄弱，会引发严重损伤的出现。运动训练应以左右脚单腿跳跃和徒手深蹲练习为主。上肢训练以哑铃和挥拍练习为主。

5.强化自身保护意识　为了保证患者运动练习的科学性，应教会患者运动锻炼方法，并对患者的运动情况进行监督，一旦发现不合理情况，应及时指导患者进行改正。告知患者一旦发现身体出现不舒适感时，应立即停止运动。

6.离心力量训练　离心力量训练在修复损伤上作用显著，有助于放松患者肌肉、改善关节韧带及背部肌肉，提升脊椎代偿能力及颈椎活动度。同时在增强患者肌力方面也有明显的效果。

7.肌筋膜释放　使用泡沫轴进行按摩，在运动过程中需要将肌肉看成是一个整体，做拉伸运动，在运动过程中还需要配合不同的手臂姿势进行锻炼，在伸展肌纤维上作用显著。例如，在网球训练中，头部的根基支撑，应采用第二颈椎和头盖骨之间的凹槽来进行，在头盖骨的内部位置潜入头夹肌和上斜方肌。在地面上放置网球，要求患者需保持仰卧位姿势，找到斜方肌上最为紧张的一块区域。身体向前移动应借助双腿的力量，要求头部及颈部位置应保持放松，并与颈椎位置相垂直，对患者深层的肌肉使用十字按摩法进行轻轻按摩。

**（二）腰椎运动康复**

1.力量练习

（1）仰卧挺髋：仰卧，两手交叉放在胸前，膝关节弯曲，两脚跟着地，然后腰部和臀发力向上挺髋（大腿与躯干连接部位），然后慢慢放下。该练习可增强腰部后面肌肉和臀大肌的力量，从而保护腰椎。建议15次/组，3~4组/次，每周做3~5次。

（2）俯卧超人跪姿：手臂伸直两手放在肩关节下方，腰背部保持平直和稳定，然后左臂和右腿慢慢伸出，做出类似"超人"的动作，然后慢慢回到起始位置后右臂和左腿再同时伸出。该练习可增强腰部（腰椎）稳定性，保护椎间盘。建议每侧10次/组，3~4组/次，每周做3~5次。

（3）背肌"三夹"俯卧：腰背部用力，两只胳膊向上举起（大拇指朝上），臀部收缩，两条腿向上抬起，其中两肩后部、左右臀部和两只脚后跟同时用力分别夹住，保持静止姿势。该练习可增强整个脊柱后部肌群的力量（尤其腰部肌群）。建议每组90秒，4~5组/次，每周做3~5次。

2.牵拉训练

（1）仰卧腰部牵拉：仰卧，两腿伸直，左腿屈膝并向胸部提起，同时右手抓住左侧膝盖并向下压。保持两肘、头和两肩平放在地面上，保持25秒后左右交替。该练习可牵拉腰部两侧肌肉和臀部，建议单边25秒/组，4组/次，每周做3~5次。

（2）跪姿腰部牵拉：跪在地面上，身体前倾，两臂伸直手掌贴在地面上，上身和头部尽量贴近地面，同时臀部向后坐。该练习可牵拉整个腰背部肌群，建议30秒/组，4组/次，每周做3~5次。

（3）坐姿腰部牵拉：右腿伸直坐在地上。屈左腿，左脚放在右膝的外侧，左手放在臀部左后方。屈右臂，右肘贴着左膝盖并向右顶左膝盖，同时将身体转到左侧，保持

25 秒后左右交替。该练习可牵拉侧腰部肌群，建议 25 秒 / 组，4 组 / 次，每周做 3 ~ 5 次。

3. 腰椎运动保健操　①身体前后屈伸。两腿开立，两手交叉扶后脑，身体向前 90°弯曲后起来向后伸挺（同时向前挺髋），两膝挺直，做 4 个 8 拍。②左右转体。两腿开立，两手叉腰，两脚不动，身体向左右转动 90°，做 4 个 8 拍。③身体左右侧屈。两腿伸直开立，两脚不动，两手扶后脑，身体向左右侧屈伸，做 4 个 8 拍。或向左侧曲时左手尽量下伸，右肘屈曲；右侧曲时，右手尽量下伸，左肘屈曲。④仰卧举腿。仰卧，两腿伸直向头部方向举起再放下。重复做 4 个 8 拍。⑤腰绕环。两腿开立，两臂放松直臂带动上体随腰部向前、左、后、右绕环转动 360°，做 4 个 8 拍。⑥仰卧起坐。仰卧，双腿伸直，两手扶后脑，上体向脚的方向起来再后倒，重复 4 个 8 拍。以上 6 节练习为一组，每次做 3 ~ 5 组，每天早晚各一次。

4. 单项有氧运动锻炼　①悬挂牵伸：双手攀高处横杠，双足略离地即可，每次牵伸 1 分钟左右，每天做两次。②后退行走：抬头挺胸，双目前视，两臂自然下垂，后退行走时自然摆动。向前走 9 步，向后退 9 步，反复进行，逐渐增加，至后退行走 100 ~ 200 步，每天 1 ~ 2 次。注意安全。③飞燕式：俯卧，头偏向一侧，双手在腰后紧握，腹部为支点，头胸和双下肢翘起，膝关节伸直，每次抬起时间维持 5 秒以上，做 9 次为一组。休息 2 分钟，再做一组。有心脑血管病和肺部疾病患者不宜做此动作。④转胯回旋。两腿开立，宽于肩，双手叉腰，调匀呼吸。以腰为中轴，胯先按顺时针方向，做水平旋转运动，然后再按逆时针方向做同样的转动，速度由慢到快，旋转的幅度由小到大，如此反复各做 10 ~ 20 次。注意上身要基本保持直立状态，腰随胯的旋转而动，身体不要过分地前仰后合。⑤交替叩击。两腿开立，与肩同宽，两腿微弯曲，两臂自然下垂，双手半握拳。先向左转腰，再向右转腰。与此同时，两臂随腰部的左右转动而前后自然地摆动，并借摆动之力，双手一前一后，交替叩击腰背部和小腹，力量大小可酌情而定，如此连续做 30 次左右。⑥双手攀足。全身直立放松，两腿微微分开，先两臂上举，身体随之后仰，尽量达到后仰的最大程度。稍停片刻，随即身体前屈，双手下移，让手尽可能触及双脚，再稍停，然后恢复原来体位。可连续做 10 ~ 15 次。注意身体前屈时两腿不可弯曲，否则效果不好。老年人或高血压患者，弯腰时动作要慢些，注意安全。⑦拱桥式。仰卧床上，双腿屈曲，以双足、双肘和后头部为支点（5 点支撑），用力将臀部抬高，如拱桥状。随着锻炼的进展，可将双臂放于胸前，仅以双足和后头部为支点（3 点支撑）来进行锻炼，每次可锻炼 10 ~ 20 次。

脊椎痛患者平时要注意自我保健。其一，要保持良好的坐姿。"正襟危坐"是古人提倡的保健坐姿，可使腰骶部韧带、肌肉等不受到过度的牵拉，使腰椎乃至整个脊柱保持正直，尽量将腰背紧贴椅背，这样可以降低腰椎间盘的内压，腰背、腰骶部的肌肉不至于太疲劳，可防腰痛。其二，坐一小时左右应站起来舒展一下身体。其三，腰部要注意保暖，避免受凉。即使在三伏天，在空调室中温度也不宜调得过低，尤其不宜让冷气直吹腰部。其四，腰痛患者应睡硬板床，使用腰围时更要加强腰背肌力量。其五，弯腰提重物时要注意运足气力，防止扭伤。

## （三）不同病情时运动康复注意事项

1.主动运动训练对急亚性OPD脊椎疼痛的影响　①主动康复训练对OPD急性脊椎疼痛的作用与非治疗组相比没有明显差异；②没有足够的证据表明主动运动训练治疗对OPD急亚性脊椎痛有明显缓解作用，因而不提倡OPD患者急亚性脊椎源性疼痛时采取主动运动治疗方法；③与非治疗和其他保守治疗相比，主动康复训练能够有效缓解疼痛和改善肌肉功能水平。因而，OPD急亚性疼痛治疗稳定后宜及早实施运动康复锻炼。

2.局部稳定性练习　①局部稳定性练习在减轻急性OPD脊椎疾病患者疼痛与功能障碍方面的疗效等同于目前的基本药物治疗，但对长期复发性脊椎疼痛患者的疗效优于基本药物治疗。②局部稳定性练习对OPD脊椎疾病患者的短期和长期疗效都优于基本药物治疗，但在减轻患者疼痛与功能障碍方面也可能与其他物理疗法同样有效。③没有足够证据表明物理疗法结合局部稳定性练习比单独的物理疗法治疗OPD脊椎疾病患者的功能障碍更有效。④特定的稳定性练习可以减轻OPD脊椎疾病患者的疼痛和功能障碍，但是对急性OPD脊椎疾病并无疗效。⑤稳定性练习对特异性OPD脊椎疾病的疗效优于非特异性OPD脊椎疾病，并且对疼痛的影响大于对功能的影响。⑥稳定性练习比无治疗、常规照顾和少量干预更为有效，但与其他运动疗法相比疗效并无差异。由于大部分研究涉及综合干预，因此不能确认稳定性练习是否有效。

3.脊椎伸肌运动锻炼　脊椎伸肌为近年运动康复训练的重点研究内容，目前临床随机观察研究显示：①脊椎伸肌强化练习在增加脊椎旁肌横断面积上比稳定性练习和家庭练习更有效；②在增加脊背肌肉力量和耐力上，比无治疗和被动治疗更有效，但相比其他运动疗法无显著优势；③高强度的脊椎伸肌强化练习在增加肌肉力量和耐力上优于低强度练习；④当仅以训练脊椎伸肌力量和耐力为目的时，脊椎伸肌肌力训练仪是最好的选择，Roman椅和长凳也是可行的，但不建议采用地板、健身球和无负重练习。

运动康复的短期和长期疗效较为明显，但具体哪一类运动疗法最为有效，或与哪些方法结合治疗更为有效，目前还缺乏循证医学的结论。但其最佳练习方式、强度、频率及时间的选择还需进一步研究，不同时期与不同病情，需采用相应的手段以达到特定的治疗目的。

## 五、骨质疏松疼痛运动康复

大量研究表明，运动在骨质疏松的预防和治疗中具有药物不可替代的作用。

1.骨质疏松运动处方

（1）运动类型：运动的方式很多，不同的运动形式具有不同的治疗作用，常见的运动式包括有氧运动（如快步走、慢跑）、抗阻力量练习（如深蹲、负重转体、坐姿划船、坐位举腿）、平衡性和灵活性练习（如太极拳、五禽戏）。虽然每一种运动方式对人体作用的侧重点不同，但适宜的运动锻炼对人体是有益无害的。负重运动比非负重运动能明显增加骨密度；非负重运动对骨的力学性能产生有益的影响。重力负荷通过机械刺激使成骨细胞活跃，骨形成大于骨吸收。跑步和游泳均能增加长骨的生物力学特性，提示非负重运动对骨质疏松症也有意义。

随着人们健身意识的逐步提高，中国传统的健身项目也越来越受到老年人的欢迎，这些传统的健身项目对改善老年人的骨密度有很大帮助。易筋经是我国传统的保健功法，采用调气调息与静止性用力相结合来改善脏腑功能，活动关节，畅通周身血脉，增强肌肉力量。太极拳锻炼可改善绝经后女性骨密度水平，降低骨质疏松患病率。也有学者认为对人体骨密度的影响微乎其微，但其对维护骨骼健康、增加肌肉力量和保持人体平衡有显著影响，从而减少跌倒和骨折的风险。媒体报道太极拳已经纳入我国慢性病防控重点研究项目，不单是骨质疏松疼痛，在心脑血管病、糖尿病与老年身体衰弱防控等方面均有良好的作用。此外，五禽戏、八段锦、秧歌等中国传统体育运动项目对减缓中老年女性骨量流失、防治骨质疏松均有积极作用。

（2）运动强度：运动负荷的增加，不仅可以减缓骨量的丢失，而且可以明显提高骨盐含量。一般而言，高水平的体育运动会产生相对高的负荷，负荷作用于肌骨使其产生应变，而应变大小决定肌骨的适应变化。然而在骨骼发育的不同阶段，应变与骨量的关系并不一致。动物试验得出类似的结果，高强度和跳跃训练对骨合成代谢的刺激大于重复的、低负荷和高频率的运动。低强度耐力运动，如骑自行车和游泳对成人的骨矿物质含量有负面影响，能减少骨骼强度，特别是当此类的练习过量时。适宜运动可以增加雌激素的分泌，但剧烈活动、大强度训练使体内雌激素水平降低，对骨代谢产生负面影响。因而，运动强度必须适中，超过一定强度的运动反而对骨的健康不利，特别是对于老年骨质疏松症患者来说，由于其脏腑器官逐渐退化，其生理特点并不适应高强度的运动方式，过量的运动有害无益。所以，在运动过程中要遵循运动的一般规律，进行科学的运动锻炼。从运动的安全性和有效性角度考虑，一般以中等强度的运动为宜。运动量应达到最大吸氧量的 60% ~ 70% 或达到最大心率的 70% ~ 85%。目前较常用的计算方法是：最佳心率范围 =（220– 年龄）×（70% ~ 85%），运动频率为 3 ~ 5 次 / 周，运时间应控制在 20 ~ 60 分钟 / 次，以次日不感觉疲劳为度。

（3）运动时间：体育锻炼对骨量的改善和维持与运动时间密切相关。运动和骨量之间存在正相关，这种相关性是基于终身锻炼的，体育锻炼贵在坚持，只有长期坚持体育锻炼才可达到良好的健身效果。但有研究者提出不同的看法。在一个连续 5 年的跟踪研究中，退役球类运动的运动员即使在大幅减少训练情况下与同龄人相比依然保持较高的骨密度。因此，他们认为运动员在职业生涯结束后仍可保持一定水平的骨密度，这种后续效用可以有效预防骨质疏松症的发生。一项相似的研究指出，退役 35 年以后的足球运动员的骨密度依然高于普通人。国内在进行了 5 年以上的太极拳锻炼后停训一段时间内有维持骨量的效应。研究表明，1 年以上的连续的运动训练才能引起骨量在生理上的显著增加。由此提示，时间也是决定运动效果的一个非常重要的方面，说明要想达到有效预防和治疗骨质疏松症的目的，必须要持之以恒地进行体育运动。

由于骨质疏松患者本身骨的脆性比其他人群要高，并且患者多为中老年人，其运动风险比其他人群要高得多，因此，在进行运动锻炼过程中要严防跌倒，尽可能避免运动而导致骨折的发生。初次锻炼应该从小强度开始，运动的时间不宜太长，可在2周之后随着身体的适应性逐渐加大运动量和运动次数。同时还应结合自身健康状况、兴趣爱好来确定适合自己的运动方式、强度、时间及频率，以便体育运动能长期、安全、有效地进行，以达到防治骨质疏松的目的。

2.运动康复防控骨质疏松的机制　骨质疏松症发生的一个重要原因是骨量下降和骨的结构变化。机械负荷作用于骨骼后产生的应变对骨细胞具有重要的刺激作用，这种刺激作用可调节骨结构和骨量。运动主要通过两种方式增加骨的负荷：一是负荷直接作用，另一个是通过肌肉间接作用。力量项目的训练对骨密度、骨强度产生积极的影响，其负荷刺激可以有效提高成骨细胞的活性，这是运动的直接刺激作用。Wolf定律认为，应力或机械负荷能直接影响骨形成和骨重建的机制是它们通过肌肉和肌腱作用于骨。力量项目对骨的刺激引起骨的吸收和形成，从而改变骨的内部结构和外部形状，这种现象被称为"骨的功能性适应"。

间接作用表现为：运动通过提高肌力改善骨密度。肌肉发达、肌力较强的部位骨密度也较高，而骨质疏松越严重的患者肌力和耐力越差，通过运动疗法治疗后其临床症状和肌力均得到了改善。肌肉收缩产生的应力作用于骨骼从而产生骨的应变，所以肌肉收缩才是作用于骨上的最大生理应力，而不是身体重量本身的作用。肌肉收缩无力可减弱成骨细胞活性、增强破骨细胞活性，骨形成和骨吸收之间出现了不平衡，进而导致骨质疏松症。

运动康复提高人体的柔韧性和平衡能力，从而减少跌倒的危险性，进一步降低因骨质疏松引起的骨折的发生率。如通过脊柱伸展运动训练，患者的腰背疼痛症状缓解，平衡力明显提高，并有效降低了跌倒的恐惧和风险。

运动康复对食欲和胃肠道功能均有促进作用，能提高肠道益生菌的活动能力，通过提高蛋白质、钙、磷等营养物质的吸收，纠正体内负钙平衡，从而减少骨质疏松症的发生。同时提高与骨代谢有密切关系的激素水平。如运动能促进睾酮及雌激素的分泌，使前列环素合成增加，从而促进成骨细胞的增殖和分化，使骨形成增加、骨吸收降低，而达到改善骨代谢、预防骨质疏松症的目的。

但是目前人们对运动防治骨质疏松症的作用认识不足，甚至有一些医务工作者也对此认识不足。因此，应加强运动疗法的普及和宣传，提高人们对运动疗法防治骨质疏松症作用的认识。同时，有关骨质疏松症规范化运动方案制订也是一项非常重要的工作。通过规范化的运动训练不仅能提高运动的安全性，同时也能进一步提高运动的治疗效果，使运动康复这一绿色疗法造福更多的OPD患者。

（梁　涛　史计月）

## 参考文献

[1]中华医学会物理医学与康复学分会，中国老年学和老年医学学会骨质疏松康复分会.原发性骨质疏

松症康复干预中国专家共识 [J]. 中华物理医学与康复杂志 , 2019, 41（1）: 1-7.

［2］SHAW K K, ALVAREZ L, FOSTER S A, et al. Fundamental principles of rehabilitation and musculoskeletal tissue healing[J]. Veterinary Surgery, 2019, 49（1）: 22-32.

［3］SEMA, POLAT, EMRE, et al. Reference values for hand muscle strength evaluation methods in healthy young adults.[J]. Journal of back and musculoskeletal rehabilitation, 2019, 32（6）: 921-929.

［4］ROMAN, JANKOWSKI, EWA, et al. Differences in beliefs about pain control after surgery due to lumbar or cervical discopathy and degenerative spine disease.[J]. J Back Musculoskelet Rehabil, 2019, 32（5）: 779-795.

［5］孟令洋 , 陈岱民 , 史尧臣 . 下肢站立康复的膝关节运动分析 [J/OL]. 中文科技期刊数据库（全文版）自然科学 [2019-07-22].

［6］汪敏加 , 齐梓伊 , 朱玮华 , 等 . 肌肉萎缩机制及临床研究进展 : 基于第 65 届美国运动医学学会年会的思考 [J]. 中国组织工程研究 , 2019, 23（15）: 2421-2426.

［7］CLARK N C, ULRIK RÖIJEZON, TRELEAVEN J. Proprioception in Musculoskeletal Rehabilitation[J]. Manual therapy, 2016, 20（3）: 378-387.

［8］PFEIFER M, DIONYSSIOTIS Y. Musculoskeletal Rehabilitation after Hip Fracture: A Review[J]. Osteologie/ Osteology, 2019, 28（3）: 183-191.

［9］ARMIJO-OLIVO S. A new paradigm shift in musculoskeletal rehabilitation: why we should exercise the brain?[J]. Brazilian Journal of Physical Therapy, 2018, 22（2）: 95-96.

［10］陈娜娜 , 刘媛媛 , 朱红燕 , 等 . 基于患者需求的延续性护理对老年骨质疏松性骨折患者康复的影响 [J]. 贵州医药 , 2019, 43（3）: 471-472.

［11］GHAZI C, NYLAND J, WHALEY R, et al. Social cognitive or learning theory use to improve self-efficacy in musculoskeletal rehabilitation: A systematic review and meta-analysis[J]. Physiother Theory Pract, 2018, 34（7）: 495-504.

［12］TSELI E, BOERSMA K, STÅLNACKE, et al. Prognostic Factors for Physical Functioning After Multidisciplinary Rehabilitation in Patients With Chronic Musculoskeletal Pain[J]. Clinical Journal of Pain, 2019, 35（2）: 148-173.

［13］朱中亮 , 俞晓杰 , 刘邦忠 , 等 . 机械脉冲力脊椎矫正与常规理疗治疗机械性腰痛 : 腰部活动范围和躯干肌肌力的比较 [J]. 中国组织工程研究 , 2018, 22（35）: 5637-5641.

［14］李凯 , 陈捷 , 赵林芬 , 等 . 中国人群定量 CT（QCT）脊柱骨密度正常参考值的建立和骨质疏松症 QCT 诊断标准的验证 [J]. 中国骨质疏松杂志 , 2019, 25（9）: 1257-1264.

［15］ROBERT ROSS, STEVEN N. BLAIR, et al. Importance of Assessing Cardiorespiratory Fitness in Clinical Practice: A Case forFitness as a Clinical Vital Sign: A Scientific Statement From theAmerican Heart Association[J]. Circulation, 2016, 134: 653-699.

# 第十五章　骨质疏松疼痛病的健康管理服务

　　健康管理是指健康危险因素评估基础上，通过健康教育、促进或干预防控疾病，维护健康生活质量的过程，为慢性病防控新时代实施健康中国行动计划的基础性模式。健康管理涉及医学、保险、企业与政府等多部门的系统管理，单一部门或职业人员难以实施高效的健康管理。健康管理服务（HMS）是指以健康管理理论技术为基础，以自身职业技能为手段，为个体或群体提供有偿或无偿活动，以满足其健康需求的活动。骨质疏松疼痛病（OPD）明确诸多健康危险因素为基础诱因，通过干预健康危险因素为基础的健康管理措施能够减缓或控制 OPD 发生发展，同时可有效提升医患双方健康素养，强化对慢性病的健康认知，并采纳健康生活方式，维护健康生活质量。

## 第一节　健康管理服务概述

### 一、相关概念

　　1.健康　健康原意是没有疾病，并适应生活环境。WHO 成立时定义为：健康不仅指一个人身体有没有出现疾病或虚弱现象，还指一个人生理上、心理上和社会上的完好状态。心理健康是身体健康的精神支柱，身体健康又是心理健康的物质基础。良好的情绪状态可以使生理功能处于最佳状态，反之则会降低或破坏某种功能而引起疾病。身体状况的改变可能带来相应的心理问题，生理上的缺陷、疾病，特别是痼疾，往往会使人产生烦恼、焦躁、忧虑、抑郁等不良情绪，导致各种不正常的心理状态。作为身心统一体的人，身体和心理是紧密依存的两个方面，且均应适应社会环境。然而，WHO 健康定义过度理想化，实际应用缺乏有效的量化评估工具，且出现健康名词使用的泛化而持续的研究热点，从不同角色对其进行阐述，如 1986 年世界健康大会将健康视为一种资源，为个体或群体社会生存与发展的人力资源，需要有效地管理维持健康的生活质量。随着健康中国策略的实施，大健康理念确认，健康不仅是个体身体健康，而且包含精神、心理、生理、社会、环境和道德等方面的完整健康。

　　临床应用中注意体质、健康、体适能 3 个当下 HMS 中常用名词的内涵。体质是指人体的质量，是生命活动和劳动工作能力的物质基础，是在先天遗传和后天环境的影响下，在生长、发育和衰老的过程中逐渐形成的身、心两方面相对稳定的特质；健康不仅是没有疾病和衰弱状态，而是一种身体、精神和社会幸福的完好状态；体适能是机体在不过度疲劳状态下，能以旺盛的精力愉快地从事日常工作和休闲活动，能从容地应对不可预测的紧急情况的能力。体质、健康和体适能三者的关系是紧密相连，不可分割的。体质是身体的质量，是静态的，相当于制造物品的材料或材质；体适能是身体的适应力，是一种能力，就如物品的"用途或功能"，是动态的；健康是一种"状态"，是人对自身生活质量的感受。体质与健康的关系是"质量与状态"的关系，质量决定状态；体质与体适能的关系是"材料与功能"的关系，在一定程度上，材料决定了功能；健康和体适能的关系就是"状态与能力"关系，状态决定能力。

2. 健康危险因素　健康危险因素是指能够导致身体疾病或死亡发生的可能性增加的因素。

3. 健康危险评估　是指用来描述或评估个体或群体未来发生某种特定疾病或因某种疾病导致死亡可能性的方法。目前各级各类医院或体检中心均使用相应的健康危险评估软件，设计为问卷或管理软件，主要包括评估人员的健康状况、家族遗传史、饮食情况、吸烟情况、睡眠习惯、工作行为、精神及社会因素、体力活动及锻炼等多个部分，具体由所选评估疾病类型决定。浏览近年 OPD 防控相关文献，健康危险评估已经包含健康危险因素、生理病理功能、临床诊疗环节质量与社会管理政策等因素，且临床流行病学理论与技术已经成为基础性评估工具。

4. 健康教育与促进　健康教育是指通过有计划、有组织、有系统的社会教育活动，使民众自觉地采纳有益于健康行为的行为方式，消除或减轻影响健康的危险因素，预防疾病、促进健康、提高生活质量，并对教育效果做出评价；核心是教育人们树立健康意识、促使人们改变不健康的行为生活方式，养成良好的行为生活方式，以减少或消除影响健康的危险因素。健康教育能帮助人们了解哪些行为是影响健康的，并能自觉地选择有益于健康的行为。健康促进的最新表述为"健康促进是帮助人们改变其生活方式以实现最佳健康状况的科学（和艺术）"。最佳健康被界定为身体、情绪、社会适应性、精神和智力健康的水平。生活方式的改变会得到提高认知、改变行为和创造支持性环境 3 个方面联合作用的促进。三者当中，支持性环境是保持健康持续改善最大的影响因素。健康教育与促进被认为是健康管理的两个基本模式，健康教育偏重于健康知识、理论与技术的传播，以考核评价健康管理组织中的管理者为主；健康促进多需要以健康教育为基础，偏重于健康管理政策、环境、流程与技术的管理。

5. 自我管理　视为与自我的关系管理，就是指个体对自己本身，对自己的目标、思想、心理和行为等表现进行的管理，自己把自己组织起来，自己管理自己，自己约束自己，自己激励自己，自己管理自己的事务，最终实现自我奋斗目标的一个过程。自我管理又称为自我控制，是指利用个人内在力量改变行为的策略，普遍运用在减少不良行为与增加好的行为的出现。自我管理注重的是一个人的自我教导及约束的力量，亦即行为的制约是透过内控的力量（自己），而非传统的外控力量。HMS 中，自我管理是指通过个体自身自主学习、技能提升与组织授权等措施，确认自身维护健康生活的目标、思想、心理与行为等措施并自主实施的过程。健康自我管理是指通过了解自身的基本健康状况，掌握基本的健康知识和技能，养成健康的生活方式，针对自身的疾病，学会必需的预防性和治疗性方法，并对自身的健康问题进行管理。

6. 健康档案　指居民身心健康（正常的健康状况、亚健康的疾病预防健康保护促进、非健康的疾病治疗等）过程的规范、科学记录。是以一种贯穿整个生命过程、涵盖各种健康相关因素、实现信息多渠道动态收集、满足居民自身需要和健康管理的信息资源。以问题为导向的健康档案记录方式（POMR）是 1968 年由美国的 Weed 等首先提出来的，要求医师在医疗服务中采用以个体健康问题为导向的记录方式。优点是：个体的健康问题简明、重点突出、条理清楚、便于计算机数据处理和管理等。已成为世界上许多国家和地区建立居民健康档案的基本方法。病历是医疗工作的全面记录，客观地反映疾病病情、检查、诊断、治疗及其转归的全过程，是医务人员在医疗活动过程中形成的所有文字、数据、图表、影像等资料的有机整合，被视为传统的健康档案。电子病历是通过计算机技术将患者的病历汇集到计算机中，通过计算机获得病历的有关资料并对其进行归纳、分析、整理形成规范化的信息，从而提高医疗质量和业务水平，为临床教学、科研和信息管理提供帮助。电子病历大体上可解释为计算机化的病案系统或称基于计算机的患者记录，为当代医院信息化管理重要内容。近年推广实施的医院病历信息管理 6.0 逐步实现医院内外尤其是区域性乃至全国性患者健康大数据的共享与管理。

7. 健康大数据　是随着近几年数字浪潮和信息现代化而出现的新名词，是指无法在可承受的时间范围内用常规软件工具进行捕捉、管理和处理的健康数据的集合，是需要新处理模式才能具有更强的决策力、洞察发现力和流程优化能力的海量、高增长率和多样化的信息资产。

8. 自我效能　指人对自己是否能够成功地进行某一成就行为的主观判断，它与自我能力感是同义的。一般来说，成功经验会增强自我效能，反复地失败会降低自我效能。自我效能也是指人们对自己实现特定领域行为目标所需能力的信心或信念，简单来说，就是个体对自己能够取得成功的信念，即"我能行"。自我效能包括两个成分，即结果预期和效能预期，其中结果预期是指个体对自己的某种行为可能导致什么样结果的推测；效能预期是指个体对自己实施某行为的能力的主观判断。健康信念模式指出，人们要采取某种健康行为或者戒除某种危害行为，首先应该对健康行为有充分的认识，然后让人们相信一旦戒除这种危害行为或采取相应的促进健康行为是有价值的，最后，使人们充满改变行为的自信。自我效能感与相关的健康信念是不可分割的，当今临床 HMS 中设计、推广诸多自我效能与健康信念相关的评价或调查问卷，以评估个体或群体健康维护技能的水平。

9. 能力健康　能力是完成一项目标或者任务所体现出来的综合素质。人们在完成活动中表现出来的能力有所不同，能力是直接影响活动效率，并使活动顺利完成的个性心理特征。OPD 防控体系中，将能力健康培育视为慢性病防控的基本能力。

10. 唤醒教育　是通过主体间的意义对话及督促，从人的生命深处唤起沉睡的自我意识，使其具有主动追求理想价值意志的教育方式。唤醒健康教育融入成熟的唤醒教育理念,有效提高 OPD 防控知识、健康信念和健康行为,有利于健康生活方式的形成和维持,效果明显优于一般健康教育方式。

## 二、健康危险评估

健康危险评估被普遍认为是进行健康管理的基础和核心环节。健康危险评估是研究致病危险因素与慢性疾病发病率及病死率之间数量依存关系及其规律的技术,旨在帮助受评估者判断未来患某种疾病的可能性,以及相对于同年龄同性别的一般人群的相对危险性,同时提示受评估者还有努力改善的空间。健康危险评估包括了简单的健康危险因素加权分析方法和复杂的数理统计及数学模型等方法。疾病与健康的风险评估根据生化物理体检指标、个性化健康检测及健康汇总问卷等项数据进行交叉认证,得出健康风险性评估报告。通过健康危险评估,可以确定各种危险因素对某一疾病发生所起的作用强度,识别高风险人群,明确预防的重点,有利于帮助个体认识健康危险因素,强化个人的健康促进行为,制订个性化的健康干预措施,并评价这些措施的效果。

患者报告的结果(优点)提供了关于患者健康、功能状态、症状、治疗偏好、满意度和生活质量的内在知识。它们已成为评估健康结果的一种既定方法。健康评估问卷(HAQ)于 1980 年推出,是第一批被设计用来代表以患者为导向的结果评估模型的专业工具之一。HAQ 基于 5 个以患者为中心的维度:残疾、疼痛、药物效果、护理成本和死亡率。它通过邮件、办公室、电话,以及与副专业人员和医师的判断相比较,被确认为一种可靠的工具,并与其他专业工具显著相关。通常情况下,HAQ 有两种版本:完整的 HAQ,它评估所有 5 个维度;另一个版本 HAQ,它只包含 HAQ 残疾指数(HAQ-di)和 HAQ 的患者全局和疼痛视觉模拟量表(VAS)。HAQ-di 和全球和疼痛 VAS(即从一开始,《学术评论大全》(the short HAQ)基本上就保留了其原始内容,而《学术评论大全》则进行了定期修订,以解决当代科学感兴趣的问题。HAQ-di 已被翻译成 60 多种不同的语言或方言,并已成为美国国立卫生研究院"路线图"项目"患者报告结果测量信息系统"(PROMIS)的一部分。

简易健康状况调查(SF-36)是一种广泛使用的通用健康状况评估工具。个体量表和汇总测量被广泛用作研究的结果测量,并被推荐用于人口调查。SF-36 在许多不同人群中被证明是一种可靠和有效的工具。

OPD 防控重点为身体肌骨运动系统解剖、生理、病理功能的特点与危险因素,且宜选择当下公认的肌骨功能评估问卷与标准进行评估;心理障碍、身体姿势、职业防护、社会角色与环境风险为疾病防控问诊中不被重视的内容,而 OPD 诱因、病因与病理演变环节均涉及诸多可改变的健康危险因素。需要注意,在健康评估中,健康危险因素评估多用于疾病的诱因或病因评估,如膝骨关节炎基础诱因为营养失衡、运动失当、职业姿势与环境潮湿,而直接诱因活动姿势与意外伤害,即疼痛发作与慢性疼痛相关性评估时应问询患者的身体姿势与外力影响因素,这些因素描述多用健康危险因素。健康风险因素则多以评估时疾病诊断、病情程度与预期治疗为基础,对预期康复情况的健康评估,不同于既往疾病预后评估，此环节的健康评估不但需要现时的疾病诊疗信息，尚须明确的患者营养、运动、心理、角色与环境，甚至思想、精神与道德等健康相关信息均需要进行评估。

### 三、健康教育与医患沟通

WHO 提出的基本健康教育的定义是一种认知和社会技能，保持良好健康状况的动机和能力。基本健康教育不仅指能够阅读小册子和能够按时参加锻炼，更加强调改进人们获取健康信息的机会，并提高公众有效使用这些信息的能力，基本健康教育对提高人们参与能力是很关键的。这就是说，基本健康教育不是简单的阅读能力，是阅读、倾听、分析和决策，以及运用这些技能处理身体健康的一组复杂技能。例如，理解处方药瓶子上的说明、预约单、医学教育的小册子、医师的指示和同意书的能力，以及与复杂的医疗保健系统协商的能力。近年有学者基于患者健康为中心的 HMS 认为健康教育应当为个人获得、实践和理解所需的基本健康卫生信息和服务以便做出适宜的健康决定的能力。既有医师实施健康教育能力评价，也有患者接受健康教育的预期目标，展示了健康教育中医患沟通的基本要求。

医患关系是一种互动关系，是通过沟通与交流实现的。信息是否对称、沟通是否畅通是一个重要方面。医护人员有着专业的医学知识、丰富的临床经验，相对而言，患者只有一般的文化知识，因此在沟通与交流上就会产生信息不对称和交流不畅。为提高全民健康水平，提高医疗效果，改善两者间的沟通与交流，必须对双方开展健康教育。

### 四、健康促进与患者参与患者安全

健康教育实施发展经历医学、行为与社会环境三个阶段，在社会与环境健康教育实施过程中，重视社会、团体和个人的参与，即把个人的自我保健行为与健康教育、政府政策等环境支持即促进行为有机结合，形成一种合力，共同参与健康，提高社会的健康水平。所以健康教育的概念又得到进一步的延伸，它不仅包括健康教育的教育和传播的全过程及一系列的社会健康教育促进活动，而且包括以促进社会和单位健康为目标的社会预防性服务、行政干预措施以及社会支持体系等。于是产生了一种新的概念：健康促进。它的含义较健康教育更为广泛，包括健康教育及能够促使行为、环境改变的组织、政策、经济支持等各项策略。它是一个完全社会化的问题，强调的是社会、部门及个人对促进人类健康而承担的义务和责任，以及应采取的行为和策略。纵观健康教育的发展，可以看出，现代社会的健康观决定健康管理必然要成为一门综合性学科，涉及医学、心理学、行为科学、社会学、教育学、管理学、传播学、美学等多门学科。健康管理依靠这些学科的理论和方法，从更广的范围去探索影响人们健康的原因，向人们传播卫生知识和促进健康行为的形成，并唤起人们对"大健康"的自觉性和责任感，建设健康的社会。健康管理体现了整体医学观，适应疾病谱的变化，体现了多因多果的观点，重视社会心理因素，使用高危险性分析的观点。

WHO 在 2006 年 3 月从医院患者健康促进与患者管理的角度，设计提出"患者参与患者安全"方案。患者参与患者安全（PFPS）强调应认识到患者在预防和保障患者安全中的重要作用，鼓励患者及家属积极参与到患者安全行动中来，力求通过有效的方式听取和收集患者及家属对安全的意见和建议，并通过针对性健康教育，提升患者对疾病诊疗过程中的健康促进计划，特别是协助健康医疗服务提供者尽可能避免医疗过失，保证患者安全。患者参与患者安全的行为中，适宜行为可以分为六类，包括参与决策行为、程序监督行为、规范提醒行为、治疗依从行为、体验报告行为和鼓励支持行为。

1. 参与决策行为　患者根据国家法律法规的规定，主动参与或响应医务人员的要求，对医疗方案或诊疗行为进行签字确认。主要包括治疗方案决策、手术麻醉方式决策、材料药品选择 3 个方面。

2. 程序监督行为　随着现代医学技术的发展和诊疗流程化的建立，尤其是一些常见病、慢性病的治疗，往往已经建立程序化和流程化的治疗方案，即临床规范、指南、共识及其临床路径、单病特种考核管理等。不同级别、不同医务人员在实施过程中，可能存在程序不科学和流程不合理的现象。这个时候，患者参与患者安全的作用就是患者要及时叫停医师的诊疗行为，并进行不良事件报告，必要时应向医院的受理部门进行投诉。

3. 规范提醒行为　在治疗过程中，除了有相应的流程外，还有大量的行业规范。这些规范在临床实践过程中经常出现执行不到位的情形，可能影响患者安全。

4. 治疗依从行为　患者参与患者安全，其中一个很重要的方面是配合依从医务人员的治疗要求，即治疗依从行为。在医院治疗过程中，有不少需要患者注意并配合的各类医嘱，包括营养膳食、体能运动、心理调控、角色关爱与环境适应等，尤其是定时服药、康复训练和各类保健技术培训的注意事项，这些治疗依从行为的严格执行，有助于确保治疗安全并提高疗效。

5. 体验报告行为　患者在治疗过程中，是否能够准确报告自身在治疗措施下的身体反映。患者要根据医师要求，结合治疗流程各个方面，注意仔细观察自己的身体反映。主动报告转好或不良情况。不同的患者具有对治疗反应的不同敏感度，及时并且准确地报告，有助于医务人员及时调整治疗方案，甚至及早发现并发症。

6. 鼓励支持行为　患者安全是医患双方合力的结果，患者要给予医务人员信任和鼓励。为此，患者在参与过程中要有鼓励支持行为，包括及时缴费，愿意承担风险，支持医师的决定。

## 第二节　骨质疏松疼痛病的健康管理服务

### 一、"4P"医学与 OPD 防控

"4P"医学模式即预防性（Preventive）、预测性（Predictive）、个体化（Personalized）和参与性（participatory）为核心的整体性预防医学。"4P"医学模式更加强调人的主动性，

强调日常生活行为对疾病发生发展的重要性，从而强化对个体生活行为的干预以达到预防疾病、控制发展的目标。OPD防控是以慢性病防控理论为基础，结合近年国际前沿研究成果提出的防控理论，"4P"医学模式自然为其重点。

1. 预防性　近年文献与临床验证观察均证实，OPD能够通过HRF干预综合诊疗，减缓病情发展，维护健康生活质量。总结前期研究应用体会，主要有：

（1）OPD为不良健康生活与行为所致的慢性病基础病：肌骨慢性疼痛使50%的人倍受痛苦，不但使身体健康受到不同程度的影响，而且成为影响生产、交通安全的主要风险因素，是当今社会重要的不和谐因素。证实诸多健康危险因素为OPD为基础的慢性病重要诱因。

（2）多脏器功能异常与OPD的相互作用：近年骨质疏松基础与临床研究成果显示，不但骨骼肌与骨骼代谢呈现一体化证据越来越多，而且胃肠功能、肝肾代谢、慢性肺病与心脑血管病尤其是糖尿病等互为因果的证据越来越多。OPD与重要脏器慢性病中晚期并发骨质疏松尤其是药物性骨质疏松相关性确认，认为骨质疏松为慢性病基础病因与主要并发症，OPD为基础性慢性病应当成立。因而，预防OPD应当是慢性病防控的重要内容。

（3）慢性疼痛心理障碍与角色失常：紧张、焦虑、抑郁与恐惧为慢性疼痛患者最常见心理障碍，同时慢性疼痛导致的肌骨功能影响又可引发患者社会角色功能的改变，角色失常反过来又加剧心理障碍。目前明确慢性疼痛心理障碍与角色失常为OPD共病，且是其他常见慢性病的共同共病，自然是慢性病预防的重要途径。大量数据证实，心理素质或角色意识是维护健康的关键性内容。

2. 预测性　医学职业是一个经验性职业，即经验积累是临床技能水平提升的基础，创新则是经验积累效能的必然途径。真实临床中，优秀的医师共同的特性是善于总结，以自身已经拥有的理论与经验认识个体尤其是类同患者的共性问题，尤其是不同的问题，甚至微小的个性问题都是影响个体预期结果的预测影响要素。预测能力又称为评估管理能力，慢性病防控的预测包括正确诊断、治疗、康复及预期生活质量或生死概率。然而，生态医学模式下，健康预测不单是身体功能或病理预期，更多的是个体生存能力与质量。

绿色被赋予健康色，同样健康预测既要绿色预测。因而，基于个体日常生活、学习、工作中健康危险因素的健康评估被视为临床绿色评估技术。倒推思维即果因分析，是临床思维的的重要方法。临床医师从患者初步诊断疾病的主要病理生理推测其病因，从病因形成机制推测其诱因，而疾病的诱因即各种健康危险因素。反过来，应当具有各种健康危险因素导致疾病的理论知识与技术经验。批判性思维是临床医师最基本的思维方法，否定之否定即为肯定，任何健康危险因素均应经受这种临床思维的推断分析，最终与个体患者确诊疾病相吻合，形成临床诊断的闭环，是临床最佳的预测结果。

3. 个体化　近年随着国家主管部门临床路径或单病种核算管理的实施，"样板化"诊疗等同于规范化诊疗趋势明显。如何在规范化诊疗政策制度下实现个体患者的个体化诊疗已经成为临床医师CPD难以回避的问题。

个体化与规范化为临床诊疗乃至HMS最基本的要求。如何实现两者平衡是真正的规范化诊疗的必然要求。"通识、融合、标准与沟通"为基于 OPD 防控理念下疼痛学科建设与 CPD 提出的职业原则，同样适用于个体化与规范化管理，通识为社会基本知识与生存技能，相对于个体就医者与临床医师，同样需要用通识知识与能力进行评价，任何一方违背现实的社会通识要求被视为"不健康者"，临床医师职业定位为以疾病防控为主的健康维护者，自然需要相应的社会通识能力方能识别、评估与干预就医者的不健康行为；不同于传统疾病诊疗，OPD 综合诊疗或慢性病 HMS，需要的职业理论技术远远大于既往的基础与临床医学理论，需要预防医学、流行病学、健康管理学，尤其是心理、伦理、社会医学等密切相关学科理论技能的有效融合，方可形成规范化 HMS 规章制度，方可实施个体就医者甚至民众的 HMS。标准化是实施规范管理与诊疗的必然要求，尤其是循证医学时代，行业主管部门与学术组织不断更新发布各种规范、指南、共识、常规等职业标准性文献，推进临床规范化诊疗与管理，这些规范化管理文献应用于个体患者则需要个体评估，明晰规范要求中的共性与个性问题而针对性诊疗；共性与个体诊疗最终承受者是患者，规范的法律法规管理中，个体患者具有相应的权利与义务，且明确健康权是最基本的人权，着重个体患者健康权，自然需要通过有效地沟通来满足患者的知情权、决策权。

临床诊疗的依从性与达标率是评价个体化诊疗的基本指标。健康认知被明确为影响综合诊疗依从性与达标率的决定性要素。健康认知也被称为健康素养，是个体学习并应用健康知识技术维护自身健康的能力。健康知识不对称被明确为目前医疗矛盾的主要根源之一，即使在当下信息化社会，民众获得健康知识并应用的概率显著提升，关键是经济社会背景下，社会基本道德滑坡显著，不但个体对健康知识的理解与应用偏差显著，而且非科学与健康的知识技术众多，使"有病乱求医"现象越来越突出，临床医师面临的挑战也越来越多。如何提升就医者 HMS 的依从性与达标率需要有效的 HMS 体系的建立且与之相符合的法律法规制度的实施。现实则需要通过针对性健康教育、促进与管理服务，使患者从思想上认识到个体化 HMS 方案确实能够维护自身的健康生命安全与健康生活质量。

"最小的投入，最大的获益"是当下每位就医者基本心态，已经成为当世医保管理的最大追求。尤其是随着 DRGs 医保付费管理制度的实施，个体化诊疗的重要性进一步突显。若要实现真实的个体化管理自然要有效调动个体患者"患者参与患者安全"的主动性与积极性，必然要通过真正的 HMS 为患者提供更多的健康医疗知识与保健技术，使患者稳步提升健康素养水平基础上，获得基本的心理预期。西方国家 70 余年 HMS 研究明确个体健康管理与疾病诊疗的效益比为 1 ：9，而医药企业实质仍是经济为基础的社会经济单位，企业主导的医学学术研究自然是医疗经济最大化为目标，这与医疗保险公司形成的矛盾体现于医院而成为 DRGs 付费管理的基础，即社会利益相关方的协调管理。临床医师拓展疾病诊疗为 HMS 则是适应 DRGs 付费管理，实现患者与管理者心理预期的实施者，自然要为医保管理承受者提供相应的健康知识与保健技术，医患配合实现患者的心理预期，进而达到维护个体健康生活的目的。

4.参与性 传统医疗服务中，患者是临床诊疗的对象与承受者，医师是临床诊疗的实施者与主导者。"4P"医学乃至整合医学的实质内涵与实现途径只有 HMS，即只有实施真正的 HMS，通过临床医师对个体健康危险因素的识别、评估与干预过程使患者意识到自身不良生活与行为习惯方是疾病的"主凶"，只有医患配合，主动矫正不良生活与行为习惯，采纳健康生活方式方可减缓或控制疾病对健康的损害。

"4P"医学中的参与性涉及管理者、实施者与承受者，最终目标是要求承受者参与管理。医院 HMS 对象是患者，即不健康的个体，均有相应的健康危险因素，需要通过健康评估实施针对性健康教育、促进与管理，矫正患者的不良生活与行为习惯。健康中国策略的实施，尤其是健康中国行动计划的全面落地实施，明确"我的健康我负责"的健康管理原则，推动基于家庭医师为基础的全科医师队伍建设与社区健康管理制度的优化升级，最终目的是提升民众慢性病防控中的参与性。因而，党的十九大健康中国实施要求中明确转变疾病诊疗为疾病防控，并有效提升民众保健技术水平，从健康管理实施的管理角度确定了患者参与疾病防控的基本原则与途径。对此要求临床医师适时转变理念，从慢性病防控新时代生态医学模式角度，深刻理解健康中国策略的内涵要求与继续专业发展的相关性，剖析近年医患矛盾导致医疗纠纷尤其是诸多社会焦点事件，明确临床医师参与健康中国行动计划的政策制度要求，明确生态医学模式下国际医学教育最低标准确定的医学职业 7 项 60 种能力，从现实需求与未来发展角度，均须要参与传统医疗服务向健康特管理服务的转型。

## 二、骨质疏松疼痛病的健康教育

### 1.相关概念

（1）健康教育：是通过有组织、有计划、有目的、系统的社会和教育活动，促进人们自发地、自觉地接受并采取有益于健康的行为与生活方式，根除或者减少对健康有影响的危险因素，预防疾病并达到促进身心健康和提高生活质量的目的。健康教育的基本特征：①健康教育是一种具有教育意义的社会实践活动；②健康教育的核心是通过健康意识建立健康行为和生活方式；③实施健康教育的首要条件是进行科学的调查研究，基本策略是信息传播和行为干预；④健康教育的场所是广泛的，包括学校、社区和企事业单位。

（2）健康信念：即个体如何看待健康与疾病？如何认识疾病的严重程度和易感性？如何认识采取措施后的效果和采取措施所遇到的障碍？健康信念的形成，主要受三大方面因素的影响：①个体知觉因素，包括知觉到易感性和严重性；②调节因素；③个体对行为效果的期望，即知觉到益处和知觉到障碍。知觉到易感性是个体对自己是否易患某种疾病的估计。知觉到易感性越大，采取健康行为的可能性越大。知觉到严重性包括个体对患病引起的临床后果和疾病引起的社会后果的知觉程度。过高或过低的知觉到严重性均会阻碍个体采纳健康行为。只有中等程度的知觉到严重性才能够促进个体采纳健康行为。知觉到易感性和知觉到严重性这两种个体知觉程度，形成个体对某种疾病知觉到威胁，从而引起个体采纳健康行为。调节因素包括个体的年龄、性别、经济条件、疾病知识等，还包括采取行动的氛围，如大众传媒对某疾病相关行为的报道，亲友的患病体验，来自他人的劝告等。在对行为效果的期望中，知觉到益处和知觉到障碍之间的比较，会影响个体是否采纳某种健康行为。

（3）健康宣教：是指个体或群体间基于健康维护知识与技能的交流与实践活动，是医务人员或健康管理者应用语言与媒体方法向民众尤其是患者宣传健康维护与疾病防控知识技术，提升其健康认知的过程，为医学职业与健康产业活动中重要的职业能力。健康宣教与健康教育的不同：①没有针对性的调研分析，缺乏针对性；②多局限于职业场所、能力与环境的语言与书面介绍；③对承受对象接纳与预期结果没有特定的要求，即仅限于知识的传播；④临床医疗服务中医院、科室与专业的管理、服务与个体病情及诊疗风险的介绍，即知情同意；⑤对健康宣教实施者没有明确的绩效考核要求，仅为工作流程的部分内容。

（4）健康认知：认知是个体获得并应用知识的过程或为人脑以感知、记忆、思维等形式反映客观事物特性及其关系的心理过程。自然健康认知为全体获得并应用健康知识的过程。为健康教育最基本的概念，包括认知能力、过程、策略与评估等内容。重点是教育者通过对受教育者健康评估，尤其是心理、文化、职业、家庭与角色的整体评估，明确个体或群体对健康认知能力与预期，即明确承受者的健康知识需求基础给予针对性健康教育，并对其健康知识的应用情况进行评估。认知管理是 OPD 疼痛管理的基础，强调个体明晰食危险因素与疼痛相关性基本知识基础上，通过对 OPD 防控认识与生活及行为评价，采取适合自身健康需求的健康生活方式，减缓与控制疼痛，进而控制疾病。

（5）知信行模式：是指将人类行为的改变分为获取知识、产生信念及形成行为的连续过程，即知识—信念—行为模式。其中：获取并学习知识是基础、明确信念与态度是动力、改进行为促进健康为目标。为健康教育、促进、管理的基本模式。知信行模式理论认为，知识、信念及行为之间存在一定的递进关系，认为知识是发生行为变化的基础，而态度和信念则是促使行为改变的动力。"知"为健康知识（包括健康技能），为健康教育的基础；"信"为健康信念和态度，是行为改变的动力和关键；"行"为健康行为和行动，是健康教育的目标，"知信行模式"的行为改变方式主要为认知行为方法。其核心为认知重组，经历三个阶段：①认知准备阶段，了解认知与行为之间的关系；②学习阶段，通过学习建立新知；③实施阶段，用新知代替旧知。

2. OPD 健康教育知识要点

（1）肌骨运动系统基本结构与功能：人体结构与功能即解剖生理知识为健康教育的基础性知识，是保健、诊疗、康复的基础，需要以通俗语言或可理解的方式使受教育者熟悉相关知识。真实 HMS 中，除专门的健康讲堂外，日常诊疗与义诊活动中，患者个体面对面咨询时，多围绕对方关注问题部位解剖特点与主要功能进行科普宣传，且宜以牛、羊、猪等民众日常饮食中的动物解剖进行描述。

（2）健康危险因素识别与评估：为针对性健康教育的核心，也是当下临床医师需要特别关注的问题。原则上一般住院患者可应用相应的问卷调查表进行规范化问卷调查并进行评估；门诊患者也应重点问询患者日常生活饮食规律与食材的选择，明晰个体患者是否有偏食挑食，导致偏食挑食的诱因是什么，明晰患者日常体能活动尤其是运动锻炼的习惯、时间、特点等，评价体能活动质量及对肌骨功能的影响；观察并询问患者情绪性格与秉性，判断有无心理疾病；分析患者疾病有无对患者自身家庭、单位与社会关系中角色的变化及是否适应等情况。给予患者健康危险因素的评价，并重点讲解相关危险因素与主诉疾病的相关性。

（3）OPD基本知识：OPD为创新概念，其防控体系融合了肌骨退行性疼痛病基本知识理论技术，拓展了早期防控与整体康复技能，强化了HMS，并重点推介能力健康、自我管理、疼痛管理与营养及运动康复等内容。前期验证研究较传统的OPD相关疾病诊疗为基础的健康教育。理论更加充实、知识更加系统、技术更加实用，尤其是民众特别是患者更加容易理解与配合。OPD基本知识强调肌骨一体的健康教育整体性、科学性、实用性与可重复性。

（4）营养保健与治疗：为OPD防控基石，也应是临床医师的弱项。慢性病明确为营养代谢性疾病，OPD确认为慢性病基础病，不但有自身的疾病谱，而且为临床所有慢性病的共病或主要并发症。可惜，传统将慢性疼痛视为慢性病的一组症状而非疾病，OPD相关疾病为人老的自然现象，临床诊疗中早期药物对症，晚期则手术矫形，骨质疏松、骨性关节炎、椎间盘突出症等疾病的健康认知较当下的心脑血管病、糖尿病相差很多。尤其是营养保健与治疗，理论上呼吁近半个世纪，真实临床包括临床医师个人并未真正学习应用科学合理的营养保健与治疗知识与技术。因而，需要医患双方共同努力，切实关注营养保健与治疗在OPD防控中核心作用问题。

（5）运动康复：与营养保健治疗一样，运动康复也是OPD防控的基石。笔者自身体验与临床验证研究员认为临床医师宜将运动保健与康复纳入自身及家庭保健的基本方式，通过自身体验，感受运动保健与康复的真谛。运动保健与康复应当是全人生、全方位与全过程的行为健康保障措施。宜将能力健康培育与运动保健康复相融合，从维护身体功能的内稳态、心理意识统合与角色适应的能力健康培育角色认知运动康复。需要明确运动康复并非医院康复科运动功能障碍者的单一疾病康复治疗，重点是培育患者自我管理与科学合理的运动保健技术，主动运动锻炼为主、被动康复为辅，强调患者自身运动康复意识的认知教育，将运动保健融入日常生活行为中。医院内运动康复的重点责任病灶的康复治疗与运动保健技术培训。

（6）疼痛管理：慢性疼痛为OPD主要表现，患者不但有身体疼痛感觉异常导致的身体功能异常，而且存在不同程度的认知、情绪与角色异常，且现有医学技术，尚难以治愈OPD，不但年龄、性别与遗传等不可改变危险因素不能逆转或控制，即使营养、运动、心理与角色等可改变多难以控制或消除，诱发肌骨疼痛的无菌性炎症、解剖结构改变等理化异常对感觉神经功能扰乱难以完全消除，慢性疼痛成为患者必须面对的痛苦，甚至将伴随终生。这就需要实施切实有效的疼痛管理，从疼痛认知教育入手，强化疼痛心理疏导与疼痛评估、干预与规范药物治疗的培训。应当明确，以患者健康为中心的HMS团队建设与管理是疼痛管理的核心，松散的相互关联的 HMS，能够适时满足患者慢性疼痛防控为中心的健康维护需求。现有文献资料，非甾体消炎镇痛药、抗抑郁药、阿片类镇痛剂与镇静催眠药均对肌骨代谢活性因子的代谢有扰乱，为骨质疏松病理演变加重因素，多不能长久使用，而能力健康培育与重点指导患者主动矫正不良生活与行为习惯，主动参与运动康复，强化疼痛认知与管理，将肌骨慢性疼痛视为健康生活的一部分，并坚信通过疼痛管理能够有效控制或减缓慢性疼痛对健康生活的影响，最大限度防控 OPD 所引发的慢性疼痛。

（7）骨质疏松的防控：为 OPD 健康教育的核心，也是有效防控 OPD 的基础。骨质疏松防控实质是上述相关内容的概括与汇总。关键是需要临床医师自身明确骨质疏松并非"老病"，应当是一种全人生、全方位、全过程的防控过程。自母亲妊娠前胚胎发育肌骨生成生长保健开始，妊娠期骨质疏松防控、婴幼儿营养—运动—心理—角色—环境健康为基础的能力健康培育、青少年期肌骨代谢达峰期肌骨代谢质量基础的夯实及健康危险因素防控的意识的建立；青壮年期健康危险因素防控与健康生活能力的维护，职业防控与运动锻炼为基础体能保健技能掌握，特别是慢性病识别、评估、干预能力的指导与促进；更年期不可改变危险因素与可改变危险因素的内涵与内在关系的辨证分析，坚信通过能力健康技能提升，特别是有毅力的自我管理能力，有效减缓或消除可改变健康危险因素对自身健康的损害，是能够防控 OPD 的发生发展进程。OPD 明确为中老年慢性病的基础病，应当明确任何时间明确 OPD 的健康认知，明确 OPD 与其他慢性病共同为营养代谢性疾病，通俗的说法是这些疾病是"吃出来的、懒出来的、吓出来的"，是自身健康意识与保健能力缺乏导致的疾病，通过能力健康培育与保健技术学习，并切实应用，采纳健康生活方式，主动运动康复与疼痛管理是能够带病健康生活的。

（8）"五早"原则：早识别、早检查、早诊断、早治疗与早康复等"五早"应当是慢性病防控的基本原则，自然是 OPD 的基本原则。早识别的重点在于健康危险因素与初始症状的识别，是 OPD 防控的难点与焦点。因为目前健康医疗环境下，多数 OPD 高危者早期就医率极低，以慢性疼痛就医者基本可明确 OPD 相关疾病的诊断，即为临床诊断期。从慢性病防控制度与健康管理角度，健康危险因素与 OPD 初始症状的识别、评价与干预是防控 OPD 的最佳时机，好在目前健康中国行动方案落地实施，国家级慢性病防控示范区已经推广到第五批，骨质疏松症也被视为重点防控慢性病的第三位，社区乡镇为重点的健康教育、促进与管理逐渐关注。其实，即使三级医院临床医师也应当具有慢性病防控的职责，健康教育与指导应当成为临床医师的基本职能，应当从慢性病防控为基础的健康中国行动计划落地的角色，关注就医者慢性病健康认知及实用保健技术的培训。特别是充分认识住院患者住院期间的患者的保健技术的培训的关键时机，从 OPD 相关疾病的识别、评价、干预为基础的保健技术培训开始进行能力健康培育，不但可显著提升患者对 OPD 健康的认知，唤醒患者对维护健康生活质量的科学意识，主动防控 OPD，而且能够正确把握就医时机，主动参与健康医疗安全管理，配合临床医师临床诊疗同时共同实施有效的健康管理。

3. OPD 患者健康教育的实施 健康教育为 OPD 防控的基础内容，重点需要把握 3 个关键环节：

（1）时机：现实临床健康教育时机把握相当重要。传统上多明确住院患者入院 24 小时、手术与关键性治疗前知情同意书签字前、患者出院时等重点环节为针对性健康教育的最佳时机，且逐渐形成相应的书面与医患沟通技巧与实施的制度性要求，甚至通过持续质量安全控制管理不断改进提升关键环节的健康教育方式、方法与评价措施。需要注意的是，既往健康教育对象偏重于患者法定代理人，且以医疗质量安全或病情风险告之为主，局限于疾病诊疗质量与安全。OPD 防控明确健康医疗服务模式，强调患者入院 24 小时内全面的健康危险因素的系统评估基础上全程、全方位的健康教育与保健技术培训，并明确基于能力健康培育的自我管理与应对能力为核心的整体健康教育、促进与管理。需要在传统关键环节的基础上，需要责任医护人员在日常健康医疗服务过程中通过观察患者饮食、活动、睡眠、心理行为等，识别与评价患者能力健康缺陷，适时地给予针对性健康教育。如责任医师日常巡视病房时发现腰椎间盘突出症低能量激光修复术后患者下床姿势不当，除明确指导正确的下床姿势外，需要向患者及其亲属讲解非负重下床的健康知识、主要风险，强调姿势不当要诱发椎间盘突出病情的复发，同时需要详细讲解术后营养支持、运动康复、心理适应与角色关爱的方法、作用与意义等。即应把握日常健康医疗服务过程患者临时的健康需求给予针对性健康教育。

（2）认知：健康认知是 OPD 健康教育效能的焦点。不同于健康知识宣传，OPD 健康教育最基本的目标是提升患者的健康认知，即不但熟悉相应的健康知识，而且需要将知识应用于日常生活与疾病康复治疗中。这应需要明确健康教育中教育、促进与管理的内涵：健康教育之教育为其广义概念，是指能够改善或提升日常健康行为与社会生活质量的过程，即针对 OPD 患者存在的健康危险因素针对性的健康教育应当使患者对不良生活行为进行有效的矫正；健康促进是指运用行政的或组织的手段，广泛协调社会各相关部门及社区、家庭和个人，使其履行各自对健康的责任，共同维护和促进健康的一种社会行为和社会战略，即需要搭建以患者健康为中心的 HMS 团队，所有团队成员均应明确相应的职责任务并有效地实施而达到维护患者健康生活质量的目的；健康管理是针对个体及群体其生活方式相关的健康危险因素系统评估基础上实施个性化健康管理方案、健康干预等手段持续加以改善的过程和方法。从中可明确健康认知提升不但需要个体特别是患者的认知教育，同样需要家庭、群体、社会尤其是政府的重视与管理。

唤醒教育是提升个体、家庭健康认知的主要技术方法。医护人员应当通过系统全面地健康危险因素识别、评估明确个体患者并推断其家庭导致 OPD 的重要危险因素，并以此进行相关疾病病理生理分析与预期评价，再使用患者能够理解的语言与行为方法进行医患沟通交流，使患者明晰相应的健康危险因素导致的健康危害后果。在医患沟通交流过程中，注意观察评价患者对相关内容的关注点的敏感度，确认唤醒教育的"靶点"或患者对维护患者健康的焦点问题，进而确认动态健康教育的重点。通过唤醒教育，使患者从深层意识的提升中强化 OPD 防控的认知，并主动配合与自我管理导致 OPD 的高危因素，主动学习并应用相应的保健技术，配合相应的医院康复治疗来维护中长期健康生活质量。

健康促进措施是巩固提升患者健康认知的保障。2020 年 6 月 1 日实施的《中华人民共和国基本医疗与健康促进法》第六章—健康促进，系统阐述了国家层面健康促进的各项措施，明确了政府、医疗单位、基层组织与社会团体各自的职责任务。因而，医院、社区及医务人员应当制定相应的健康促进管理实施细则与技术规范，将健康促进措施融入日常健康医疗服务中。而患者则应深刻理解"第九十六条　公民是自己健康的第一责任人，树立和践行对自己健康负责的健康管理理念，主动学习健康知识，提高健康素养，加强健康管理。倡导家庭成员相互关爱，形成符合自身和家庭特点的健康生活方式"。

（3）评价：健康效益是指某一项目实施获得的对健康维护或改善的结果与利益。在当下经济社会背景下，健康效益比，即健康投入与收益比是政府、医院、家庭与个人评价健康医疗投入的基础性指标。尤其是随着 DRGs 付费医保制度的全面实施，"最小的投入获得最大的健康收益"成为 HMS 的核心内容。服务能力、效率与安全被视为 DRGs 付费医保管理三要素，同样也应是 HMS 的要素。从国外数十年 DRGs 研究应用与国内十余年推广应用，HMS 是提升医院服务能力的实用模式，医院管理与医护人员职业能力提升均应从疾病诊疗转化为疾病防控，拓展临床服务空间，实施健康医疗延伸服务，将患者中远期健康生活质量视为 HMS 的最佳评价指标。

OPD 健康教育是 HMS 的基础，从健康中国策略到最新的法律均明确为医护人员的基本职责，且患者中远期健康生活质量已经公认为临床诊疗的最基本的评价指标。OPD 为肌骨运动系统最常见慢性疾病，慢性疼痛与运动功能障碍不但直接影响患者社会生活质量，而且增加心脑血管病、糖尿病、肿瘤和慢性肺病等慢性病的风险。基于健康危险因素的营养支持、运动指导、心理疏导与角色适应等措施，不但是 OPD 康复治疗的基础，同样是所有慢性病的防控基础。针对性健康教育尤其是能力健康培育为基础的保健技术培训为各级医院乃至居家康复治疗的基本内容，其健康效益应当是医患双方共同追求及最基本的评价指标。

能力健康为 OPD 防控研究引入的国际健康新定义。相对个体尤其是 OPD 患者，生理功能内稳态维护、心理意识统合与角色的适应能力均是自我管理与应对挑战能力的根本所在，也应是临床医师 HMS 的最终目标，骨质疏松症有"不死的癌症"之称，OPD 概念与防控体系的确立，明确骨质疏松是可防可控的慢性病，从"三分治，七分养"的传统养生角度，临床医师进一步优化与创新 OPD 整体诊疗技术同时，应当切实关注患者的能力健康培育问题，特别是将住院诊疗或居家康复中医患共同关注的跌倒、坠床及体能障碍等焦点问题视为双方唤醒健康教育"激痛点"，并将患者跌倒、坠床及体能障碍比率明确为评价指导。

### 三、骨质疏松疼痛病的居家—社区 HMS

居家—社区康复（FCR）为健康中国行动计划方案的基石，自然是 OPD 防控的基石。

OPD 明确为全人生、全过程、全方位的肌骨代谢性疼痛疾病，无论从 OPD 住院患者出院后 FCR，还是 OPD 高危患者的 FCR，全过程、全方位的 HMS 是保障 OPD 防控质量达标的基本保障。

1.健康家庭与 OPD 防控　家庭是社会的细胞，健康中国是由亿万的健康家庭所构成的，家庭成员的健康认知与生活行为习惯培育需要以社区全科医师为主的医护人员进行指导。当下健康家庭是慢性病防控为背景的健康中国行动计划方案相关研究的热点，从 OPD 防控角度认为健康家庭的标准为：

（1）具有科学正确的健康理念与认知：健康理念源于健康认知，认知源于对科学的健康知识的学习与培训。如日常饮食食材搭配与口味，这种习惯是否对家人的健康产生影响，其影响是否就需要学习相应的健康知识并识别、评价与矫正，使其符合家庭成员维护健康的需要。目前大部分民众都知道慢性病是"吃出来的疾病"，但真正将科学、健康的营养保健知识转化为家庭保健的技能，将知识提升为认知并不多。这就需要"家长"积极主动地学习健康知识，特别是面临家人住院诊疗时需要把握家庭"唤醒健康教育"的时机，主动询问与网络检索相应的健康知识，配合医护人员给予家人有效诊疗疾病的同时，学习更多的家庭保健技术，促进亲人疾病康复的同时，提升整体家庭的健康认知与保健能力。

（2）具有较好的能力健康水平：传统健康定义"并非没有疾病或身体虚弱，而是身体—心理—社会健康的美好融合状态"；能力健康为个体或群体在面临社会、生理、心理挑战时所具有的自我管理与应对能力，其中生理能力健康是指经历环境改变时维持自身生理系统相对稳态的能力，心理能力健康是指个体面临困境时保持可理解、可管理、有意义的意识统合能力，社会能力健康是指个体面临挑战时能够参与社会生活、实现自身潜能和履行社会义务的角色适应能力，进一步诠释了健康内涵。家庭生活是社会生活的根基，为个体生活与行为习惯养成的主要场所，同时也是整体健康维护的最终"港湾"。能力健康的家庭传承与培育是个体应对社会生活挑战的基础。OPD 防控所需营养均衡、运动指导、心理疏导、角色适应与环境改善等健康危险因素的有效干预需要所有家庭成员共同努力来达标。在信息与人工智能社会背景下，社会成员获得健康信息的途径众多，不同家庭、不同的文化习俗及经济水平，对健康知识的科学性、适用性与可及性的辨别及应用体现家庭能力健康培育能力。而家庭成员确诊慢性病尤其是尚未引起重视的 OPD 相关疾病时能否把握时机，唤醒家长及所有成员对健康与疾病的重视，正确应对疾病对家庭健康生活与经济的影响成为医患双方能力健康培育的焦点。

（3）具有良好的保健意识与健康习惯：党的十九大明确将疾病防控与民众保健技术提升为健康中国策略实施的两个重要内容，从慢性病防控新时代相关保健技术的推广彰显出 HMS 的重要性。而健康家庭建设是夯实民众疾病防控为目的的保健技术培训的关键。OPD 防控研究过程中，患者保健技术效能观察显示 80% 以上需要家庭成员的健康认知与切实的关爱，尤其是主要家庭主要成员保健技术的应用能力是患者康复的重要因素。营养与运动保健是 OPD 防控的基石，两者相辅相成，任何单一保健技能均不能获得预期的效果，而健康营养饮食与体能运动保健均需要矫正诸多不良生活与行为习惯，培育符合自身健康的生活与行为习惯，使健康习惯的培育成为家庭成员保健技术学习应用的关键。

（4）具有良好的和谐与道德传承：能力健康培育中心理意识统合能力与角色适应能力是相当重要的健康维护能力。现实社会中，随着经济社会的快速发展，"地球村"文化、思想与道德的融合，广泛的人员流动也改变了传统家族聚集居住，传统家族式家庭文化及道德习俗逐渐消失，加之我国40余年计划生育政策制度的实施及当代中青年人家庭观念的转变，中华传统家庭文化与传承发生显著的变化，需要新时代基于能力健康培育与中华民族家庭"孝道"文化的有机融合，创建符合新时代社会主义核心价值观与健康生活要求的健康家庭环境。和谐互爱、尊老爱幼、健康向上为核心的家庭道德理念是推进FCR的基石。

2.社区健康管理平台　健康管理为当下社区医疗卫生中心的基本职责，是基本医疗与疾病防控的基石。从OPD防控角度实施FCR，需要社区搭建符合患者家居家康复的HMS平台。

（1）医疗卫生融合机制的建立：社区医疗卫生服务中心为国家基本医疗、疾病防控与公共卫生服务的终端或网底，承担来自不同主管部门的职责任务。而居家康复治疗与慢性病防控的居民需要一体化的HMS。从OPD防控角度来看，自青少年期营养均衡、体能运动、心理健康、角色适应与环境优化等基于健康危险因素识别、评价与干预措施，需要规范的健康教育、促进与管理。相关环节需要社区全科医师的整体HMS，需要社区公共卫生、疾病控制与医疗相关医护人员深度的沟通合作。

OPD防控体系即为健康管理、临床流行病、临床医学与预防医学等为医学理论与技术的整合。OPD患者FCR实施需要一个"暖心"的整体HMS，而非"冰凉"的数据服务；需要服务者提供符合健康需求的实用保健技术与疾病防控知识，而非为完成任务采集不符合实际的各种数据。这就需要搭建全人生、全方位、全过程的以健康家庭为基础上居家HMS平台，将现行疾病控制、公共卫生与医疗等社区医疗卫生服务职责拓展这整体的HMS。尤其是营养、运动、心理、环境与社会健康等密切相关的健康危险因素的识别、评价、干预相对应的健康教育、促进、管理理论与实用技术有机融合。

（2）健康大数据与健康档案：居民健康档案为社区健康管理的核心内容，理应成为健康大数据的基础来源与应用的基础。需要明确当下对健康定义尚无共识，OPD防控引入能力健康概念，明确基于自我管理与应对挑战的能力健康内涵，即个体或群体身体内稳态及功能的维护、心理意识统合与社会角色适应。

从OPD防控角度，个体患者OPD发生发展源于母亲妊娠OPD相关健康危险因素对胚胎健康的影响，而自婴幼儿起个体健康生活习惯与行为的形成，是OPD发生发展的基础因素。而OPD相关疾病则是心脑血管病、2型糖尿病、慢性肺病乃至肿瘤的重要病因。且现有基础研究源于骨髓间质干细胞的退行性改变，特别是细胞老化诱发的炎性反应或细胞异常增生，均源于细胞基质理化环境与营养要素的失衡。应当承认，以西方医学为核心的当代医学很大程度上技术创新与药物开发均源于医学资本利益，这也是疾病保险公司为主导的健康管理学科建立与发展的初衷。中华民族健康梦的实现需要基于中国社会现实与民众健康需求 HMS 模式，就需要明晰具有中国特色源于真实健康大数据的民众 HMS 模式。

（3）家庭医师与健康家庭建设：家庭是社会的细胞，健康是家庭幸福的最重要基石，先有千百万个家庭的幸福安康，才能有国民体质和精神风貌的总体提升。为提高全民健康素养，传播大健康理念，营造"家家崇尚健康，人人享有健康"的社会氛围。健康家庭是健康中国建设的基础，只有亿万的健康家庭方能有健康中国的实现。而家庭医师应当是健康家庭建设的指导者或引导者。然而，虽然国家推出家庭医师签约制度，并不断提升社区全科医师队伍建设，但较健康家庭建设的内涵，尤其是慢性病防控的需求尚有极大的差距。现阶段医学教育与政策制度环境尚未形成有益于家庭医师培育与发展的基础，尤其是当下的医患关系是制约家庭医师制度建设的主要障碍。这不但需要医患双方从正确的健康观与理念的角度重新搭建适宜慢性病防控的战友式关系，同时需要政府与社会从健康经济与生态医学的角度明确医患"利益相关方"的管理、协调与评价考核的制度与认知，明确 FCRHMS 的"公益性"与"劳动报酬"的相关性。同时，需要搭建适宜家庭医师继续事业发展的平台，明晰政策制度管理与学术技能培育双轨培育管理机制，确认符合中国社会主义特色的健康家庭建设理念与行为规范。

应当深刻理解健康中国策略及相应的实施计划方案，不但确立"我的健康我负责"健康家庭基本理念，尚需明晰健康管理与疾病诊疗 1：9 的健康经济内涵，重点实施基于能力健康培育的所有家庭成员自我管理能力与社会生活挑战的应对能力。健康生活行为习惯的培养与评价干预。一个健康的家庭往往具备如下特征：家庭成员之间具有相互交谈和倾听别人谈话的愿望；同时他们也密切注意家人的"体态语言"，即目光碰触和沉默等各种表现；具有快速平息家庭争吵和得出令人满意的结论的能力，并且事后彼此之间不怀恨在心。家庭人员之间相互合作、相互帮助，使每个人都维持既可靠又积极的自我形象；创造一种既轻松愉快具有幽默感又没有讽刺挖苦或相互贬低蔑视的家庭气氛；父母有着明确的是非准则；家庭内建立一个共同分担家庭职责的体系；形成一种强烈的家庭整体感和尊重家庭传统的观念；所有的家庭成员之间都能融洽相处，并鼓励每个成员积极参加家庭活动，不搞派别。信仰相同的宗教或伦理道感，但没有必要全家都到同一个教堂做礼拜或属于同一个教派，家人之间要尊重各自的私事。除家庭的即时需要外，要发扬自愿的精神和共同服务的精神。具有一起度过闲暇时间的愿望，但并不是所有的闲暇时间都一起度过。当家庭内有某些严重问题不能解决时，要有到家庭之外求助的愿望。

社区医院暨卫生服务中心是健康家庭建设管理的核心，家庭医师事业发展的平台。需要管理者特别是家庭医师明确居民首选社区医院原因：价格便宜、交通方便、服务态度好和流程便捷；居民对健康管理及家庭保健的需求能够更佳地交流与满足需要。但目前社区居民对家庭医师制度政策认知仍较差。对此，为促进基于健康家庭建设的家庭医师稳步提高，需要深刻理解相关制度，要因势利导，制定相关实施细则，保证家庭医师制度的顺利实现。社区健康管理的优化提升是健康家庭建设的是当务之急，需要切实将流行病学、预防医学、全科医学与健康管理学有效融合，明确基于健康家庭的社区居民健康管理重点与切入点，切实促进疾病控制、公共卫生与医疗工作的有机融合，应用流行病学技术摸清社区居民每个家庭的健康危险因素，明晰每个家庭不可改变及可改变健康危险因素与家庭慢性病疾病谱及潜在慢性病风险，进而通过引导式健康教育与针对性健康促进措施，同时积极主动配合社区管理部门优化、改善与提高社区公共卫生环境，争取并组织更多更好社区文化体育娱乐设施与相应的集体性活动，营造基于健康家庭建设的社会环境等，措施提升家庭医师在居民中的地位。

方便高效地双向转诊，提升居民就医感受与健康保健红利。提升社区居民就医感受，适时高效获得疾病诊疗服务为维护健康，减缓疾病对家庭生活影响的重要问题。明确实施社区首诊（定点医疗）和双向转诊的政策和制度包括：①凡是纳入社会医疗保险和城镇居民医疗保险的人员，实行社区首诊制；②搭建并有效实施医联体或医共体等双向转诊体系及相应的和相应管理流程与详细的措施，如各社区本城区的医保定点医院特别是公立医院签订双向转诊协议；③充分利用与宣传好分级医保制度和提高非营利性医疗服务的政府指导价，社区与医院服务价格明显的差别，利用经济杠杆和制度实现社区首诊制和分级诊疗；④加强管理，家庭医师应当明确清晰的患病居民双向转诊服务流程，特别是社会"熟人关系"就医背景下，明晰的服务管理措施可显著提升居民对家庭医师的认知。

保健技能培育体系与效能评价是基于健康家庭建设与家庭医师达标评价的关键。居家保健技能是能力健康培育与慢性病防控的关键所在。OPD防控涉及的保健技能基本是所有慢性病防控的基本技能，涉及居家生活的各个方面。家庭医师应当以居家慢性病流行病调研明晰健康家庭的健康危险因素，明晰维护健康生活，防控OPD所需的保健技能。需要明确保健技术传授不等同于保健技能培育，家庭医师宜依靠医联体、医共体或专科联盟等居民保健技能培育体系内所有医护人员，把握患者及其家庭保健技能培育"唤醒教育"的切入点，使患者及其家庭重要成员明确居家健康的重要性，明确居家能力健康培育的基础作用。此外，家庭医师宜充分利用社区居民慢性病危重病或残疾死亡案例健康危险因素评价方法，唤醒相关家庭的保健意识与健康认知水平，切实确立保健意识与理解，确立清晰的自我管理与自我效能评价理念与技能。

健康家庭档案是促进健康家庭建设与搭建健康大数据平台的基础。家庭医师宜学习掌握"互联网＋健康"基本内涵与技能，参与或搭建以社区健康管理为基础的三级健康数据收集、管理与应用平台，依据政策、制度、社会与伦理等理论与措施，细化与管理每个健康家庭获取的健康数据，并实施有效地评估使用。应当明确家庭是社会的细胞，健康家庭只有融入所在社区、单位乃至"地球村"维护健康行动中，方能维护自身家庭的健康，家庭生活既是社区生活的浓缩也是能力健康培育的关键场所。健康家庭家长的健康视野与能力健康是决定健康家庭建设的基础，健康数据共享，特别是在家庭医师引导下，借鉴其他家庭健康维护的经验教训，规范家人健康生活行为，有效防控OPD的数据是健康中国行动计划方案落地与推进的基础数据。

HMS为慢性病防控新时代，践行健康中国行动计划方案，提升医学职业能力水平，促进传统疾病诊疗为基础的医疗服务向疾病防控为基础的健康医疗服务转化的基础性服务模式。近 5 年的应用研究体会认为 HMS 应从自身及家人的健康维护做起，熟练应用健康评估与保健技能，明晰健康家庭建设的路径与关键措施，以自身良好的健康生活生活与行为习惯感召患者、友人与服务对象；需要明晰健康教育、促进与管理的内涵与层次，提升自身健康教育能力水平，参与或搭建就医者或居民 HMS 体系；积极主动参与并主导各级医院及相应的 HMS 参与单位的健康促进政策制度与管理措施的落地生根，将健康教育、促进与管理有机融合，并搭建家庭—社区—医院 HMS 体系，使 HMS 成为健康中国行动的基本模式及当代医院管理与服务的基本模式。

（史计月　高红旗）

## 参考文献

［1］JEE-IN, HWANG, SUNG, et al. Patient participation in patient safety and its relationships with nurses' patient-centered care competency, teamwork, and safety climate.[J]. Asian Nursing Research, 2019. 13（2）: 130-136.

［2］UELMEN S, MACLEOD J. Diabetes education reimagined: educator-led, technology-enabled diabetes population health management services[J]. Diabetes Digital Health, 2020: 25-36.

［3］KU, WEN TSUNG, AND P. J. HSIEH. "Investigating Users' Intention to Use Personal Health Management Services: An Empirical Study in Taiwan." International Conference on Human-Computer Interaction HCII 2019: Human Aspects of IT for the Aged Population. Design for the Elderly and Technology Acceptance pp: 228-237.

［4］盛放. 腰椎间盘突出症发病的危险因素研究 [J]. 中国初级卫生保健, 2012, 26（10）: 119–120.

［5］贾农，罗薇，江松林，等. 基于 DRGs 指标对医院绩效考核的应用研究 [J]. 中国卫生产业, 2019（26）: 196–198.

［6］秦语阳，孙蓉蓉，陈圆圆，等. 基于 DRGs 开展科室精细化管理的实践和启示 [J]. 江苏卫生事业管理, 2018（9）: 975–978.

［7］HU C, YOUN B D, WANG P. Case Studies: Prognostics and Health Management （PHM）[J]. Engineering Design under Uncertainty and Health Prognostics, 2019, 3(11): 303-342.

［8］叶旭春，刘朝杰，刘晓虹. 基于扎根理论的互动式患者参与患者安全理论框架构建的研究 [J]. 中华护理杂志, 2014（6）: 645–649.

［9］郭晓贝，王颖，杨雪柯. 患者参与预防跌倒安全管理及影响因素的研究进展 [J]. 护理学杂志, 2019, 34（1）: 103–106.

［10］SKŁAD, Anna. Assessing the impact of processes on the Occupational Safety and Health Management System's effectiveness using the fuzzy cognitive maps approach[J]. Safety Science, 2019, 117: 71-80.

［11］MALLETTE J K, ALMOND L, LEONARD H. Fostering Healthy Families: An Exploration of the Informal and Formal Support Needs of Foster Caregivers[J]. Children and Youth Services Review, 2020, 110: 104760.

［12］程雪艳，吴悦，张亮. 基于场域理论的家庭健康服务需求概念模型构建研究 [J]. 中国卫生经济, 2019, 38（12）: 69–73.